Pschyrembel · Dudenhausen, Praktische Geburtshilfe

W. Pschyrembel · J. W. Dudenhausen

Praktische Geburtshilfe

mit geburtshilflichen Operationen

15., neubearbeitete Auflage

Walter de Gruyter
Berlin · New York 1986

Prof. Dr. med. Dr. phil. Willibald Pschyrembel
Halmstraße 5
1000 Berlin 19

Prof. Dr. med. Joachim W. Dudenhausen
Abteilung für Geburtsmedizin der
Frauenklinik Neukölln
Leiter der Hebammenlehranstalt Berlin-Neukölln
Institut für Perinatale Medizin
der FU Berlin
Mariendorfer Weg 28
1000 Berlin 44

Das Buch enthält 463 Abbildungen
Zeichnungen von H. Welz, H. R. Giering-Jänsch, U. Wulf

CIP-Kurztitelaufnahme der Deutschen Bibliothek

Pschyrembel, Willibald:
Praktische Geburtshilfe : mit geburtshilfl.
Operationen / W. Pschyrembel ; J. W. Dudenhausen. -
15., neubearb. Aufl. - Berlin ; New York : de
Gruyter, 1986.
 14. Aufl. u. d. T.: Pschyrembel, Willibald:
Praktische Geburtshilfe und geburtshilfliche
Operationen
 ISBN 3-11-007473-7
NE: Dudenhausen, Joachim W.:

© Copyright 1986 by Verlag Walter de Gruyter & Co., Berlin 30.
Alle Rechte, insbesondere das Recht der Vervielfältigung und Verbreitung sowie der Übersetzung, vorbehalten. Kein Teil des Werkes darf in irgendeiner Form (durch Photokopie, Mikrofilm oder ein anderes Verfahren) ohne schriftliche Genehmigung des Verlages reproduziert oder unter Verwendung elektronischer Systeme verarbeitet, vervielfältigt oder verbreitet werden. Printed in Germany.
Die Wiedergabe von Gebrauchsnamen, Handelsnamen, Warenbezeichnungen und dergleichen in diesem Buch berechtigt nicht zu der Annahme, daß solche Namen ohne weiteres von jedermann benutzt werden dürfen. Vielmehr handelt es sich häufig um gesetzlich geschützte, eingetragene Warenzeichen, auch wenn sie nicht eigens als solche gekennzeichnet sind.
Umschlagentwurf: Rudolf Hübler, Berlin.
Satz und Druck: Appl, Wemding.
Bindung: Lüderitz & Bauer, Berlin.

Vorwort zur 15. Auflage

Die Aufforderung von Herrn Professor Dr. Dr. Willibald Pschyrembel, die Herausgabe der 15. Auflage seines traditionellen Werkes „Praktische Geburtshilfe" zu übernehmen, stellte mich vor eine schwere Aufgabe. Einerseits war ich mir bewußt, daß der durch die eindringliche Didaktik und den persönlichen Erfahrungsschatz geprägte Charakter dieses Buches soweit wie möglich erhalten bleiben sollte; andererseits war es für mich eine Herausforderung, die Erkenntnisse der Perinatalmedizin und Neonatologie der letzten 10 bis 15 Jahre in ein Lehrbuch der Geburtshilfe einzuarbeiten.

Herr Professor Pschyrembel erleichterte mir mit seinem Wissen und seiner Erfahrung die Übernahme seines Buches und half mir bei vielen Schwierigkeiten. Er war ein guter und verläßlicher Ratgeber.

Die Bewältigung der mir gestellten Aufgabe ist durch die jahrelange Zusammenarbeit mit meinem verehrten Chef, Herrn Prof. Dr. E. Saling, Frauenklinik Neukölln, geprägt worden. Ihm gilt dafür mein ausdrücklicher Dank.

Auch danke ich Herrn Prof. Dr. B. Schneeweiß von der Kinderklinik des Städt. Krankenhauses Berlin-Friedrichshain für seine kompetente Mitarbeit. Seine Beiträge, der Gedankenaustausch über das neonatale Fachgebiet und seine profunde klinische Erfahrung waren eine große Hilfe für mich. Unsere Zusammenarbeit über die politische Grenze hinweg war geprägt von kollegialem Sachinteresse. Unser beider Ziel war es, Geburtshilfe, Perinatalmedizin und Neonatologie zu einer klinischen Einheit zu verschmelzen.

Viele haben mir darüberhinaus bei der Vorbereitung dieser Auflage geholfen; ich habe zu danken Frau Dr. Ingrid Pschyrembel, Frau Dr. M. Nierhaus und meiner Lehrhebamme Iris Gottfryd sowie meiner Frau Dr. Ria-Renate Dudenhausen für vielfältige Anregungen; für redaktionelle Hilfe meinen Mitarbeiterinnen Carola Kubicki und H. Schütte sowie meiner langjährigen Sekretärin, Frau I. Baruth.

Berlin, Juni 1985　　　　　　　　　　　　　　　　　　　　　　　J. W. Dudenhausen

Inhalt

Schwangerschaft 1

1. Physiologische Grundlagen 3

1.1 Definitionen wichtiger embryologischer Begriffe 3
1.2 Bau und Funktion der reifen Plazenta 7
1.3 Plazenta als endokrines Organ 10
1.4 Fruchtwasser 15
1.5 Embryonal- und Fetalentwicklung 16
    Lunge 17
    Fetaler Kreislauf 18
1.6 Physiologische Veränderungen des mütterlichen Organismus während der Schwangerschaft 19
    Uterus 19
    Flüssigkeitshaushalt 20
    Herz- und Kreislauffunktion 20
    Nierenfunktion 21
    Atmung 21

2. Diagnose der Schwangerschaft 22

2.1 Diagnose der Frühschwangerschaft 22
    Klinische Schwangerschaftszeichen 22
2.2 Diagnose der Spätschwangerschaft 29

3. Schwangerenbetreuung 30

3.1 Erhebung der Anamnese 31
    Schwangerschaftsdauer 33
3.2 Geburtshilfliche Untersuchung der Schwangeren 38
    Allgemeine Betrachtung 38
    Die fünf Leopoldschen Handgriffe 46
    Vier Grundbegriffe: Lage, Stellung, Haltung, Einstellung 50
    Auskultation der kindlichen Herztöne 54
    Äußere Beckenuntersuchung 58
    Vaginale Untersuchung 60

Inhalt

3.3	Allgemeine Untersuchungen bei der Schwangeren	65
	Untersuchung von Blutdruck, Urin und Gewicht	66
	Serologische Untersuchung (Bestimmung der Blutgruppe, Blutfaktoren und Antikörper)	68
	Definition der Risikoschwangeren	69
3.4	Zusätzliche Untersuchungsmethoden in der Schwangerschaft	70
	Kardiotokographie	71
	Pathophysiologie der Herzfrequenzregulation des Feten	71
	Indikationen zur kardiotokographischen Überwachung	73
	Bewertung des CTG	75
	Bewertung des CTG ohne Belastung	75
	Durchführung des CTG mit Belastung	77
	Amnioskopie	78
	Indikationen	79
	Klinische Konsequenzen	79
	Komplikationen	80
	Ultraschalldiagnostik	80
	Ultraschalldiagnostik in der Frühschwangerschaft	82
	Ultraschalldiagnostik im weiteren Schwangerschaftsverlauf	85
	Hormonbestimmungen	87
	Lungenreifediagnostik	90
	Indikationen zur Lungenreifediagnostik	92
	Fruchtwassergewinnung zur pränatalen Diagnostik genetisch bedingter Defekte	92

4.	Erkrankungen der Mutter während der Schwangerschaft	94
4.1	Schwangerschaftsspezifische Erkrankungen	94
	Frühgestosen	94
	Die Spätgestose (= EPH-Gestose)	96
	1. Die Präeklampsie	96
	2. Die Eklampsie	98
	Behandlung der Präeklampsie	105
	Behandlung der Eklampsie	108
4.2	Nicht für die Schwangerschaft spezifische Erkrankungen	113
	Herzkrankheiten	113
	Lungentuberkulose	114
	Pyelonephritis gravidarum	115
	Diabetes mellitus	117
	Akutes Abdomen	123

5. Gestörte Schwangerschaft in der zweiten Schwangerschaftshälfte 125

5.1 Frühgeburt 125
5.2 Vorzeitiger Blasensprung 132
5.3 Intrauterine Mangelentwicklung 135
5.4 Terminüberschreitung 137

6. Das gefährdete und kranke Kind während der Schwangerschaft 140

6.1 Morbus haemolyticus (Mh) 140
    Definition und Pathogenese 140
    Die mütterliche Antikörperbildung 140
    Häufigkeit der Rh-Inkompatibilität 142
    Verlauf des Rh-bedingten Morbus haemolyticus 143
    Anämie und Hyperbilirubinämie 143
    Hydrops von Fetus und Plazenta 144
    Diagnostische Maßnahmen – Serodiagnostik 145
    Fruchtwasserspektrophotometrie 145
    Prophylaxe bei Rh-Konstellation (Mutter „negativ", Kind „positiv") . . 147
    Therapie bei Morbus haemolyticus 148
    Postnatale Austauschtransfusion 149
6.2 Embryo-fetales Alkoholsyndrom 150
    Pathogenese 150
    Häufigkeit 150
6.3 Embryo-fetopathia diabetica 151
    Pathogenese 151
    Diabetogene Plazentaveränderung 151
    Diabetogene Embryopathie 152
    Diabetogene Fetopathie 152
    Laborbefunde bei Neugeborenen 153
6.4 Pränatale Infektionen 153
    Wege und Zeitpunkt der Infektionen 153
    Allgemeine diagnostische Methoden 155
    Pränatale Rötelninfektion 156
    Pathogenese 157
    Prophylaxe 157
    Zytomegalie 158
    Herpes simplex 160
    Virushepatitis 162
    Listeriose 164
    Lues connata = angeborene Syphilis 166

X Inhalt

    Gonorrhoe 169
    Toxoplasmose 169
    Impfungen in der Schwangerschaft 173

Geburt 175

7. Normale Geburt 177

7.1 Faktoren der Geburt 177
    Geburtsobjekt = Kind 177
    Geburtsweg = Geburtskanal 181
    Geburtskräfte = Wehen 189
    Funktionelles Verhalten des Uterus unter der Geburt 191
7.2 Geburtsbeginn 194
7.3 Vorboten der Geburt 194
    Anzeichen der bald einsetzenden Geburt 196
7.4 Vorbereitung der Kreißenden zur Geburt 197
7.5 Untersuchung der Kreißenden 198
    Anamnese am Kreißbett 198
    Vaginale Untersuchung 203
    Übersicht über die Tastbefunde 204
7.6 Verhalten des Kopfes beim Durchtritt durch den Geburtskanal 205
7.7 Der Höhenstand des Kopfes im Becken und seine Feststellung (Höhendiagnose) 216
7.8 Untersuchung des Kindes während der Geburt 224
    Auskultation der kindlichen Herztöne 224
    Betrachtung der Fruchtwasserfarbe 225
    Fetalblutanalyse (FBA) 226
    Konsequenzen aus der FBA 230
    Kardiotokographie 231
    Bradykardie 232
    Tachykardie 235
    Akzelerationen 235
    Oszillation 236
7.9 Geburtsleitung 236
    Leitung der Eröffnungsperiode (EP) 236
    Bekämpfung des Geburtsschmerzes 240
    Leitung der Austreibungsperiode (AP) 243
    Dammschutz 250
    Abnabelung 255
    Reifezeichen 256
    Leitung der Nachgeburtsperiode = Plazentarperiode 256

	Postplazentarperiode	264
	Inspektion der Plazenta, der Eihäute und der Nabelschnur	265
7.10	Geburtsdauer	270

8. Pathologie der Geburt 272

8.1	Intrauteriner Sauerstoffmangel	272
8.2	Pathologische Wehenformen	276
	Wehenschwäche	276
	Hyperaktive Wehenform	277
	Hypertone Wehenform	278
	Behandlung pathologischer Wehenformen	278
8.3	Geburtseinleitung	282
8.4	Geburtsstillstand	284
8.5	Regelwidrige Kopfstände und -lagen	285
	Tiefer Querstand	285
	Behandlung des tiefen Querstandes	288
	Hoher Geradstand	290
	Hintere Hinterhauptslage (= HiHHL)	293
	Deflexionslagen = Strecklagen	302
	Vorderhauptslage	305
	Stirnlage	312
	Gesichtslage	315
	Tabelle der regelrechten und regelwidrigen Kopflagen	326
8.6	Beckenendlage (= BEL)	328
	Ätiologie der BEL	341
	Gefahren der BEL	341
	Prophylaktische Wendung	344
	Geburtsleitung bei BEL	345
	Schnittentbindung bei Beckenendlagen	347
	Manualhilfe bei Beckenendlage	348
	Ausführung der Manualhilfe	350
	1. Methode: Armlösung und Kopfentwicklung nach Bracht	350
	2. Methode: Armlösung nach A. Müller	352
	3. Methode: Armlösung nach Lövset	354
	4. Methode: Klassische Armlösung	355
	Veit-Smelliescher Handgriff	359
	Zange am nachfolgenden Kopf	362
	Manuelle Extraktion (= sog. Ganze Extraktion)	363
	Schwierigkeiten bei der manuellen Extraktion	377
8.7	Querlage (QuL)	385
	Verlauf der Querlagen in drei Phasen	387

XII   Inhalt

	1. Phase = Zeit der stehenden Blase	387
	2. Phase = Gefahrenphase	390
	3. Phase = Katastrophenphase	394
	Behandlung der Querlage	397
8.8	Intrauteriner Fruchttod	400
8.9	Zwillinge (= Gemini)	403
	Häufigkeit	403
	Geburtsverlauf	404
	Geburtsleitung	406
8.10	Nabelschnurvorliegen	410
8.11	Nabelschnurvorfall	411
8.12	Vorliegen und Vorfall eines Armes	416
8.13	Hydramnion	420
	Therapie	422
8.14	Enges Becken	423
	Funktionelle Diagnostik des engen Beckens = indirekte Diagnostik	423
	Die wichtigsten Formen des engen Beckens	426
	1. Allgemein (gleichmäßig) verengtes Becken	426
	2. Plattes oder geradverengtes Becken	429
	3. Das allgemein verengte, platte Becken	436
	4. Das schräg verengte Becken	436
	5. Das Trichterbecken = das im BA verengte Becken	436
	Komplikationen während des Geburtsverlaufs beim engen Becken	437
	Schädigungen durch das enge Becken	439
	Schädigung des Kindes	441
	Grundsätze der Geburtsleitung beim engen Becken	441
8.15	Langes Becken	447
	Geburtsmechanismus beim langen Becken	451
	Zur Klinik des langen Beckens	453
8.16	Hydrozephalus, Wasserkopf	454
	Geburtsverlauf bei ausgeprägtem Hydrozephalus	456
	Behandlung bei ausgeprägtem Hydrozephalus	457
	Behandlung bei mäßigem Hydrozephalus	458
8.17	Uterusruptur = Gebärmutterzerreißung	459
	Zustandekommen der Uterusruptur bei einem nicht zu überwindenden Austreibungshindernis	460
	Rupturen mit vorhergehenden Warnsignalen	462
	Vorgehen bei drohender Uterusruptur	464
	Operatives Vorgehen in der Klinik	465
	Eingetretene Uterusruptur	465
	Stille Rupturen	466
	Vorgehen bei eingetretener Ruptur	467

9. Geburtshilfliche Operationen 469

- 9.1 Indikationen für die operative Entbindung 469
- 9.2 Vorbereitung zur geburtshilflichen Operation 471
- 9.3 Episiotomie 472
  - Naht der Episiotomiewunde 475
- 9.4 Dammrisse = Scheidendammrisse 477
  - Allgemeines zur Dammnaht 478
  - Naht des Dammrisses I. Grades 478
  - Naht des Dammrisses II. Grades 479
  - Naht des Dammrisses III. Grades 479
- 9.5 Klitoris- und Labienrisse 481
- 9.6 Tiefer Scheidendammschnitt 481
- 9.7 Zangenoperation 482
  - Grundregeln für das Anlegen der Zange 485
  - Grundregeln für die Extraktion 491
  - Zange bei schrägstehendem Kopf 493
  - Gefahren und Prognose der Zangenoperation 496
- 9.8 Vakuumextraktion (VE) 498
  - Technik der Vakuumextraktion 500
- 9.9 Wendung 502
  - Wendung aus Querlage 503
  - Wendung aus Kopflage 503
  - Wendung aus Beckenendlage 504
  - Kombinierte oder innere Wendung aus Querlage (QuL) 505
  - Zweifingerwendung nach Braxton Hicks 515
  - Kombinierte = Innere Wendung aus Kopflage 515
- 9.10 Zerstückelnde Operationen 519

10. Blutungen in der Schwangerschaft und während der Geburt 530

- 10.1 Fehlgeburt = Abortus 531
  - Ursachen der Aborte 531
  - Gang der Untersuchung beim Abort 536
  - Klinik des Aborts 537
- 10.2 Blasenmole (Traubenmole, Mola hydatidosa) 545
  - Klinische Zeichen der Blasenmole 546
  - Behandlung 548
  - Chorionepitheliose 549
  - Chorionkarzinom 550
- 10.3 Extrauteringravidität 551
  - Ätiologie der Tubenschwangerschaft 552

Pathologische Anatomie 553
Klinik der Tubenschwangerschaft 554
10.4 Placenta praevia 562
Gefahren der Placenta praevia 567
Diagnostik und Behandlung der Placenta praevia 568
Zusammenfassung der klinischen Placenta praevia-Therapie 572
10.5 Vorzeitige Lösung der normal sitzenden Plazenta (VL) (= Abruptio placentae = Ablatio placentae) 573
Typische Symptome eines schweren Falls von VL 575
Gerinnungsstörung bei VL 577
Behandlung der vorzeitigen Lösung 579
10.6 Insertio velamentosa (I. v.) 582
Behandlung 583
10.7 Verstärkte Blutungen in der Nachgeburtsperiode 584
Medikamentöse Prophylaxe in der Nachgeburtsperiode 585
Verstärkte Nachgeburtsblutungen vor Ausstoßung der Plazenta = Verstärkte Lösungsblutungen 587
Nachgeburtsblutung nach Ausstoßung der Plazenta = atonische Nachblutung 592
Gerinnungsstörung in der Nachgeburtsperiode (Akutes hämorrhagisches Syndrom – Koagulopathien) 598
10.8 Rißblutung 599
Zervixriß 600

Wochenbett und Neonatalperiode 603

11. Das normale Wochenbett 605

11.1 Rückbildungsvorgänge 605
11.2 Wundheilungsvorgänge im Wochenbett 609
Die Lochien = der Wochenfluß 611
11.3 Laktation 612
11.4 Die Wiederaufnahme der Ovarialfunktion 614
11.5 Klinik des Wochenbettes 616
Der Puls im Wochenbett 616
Temperatur im Wochenbett 616
Kontrolle des Fundusstandes 617
Lochienkontrolle 618
Harnentleerung im Frühwochenbett 619
Mastdarmentleerung 620
Gymnastik im Wochenbett 621
Aufstehen im Wochenbett – Frühaufstehen 621

Entlassung aus der Klinik am Ende des klinischen Wochenbetts 622
Das Stillen 623
Stillschwierigkeiten 625
Stillhindernisse 626
Abstillen 626

12. Das pathologische Wochenbett 628

12.1 Puerperalfieber = Kindbett- oder Wochenbettfieber 628
    Über die Ausbreitung der puerperalen Infektion 628
    Über die Herkunft der Keime im Wochenbett 629
    Klinik des Puerperalfiebers 630
    Therapie der Endometritis puerperalis 632
    Puerperale Adnexitis 633
    Myometritis puerperalis 636
    Parametritis puerperalis 636
    Symptome der Puerperalsepsis 640
    Gerinnungsstörung als Komplikation der Puerperalsepsis 641
    Therapie der Puerperalsepsis 642
    Puerperale (diffuse) Peritonitis 643
12.2 Blutungen im Wochenbett 645
    Plazentarest und Plazentapolyp 646
    Therapie 647
    Puerperale Endometritis 648
    Funktionelle Blutungen im Wochenbett 648
    Blutungen im Wochenbett aus Rißwunden 648
12.3 Symphysenschaden 648
    Therapie des Symphysenschadens 651
12.4 Mastitis puerperalis 652
    Symptome der Mastitis puerperalis 654
    Therapie der Mastitis puerperalis 655
12.5 Beckenvenenthrombose (BVTh) 658

13. Das Kind nach der Geburt 661

13.1 Das gesunde Kind nach der Geburt 665
    Laborsiebteste (Labor-Screening) 671
    Die Ernährung des gesunden Neugeborenen 672
13.2 Das gefährdete und kranke Kind nach der Geburt 674
    Das untergewichtige Neugeborene 675

Bilirubinämie und Hyperbilirubinämie des (untergewichtigen) Neugeborenen ... 677
Mißbildungen ... 682
Sauerstoffmangelzustände ... 691
Intrakranielle Blutungen ... 696
Atemnotsyndrom (ANS) ... 699
Geburtsverletzungen ... 702
Perinatale bakterielle Infektionen ... 705
Therapie ... 708
Transport von Neugeborenen ... 709

Anhang ... 709
Mutterschaftsrichtlinien ... 711
Register ... 721

Schwangerschaft

1 Physiologische Grundlagen

1.1 Definitionen wichtiger embryologischer Begriffe*

Ovulation: Springen des Follikels im Ovar etwa am 14. Tag des Zyklus einer Frau im reproduktionsfähigen Alter. Die Eizelle, die mit dem Follikelwasser aus dem Follikel herausgeschwemmt wird, besteht hauptsächlich aus dem Eiplasma mit Kern, Nukleolus und der Zona pellucida. Die Eizelle ist von Follikelepithelzellen (Corona radiata) umgeben. Die Eizelle gelangt durch den Fimbrientrichter in die Tube. Die Gesamtdauer der Passage der Eizelle durch den Eileiter bis in die Uterushöhle dauert etwa 5 Tage.
Kohabitation: Begattung. Das Ejakulat des Mannes von etwa 4 ml mit etwa 200 Millionen Spermien wird im hinteren Scheidengewölbe deponiert. Von dort steigen die Spermien durch den Zervikalschleim und die Gebärmutter in den ampullären Teil des Eileiters auf.
Konzeption: Befruchtung. Vereinigung von Eizelle und Samenzelle, findet normalerweise im ampullären Teil der Tube statt.
Bei Störungen des Eitransportes während des Eintritts in den Eileiter oder während der Passage im Eileiter kann es zu einer Befruchtung der Eizelle in der Abdominalhöhle, im Eierstock oder an untypischer Stelle in der Tube kommen (Extrauterine Schwangerschaft, s. S. 551).
Es ist wahrscheinlich, daß die Eizellen etwa 6-8 Stunden befruchtungsfähig bleiben; die Lebendauer der Spermien ist etwa auf 2 Tage beschränkt. Wegen dieser begrenzten Lebensfähigkeit von Eizelle und Spermien dauert die fertile Periode in jedem Zyklus normalerweise nur 4 Tage.
Die Befruchtung geschieht in zwei Phasen, der Imprägnation und der Konjugation.
Imprägnation (Abb. 1): Eindringen der Samenzelle in die Eizelle. Die so entstehende neue Zelle nennt man **Zygote**. Durch sofortige Schrumpfung des Eiplasmas beim Eindringen der Samenzelle entstehen zwischen Zona pellucida und Eiplasma der perivitelline Raum.
Konjugation: Zusammentreten der Chromosomen der Vorkerne am 1. bis 2. Tag. Sie ordnen sich in der Äquatorialebene an, ohne miteinander zu verschmelzen. Damit ist die Befruchtung beendet.
Furchung: Einschneiden von Furchen auf der Oberfläche der befruchteten Eizelle, äußerlich sichtbares Zeichen der beginnenden Teilung der Eizelle am 2. bis 3. Tag nach der Befruchtung. Durch erneute Zellteilung entstehen viele Enkelzellen.
Morula: Maulbeerstadium; 16-Zell-Stadium am 3. bis 5. Tag.
Blastozyste: Am 5. Tag bildet sich durch Auseinanderrücken der Zellen in dem Zellhaufen ein Hohlraum (Blastozöl). Man kann eine äußere Zellschicht **(Trophoblast)** und einen inneren Zellknoten **(Embryoblast)** unterscheiden. Aus ihm entwickeln sich der Embryo, das Amnion, der Dottersack, die Allantois und das Chorionmesoderm (fetaler bindegewebeartiger Anteil der Plazenta); aus dem Trophoblasten entsteht das Chorionepithel (fetaler epithelialer Anteil der Plazenta).
Nidation, Implantation: Einnistung der Blastozyste in die auf die Schwangerschaft vorbereitete Funktionalis des Endometriums (Dezidua) am 6. bis 7. Tag, nachdem die Zona pellucida zugrunde gegangen ist.

---
* Einzelheiten müssen in Lehrbüchern der Embryologie nachgelesen werden.

4 1 Physiologische Grundlagen

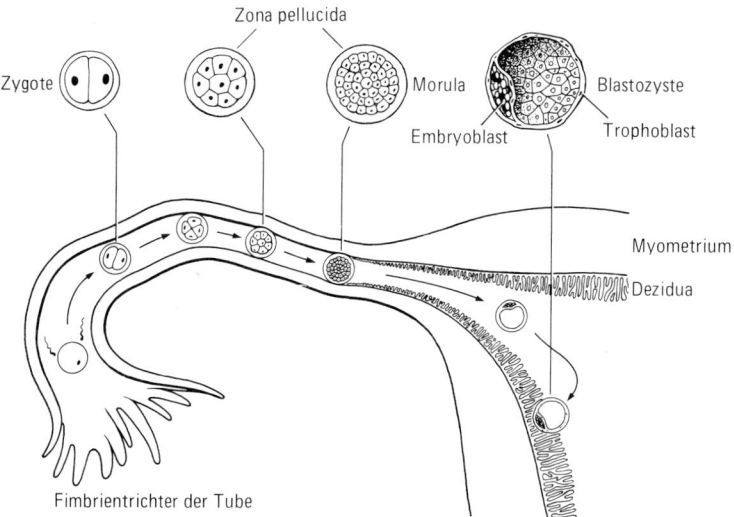

Abb. 1 Entwicklung der befruchteten Eizelle vor Einnistung.

Implantationstrophoblast: Die dem Embryoblasten anliegenden Zellen des Trophoblasten dauen die Gebärmutterschleimhaut mit Hilfe eiweißlösender Enzyme an und wuchern stark in die Gebärmutterschleimhaut hinein. Ein Teil der gelösten Stoffe ernährt die Fruchtanlage **(histiotrophe Phase).** Es werden zahlreiche mütterliche Kapillaren angedaut, und es kommt zum ersten Mal zum Kontakt mit dem mütterlichen Blut. Auf diese Weise bildet sich in den Trophoblasten das materne präintervillöse kapilläre Blutsystem. Damit endet am 9. bis 12. Tag die histiotrophe Phase, und es beginnt die **hämotrophe Phase.**
Resorptionstrophoblast: Umgewandelter Trophoblast; die peripheren Zellen verschmelzen miteinander und bilden ein Synzytium (=**Synzytiotrophoblast**), während der innere, zum Keimling gelegene Teil des Trophoblasten (=**Zytotrophoblast=Langhanssche Zellschicht**) zellulär gegliedert bleibt. Aus dem Zytotrophoblasten wachsen zottenförmige Vorwucherungen in das Synzytium hinein. Das ist der Beginn der Bildung von **Primärzotten.**
Amnionhöhle: Spaltbildung in dem anfangs soliden Embryoblasten. Der Boden dieses Spaltes wird vom Keimschild, das Dach von der vom Embryoblasten abgegliederten Amnionschicht gebildet.
Keimblattbildung (Abb. 2): Der Keimschild differenziert sich in die drei Keimschichten Ektoderm, Mesoderm und Entoderm. Aus dem **Ektoderm** bilden sich das Nervensystem, die Haut und deren Anhangsgebilde, die Augen und Ohren, aus dem **Mesoderm** die Knochen, Muskeln und Bindegewebe sowie die Gefäße und das Urogenitalsystem, aus dem **Entoderm** der Gastrointestinaltrakt mit den Anhangsgebilden Leber, Gallenblasen- und -gangsystem und Pankreas sowie die Schilddrüse und die Lungen. Das Entoderm umwächst über den Rand des Embryoblasten hinaus die Innenseite des Zytotrophoblasten, bis es eine Höhle umschließt, den Dottersack.
Extraembryonales Mesoderm: Retikulumartiges Gewebe, das aus dem den Embryoblasten umgebenden Zellmaterial gebildet worden ist. Beim 15 Tage alten Keimling umhüllt es die beiden flächenhaft aneinanderliegenden Bläschen: die Amnionhöhle und den Dottersack. An der Innenseite des Trophoblasten verdichtet sich das **Randmesoderm,** an der Außenseite des Embryos das **Hüllenmesoderm.**

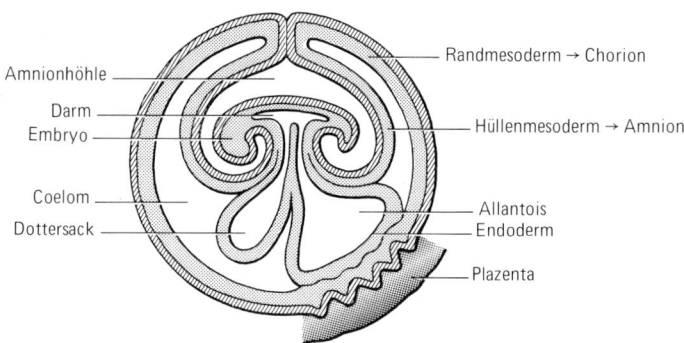

Abb. 2 Schema eines Embryo 3 Wochen nach Konzeption.

Haftstiel: Mesenchymstrang am kaudalen Pol des Embryos, Verbindung von Rand- und Hüllenmesoderm, als Anlage der Nabelschnur bedeutungsvoll. Beim etwa 1 Monat alten Keimling treten die ersten Blutgefäßanlagen im Haftstiel und im Mesoderm auf. In der Folgezeit entwickelt sich in den Haftstiel hinein die Allantois als Blindsproß des Enddarmes. Während der Allantoissack beim Menschen nur rudimentär angelegt wird, dringen die Allantoisgefäße in den Haftstiel ein und bilden die Nabelschnurgefäße.

Stadien der Zottenentwicklung
Das Mesenchym ist in den Trophoblasten hineingewuchert und hat die **Primärzotten (nur Epithel) in Sekundärzotten (= Epithel + bindegewebiges Stroma = Chorionzotten) umgewandelt. Als Tertiärzotten bezeichnet man gefäßhaltige Zotten.**

Etwa in der 14. Woche erreicht die Plazenta ihre endgültige Struktur. Während des weiteren Verlaufs der Schwangerschaft steigert sich nur noch der Entwicklungsgrad der Zotten, ihr Durchmesser und der intervillöse Spaltabstand werden verringert. HÖRMANN stellte fest, daß der **Durchmesser der Resorptionszotten (Nährzotten) von 140 μ in den ersten Wochen der Schwangerschaft bis auf 50 μ in den**

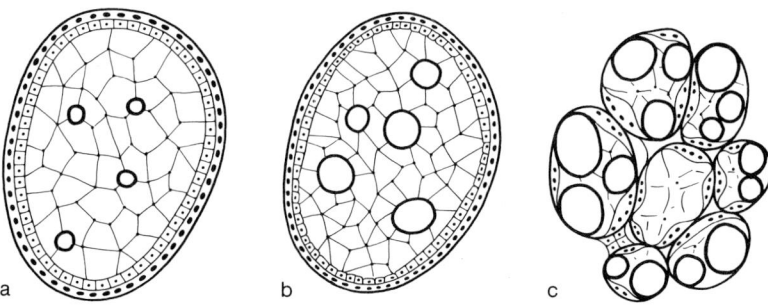

Abb. 3 a–c Schema der präpartalen Zottenverkleinerung und der Vaskularisierung im Laufe der Schwangerschaft. **a** Unreife Zotte des vierten Schwangerschaftsmonats. **b** Unreife Zotte des sechsten Schwangerschaftsmonats. **c** Zottenkomplex auf gleichem Raum der reifen Plazenta: der Raum wird jetzt von sieben Zotten eingenommen, die mit Trophoblastbrücken verbunden sind, das Zottenstroma ist durch die stark erweiterten Kapillaren (Sinusoide) weitgehend verdrängt (nach BECKER).

letzten Lebenswochen der Plazenta abnimmt. Die fortlaufende Verringerung des Zottenvolumens geht mit einem ständigen Ausbau des Zottengefäßsystems einher (Abb. 3). Die Resorptionszotte macht einen Reifungsprozeß durch, d. h. sie paßt sich dem ständig zunehmenden Nahrungsbedürfnis des wachsenden Feten an. Der „Gewebeweg", den die auszutauschenden Stoffe zurückzulegen haben (Diffusionsstrecke zwischen mütterlichem und fetalem Blut = Dicke der **synzytio-kapillären Stoffwechselmembran**), wird ständig kürzer. Die äußere Schicht des zweireihigen Zottenepithels (Synzytium und Langhanssche Zellschicht) besitzt Plasmaausstülpungen (=**Mikrovilli**), die die Oberfläche der synzytio-kapillären Stoffwechselmembran erheblich vergrößern. **Eine reife Plazenta hat eine innere Oberfläche von etwa 12–13 m^2.**

Decidua graviditatis
Nach der Implantation der Frucht in die Gebärmutterschleimhaut unterscheidet man an der auf die Schwangerschaft vorbereiteten Funktionalis des Endometriums (= Dezidua) drei Abschnitte (Abb. 4): **Decidua basalis** zwischen Frucht und Myometrium, **Decidua capsularis** überzieht die eingebettete Frucht, **Decidua parietalis** kleidet die übrige Uterushöhle aus.

Chorion villosum, Chorion laeve, Chorion frondosum
Während in den ersten beiden Schwangerschaftsmonaten die Zotten gleichmäßig auf dem ganzen Chorion verteilt sind (=**Chorion villosum**), atrophieren die der Decidua capsularis zugewandten Zotten gegen Ende des 2. Monats. Dieser Teil entwickelt sich zum **Chorion laeve**. Die Zotten, die in der Decidua basalis wurzeln, hypertrophieren. Sie bilden das **Chorion frondosum**. Das Chorion laeve mit der

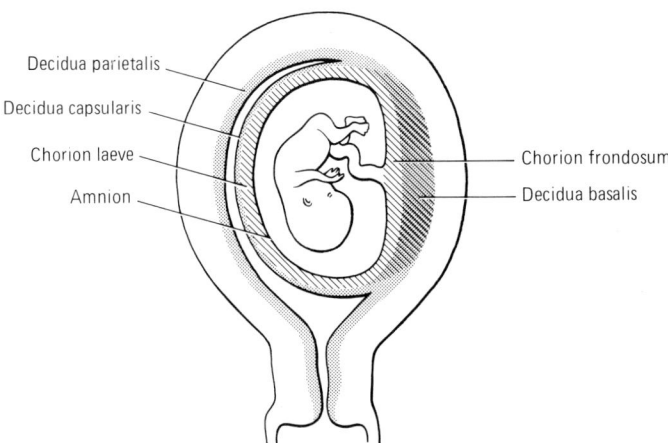

Abb. 4 Entwicklung von Fet und Plazenta in der 10. Schwangerschaftswoche post menstruationem.

Decidua capsularis verbindet sich etwa in der 12. bis 14. Woche mit der Decidua parietalis, so daß **ab diesem Zeitpunkt keine eigentliche Uterushöhle mehr feststellbar ist.**

Im 4. Monat hat die Plazenta ihre größte Dicke erreicht, sie ist etwa 20 mm dick. Sie wächst nur noch in der Fläche, wobei das Wachstum der Plazenta und der unter ihr liegenden Gebärmuttermuskelwand gleich sind.

1.2 Bau und Funktion der reifen Plazenta

Die reife Plazenta ist rund oder etwas oval, hat einen Durchmesser von etwa 20 cm und ein Gewicht von etwa 500 g.

Entsprechend der aufgezeigten Entwicklung besteht die Plazenta aus dem Chorion frondosum und der Decidua basalis. Zwischen beiden befindet sich ein – in situ mit mütterlichem Blut gefüllter – Raum, in den die Zotten eintauchen (intervillöser Raum). HÖRMANN wies darauf hin, daß dieser intervillöse Raum ein labyrinthartiges Kapillarsystem ist (= **intervillöses Kapillarsystem**) (Abb. 5). Das Chorion frondosum besteht aus der Chorionplatte (einschichtiges, prismatisches Amnionepithel + Basalmembran + Chorionbindegewebe + Chorionepithel) und den von ihr ausgehenden Zotten. **Haftzotten** sind Zottenstämme, die von der Chorionplatte zur Decidua basalis ziehen und dort haften. Zottenäste zweigen von Zottenstämmen ab, verlaufen stark gewunden und geschlängelt und bilden durch Verklebungen ein schwammartiges Zottengerüst.

Auf der dem Feten zugewandten Seite der **Chorionplatte** verlaufen die Verzweigungen der Nabelschnurgefäße, **wobei die Arterien die Venen überkreuzen.** In der Nabelschnur verlaufen drei Gefäße: eine Nabelvene und zwei Nabelarterien. Die

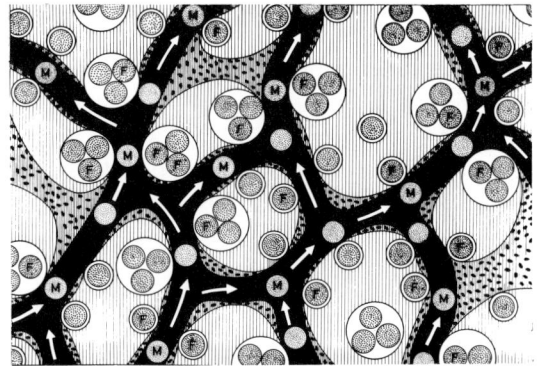

Abb. 5 Schema von Zotten und intervillösem Kapillarspalt einer reifen Plazenta. Man sieht die Zottenquerschnitte mit den mit Blut gefüllten Kapillaren, zwischen den Zotten im Kapillarspaltsystem mütterliches Blut (M). Im Bereich der synzytiokapillären Stoffwechselmembranen befinden sich Bürstensäume aus Mikrovilli (nach LEMTIS).

Nabelvene bringt sauerstoffreiches Blut von der Plazenta zum Feten, die beiden Nabelarterien führen sauerstoffarmes Blut vom Feten zur Plazenta. **Der Anteil des plazentaren fetalen Blutvolumens beträgt etwa 100 ml.**

Die Decidua basalis besteht aus einer inneren festeren Schicht (= **Decidua compacta**) und einer äußeren aufgelockerten Schicht (= **Decidua spongiosa**). Die Lösung der Plazenta erfolgt in der Decidua spongiosa, bei der Geburt der Plazenta wird daher die Decidua compacta mit einem Teil der Decidua spongiosa ausgestoßen. Diese beiden Deziduateile bilden bei der abgelösten Plazenta die **Basalplatte.** Auf der mütterlichen (d.h. in situ der Gebärmutterwand zugekehrten) Seite einer reifen, menschlichen Plazenta (= Basalplatte) stellen sich abgegrenzte Felder dar, die **Kotyledonen,** von denen die Plazenta durchschnittlich 19 besitzt. Die Gliederung der Plazenta in Kotyledonen geschieht durch leistenartige Vorsprünge der Decidua compacta (= **Plazentasepten**). Die Abgrenzung der Kotyledonen ist in situ nicht möglich. Die Uterus-Arterien und -Venen, die das mütterliche Blut zum intervillösen Kapillarsystem bringen bzw. dem Abfluß von dort dienen, ziehen durch die Dezidua hindurch. Die Arterien verlaufen stark gewunden (= **Spiralarterien**), die Venen sind trichterartig erweitert. Es gibt nach LEMTIS 72 solcher die Plazenta versorgenden Spiralarterien. Das arterielle mütterliche Blut strömt gerichtet von den basalen Arterienmündungen gegen die Chorionplatten. Von dort rieselt es duschenartig über die Zotten hinweg zur Basalplatte zurück. **Die Kotyledonen sind fetale und mütterliche Hauptströmungseinheiten der Plazenta.** Während sich das Blut im intervillösen Spalt befindet, kommt es zum Sauerstoff- und Kohlendioxydaustausch sowie zum Übergang von Nahrungsstoffen aus dem mütterlichen Blut zum fetalen Blut und zur Aufnahme von Abbauprodukten durch das mütterliche Blut. Jeder Kotyledo ist funktionell eine Einheit. Allerdings sind die Kotyledonen morphologisch nicht alle klar voneinander trennbar, nur manchmal sind die sogenannten Septen vorhanden. **Das intervillöse Blutvolumen beträgt etwa 200 ml.**

Aufgaben der Plazenta:
1. **Austauschfunktion** zwischen mütterlichem und kindlichem Blut; Gasstoffwechsel, Nährstoffwechsel.
2. **Endokrine Funktion,** Plazentahormonbildung, s. S. 10
3. **Immunologische Barrierefunktion** zwischen Fruchtanlage und Mutter.

Plazenta als Austauschorgan
Verschiedene Stoffe werden ausgetauscht:
1. Gase (Sauerstoff und Kohlendioxyd)
2. Nährstoffe (u.a. Glukose, Aminosäuren, Fettsäuren, Vitamine, Elektrolyte).
3. Medikamente (Inhalationsnarkotika, lipophile und hydrophile Substanzen mit niedrigem Molekulargewicht)
4. Blutzellen und Makromoleküle u.a.

Tab. 1 Austauschmechanismen verschiedener Stoffe in der Plazenta.

Mechanismus	Beispiel
1. passiver Durchtritt	
a) einfache Diffusion	O_2, CO_2, Kreatinin, Medikamente
b) erleichterte Diffusion	Glukose
c) Diapedese (durch Defekte oder Poren der synzytiokapillären Membran)	Erythrozyten, Leukozyten, Medikamente
2. aktiver Transport	
a) enzymatischer Prozeß	anorganische Ionen, Aminosäuren, Fettsäuren, Vitamine, Hormone
b) Pinozytose	Proteine, Lipide, Immunglobuline

Für diese Austauschvorgänge stehen zwei physikalische Mechanismen zur Verfügung:
- der **passiver Durchtritt**,
- der **aktive (energiefordernde) Transport**.

Die Tab. 1 gibt einen Überblick über Durchtrittsmechanismen verschiedener Substanzen durch die synzytiokapilläre Membran. Dabei ist für den passiven Durchtritt wichtig festzuhalten, daß er entsprechend dem Konzentrationsgefälle eines Stoffes abläuft.

Wichtigstes Beispiel der einfachen Diffusion ist der diaplazentare Gasaustausch. Der Durchtrittsmechanismus der erleichterten Diffusion gilt vor allem für die Glukose. Ihr Durchtritt erfolgt schneller als bei der einfachen Diffusion zu erwarten wäre, auch findet eine struktur- und stereospezifische Selektion statt. Man nimmt an, daß diese Art der Diffusion durch Trägermoleküle **(Carrier)** in den Zellen der synzytio-kapillären Membran erleichtert wird.

Die vom Feten aufgenommene Sauerstoff-Menge ist abhängig:
1. von dem **O_2-Konzentrationsunterschied** zwischen mütterlichem und fetalem Blut sowie
2. von der **Durchblutung** des intervillösen Kapillarspaltes und der Zottendurchblutung.

Beispiel: Die O_2-Konzentration im mütterlichen Blut des intervillösen Raumes beträgt 80 mm Hg. Die O_2-Konzentration des fetalen Blutes in der Plazentazotte beträgt 15 mm Hg. Entsprechend dem Unterschied der O_2-Konzentrationen (= **Konzentrationsgefälle**) in diesem Beispiel diffundieren die Sauerstoff-Atome aus dem mütterlichen in das fetale Blut.

Der Sauerstofftransport durch die Plazentamembran folgt dem Gesetz der einfachen Diffusion, d. h. **er geschieht ohne Energieaufwand.**

Die O_2-Konzentration ist auf der mütterlichen und fetalen Seite der synzytiokapillären Membran im wesentlichen von der Durchblutung abhängig. Auf der mütterlichen Seite ist die Durchblutung am Termin etwa 500 ml/min, auf der fetalen 300 ml/min. Es besteht keine lineare Beziehung zwischen Uterus- und Plazentadurchblutung und Sauerstoffaufnahme; bei einer auf 350–400 ml/min reduzierten Durchblutung muß mit einer verminderten Sauerstoffaufnahme gerechnet werden.

Die Frage nach der Strömungsrichtung des mütterlichen und fetalen Blutes in der Plazenta wird heute mit der Annahme des **multivillösen Stromprinzips** beantwortet. Dessen Wirkung ist so gerichtet, daß der Sauerstoffgehalt des mütterlichen Blutes während der Passage durch den intervillösen Kapillarspalt abnimmt, während der Sauerstoffgehalt des kindlichen Blutes im Zottenkreislauf entsprechend zunimmt.

Neben dem Konzentrationsgefälle des Sauerstoffs und der Strömungsrichtung des Blutes unterstützen folgende Mechanismen die Sauerstoffaufnahme des Feten:
1. Das **gesteigerte Sauerstoffbindungsvermögen des fetalen Blutes** (=erhöhte Sauerstoff-Affinität), hervorgerufen durch das gegenüber dem Erwachsenen-Hämoglobin anders strukturierte fetale Hämoglobin (HbF) und den niedrigen Gehalt an Diphosphorglyzerat der fetalen Erythrozyten; außerdem ist die O_2-Affinität von dem CO_2-Gehalt und somit vom pH-Wert des Blutes abhängig (**Bohr-Effekt:** Bei niedrigem pH-Wert ist die Sauerstoffbindung erniedrigt).
2. Die **erhöhte Sauerstoffkapazität des fetalen Blutes,** die durch die relative Polyglobulie des Feten (mittlerer Hb-Gehalt des Feten am Termin 16 g% gegenüber dem mittleren Hb-Gehalt der Mutter von 12 g%) verursacht wird.

Während der intrauterinen Entwicklung wird die Diffusionsleistung dem steigenden Sauerstoffbedarf des Feten durch die Zunahme der Durchblutung, die Vergrößerung der Kapillaroberfläche und die Verschmälerung der synzytiokapillären Membran angepaßt. Erhöhung des Sauerstoffverbrauchs des Feten führt zu einer Abnahme des Sauerstoffdrucks im Nabelschnurarterienblut und damit zur Steigerung des Sauerstofftransports durch Vergrößerung der Konzentrationsunterschiede.

Grundsätzlich folgt auch der **plazentare CO_2-Austausch** den Gesetzen der freien Diffusion. Die Diffusionsgeschwindigkeit für CO_2 ist durch die bessere Löslichkeit von CO_2 höher als für O_2.

Der größte Teil des im Stoffwechsel anfallenden CO_2 wird durch Hydratation und Dissoziation in HCO_3^- und H^+ umgewandelt, nur ein kleiner Teil ist physikalisch gelöst. Auch der Transport erfolgt zu mehr als 80% als Bicarbonat (etwa ⅔ im Plasma und ⅓ in den Erythrozyten). Während der Schwangerschaft sinkt der CO_2-Druck des mütterlichen Blutes infolge zunehmender Hyperventilation von 40 auf ca. 32 mm Hg. Die respiratorische Alkalose wird fast vollständig ausgeglichen durch Verminderung des CO_2-Bindungsvermögens, so daß der aktuelle pH-Wert weitgehend konstant bleibt. Die arterielle Druckdifferenz zwischen mütterlichem und fetalem CO_2 beträgt unter normalen Austauschbedingungen 9 mm Hg. **Bei zunehmender Oxygenierung des Blutes nimmt das CO_2-Bindungsvermögen ab (Haldane-Effekt),** d. h. die Zunahme des Oxyhämoglobins erleichtert den CO_2-Transfer.

Es kommt jedoch nicht zu einem vollständigen Druckausgleich zwischen mütterlichem und fetalem Blut in der Plazenta, es bleibt eine feto-maternale CO_2-Druckdifferenz von 3-5 mm Hg; diese wird verursacht durch eine ungleichmäßige Diffusion in der Plazenta und durch eine Verzögerung der Austauschvorgänge zwischen Erythrozyten und Plasma.

1.3 Plazenta als endokrines Organ

Seit Anfang dieses Jahrhunderts (HALBAN, 1905) wissen wir, daß die Plazenta nicht nur das Organ des Stoffaustausches zwischen Mutter und Fet ist, sondern auch Hormone erzeugt. Für die folgenden Hormone kann die Produktion in der Plazenta heute als gesichert gelten:
1. die Proteohormone **Choriongonadotropin** (HCG), **Plazentalaktogen** (HPL), **Chorionthyreotropin** (HCT)
2. die Steroidhormongruppen **Östrogene** und **Gestagene.**

Während die Proteohormone vollständig in der Plazenta aufgebaut werden, ist die Plazenta allein nicht imstande, die gesamte Synthese der Steroidhormone, also der Östrogene und der Gestagene, vorzunehmen. Ursache ist wahrscheinlich der Mangel an Enzymen der Plazenta. Die Synthese der Steroidhormone ist in der Plazenta nur möglich, wenn ihr dazu vom Feten und von der Mutter Vorstufen mit Steroidnatur geliefert werden.

Ein Beispiel: Die Plazenta ist wegen der fehlenden 16-Hydroxylase-Aktivität nicht in der Lage, Östriol zu bilden; dagegen besitzen die fetale Leber und Nebennieren eine große Aktivität dieses Enzyms. Östriolvorstufen – aus dem Feten selber oder aus der Plazenta kommend – werden also in dem Feten 16-hydroxyliert, zur Plazenta transportiert und dort zum endgültigen Östriol aufgebaut.

Der Transport derartiger Vorstufen ist leicht möglich, da die Plazenta über die Nabelschnurgefäße mit dem Blutkreislauf des Feten und über die Uteringefäße mit dem Blutkreislauf der Mutter verbunden ist. Daraus erklärt sich auch, daß alle in der Plazenta gebildeten Hormone, die sog. „plazentaren" Hormone, sich im Organismus der Mutter (und dem des Feten) nachweisen lassen.

Es ergibt sich also, daß Plazenta und Fet eine funktionelle, endokrine Einheit bilden, an der in einem gewissen Grade auch der mütterliche Organismus beteiligt ist. Man spricht daher heute von der

feto-plazentaren Einheit oder vom feto-plazentaren endokrinen System oder,

um auch die mütterliche endokrine Mitwirkung zu betonen, vom

feto-materno-plazentaren System.

● **Choriongonadotropin** (= Human Chorionic Gonadotropin = HCG)

Im Jahre 1927 von ASCHHEIM und ZONDEK (Charité Berlin) gefundenes gonadotropes (= auf die Funktion der Keimdrüsen gerichtetes) Hormon. Es hat Eiweißstruktur und wird im Synzytiotrophoblasten gebildet. Das HCG-Molekül besteht aus zwei verschiedenen Peptidketten (α und β), wobei die β-Kette für die hormonspezifische Aktivität des HCG verantwortlich ist. HCG geht vom Throphoblasten auf die Mutter über (Abb. 6) und wird im Harn ausgeschieden. Die Ausschei-

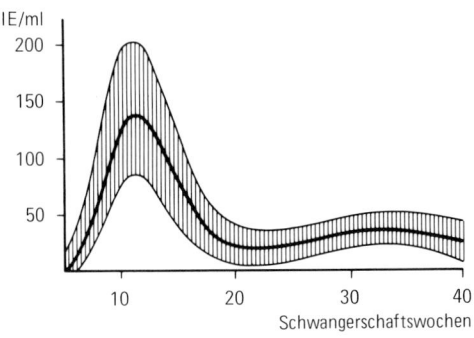

Abb. 6 Serum-HCG-Werte bei normalen Schwangerschaften; Mittelwerte und doppelte Standardabweichungen (nach KELLER).

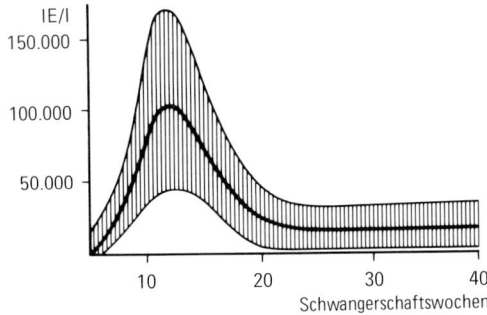

Abb. 7 Urin-HCG-Werte bei normalen Schwangerschaften; Mittelwerte und doppelte Standardabweichungen (nach KELLER).

dungskurve (Abb. 7) beginnt schon wenige Tage nach der Implantation des befruchteten Eies anzusteigen und zeigt einen charakteristischen hohen Gipfel im ersten Schwangerschaftsdrittel (zwischen dem 50.-80. Tag post menstr.). Der HCG-Nachweis ist die Grundlage der **immunologischen Schwangerschaftsteste** (s. S. 87).

Physiologische Bedeutung des HCG: Das HCG bewirkt die Erhaltung des Corpus luteum in der Schwangerschaft, wodurch die dort gebildeten Östrogene und Gestagene die mütterliche Hypophyse bremsen. Damit wird die Decidua graviditatis vom Ovar solange erhalten, bis der Trophoblast selbst genügend Progesteron für die Erhaltung der Decidua bildet. Ein Einfluß des HCG auf die plazentare Steroidsynthese (Progesteronsynthese) wird diskutiert, sowie die Auslösung der testikulären Testosteronbildung bei männlichen Feten in der 8.-10. Entwicklungswoche.

- **Plazentalaktogen** (= Human Placental Lactogen = HPL)

Im Jahre 1961 von ITO und HIGASHI gefundenes laktogenes (= Milch bildendes) Hormon. Es ist ein einkettiges Eiweißhormon, das chemisch dem Wachstumshormon (HGH) und dem Prolaktin (HPRL) ähnelt. Es wird auch im Synzytiotrophoblasten gebildet. Der Anstieg des HPL im mütterlichen Venenblut (Abb. 8) korreliert gut mit der funktionsfähigen Synzytiotrophoblastmenge. Die HPL-Konzentration im mütterlichen Blut ist ein Maß für den plazentaren Funktionszustand.

Physiologische Bedeutung des HPL: Hierüber ist wenig Sicheres bekannt. HPL soll im mütterlichen Organismus Glukose **(antiinsulinäre Wirkung)** und freie Fettsäuren mobilisieren und den **diaplazentaren Durchtritt der freien Fettsäuren** regulieren. Auch soll es die plazentare Progesteronsynthese beeinflussen. Die mammo- und laktotropen Eigenschaften scheinen – entgegen der ursprünglichen Ansicht – nicht bedeutend zu sein.

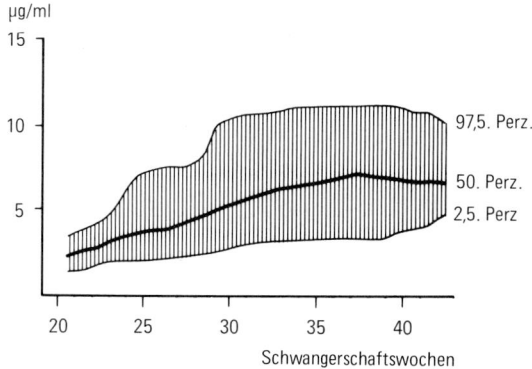

Abb. 8 Gleitende 2,5., 50. und 97,5. Perzentile der HPL-Werte des Normalkollektivs.

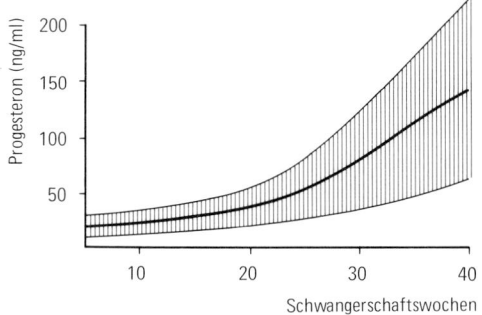
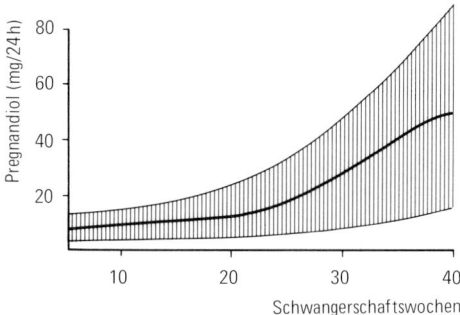

Abb. 9 Serumprogesteron bei normalen Schwangerschaften; Mittelwerte und Vertrauensgrenzen von 95% (nach KELLER).

Abb. 10 Pregnandiol im Urin bei normalen Schwangerschaften. Mittelwerte und Vertrauensgrenzen von 95% (nach KELLER).

• **Progesteron**

Progesteron wird während der Schwangerschaft in kontinuierlich steigenden Mengen von der Plazenta an die Mutter und den Feten abgegeben. Bildungsstätte ist der Synzytiotrophoblast. Zahlreiche Befunde sprechen dafür, daß außer diesem kein Bildungsort (NNR der Mutter, NNR des Feten und – abgesehen von den ersten Schwangerschaftswochen – das Corpus luteum) von Bedeutung ist. Gegen Ende der Schwangerschaft werden täglich etwa 200–500 mg plazentares Progesteron an den mütterlichen Organismus abgegeben (ZANDER).

Progesteron wird in der Plazenta sowohl aus Cholesterin als auch aus Pregnenolon gebildet. Diese Ausgangssubstanzen zur Progesteronsynthese werden ganz überwiegend von der Mutter bereitgestellt. Das an den Feten abgegebene Progesteron wird von diesem zu einem großen Teil zu verschiedenen Steroiden umgebaut (Kortikosteron, Kortisol sowie Androstendion und Testosteron bei männlichen Feten); ein anderer Teil wird von der fetalen Leber zu 20α- bzw. 20β-Dihydroprogesteron reduziert, das über die Nabelarterien zur Plazenta zurückkehrt. Das an den mütterlichen Kreislauf abgegebene plazentare Progesteron (Abb. 9) wird zum Teil (etwa 10–20% der insgesamt gebildeten Menge) als **Pregnandiol** (Pregnandiolglucuronosid oder P-Glucuronsäure-Konjugat) im Urin der Schwangeren ausgeschieden (Abb. 10).

Da die Progesteronsynthese eine **plazentare** Leistung ist, ist die **Pregnandiolausscheidung im mütterlichen Urin ein Maß für den plazentaren Funktionszustand.**

Physiologische Bedeutung des Progesterons: Die „schwangerschaftserhaltende" Wirkung des Progesterons wird seit vielen Jahren angenommen, ist aber letztlich nicht bewiesen. JUNG konnte experimentell nachweisen, daß das Progesteron eine Hemmwirkung auf die

Kontraktionen der schwangeren und nicht schwangeren Uterusmuskulatur ausübt. Es wird der Tonus der Muskulatur herabgesetzt, und die Frequenz und Amplitudenhöhe der Kontraktionen werden vermindert.

- **Östrogene**

Die drei klassischen Östrogene (Östron, Östradiol, Östriol) werden während der Schwangerschaft in kontinuierlich steigenden Mengen von der Plazenta gebildet.

Der Hauptsyntheseweg der Östrogene geht in der Plazenta vom Dehydroepiandrosteronsulfat (DHEAS) mütterlicher (10%) und fetaler (90%) Herkunft aus. Nach Abspaltung der Sulfatgruppe wird DHEAS über Androstendion und Testosteron in Östron und Östradiol verwandelt.

Da die Plazenta keine 16-Hydroxylase-Aktivität besitzt, ist es ihr nicht möglich, aus Östron oder Östradiol Östriol aufzubauen. Diese Enzyme sind allerdings in der fetalen Leber und Nebenniere vorhanden, so daß der Fet zur Östriolsynthese sowohl DHEAS bzw. das von der Plazenta produzierte Östron zu 16-OH-DHEAS bzw. 16-OH-Östron hydroxyliert als auch 16-hydroxylierte Vorstufen wie 16-Hydroxyandrostendion und 16-Hydroxytestosteron liefert. Von den Sulfaten wird dann in der Plazenta die Sulfatgruppe abgespalten und das freie Steroid zu Östriol verarbeitet.

Die Östrogene werden in **unkonjugierter (= freier) Form** von der Plazenta an das mütterliche Blut abgegeben. Vor allem in der mütterlichen Leber, aber auch im Darm und in den Nieren werden sie zu Glukuroniden, Sulfaten und Sulfoglukuroniden konjugiert. Im mütterlichen Blut besteht beispielsweise das Gesamtöstriol also aus dem freien Östriol (etwa 10%) und aus Östriolglukuronid, Östriolsulfat und Östriolsulfoglukuronid.

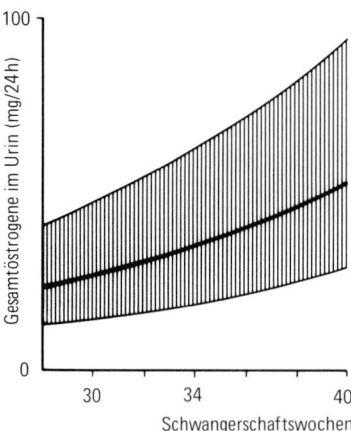

Abb. 11 Mütterliche Ausscheidung von Gesamtöstrogenen im 24-Std.-Urin in der normalen Schwangerschaft; Medianwert und 95% Vertrauensbereich (nach HULL).

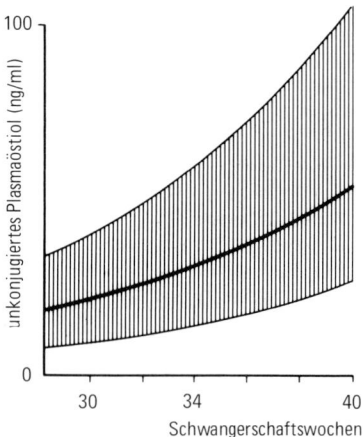

Abb. 12 Unkonjugiertes Östriol im mütterlichen Plasma in der normalen Schwangerschaft; Medianwert und 95% Vertrauensbereich (nach HULL).

Die konjugierten Östrogene werden im Urin schwangerer Frauen ausgeschieden, wobei wichtig ist, daß zehnmal mehr Östriol als Östron und Östradiol ausgeschieden wird. Etwa 80% des im Urin erscheinenden Östriols sind fetaler Herkunft.

> Da die Hydroxylierung der Östriolausgangsstoffe – wie oben ausgeführt – eine **fetale** Leistung ist, ist die Östriolkonzentration im mütterlichen Serum (Abb. 12) bzw. Östriolausscheidung im Urin (Abb. 11) der Mutter ein Maß für das **Wohlergehen des Feten**.

Physiologische Bedeutung der Östrogene: Sie ist ungewiß. Man nimmt heute als Hauptwirkung die **Wachstumsförderung des graviden Uterus** an. Östrogene bewirken eine Vermehrung der kontraktilen Elemente und energiereichen Substanzen im Uterusmuskel. Außerdem steigern sie durch Zunahme des intrazellulären Calciums das Membranpotential und die nervale Ansprechbarkeit dieser Muskelzellen. Durch hohe Östrogengaben läßt sich die Wehentätigkeit steigern.

1.4 Fruchtwasser

Die Fruchtwasserhöhle (Amnionhöhle, Entstehung s. S. 4) wird von den beiden Eihäuten umgeben, dem außen gelegenen **Chorion**, das vom Trophoblasten gebildet worden ist, und dem innen gelegenen **Amnion**, das aus dem Embryoblasten entstanden ist. Die wesentliche Aufgabe der Eihäute ist die Fruchtwasserbildung und -resorption.

Das Fruchtwasser **(Liquor amnii)** ist eine in der frühen Schwangerschaft gelbliche, in der späten Schwangerschaft weißlich-klare Flüssigkeit mit – vor allem am Ende der Schwangerschaft – suspendierten Vernixflocken, Wollhaaren, Epidermisschuppen u. a.
    Es hat folgende Aufgaben:
1. **Schutzfunktionen:** Schutz des Kindes vor Austrocknung und mechanischen Einwirkungen; Platz für Wachstum und Bewegungen; Druckpolster für Nabelschnur- und Choriongefäße; Schutz vor Temperaturschwankungen.
2. **Transport- und Austauschfunktion:** Transport von Nähr- und Stoffwechselprodukten.
    In der 9. Schwangerschaftswoche beträgt das Fruchtwasservolumen (Abb. 13) etwa 5–10 ml. Es steigt bis etwa zur 36. Woche auf durchschnittlich 1000 ml an. Danach nimmt die Fruchtwassermenge wieder ab, bis zur 40. Schwangerschaftswoche auf durchschnittlich 800 ml, der Normalbereich liegt zwischen 300 und 1500 ml am Entbindungstermin.
    Das Fruchtwasser ist ein dynamisches Substrat, d.h. es findet ein ständiger Austausch des Fruchtwassers zwischen Mutter und Fet statt **(Fruchtwasseraustausch)**.

> Am Termin wird innerhalb von 2 Stunden die gesamte Flüssigkeit erneuert.

Gebildet wird das Fruchtwasser vom **Amnionepithel**. Ab 12. Schwangerschaftswoche ist die **Urinausscheidung des Feten** (bis etwa 500 ml/Tag) und in den letzten Schwangerschafts-

16 1 Physiologische Grundlagen

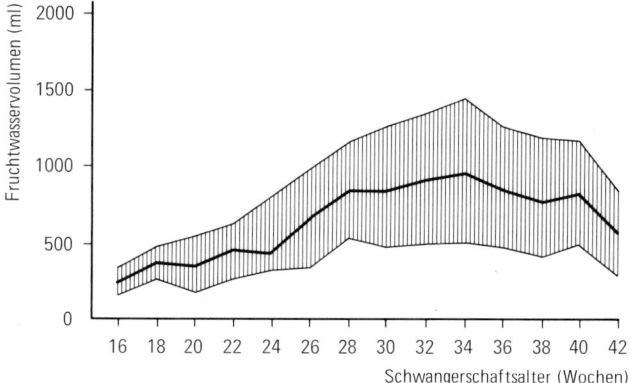

Abb. 13 Fruchtwassermenge während der normalen Schwangerschaft (nach QUEENAN u. THOMPSON).

wochen die **Abgabe von Flüssigkeit aus der Lunge** (etwa 100 ml/Tag) an der Fruchtwasserbildung beteiligt. Die Resorption erfolgt direkt über die **Eihäute zur Mutter** oder indirekt über den **Respirationstrakt und Darm nach Schlucken** des Fruchtwassers durch den Feten. Die resorbierten Anteile gelangen dann über den fetalen Kreislauf und die Nabelschnur zur Plazenta.

Störungen bei der Produktion und Resorption können zu pathologischen Fruchtwassermengen führen. Vermehrung über 2000 ml nennt man **Hydramnion** (= Polyhydramnion), Verminderung unter 100 ml nennt man **Oligohydramnion.**

Neben dem eigentlichen Wasseraustausch findet auch ein **Austausch von anderen Substanzen** zwischen Fruchtwasser und mütterlichem Blutkreislauf und zwischen Fruchtwasser und Fet statt. Mengenmäßig tritt dieser paraplazentare Stoffaustausch hinter dem plazentaren Stoffaustausch zurück. Es besteht eine Azidose des Fruchtwassers gegenüber dem mütterlichen Blut; **der pH-Wert liegt um 7.0.** Die aktuellen Blutgase (O_2, CO_2) gelangen nur indirekt über den Feten in das Fruchtwasser. Andererseits gibt es Stoffe (z. B. Harnstoff), die direkt aus dem Fruchtwasser durch die Eihäute in die mütterliche Blutbahn wechseln. Die **Harnstoffkonzentration** im Fruchtwasser steigt von etwa 23 mg% in der Frühschwangerschaft auf 33 mg% am Termin an. Der **Glukosegehalt** des Fruchtwassers ist mit 22 mg% niedriger als im mütterlichen Blut. Der **Eiweißgehalt** im Fruchtwasser beträgt am Termin etwa 500 mg%.

1.5 Embryonal- und Fetalentwicklung

Wie auf S. 4 dargelegt, besteht das etwa 2–3 Wochen alte Schwangerschaftsprodukt (Abb. 2) aus dem Trophoblasten, dem Keimschild mit den 3 Keimblättern, der Amnionhöhle und dem Dottersack. Mit der Herausbildung eines Kopf- und eines Schwanzhöckers am Keimschild beginnt nun die Organbildung **(Organogenese).** Den Zeitraum der Organogenese (Abb. 14) kennzeichnet die Embryonalperiode (Anfang 5. Woche post menstruationem bis Ende 14. Woche post menstruationem; die Periode zwischen Befruchtung und Ende 4. Woche post menstruatio-

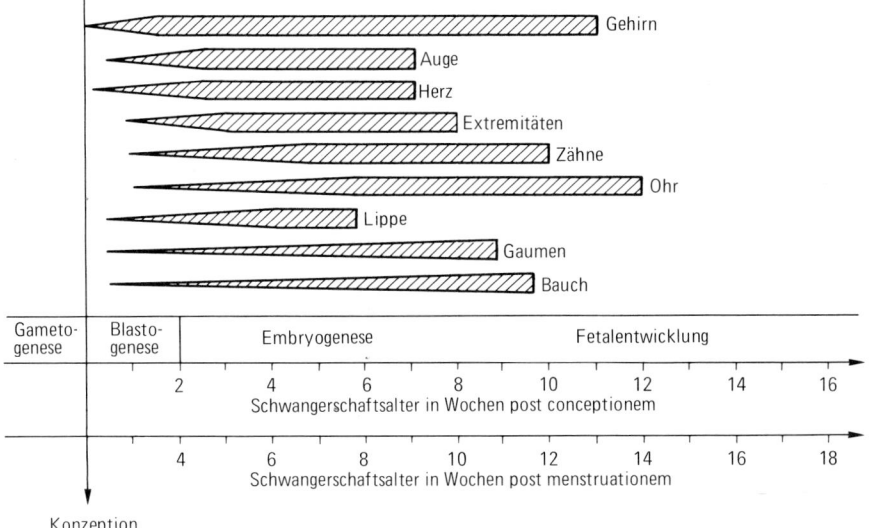

Abb. 14 Zeitlicher Ablauf der Organogenese. Aus der schematischen Darstellung läßt sich ablesen, welche Organe durch eine zu einem bestimmten Zeitpunkt einwirkende Noxe in ihrer Enwicklung gestört werden können.

nem wird als Blastogenese, die Periode nach der 14. Woche als Fetalentwicklung bezeichnet).

Die Fetalperiode ist durch Wachstum des gesamten Organismus und Differenzierung der Organfunktionen gekennzeichnet. Einen Eindruck vom fetalen Wachstum geben die **intrauterinen Wachstumskurven** (Abb. 443, S. 663), die für einen Teilbereich der Fetalperiode von verschiedenen Autoren veröffentlicht wurden (z. B. LUBCHENCO).

Zwei Organe bzw. Organsysteme sollen hier wegen ihrer praktischen Wichtigkeit ausführlich dargestellt werden.

Lunge

Die Entwicklung der Lunge beginnt als eine Ausstülpung des Urdarmes beim 26 Tage alten Embryo. Über das **glanduläre** Stadium bis etwa in die 16. Woche mit plumpen Bronchialbaumzweigen sowie breitem, lockeren Mesenchymmantel und über den kanalikulären Lungentyp mit Aufteilung und Differenzierung der Bronchioli ab der 16. Woche wird etwa bis zur 24. Woche durch weitere traubenförmige Sprossungen der **azinäre** Lungentyp gebildet. Die Azini sind die unmittelbaren Vorläufer der reifen Lungenbläschen. Der Übergang zum **alveolären** Lungentyp beginnt etwa ab der 25. bis 27. Woche. Seine Kennzeichen sind die Verdrängung des Platzhaltegewebes, die Ausweitung der Lungenkapillaren mit Annäherung an die Alveolarlichtung und die Ausreifung der Pneumozyten Typ II und I. Ihre Differenzierung kann bereits etwa um die 22. Woche beginnen. Die Pneumozyten Typ II enthalten zunächst globuläre Einschlüsse, die als Zeichen der Reifung eine zunehmende lamelläre Strukturierung erfahren.

Neben der anatomischen Lungenreifung ist die biochemische Lungenreifung wichtig. Darunter verstehen wir die Ausreifung des Pneumozyten Typ II mit Synthese und Abgabe der oberflächenaktiven Substanzen, dem sogenannten Anti-Atelektase-Faktor oder dem (Alveolar-)**Surfactant,** der an der Grenzschicht zwischen Luft in der Alveole und Alveolarwand die Oberflächenspannung herabsetzt und damit bei Beginn der Atmung die Öffnung der Alveolen ermöglicht. Das Surfactant besteht aus einem Lipoproteinkomplex mit Lezithinen als Lipidanteil.

Die Biosynthese des Alveolar-Surfactant findet in dem sekretorischen Apparat der Pneumozyten Typ II statt. Die lamellären Einschlußkörperchen dienen als intrazelluläres Surfactant-Reservoir; sie entleeren ihren Inhalt in die Alveole und bilden so die Surfactantschicht. Das Surfactant wird durch Flimmerpithelien aus den Luftwegen entfernt und muß daher kontinuierlich ersetzt werden.

Die **Biosynthese der Lezithine** verläuft fast ausschließlich nach zwei enzymatischen Prozessen in den Pneumozyten Typ II, deren Bedeutung sich im Verlauf der Schwangerschaft typisch verändert:

Früher Syntheseweg: Beim unreifen Feten (22. bis 35. Woche) überwiegt die Bildung von Palmityl-myristyl-lezithin. **Diese Synthese wird durch Azidose, Hypoxie und Hyperkapnie viel stärker gehemmt als der späte Syntheseweg.**

Später Syntheseweg: Etwa von der 35. Woche an wird die Bildung von Dipalmityl-lezithin stark aktiviert. **Dieser Vorgang ist am steilen Anstieg der Lezithine im Fruchtwasser zu diesem Zeitpunkt erkennbar.**

Es scheint erwiesen, daß die Glukokortikoide die Enzymaktivität der Cholin-Phosphotransferase in der fetalen Lunge erhöhen. Die Steigerung bzw. Auslösung der Proteinsynthese soll durch Glukokortikoid-Rezeptoren der fetalen Lungenzellen übertragen werden.

Etwa ab der 26. Schwangerschaftswoche ist nach Vogel in der Mehrzahl der Fälle **sowohl mit den geweblichen als auch den zellulären Voraussetzungen für den sinnvollen Einsatz einer exogenen Lungenreifeförderung zu rechnen.**

Ahlefeld berichtete 1888 erstmals über die **Atembewegungen des Feten,** die sich heute mit Hilfe des Ultraschalls einfach darstellen lassen. Sie sind für die Zustandsdiagnostik des Feten möglicherweise wertvoll. Sie treten episodisch in verschieden langen Abschnitten auf und haben meist eine Frequenz von 60/min; es wurden gelegentlich bis zu 200 Bewegungen/min gesehen. Tageszeitliche Schwankungen, Blutzuckerkonzentration, Nikotingenuß und verschiedene Medikamente beeinflussen die Atemtätigkeit des Feten.

Fetaler Kreislauf

Einzelheiten der Entwicklung, Funktion und Regulation des fetalen Herz-Kreislaufsystems müssen entsprechenden Lehr- und Handbüchern entnommen werden. Hier soll auf die praktisch wichtigen wesentlichen Kennzeichen des fetalen Kreislaufs (Abb. 15) hingewiesen werden:

a) Funktionell liegt das **Foramen ovale** zwischen Vena cava inferior und linkem Vorhof, d.h. das Blut aus der unteren Körperhälfte und aus der Plazenta gelangt sofort in das linke Herz.

b) Es besteht ein **Rechts-Links-Shunt zwischen Pulmonalarterie und Aorta** (= **Ductus arteriosus**), d.h. das Blut aus der oberen Hohlvene gelangt über das rechte Herz und die Pulmonalarterie zum größten Teil in die Aorta.

c) **Der Lungenkreislauf ist gedrosselt.**

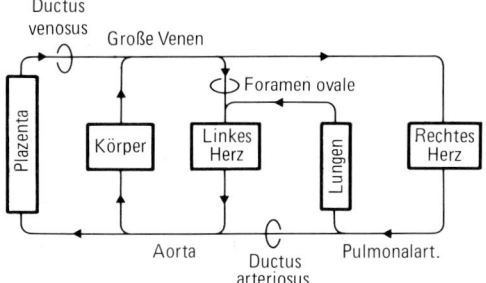

Abb. 15 Schema des fetalen Kreislaufes (verändert nach WULF).

Der Blutdruck in der Arteria pulmonalis ist höher als in der Aorta.

Das O_2-arme Blut aus der oberen Körperhälfte (Vena cava superior–rechtes Herz–Pulmonalarterie–Ductus arteriosus) fließt erst nach dem Abgang der Herzkranzgefäße und der Aa. carotis in die Aorta. Für die untere Körperhälfte steht also arterio-venöses Mischblut zur Verfügung.

Da die Herzkranzgefäße und die Aa. carotis O_2-reiches Blut führen, werden das Herz und das Gehirn besser mit O_2 versorgt.

d) Das Nabelschnurvenenblut gelangt zum größten Teil durch den **Ductus venosus** in die untere Hohlvene.

1.6 Physiologische Veränderungen des mütterlichen Organismus während der Schwangerschaft

Der mütterliche Organimus stellt sich während der Schwangerschaft auf die erhöhten Ansprüche ein, die Wachstum und Ernährung des Kindes vor, während und nach der Geburt sowie der Geburtsvorgang an ihn stellen. Die organischen und psychischen Anpassungsvorgänge werden im wesentlichen von den Hormonen der fetoplazentaren Einheit ausgelöst.

Uterus

Am ausgeprägtesten sind die Veränderungen des Uterus, der an **Größe und Gewicht** (von 60 g auf 1000 g) durch Wachstum und Dehnung zunimmt. Dabei herrscht in der 1. Schwangerschaftshälfte ein aktives Wachstum mit Hypertrophie und Hyperplasie der Muskelzellen und einer absoluten Zunahme an Bindegewebe vor. Die Vermehrung der Muskelzellen betrifft vor allem das Corpus uteri, da der Anteil an Muskelzellen im Corpus 30–40%, in der Zervix nur 5% beträgt. In der 2. Schwangerschaftshälfte steht eine passive Vergrößerung als Folge des Kindes-

20   1 Physiologische Grundlagen

wachstums im Vordergrund. Das Gewebe erfährt schon in der Frühschwangerschaft eine vermehrte **Auflockerung** und Durchsaftung (s. auch die wahrscheinlichen Schwangerschaftszeichen S. 22).

Neben dieser Größenänderung ist auch eine **Formänderung** zu beobachten. Während der Uterus in der frühen Schwangerschaft als birnenförmig beschrieben wird, wird im 3. Schwangerschaftsmonat die Form mit einer abgeplatteten Kugel verglichen und ab 13. Schwangerschaftswoche mit einem auf der Spitze stehenden Ei. In dem letzten Zeitraum ist dann auch die Übergangszone zwischen Corpus uteri und der Zervix mit in den fruchttragenden Raum einbezogen. Diese Zone entwickelt sich zum sogenannten **unteren Uterinsegment,** das am Termin in kraniokaudaler Richtung 6–9 cm breit ist.

Flüssigkeitshaushalt

Während der Schwangerschaft kommt es zu einer Zunahme des Körperwassers von etwa 6–7 Litern. Dabei vermehrt sich sowohl das intravaskuläre Volumen um etwa 35% als auch die interstitielle Flüssigkeit; das intrazelluläre Flüssigkeitsvolumen bleibt im wesentlichen konstant. Das Maximum des vermehrten Blutvolumens wird in der 32.–36. Schwangerschaftswoche erreicht. Die Vergrößerung des Plasmavolumens ist stärker als die Vergrößerung der Erythrozytenmasse **(Polyglobulie).** Daraus resultiert eine Blutverdünnung **(Schwangerschaftshydrämie).**

Kindsgewicht, Fruchtwasser- und Plazentagewicht, Hyperplasie und Hypertrophie von Uterus und Mammae, Fettspeicherung sowie der Zuwachs an Flüssigkeit ergeben eine **Gewichtszunahme der Schwangeren von etwa 11 kg während der gesamten Schwangerschaft.**

Herz- und Kreislauffunktion

Infolge der Zunahme des intravaskulären Volumens nimmt das Herzminutenvolumen zu. Das Maximum von etwa 5 l/min und m^2 Körperfläche wird in der 32. Schwangerschaftswoche erreicht. Es wird teilweise durch eine **Herzfrequenzsteigerung** von etwa 20 Schlägen/min erlangt. Der **periphere Gesamtwiderstand** nimmt während der Schwangerschaft ab; nach einem Minimumwert in der 32. Schwangerschaftswoche steigt er bis zum Schwangerschaftsende wieder an.

Der **arterielle Blutdruck** ändert sich meist nicht wesentlich. Der systolische Blutdruck bleibt während der ganzen Schwangerschaft konstant. Der diastolische Blutdruck sinkt in den ersten Schwangerschaftswochen häufig ab, in der zweiten Schwangerschaftshälfte steigt er um etwa 10 mm Hg gegenüber den Werten vor der Schwangerschaft wieder an.

Häufig ist bei Schwangeren eine schwangerschaftsspezifische Kreislaufregulationsstörung zu beobachten, das **Vena-Cava-Kompressionssyndrom.** Der schwangere Uterus komprimiert in Rückenlage der Schwangeren die Vena cava inferior und führt sowohl zur Abflußbehinderung der distal gelegenen Gefäßgebiete, so z. B.

1.6 Physiologische Veränderungen des mütterlichen Organismus

des utero-plazentaren Raumes, als auch zur Minderung des venösen Blutrückflusses zum Herzen. Dadurch kann es zur arteriellen Hypotonie mit den entsprechenden subjektiven Symptomen für die Schwangere und zu einer verminderten utero-plazentaren Perfusion mit den Zeichen einer Sauerstoffminderversorgung des Feten kommen. Die Seitenlagerung der Schwangeren beseitigt schlagartig die Beschwerden, häufig vermeiden die Schwangeren aus Erfahrung die Rückenlage.

Nierenfunktion

Durch Zunahme des intravaskulären Volumens und des Herzminutenvolumens kommt es im Laufe der Schwangerschaft zu einer **Zunahme der Nierendurchblutung und des glomerulären Filtrationsvolumens.** Diese Veränderungen erreichen in der 32. Schwangerschaftswoche einen Maximalwert, um sich bis zum Schwangerschaftsende wieder in Richtung der normalen Werte zu ändern.

Mit dem vermehrten Glomerulumfiltrat steigt auch die filtrierte Glukosemenge. Da aber die Glukosereabsorption unverändert bleibt, ist die **Glukosurie** in der Schwangerschaft häufig als physiologisch anzusehen. Die Glukosurie kann aber auch ein Symptom einer Kohlenhydratstoffwechselstörung sein. Daher muß bei wiederholter Glukosurie ein Diabetes durch Blutzucker-Untersuchung mit oder ohne Belastung ausgeschlossen werden (s. S. 120).

In den harnableitenden Organen gibt es in der Schwangerschaft einige typische Veränderungen: **Nierenkelche, Nierenbecken und Harnleiter sind etwa ab der 10. Schwangerschaftswoche deutlich erweitert,** wobei die Erweiterung rechts stärker ist als links. Bei dieser Erweiterung spielt die Vergrößerung des Uterus sicherlich eine untergeordnete Rolle; die Veränderungen scheinen vor allem progesteronbedingt zu sein. Die Erweiterung der harnableitenden Organe ist klinisch wegen der Begünstigung der Keimaszension und der Ausbildung einer Pyelonephritis gravidarum bedeutungsvoll.

Atmung

Während die Atemfrequenz in der Schwangerschaft nahezu gleich bleibt, steigt das Atemvolumen und damit auch das Atemzugvolumen und damit auch das **Atemminutenvolumen** vom Beginn der Schwangerschaft bis zum Schwangerschaftsende um etwa 40% an. Die Vitalkapazität, Totalkapazität sowie inspiratorisches und expiratorisches Reservevolumen der Schwangeren sind erniedrigt.

Bereits in der Frühschwangerschaft ist ein hyperventilationsbedingter **erniedrigter arterieller Pco_2** beschrieben.

50% aller Schwangeren leiden unter dem Symptom der **Dyspnoe** bei körperlicher Belastung, 20% auch ohne Belastung.

Die Ursache der Hyperventilation, der physiologischen Lungenfunktionsänderung und der Schwangerschaftsdyspnoe werden häufig als progesteronbedingt gesehen, jedoch sind die Ansichten uneinheitlich.

2 Diagnose der Schwangerschaft

2.1 Diagnose der Frühschwangerschaft

Die Diagnose der (Früh-)Schwangerschaft beginnt mit dem Feststellen der sogenannten Schwangerschaftszeichen; meistens gehen die Frauen wegen wahrscheinlicher Schwangerschaftszeichen zur ärztlichen Beratung.

Klinische Schwangerschaftszeichen

1. **Unsichere Schwangerschaftszeichen**
   Übelkeit, Brechreiz, bes. morgens
   Morgendliches Erbrechen (S. 94)
   Appetitstörungen (abnorme Gelüste)
   Schwindelgefühl, Ohnmachten
   Häufiges Wasserlassen = Pollakisurie
     (in der Frühschwangerschaft)
   Stuhlverstopfung
   Raucherinnen mögen nicht mehr rauchen
   } **Störung des Allgemeinbefindens**

2. **Wahrscheinliche Schwangerschaftszeichen**
   Ausbleiben der Periode
   Vergrößerung der Gebärmutter (S. 24)
   Auflockerung der Gebärmutter
   Vergrößerung der Brüste, die Brüste sind prall gefüllt und daher gespannt
   Livide Verfärbung der Scheidenhaut und des Scheideneingangs (S. 23)
   Frische (rötlich-blaurötliche) Schwangerschaftsstreifen (Striae), am stärksten über dem Bauch, an den seitlichen Beckenpartien und an der Außenfläche der Oberschenkel
   Pigmentierung der Mittellinie des Bauches (Linea fusca, braune Linie) und des Warzenhofes
   } **Veränderung an den Geschlechtsorganen**

3. **Sichere Schwangerschaftszeichen**
   Hören der **kindlichen Herztöne**
   Hören, Sehen und Fühlen der **Kindsbewegungen**
   Fühlen von **Kindsteilen**
   } **Sichere Schwangerschaftszeichen** gibt es nur in der **2. Hälfte** der Schwangerschaft

Zur Diagnose der Frühschwangerschaft wird sodann **vaginal untersucht**.

- **Wichtigste Vorbedingung für die vaginale Untersuchung: Die Harnblase muß entleert sein.**

Die vaginale Untersuchung besteht aus folgenden Teilen:
1. Betrachtung des Introitus, der Vulva und des Dammes.
2. Spekulumuntersuchung mit zytologischen Abstrichen und Kolposkopie,
3. Touchieren,
4. Bimanuelle Untersuchung.

Die Frage, mit welcher Hand in die Scheide eingegangen werden soll, ist nur so zu beantworten: Jeder Geburtshelfer und Gynäkologe muß (sollte!) mit der rechten genauso gut wie mit der linken Hand untersuchen können. Man untersucht zunächst mit einem Finger. Ist die Scheide geräumig genug, führt man auch den zweiten Finger ein.

- **Oberster Grundsatz: die vaginale Untersuchung darf auf keinen Fall weh tun, sie muß so zart und so vorsichtig wie nur möglich ausgeführt werden.**

Die vaginale Untersuchung wird bei Schwangeren stets mit sterilem Gummihandschuh ausgeführt.

Bei der vaginalen Untersuchung muß auf die wichtigsten Zeichen der Frühschwangerschaft (1.-4. Schwangerschaftsmonat) an der Scheide und am Uterus geachtet werden.

a. Die vier Scheidenzeichen

Die verschiedenen sehr charakteristischen Veränderungen der Scheide werden für die Diagnose der Schwangerschaft nicht immer genügend ausgenutzt. Ich unterscheide 4 Scheidenzeichen:

1. Scheidenzeichen: Lividität des Introitus vaginae. Unter Introitus vaginae (Scheidenpforte od. -mund) verstehen wir den nach Einreißen der Hymenalhaut offenen Boden des Vestibulums (Vorhofs). Die violett-dunkelblaue = **livide** Verfärbung des Introitus wird nach Entfalten der kleinen Schamlippen deutlich sichtbar. Sie zeigt sich manchmal besonders auffällig zwischen Klitoris und Harnröhrenmündung sowie unmittelbar unterhalb der Harnröhrenmündung am sog. Harnröhrenwulst (= **Labhardt**sches **Zeichen**). Der „Harnröhrenwulst" ist der vorderste Teil der Columna rugarum anterior; er hypertrophiert in der Schwangerschaft besonders stark.

Ob der Introitus vaginae livide verfärbt ist oder nicht, kann man am besten bei Tageslicht beurteilen.

2. Scheidenzeichen: Lividität des ganzen Scheidenrohres. Nicht nur der Introitus, sondern die ganze Vaginalhaut einschließlich der Portio vaginalis ist **livide** verfärbt, eine Folge der gewaltigen Vaskularisation in der Schwangerschaft; die ganze Scheidenhaut ist mit einem dichten Venennetz (STIEVE) derart durchsetzt, daß die Scheide zu einem Rohr aus Schwellgewebe wird. Um die Lividität richtig beurteilen zu können, muß man die Scheide mit **Spiegeln** spreizen und möglichst bei Tageslicht betrachten.

3. Scheidenzeichen: samtartig aufgerauhte Oberfläche. Die Scheide zeigt in der Schwangerschaft eine typische Oberflächenveränderung. Die Scheidenwand der Nichtschwangeren fühlt sich glatt an, die der Schwangeren ist samtartig aufgerauht. Ursache ist die durch die Schwangerschaft bedingte Auflockerung, insbesondere das jetzt bedeutend stärkere Hervortreten der **Papillen,** die Verdickung der Epithelschicht, insbes. das Breiter- und Dickerwerden der Masse der Quer- und Längsfalten.

4. **Scheidenzeichen: Die Scheide ist weiter und dehnbarer.** Das durch die Steroidhormone des Ovars, die Östrogene und das Progesteron gesteuerte Wachstum und die Gewebsauflockerung machen die Scheide in der Schwangerschaft weiter und außerdem leichter dehnbar, als sie im nichtschwangeren Zustand war.

Die Bedeutung der vier Scheidenzeichen wird dadurch eingeschränkt, daß sie 1–2 Tage vor einer zu erwartenden Regel vorhanden sind; sie sind dann aber längst nicht so stark ausgeprägt wie bei einer frühen Schwangerschaft.

b. Die Uteruszeichen

Am Uterus unterscheiden wir zweckmäßig solche Zeichen, die am Korpus allein bzw. zunächst am Korpus zu beobachten sind (= **Korpuszeichen**) von denen, die am **unteren Uterinsegment** und der **Zervix** bzw. der **Portio** deutlich werden.

Korpuszeichen
1. **Die Vergrößerung des Korpus** und des ganzen Uterus ist die auffallendste und damit wichtigste Veränderung in der Schwangerschaft. Der Anfänger sei aber nachdrücklichst auf zwei wichtige Tatsachen hingewiesen; erstens auf diese:

> **Am Ende des 1. Schwangerschaftsmonats ist der Uterus entweder noch gar nicht oder kaum vergrößert;**

ferner darauf, daß man aus der bimanuell getasteten Größe der schwangeren Gebärmutter das Alter der Schwangerschaft in der Frühschwangerschaft **niemals genau** ablesen, sondern nur ungefähr schätzen kann.

Die Größe der Gebärmutter am Ende des 1., 2., 3., 4. Monats ist bei verschiedenen Schwangeren deswegen verschieden,
- weil es große und kleine Gebärmütter gibt;
- weil der Uterus bei **Mehrgebärenden** an gleichen Zeitpunkten viel größer als bei **Erstgebärenden** ist. Der nichtschwangere Uterus einer Frau, die dreimal geboren hat, ist etwa ebenso groß wie der schwangere Uterus einer Erstgebärenden im 2. Monat;
- weil das Uteruswachstum **individuell verschieden** ist;
- weil der schwangere Uterus einem **andauernden Wechsel** seiner **Größe und Form** unterworfen ist, die Folge eines rhythmischen Wechsels seines Kontraktionszustandes, eine sehr bemerkenswerte Tatsache;
- weil die Menge des Fruchtwassers verschieden ist.

Unter Berücksichtigung dieser Umstände kann man im allgemeinen folgendes angeben über die

> **Größenzunahme des Uteruskorpus in den ersten 4 Schwangerschaftsmonaten:**
> am Ende des 1. Monats: **nicht oder wenig vergrößert zu tasten,**
> am Ende des 2. Monats: deutlich vergrößert, etwa **gänseeigroß,**
> am Ende des 3. Monats: etwa **mannsfaustgroß,**
> am Ende des 4. Monats: etwa so groß wie der **Kopf eines Neugeborenen.**

Bis zur Mitte des 3. Monats liegt der Uterus bei leerer Harnblase noch **vollständig im kleinen Becken.** Das faustgroße Korpus erreicht Mitte bis Ende des 3. Monats mit seinem Fundus den oberen Symphysenrand. In manchen Fällen überragt der Fundus am Ende des 3. Monats schon etwas den Symphysenrand. Am Ende des 4. Monats steht der Fundus **2–3 Querfinger breit oberhalb der Symphyse,** er ist also jetzt auch von außen deutlich abzutasten.

2. Die veränderte Konsistenz = die **Auflockerung.** Infolge der hormonal gesteuerten Durchtränkung und Auflockerung der Korpusmuskulatur in der Schwangerschaft verliert das Korpus seine derbe Konsistenz: es wird eindrückbar und fühlt sich **teigig-weich,** manchmal ausgesprochen schlaff an.

> **Die Feststellung einer teigig-weichen Konsistenz des Korpusmuskels ist neben der Vergrößerung der Gebärmutter das wichtigste Schwangerschaftszeichen.**

Dieser herabgesetzte Tonus der Muskulatur ist aber nicht dauernd vorhanden, sondern er **wechselt,** was diagnostisch sehr wichtig ist:

3. Der Konsistenzwechsel der Korpusmuskulatur. Der Kontraktionszustand der schwangeren Gebärmutter wechselt dauernd und stark. Diese während der ganzen Dauer der Schwangerschaft rhythmisch auftretenden Kontraktionen (von KNAUS im Tierexperiment nachgewiesen) haben einen anhaltenden **Wechsel sowohl der Konsistenz als auch der Größe und der Form des Korpus** zur Folge. Es besteht ferner eine **Kontraktionsbereitschaft,** die sich in verstärktem Maße bei der bimanuellen Untersuchung bemerkbar macht: Untersucht man z. B. eine Schwangere im 3. Monat, so tastet man das Korpus im ersten Augenblick vielleicht überhaupt nicht, es ist so weich und so schlaff, daß es sich dem Tastgefühl so gut wie völlig entzieht. Wenige Augenblicke später fühlt man dann, wie das Korpus sich zusammenzieht, wie es kleiner und hart wird. Für die Diagnose der frühen Schwangerschaft ist also sehr wichtig:

> In der frühen Schwangerschaft ist der Uteruskörper einem Kontraktionswechsel unterworfen, der einen Wechsel der Konsistenz, der Größe und der Form der Gebärmutter zur Folge hat; weich, groß und schlaff wechselt mit hart, kleiner und kugelig. Die bimanuelle Palpation löst zusätzlich örtlich umschriebene Kontraktionen aus.

Charakteristisch ist dabei besonders, daß sich der Kontraktionszustand der Korpuswand bei der Untersuchung auffallend schnell ändert, ferner auch, daß sich dabei häufig im Bereich des Korpus an verschiedenen Stellen gleichzeitig ganz entgegengesetzte Konsistenzen abtasten lassen; die eine Fundusecke und -kante fühlt sich derb bis hart an, die andere bleibt deutlich teigig-weich oder umgekehrt. Das alles sind ganz normale Befunde am schwangeren Uterus, die man aus diagnostischen Gründen genau kennen muß.

4. Das Holzapfelsche (Perimetrium-)Zeichen: Im nichtschwangeren Zustand des Uterus ist der Bauchfellüberzug (Perimetrium) des Korpus glatt, in der Schwangerschaft wird er schon im 1. Monat leicht aufgerauht. Bei der vaginalen bimanuellen Untersuchung wird versucht, das zwischen den Fingerspitzen gehaltene Korpus zur Wirbelsäule hin weggleiten

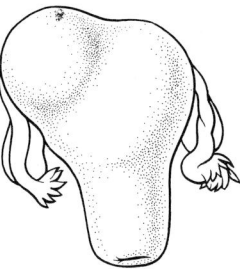

Abb. 16   Piskačeksches Schwangerschaftszeichen.

zu lassen. Gelingt das, so handelt es sich um eine nichtschwangere Gebärmutter; liegt eine Schwangerschaft und die dadurch bedingte radiergummiartige Rauheit des Perimetriums vor, so läßt sich das Korpus nur langsam zwischen den Fingern herausschieben.

5. Piskačeksches Zeichen: Ausladung (= aufgelockerte Vorwölbung) desjenigen Korpuswandteils, an dem sich die Frucht angesiedelt hat, also entweder vorn, hinten oder (seltener) seitlich (Tubenecken). Besonders deutlich tastbar wird das Zeichen bei Insertion der Frucht an den seitlichen Partien des Korpus (Abb. 16).

6. Noblesches Zeichen = Ausladung des Korpus nach den Seiten. Schiebt man bei der bimanuellen Untersuchung einer nichtschwangeren Gebärmutter die in der Scheide befindlichen Finger gegen die seitlichen Scheidengewölbe vor, so findet sich dort kein Widerstand. Dasselbe gilt für die ersten Schwangerschaftsmonate. Ab etwa 13. Schwangerschaftswoche stößt man bei der Untersuchung von den seitlichen Scheidengewölben infolge der Einbeziehung des unteren Uterinsegmentes in den fruchttragenden Korpusteil deutlich auf einen festen Widerstand, die seitliche Ausladung der Korpuskugel.

Die Zeichen am unteren Uterinsegment, an der Zervix und an der Portio

1. Das Hegarsche Schwangerschaftszeichen: besonders leichte Zusammendrückbarkeit des unteren Uterinsegments (Abb. 17). Bei der frühen Schwangerschaft werden die drei Teile der Gebärmutter Korpus, unteres Uterinsegment und Zervix nicht in gleichem Maße aufgelockert. **Das dünne untere Uterinsegment zeigt am frühesten eine weiche Konsistenz**, die Zervix bleibt am längsten derb. Diese Konsistenzverschiedenheit der drei Gebärmutterteile Kor-

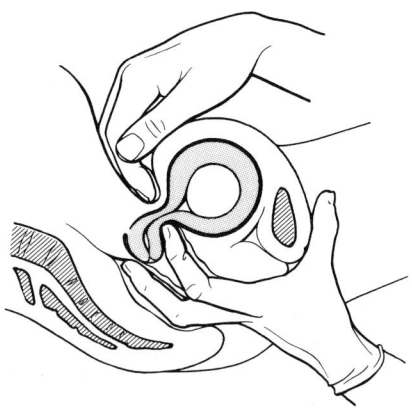

Abb. 17   Hegarsches Schwangerschaftszeichen.

pus, unteres Uterinsegment und Zervix, insbesondere die Nachgiebigkeit und die dadurch bedingte leichte Zusammendrückbarkeit des unteren Uterinsegments, bilden die Grundlage für das wichtige Hegarsche Schwangerschaftszeichen. Es läßt sich am deutlichsten im 3. und 4. Schwangerschaftsmonat nachweisen: Untersucht man in dieser Zeit mit beiden Händen, wie es die Abb. 17 zeigt, so hat der Untersucher bei Vorliegen einer Gravidität den Eindruck, **daß die beiden Finger sich fast berühren.** Korpus und Zervix erscheinen dann wie zwei voneinander unabhängige Teile.

Möglichkeit einer Fehldiagnose. Gelegentlich führt dieser Befund zu einer berüchtigten Fehldiagnose: Die verlängerte Zervix wird für einen kleinen Uterus, der Körper der schwangeren Gebärmutter für einen **Ovarialtumor,** ein **Myom** oder eine **Extrauteringravidität** gehalten. Ein einfaches Mittel zur Klärung der Diagnose: ohne die Untersuchung zu unterbrechen, einige Augenblicke abwarten; die dann auftretende Zusammenziehung des Korpus klärt den Befund.

2. Die Gaußsche Wackelportio beruht auf derselben Grundlage wie das Hegarsche Schwangerschaftszeichen. Die besonders starke Auflockerung des unteren Uterinsegments macht die Zervix gegenüber dem Korpus sehr leicht beweglich, die Zervix bekommt eine stark erhöhte Verschieblichkeit gegenüber dem Korpus. Bei der bimanuellen Untersuchung läßt sich die Zervix durch die zwei inneren die Portio umfassenden Finger **nach allen Seiten hin- und herschieben,** ohne daß das Korpus diese Bewegungen mitmacht = **Wackelportio.**

3. Stock-Tuch-Zeichen (Pschyrembel). Nimmt man im 2., 3. und 4. Schwangerschaftsmonat die Portio vaginalis zwischen die beiden untersuchenden Finger und übt auf sie von den beiden Seiten her einen stärkeren Druck aus, so fühlt man deutlich, daß der Gewebszylinder der Portio keine einheitlich aufgelockerte Konsistenz besitzt. **Man tastet vielmehr einen derben Kern, der von einem weicheren, ziemlich dicken Gewebsrohr wie von einer tuch- oder samtartigen Hülle umschlossen wird.** Da das Phänomen am besten vergleichbar ist mit einem Stock, um den ein weiches Tuch gewickelt ist, wurde das Zeichen „Stock-Tuch"-Zeichen genannt.

4. Osiandersches Arterienzeichen. Die Pulsationen des ab- bzw. aufsteigenden Astes der A. uterina fühlt man bei der nichtschwangeren Gebärmutter nur kurz vor der Regel. Betastet man in der Schwangerschaft die Kanten der Zervix (im 1. od. 2. Monat), so fühlt man diese Pulsationen so deutlich, daß man den Puls zählen kann.

5. Pinardsches Zeichen. Bei der bimanuellen Untersuchung geben die in das vordere Scheidengewölbe eingeführten Finger dem Kindskörper durch die Wand des unteren Uterinsegments hindurch einen zarten Stoß. Man fühlt, wie der angestoßene Kindsteil gewissermaßen wegschwimmt, wie er dann sofort wieder zurückkommt und dabei gegen die wartenden Finger anstößt. Das Kind wird also passiv in Bewegung gebracht, dabei wird eine Art Ballotement ausgeführt. Das Pinardsche Zeichen läßt sich nicht **vor der 16. Woche, also nicht vor dem Ende des 4. Monats, nachweisen,** weil erst von da ab die für die Auslösung des Zeichens notwendige Relation von Fruchtwassermenge und Fetusgröße erreicht ist.

In der Sprechstunde wird die Untersuchung zur Diagnose der Frühschwangerschaft also so ablaufen:

1. Betrachtung des Introitus, der Vulva und des Dammes

Entfaltung der kleinen Schamlippen und Prüfung des Introitus (bei Tageslicht!) auf Lividität (erstes Scheidenzeichen, S. 23) sowie der Gegend des Harnröhrenwulstes auf das Vorhandensein des Labhardtschen Zeichens (S. 23). Zugleich Besichtigung der Vulva auf Ulzera und Kondylomata. Betrachtung des Dammes (hoch, niedrig, narbig). Danach folgt zunächst stets die

2 Diagnose der Schwangerschaft

2. Spekulumuntersuchung

Sie ist in jedem Falle einer Untersuchung in der Frühschwangerschaft unumgänglich notwendig. Einmal kann man auf diese Weise das 2. Scheidenzeichen, die Lividität des ganzen Scheidenrohres einschließlich der Portio, am bequemsten nachweisen, und zwar dadurch, daß man durch langsames Hin- und Herbewegen der die Scheide spreizenden Spiegel erst die vordere und dann die hintere Scheidenwand dem Auge zugänglich macht (bei Tageslicht!). Andererseits aber ist die Betrachtung der Portio mit Spiegeln ein unbedingtes Erfordernis im Interesse der **Frühdiagnostik des Gebärmutterhalskarzinoms**. Selbstverständlich muß bei jeder Frau in der Schwangerenberatung ein **zytologischer Abstrich** gemacht werden. Anschließend wird die Portio mit dem Kolposkop untersucht.

Von 100 Frauen mit Zervixkarzinom sind 25 Frauen noch nicht 40 Jahre alt.

Ferner ist die Feststellung wichtig, ob der Muttermund grübchenförmig (= Erstschwangere) oder quergespalten (= Mehrschwangere) ist.

3. Touchieren

= Austasten der Scheide mit ein oder zwei Fingern. Prüfung des 3. Scheidenzeichens: samtartige Rauheit der Scheidenoberfläche (S. 23), des 4. Scheidenzeichens: die Scheide ist weiter und dehnbarer (S. 24), sowie der Form und Beschaffenheit der Portio, Prüfung des Stock-Tuch-Zeichens (S. 27). Wie alle Untersuchungen muß auch das Touchieren sehr zart und mit ganz leichter Hand ausgeführt werden. Das kann man gar nicht genügend betonen. Ferner:

Niemals die sehr empfindliche Gegend der Klitoris und der Harnröhrenmündung berühren!

Beim Eingehen mit den Fingern darf man an die vordere Umrandung des Introitus überhaupt nicht herankommen. Das erreicht man leicht, wenn man vom ersten Moment des Eingehens an die hintere Scheidenwand etwas **dammwärts** drängt.

4. Bimanuelle Untersuchung

Ist eine Schwangerschaft in einem normal gelagerten Uterus festgestellt, so wird zunächst die **Uterusgröße** bestimmt (vgl. S. 25) und diese mit den Angaben der Frau verglichen.
   Differentialdiagnostische Erwägungen bei Diskrepanz zwischen Befund und Regelanamnese:

Uterus **kleiner** mit Blutungen: **Abortus** (imm., incip., incompl., compl.)
Extrauteringravidität (S. 551)
ohne Blutungen: **Missed abortion** (S. 541)
Uterus **größer**: **Blasenmole, Hydramnion,** Zwillinge

Anschließend werden die Auflockerung und der Konsistenzwechsel geprüft (S. 25).

Von den wahrscheinlichen Schwangerschaftszeichen am Uterus sind die **zuverlässigsten**:
die **Vergrößerung der Gebärmutter,**
ihre **Auflockerung**
und der **Konsistenzwechsel.**

Danach rangieren – was die Zuverlässigkeit angeht – in einer Reihe die Zeichen von HOLZAPFEL, HEGAR, PISKAČEK, GAUSS und das Stock-Tuch-Zeichen (s. S. 27).

Ist die Diagnose der Schwangerschaft zweifelhaft, so ist ein immunologischer Schwangerschaftstest (s. S. 87) oder eine Ultraschalluntersuchung (s. S. 82) durchzuführen.

2.2 Diagnose der Spätschwangerschaft

Auch die Diagnose der Spätschwangerschaft geht von den sogenannten Schwangerschaftszeichen (s. S. 22) aus. Hier führen die äußere Untersuchung auf sichere Schwangerschaftszeichen (kindliche Herztöne, Fühlen der Kindsteile, Sehen und Fühlen von Kindsbewegungen) sowie die Vergrößerung der Gebärmutter als wahrscheinliches Schwangerschaftszeichen zur Diagnose. Bei zweifelhaften Befunden wird die Ultraschall-Diagnostik eingesetzt (s. S. 85).

3 Schwangerenbetreuung

Es ist seit langem anerkannt, daß die intensive Schwangerenbetreuung ein sicherer Weg ist, um die mütterliche und kindliche Morbidität und Mortalität zu senken. Voraussetzung im ärztlichen Bereich ist es dabei, daß der Arzt, der die Schwangerenbetreuung durchführt, weiß, worauf es ankommt, daß er richtig denkt und richtig handelt.

Wichtig ist vor allem, daß die Vorsorgeuntersuchungen in der Schwangerschaft regelmäßig durchgeführt werden und häufig genug stattfinden.

> **Häufigkeit der Vorsorgeuntersuchungen während der Schwangerschaft nach den Mutterschaftsrichtlinien. In den ersten 8 Schwangerschaftsmonaten: jeden Monat 1 mal, danach: jeden Monat 2 mal.**

Daraus ergeben sich insgesamt etwa 12 Konsultationen. Das gilt für die Frau mit **normaler** Schwangerschaft.

SALING hat für die Frau mit normaler Schwangerschaft folgende Häufigkeit an Vorsorgeuntersuchungen während der Schwangerschaft vorgeschlagen:
in den ersten **4** Monaten (1.–4. Schwangerschaftsmonat) alle **4** Wochen,
in den folgenden **3** Monaten (5.–7. Schwangerschaftsmonat) alle **3** Wochen,
in den folgenden **2** Monaten (8.+9. Schwangerschaftsmonat) alle **2** Wochen,
im letzten Monat (10. Schwangerschaftsmonat) jede Woche.

Jede Schwangere mit Risikofaktoren, d.h. die Frau mit sogenannter **Risikoschwangerschaft** muß häufiger und intensiver überwacht werden.

> **Die erste Untersuchung und Beratung der Schwangeren soll möglichst früh, d.h. möglichst bald nach dem ersten Ausbleiben der Regelblutung erfolgen**

und zwar aus folgenden Gründen:

1. um die Schwangere durch Aufklärung und Beratung auf die Gefahren von Infektionen (s. S. 153), Medikamenteneinnahme und Strahlenschädigung für die junge Frucht hinzuweisen. Das gilt ganz besonders für Schwangere, die auf Infektionsstationen und Strahlenabteilungen arbeiten (Ärztinnen, Schwestern, technische Assistentinnen, Reinemachefrauen), ferner auch für Kindergärtnerinnen, Lehrerinnen und Mütter von kleinen und schulpflichtigen Kindern. Alle Schwangeren müssen angehalten werden, **keine Krankenbesuche** zu machen, sich insbesondere von **erkälteten** und an **Grippe** erkrankten Menschen fernzuhalten;

2. um möglichst frühzeitig zu erkennen, ob bei der Schwangeren **Risikofaktoren** bestehen, die auf eine erhöhte mütterliche oder fetale Gefährdung während Schwangerschaft, Geburt und Wochenbett bzw. Neonatalperiode hinweisen.

Die Grundlage der Schwangerenbetreuung in der kassenärztlichen Praxis sind die **Mutterschaftsrichtlinien** (Richtlinien des Bundesausschusses der Ärzte und Krankenkassen über die ärztliche Betreuung während der Schwangerschaft und nach der Entbindung in der Neufassung vom 31. 10. 1979 mit Änderungen vom 12. 12. 1980 und 26. 2. 1982), deren Sinn die Standardisierung der Schwangerenbetreuung bei Frauen mit normaler und Frauen mit Risikoschwangerschaft sowie die Anweisung zur Führung eines Mutterpasses sind (S. 709).

Die Schwangerenvorsorgeuntersuchungen umfassen:
1. **Erhebung der Anamnese** (S. 31)
    Name, Alter, -para, -gravida (S. 32)
    Geburtsanamnese (S. 32)
    Schwangerschaftsanamnese (S. 33)
        Terminbestimmung (S. 34)
        Bisheriger Verlauf der Schwangerschaft
    Krankheitsanamnese (S. 37)
    Arbeitsanamnese
    Familienanamnese
2. **Untersuchung der Schwangeren** (S. 38)
    Erhebung des **Schwangerschaftsbefundes**
3. **Allgemeine Untersuchung** (S. 65)
    Bestimmung des Blutdrucks, Untersuchung des Urins und Kontrolle des Gewichts (S. 66)
    Feststellung der Blutgruppe und des Rhesusfaktors (S. 68)
    Untersuchung auf Antikörper (S. 68), Hb-Bestimmung,
    Untersuchung auf Syphilis (S. 166)
    Untersuchung auf Röteln (S. 156).
4. **Zusätzliche Untersuchungen in der Schwangerschaft** (S. 70).

3.1 Erhebung der Anamnese

Vor jeder Untersuchung wird eine genaue **Anamnese** aufgenommen. Dazu setzt man sich mit der Frau an einen Tisch.

Niemals mit einer Schwangeren oder Kreißenden im Stehen verhandeln. Hinsetzen!

Die Erhebung der Anamnese kostet im Sitzen nicht mehr Zeit als im Stehen; im Sitzen kommt man aber mit der Frau viel besser in persönliche Fühlung. Und darauf kommt es sehr an. Außerdem darf ein Geburtshelfer niemals den Eindruck machen, daß er es eilig hat.

3 Schwangerenbetreuung

Eile und Geburtshilfe vertragen sich nicht!

Man muß sich darüber klar sein, daß die Erhebung der Anamnese nicht nur zur Feststellung geburtshilflich wichtiger Tatbestände dient, sondern ebenso auch dazu, durch die **Art der Befragung** schon vom ersten Augenblick an das **Vertrauen der Frau** zu gewinnen, die gewillt ist, ihr Leben und das ihres Kindes in die Hände dieses Arztes zu legen. Wie man das macht, kann man mit Worten nicht beschreiben. Der alte Arzt wird es möglicherweise besser können als der junge; die Menschenkenntnis des Befragenden, sein Einfühlungsvermögen und seine eigene seelische Konstitution spielen dabei eine ausschlaggebende Rolle. Vor allem aber in jeder Lage **Ruhe bewahren - und Ruhe ausströmen!**

Für die **Erhebung der Anamnese** mag sich der junge Arzt einprägen - ohne ihm ein Schema vorschreiben zu wollen -, daß es auf 4 Hauptpunkte ankommt:
A. Name, Alter, -para,
B. Geburtenanamnese,
C. Schwangerschaftsanamnese,
D. Krankheitsanamnese.

A. Name, Alter, -para
Ganz allgemein gilt der Grundsatz, daß jüngere Frauen leichter entbunden werden als ältere.

Erstgebärende, die **älter** als 30 Jahre sind, sind späte Erstgebärende.

Die Erfahrung zeigt aber auch, daß erste Geburten bei Frauen zwischen 40 und 45 Jahren durchaus glatt und ohne besondere Komplikationen verlaufen können.

Man unterscheidet Erst-, Mehr- und Vielgebärende:
Erstgebärende = Primipara(e)
Mehrgebärende = Pluripara(e) = 2-5 Kinder,
Vielgebärende = Multipara(e) = 6 und mehr Kinder.

Während der Schwangerschaft spricht man von Erst-, Mehr- und Vielschwangeren: Primigravida(e), Plurigravida(e), Multigravida(e). Frauen, die zum ersten Mal schwanger sind, sind während der Schwangerschaft als Primigravidae und Nulliparae zu bezeichnen.

B. Geburtenanamnese
Anzahl und Verlauf früherer Schwangerschaften, Fehlgeburten, Geburten und Wochenbetten? Insbesondere ist nach Wehenschwäche, operativen Eingriffen, Blutungen, ganz besonders auch im Verlauf der Nachgeburtsperiode, zu fragen. Wie viele Kinder leben? Sind die Kinder gesund? Zu früh geboren? Geburtsgewicht? Mißbildungen?

Auf **Diabetes mellitus** (S.117, 151) weisen hin: familiäre Belastung, Fettleibigkeit, wiederholt mißglückte Schwangerschaften, Hydramnionbildung, Riesenkinder, überschwere Kinder, Mißbildungen, Frühgeburten, häufige Gestosen!

C. Schwangerschaftsanamnese

Die erste und wichtigste Frage ist die, ob und wann die Regel ausgeblieben ist.

> **Wenn bei einer gesunden, geschlechtsreifen Frau, deren Periode immer regelmäßig war, die Regel ausbleibt, so ist das Vorliegen einer Schwangerschaft so lange anzunehmen, bis man sich mit allen zur Verfügung stehenden Mitteln vom Gegenteil überzeugt hat.**

In der Schwangerschaft bleibt die Regelblutung aus, weil die im **Corpus luteum** und später in der **Plazenta** gebildeten Östrogene und Gestagene über den HVL die Ovulation und damit den Ablauf des zyklischen Geschehens verhindern.

Merke:
Kurzdauernde, schwache Blutungen in der ersten Schwangerschaftshälfte werden nicht selten beobachtet.

Differentialdiagnose:

Abortus imminens (S. 531)	Zervixpolyp
	Blutende Ektopie der Portio
Extrauteringravidität (S. 551)	Variköse Blutung aus der Scheide oder der Klitoris
Zervixkarzinom	Scheidenverletzung

> **Bei jeder Blutung während der Schwangerschaft ist durch Einstellung von Portio und Scheide mit sterilen Spiegeln ein Karzinom oder ein anderer krankhafter Prozeß auszuschließen.**

Die
Schwangerschaftsdauer

ergibt einen verschiedenen Zeitwert, je nachdem ob man sie vom Tag der **Konzeption** oder vom **1. Tag der letzten Regel** aus berechnet.

a) **Dauer der Schwangerschaft post conceptionem**
= tatsächliche oder echte Schwangerschaftsdauer
= Zeit vom Tag der Befruchtung bis zum Tag der Geburt
= etwa 266 Tage = 38 Wochen = 9½ **Lunar-** oder Mondmonate
(Monate zu 28 Tagen)

b) **Dauer der Schwangerschaft post menstruationem**
= Zeit vom 1. Tag der letzten Regel bis zum Tag der Geburt
= etwa 280 Tage
= 40 Wochen = 10 Lunarmonate

Zur klinischen Bestimmung des Geburtstermins
kann man ausgehen
1. vom **1. Tag der letzten Regel** = Berechnung mit der **Naegeleschen Regel**[1] (s. unten)
2. vom **Konzeptionstag** (s. S. 34),
3. vom Tag des Basaltemperaturanstieges (s. S. 35).

Daneben spielen eine untergeordnete Rolle:
4. das Positivwerden eines Schwangerschaftstestes (s. S. 36),
5. die ersten Kindsbewegungen (s. S. 36),
6. der Stand des Uterusfundus (s. S. 41).

Bestimmung des Geburtstermins nach der Naegeleschen[1] **Regel**

Die NAEGELEsche Regel, die uns ein Zurückrechnen von 280 Tagen auf dem Kalender erspart, lautet:

Man errechnet den wahrscheinlichen Geburtstermin, indem man vom 1. Tag der letzten Regel 3 Monate abzieht und 7 Tage zuzählt.

Rechenschema:
1. Tag der letzten Regel − 3 Monate + 7 Tage = Geburtstermin.
Beispiel:
10.10.1983 − 3 Monate + 7 Tage = 17.7.1984.
Ist der Regelzyklus kürzer oder länger als 28tägig, so wird das durch folgendes **Rechenschema** berücksichtigt:
1. Tag der letzten Regel − 3 Monate + 7 Tage ± x Tage,
wobei x die Anzahl der Tage bedeutet, um die die Regel vom 28-Tage-Zyklus abweicht.

Berechnung des Geburtstermins nach dem Konzeptionstag
Manchmal können die Schwangeren den Tag der Konzeption angeben. Dann ist die Berechnung des Entbindungstermins noch einfacher. Ausgehend von einer Schwangerschaftsdauer von rund 266 Tagen post conceptionem braucht man vom angegebenen Konzeptionsdatum nur 3 Monate sowie 7 Tage abzuziehen, um ungefähr auf den Geburtstermin zu kommen:
Konzeptionsdatum − 3 Monate − 7 Tage = Geburtstermin.
Beispiel: 18.5.1983 − 3 Kalendermonate − 7 Tage = 11.2.1984
Es ist aber zweckmäßig, sich über den Geburtstermin nicht vor der Untersuchung der Frau festzulegen. Erst muß der objektive Befund erhoben und mit den Angaben der Frau verglichen werden.

---
[1] F.C. Naegele, 1778−1851, Geburtshelfer in Heidelberg.

Auf eines muß noch ganz besonders nachdrücklich hingewiesen werden:
Die Berechnung des Geburtstermins mit den oben angegebenen Regeln führt, wie die tägliche Erfahrung zeigt, in jedem Falle zu einem ziemlich unsicheren Ergebnis. Die Berechnungen am Schwangerengut größerer Kliniken zeigen, daß nicht einmal 5% der Kinder an dem z. B. nach der Naegeleschen Regel errechneten Termin geboren werden. Es gibt aber andererseits keine andere Methode, mit der der Geburtstermin auf Grund der Angaben der Frau exakter berechnet werden könnte. Man muß also unbedingt jedem errechneten Geburtstermin von vornherein die Bemerkung hinzufügen: **Es ist aber sehr gut möglich, daß die Geburt etwas (8-10 Tage) früher oder etwas (8-10 Tage) später stattfindet.** Die Statistik zeigt, daß ⅔ aller Kinder **3 Wochen um den errechneten Geburtstermin herum** geboren werden.

Berechnung des Geburtstermines nach dem Basaltemperaturanstieg

Die Basaltemperatur ist die am Morgen früh vor dem Aufstehen oral oder rektal gemessene Körpertemperatur. Bei der Messung ist darauf zu achten, daß sie nach einer mindestens 6stündigen Nachtruhe erfolgt. Außerdem darf die Frau nicht fieberhaft erkrankt sein.

Die Basaltemperaturkurve einer gesunden, geschlechtsreifen Frau liegt in der Proliferationsphase des Zyklus etwa 0,5 °C niedriger (meist unter 37 °C) als in der Sekretionsphase (meist über 37 °C). **Bei 28tägigem Zyklus erfolgt der Temperaturanstieg von 0,5° am 13. bis 14. Tag, etwa 1 Tag nach der Ovulation.** Kurz vor Beginn der Menstruationsblutung sinkt die Temperatur wieder ab (Abb. 18a). Der Anstieg ist eine Folge des thermogenetischen Effektes des Progesterons, darunter versteht man die Körpertemperaturerhöhung durch Einwirkung des Progesterons auf das im Zwischenhirn lokalisierte Temperaturzentrum. **Liegt eine Schwangerschaft vor, bleibt also die Gelbkörperphase bestehen, so bleibt auch die Basaltemperatur mindestens auf gleicher Höhe** (über 37 °C) (Abb. 18b), meist steigt sie noch um 0,1-0,2° höher. Zur Berechnung des Geburtstermines wird dann der Tag des Temperaturanstieges als Konzeptionstag angenommen.

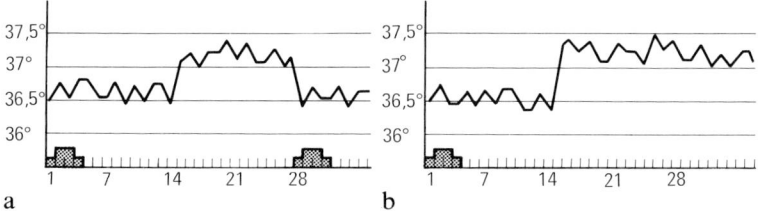

Abb. 18 a + b Wenn die Basaltemperatur länger als 16 Tage erhöht bleibt, ist mit einer Gravidität zu rechnen (nach UFER).

Überprüfung des Geburtstermines nach dem Positivwerden eines Schwangerschaftstestes

Die immunologischen Schwangerschaftstestе (s. S. 87) im Urin werden 7 bis 14 Tage nach der erwarteten Regelblutung, d. h. etwa in der 6. Schwangerschaftswoche post menstruationem positiv. Mit diesem bei der Erhebung der Anamnese zu sichernden Datum ist eine Möglichkeit gegeben, die Zuverlässigkeit anderweitig erhobener Geburtstermine zu überprüfen.

Überprüfung des Geburtstermines nach dem Auftreten der ersten Kindsbewegungen

> **Die ersten Kindsbewegungen werden bemerkt**
> **von Erstgebärenden etwa am Ende der 20. Woche = Ende des 5. Monats,**
> **von Mehrgebärenden etwa am Ende der 18. Woche = Mitte zwischen 4. u. 5. Monat.**

Mehrgebärende geben aber nicht selten auch schon das Ende der 17., ja sogar das der 16. Woche an.

Da die Schwangerschaft (gerechnet vom 1. Tag der letzten regelmäßigen Regel, s. S. 34) eine Dauer von rd. 40 Wochen (= 280 Tagen = 10 Lunarmonate zu je 28 Tagen) hat, so hat

die **Erstgebärende** noch 20 Wochen = **4½ Kalendermonate**,
die **Mehrgebärende** noch 22 Wochen = **5 Kalendermonate**

bis zum Geburtstermin vor sich.

Es muß aber betont werden, daß heutzutage der Geburtshelfer auf die Berechnung des Geburtstermins nach dem Auftreten der ersten Kindsbewegungen nicht allzuviel gibt, weil die Angaben der Schwangeren in dieser Beziehung häufig unzuverlässig sind (Indolenz, Verwechslung mit Darmperistaltik u.a.). Dazu kommt, daß viele Schwangere (besonders Erstschwangere) überhaupt keine Angaben über den Beginn der Kindsbewegungen machen können.

Neben diesen anamnestischen Methoden zur Bestimmung des Geburtstermines ist heute Schwerpunkt der Bestimmung des Geburtstermines und des Schwangerschaftsalters die

Ultraschalldiagnostik (s. S. 82).

Praktisch geht man so vor: Der Geburtstermin wird aus den Angaben über die letzte regelmäßige Blutung (s. S. 34) und vor allem aus dem objektiv erhobenen Ultraschallbefund in der 1. Schwangerschaftshälfte bestimmt. **Stimmt die Angabe über**

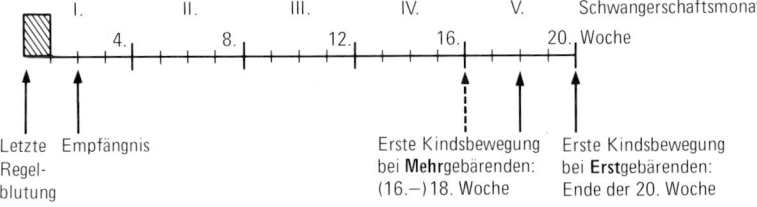

Abb. 19 Übersichtsschema über die ersten Kindsbewegungen bei Erst- und Mehrgebärenden.

die ersten Kindsbewegungen mit diesen Angaben und dem Befund überein, so haben wir damit einen Gewinn an Sicherheit für den schon vorher bestimmten Geburtstermin. Ist das nicht der Fall, so läßt man die Angaben über die Kindsbewegungen unberücksichtigt.

In der täglichen Routine wird das jeweilige Schwangerschaftsalter mit Hilfe von Rechengeräten in Form von Rundscheiben (z. B. Gravidarium nach ESCHER und KÄTSCH, Terminuhr nach GAUSS, Gravidameter nach GEGENBACH, Schwangerschaftsdatenscheibe nach PLUTA und DUDENHAUSEN) und Rechenschiebern (z. B. Schwangerschaftsdatenschieber nach POPP) bestimmt. **Bei der Angabe des Schwangerschaftsalters ist die Angabe nach vollendeten Schwangerschaftswochen zu empfehlen.** So ist ein Gestationsalter von 282 Tagen eindeutig mit 40/2 Schwangerschaftswochen zu beschreiben.

D. Krankheitsanamnese

Es ist mit Nachdruck zu fragen
   1. nach „**präexistenten Krankheiten**". Darunter versteht man eine Gruppe von Krankheiten, auf die sich in den letzten Monaten der Schwangerschaft die sog. **Spätgestosen** (S. 96), also die **Präeklampsie** und **Eklampsie**, bevorzugt „aufpfropfen" („**Aufpfropfgestosen**").

   Präexistente Krankheiten sind:
a) **Kardio-vaskuläre Erkrankungen (essentielle Hypertonie).**
b) **Renale Erkrankungen: Pyelitis** bzw. **Pyelonephritis,** Residuen einer **Scharlachnephritis** und einer **Anginanephritis.**
c) Leberkrankheiten: Hepatitis und deren Folgeerscheinungen.
d) Diabetes mellitus (S. 117, 151).

Schwangere, die mit einer „präexistenten" Krankheit in die Schwangerschaft hineingehen, sind Anwärterinnen auf die Präeklampsie und Eklampsie. Diese Schwangeren bedürfen während der ganzen Schwangerschaft einer besonderen ärztlichen Überwachung und Behandlung.

Es sei auch an dieser Stelle betont: Es ist ein **Hauptziel der Schwangerenbetreuung, die Ausbildung der Spätgestose zu verhindern.** Diese Gefährdung von Mutter und Kind kann man voraussehen. Einmal dadurch, daß man jede Schwangere mit einer präexistenten Krankheit erfaßt und streng überwacht. Und zweitens, indem man bei **jeder** Schwangeren regelmäßig und genügend oft den Blutdruck mißt. Denn in 80% der Fälle ist der erhöhte Blutdruck der erste Hinweis darauf, daß eine Spätgestose sich anbahnt!
   2. nach **Herz-** und **Kreislaufkrankheiten,** insbes. nach Herzfehlern und deren Folgeerscheinungen (S. 113), nach vorausgegangenen Thrombosen, Embolien.
   3. nach **Lungentuberkulose** (S. 114).
   4. Nach **venerischen Erkrankungen:** Lues (s. S. 166), Gonorrhoe. Bei jeder

38   3 Schwangerenbetreuung

Schwangeren muß eine Luessuchreaktion (s. S. 166) durchgeführt werden. Danach fragen genügt niemals!

5. Nach durchgemachten **Operationen:** Wichtig sind vor allem Operationen am Uterus (Kaiserschnitt, Myomoperation, Fixationsoperationen) und an der Scheide (Vorfalloperationen).

3.2 Geburtshilfliche Untersuchung der Schwangeren

Die Untersuchung der Schwangeren beginnt mit der **allgemeinen Betrachtung.**

Man unterlasse es nie, die entkleidete Schwangere im ganzen zu betrachten. Für den Erfahrenen genügt oft ein Blick. Kurze Arme und Beine, kleine Körpergestalt (unter 155 cm) weisen auf ein allgemein verengtes Becken hin. („**Wenn ich diese Arme sehe**", sagte BUMM.) Hühnerbrust (= Kielbrust), O- und X-Beine, rachitischer Rosenkranz, Ausfransungen der Zahnränder lassen ein platt-rachitisches Becken, ein Gibbus im Lendenabschnitt ein kyphotisches Becken annehmen. Nicht nur bei Verdacht auf enges Becken, sondern in jedem Fall die Schwangere auf die Seite drehen lassen und die

Michaelissche Raute

bei seitlich auffallendem Licht betrachten!

Michaelissche Raute – auf die Spitze gestelltes gleichseitiges Viereck auf dem Rücken der Frau in der Gegend des Kreuzbeins (Abb. 20). Ihre Form erhält die Raute durch vier meist sehr deutliche Grübchen. **Oberer Punkt:** Grube unter dem Dornfortsatz des 3. oder 4. Lendenwirbels (KIRCHHOFF). **Unterer Punkt** = oberster Punkt der Analfurche, bedingt durch die schrägen Ansatzlinien der Gesäßmuskulatur. **Seitliche Punkte:** die Spinae iliacae posteriores superiores; sie erscheinen als zwei meist gut zu sehende Grübchen. Die Michaelissche Raute kommt bes. deutlich heraus, wenn man bei der **seitlich gelagerten** Schwangeren die **Gesäßbacken anspannen** läßt.

Normales Becken: Die Raute ist fast quadratisch (Abb. 20 und Abb. 21). Zeigt die Raute diese regelmäßige Form, so kann mit ziemlicher Sicherheit eine Anomalie des Beckens ausgeschlossen werden.

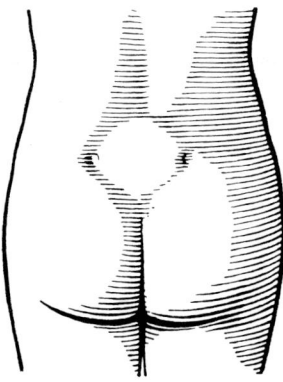

Abb. 20   MICHAELISsche Raute = auf die Spitze gestelltes Quadrat.

3.2 Geburtshilfliche Untersuchung der Schwangeren

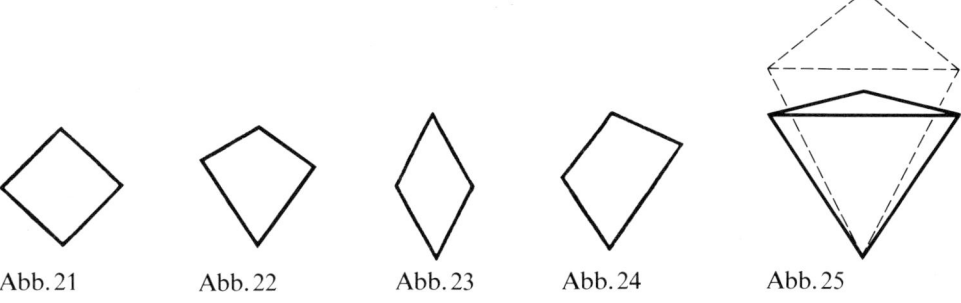

Abb. 21   Abb. 22   Abb. 23   Abb. 24   Abb. 25

Abb. 21   Normale MICHAELISsche Raute = Form eines Quadrates.

Abb. 22   Raute bei platt-rachitischem Becken = Papierdrachen- oder Dreiecksform (oberer Winkel der Raute stumpf).

Abb. 23   Raute bei allgemein verengtem Becken = längliche Form, schmal, oben und unten spitz zulaufend.

Abb. 24   Asymmetrische Form bei schräg verengtem Becken.

Abb. 25   Die MICHAELISsche Raute beim „Langen Becken" (gestrichelt) und beim rachitischen Becken (ausgezogen) (nach KIRCHHOFF).

Platt-rachitisches Becken (S. 429): Die Raute hat Papierdrachenform (Abb. 22), sie ist abgeflacht, fast dreieckig, in schweren Fällen vollkommen dreieckig. Also: stumpfer oberer Winkel!
Allgemein verengtes Becken (S. 426): schmale Raute, oben und unten spitzwinklig, wesentlich höher als breit (Abb. 23).
Schräg verengtes Becken: asymmetrische Form (Abb. 436), schiefe Raute.

Regelrecht gestaltetes Becken = quadratische Raute! Bei jeder Abweichung von der Quadratform ist ein enges Becken anzunehmen!

Langes Becken (s. S. 447): Nach KIRCHHOFF kann die Drachenform (= „vertikale Deformierung") der Raute bedingt sein durch **hohe Position der Seitenpunkte** (= Elongierung der unteren Rautenhälfte) oder **tiefe Position des oberen Eckpunktes** (= Abflachung der oberen Rautenhälfte), s. Abb. 25. Die erstere findet sich häufig, doch nicht ausnahmslos, beim **langen Becken**, ferner beim **virilen Becken** (KIRCHHOFF). – Das platt-rachitische Becken zeigt eine Drachenform, die meist durch Abflachung der **oberen** Rautenhälfte entstanden ist.

Es ist auch wichtig, die Schwangeren auf ihren Gesamteindruck und ihre Konstitution hin zu betrachten. Hierzu noch ein praktischer Hinweis:

Asthenische und infantile Frauen, desgl. **unterernährte** sowie **hypothyreote** und andererseits auch adipöse Frauen neigen zu **Wehenschwäche!**

Bei **Betrachtung des Bauches** ist bei der **stehenden** Schwangeren auf das Vorhandensein eines ausgesprochenen **Spitz**bauches (bei **Erst**gebärenden) und eines **Hänge**bauches (bei **Mehr**gebärenden) zu achten; beides ist ein Hinweis auf ein enges Becken.

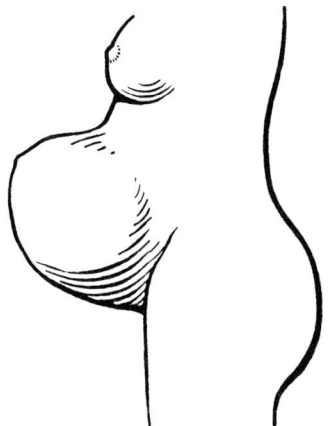 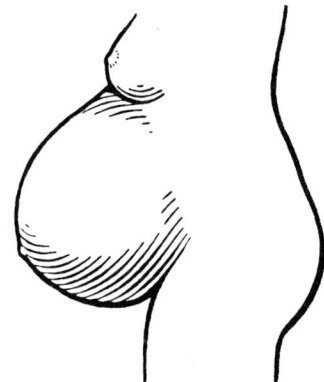

Abb. 26 Spitzbauch einer Erstgebärenden (enges Becken!).

Abb. 27 Hängebauch einer Mehrgebärenden (enges Becken!).

An ein enges Becken ist zu denken bei Erstgebärenden mit Spitzbauch (Abb. 26) und bei Mehrgebärenden mit Hängebauch (Abb. 27).

Auch die Art der Wölbung des Bauches muß beachtet werden, und zwar am besten bei der **liegenden** Schwangeren:
Bauch **längsoval** (Eiform) = **Längslage**,
Bauch **queroval**, d. h. auffallende Breitenausdehnung = **Querlage**,
Bauch **schrägoval** = **Schräglage**.

An der **Haut** treten drei bemerkenswerte Veränderungen auf:
1. die Schwangerschaftsstreifen,
2. die Schwangerschaftspigmentierungen,
3. Ödeme und Varizen.

Die 1. Schwangerschaftsstreifen = Striae gravidarum

treten in den letzten 3 Monaten bei etwa 90% aller Schwangeren auf und sind besonders am Unterbauch, an den Hüften und auch an der Brust zu sehen. Pyknika bevorzugt. Frische Striae sind rotviolett-rosafarben und gut zu unterscheiden von den alten Schwangerschaftsstreifen, die blaß und gefältet aussehen, bei Mehrgebärenden.

Die Schwangerschaftsstreifen werden heute als eine Teilerscheinung der hormonal bedingten Weiterstellung der Bauchdecken aufgefaßt; die Dehnung spielt eine untergeordnete Rolle. Der Effekt des rotvioletten Farbtones kommt dadurch zustande, daß die elastischen Fasern der Kutis eine hormonal gesteuerte regressive Umwandlung durchmachen, wobei sie auseinanderweichen und z. T. einreißen. Durch die über ihnen liegende verdünnte Epidermis sieht man im Bereich der so entstandenen Lücken in der Kutis die blutreiche Subkutis durchschimmern.

Eine Prophylaxe oder Therapie gibt es nicht. Eine regelmäßige Strichmassage der eingeölten Haut fördert sicherlich deren Elastizität.

2. Schwangerschaftspigmentierungen
finden sich an den Brustwarzen, am Warzenhof und in der Umgebung des Warzenhofes (=sekundäre Areola), ferner an der Vulva, am Anus und im Gesicht **(Chloasma uterinum)**. Die Linea alba wird zur Linea fusca s. nigra. Operationsnarben färben sich stark braun. Brünette färben sich stärker als Blondinen. Das Hautpigment gehört zu den Melaninen und ist eisenfrei. Andeutungen von Pigmentierungen treten manchmal auch schon in frühen Monaten auf.

In den letzten Monaten ist besonders auf das Auftreten von

3. Ödemen und Varizen

zu achten. Normalerweise besteht bei jeder schwangeren Frau, besonders in der 2. Hälfte der Schwangerschaft, eine „Vollsaftigkeit und leichte Ödembereitschaft" (SEITZ). Diese Ödeme bleiben jedoch gering. Wenn sie größere Ausmaße erreichen, ohne daß eine Nierenbeteiligung vorliegt (Eiweiß, Zylinder), wird von einem „reinen Hydrops gravidarum" gesprochen.

Varizen können sich im ganzen Bereich der V. iliaca externa und der V. iliaca interna bilden, also an den Beinen, der Vulva, der Scheide und am After (Hämorrhoiden).

Nach der Betrachtung folgt nun **die äußere Untersuchung**; sie besteht aus
- **Palpation** des Leibes,
- **Auskultation** des Leibes,
- **Messung des Leibesumfangs,**
- **äußere Beckenuntersuchung.**

Bevor wir mit der Untersuchung beginnen, müssen wir uns über
den **Fundusstand in den letzten Schwangerschaftswochen**
klar werden. Der Uterusfundus steht (Abb. 28)
am Ende der **16. Woche: 1–2 Querfinger oberhalb der Schamfuge**
am Ende der **20. Woche: 2–3 Querfinger unterhalb des Nabels**
am Ende der **24. Woche: genau in Nabelhöhe,**
am Ende der **28. Woche: 2–3 Querfinger oberhalb des Nabels,**
am Ende der **32. Woche:** ziemlich genau **in der Mitte zwischen Nabel und Schwertfortsatzspitze,**
am Ende der **36. Woche: hart am Rippenbogen** = höchster Fundusstand,
am Ende der **40. Woche: 1–2 Querfinger unterhalb des Rippenbogens,** also etwa in der gleichen Höhe wie am Ende der 32. Woche.

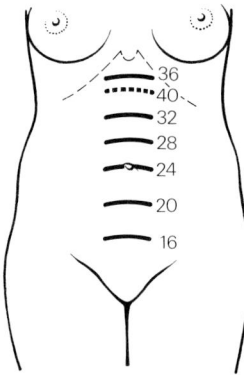

Abb. 28 Stand des Fundus uteri am Ende der einzelnen Schwangerschaftswochen.

In den ersten Tagen der 37. Woche senkt sich der Fundus etwa auf den Stand, den er am Ende der 32. Woche hatte. **Von der Senkung des Leibes an gerechnet dauert es bis zur Geburt noch etwa 3–4 Wochen.** (Bei Erstgebärenden häufiger 4, bei Mehrgebärenden häufiger 3 Wochen.)

Unterscheidung zwischen der 32. und 40. Schwangerschaftswoche

1. Eindringliche Befragung über subjektive Zeichen:
- Hat der Leib nicht schon höher gestanden? Wann hat er sich gesenkt?
- Sie bemerkten doch vor einiger Zeit, daß sich der **Rockbund** nicht mehr schließen ließ, daß die **Atmung,** besonders beim Treppensteigen, beschwerlicher wurde, daß besonders nach dem Essen ein **Magendruck** auftrat.
  Seit wann läßt sich der Rockbund wieder schließen?
  Seit wann ist die Atmung wieder freier geworden?
  Seit wann hat der Druck auf den Magen nachgelassen?
- Seit wann verspüren Sie einen **Druck auf die Blase?** Der Druck auf die Blase pflegt mit der Senkung des Leibes aufzutreten und in den letzten 3–4 Wochen bis zur Geburt bestehenzubleiben.

2. Objektive Zeichen:
- Das wichtigste Kennzeichen der Untersuchung zwischen der 32. und der 40. Schwangerschaftswoche ergibt sich aus der

  Beziehung zwischen Kopf und Becken.

  Bei Erstgebärenden hat der Kopf in der 32. Woche überhaupt noch keine Beziehungen zum Becken, er steht frei beweglich über dem Beckeneingang (BE);
  in der 40. Woche ist er ins Becken eingetreten und steht mehr oder weniger tief im Becken.
  Bei Mehrgebärenden hat der Kopf in der 32. Woche ebenfalls noch keine Beziehungen zum Becken, in der 40. Woche dagegen ist der Kopf in den meisten Fällen im Becken „aufgesetzt", er steht jedenfalls nicht mehr frei beweglich über dem BE, sondern hat eine, wenn auch nur geringe Beziehung zum Beckeneingang.
- Auch die **Größe des Kopfes** gibt einen guten Hinweis.

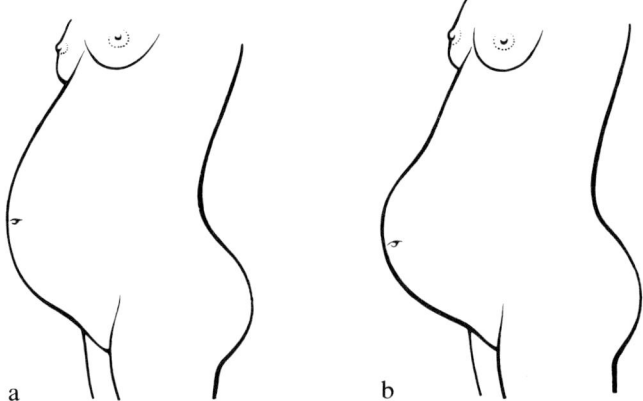

Abb. 29 a u. b   Silhouetten einer Schwangeren **vor** und **nach** der Senkung **des Leibes**.

- **Größe des Kindes.**
- **Leibesumfang:** er beträgt (S. 45)
  am Ende der 32. Woche etwa 94 cm,
  am Ende der 40. Woche etwa 100-105 cm.
- **Fundusform:** am Ende der 40. Woche ist der Fundus wesentlich breiter, ausladender als am Ende der 32. Woche.
- Der **Nabel** ist
  am Ende der 32. Woche noch grübchenförmig,
  am Ende der 40. Woche oft verstrichen, evtl. sogar vorgewölbt.
  Das Nabelzeichen ist kein sicheres Zeichen. Nicht selten ist der Nabel auch beim Geburtsbeginn noch grübchenförmig.
- Die **Silhouetten,** d. h. die Umrisse des Bauches der stehenden und von der Seite betrachteten Schwangeren zeigen einen bemerkenswerten Unterschied (Abb. 29 a). Nach der Senkung (Abb. 29 b) ist der Leib herabgesunken und dafür stärker vorgewölbt.

Heutzutage ist diese Frage in Zweifelsfällen möglicherweise mit Ultraschallbefunden an der Frühschwangerschaft zu beantworten (s. S. 82).

Die Senkung des Leibes in der 37. Schwangerschaftswoche wird durch folgende **ursächliche Faktoren** bestimmt:

1. Die **Bauchdecke** wird im Beginn der letzten 3-4 Wochen vor der Geburt **schlaffer,** weil ihr Gewebe zu diesem Zeitpunkt durch hormonale Einflüsse noch weiter gestellt wird als es vorher schon war.
2. **Das Kind tritt im ganzen tiefer,** weil der Kopf bei Erstgebärenden mit Schädellage durch die zu diesem Zeitpunkt verstärkt auftretenden Schwangerschaftswehen, die sog. Senkwehen, mehr oder weniger tief in das Becken hineingesenkt wird (S. 195). Bei Mehrgebärenden senkt sich der Kopf wesentlich weniger herab, er tritt zwar auch in Beziehung zum Becken, tritt aber fast nie ins Becken ein, sondern setzt sich ihm nur auf.

Bei Mehrgebärenden und besonders bei Vielgebärenden ist die Senkung des Leibes zu Beginn des 10. Monats nicht immer so deutlich zu beobachten. Das liegt einmal daran, daß der Kopf um diese Zeit noch nicht ins Becken eintritt, sondern

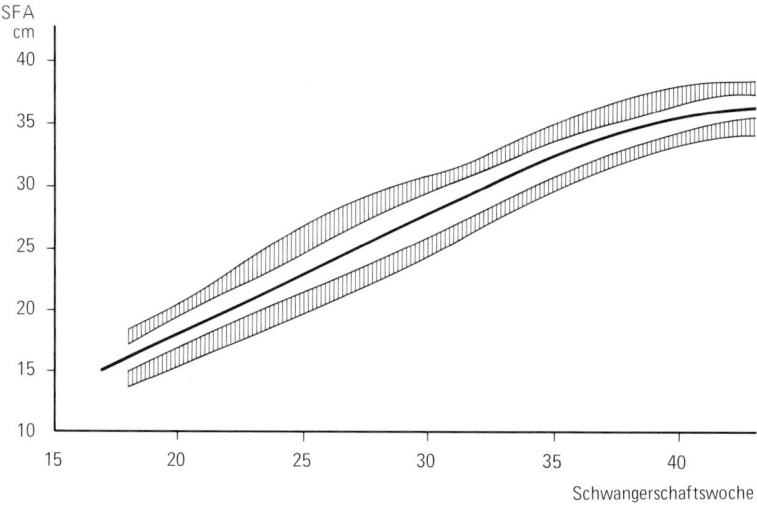

Abb. 30 Symphysen-Fundus-Abstand bei gesunden Schwangeren (Mittelwert ±2 s) (nach WESTIN).

ihm nur aufgesetzt ist, und ferner daran, daß bei ihnen die Bauchdecken schon von vornherein sehr schlaff sind.

Entspricht der Fundusstand **nicht** dem Schwangerschaftsalter, müssen weitere Überlegungen angestellt werden:
- Ist das Schwangerschaftsalter korrekt berechnet? Stimmt die Regelanamnese?
- Sind Zwillinge, Hydramnion, makrosomes Kind ultrasonographisch ausgeschlossen?
- Besteht ein Anhalt für eine Lageanomalie, Mißbildung oder intrauterinen Fruchttod?
- Besteht der Verdacht auf eine intrauterine Mangelentwicklung?

Diese 4 Fragen müssen durch die **Ultraschalluntersuchung** geklärt werden (s. S. 85).

Zur Bestimmung der Uterusgröße sollte neben der dargestellten Bestimmung des Fundusstandes die Messung des **Symphysen-Fundus-Abstandes** erfolgen. Dabei wird der Abstand der Symphysen-Oberkante zum Fundus uteri mit einem korrekten, nicht dehnbaren Zentimetermaß gemessen (Abb. 30). Die Messung erfolgt in Rückenlage der Schwangeren bei ausgestreckten Beinen und entleerter Blase entlang der Längsachse des Kindes (Abb. 31). Nach WESTIN soll die Vorhersagekraft dieser Methode für normalgewichtige Kinder und mangelentwickelte Kinder etwa jeweils 75% sein.

Neben dem Fundusstand und der Messung des Symphysen-Fundus-Abstandes erfolgt zur Kontrolle der Uterus-Größenzunahme die

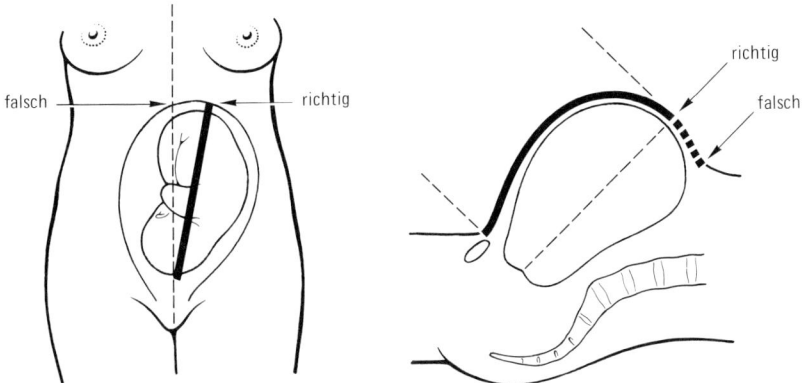

Abb. 31 Illustration der regelrechten und falschen Meßtechnik bei der Bestimmung des Symphysen-Fundus-Abstandes in frontaler und lateraler Projektion (nach WESTIN).

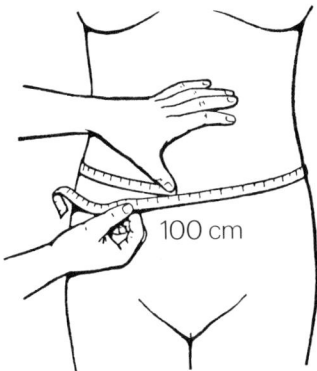

Abb. 32 Messung des Leibesumfanges am Ende der Schwangerschaft.

Messung des Leibesumfanges

Sie ist ab der 20. Schwangerschaftswoche bei jeder Schwangerschaftsuntersuchung auszuführen. Treten bei einer späteren Untersuchung Widersprüche zwischen anamnestischen Angaben und objektivem Befund zutage, so bedeutet das Vorhandensein zweier oder mehrerer Umfangszahlen eine wichtige zusätzliche Stütze für den objektiven Untersuchungsbefund.

Es hat keinen großen Wert, tabellarische Angaben zu machen. Es kommt allein darauf an, dem Anfänger klar zu machen, daß wiederholte Messungen des Leibesumfanges für die Beurteilung eines Einzelfalles immer von großer Wichtigkeit sind. Die Messung wird in Nabelhöhe vorgenommen (Abb. 32). Der **Leibesumfang am Termin** beträgt bei normal großem Kind, normaler Fruchtwassermenge und normalen Bauchdecken rund **100-105 cm**.

Bauchumfang am Termin
ungewöhnlich **groß** = großes Kind, Zwillinge, Hydramnion
ungewöhnlich **klein** = kleines (mangelentwickeltes Kind, Irrtum beim Schwangerschaftsalter)

Es folgt nun zunächst: die **Palpation** des Leibes.

Die fünf Leopoldschen Handgriffe

Bei der Ausführung aller Handgriffe liegt die Schwangere ausgestreckt auf dem Rücken. Bei den Handgriffen 1-3 sitzt man rechts oder links neben der Schwangeren, Gesicht gegen Gesicht, bei der Ausführung des 4. Handgriffes sitzt man neben der liegenden Schwangeren und dreht ihr den Rücken zu.

1. Handgriff: Wie die Abb. 33 zeigt, werden die beiden Hände des Untersuchers mit ihrer ulnaren Kante so in die Bauchdecken gesenkt, daß sie dabei den Fundus uteri voll umfassen. Die beiden Hände berühren sich fast mit den Fingerspitzen, unter Umständen sind sie aber auch mehr oder weniger weit voneinander entfernt. – Mit dem 1. Handgriff sind die folgenden zwei Fragen zu beantworten:

1. **Wo (= in welcher Höhe) steht der Fundus uteri** = Zeitbestimmung der Schwangerschaft. (Über den Stand des Fundus in den verschiedenen Schwangerschaftswochen s. S. 42.)
2. **Welcher Kindsteil befindet sich im Fundus?**

In 99% der Fälle fühlt man im **Fundus** einen großen Teil, und zwar
entweder (in etwa 94% der Fälle) den **Steiß** (kleinerer großer Teil, uneben, abwechselnd harte und weiche Partien, kein Ballotement),
oder (in etwa 5% der Fälle) den **Kopf** (großer, gleichmäßig runder und harter Teil, Ballotement),
oder (in etwa 1% der Fälle) einen **Teil des Rumpfes:** s. Querlage (S. 385).

Man unterscheidet **große** und **kleine** Kindsteile. **Große Kindsteile sind Kopf, Steiß** und **Rücken**, kleine Kindsteile die **Beine** und die **Arme**. Die Arme sind selten zu fühlen.

2. Handgriff: Beide Hände gleiten vom Fundus auf die Bauchseiten herunter und werden flach (s. Abb. 34) und parallel zueinander links und rechts seitlich etwa in Nabelhöhe auf die Bauchdecken gelegt. Auf diese Weise kommen sie auf die Seiten der Gebärmutter zu liegen.

Fragestellung: Auf welcher Seite liegt der **Rücken**, auf welcher liegen die **kleinen Teile?**

Den **Rücken** tastet man als einen **langen**, gleichmäßig **flachen**, walzenförmigen Teil, die kleinen Teile erkennt man zumindest als Unebenheiten, in den meisten Fällen als teils spitze, teils stumpfe kleine Vorwölbungen oder kleine, verschiebbare, sich bewegende Teile, die ihre Lage bei der Betastung leicht wechseln. Als charakteristisch für die Bauchseite (= Seite der kleinen Teile) kann man nicht selten eine **tiefere Einsenkung** zwischen Steiß und Kopf tasten (Abb. 37). Bei der Querlage (s. S. 385) fühlt man auf den beiden **Seiten** je einen großen Teil: den Kopf und den Steiß.

3.2 Geburtshilfliche Untersuchung der Schwangeren

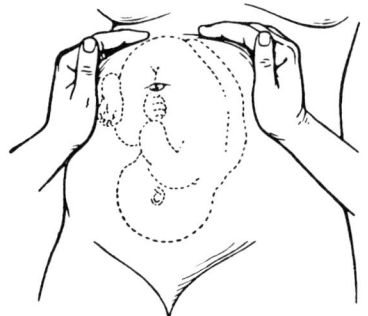 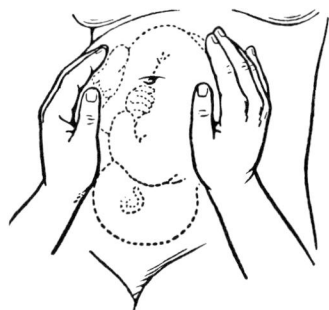

Abb. 33 1. LEOPOLDscher Handgriff.   Abb. 34 2. LEOPOLDscher Handgriff.

Man geht zweckmäßig so vor, daß abwechselnd die eine der beiden flach aufgelegten Hände tastend mit leicht gekrümmten Fingern untersucht, während die andere unbeweglich gehalten wird und nur einen leichten Gegendruck ausübt.

3. Handgriff: Vorbedingung für seine Anwendung: Der vorangehende Teil muß noch ganz oder zum Teil **oberhalb des Beckeneingangs** (= BE) stehen, ist also noch mehr oder weniger beweglich zu tasten. Der **noch hochstehende** vorangehende Teil wird zwischen dem Daumen und den stark abgespreizten Fingern 2 und 3 in einer Art Zangengriff (aber sehr zart, sonst spannt die Kreißende) gefaßt und zunächst abgetastet. Um an den vorangehenden Teil heranzukommen, müssen die Finger möglichst tief in die Gegend unmittelbar oberhalb der Symphyse eindringen (s. Abb. 35). Hat man den vorangehenden Teil erfaßt, so wird versucht, ihn **ballotieren** zu lassen.

Ausführung des Ballotements: „Ballotieren-lassen" des vorangehenden Teils bedeutet schnelles Hin- und Herbewegen, fast ein **Schütteln**.

Um mit dem 3. Leopoldschen Handgriff zu untersuchen, ob man den vorangehenden Teil ballotieren lassen kann, muß man zunächst die „Zange" etwas aufmachen; das heißt, die umfassenden Finger lassen den vorangehenden Teil etwas locker, lassen ihm etwas Spielraum. Sodann beginnt man, den vorangehenden Teil mit schnellen Stößen kräftig hin und her zu **schütteln**. Der **Kopf** mit seiner leichtbeweglichen Halsverbindung läßt sich leicht gegen den Rumpf hin- und herbewegen, er fliegt gewissermaßen zwischen den Fingern hin und her, wobei er deutlich an die ihn bewegenden Finger anschlägt. Man hat den Eindruck, daß man eine harte, große Kugel schnell hin- und herschwingt. Der **Steiß** „bremst" beim Versuch zu schütteln ab, weil er gegen den übrigen Rumpf unverschieblich ist.

Der Kopf läßt sich ballotieren, der Steiß nicht!

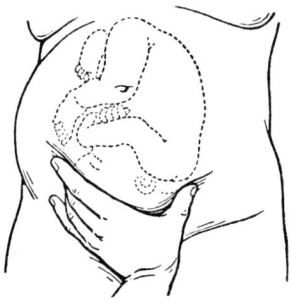 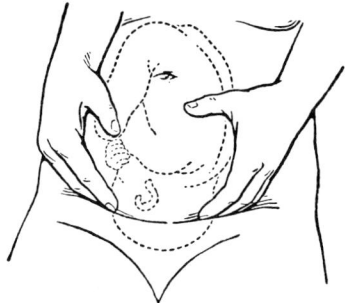

Abb. 35 3. Leopoldscher Handgriff.   Abb. 36 4. Leopoldscher Handgriff.

Mit dem 3. Handgriff sind stets

3 Fragen

zu beantworten:

1. Fühlt man überhaupt einen vorangehenden Teil?
Fühlt man keinen vorangehenden Teil über dem BE, so gibt es zwei Möglichkeiten:
a) Der Kopf steht schon so tief im Becken, daß man ihn von oben her nicht mehr tasten kann (vaginale Untersuchung!).
b) Es liegt eine Quer- oder Schräglage vor.

2. Welches ist der vorangehende Teil?
Kennzeichen des **Kopfes:** Er ist groß, hart und rund. Steht er noch beweglich über dem Beckeneingang, so kann man ihn **ballotieren** lassen (s. oben).
   Kennzeichen des **Steißes:** Der vorangehende Teil ist nicht so umfangreich, ist nicht so hart, hat nicht die gleichmäßige Rundung wie der Kopf.
   Das richtige Kopfgefühl fehlt!
Beim Umgreifen des vorangehenden Teils tastet man vielmehr
einen kleineren großen Teil,
eine geringere Härte,
wechselnd härtere und } = „uneben"
weichere Partien,
eine unregelmäßige Form,
Fehlen des Ballotements.

3. Höhenstand des Kopfes (Steißes) von außen:
Wo steht der Kopf? (Vgl. S. 216)
Wieviel ist vom Kopf noch zu fühlen?
Wie steht der Kopf zum Beckeneingang?
Geht der Kopf in das Becken hinein oder nicht?

Diese Fragen sind zunächst unter Anwendung des 3. Handgriffes zu beantworten. Danach führt man den 4. Handgriff aus, mit dem man den Kopf viel weiter in die Tiefe verfolgen kann.

4. Handgriff: Vorbedingung für seine Anwendung: **Der vorangehende Teil** muß schon mehr oder weniger tief **in das Becken eingetreten sein.** Der Untersucher sitzt oder steht auf einer Seite der Schwangeren, seinen Rücken hat er gegen ihr Gesicht gewendet. – Die beiden Hände werden so aufgesetzt, wie es die Abb. 36 zeigt, d. h. sie werden ganz seitlich vom Unterbauch her beckenwärts in die Tiefe geschoben. Die Fingerspitzen sind dabei aufeinander zu gerichtet. Das Eindringen der beiden Hände in den Beckeneingangsraum wird in **zwei Phasen** ausgeführt:

Phase I = das „Einfühlen": Sehr zart, vorsichtig und unter ganz leichtem Druck werden die beiden Hände von der Ausgangsstellung aus (Abb. 36) langsam in die Tiefe geschoben. Man fühlt dabei deutlich den Widerstand, den die Schwangere durch Muskelanspannung dem Eindringen der Hände entgegensetzt.

Phase II = das „Einrucken": Sobald die Muskelspannung nachläßt, werden die beiden Hände mit kurzen **„ruckenden"** Bewegungen mehrmals nacheinander in die Tiefe und dabei aufeinander zu gestoßen. Man stößt auf diese Weise hinter dem schon ins Becken eingetretenen vorangehenden Teil her und kommt an ihn in der Tiefe des Beckens je nach seinem Höhenstand mehr oder weniger deutlich heran. Vgl. S. 216.

Die **Fragestellung** für den 4. Handgriff ist genau dieselbe wie für den 3. Handgriff (s. o., noch einmal nachlesen!).

Die vom Anfänger oft aufgeworfene Frage über den

Unterschied zwischen dem 3. und 4. Handgriff

bzw. über die Bedeutung des 4. Handgriffes ist folgendermaßen zu beantworten:

Die beiden Handgriffe haben verschiedene Anwendungsbereiche: Solange der vorangehende Teil noch ganz oder zum größten Teil **über** dem Becken steht und noch mehr oder weniger gut **beweglich** ist, untersucht man mit dem 3. Handgriff. Ist er schon tiefer ins Becken eingetreten, so kann man ihn nur noch mit dem 4. Handgriff erfassen, um genauen Aufschluß zu erhalten, wieviel vom vorangehenden Teil noch **über** dem Becken steht und wieviel von ihm schon ins Becken eingetreten ist. Man kann auch kurz sagen: In dem Maße, wie der Kopf in mechanische Beziehung zum (kleinen) Becken tritt, eintritt und in ihm tiefer tritt, in demselben Maße nimmt der Anwendungsbereich des 3. Leopoldschen Handgriffes ab und der des 4. Handgriffes zu. **Der 4. Leopoldsche Handgriff ist der einzige äußere Handgriff, mit dem man das allmähliche Versinken des Kopfes ins Becken verfolgen kann.** Daraus ergibt sich, daß die Bedeutung des 4. Handgriffes für die praktische Geburtshilfe viel größer ist als die des 3. Handgriffes. Das wird sich vor allem bei der Diagnostik des engen Beckens zeigen (s. S. 423):

> **Der 4. Handgriff ist unter der Geburt von allen äußeren Handgriffen der allerwichtigste, weil man mit ihm ohne innere Untersuchung das Eintreten und Tiefertreten des vorangehenden Teils am besten verfolgen, also den Geburtsfortschritt am besten feststellen kann.**

Tritt der Kopf unter der Geburt trotz guter Wehen nicht ins Becken ein, so ist ein Mißverhältnis zwischen Kopf und Becken anzunehmen. Zur Klarstellung dient der

5. Handgriff, auch Zangemeisterscher oder Zusatzhandgriff genannt. Einzelheiten s. S. 424.

Hilfsmittel zur Feststellung des Rückens
1. **Abhören der Herztöne:** Die Herztöne finden sich normalerweise am deutlichsten auf der Seite des Rückens, und zwar bei normalen Schädellagen links bzw. rechts unterhalb des Nabels. Einzelheiten s. S. 56.
   Zwei wichtige Ausnahmen: Bei Gesichts- und Stirnlagen (s. d.) hört man die Herztöne am lautesten auf der Seite der kleinen Teile (s. S. 57).
2. **Die Stirn abtasten!** Ein sehr wichtiges diagnostisches Hilfsmittel. Die **Stirn** fühlt man bei schon ins Becken eingetretenem Hinterhaupt mit dem 4. Handgriff noch lange Zeit auf einer Seite, und zwar
   bei der **I.** Lage auf der **rechten** Seite,
   Bei der **II.** Lage auf der **linken** Seite.
3. **Kräftig mit einer Hand auf den im Fundus liegenden Steiß drücken!** Dadurch wird die Rückenwölbung stärker, und der Rücken ist mit der anderen Hand deutlicher zu tasten.
4. **Abwechselndes Palpieren mit zwei Händen** auf den seitlichen Uterusflächen zur Bestimmung der größeren Resistenz, die dann die Lage des Rückens anzeigt (Abb. 37).

Vier Grundbegriffe:
Lage, Stellung, Haltung, Einstellung

Wir haben eine Kreißende untersucht und kommen z. B. zu folgendem Ergebnis bezüglich der Kindslage (Abb. 38): **Längslage,** der **Rücken** liegt rechts, der **Kopf** geht voran. Vom Hinterhaupt ist (über dem rechten horizontalen Schambeinast) nur noch wenig zu fühlen. Über dem linken Schambeinast tastet man deutlich die Stirn ab. Der **Kopf** steht also schon ziemlich tief im Becken (was man allerdings aus der Abb. 38 nicht erkennen kann), er wird **tief gebeugt** gehalten, das **Hinterhaupt** (kleine Fontanelle) geht voran; man sagt: Das Hinterhaupt führt, es ist der führende oder vorliegende Teil.

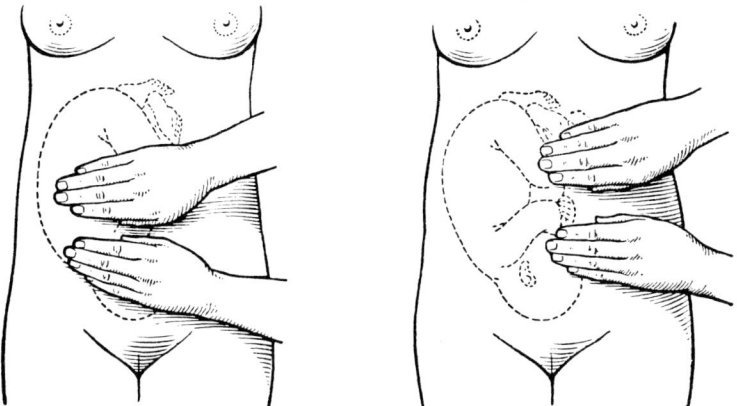

Abb. 37 Abwechselndes Palpieren mit beiden Händen zur Bestimmung der **größeren Resistenz** = des **Rückens**.

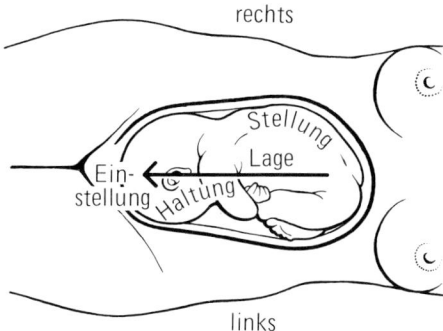

Abb. 38 Vier Grundbegriffe: Lage, Stellung, Haltung, Einstellung.

Mit diesen Angaben:

Längslage,
Rücken rechts,
Kopf auf die Brust gebeugt,
Hinterhaupt führt,

ist die Kindslage kurz und vollständig beschrieben. Damit haben wir aber zugleich **vier Grundbegriffe** der Geburtshilfe zum Ausdruck gebracht, nämlich die Begriffe:

Lage, Stellung, Haltung und Einstellung.

Die Bedeutung dieser vier Begriffe wird oft verwechselt. Besonders dem Anfänger machen ihre Definitionen Schwierigkeiten. Wenn wir aber mit wirklichem Verständnis Geburtshilfe treiben wollen, so müssen wir uns gerade über diese Grund-

52 3 Schwangerenbetreuung

begriffe klare Vorstellungen verschaffen. Am einfachsten geht man dabei von den Befunden bei unserer Kreißenden aus. Wir fanden eine

| **Längslage** | **Rücken rechts** | **Kopf tief auf die Brust gebeugt** | **Führender Teil: das Hinterhaupt** |

| = Lage! | = Stellung! | = Haltung! | = Einstellung! |

1. **Lage** = das Verhältnis der Längsachse des Kindes zur Längsachse des Uterus (Längslage oder Geradlage, Querlage, Schräglage).

2. **Stellung** = das Verhältnis des kindlichen Rückens zur Gebärmutterinnenwand (Rücken links seitlich, links vorn, links hinten usw.).

Die Ausdrücke „Lage" und „Stellung" werden in der Praxis zusammengezogen; man sagt nicht Längslage, Stellung: Rücken links, sondern man sagt einfach: „linke Längslage" oder (bei Längslagen) meistens noch kürzer: „linke Lage". Die linke Lage wird auch als I., die rechte als II. Lage bezeichnet.

Bei den Kopflagen ist die I. Lage doppelt so häufig wie die II. Lage.

Man unterscheidet bei den Längslagen (vgl. die Abb. 39 + 40):

Rücken links
seitlich = I. oder linke Lage
vorn = I a (= I. dorsoanteriore) Lage
hinten = I b (= I. dorsoposteriore) Lage

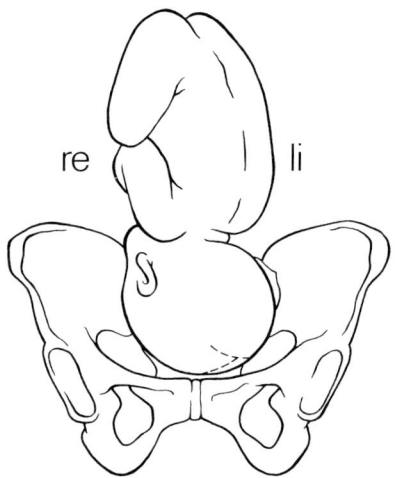
Abb. 39 I. oder linke Hinterhauptslage (I. HHL).

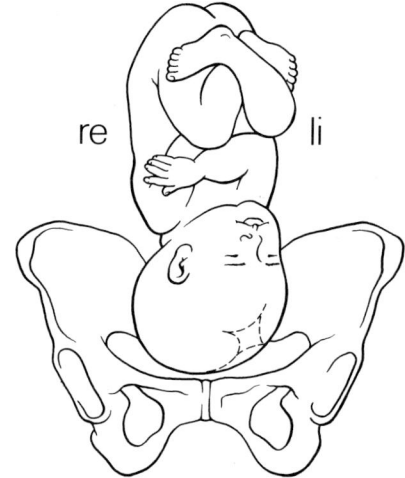
Abb. 40 II. oder rechte Hinterhauptslage (II. HHL).

Rücken rechts { seitlich = II. oder rechte Lage
vorn = II a (= II. dorsoanteriore) Lage
hinten = II b (= II. dorsoposteriore) Lage.

Der Begriff „Stellung" wird aber nicht nur in bezug auf den Rücken des Kindes, sondern auch auf den vorangehenden Teil, also den Kopf oder Steiß angewandt. Wenn man z. B. sagt: Der Kopf bzw. seine Pfeilnaht **steht** quer oder schräg im BE, so ist das ein Ausdruck der Stellung des vorangehenden Kindsteils im Geburtskanal.

3. Haltung = die Beziehung der einzelnen Kindsteile zueinander.
Die Haltung gibt an, „wie das Kind sich hält" (BUMM). Es gibt eine Haltung des Kopfes, der Beine und der Arme. Am wichtigsten ist die Anwendung dieses Begriffes für die Beziehung zwischen Kopf und Rumpf beim Durchtritt durch den Geburtskanal. **Normal** oder **regelrecht** ist allein die Haltung, bei der der Kopf tief gebeugt, also mit dem Kinn auf der Brust, den oberen Abschnitt des Geburtskanals passiert. **Jede Abweichung von dieser Kopfhaltung, jede Streckung oder Deflexion** (s. Deflexionslagen, S. 302) **ist regelwidrig**.

4. Einstellung = die Beziehung des vorangehenden Kindsteils zum Geburtskanal.
Derjenige Abschnitt des vorangehenden Teils ist „**eingestellt**", auf den der Finger bei der rektalen oder vaginalen Untersuchung stößt, den man bei innerer Untersuchung als „**vorliegend**" fühlt. „Eingestellt" ist also der Teil des vorangehenden Teils, der **führt**. Die Einstellung des Kopfes ist das Resultat seiner Haltung und seiner Stellung. Je nach der Haltung (= Beuge- oder Streckhaltung) können sich bei **Kopflagen** „einstellen": das Hinterhaupt (= kleine Fontanelle), das Vorderhaupt (= große Fontanelle), die Stirn oder das Gesicht. Hinterhaupt, Vorderhaupt usw. können sowohl hinten als auch vorn oder seitlich „stehen" (= Stellung).

Bei **Beckenendlagen** können eingestellt sein: Steiß allein, Steiß und Füße, Steiß und ein Fuß, beide Füße, ein Fuß, ein oder beide Knie(e).

Bei **Querlagen** kann eingestellt sein: eine Schulter (ein Arm).

Zahlenmäßig zeigen die verschiedenen Möglichkeiten der Lage, Stellung, Haltung und Einstellung folgendes Bild: Bei 100 Schwangeren oder Kreißenden, die man untersucht, findet man das Kind **99**mal in **Längslage, einmal in Querlage**:

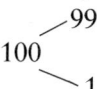

Bei den 99 Längslagen geht 94mal der Kopf, 5mal das Beckenende voran. Von 99 Geburten sind also **94 Kopf- oder Schädellagen, 5 Beckenendlagen**. Die Beckenendlagen zählen zu den **regelwidrigen** Lagen. Also:

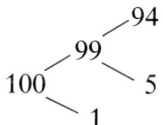

54   3 Schwangerenbetreuung

Bei den 94 Kopflagen geht unter der Geburt 92mal das vorn stehende Hinterhaupt in Führung. Wegen der Häufigkeit dieser Lage beim natürlichen, spontanen Ablauf der Geburt heißt sie **regelrechte** oder **normale Hinterhauptslage**. **Zwei**mal bei 94 Fällen stellt sich ein anderer Kopfteil (Vorderhaupt, Stirn, Gesicht) oder das hinten stehende Hinterhaupt ein, wodurch diese Kopflagen zu regelwidrigen Lagen werden:

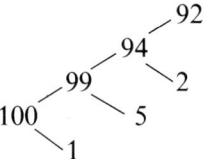

Dieses Schema bedeutet also:

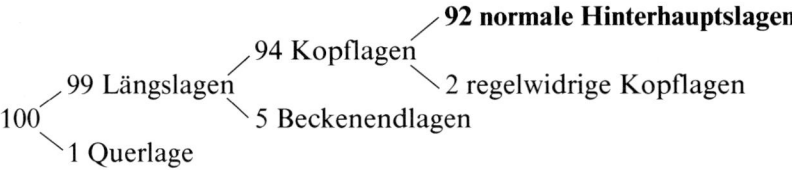

Bei 100 Geburten findet man also 92 regelrechte (= vordere) Hinterhauptslagen. **Alle anderen Lagen** (1 Querlage, 5 Beckenendlagen, 2 regelwidrige Kopflagen auf 100 Untersuchte) sind **regelwidrige** Lagen, und zwar deswegen, **weil jede Abweichung von der normalen Hinterhauptslage erhöhte Gefahr für Mutter und Kind bedeutet.**

Es gibt also **nur eine einzige regelrechte oder normale Lage,** die vordere Hinterhauptslage, die Lage also, bei der sich unter der Geburt das Hinterhaupt als führender Teil **vorn** einstellt, also vorn steht oder, was auf dasselbe hinauskommt: bei der der Rücken nach vorn gerichtet ist. – Die regelrechte oder normale Hinterhauptslage ist die **vordere** Hinterhauptslage, im Gegensatz zu der später zu besprechenden regelwidrigen hinteren Hinterhauptslage (Vgl. die Abb. 177 u. 178 auf S. 293). Nach der äußeren Untersuchung folgt nun die

Auskultation = Abhören der kindlichen Herztöne (HT)

Beim Abhören des Bauches einer Schwangeren kann man insgesamt 6 verschiedene Schallerscheinungen unterscheiden; drei gehen vom Kinde aus, drei von der Mutter:

vom Kinde:	Schläge/min	von der Mutter:	Schläge/min
1. kindliche Herztöne	**120–150**	4. Aortenpuls (= mütterlicher Puls)	etwa 70
2. Nabelschnurgeräusch	120–160	5. Uteringeräusch	etwa 70
3. Kindsbewegungen	–	6. Darmgeräusche	–

3.2 Geburtshilfliche Untersuchung der Schwangeren

Zu 1. Kindliche Herztöne: Es ist zunächst wichtig, sich die normale Frequenz der kindlichen Herztöne genau einzuprägen:

Normale Herztöne = 120–150/min

Die normalen kindlichen Herztöne sind regelmäßige, kräftige **Doppelschläge** mit dem Akzent auf dem 1. Ton. Man kann sie mit dem „Tick-Tack" der Uhr vergleichen (SEITZ), nur ist die Schlagzahl der HT viel höher. Der Doppelschlag (das „Tick-Tack") wird beim Auszählen als ein Schlag gezählt.

Instrument: Am besten benutzt man das Herztönerohr aus Metall nach PINARD (Abb. 41).

Zu 2. Nabelschnurgeräusch: ein blasendes oder schabendes Geräusch, das **synchron** mit den kindlichen Herztönen zu hören ist. Es soll nicht in der Nabelschnur, sondern im Foramen ovale oder im Ductus Botalli, also im Kinde entstehen.

Zu 3. Kindsbewegungen: schabende, reibende, kurz und ruckartig auftretende Geräusche, besonders in der Gegend der Füße zu hören (mit dem Stethoskop), manchmal wie leise Trommelschläge.

Zu 4. Aortenpuls: lautes Klopfen in der Frequenz des mütterlichen Pulses; kann nicht mit kindlichen HT verwechselt werden.

Zu 5. Uteringeräusch: in den weiten Uterusgefäßen entstehendes, sausendes Geräusch in der Frequenz des **mütterlichen** Pulses, das man sehr leicht und häufig hört. Es ist am deutlichsten über den Seitenkanten des Uterus zu hören. Das Uteringeräusch, das man auch bei großen Myomen hören kann, hat praktisch keine Bedeutung.

Zu 6. Darmgeräusche: entstehen durch Darmbewegungen, bes. nach Mahlzeiten; oft sehr laute, dabei sehr verschiedenartige Geräusche (reibend, klingend, gurrend, zischend).

Abhören der Herztöne: Die neuzeitlichen Methoden der Ultraschalldiagnostik oder der Kardiotokographie haben keinesfalls die Fähigkeit zum Abhören der Herztöne überflüssig gemacht. Es ist daher jedem Arzt und jeder Hebamme zu empfehlen, das Abhören der Herztöne zu üben. Man muß sich die Zeit nehmen, die Herztöne längere Zeit aufmerksam zu beobachten und mit der Uhr in der Hand genau auszuzählen. Sonst kann man zu keiner zuverlässigen Beurteilung kommen. Das gilt ganz besonders für **schlechte Herztöne** (s. S. 224).

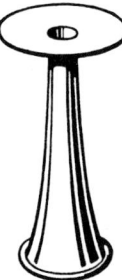

Abb. 41   Herztönerohr nach PINARD.

Besonders wichtig ist es auch zu beachten, daß die Herztöne kurz vor und kurz nach der Wehe auskultiert werden müssen, wenn man Verdacht auf Verschlechterung der Herztöne hat. Merke ferner:

Niemals Herztöne abhören, ohne gleichzeitig den Radialispuls der Mutter zu fühlen!

Nur auf diese Weise unterscheidet man sicher die kindlichen Herztöne vom Pulsschlag der Mutter, dessen Frequenz etwa halb so groß ist wie die der kindlichen Herztöne. Das gilt bis auf den seltenen Fall, in dem mütterlicher Puls und kindliche HT einmal die gleiche Frequenz haben. Ursache: Entweder Beschleunigung des mütterlichen Pulses (Fieber) oder Verlangsamung der kindlichen HT (schlechte HT) oder beides.

> **Auffälligkeiten bei der Kontrolle der Herztöne** sind unbedingt eine **Indikation für eine Kardiotokographie.**

Wann kann man die Herztöne erstmalig hören?
Es hängt sehr von der Erfahrung und den Umständen (Stellung des Rückens, Abstand des kindlichen Herzens von der Bauchdecke, Bauchdeckendicke, Fruchtwassermenge u. a.) ab. Der gut angeleitete Anfänger mit einiger Übung wird die Herztöne schon um die 20. Schwangerschaftswoche einwandfrei hören können.

Wo hört man die Herztöne am deutlichsten?
Von der 20. bis 28. Woche hört man die Herztöne am lautesten in der **Mittellinie unmittelbar oberhalb der Symphyse** oder über der stärksten Vorwölbung der Bauchdecken. Ab der 28. Woche richtet man sich nach der Lage des kindlichen Rückens. Man hört die Herztöne stets an der Stelle am besten, an der der Rücken des Kindes der Uteruswand anliegt. Dazu folgendes:

Regelrechte Kopflage: Am lautesten hört man die HT auf der Seite des kindlichen Rückens, also bei I. Lage links und bei II. Lage rechts, und zwar in **Kopfnähe,** d. h.

bei hochstehendem Kopf in Nabelhöhe
bei tieferstehendem Kopf unterhalb des Nabels
jeweils in der Nähe der Mittellinie.

Umgekehrt geben die deutlich gehörten HT stets einen Hinweis auf die Stellung des Rückens.

Beim Fortschreiten der Geburt „wandern" die HT. – Bei der regelrechten Kopflage hört man sie (Abb. 42)
   zu Beginn der Eröffnungsperiode: auf der Seite des Rückens (s. o.),
   im Verlauf der Eröffnungsperiode: bogenförmiges Wandern in Richtung auf die Symphyse,
   in der Austreibungsperiode: dicht oberhalb der Symphyse.

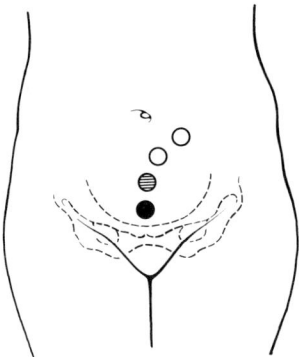

Abb. 42 Das Wandern der kindlichen Herztöne bei I. HHL. ○ = HT im Verlauf der Eröffnungsperiode; ◐ = HT im Beginn der Austrittsperiode; ● = HT kurz vor der Geburt.

Umgekehrt kann man an dem Wandern der Herztöne das Fortschreiten der Geburt verfolgen.

Erhöhung der Lautstärke der HT: Oft hört man die HT nur leise; um sie lauter werden zu lassen, muß man den Rücken des Kindes näher an die Gebärmutterwand heranbringen. Das erreicht man, wenn man mit der flachen Hand einen Druck auf die Seite des Uterus ausübt, auf der die kleinen Teile liegen.

Hintere Hinterhauptslage und Vorderhauptslage: Liegt der Rücken nicht seitlich oder seitlich vorn, sondern seitlich hinten (= dorsoposteriore Lage), so hört man die Herztöne auch dort, d.h. über den **Flanken,** am deutlichsten. Das gilt für die hintere Hinterhauptslage und die Vorderhauptslage (S. 293 und S. 305).

Hört man die Herztöne links oder rechts unterhalb des Nabels nicht oder nur leise, so sind sie vielleicht über einer Flanke besser zu hören!

Gesichtslage: auf der **Seite der kleinen Teile** stets viel deutlicher zu hören als auf der Seite des Rückens (S. 315),
  also bei I. Lage: **rechts** unterhalb des Nabels,
  bei II. Lage: **links** unterhalb des Nabels.
Stirnlage: im allgemeinen schwer zu hören; meist auf der Seite der kleinen Teile deutlicher zu hören (S. 312).
Merke: Hört man die HT auf der Seite der kleinen Teile besonders deutlich, so ist an Gesichts- oder Stirnlage zu denken.
Beckenendlage: auf der Seite des Rückens **oberhalb** oder in Höhe des Nabels (S. 328).
Querlage: in der **Umgebung des Nabels** über dem ganzen Leib (S. 385). Genaueres siehe bei den einzelnen Lagen.

> **Hören der HT beweist das Leben des Kindes. Nichthören der HT läßt den Tod des Kindes vermuten, ist aber kein sicherer Beweis für den Tod des Kindes,**

da man unter bestimmten Umständen (s. o.) die HT nur sehr schwer oder gar nicht hören kann.

Es folgt nun die
Äußere Beckenuntersuchung

Bestimmung der Beckenmaße
1. Distantia spinarum (Abb. 43) . . . . =25-26 cm
2. Distantia cristarum (Abb. 43) . . . . =28-29 cm
3. Distantia trochanterica (Abb. 43) . . . . =31-32 cm
4. Conjugata externa (Abb. 44) . . . . =20 cm

Bestimmung der Beckenmaße mit dem Beckenzirkel

Folgende Maße sind zu nehmen:
   1. Distantia spinarum (Abb. 43): Entfernung der beiden Spinae iliacae anteriores superiores. Sie beträgt beim normalen Becken etwa 25-26 cm. Die Knöpfe des Beckenzirkels werden schreibfederartig gefaßt und auf den äußeren Rand jeder Spina aufgesetzt. Das Maß wird auf dem Gradbogen des Zirkels abgelesen.
   2. Distantia cristarum (Abb. 43): Man tastet mit den Knöpfen des Beckenzirkels die Cristae iliacae ab, bis man die am weitesten voneinander entfernt liegenden Ansatzpunkte gefunden hat. Normalmaß etwa 28-29 cm.
   3. Distantia trochanterica (Abb. 43): Weniger wichtig. Abtastung der am weitesten voneinander entfernten Stellen der Trochanteren. Normalmaß etwa 31-32 cm. – Um die Trochanteren leichter zu finden, empfiehlt es sich, die Frau nach außen rotierende Bewegungen der Beine machen zu lassen.
   4. Conjugata externa (Abb. 44): Wird am besten im Stehen oder in Seitenlage gemessen. Den einen Knopf des Beckenzirkels setzt man in die meist gut tastbare Grube unter dem Dornfortsatz des 3. oder 4. Lendenwirbels (= oberster Punkt der Michaelisschen Raute), die andere auf die Mitte des oberen Randes der Symphyse. Man beobachtet immer wieder, daß dem Anfänger das

Aufsuchen des Grübchens unter dem Dornfortsatz des 3. oder 4. Lendenwirbels

Schwierigkeiten macht. Es gibt zwei sichere Wege, die dahin führen:
   1. Man zieht mit Finger oder Fettstift eine Verbindungslinie der beiden **höchsten** Punkte der Darmbeinkämme; 1½ Querfinger unterhalb des Mittelpunktes dieser Linie findet sich das gesuchte Grübchen.

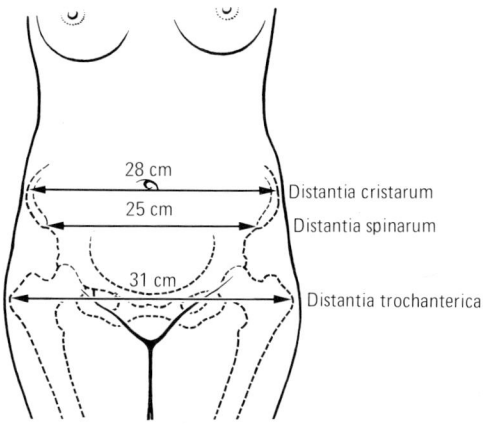
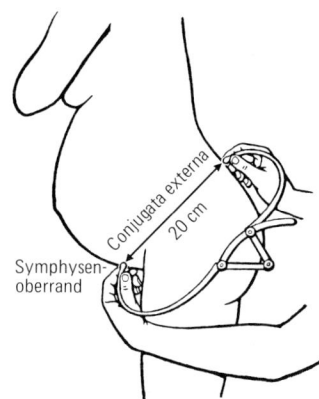

Abb. 43 Distantia spinarum, Distantia cristarum, Distantia trochanterica.

Abb. 44 Conjugata externa.

2. Man sucht sich auf dem Kreuzbein die leicht zu findende Crista sacralis mediana (Mittellinie) auf und schiebt auf ihr den Finger kopfwärts, bis man oberhalb des Kreuzbeins geradezu in die Grube „fällt". –

Sämtliche Beckenmaße, die bei der äußeren Messung bestimmt werden, sind Maße des **großen** Beckens. Das knöcherne Gerüst des Geburtskanals, der Teil des knöchernen Beckens, der uns geburtshilflich allein interessiert, ist aber das kleine Becken (s. S. 181). Wenn von normal weitem oder zu engem Becken die Rede ist, so ist stets das kleine Becken, geburtshilflich „das Becken" schlechthin gemeint.

Es ist aber (abgesehen von der Röntgenaufnahme) nicht möglich, an das kleine Becken durch äußere Messung heranzukommen. Daher ist es von großer Bedeutung, daß zwischen dem leicht von außen zu untersuchenden großen Becken und dem von außen gar nicht erfaßbaren kleinen Becken anatomische Beziehungen bestehen. Abweichungen der Meßwerte des großen Beckens vom Normalen weisen also auf Anomalien des kleinen Beckens hin.

Dazu kurz folgendes:

Bei den beiden wichtigsten queren Maßen, der Dist. spin. und der Dist. crist., kommt es weniger auf die absoluten Zahlenwerte als auf ihre **Differenz** an. Beträgt die Differenz ungefähr 3 cm, also z. B.

Dist. spin. = 25 cm u. **Dist. crist.** = 28 cm
oder **Dist. spin.** = 26 cm u. **Dist. crist.** = 29 cm,

so ist das große Becken und damit auch mit großer Wahrscheinlichkeit das kleine Becken normal gebaut.

Dagegen:

Beträgt die **Differenz etwa 1-1½ cm** oder sind die **Werte gleich** oder ist die Dist. crist. sogar kleiner als die Dist. spin.,	dann muß eine **platte Beckenverengung** angenommen werden = Becken verengt im geraden Durchmesser des Beckeneingangs (S. 182).

Bei der anderen, ebenso wichtigen Form des engen Beckens, dem **allgemein verengten Becken** (S. 426), sind alle äußeren (und auch inneren) Maße kleiner als die normalen Maße; es ist einfach eine verkleinerte Form des normalen Beckens, ein Miniaturbecken (BUMM).

Aus der Conj. externa soll sich die wichtige Conj. vera, der gerade Durchmesser des Beckeneingangs, durch Abzug von 8 bis 9 cm annähernd bestimmen lassen. Es hat sich aber gezeigt, daß diese Schätzung zu ungenau ist; sie wird daher kaum noch angewandt. Wichtig ist dagegen, daß man erfahrungsgemäß mit einer gewissen Wahrscheinlichkeit annehmen kann:

Conj. externa	Conj. vera
über 20 cm	normal lang,
20–19 cm	normal lang bis etwas verkürzt,
18 cm und darunter	**mit Sicherheit verkürzt**

Man muß sich darüber klar sein, daß die äußere Beckenmessung nur ein ungefähres Bild der Form und Größe des Beckens gibt.

Nun folgt die

vaginale Untersuchung

der Schwangeren. Wichtige Vorbedingungen wurden auf S. 22 schon dargelegt.

Die vaginale Untersuchung im Rahmen der Schwangerenbetreuung hat folgende Aufgaben
- Erhebung eines Befundes von Zervix und Muttermund zur Früherkennung einer **Frühgeburtsgefährdung** oder zur **Geburtsreifebestimmung** sowie
- die **Beckenaustastung**.

Zur neuzeitlichen Schwangerenbetreuung gehört die regelmäßige Kontrolluntersuchung der Zervix und des Muttermundes bis zur 36. Schwangerschaftswoche, vor allem zur **Früherkennung einer vorzeitigen Zervixreifung oder einer Zervixverschlußinsuffizienz**. SALING hat ein einfaches Schema zur Kontrolle des Zervixstatus vorgeschlagen, bei dem man auf folgende Einzelheiten achtet und in einem Punktesystem bewertet:

- **Länge der Portio:**
  3 cm (Portio steht)   0 Punkte

2 cm (teilweise verstrichen)   1 Punkt
1 cm (erheblich verstrichen)   2 Punkte
0 cm (völlig verstrichen)   3 Punkte

- **Öffnung des äußeren Muttermundes:**
  geschlossen   0 Punkte
  geöffnet für Fingerkuppe   1 Punkt
  für Finger eingängig   2 Punkte
  ≥ 2 cm geöffnet   3 Punkte
- **Konsistenz der Portio:**
  rigide   0 Punkte
  mittel   1 Punkt
  weich   3 Punkte

Bei einer Gesamtpunktezahl von mehr als 3 Punkten besteht eine erhöhte Gefährdung zur Frühgeburtlichkeit. Es ist nach einer vorzeitigen Wehentätigkeit (Kontraktionsliste, Tokographie, s. S. 127) zu fahnden; körperliche Schonung, Arbeitsunfähigkeitsbescheinigung, stationäre Behandlung oder Cerclage sind zu erwägen.

In Terminnähe oder bei vorzeitiger Schwangerschaftsbeendigung aus medizinischer Indikation wird die vaginale Untersuchung im Hinblick auf die **Geburtsreife** durchgeführt, auch um eine prognostische Aussage über Geburtsart und Geburtsdauer zu machen.

Hier werden folgende Einzelheiten beachtet und in einem Punktesystem bewertet:

- **Länge der Portio:**
  ≥ 2 cm (steht oder teilweise verstrichen)   0 Punkte
  1 cm (erheblich verstrichen)   1,5 Punkte
  0 cm (völlig verstrichen)   3 Punkte
- **Konsistenz der Portio:**
  rigide   0 Punkte
  mittel   1,5 Punkte
  weich   3 Punkte
- **Stellung der Portio:**
  weit hinten gelegen   0 Punkte
  gering hinten gelegen   1 Punkt
  zentral gelegen   2 Punkte
- **Muttermund:**
  geschlossen   0 Punkte
  1 cm geöffnet   1 Punkt
  2 cm geöffnet   2 Punkte
  ≥ 3 cm geöffnet   3 Punkte

- **Leitstelle:**

≥ 2 cm über I-Linie	0 Punkte
1 cm über oder in I-Linie	1 Punkt
2 cm unter I-Linie	2 Punkte

Bei einer Gesamtpunktezahl (Geburtsreifepunkte) von mehr als 7 Punkten ist eine Geburtsreife gegeben, d. h. es kann mit einer zügigen Muttermundseröffnung gerechnet werden.

Die eigentliche vaginale Untersuchung ist damit beendet. Wir werden nun mit einigen Handgriffen das Innere des kleinen Beckens austasten, also
die **Beckenaustastung**
vornehmen.

- **Erste, wichtigste Frage: Erreicht der Mittelfinger beim Einführen des Zeige- und Mittelfingers in die Scheide das Promontorium oder nicht?** Wenn nein, so entfällt jeglicher Verdacht auf eine Verkürzung des Conjugata vera, s. die Abb. 45.

> **Bei einem normal gebauten Becken kann der in die Scheide eingeführte Mittelfinger das Promontorium nicht erreichen.**

Kommt man an das Promontorium heran, so liegt mit Sicherheit eine Verkürzung der Conj. vera vor.

Weiter sind folgende Fragen zu beantworten:
- **Vorderwand des Kreuzbeins:** Ist sie gewölbt oder erscheint sie abgeflacht? Finden sich Exostosen, Tumoren oder vorspringende Querleisten an der Vorderfläche?
- **Steißbein:** Gut beweglich? Vorspringend? Rechtwinklig gegen das Kreuzbein abgesetzt? Unbeweglich?
- **Hinterwand** der Symphyse: Erscheint die Symphyse besonders dick? Finden sich auffallende Knochenvorsprünge, z. B. eine nach innen vorspringende Symphysen-Krista? Exostosen sind hier nicht allzu selten!

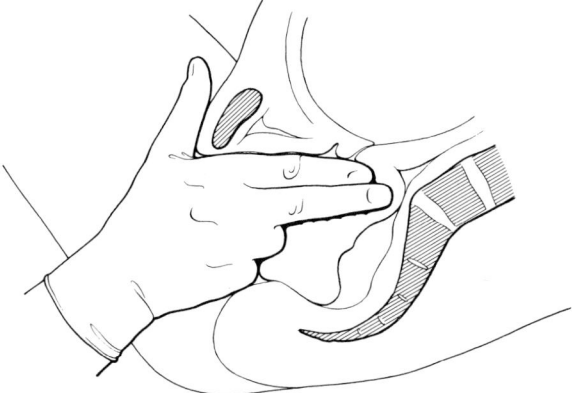

Abb. 45. Beckenaustastung: Der Mittelfinger erreicht nicht das Promontorium! Das Becken kann im BE nicht verengt sein.

- **Linea terminalis:** Zu erreichen? Bei normalem Becken kann man die seitlichen und hinteren Teile der Lin. term. nicht erreichen. Auf beiden Seiten gleich gerundet? Auf einer Seite flacher?
- **Spinae ossis ischii:** Leicht oder schwer abzutasten, springen sie vor, ist ihre Entfernung also normal oder verkleinert? Letzteres würde eine quere Verengung der sog. Beckenenge, also ein Trichterbecken, bedeuten (selten).
- **Abtasten der Weichteile** (Beckenboden, Bandapparat): Ob nachgiebig oder ungewöhnlich straff? Infiltrationen? Narbenbildung?

Alle diese Fragen beantwortet man dadurch, daß die Beckenwände mit zwei Fingern ganz zart abgestrichen werden. Die Beckenaustastung kann man nicht aus Büchern lernen. Der Meister muß neben dem Lehrling stehen, muß ihm die Hand führen und ihn so die Unterscheidung des Normalen vom nicht Normalen lehren.

Bestimmung der Conjugata vera

In der Schwangerschaft bzw. im Beginn der Geburt bei noch nicht eingetretenem Kopf wird unter Umständen vaginal untersucht, um die Vera zu bestimmen. Nach üblicher Vorbereitung werden Zeige- und Mittelfinger der linken Hand durch die Scheide in Richtung auf das Promontorium geführt, das bei verengtem knöchernen Geburtskanal vom Mittelfinger erreicht wird (Abb. 46). Mit dem Nagel des rechten Zeigefingers markiert man auf dem untersuchenden Zeigefinger die Stelle, an dem dieser dem unteren Symphysenrand anliegt. Herausziehen des Zeigefingers in unveränderter Haltung beider Hände. Mit dem Beckenzirkel die Entfernung der Marke bis zur Spitze des Mittelfingers abmessen lassen. Dieses Maß entspricht der Länge der Conj. diagonalis (Abb. 47). Aus dieser berechnet sich die Conj. vera durch Abzug von 1,5-2 cm, also

Conjugata vera = Conjugata diagonalis - 1,5 (2) cm

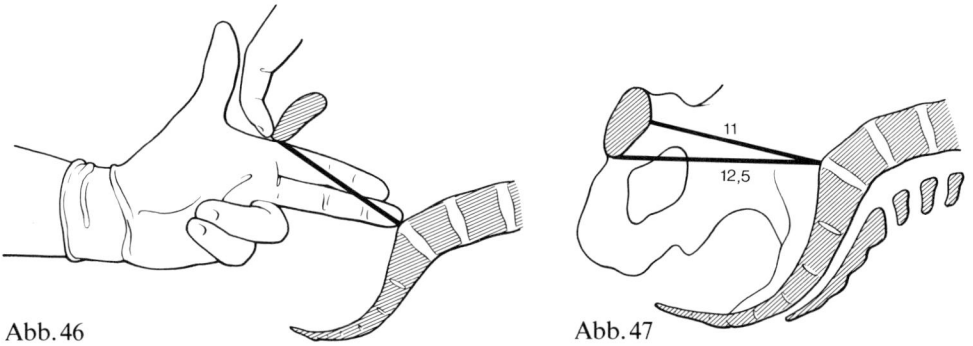

Abb. 46
Abb. 47

Abb. 46 Bestimmung der Conjugata vera durch Abgreifen der Conj. diagonalis.
Abb. 47 Die beiden wichtigsten geraden Durchmesser des Beckeneinganges: **Conj. vera** (obstetrica) = Verbindung zwischen der Mitte des Promontoriums und dem am weitesten vorspringenden Teil der Symphysenhinterwand = normal **11 cm**; **Conj. diagonalis** = Verbindung zwischen Mitte des Promontoriums und dem unteren Rand der Symphyse = **12,5** bis 13 cm.

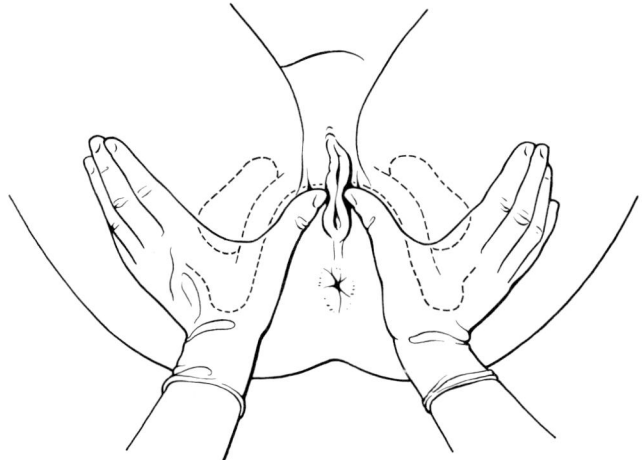

Abb. 48 Abformung des Schambogenwinkels.

Im Anschluß an die Beckenaustastung wird bei der noch auf dem gynäkologischen Stuhl liegenden Frau

die **Abformung des Schambogenwinkels**

vorgenommen, deren Ausführung sich aus Abb. 48 ergibt. Ein normales Becken hat einen rechtwinkligen Schambogenwinkel (Abb. 48), das platt-rachitische Becken zeigt einen weiten, stumpfen, das allgemein verengte einen engen, spitzen Schambogenwinkel.

Unterscheidung zwischen Erst- und Mehrgebärenden

	Erstgebärende	**Mehrgebärende**
Vulva	**geschlossen,** auch bei gespreizten Beinen	**klafft** schon bei geringer Spreizung der Beine
Hymen	**Einrisse** bis zur Basis	fehlt. **Abriß** bis auf geringe Reste = Carunculae (hymenales) myrtiformes
Damm	**hoch,** intakte hintere Kommissur (= Zusammenstoß der beiden großen Schamlippen), intaktes Frenulum (= Verbindung der beiden kleinen Labien)	**niedrig,** narbig, Narbe nach Episiotomie, Narbe nach Dammriß

	Erstgebärende	Mehrgebärende
Scheide	beim Touchieren **eng**, bei der Betrachtung gerunzelt, auch beim Spreizen nur wenig zu sehen	**Scheideneingang weit, klaffend;** beim Pressenlassen wölbt sich die vordere und hintere Scheidenwand mehr oder weniger vor, Scheidenwand grob gefältelt
Portio	schlank, konisch oder zylindrisch	plump, klobig
Äußerer Mm.	**grübchenförmig**	**quergespalten**
Bauchdecken	**straff**, frische, **rotblaue** Striae	**schlaff**, alte, **weiße** Striae evtl. neben neuen rotblauen Striae
Brüste	straff, Warzen konisch	schlaff, Warzen klobig

3.3 Allgemeine Untersuchungen bei der Schwangeren

Welche allgemeinen Untersuchungen (d.h. außer der geburtshilflichen Untersuchung) müssen bei jeder **ersten Schwangerenuntersuchung** unbedingt ausgeführt werden?
- Bestimmung des **Blutdrucks.** Bedeutung s. S.96, oberer normaler Wert = 135/85 mm Hg.
- Untersuchung des **Mittelstrahlurins** (Durchführung S.67)
  a) auf **Eiweiß.** Bedeutung s. S.96
  b) auf **Zucker.** Bedeutung s. S.120 und
  c) **Urinsediment,**
  d) gegebenenfalls **bakteriologische Untersuchung**
- Feststellung des **Körpergewichts.** Bedeutung S.67
- Untersuchung auf **Ödeme** und Varizen.
  Gewichtszunahme in den letzten Wochen der Schwangerschaft: etwa 400–500 g pro Woche.
  Größere Gewichtserhöhung = Ödembildung = Gefahr der Spätgestose!
  Normaler Gewichtszuwachs während der Schwangerschaft = 11–12 kg.
- **Serologische Untersuchungen:**
  Feststellung der **Blutgruppe** und des **Rhesusfaktors** (Bedeutung S.68). Untersuchung auf **irreguläre Antikörper** und **Röteln-Antikörper, Hämoglobin**bestimmung.
  Untersuchung auf **Syphilis:** TPHA (Treponema pallidum-Hämagglutinationstest) als Lues-Such-Reaktion (Bedeutung s. S.166).

Welche allgemeinen Untersuchungen (d.h. außer der geburtshilflichen Untersuchung) müssen bei **jeder weiteren Schwangerenuntersuchung** unbedingt ausgeführt werden?
- Bestimmung des **Blutdrucks**
- Untersuchung des **Mittelstrahlurins** auf **Eiweiß, Zucker, Sediment**, gegebenenfalls **bakteriologische Untersuchung.**
- **Gewichtskontrolle**
- Untersuchung auf **Ödeme.**
- Werden bei der Frau **irreguläre Antikörper** gefunden, so muß die Titerhöhe alle 4 Wochen einmal bestimmt werden (s. S. 68).
  Die **Hämoglobin**bestimmung muß wiederholt werden, ab 24. Schwangerschaftswoche in 4-wöchigen Abständen.

Untersuchung von Blutdruck, Urin und Gewicht

Diese Untersuchungen dienen in erster Linie der Frühdiagnostik der Spätgestose (S. 96).

Blutdruckmessung: Neben der Hypertonie als einem Zeichen der Spätgestose (S. 96) ist bei der Schwangerenbetreuung, die

arterielle Hypotonie

nicht zu unterschätzen.

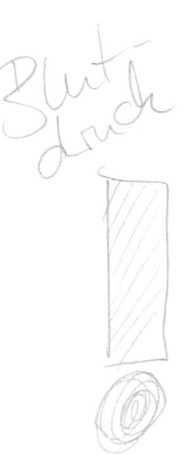

Wenn man bei einer Schwangeren wiederholt einen Wert unter 100 mm Hg systolisch mißt, muß man therapeutisch etwas tun, und zwar nicht nur im Interesse der Frau wegen der möglichen Kreislaufregulationsstörungen, sondern ganz besonders auch im Interesse des Kindes. Wir wissen heute, daß die Durchblutung der Plazenta für das Wohlergehen des Feten entscheidend wichtig ist. Wenn die Schwangere eine Hypotonie hat, dann ist damit zu rechnen, daß sich die Durchblutung der Plazenta verschlechtert.

Aus diesem Grunde sind alle diejenigen Schwangeren, deren Blutdruck systolisch 100 mm Hg und darunter beträgt, behandlungsbedürftig.

GOESCHEN empfiehlt zur Normalisierung des Blutdrucks und zur Vermeidung der Kreislaufregulationsstörungen 2 mal 2,5 mg Dihydroergotamin pro die in Form des DETMS retard.

Urinuntersuchung: Die Untersuchung auf Eiweiß ist ein Teil der Frühdiagnostik der Spätgestosen. Die Untersuchung auf Zucker kann uns, wenn positiv, den ersten Hinweis auf eine Kohlenhydratstoffwechselstörung geben (S. 120).

Die Schwangere erhält ein Uringlas, in das sie spontan Urin lassen soll. Es wird grundsätzlich zunächst nicht katheterisiert. Qualitative und grob quantitative Untersuchungen auf Eiweiß und auf Zucker werden am einfachsten ausgeführt mit

Teststreifen,

wie z.B. Combur-Test, Labstix oder Multistix. Man braucht nur einen der schmalen Teststreifen für einige Sekunden in den Urin einzutauchen, und man weiß, ob und auch annähernd wieviel Eiweiß und Zucker der Urin enthält.

3.3 Allgemeine Untersuchungen bei der Schwangeren

Sobald nennenswerte Eiweißmengen im Urin nachweisbar sind, muß ein Sediment gemacht werden (Suche nach granulierten Zylindern, Epithelien, Leukozyten, Erythrozyten).

Besonders in der letzten Zeit vor der Geburt, manchmal auch schon monatelang vorher, tritt unter normalen Umständen im Urin vieler Schwangerer Eiweiß auf. Wenn die Menge des Eiweißes 0,5 g/l nicht übersteigt, kann man eine „physiologische Schwangerschaftsproteinurie" annehmen. Liegen Eiweißwerte über 0,5 g/l vor, so handelt es sich um eine krankhaft gesteigerte Kapillardurchlässigkeit, ein Symptom der Spätgestose (S. 97).

Bei der **Gewinnung des Mittelstrahlurins** ist die Schwangere genauestens anzuweisen über die Reinigung des Orificium urethrae, das Verwerfen des ersten Teils des Urinstrahls (mit den möglichen Keimen der Urethra) und Auffangen des folgenden Teils des Urinstrahls in ein steriles Gefäß für die bakteriologische Untersuchung. Bei diesem Vorgehen und sofortiger Verarbeitung bedeuten > 100000 Keime/ml Urin eine **Bakteriurie** und damit einen **Harnwegsinfekt**. Eine Keimzahl von 10000 bis 100000 Keimen/ml Urin ist kontrollbedürftig, 1000 Keime/ml Urin entstehen durch Kontamination mit Bakterien, die normalerweise die Urethra und das äußere Genitale besiedeln. In Zweifelsfällen ist die **suprapubische Blasenpunktion** möglich.

Bei vorzeitiger Wehentätigkeit, klinischen Hinweisen auf Harnwegsinfekt, Blutdruckerhöhung, Sedimentbefund ist eine **bakteriologische Untersuchung** des Mittelstrahlurins (Nativharn oder Uricult) vorzunehmen, um eine **Bakteriurie** erkennen und behandeln zu können (s. Pyelonephritis gravidarum, S. 115).

Gewichtskontrolle: In der ersten Hälfte der Schwangerschaft kontrolliert man das Gewicht, um eine zu starke Abnahme (Ursache: Appetitstörungen, Übelkeit, morgendliches Erbrechen) frühzeitig zu bemerken. Die laufende Gewichtskontrolle in der 2. Schwangerschaftshälfte ist unbedingt notwendig, um „okkulte Ödeme" in ihrer Entstehung zu erfassen.

Die normale Gewichtszunahme, die spätestens im 5. Monat beginnt, ist von einem bestimmten Zeitpunkt an auffallend gleichmäßig. Ein **plötzlicher starker Anstieg** ist stets ein Signal und bedeutet krankhafte Wasserretention (Hydrops gravidarum, Spätgestose).

**Wöchentliche Gewichtszunahme in den letzten Wochen der Schwangerschaft:
etwa 400 g pro Woche
Größere Gewichtserhöhung = Ödembildung
　　　　　　　　　　　　 = Eklampsiegefahr
Gesamtgewichtszuwachs während der Schwangerschaft = etwa 11-12 kg**

Wenige Tage vor der Geburt kommt es in manchen Fällen zu einem Gewichtssturz. Ursache ist eine ziemlich plötzlich auftretende Harnausscheidung, die ein Anzeichen für den nahenden Beginn der Geburt ist. Das Gewicht nimmt dabei um ½-1 kg ab.

Serologische Untersuchungen (Bestimmung der Blutgruppe, Blutfaktoren und Antikörper)

Bei jeder Schwangeren sollen möglichst früh, am besten sofort nach der Diagnose der Schwangerschaft aus einer Blutprobe durchgeführt werden:
1. der **TPHA** (Treponema-pallidum-Hämagglutinationstest) als Lues-Suchreaktion (LSR), Bedeutung s. S. 166,
2. der Röteln-Hämagglutinationshemmungstest **(Röteln-HAH)**, Bedeutung s. S. 156,
3. die Bestimmung der **Blutgruppe** und des **Rh-Faktors** (Merkmal D) sowie
4. eine **Antikörper-Suchreaktion** mindestens gegen die Antigene D, C, c, E, e, Kell, Fy und S.

Finden sich **irreguläre Antikörper,** so besteht durch Übertreten der Antikörper auf das Kind die Möglichkeit einer **intrauterinen Schädigung des Kindes** (Morbus haemolyticus fetalis, S. 140). Die frühe Erkennung insbesondere der Rh-Unverträglichkeit zwischen Mutter und Kind ist notwendig, um die erforderlichen Maßnahmen zur Erhaltung des kindlichen Lebens rechtzeitig treffen zu können (S. 148). Darüber hinaus ist die Kenntnis der Blutgruppen und -faktoren wichtig, um bei **lebensbedrohlichen Blutungen** der Frau sofort gruppengleiches Blut transfundieren zu können.

Folgende Regeln gelten in der Schwangerenbetreuung für die Bestimmung der praktisch wichtigsten Antikörper, nämlich die des Rhesus- und ABO-Systems:
1. Hat die Mutter die Blutgruppe 0, so soll bei der im Rahmen der ABO-Bestimmung notwendigen Kontrolle der Serumeigenschaften auf Hämolysine geachtet werden. Weitere Untersuchungen zur Erkennung der ABO-Unverträglichkeit sind nicht angezeigt (S. 141).
2. **Ist die Frau Rh-negativ** (d. h. unter ihren Blutgruppengenen findet sich nicht der Faktor D), dann kann die Gruppe des Partners kontrolliert werden. Ist dieser auch Rh-negativ (d. h. es fehlt bei ihm auch der Faktor D), so ist die Gefahr, daß das Kind an einem Morbus haemolyticus neonatorum erkrankt, sehr gering, da 96% dieser Erkrankungen durch den Faktor D verursacht werden.
3. Grundsätzlich soll bei allen Schwangeren eine **weitere Antikörper-Suchreaktion möglichst zwischen der 25. und 32. Schwangerschaftswoche** ausgeführt werden, wenn bei der ersten Untersuchung keine Antikörper nachgewiesen wurden.
4. Werden schon bei der 1. Untersuchung Antikörper nachgewiesen, so ist deren Spezifität und die Höhe des Titers festzustellen und alle 4 Wochen zu **kontrollieren.** Die Titerhöhe ist allerdings **kein zuverlässiger Maßstab** für die zu erwartende Erkrankung des Kindes. Bei einer Frau, die schon früher einmal sensibilisiert worden ist, d. h. vor dieser Schwangerschaft schon Antikörper hatte, (mögliche Ursachen: Schwangerschaft, Transfusion), genügt der unspezifische Reiz der Schwangerschaft, diese Antikörper hochzutreiben, selbst dann, wenn das Kind Rh-negativ, also überhaupt nicht gefährdet ist. **Eine zuverlässige Aussage über den Zustand des Kindes erlaubt nur die spektrophotometrische Fruchtwasserunter-**

suchung. Einzelheiten über die Betreuung beim Morbus haemolyticus, Indikation und Durchführung der Amniozentese sowie der spektrophotometrischen Fruchtwasseruntersuchung s. S. 145.

Nach den geburtshilflichen und allgemeinen Untersuchungen bei der ersten und bei jeder weiteren Schwangerenuntersuchung muß man sich die Frage vorlegen:

> **Hat diese Frau eine normale Schwangerschaft?**
> oder
> **Ist dieses eine Schwangere, aus deren Anamnese oder aus deren Befunde sich Risiken für diese Schwangerschaft ergeben?**

Dabei kann sich das Risiko auf die Gesundheit und das Leben der **Mutter** allein, auf die Gesundheit und das Leben des **Kindes** vor, während und nach der Geburt sowie auf die Gesundheit und das Leben von **Mutter und Kind** beziehen.

Definition der Risikoschwangeren:
Schwangere mit einem oder mehreren Risikofaktoren:
1. **Spätgestose** (RR von 140/90 mm Hg und mehr, Proteinurie von mehr als 0,5 g‰, mittelgradige und schwere Ödeme, Gewichtszunahme um 500 g und mehr in einer Woche); Einzelheiten s. S. 96,
2. **Übertragung** = Terminüberschreitung um 7 Tage und mehr, s. S. 137,
3. **Morbus haemolyticus fetalis,** s. S. 140,
4. **Diabetes mellitus** (manifest oder latent), s. S. 117,
5. drohende oder in Gang befindliche **Frühgeburt** (einschließlich Zervixinsuffizienz), s. S. 125,
6. anamnestische Hinweise, wie vorausgegangene Fehl-, Früh- oder Totgeburten, Zustand nach Sektio oder schwierigen vaginalen operativen Entbindungen,
7. späte Erst- (ab 30 J.) oder Mehrgebärende (ab 40 J.), junge Erstgebärende (unter 20 J.),
8. Organerkrankungen (Herz und Kreislauf, Lungen, Leber, Nieren, Schilddrüse u.a.), s. S. 113,
9. Schwere Schwangerschaftsanämie (Hb unter 8 g%),
10. Lageanomalien (Querlage), Beckenendlage, Mißverhältnis zwischen kindlichem Kopf und mütterlichem Becken, Mehrlingsschwangerschaft, Beckenanomalien.
11. Adipositas, 15 kg und mehr Übergewicht, „Norm"gewicht in kg = Größe über 100 cm minus 10% der Differenz:
$$x = (\text{Größe} - 100) - \frac{(\text{Größe} - 100)}{10}$$
12. Infektionskrankheiten (Syphilis, Tuberkulose, Toxoplasmose, Listeriose, Viruskrankheiten u.a.), s. S. 153.

13. Mißverhältnis zwischen Größenzunahme des Uterus und Schwangerschaftsdauer, s. S. 135.
14. Blutungen, s. S. 530.

Die hier wiedergegebenen Risikofaktoren entsprechen einer Empfehlung der Deutschen Gesellschaft für Perinatale Medizin. Es gibt mehrere solcher Auflistungen. Die Häufigkeit der Risikoschwangeren schwankt je nach Definition und Zusammensetzung der Schwangeren einer Klinik oder eines Stadtteiles o. ä. **Im Durchschnitt kann man in der Bundesrepublik Deutschland eine Rate an Risikoschwangeren von etwa 30% annehmen.**

Es muß betont werden, daß das **Feststellen eines Risikofaktors nicht gleichbedeutend mit der Diagnose einer Gefährdung ist.** Ist bei einer Schwangeren ein Risikofaktor festgestellt worden, so ist in diesem Falle die Wahrscheinlichkeit höher, daß eine Gefährdung im weiteren Verlauf der Schwangerschaft auftritt. Den Zeitpunkt des Gefährdungsbeginns möglichst frühzeitig zu erkennen, ist die Aufgabe der Intensivüberwachung der Risikoschwangeren. Um die Risikoschwangere intensiv betreuen zu können, muß der oder müssen die Risikofaktoren erkannt werden, und dies geschieht durch eine **sorgfältige Aufnahme der Anamnese und die exakte klinische Untersuchung.**

Es ist **nicht** der Sinn der Risikoselektion, der Schwangeren mit dem Etikett „Risikoschwangere" Angst und Schrecken einzujagen. **Sinn der Risikoselektion ist, die Aufmerksamkeit der Betreuenden zu steigern** (Abstände der Betreuungstermine, Zusatzuntersuchungen u. a.). Es ist daher zweifelhaft, ob Bezeichnungen wie „Risikoschwangerenbetreuung" oder „Sie sind eine Risikoschwangere" nützlich sind.

3.4 Zusätzliche Untersuchungsmethoden in der Schwangerschaft

Neben den im vorigen Kapitel dargestellten klinischen Untersuchungsmethoden der Schwangerschaftsbetreuung gibt es heute zusätzliche Untersuchungsmethoden, die vor allem zur Betreuung der Schwangeren mit Risikofaktoren eingesetzt werden und die eine Aussage über das Befinden des Feten erlauben. Dabei muß betont werden, daß diese modernen Verfahren nur in der Kombination klinisch sinnvoll eingesetzt werden können.

Hier sollen dargestellt werden
- **Methoden zur Überwachung der respiratorischen Plazentafunktion:**
  Kardiotokographie,
  Amnioskopie.
- **Methoden zur Überwachung der nutritorischen Plazentafunktion:**
  Ultraschalldiagnostik,
  Hormonbestimmungen.
- **Methoden zur Bestimmung der Lungenreife des Feten**
- **Fruchtwassergewinnung** zur pränatalen Diagnostik genetisch bedingter Defekte.

3.4 Zusätzliche Untersuchungsmethoden in der Schwangerschaft

Kardiotokographie

Die Auskultation der kindlichen Herztöne (s. S. 54) mit dem Stethoskop hat folgende Nachteile:
1. die **stichprobenartige** Erfassung,
2. die **wehenabhängigen Herzfrequenzänderungen** werden in der Routineanwendung **nicht** bemerkt,
3. **kurzfristige Herzfrequenzänderungen** werden **nicht** registriert.

Daher hat das von HAMMACHER entwickelte Verfahren große Bedeutung erlangt, weil es die Herzfrequenz des Feten kontinuierlich und simultan mit den Wehen aufzeichnet (= **Kardiotokographie**). Sie wird in der heutigen Geburtshilfe zur Überwachung des Feten vor (= **antepartale Kardiotokographie**) und während (= **intrapartale Kardiotokographie**) der Geburt eingesetzt.

Pathophysiologie der Herzfrequenzregulation des Feten

Folgende heute bekannte Faktoren beeinflussen die Herzfrequenz des Feten:
1. **biochemische** Faktoren,
2. **neurale** Faktoren sowie
3. **hämodynamische** Faktoren.

Zu 1. Biochemische Faktoren: Bei jeder Kontraktion der Gebärmuttermuskulatur kommt es zur Kompression der arteriellen Gefäße beim Durchtritt durch die Gebärmuttermuskulatur und somit zum wehenabhängigen Sauerstoffminderangebot an den Feten. Sind die Wehenpausen genügend lang und ist die Versorgung des Feten ansonsten ungestört, werden diese kurzen Belastungen ohne Wirkung auf den Feten und dessen Herzfrequenz bleiben. Erleidet der Fet einen Sauerstoffmangel, so sinkt die Herzfrequenz des Feten zeitweilig ab, im typischen Fall der Wehe nachhinkend (**Spät-Tief**).

Zu 2. Neurale Faktoren: Eine Kompression des kindlichen Kopfes während der Wehe führt über die Stimulation des Nervus vagus zu einer wehensynchronen Verlangsamung der Herzfrequenz des Feten (**Früh-Tief**).

Zu 3. Hämodynamische Faktoren: Unterbrechungen des Nabelschnurkreislaufes durch Kompressionen der Nabelschnurvene oder/und Nabelschnurarterien führen zu wehenabhängigen Herzfrequenzabfällen, die in ihrer Form und in ihrem zeitlichen Verhältnis zur Wehe variabel sind (**variable Tiefs**). Nach HAMMACHER wird das venöse Blutrückflußvolumen durch einen Barorezeptorenreflex gesteuert.

Zur Ermittlung der Herzfrequenz des Kindes (**Kardiotachographie**) stehen folgende **technische Methoden** zur Verfügung:
1. **Phonokardiotachographie:** Ableitung des Herzschalles mit Spezialmikrophonen vom mütterlichen Bauch.
   Anwendung: Antepartual und während der Eröffnungsperiode, vor allem solange die Fruchtblase steht.
   Nachteile: Schwierigkeiten bei adipösen Schwangeren, starken Kindsbewegungen, Vorderwandplazenta, häufiges Nachstellen des Aufnehmers bei Lagewechsel oder Kindsbewegungen.
2. **Elektrokardiotachographie:** Ableitung des Elektrokardiogramms des Feten **direkt** über eine Elektrode am Feten oder **indirekt** über das mütterliche Abdomen (Abdominal-Elektrokardiotachographie).

Direkte Elektrokardiotachographie:
Anwendung: intrapartual; einwandfreie, lage- und bewegungsunabhängige Registrierung (Telemetrie!);
Nachteil: nur nach eröffneter Fruchtblase möglich, Infektionsrisiko.
Abdominal-Elektrokardiotachographie:
Anwendung: antepartual und in der Eröffnungsperiode;
Nachteil: vor der 36. Schwangerschaftswoche infolge Abschwächung des fetalen EKG-Signals (Vernixschicht) meist nicht anwendbar.
3. **Ultraschallkardiotachographie:** Registrierung sich bewegender Flächen (z. B. Herzklappen) unter Ausnützung des Doppler-Effektes.
Anwendung: antepartual und in der Eröffnungsperiode, geringer Zeitaufwand
Nachteil: durch Veränderung des Reflexionsortes kommt es zur Änderung der kurzfristigen Herzfrequenzmuster (Pseudofluktuation = jitter).

Die Techniken unterscheiden sich also in der Benutzung des **Rohsignals** (bei 1: die Herztöne, bei 2: das EKG, bei 3: die Herzwandbewegung). Aus dem Zeitabstand von zwei Herzaktionen (z. B. Zeitabstand zwischen zwei R-Zacken oder dem Beginn des 1. Herztons) wird nach elektronischer Erkennung und Filterung von Störungen die Frequenz der Schläge pro Minute berechnet.

Diese Art der Herzfrequenzregistrierung bezeichnet man als **beat-to-beat-Methode.** Es wird also **kein** Wert aus mehrfachen Zeitabstandsmessungen von Herzaktionen berechnet für die Frequenzbestimmung.

Bei der **Tokographie** (Wehenschreibung) unterscheidet man zwei verschiedene Methoden:
1. **externe** Ableitung über einen auf dem Bauch der Schwangeren befestigten Taststift,
   Anwendung: ante- und intrapartual, Kindsbewegungen werden registriert;
   Nachteil: keine absoluten intrauterinen Druckwerte;
2. **interne** Ableitung, wobei die Druckveränderungen in der Amnionhöhle über einen mit Flüssigkeit gefüllten, vorn offenen Katheter auf eine Druckmeßdose übertragen werden.
   Anwendung: subpartual, vor allem nach vorausgegangener Schnittentbindung; liefert absolute Druckwerte;
   Nachteil: eröffnete Fruchtblase Voraussetzung, Begünstigung der aszendierenden Infektion des Fruchtwassers.

Die klinische Einteilung der Herzfrequenzmuster erfolgt in 3 Gruppen:
- **langfristige** Herzfrequenzmuster
- **mittelfristige** Herzfrequenzmuster
- **kurzfristige** Herzfrequenzmuster

a) langfristige Herzfrequenzmuster = **Basalfrequenz** = langanhaltende (Ruhe-) Frequenz
Normokardie: 120–150 Schläge pro Minute
Unter einer **Bradykardie** versteht man eine **länger als 3 Minuten** anhaltende Verlangsamung der Basalfrequenz.
Unter einer **Tachykardie** versteht man einen **länger als 10 Minuten** anhaltenden Anstieg der Basalfrequenz.
leichte **Bradykardie:** 100–119 Schläge pro Minute
schwere Bradykardie: < 100 Schläge pro Minute
leichte **Tachykardie:** 151–160 Schläge pro Minute

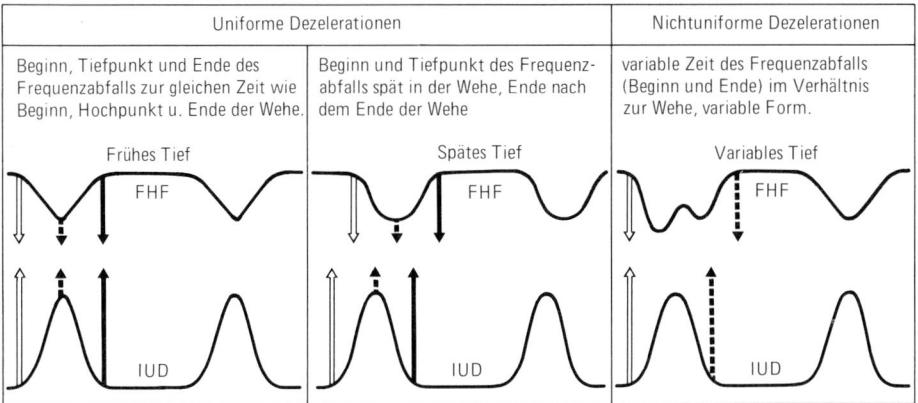

Abb. 49 Schema der wehenabhängigen Dezelerationen, FHF = fetale Herzfrequenz, IUD = intrauteriner Druck.

mittelgradige Tachykardie: 161–180 Schläge pro Minute
schwere Tachykardie: > 180 Schläge pro Minute
b) mittelfristige Herzfrequenzmuster:
Frequenzanstiege = **Akzelerationen,** sporadisch unabhängig von Wehen, periodisch wehenabhängig
wehenabhängige Frequenzabfälle = wehenabhängige **Dezelerationen** = wehenabhängige **Tiefs** (s. Abb. 49)
uniforme Typen: **Früh-Tief**
               Spät-Tief
nicht uniformer Typ: **variables Tief**
c) kurzfristige Herzfrequenz-Muster: Fluktuation = **Oszillation** (charakterisiert durch Oszillations-**Amplitude** und Oszillations-**Frequenz,** s. Abb. 50).

Die Befundung eines Kardiotokogramms sollte systematisch und analytisch erfolgen. Vor allem der Anfänger – aber in manchem Fall auch der Erfahrene – sollte sich gerade bei dem antepartualen CTG eines der **CTG-Scores** bedienen, die neben dem Vorteil der systematischen Analyse noch den Vorteil einer (Semi-)Quantifizierung erlauben; beispielsweise der FISCHER-Score (Abb. 51).

Indikationen zur kardiotokographischen Überwachung

Eine Indikation ist immer dann gegeben, wenn eine respiratorische Störung der Plazenta vorliegen könnte:
- Terminüberschreitung (s. S. 137),
- Spätgestosen (s. S. 96),
- intrauterine Mangelentwicklung (s. S. 135),
- Herztonalterationen,
- Morbus haemolyticus fetalis (s. S. 140) u. a.

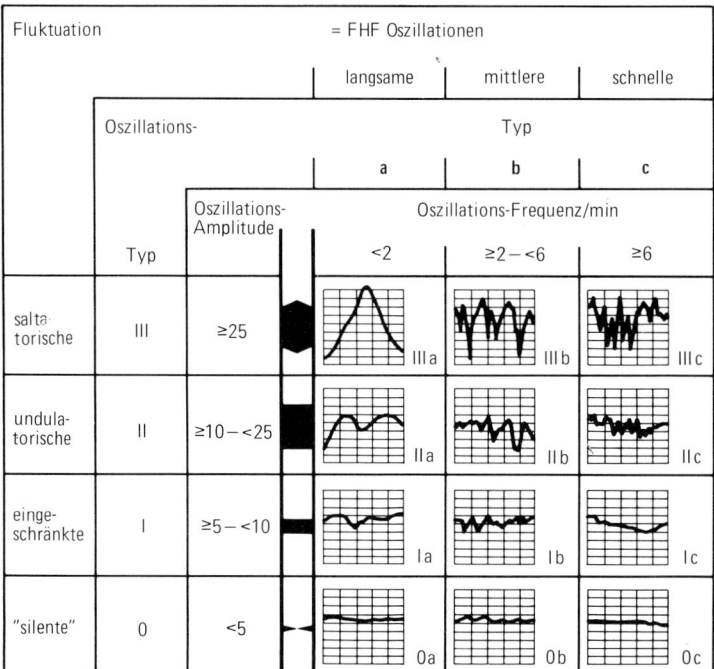

Abb. 50 Kriterien zur Beurteilung der Fluktuation anhand von 12 Oszillationstypen (nach HAMMACHER).

		0	1	2	Σ
basale FHF	Niveau (spm)	<100 >180	100–120 160–180	120–160	
	Bandbreite (spm)	<5	5–10 >30	10–30	
	Nulldurchgänge (n/min)	<2	2–6	>6	
FHF Alterationen	Akzelerationen	keine	periodische	sporadische	
	Dezelerationen	späte, variable mit prognostisch ungünstigen Zusatzkriterien	variable	keine, sporadisch auftretende Dip 0	
	Zustandsindex				
	Registrierdauer: 30 min Berücksichtigung des jeweils ungünstigsten Musters zusätzliches Zeitkriterium für basale FHF: 10 min Mindestdauer				

Abb. 51 Score zur Beurteilung des fetalen Zustandes (nach FISCHER u. Mitarb.). Es werden 5 Kriterien mit Punkten von 0–2 belegt. Eine Punktezahl von 8–10 ist Ausdruck des physiologischen fetalen Zustandes. 5–7 Punkte lassen das Wohlergehen des Kindes prognostisch fraglich erscheinen. 4 Punkte und weniger sprechen für eine bedrohliche Beeinträchtigung des Feten.

Es ist selbstverständlich, daß die Anwendung des Verfahrens nur dann sinnvoll ist, wenn das Kind extrauterin lebensfähig ist. Ist das der Fall, dann muß in jedem Fall eine kardiotokographische Überwachung durchgeführt werden, wenn dem Fet ein Sauerstoffmangel drohen könnte.

Bewertung des CTG

Die antepartale Kardiotokographie kann mit oder ohne Belastung durchgeführt werden (Abb. 52). Dabei soll mit der Belastung die Plazentafunktion getestet werden. Es soll also die Situation während der Geburt nachgeahmt werden, bei der es infolge der Wehentätigkeit zur Reduktion des uteroplazentaren Blutflusses kommt. Dabei wird die Reaktion der kindlichen Herztöne auf diese Reduktion geprüft.

Bewertung des CTG ohne Belastung; Registrierdauer etwa 30 Minuten.
Basalfrequenz: 120–150 Schläge pro Minute **normal**;
> 150 Schläge pro Minute **Tachykardie**; Ursachen: Folge von Kindsbewegungen, Fieber der Mutter, medikamentöse Beeinflussung der Mutter (Tokolytika!), Hypoxie des Feten, Myokarditis des Feten.
< 120 Schläge pro Minute **Bradykardie**; Ursachen: Vagotonie des Feten, Hypotonie der Mutter, Vena cava-Syndrom, Dauerkontraktionen, Hypoxie des Feten, Herzrhythmusstörungen (vor allem bei anhaltender Bradykardie über längere Zeit).

Oszillationsamplitude:
10–25 Schläge pro Minute **normal.**
> 25 Schläge pro Minute **saltatorisch**; evtl. Nabelschnursymptom.
< 10 Schläge pro Minute **eingeschränkt undulatorisch bzw. silent**;
Ursachen:
- Schlafzustand des Feten
- medikamentöse Beeinflussung der Mutter (Sedativa!)
- fetale Hypoxie.

Sporadische Akzelerationen während Kindsbewegungen (**non-Stress-Test** nach EVERTSON: in 20 Minuten 2 oder mehr spontane Akzelerationen von 15 Schlägen pro Minute mit 15 Sekunden Dauer) zeigen Wohlbefinden des Feten an. In manchen Kliniken ist zur Auslösung sporadischer Akzelerationen die Geräuschentwicklung am mütterlichen Bauch (z. B. durch Klingeln oder Rasseln)

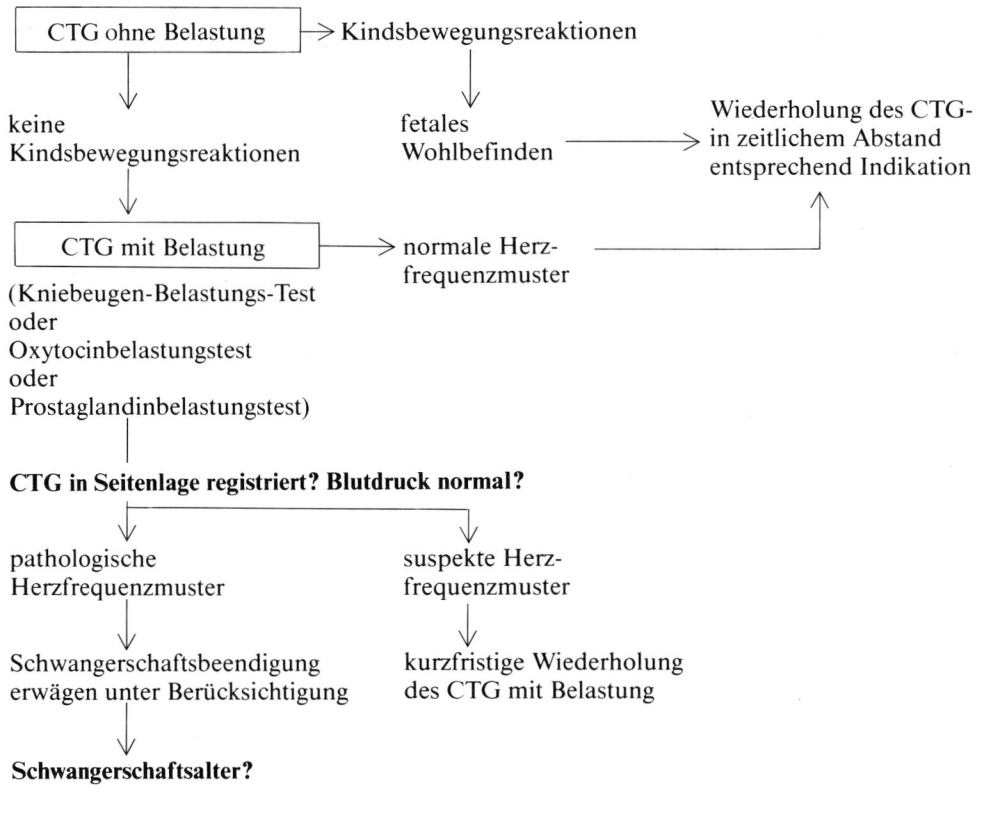

Abb. 52 Einsatz von CTG ohne und CTG mit Belastung bei der antepartualen Kardiotokographie.

in Erprobung. Der Stellenwert dieses Vorgehens zur Zustandsbestimmung des Feten ist noch nicht endgültig bestimmt.

Werden im antepartalen Kardiotokogramm ohne Belastung Befunde erhoben, die das Wohlbefinden des Feten zweifelsfrei erkennen lassen, so ist eine Wiederholung des CTG entsprechend der Schwere der kindlichen oder mütterlichen Gefährdung sowie des Schwangerschaftsalters anzusetzen.

Werden dagegen im antepartalen Kardiotokogramm ohne Belastung unklare oder pathologische Befunde erhoben, so ist ein CTG mit Belastung durchzuführen oder in seltenen Fällen auch eine sofortige Schwangerschaftsbeendigung zu erwägen.

3.4 Zusätzliche Untersuchungsmethoden in der Schwangerschaft

Durchführung des CTG mit Belastung

Bei unklarem oder pathologischem CTG ohne Belastung oder bei massiven intrauterinen Gefährdungszeichen wird die Herzfrequenz des Feten bei körperlicher Belastung der Schwangeren oder bei Belastung durch medikamentös hervorgerufenem Wehen geprüft.

- **CTG mit körperlicher Belastung**
  Durch standardisierte körperliche Belastung (z. B. durch 10 Kniebeugen = **Kniebeugen-Belastungs-Test** nach SALING) wird eine Kontraktion des Uterus hervorgerufen und die Herzfrequenz des Feten vor und nach der körperlichen Belastung registriert. Eine wehenabhängige Dezeleration kann eine eingeschränkte Plazentafunktion anzeigen; jedoch kann vor allem bei untrainierten Schwangeren oder bei Schwangeren mit arterieller Hypotonie die leichte Kreislaufbelastung zu einer hämodynamisch ausgelösten plazentaren Minderdurchblutung und damit evtl. zu wehenabhängigen Dezelerationen führen. Bei pathologischem oder suspektem Kniebeugen-Belastungs-Test ist daher ein medikamentöser Belastungstest angezeigt.
- **CTG mit medikamentös ausgelöster Wehenbelastung**
  Oxytozin-Belastungstest: Während der kardiotokographischen Registrierung wird der Mutter intravenös eine Oxytozinlösung (5 E Oxytozin auf 500 ml physiologische Kochsalzlösung) infundiert, beginnend mit 2 Tropfen pro Minute, Steigerung alle 5 Minuten um einen Tropfen bis zu regelmäßiger Wehentätigkeit, die etwa 30 Minuten zur Beurteilung der Herzfrequenz des Feten anhalten sollte.
  Als pathologisch wird ein Oxytozinbelastungstest befundet bei Auftreten wehenabhängiger Dezelerationen bei mehr als der Hälfte der registrierten Wehen. Bei nur sporadisch auftretenden Dezelerationen ist eine Kontroll-Kardiotokographie nach etwa 6 Stunden zu empfehlen.
  Prostaglandin-Belastungstest: Durch intrazervikal appliziertes Gel, das 400 µg PGE_2 enthält, ist eine Wehentätigkeit auslösbar, die etwa 10 Minuten nach Applikation beginnt und meist 2 Stunden anhält. Das CTG während dieser 2 Stunden wird nach dem Auftreten von Dezelerationen beurteilt. Bei dem Prostaglandin-Belastungstest ist in bestimmten Fällen die reifende Wirkung auf die Portio eine erwünschte Nebenwirkung des Medikaments.

Klinische Konsequenzen aus der antepartalen Kardiotokographie
- **Normale CTG-Befunde:** Sie sprechen für ein Wohlbefinden des Kindes. Je nach klinischer Indikation für das CTG wird in mehrstündigen (z. B. bei schwerer intrauteriner Mangelentwicklung und regelmäßiger Wehentätigkeit) oder mehrtägigen (z. B. bei Terminüberschreitung) Abständen erneut ein CTG durchgeführt.
- **Pathologische CTG-Befunde:** Zuerst müssen solche Ursachen ausgeschlossen werden, die durch konservative Maßnahmen behoben werden können (z. B. die

78   3 Schwangerenbetreuung

Lageänderung bei Vena cava-Syndrom und Blutdruckanhebung bei arterieller Hypotonie). Ändern sich die pathologischen CTG-Befunde durch diese Maßnahmen nicht, muß ein anders verursachter O_2-Mangel angenommen werden. In diesem Falle muß die Schwangerschaft beendet werden durch Geburtseinleitung oder durch primär indizierte Schnittentbindung. Bei diesem Vorgehen müssen weitere Gesichtspunkte wie Schwangerschaftsalter, Lungenreife und Zervixreife berücksichtigt werden.
- **Suspekte CTG-Befunde:** Es muß in kurzfristigen Intervallen eine erneute Kardiotokographie mit oder ohne Belastung erfolgen.

Amnioskopie

Die Amnioskopie (SALING 1961) (Abb. 53) dient zum Erkennen einer hypoxischen Gefährdung des Kindes in der Spätschwangerschaft und zu Beginn der Geburt, solange die Blase steht. Nach unserer Erfahrung muß man eine Versagerquote von 1 auf 2000 Fälle annehmen.

Bei der Amnioskopie werden die Farbe und Menge des Fruchtwassers beurteilt: **Klares und milchiges** Fruchtwasser sind physiologisch und damit unverdächtige Befunde. **Gelb**verfärbung wird bei Rhesus-Inkompatibilität beobachtet. Die Überwachung des Kindes bei Rhesusinkompatibilität wird mit anderen Methoden durchgeführt (S. 145). **Fleischfarbenes** Fruchtwasser kann bei abgestorbenen Feten beobachtet werden.

Die häufigste Gefährdung des Kindes in der Spätschwangerschaft, **die intrauterine Sauerstoffminderversorgung, führt geradezu ausnahmslos als Frühsymptom zu Mekoniumabgang (= grünes** bis **erbsbreiartiges** Fruchtwasser). Als Ursache für den Mekoniumabgang im Verlaufe dieser fetalen Sauerstoffminderversorgung wird die sogenannte Sauerstoffsparschaltung des fetalen Kreislaufes (s. S. 272) angesehen, wobei auch eine Minderdurchblutung des Darmes vorliegt. Am Darm ruft die lokale Hypoxie eine Hyperperistaltik hervor, wodurch es zum Mekoniumabgang kommt.

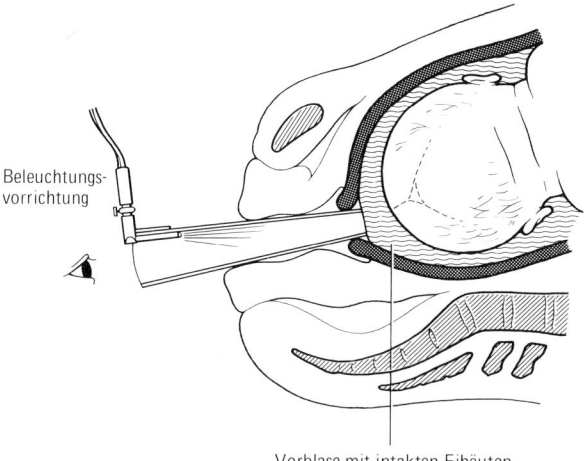

Abb. 53   Schema der Amnioskopie.

3.4 Zusätzliche Untersuchungsmethoden in der Schwangerschaft

Eine reduzierte Fruchtwassermenge bzw. **fehlendes** Fruchtwasser kommen gehäuft bei Plazentainsuffizienz und Terminüberschreitung vor und haben ihre Ursache wahrscheinlich in einem gestörten Verhältnis zwischen Produktion und Resorption der Amnionflüssigkeit.

Aufgrund des **Vernixgehaltes** kann man bei der Amnioskopie eine gute Aussage über die fetale Reife machen: **Stark vernixhaltiges Fruchtwasser spricht für einen reifen Feten.**

Indikationen

Die Amnioskopie ist innerhalb der letzten 4 Schwangerschaftswochen (ab 36/0) immer dann indiziert, wenn aus den Befunden der Schwangerenuntersuchung ein Hinweis für eine mögliche Sauerstoffmangelversorgung des Kindes gewonnen wird. Die wichtigsten Indikationen für die Amnioskopie sind:
- **Gestose** der Mutter,
- **Terminüberschreitung** vom errechneten Termin an.

Die amnioskopische Überwachung wird bei der Gestose und bei der Terminüberschreitung jeden 2. Tag durchgeführt. Dieser Abstand genügt im allgemeinen, da die Störungen nur langsam fortschreiten.

Ebenso kann die optische Fruchtwasserdiagnostik mit der Amnioskopie bei der **intrauterinen Mangelentwicklung,** bei **Verdacht auf Plazentainsuffizienz** und beim **Diabetes mellitus** in Kombination mit der Kardiotokographie, Ultraschall-Diagnostik und Hormonanalysen eingesetzt werden.

Daneben kann die Amnioskopie eingesetzt werden
1. beim Verdacht auf **intrauterinen Fruchttod** (fleischfarbenes Fruchtwasser),
2. beim Verdacht auf **vorzeitigen Blasensprung** in Terminnähe,
3. bei **uteriner Blutung** in Terminnähe, um den Grad einer möglichen Placenta praevia (Amnioskopie in Sektiobereitschaft) festzustellen sowie zur Klärung der Frage, ob eine Fruchtblase punktiert werden kann.

Bei Blutungsanamnese keine Erstamnioskopie in der Praxis!

4. um die **Blase zu eröffnen,** vor allem beim hochstehenden vorangehenden Teil oder auch, um eine Punktion von Vasa aberrantia zu vermeiden (s. Geburtseinleitung S. 282).

Klinische Konsequenzen

Wird ein pathologischer, auf eine durchgemachte oder bestehende fetale Sauerstoffminderversorgung hinweisender Befund erhoben, so muß der **gegenwärtige Zustand des Feten durch ein Kardiotokogramm genauer differenziert** und eine Intensivüberwachung veranlaßt werden, in speziellen Fällen (Terminnähe, zervikale Reife) muß eine Schwangerschaftsbeendigung erwogen werden.

Komplikationen

Die Risiken der Amnioskopie sind gering. Die unbeabsichtigte Blaseneröffnung bei der Amnioskopie muß mit etwa 1% angegeben werden, die Wehenauslösung vor dem Termin mit etwa 3%, die Wehenauslösung am Termin oder bei Terminüberschreitung mit 25%. Dies ist an sich ein gewünschter Effekt, insofern ist es kaum als Komplikation zu werten. Der vorzeitige Blasensprung wird in 35% gegenüber 25% im nicht amnioskopierten Kollektiv angegeben.

Ultraschalldiagnostik

Die Ultraschalldiagnostik hat in den letzten 10 Jahren in der Geburtshilfe sehr an Bedeutung gewonnen. Der Geburtshelfer wird die sich eröffnenden diagnostischen Vorteile nur voll ausschöpfen können, wenn er die Möglichkeiten der verschiedenen Verfahren und ihre Bewertung intensiv erarbeitet. Neben dem Erwerb der praktischen Erfahrung ist das Studium ausführlicher Lehrbücher der Ultraschalldiagnostik in der Geburtshilfe und der entsprechenden Atlanten über die in diesem Buch dargestellten Grundlagen hinaus dringend zu empfehlen.

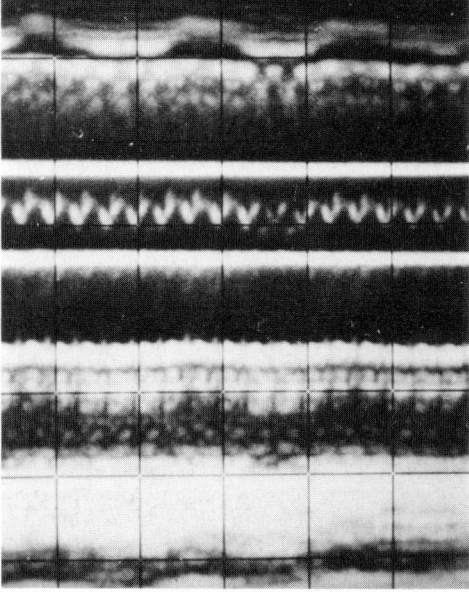

Bewegungen der fetalen Herzwand

Abb. 54 Nachweis von Herzwandbewegungen mit der Time-motion-Technik; mit dieser Methode gelingt es etwa ab 7. Schwangerschaftswoche post menstruationem, embryonale Herzaktionen nachzuweisen. (Für die Abbildung danke ich Herrn Giffei, Frauenklinik Neukölln).

Zur Frage der Fruchtschädigung durch Ultraschall.
Die Frage, ob die diagnostische Anwendung des Ultraschalls in der Schwangerschaft das Kind oder die Schwangerschaft gefährdet, läßt sich folgendermaßen beantworten: Auf Grund prinzipieller Überlegungen über die biologische Wirkung des Ultraschalls auf organische Gewebe sowie durch die inzwischen ausgedehnten klinischen Erfahrungen ist **weder eine Fruchtschädigung noch eine Störung der Schwangerschaft zu befürchten.** Aus der umfangreichen Literatur über biologische Ultraschallwirkungen ist zwar bekannt, daß je nach Intensität, Frequenz und Dauer der Beschallung thermische Wirkungen von der Hyperämie bis zur Nekrose und Hämorrhagie infolge von Gewebszerreißungen durch Gasblasenbildung (Kavitationen) auftreten können. Voraussetzungen dazu sind Intensitäten im **therapeutischen** Bereich (z. B. 15 Watt/cm^2) und darüber im unbewegten Schallfeld. Ultrastrukturell ließen sich bei in-vitro- und in-vivo-Versuchen Alterationen aller Zellorganellen nachweisen, wobei membranöse Strukturen wie Mitochondrien und das endoplasmatische Retikulum besonders anfällig waren. **Diagnostische Ultraschallintensitäten (Bruchteile eines Milliwatt/cm^2) reichen für die Auslösung derartiger Läsionen nicht aus.**

Einsatz des Ultraschalls in der geburtshilflichen Diagnostik. Die vielfältigen Möglichkeiten der Ultraschall-Diagnostik in der Geburtshilfe betreffen sowohl die Diagnostik der normalen Schwangerschaft als auch die Diagnostik der gefährdeten oder gestörten Schwangerschaft.

I. Ultraschall-Diagnostik der normalen Schwangerschaft
1. Nachweis der **intakten, intrauterinen** Schwangerschaft
2. Nachweis von **Kindsbewegungen, Atembewegungen** und kindlicher **Herzaktion** (Abb. 54)
3. **Größenbestimmung** des Kindes bzw. Bestimmung des Schwangerschaftsalters
4. **Lage-** und **Mehrlingsdiagnostik**
5. **Ausschluß von Mißbildungen**
6. **Plazentalokalisation**

II. Ultraschall-Diagnostik der gefährdeten oder gestörten Schwangerschaft
1. **Intrauteriner Fruchttod, Abort, Windeier,** Verdacht auf **extrauterine Schwangerschaft**
2. **Blasenmole**
3. **Hydramnion**
4. Mangelndes oder verstärktes Wachstum des Feten **(intrauterine Mangelentwicklung, Makrosomie)**
5. **Mißbildungsdiagnostik** (Hydrozephalus, Potter-Syndrom, Herzvitium u. a.)
6. **Hydrops** fetus et placentae bei Morbus haemolyticus fetalis
7. **Plazentadiagnostik** (vorzeitige Lösung, Placenta praevia)
8. Vorbereitung von **Amniozentese,** intrauterine direkte Therapie (Bluttransfusion, Ventrikeldrainage, Harnblasendrainage)
9. Nachweis von **Myomen,** Uterusmißbildungen u. a.

Einige Anwendungen sollen hier ausführlicher besprochen werden; die meisten Anwendungen sind bei den einzelnen Befunden und Krankheiten dargestellt.

82   3 Schwangerenbetreuung

Ultraschalldiagnostik in der Frühschwangerschaft

Normale Entwicklung: Ende der 5. Schwangerschaftswoche post menstruationem ist eine Fruchtanlage manchmal, Ende der 7. Schwangerschaftswoche post menstruationem fast immer ultrasonographisch feststellbar. Bei der Untersuchung ist auf die **volle Harnblase** der Schwangeren zu achten. Die Messung der einzelnen **Fruchthöhlendurchmesser** (Abb. 55) erlaubt mit einiger Sicherheit die Bestimmung des Schwangerschaftsalters.

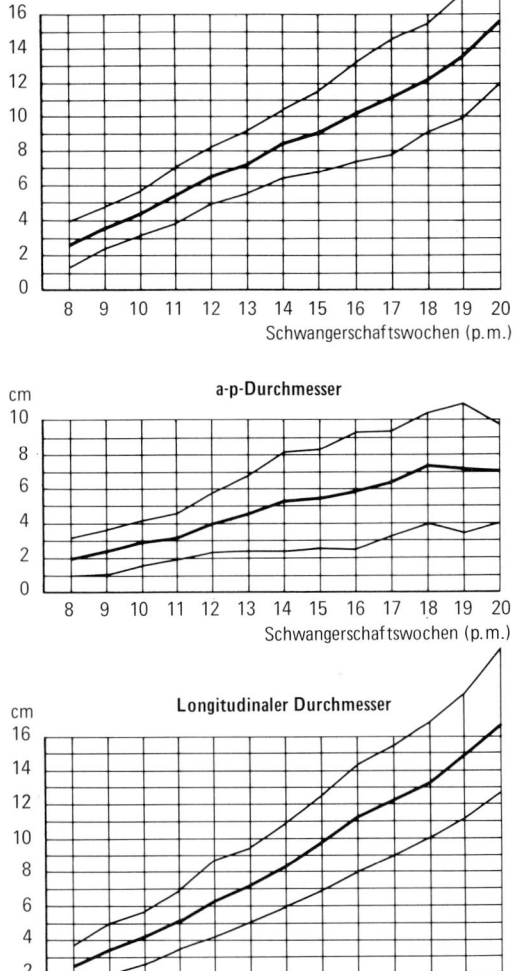

Abb. 55   Fruchthöhlendurchmesser bis zur 20. SSW, Mittelwerte und zweifache Standardabweichung (oben: transversal, Mitte: a.-p., unten: longitudinal) (nach REINOLD).

3.4 Zusätzliche Untersuchungsmethoden in der Schwangerschaft

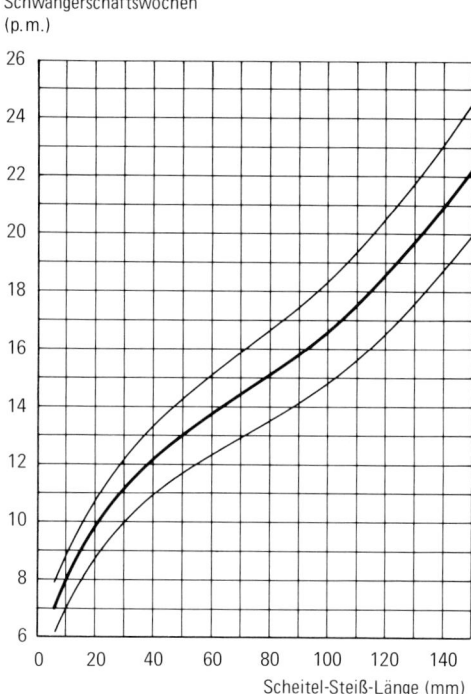

Abb. 56 Normbereichskurve zur Schätzung des Gestationsalters aus der sonographisch gemessenen Scheitel-Steiß-Länge, Mittelwerte und zweifache Standardabweichung (nach HANSMANN u. Mitarb.).

> Bei retroflektiertem Uterus sind die ultrasonographischen Befunde in der Frühschwangerschaft mit Vorsicht zu deuten.

Sobald ein Embryo darstellbar ist (etwa 8. Schwangerschaftswoche post menstruationem) kann die **Scheitel-Steiß-Länge** gemessen werden (Abb. 56). Diese gilt als sicherste Methode zur Bestimmung des Gestationsalters. Die Darstellung des Feten erlaubt auch eine Aussage über die Intaktheit der Schwangerschaft durch Beobachtung der Herzaktionen. Daneben ist die Kontrolle der embryonalen bzw. der fetalen Bewegungen eine Hilfe bei der Zustandsdiagnostik der Schwangerschaft.

Gestörte Entwicklung: Die Ultraschalluntersuchung bei gestörter Entwicklung der Schwangerschaft muß folgende Fragen klären:
- Ist ein Fruchtsack in utero vorhanden?
- Entspricht der Durchmesser des Fruchtsackes dem Schwangerschaftsalter?
- Ist ein Embryo oder Fet nachweisbar?
- Zeigt das embryonale oder fetale Herz Aktionen oder sind embryonale bzw. fetale Bewegungen zu registrieren?

In der Frühschwangerschaft ist vor allem die Differentialdiagnostik des Abortes (S. 536) ein wichtiges Anwendungsgebiet der Ultraschalldiagnostik:
- intakte Schwangerschaft
- verhaltener Abort
- inkompletter Abort

Ist der **Uterus** bei der vaginalen Untersuchung **kleiner** als es der angegebenen Schwangerschaftsdauer entspricht, so ist die Differentialdiagnose ultrasonographisch zu klären:
- verhaltener Abort (missed abortion), S. 541
- Windmole bzw. Abortivfrucht (S. 533)
- Extrauterinschwangerschaft (S. 551)

Vor allem in frühen Schwangerschaftswochen sei vor der vorzeitigen Diagnose der Abortivfrucht gewarnt. **Differentialdiagnostisch muß bei nicht darstellbarer Frucht in der frühen Schwangerschaftswoche immer an eine intakte Schwangerschaft mit einem Gestationsalter unter 5 bis 6 Wochen gedacht werden (Terminirrtum!).** In manchen Fällen „versteckt" sich der Embryo. Er wird dann übersehen und die Fruchthöhle erscheint leer. Die Kontrolluntersuchung erscheint für eine Verlaufsbeobachtung dringend notwendig.

Bei Verdacht auf **extrauterine Schwangerschaft** hat die Ultraschalldiagnostik vor allem folgende Aufgabe: Durch Nachweis eines intrauterinen Sitzes einer Schwangerschaft wird der extrauterine Sitz höchst unwahrscheinlich. Allerdings gelingt in manchen Fällen auch der direkte Nachweis der extrauterin eingenisteten Schwangerschaft.

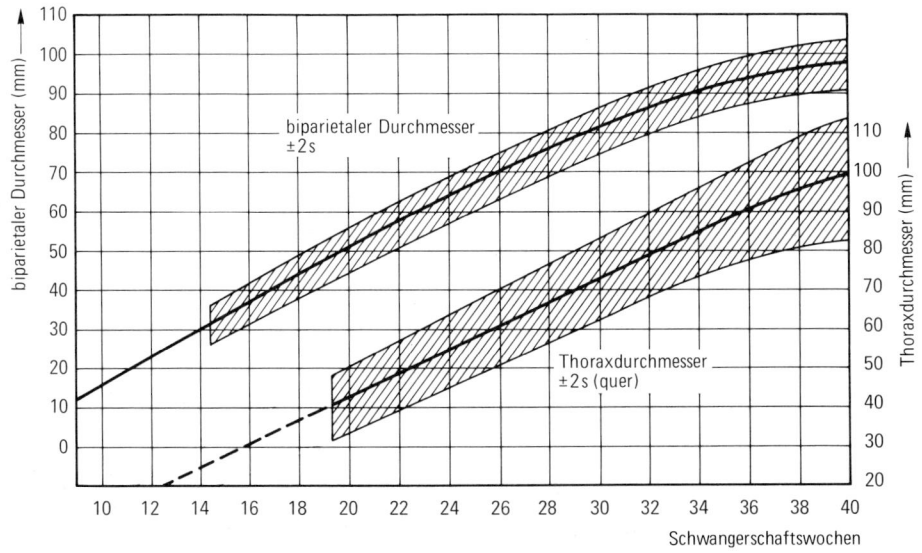

Abb. 57 Biparietaler und querer Thoraxdurchmesser in Abhängigkeit vom Schwangerschaftsalter, Mittelwerte und zweifache Standardabweichung (nach HANSMANN).

3.4 Zusätzliche Untersuchungsmethoden in der Schwangerschaft

Wird bei der vaginalen Untersuchung ein für das Gestationsalter **zu großer** Uterus getastet, so liegen folgende differentialdiagnostische Möglichkeiten vor und lassen sich ultrasonographisch leicht klären:
- Blasenmole (S. 545)
- Mehrlingsschwangerschaft (S. 403)
- Myom bei Schwangerschaft
- Ovarialzyste bei Schwangerschaft

Ultraschalldiagnostik im weiteren Schwangerschaftsverlauf

Größenbestimmung des Kindes: In der 2. Schwangerschaftshälfte ist die Größenbestimmung des Kindes die häufigste und wichtigste Anwendung der Ultraschalldiagnostik. Die Messung des biparietalen Durchmessers (Abb. 58) und eines Rumpfmaßes, z. B. des queren Thoraxdurchmessers (Abb. 59), ermöglichen die

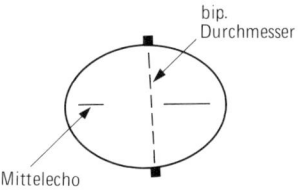
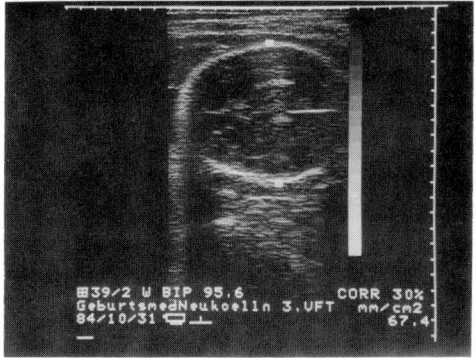

Abb. 58 Ultraschall-Schnittbild des fetalen Kopfes in der 40. SSW, biparietaler Durchmesser markiert.

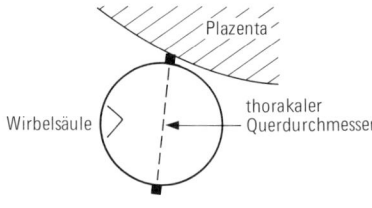
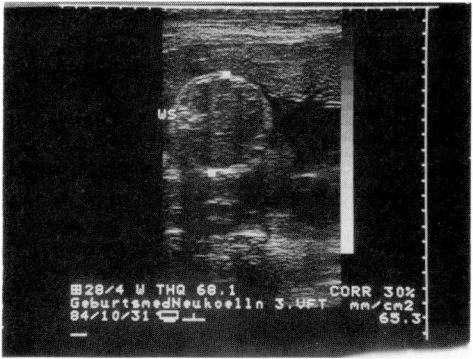

Abb. 59 Ultraschall-Schnittbild des fetalen Thorax in der 29. SSW, querer Durchmesser markiert.

Kontrolle des fetalen Wachstums durch Vergleich mit Normkurven des intrauterinen Wachstums (Abb. 57) und die Gewichtsbestimmung über entsprechende Tabellen.

Entscheidend für den Aussagewert des gemessenen biparietalen Durchmessers ist die Sorgfalt der Messung. Voraussetzung zur exakten Messung ist die gute Darstellung des **Mittelechos,** das durch Schallreflexe am Septum pellucidum, an der Falx cerebri, an den Wänden des 3. Hirnventrikels und am Aquaeductus cerebri gebildet wird.

Es ist besonders zu betonen, daß durch die **dolichozephale Kopfform (sog. Langschädel) der in Beckenendlage liegenden Kinder** bei diesen ein reduzierter biparietaler Durchmesser gemessen wird. In diesen Fällen ist durch Messung des frontookzipitalen Durchmessers diese Kopfform prüfbar und die intrauterine Wachstumskontrolle über Tabellen möglich, die diese Durchmesser berücksichtigen.

Für die Diagnostik der intrauterinen Mangelentwicklung hat die Messung eines Rumpfmaßes, z.B. des **thorakalen Durchmessers,** besondere Bedeutung. Vor dem Stillstand des Kopfwachstums kann die geringe Zunahme des thorakalen Durchmessers das Augenmerk auf die Mangelentwicklung lenken. Daher ist auf die exakte Messung des thorakalen Durchmessers besonderer Wert zu legen. Für die Messung empfiehlt sich das folgende Vorgehen.

1. Exakte Darstellung der fetalen Wirbelsäule im Bereich des unteren Thoraxabschnittes und des oberen abdominalen Abschnittes auf möglichst langer Strecke.
2. Senkrecht dazu wird ein Querschnitt im rechten Winkel gelegt (möglichst runder Schnitt).

Über die Höhe der anatomischen Schnittebene, in der man mißt, gibt es verschiedene Angaben: das Verschwinden des Herz-Spitzen-Stoßes, kaudale Thoraxapertur oder die Festlegung der Ebenen durch Darstellung der Vena umbilicalis.

Mißbildungsdiagnostik: Eine ausführliche Betrachtung des gesamten Feten erlaubt die Erkennung wesentlicher Fehlbildungen des Feten etwa in der 22. bis 24. Schwangerschaftswoche. In dieser Zeit sollte die Ultraschalluntersuchung folgenden Gang umfassen:
- Darstellung der **Wirbelsäule**
- Darstellung des **Kopfes**
- Organbeurteilung von **Herz, Lunge, Niere**
- Darstellung der **Extremitäten**

Spezialisierte Ultraschall-Zentren müssen darüber hinaus viele Einzelheiten der äußeren Gestalt des Feten und weitere Organe darstellen können (Bauchdecken, Magenblase, Harnblase u.a.).

Ein wichtiger Hinweis auf das Vorliegen einer Mißbildung ist der ultrasonographische Befund einer **pathologischen Fruchtwassermenge.** Nach HANSMANN muß aus dem Fehlen freien Fruchtwassers vor der 20. Schwangerschaftswoche mit Sicherheit auf eine Fehlbildung geschlossen werden, beispielsweise des Urogenitalsystems.

3.4 Zusätzliche Untersuchungsmethoden in der Schwangerschaft   87

Verdächtige Ultraschallbefunde sollten zu einer unverzüglichen Überweisung in ein spezialisiertes Zentrum führen!

Hormonbestimmungen

Die pathophysiologischen Grundlagen für dieses Kapitel sind unter dem Thema „Plazenta als endokrines Organ" auf S. 10 nachzulesen.

Für die Diagnostik und Überwachung der Schwangerschaft haben die Bestimmungen folgender Hormone heute Bedeutung:
1. das (humane) **Choriongonadotropin** (HCG),
2. das (humane) **plazentare Laktogen** (HPL),
3. das **Östriol**.

Über diese Hormone soll an dieser Stelle nur das gesagt werden, was für die Schwangerenberatung von Bedeutung ist.

1. **Choriongonadotropin** (HCG): Die HCG-Produktion des Trophoblasten ist die Grundlage der immunologischen Schwangerschaftsteste, bei denen der HCG-Nachweis in Blut- oder Urinproben erfolgt.

Bei den weit verbreiteten Schwangerschaftstesten im Urin wird der Nachweis des HCG mit Hilfe einer Antigen-Antikörperreaktion zwischen HCG und HCG-Antikörpern geführt. Die Zuverlässigkeit der immunologischen Teste wird mit 95% und mehr angegeben. Falsch positive Ergebnisse können bei Frauen mit hohen Konzentrationen von Gonadotropinen auftreten, z. B. bei Frauen im Klimakterium. Bei diesen führt die hohe LH-Konzentration infolge der LH-Kreuzreaktion der HCG-Antikörper zu dem falsch positiven Ergebnis. **Mit einem positiven Ergebnis ist etwa 35–40 Tage nach der letzten Regel zu rechnen.** Zur Untersuchung kann sowohl Morgen- als auch Tagesurin verwendet werden.

Es sei hier nur auf zwei dieser Teste verwiesen, die auf einfache Weise auch in der Praxis ausgeführt werden können, den Pregnosticon-Test und Gravindex-Schnelltest (Objektträgermethode).

a) **Pregnosticon-Test = Hämagglutinations-Hemmungstest** (Abb. 60), **Dauer: 2–3 Stunden**

Man benötigt zwei Reagentien: 1. Antiserum, das durch Sensibilisierung von Kaninchen gegen menschliches Choriongonadotropin (HCG), das als Antigen wirkt, gewonnen wurde (= Anti-HCG-Serum). 2. Hammelerythrozyten, die mit HCG beladen wurden.

Prinzip: Bringt man Urin schwangerer Frauen (enthält HCG) mit Anti-HCG-Serum zusammen, so wird dieses durch das HCG des Urins gebunden. Jetzt gibt man mit HCG beladene Hammelerythrozyten hinzu. Da das Anti-HCG-Serum bereits gebunden ist, können die Hammelerythrozyten nicht mit ihm reagieren, sie sinken zu Boden und bilden einen scharf begrenzten, deutlich sichtbaren **dunklen Ring** = das Ergebnis ist **positiv** (Abb. 60).

Enthält der Urin kein HCG, so reagieren die mit HCG beladenen Hammelerythrozyten mit dem Anti-HCG-Serum (Agglutination). Dadurch bleiben die Hammelerythrozyten **in Suspension**, d.h. sie sinken nicht zu Boden, es entsteht **kein Ring** = das Ergebnis ist **negativ** (Abb. 60).

88   3 Schwangerenbetreuung

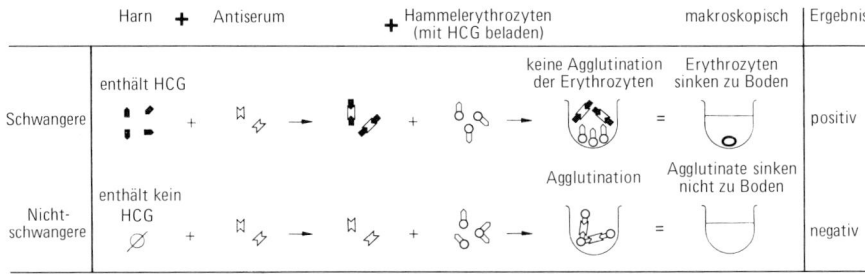

Abb. 60   Schematische Darstellung des Pregnosticon-Testes.

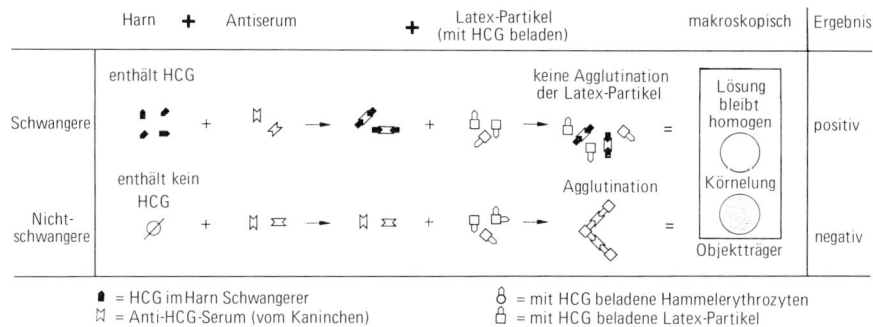

Abb. 61   Schematische Darstellung des Gravindex-Testes.

b) **Gravindex-Test = Latexagglutinations-Hemmtest** (Abb. 61), **Objektträgertest, Dauer: 3 Minuten**

Der Test beruht auf dem gleichen Prinzip wie der Pregnosticon-Test, nur werden anstelle der Hammelerythrozyten Latex-Partikel von etwa 0,8 µ Durchmesser, die mit HCG beladen worden sind, verwendet.

Ist die Frau schwanger, so werden die Antikörper des Anti-HCG-Serums durch das im Urin enthaltene HCG gebunden. Die danach hinzugegebenen, mit HCG beladenen Latex-Partikel können mit dem Antiserum nicht reagieren. Die Latexlösung bleibt milchig **trüb** = das Ergebnis ist **positiv** (Abb. 61). Ist die Frau nicht schwanger, enthält der Urin also kein HCG, so reagiert das Antiserum mit den HCG-beladenen Latex-Partikeln. Es kommt zu einer Agglutination, die auf dem Objektträger als **Körnelung** sichtbar ist = das Ergebnis ist **negativ** (Abb. 61).

Die angegebenen immunologischen HCG-Tests sind technisch einfach. Durch Einführung von Antikörpern, die gegen die β-Kette des HCG-Moleküls gerichtet sind, in die Test-Ansätze sind die Schwangerschaftsteste spezifisch und sensibler geworden. Mit diesen Tests (3S-Test, Neo-Pregnosticon u. a.) soll eine Schwangerschaft bereits zum Zeitpunkt der erwarteten Regel nachweisbar sein, mit Sicherheit etwa 1–3 Tage nach Ausbleiben der Regel.

Neben dem β-HCG-Nachweis im Urin hat die radioimmunologische Serum-β-HCG-Bestimmung Bedeutung erlangt. **Mit dem β-HCG-RIA kann die Schwanger-**

schaft einige Tage vor Ausbleiben der erwarteten Regel festgestellt werden. Da keine Reaktion mit LH erfolgt, gibt es keine falsch-positiven Ergebnisse bei Frauen im Klimakterium.

Neben der Schwangerschaftsdiagnostik ist die HCG-Bestimmung im Urin oder im Serum wichtig für die **Diagnostik der gestörten Frühschwangerschaft,** d.h. bei Abortus imminens, Blasenmole und Extrauteringravidität. Folgende **Leitsätze** gelten für die Interpretation der Ergebnisse:
- Normale HCG-Werte bei Frauen mit Blutungen in der Frühschwangerschaft lassen eher einen erfolgreichen Schwangerschaftsausgang erwarten.
- Erniedrigte HCG-Werte bei Frauen mit Blutungen in der Frühschwangerschaft sprechen eher für eine ungünstige Prognose.

> Die HCG-Bestimmung bei drohender Fehlgeburt ist **nicht zur Diagnose der intakten Schwangerschaft** geeignet. Die intakte Schwangerschaft wird mit Ultraschall festgestellt.

Der Wert der HCG-Bestimmung bei drohender Fehlgeburt ist nicht allgemein anerkannt.
- Hohe HCG-Werte finden sich bei der Blasenmole, s.S. 545.
- Niedrige HCG-Werte oder fehlender Nachweis von HCG sind bei einer Extrauterin-Gravidität (s.S. 551) möglich.

2. Plazentalaktogen (HPL): Zwischen dem HPL-Gehalt des mütterlichen Blutes und der Plazentazottenoberfläche, dem Kindsgewicht und dem Plazentagewicht bestehen Beziehungen. Daher ist die HPL-Bestimmung im mütterlichen Blut geeignet, eine chronische Plazentainsuffizienz zu erkennen.
Folgende **Leitsätze** gelten bei der Interpretation der Ergebnisse:
- Erniedrigte HPL-Werte sprechen für eine intrauterine Mangelentwicklung. Beispielsweise sind 95% aller Kinder, bei deren Müttern in der 33. Schwangerschaftswoche HPL-Werte unter 3,0 µg/ml gemessen werden, intrauterin mangelentwickelt.
- HPL-Werte unter der 2,5. Perzentile zeigen ein erhöhtes perinatales Risiko an (z.B. subpartale Azidose).
- HPL-Werte von Zwillingsschwangerschaften müssen mit einem speziellen Zwillings-HPL-Bereich verglichen werden (Abb. 62).

Die klinische Konsequenz aus erniedrigten HPL-Werten kann nur die kardiotokographische Intensivüberwachung sein.

3. Östriol: Im Kapitel über die „Plazenta als endokrines Organ" haben wir festgehalten, daß die Östriolkonzentration im mütterlichen Serum bzw. die Östriolausscheidung im Harn der Mutter ein Maß für das Wohlergehen des Feten ist. Die Konzentration des freien Östriol im mütterlichen Blut ergibt sich aus drei Faktoren: 1. der Bildung von Östriol in Trophoblast und Fet, 2. der Ausscheidung und 3. der Bindung an Proteine. Veränderungen von Bildungsrate, Ausscheidungsrate oder Proteinbindung rufen veränderte Konzentrationen von freiem Östriol im Blut hervor. Beispielsweise kommt es bei Kortikoidgaben an die Mutter zum Zwecke der Lungenreifung des Feten zu einer Hemmung der Nebennierenrinde des Feten und damit zum Absinken des freien Östriol-Spiegels im mütterlichen Blut.

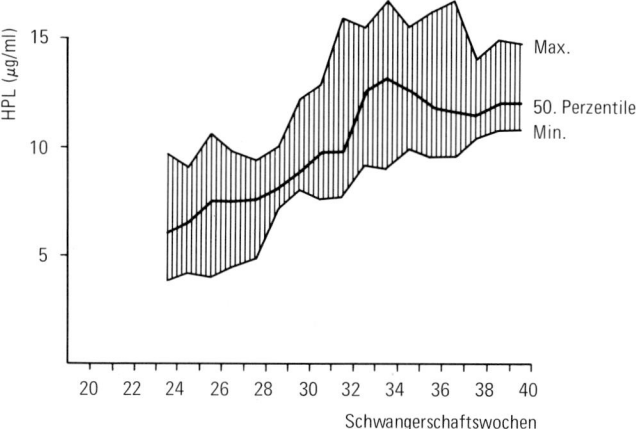

Abb. 62 Mediane, Minima und Maxima der HPL-Werte von Zwillingsschwangerschaften mit zwei eutrophen Kindern.

Leitsätze beim Auftreten pathologisch niedriger Östriolwerte:

- erhöhte Rate von intrauterinem Kindstod,
- erhöhte Rate von intrauterin mangelentwickelten Kindern,
- erhöhte Rate von groben fetalen Mißbildungen.

Die Rate falsch-pathologisch niedriger Östriol-Werte ist allerdings hoch, daher sind **pathologische Östriol-Werte in der Spätschwangerschaft nur eine Indikation zur Intensivüberwachung des Kindes mittels Ultraschall, Kardiotokographie u. a.**

Lungenreifediagnostik

Bei der Embryonal- und Fetalentwicklung (S. 17) wurde schon die anatomische und biochemische Lungenreifung erläutert, deren Bedeutung in der Verhinderung des Alveolarkollaps nach der Geburt zu sehen ist. Dieser steht im Zentrum der Ursachen des Membransyndroms (S. 699).

Die Lungenreife wird durch Bestimmung der Surfactant-Konzentration bzw. eines Teils des Surfactant, der Lezithine, im Fruchtwasser geprüft, das durch **transabdominale Amniozentese** gewonnen wird. Die Lezithine können etwa ab der 18. bis 24. Woche im Fruchtwasser nachgewiesen werden. Die Konzentration steigt im Laufe der Schwangerschaft an (Abb. 63).

Zur Ermittlung der Oberflächenspannung bzw. der Lezithinkonzentration im Fruchtwasserpunktat wurden verschiedene **physikalische, biochemische** und **enzymatische** Methoden entwickelt, von denen sich noch keine als endgültiger Standard durchgesetzt hat.

Von den physikalischen Methoden hat der Schaumtest oder der Schütteltest nach CLEMENTS die weiteste Verbreitung gefunden, da er als Bed-side-Methode ohne weitere Geräte durchführbar ist (Abb. 64). Es wird die Stabilität von Bläschen einer Fruchtwasserprobe im

3.4 Zusätzliche Untersuchungsmethoden in der Schwangerschaft

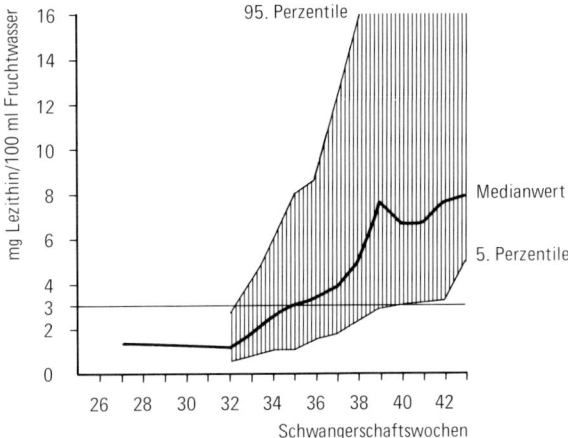

Abb. 63 Verhalten der Lezithin-Konzentration (Median-, 5. Perzentil- und 95. Perzentilwerte) im Fruchtwasser in Abhängigkeit vom Schwangerschaftsalter.

Glas Nr.	1	2	3	4	5
Fruchtwasser (ml)	1,00	0,75	0,50	0,25	0,20
0,9% Natriumchloridlösung (ml)	–	0,25	0,50	0,75	0,80
95% Äthylalkohol (ml)	1,0	1,0	1,0	1,0	1,0

1. 15 Sekunden intensiv schütteln
2. 15 Minuten später Ablesen des Ergebnisses

Abb. 64 Durchführung des Schaumtestes nach CLEMENTS.

Reagenzglas nach Behandlung entsprechend der Abb. 64 geprüft. Sind im 1. und 2. Glas an der Flüssigkeitsoberfläche vollständige Ringe kleiner weißer Bläschen vorhanden, so ist mit großer Sicherheit die Lungenreife ausreichend. Bei geringerer Ringbildung ist eine biochemische Methode der Lungenreifediagnostik zu empfehlen.

Die meiste Bedeutung bei den chemischen Methoden haben die **Messung der Lezithin/Sphingomyelin-Ratio nach** GLUCK und die Modifikationen dieser Methode. Bei diesen Verfahren werden nach Extraktion die Phospholipide dünnschichtchromatographisch getrennt. Nach der Dünnschichtchromatographie können die Lezithine bzw. der Quotient aus Lezithinen und Sphingomyelin nach Anfärbung lokalisiert und durch Größenvergleich der Flecken, transmissions- oder reflexionsdensitometrisch, nach Abkratzen photometrisch sowie gaschromatographisch über die Fettsäurebestimmung quantifiziert werden.
Bei L/S-Ratio-Werten gleich und über 2 ist die Wahrscheinlichkeit eines Membransyndroms unter 5%, bei Werten unter 2 wird die Häufigkeit des Membransyndroms mit sehr unterschiedlichen Werten (25-90%) angegeben.

Neben den genannten Verfahren sind in den letzten Jahren enzymatische Verfahren zur Lezithinbestimmung entwickelt worden, die besonders geeignet erscheinen. Das nach der

Spaltung der Lezithine durch die Phospholipase C gebildete Phosphorylcholin wird in einer enzymatischen Reaktionskette über den Verbrauch an NADH photometrisch gemessen. Die kritische Grenze bei dieser Methode soll bei 5,0 mg Lezithin/100 ml Fruchtwasser liegen.

Indikationen zur Lungenreifediagnostik

Zur Vermeidung des Membransyndromes beim Neugeborenen kommt neben der Verhütung der Frühgeburt und der Vermeidung der intrauterinen bzw. neonatalen Hypoxie der Erkennung des Surfactant-Mangels und der Förderung der Surfactant-Bildung der fetalen Lunge (s. S. 18) eine besondere Bedeutung zu.

Indikationen zur Lungenreifediagnostik
1. drohende Frühgeburt
2. geplante Beendigung einer Langzeit-Tokolyse wegen vorzeitiger Wehentätigkeit
3. geplante vorzeitige Schwangerschaftsbeendigung wegen Gefährdung von Mutter und/oder Kind

Fruchtwassergewinnung zur pränatalen Diagnostik genetisch bedingter Defekte

4–5% aller Neugeborenen weisen genetisch bedingte Erkrankungen auf. Die frühzeitige Erkennung einer solchen Erkrankung in der Schwangerschaft ist anzustreben. Dabei verfolgt der Geburtshelfer folgende Ziele:
- Diagnostik von **Chromosomenanomalien**
- Diagnostik angeborener **Stoffwechselerkrankungen**
- Diagnostik des Geschlechts bei **geschlechtschromosomal vererbten Leiden**
- Diagnostik neuraler Dysrhaphien

Indikationen zur pränatalen Diagnostik bzw. Amniozentese:
- **mütterliches Alter gleich und über 35 Jahre** (Tab. 2),
- **väterliches Alter gleich und über 41 Jahre,**

Tab 2 Mütterliches Alter und Häufigkeit von Chromosomenanomalien (nach KNÖRR).

Mütterliches Alter in Jahren	Rate an Anomalien (%)
35–37	1,6
38–40	2,0
41–43	5,0
≥44	9,1

- **Chromosomentranslokation** bei einem Elternteil,
- **Überträgerinnen eines geschlechtschromosomalen Leidens,**
- **vorausgegangenes Kind mit Chromosomenanomalie,**
- **vorausgegangenes Kind mit neuraler Dysrhaphie,** oder **neurale Dysrhaphien in der Verwandtschaft,**
- **familiäre Belastung durch einen Stoffwechseldefekt.**

Die Amniozentese in der Frühschwangerschaft ist nicht indiziert zum Ausschluß teratogener Wirkungen bestimmter Medikamente oder zum Ausschluß von Strahlenbelastungen des Feten.

Vorgehen:
Voraussetzung für die Fruchtwasserdiagnostik ist die Gewinnung von Fruchtwasser mittels Amniozentese. Die Amniozentese ist in der 16. Schwangerschaftswoche möglich und bei den oben angegebenen Indikationen angezeigt. Zu diesem Zeitpunkt ist das Fruchtwasservolumen etwa 180 ml groß, es ist für die transabdominale Punktion gut zugänglich und es enthält fetale Zellen, die im genetischen Institut angezüchtet werden. Die Amniozentese wird im Anschluß an eine Ultraschall-Darstellung der Fruchthöhle und des Feten oder sogar unter Ultraschallsicht durchgeführt. Dabei ist selbstverständlich die Lokalisation der Plazenta außerordentlich wichtig. Nach Desinfektion der Punktionsstelle wird mit einer Einmalkanüle mit oder ohne Lokalanästhesie die Fruchthöhle punktiert und etwa 10 ml Fruchtwasser für die Chromosomenanalyse und je nach auszuführenden biochemischen Untersuchungen ein weiteres Volumen von 5-10 ml zur biochemischen Diagnostik abgenommen.

Das **Risiko einer Amniozentese,** eine Fehlgeburt auszulösen, beträgt etwa 1%. Im Anschluß an die Amniozentese auftretender **Fruchtwasserabgang** oder leichte Blutungen sind häufig vorübergehend. Schwere Infektionszustände nach Fruchtwasserpunktion sind äußerst selten.

In letzter Zeit ist eine neue Methode der Chromosomenuntersuchung von Zellen des Chorion in der Erprobung **(Chorionbiopsie).** Dabei wird unter Ultraschallsicht transzervikal ein dünner Katheter in den Bereich der Plazenta vorgeschoben und durch einen leichten Unterdruck werden Chorionzotten zur genetischen Untersuchung gewonnen. Diese Untersuchung ist bereits in der 8. Schwangerschaftswoche möglich und durchführbar. Der endgültige Stellenwert der Chorionbiopsie ist noch nicht festgelegt.

Offene Spaltbildungen des Gehirns oder des Rückenmarks wie Anenzephalie, Spina bifida aperta oder Meningomyelozele sind durch die Bestimmung der Alpha-Feto-Proteine und der Azetylcholinesterase im Fruchtwasser der Diagnostik zugänglich geworden. Ein Teil dieser Anomalien der Kinder ist heute ebenfalls mit der Ultraschalldiagnostik gut feststellbar. Da in diesen Fällen auch die Alpha-Feto-Proteine im Serum der Mutter erhöht sind, wird der Wert eines **breiten AFP-Screenings im Serum aller Schwangeren** diskutiert. Diese Frage ist noch nicht endgültig entschieden. Hier ist besonders zu betonen, daß **nur offene Neuralrohrdefekte** mit der AFP-Bestimmung diagnostiziert werden können. Etwa 10% aller Neuralrohrdefekte treten allerdings in geschlossener Form auf! Sie entziehen sich dieser biochemischen Diagnostik im Fruchtwasser.

4 Erkrankungen der Mutter während der Schwangerschaft

4.1 Schwangerschaftsspezifische Erkrankungen

Die schwangerschaftsspezifischen Erkrankungen sind dadurch gekennzeichnet, daß sie durch die Schwangerschaft ursächlich bedingt sind und nur bei der schwangeren Frau und nicht außerhalb der Schwangerschaft vorkommen. Ihre Ursache ist nicht ein besonderer „Giftstoff", wie man früher annahm. Trotzdem hat sich neben der neueren Bezeichnung „Gestose" auch die der „Schwangerschaftstoxikose" (=Schwangerschaftsvergiftung) oder Toxämie im Sprachgebrauch erhalten.

Man unterscheidet **Früh- und Spätgestosen.** Die wichtigste Frühgestose ist die **Hyperemesis gravidarum.** Unter dem Begriff Spätgestose oder **EPH-Gestose** faßt man die **Präeklampsie** und **Eklampsie** zusammen.

Frühgestosen

Emesis gravidarum

Übelkeit mit Brechreiz und Erbrechen beginnt meist in der 5.-6.-12. Schwangerschaftswoche und dauert in der Regel nicht länger als 3-4 Monate. **Am meisten leiden darunter Erstgebärende,** Schwangere mit **Zwillingen,** Schwangere mit **Blasenmole,** Schwangere mit **Chorionepitheliom.**

Beginn morgens bei nüchternem Magen mit **Übelkeit** (Nausea) und **Erbrechen** (Vomitus matutinus, „morning sickness"). Eine wesentliche Beeinträchtigung der Schwangeren findet nicht statt. Der Gewichtsverlust ist meist gering.

Hyperemesis gravidarum

Während Nausea und Emesis meist als harmlos zu bezeichnen sind, führen graduelle Übergänge zu der manchmal lebensbedrohenden Hyperemesis gravidarum.

Symptome:
- Das Erbrechen tritt heftiger und häufiger auf, bis zu 5-10mal am Tage, zu jeder Zeit, unabhängig davon, ob der Magen leer ist oder nicht.
- Brennender Durst (Wasserverlust)
- Austrocknung des Körpers = Exsikkose (welke Haut, trockene Zunge, langes Bestehenbleiben abgehobener Hautfalten)
- Übelriechender Atem (= Foetor ex ore)

- Rasche **Gewichtsabnahme**
- Verschlechterung des Allgemeinzustandes
- Temperatursteigerung
- **Ikterus** (erhebliche Störung des Leberstoffwechsels)
- **Hirnerscheinungen** (Benommenheit, Delirien usw.)

Laborbefunde:

Urin: Eiweiß, Azeton, Urobilinogen und Porphyrin im Urin vermehrt, Zylinder (= Intoxikation).

Serum: Bilirubin in schweren Fällen bis auf etwa 2 mg% vermehrt! Bedrohliches Zeichen!

Die Hyperemesis kann bei nicht genügender oder falscher Behandlung zu irreparablen Schädigungen der parenchymatösen Organe, zu Stoffwechselstörungen und schließlich unter völligem Kräfteverfall (mit Temperaturanstieg und Delirien) sogar zum **Tode** führen.

Ätiologie: Noch nicht eindeutig geklärt. Möglicherweise sind die **endokrinen Veränderungen** im ersten Schwangerschaftsdrittel mit der großen Choriongonadotropinbildung der Plazenta Ursache des häufigen Auftretens der Hyperemesis gravidarum in diesem Schwangerschaftsalter.

Psychische Faktoren können den Zustand mildern oder verschlimmern; die Hyperemesis gravidarum wird als vorwiegend psychosomatische Erkrankung empfunden.

Wunschneurose: Wunsch nach Befreiung von der als unerwünscht empfundenen Schwangerschaft, Ablehnungsneurose; oder

Angstneurose: Angst vor dem bevorstehenden Geburtsschmerz, Furcht vor der sozialen Zukunft von Mutter und Kind.

Differentialdiagnostisch kommt eine **Hepatitis** in der Schwangerschaft in Frage. Auch die Hepatitis beginnt vielfach mit **Brechreiz** und **Erbrechen.**

Therapie der Emesis

Das leichte, morgendliche Erbrechen bedarf keiner besonderen Behandlung.

Therapie der Hyperemesis

Die wirksamste Maßnahme in der Behandlung der Hyperemesis besteht in der Einweisung in eine **Klinik**!

Der Organismus der Hyperemesiskranken braucht in erster Linie
Flüssigkeit,
Kochsalz
u. **Kohlenhydrate** (Traubenzucker).

Bei allen schweren Fällen, bei Nachweis von Azeton im Urin, bei Dehydratation, Verschiebung der Elektrolyt-Bilanz ist eine **Infusionstherapie** erforderlich. Diese ist bis zum Verschwinden des Azetons aus dem Urin fortzusetzen.
Infusionsschema:
a. 500 ml Basislösung + 1 Amp. Hexobion = 200 kcal
   + 1 Amp. Vit. B-Komplex
   + 1 Amp. Vit. C
b. 500 ml Aminosteril = 400 kcal
c. 500 ml Glukose 5% + 1 Amp. Vit. B-Komplex = 200 kcal

Bei höherem Flüssigkeitsbedarf und Kalorienverbrauch können anstelle der Basislösung 1000 ml Salviamin 1500 (= 480 kcal) infundiert werden. Vitamin-Zusätze wie zur Basislösung. Elektrolyte müssen nach den Laborwerten hinzugefügt werden.

Ptyalismus gravidarum (= Hypersalivation)
Vermehrter Speichelfluß in der Schwangerschaft (meist 2.-4. Monat) wird dann zu einem unangenehmen Leiden, wenn sich dauernd große Speichelmengen im Munde ansammeln. Das Leiden hängt wahrscheinlich mit einer verstärkten Parasympathikuswirkung zusammen.
Behandlung: Mundspülungen mit Adstringentien (mit Zusatz von Tct. Myrrhae u.a.), Belladonnapräparate oder Atosil (3 mal tgl. 1-2 Tabl.), Prostigmin (1 mal tgl. ½ Tabl.).

Die Spätgestose (= EPH-Gestose)

Die Eklampsie und ihr Vorstadium, die Präeklampsie, sind als schwerste Form einer Gestose aufzufassen, die im letzten Drittel der Schwangerschaft, besonders aber unter der Geburt, weniger häufig im Wochenbett, auftreten und deshalb auch als **Spätgestose** oder auch als **EPH**[1]**-Gestose** bezeichnet werden.

1. Die Präeklampsie
Im Vordergrund stehen im wesentlichen drei Symptome, die gemeinsam oder aber auch getrennt voneinander das Krankheitsbild beherrschen:

Hypertonie
Proteinurie
Ödeme

---
[1] E = (edema) Ödem, P = Proteinurie, H = Hypertonie.

1. Hypertonie. Bei etwa **95% aller Spätgestosen** ist der Blutdruck erhöht. Die Blutdruckerhöhung ist in einem hohen Prozentsatz das **erste** Symptom der Spätgestose.

Blutdruckwerte über 135/85 mm Hg sind als pathologisch anzusehen.

Der Hochdruck ist das allerwichtigste Symptom der Spätgestosen. Besonders wichtig ist der **diastolische** Druck, weil er der **direkte Gradmesser** zumindest **einer Ursache** der präeklamptischen und eklamptischen Erscheinungen ist, nämlich des **Arteriolenspasmus** (s. u.).

Bei Patientinnen mit Schwangerschafts-Hypertonie haben mehrere Untersucher einen geringeren Ganzkörper-Natriumbestand und ein geringeres Plasma-Volumen als bei Frauen mit normalem Schwangerschaftsverlauf gefunden. Diese **Hypovolämie** kann die Gefahr der **Minderdurchblutung der feto-plazentaren Einheit** und der **renalen Minderdurchblutung** heraufbeschwören. Das Auftreten von Ödemen in fortgeschrittenen Stadien der Spätgestose ist Ausdruck der gestörten Nierenfunktion und der dann gesteigerten renaltubulären Natrium-Retention. Die retinierte Flüssigkeit wird vorzugsweise im Extrazellulärraum abgelagert, da die Patientinnen trotz peripherer Ödeme hypovolämisch sind.

2. Proteinurie. Bei der Nichtschwangeren sind im Urin nur ganz geringe Spuren von Eiweiß vorhanden. Durch die bei **jeder** normalen Schwangerschaft erhöhte Durchlässigkeit der Kapillaren (d. h. auch der Glomerulusschlingen) werden Eiweißkörper in den Primärharn abgesondert, und zwar sind immer die Eiweißkörper mit dem **niedrigsten Molekulargewicht** anteilmäßig am stärksten vertreten, also vorwiegend **Albumine**. Sie können die Kapillarwände der Glomerula leichter passieren als die höher molekularen Globuline. Ein **Eiweißgehalt unter 0,5 g/l im 24-Stunden-Urin** einer Schwangeren ist noch als **physiologisch** anzusehen.

Eine Vermehrung der Eiweißausscheidung im 24-Stunden-Urin **über 0,5 g/l** gilt als **pathologisch** und ist Ausdruck einer gesteigerten **Permeabilität der Kapillaren.**

Die Ursache der Proteinurie ist also primär nicht eine Störung der Tubulusresorption, sondern die allgemeine, **stark erhöhte Durchlässigkeit der Kapillaren** (FRIEDBERG).

Morphologisch läßt sich während der Spätgestose an den Glomerula der Nieren feststellen, daß diese geschwollen sind und ischämisch, die Gefäßschlingen sind verklumpt, die Kapselräume eingeengt. Das Bild wird als eine **Entzündung des Endothels der Glomerulokapillaren** interpretiert. Daneben spielt die **Thrombose dieser Glomerulagefäße** im Sinne der disseminierten intravasalen Gerinnung bei der schweren Spätgestose eine wichtige Rolle. Die Nierenveränderungen sind das morphologische Korrelat der Proteinurie; eine Korrelation zur Hypertonie scheint nicht zu bestehen. Bei der monosymptomatischen Ödem-Gestose sind morphologische Nierenveränderungen nicht bekannt.

3. Ödeme. Vermehrte Wasserretention im Gewebe (= Zunahme der extrazellulären Flüssigkeit) und dadurch bedingte Schwellung der Unter- und Oberschenkel, der Füße, des Gesichts, der Finger, der Schamlippen und des Unterbauches.

Ödeme entstehen meist langsam. Erst wenn mehrere Liter Flüssigkeit im Gewebe gespeichert sind, werden sie fühlbar und sichtbar.

Nur bei häufiger und regelmäßiger Schwangerenuntersuchung lassen sich Ödeme frühzeitig erkennen!

Die Mittel dazu sind regelmäßiges Wiegen und das Eindrücken der Haut oberhalb der Knöchel am Vorderrand der Tibia.

500 g pro Woche sind als höchstzulässige Gewichtszunahme in den letzten 3 Monaten der Schwangerschaft anzusehen. Eine größere Gewichtszunahme ist pathologisch und bedeutet **latente Ödeme.** Bei ¾ aller Präeklampsien fanden sich Werte über 600 g. Unter 500 g Gewichtszunahme pro Woche wurde nur selten bei einer Gestose beobachtet. Die Gewichtszunahme in der Gravidität soll 11–12 kg nicht überschreiten!

Anhand großer epidemiologischer Untersuchungen wurde überprüft, ob Ödemen für die Vorhersage der Spätgestose und perinataler Komplikationen eine Aussagekraft zukommt. FRIEDMAN untersuchte rund 40 000 Schwangere und fand insgesamt eine perinatale Mortalität von 2,8%. Bei 31% aller Frauen wurden prätibiale Ödeme gefunden. **Die perinatale Mortalität bei Kindern ödematöser Frauen war mit 2,3% keineswegs höher als im Gesamtkollektiv.** Hingegen war die perinatale Mortalität bei Kindern proteinurischer Frauen mit 4,4% erhöht. Mit 11,5% war die Mortalität der Kinder deutlich höher, wenn die Mütter in der 24. Schwangerschaftswoche eine Erhöhung des diastolischen Blutdruckes aufwiesen. Diese epidemiologische Untersuchung zeigt, daß bei Fehlen von Hochdruck und Proteinurie der alleinigen Anwesenheit von Ödemen keine Bedeutung als Risikofaktor hinsichtlich der perinatalen Mortalität zukommt.

2. Die Eklampsie
Vorboten der Eklampsie = Drohende Eklampsie
= Alarmierende Zeichen kurz vor dem Anfall:
- **Starke Kopfschmerzen**
- **Augensymptome**
- **Magensymptome**

Starke Kopfschmerzen, gedunsenes Gesicht, Schwindelgefühl, allgemeine Unruhe, Benommenheit.

Augensymptome: Flimmern vor den Augen, undeutliches Sehen (die Patientin kann vorgehaltene Finger nicht mehr zählen!), Nebligsehen, Doppeltsehen, Fundus hypertonicus.

Magensymptome: Brechreiz, Übelkeit, Magenschmerzen, Erbrechen.

4.1 Schwangerschaftsspezifische Erkrankungen

Symptome des eklamptischen Anfalls
Aus den **Vorsymptomen** heraus und selten ohne ein präklamptisches Zeichen tritt der eklamptische Anfall auf. Er ist für Mutter **und** Kind **außerordentlich gefährlich** und mit einer hohen Mortalität belastet.

Eklamptischer Anfall = Tonisch-klonische Krämpfe in tiefer Bewußtlosigkeit
Nach allgemeiner Unruhe, fibrillären Zuckungen der Gesichtsmuskeln, Zitterbewegungen der Hände, Arme und Füße, Weitwerden der Pupillen treten zunächst **tonische Krämpfe** auf: Zusammenballen der Hände, Aufeinanderbeißen der Zähne (Vorsicht, Zungenbiß!), Atemstillstand, blaue Verfärbung des Gesichts. Die tonischen Krämpfe gehen dann plötzlich in **klonische Zuckungen** über, die den ganzen Körper erfassen: Die Krampfende schlägt mit Armen und Beinen um sich, Krämpfe der Nackenmuskulatur werfen den Kopf nach hinten, Krämpfe der Rückenmuskulatur spannen die Wirbelsäule wie einen Bogen. Die Patientin hat Schaum vor dem Munde (erhöhte Speichelsekretion). Nach etwa einer Minute löst sich der Krampfzustand mit einem tiefen, schnarchenden Atemzug, die Patientin bleibt jedoch meist noch einige Zeit bewußtlos. Die Reflexe sind im Anfall erloschen, der Blutdruck ist maximal erhöht (drahtharter Puls).

Der eklamptische Anfall wird durch Spasmen der Hirngefäße ausgelöst.

Die **Amaurose,** die bei der schweren Toxikose auftreten kann, ist eine zentrale Amaurose und kann zu irreversiblen Schädigungen führen.

Die **Mortalität steigt mit jedem Anfall,** und es ist die Aufgabe des Geburtshelfers, **jeden weiteren Anfall zu verhüten.**

Die Eklampsie kann jedoch in besonderen Fällen auch ohne Anfall verlaufen, wenn die **Schädigung der Leber** im Vordergrund steht („Eclampsia sine eclampsia"). In ihrem Verlauf kommt es zu einem Leberkoma mit tiefer komatöser Atmung, Ikterus, Bilirubinämie und -urie. Die Prognose dieser Eklampsieform ist **besonders schlecht.**

Differentialdiagnostisch muß bei der Eklampsie an Epilepsie, Tetanie, echte Urämie, Meningitis, Coma diabeticum u. a. gedacht werden.

Pathogenese der Spätgestosen
Die Ursache der Präeklampsie und Eklampsie ist trotz intensiver Forschung noch ungeklärt.

Von den zahlreichen Theorien über die Ursachen der Spätgestose steht heute die der **Minderdurchblutung oder Mangeldurchblutung des Uterus und der Plazenta** (plazentare Ischämie) im Mittelpunkt der Diskussion.

Experimentelle Untersuchungen bei verschiedenen Tiergattungen haben gezeigt:

Drosselt man z. B. beim schwangeren Kaninchen die Blutzufuhr zum Uterus ab, so steigt in kurzer Zeit der Blutdruck erheblich an. Ferner kommt es zu Proteinurie und Oligurie. Die Plazenta bildet bei Minderdurchblutung pressorische Substanzen, die den Blutdruck zum Hochdruck steigern. Es ist gelungen, diese Substanzen aus der Plazenta, der Dezidua und dem Fruchtwasser zu gewinnen. - Als Ursachen der plazentaren Ischämie nehmen einige Autoren eine übermäßige Spannung der Uteruswand (**„Spannungsgestose"**) oder vaskuläre Faktoren (**„vaskuläre Gestose"**) an.

Es gibt eine Reihe von **klinischen Erfahrungen**, die dafür sprechen, daß die Minderdurchblutung der Plazenta eine oder die Ursache der Spätgestose ist:

1. Eine übermäßige uterine Spannung = Überdehnung der Uteruswand und damit wahrscheinlich eine Minderdurchblutung der Plazenta findet sich
bei **Blasenmole,**
Hydramnion,
Hydrops fetus und
Zwillingsschwangerschaft.

Bei jedem dieser 4 Zustände treten Präeklampsien und Eklampsien häufiger auf als statistisch zu erwarten wäre.

2. Eine verminderte Durchblutung der Plazenta ist wahrscheinlich auch anzunehmen

bei **Erstgebärenden**, besonders bei **jungen Erstgebärenden.**

In den ersten 20 Wochen der Schwangerschaft ist bei Erstgebärenden das Wachstum der Uterusmuskulatur und die Ausbildung der uterinen Gefäße ungenügend (endogen bedingtes hypoplastisches uterines Gefäßsystem), was sich in der Spätschwangerschaft ungünstig auf die Durchblutung des Uterus und der Plazenta auswirkt und möglicherweise die Ursache der Spätgestose ist. Jedenfalls ist das weitaus häufigere Vorkommen der Spätgestosen bei Erstgebärenden im Vergleich zu Mehrgebärenden (85:15) eine der ältesten klinischen Erfahrungen. Dazu kommt, daß bei sehr jungen Erstgebärenden (unter 16 Jahren) die Eklampsiefrequenz 3-4mal höher liegt als beim Durchschnitt der Erstgebärenden.

3. Eine Durchblutungsverminderung von Uterus und Plazenta ist auch anzunehmen

bei **Frauen, die mit präexistenten Erkrankungen, wie chronischen hypertensiven Gefäß- und Nierenerkrankungen,** sowie **Diabetes mellitus**

in die Schwangerschaft hineingehen. Diese Zustände finden wir vor allem bei Mehrgebärenden, also bei älteren Frauen. Bei dieser Gruppe treten Pfropfgestosen gehäuft auf.

Die Mangeldurchblutung der Plazenta bei der Präeklampsie konnte mit Hilfe von **Isotopen** nachgewiesen werden.

Eine weitere viel beachtete Tatsache ist die, daß solche Frauen bevorzugt an Spätgestosen erkranken, die durch eine **erblich bedingte** Neigung zur **Hypertonie** prädisponiert sind. Es ist durch anamnestische Erhebungen sichergestellt, daß Spätgestosen in manchen Familien gehäuft auftreten.

Im Zentrum des ganzen Krankheitsgeschehens der Präeklampsie und Eklampsie steht die **generalisierte Vasokonstriktion der Arteriolen,** der sog. „**Gefäßspasmus**". Wie er zustandekommt, ist bis heute nicht geklärt. Die Frage, ob es durch gestörte Wechselbeziehungen zwischen dem Renin-Angiotensin- und Prostaglandinstoffwechsel zur plazentaren Minderdurchblutung und Arteriolenspasmen kommt oder ob die Arteriolenspasmen die Ursache der Minderdurchblutung von Uterus und Plazenta sind, ist heute noch nicht zu beantworten. Möglicherweise handelt es sich bei den Spasmen um eine Kompensation der Hypovolämie.

Arteriolenspasmus bedeutet Verengung des Gefäßvolumens, also Verminderung der Blutzufuhr und damit Mangelversorgung. Die Reaktion des Körpers auf den generalisierten Spasmus der Arteriolen ist zunächst die **Blutdrucksteigerung.** Sie stellt einen Ausgleichsversuch des Körpers dar. Die Höhe des **diastolischen** Blutdrucks ist ein Gradmesser für die Stärke des Arteriolenspasmus.

Stärkere Grade des generalisierten Arteriolenspasmus wirken sich **lokal** an lebenswichtigen Organen wie Gehirn, Plazenta, Niere und Leber durch erhebliche funktionelle Störungen und schließlich morphologische Schäden (Gewebsischämie → Nekrosen) aus. Je nachdem, welche Organe besonders betroffen sind, treten neben den drei Kardinalsymptomen zahlreiche und sehr verschiedenartige weitere Krankheitszeichen auf (Abb. 65), die besonders das Krankheitsbild der schweren Präeklampsie im Übergang zur Eklampsie kennzeichnen.

Die **Arteriolenspasmen** sind die Ursachen aller wesentlichen Symptome, weil sie die Ursache der **Mangeldurchblutung** und damit der **schlechten Sauerstoffversorgung** der Organgewebe, der sog. **Gewebshypoxie,** sind.

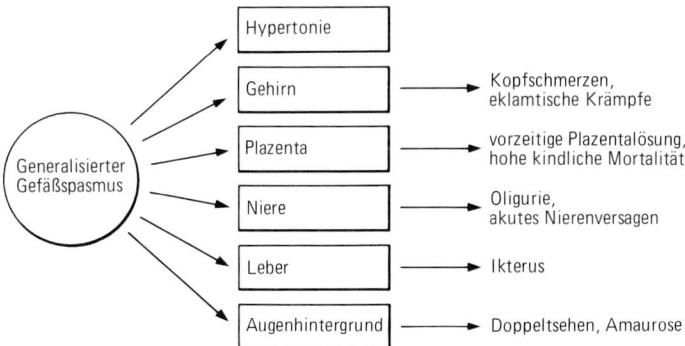

Abb. 65   Der Einfluß generalisierter Gefäßspasmen auf verschiedene Organe und die Entwicklung typischer Eklampsiesymptome (aus FRIEDBERG: Niere und Schwangerschaftstoxikose. CIBA, Basel 1963)

Einteilung der Spätgestosen

Die sowohl international als auch bisher in Deutschland gebräuchlichen Einteilungen gehen auf die im Jahre 1949 vom „American Committee on Maternal Welfare" gegebenen Richtlinien zurück. Die folgende Einteilung nach pathogenetischen Gesichtspunkten entspricht diesen Richtlinien. Eine symptomatische Einteilung schlägt die „Organisation Gestose" (Rippmann, Basel) vor (EPH-Gestosen).

Pathogenetische Einteilung der Spätgestosen

1. **Essentielle Spätgestosen** = schwangerschaftsbedingte Spätgestosen = essentielle EPH-Gestosen
   a) **ohne Krämpfe = Präeklampsie**
   - **leichte Form**, eines oder mehrere der folgenden Symptome:
     a) Beinödeme trotz Bettruhe,
     b) RR 140–160/90–100 mm Hg,
     c) Proteinurie über 0,5 g/l im 24.-Std.-Urin
   - **schwere Form**, wenn eines der folgenden Symptome erreicht wird:
     RR systolisch **160** mm Hg bzw. diastolisch **110** mm Hg und mehr,
     Proteinurie **3 g/l** im 24-Std.-Urin und mehr oder 5 g/l in Einzelproben,
     Oligurie (unter 400 ml/24 h),
     Zerebrale oder visuelle Störungen,
     Epigastrische Beschwerden, Nausea und Erbrechen,
     Lungenödem oder Zyanose.
   b) **mit Krämpfen oder Koma = Eklampsie** (vorwiegend bei Präeklampsie, seltener bei Pfropfgestosen).
2. **Präexistente hypertensive Gefäß- oder Nierenerkrankungen**
   a) **ohne Pfropfgestose:** Chronische Hypertonie **vor** Eintritt der Schwangerschaft oder **vor** der 20. (24.) Schwangerschaftswoche oder noch 6 Wochen p. p. nachweisbar,
   b) **mit Pfropfgestose:** (Auf)pfropfung von **Spätgestosesymptomen** auf einen schon **vor der Schwangerschaft bestehenden** (=präexistenten) **Hochdruck:** Verschlechterung einer chronischen essentiellen oder renalen Hypertonie um systolisch 30 mm Hg oder diastolisch 15 mm Hg und mehr und/oder Hinzutreten einer Proteinurie oder generalisierter Ödeme oder beider sowie anderer Präeklampsiesymptome.

Symptomatische Einteilung der Spätgestosen
1. **Monosymptomatische EPH-Gestose**
   a) Ödeme (E), b) Proteinurie (P), c) Hypertonie (H)
2. **Polysymptomatische EPH-Gestose**
   = Kombination von 2 oder allen 3 Symptomen

3. Drohende Eklampsie = Eclampsia imminens (Abk. EI)
Alle schwersten Fälle von EPH-Gestosen mit rascher Verschlechterung des Allgemeinzustandes, der Symptome (Blutdruckanstieg), mit zerebralen, motorischen, neurologischen, ophthalmoskopischen und gastrointestinalen Symptomen mit Koma **ohne Krämpfe.**
4. Eklampsie = Eklamptischer Anfall (Eclampsia convulsiva) (Abk. EC).

Die Hälfte aller Spätgestosen sind Pfropfgestosen! (DIECKMANN, KYANK)

Früherkennung der Spätgestose
Die wichtigste Maßnahme der Früherkennung ist die **sorgfältige Schwangerschaftsbetreuung** und Interpretation der erhobenen klinischen Befunde (Blutdruck, Gewicht und Urinbefund). Dies hat vor allem in der Gruppe der prädisponierten Frauen zu erfolgen:
- Nulliparität
- Schwangere mit schwerer Gestose
  bzw. Eklampsie in der Familienanamnese
- Schwangere mit anamnestischen Nierenerkrankungen
- Mehrlingsschwangerschaften
- Schwangere mit Diabetes
- Schwangere mit chronischem Bluthochdruck
- Schwangere mit hydatidiformer Mole
- Schwangerschaft mit fetalem Hydrops

Ein Provokationstest **(Lagerungs- oder Roll-over-Test)**, der zwischen der 28.–32. Schwangerschaftswoche durchgeführt wird, soll bei positivem Ausfall anzeigen, daß die Gefahr einer späteren Präeklampsie besteht. Bei positivem Ausfall soll es in ⅔ der Fälle zu Präeklampsie kommen. Der Test beruht auf der gegenüber der Normalschwangeren erhöhten Ansprechbarkeit des Gefäßsystems auf endogenes Angiotensin II.
Praktische Durchführung:
- Messung des Blutdruckes in linker Seitenlage bis konstante Werte erreicht sind,
- anschließend Umlagerung in Rückenlage,
- Anstieg des systolischen Blutdruckes um 20 mm Hg und mehr = positiver Ausfall.

Einige Autoren glauben, daß die erhöhte **Harnsäure-Konzentration** im Serum eine Früherkennung der Spätgestose bereits in der 17.–24. Schwangerschaftswoche erlaubt.

Häufigkeit und Prognose der Spätgestosen
Häufigkeit der Präeklampsie: Etwa 10% aller Schwangeren haben präeklamptische Symptome. Die Häufigkeitsangaben schwanken sehr, abhängig von Definitionen, geographischem Untersuchungsraum u.a. Häufiger sind sie bei Zwillingsschwangeren.
Häufigkeit der Eklampsie: Etwa 0,1% aller Geburten. Verhältnis von Erst- zu Mehrgebärenden = 3 : 1.

Prognose der Eklampsie: Kann nur mit großer Vorsicht gestellt werden, stets ernst für Mutter und Kind. Jede schwere Präeklampsie kann zum Anfall führen. Die Prognose hängt ab von 2 Faktoren:
1. von der **Urinausscheidung.** Die Flüssigkeitsein- und -ausfuhr ist daher bei jeder Eklampsie zu messen. Prognostisch ungünstig: brauner Urin (Methämoglobin), Sinken der Harnmenge, insbesondere Anurie;
2. von der **Zahl und der Schwere der Anfälle.** Das Auftreten häufiger und schwerer Anfälle ist sehr bedenklich. Prognose besonders ernst, wenn das Koma sehr tief und langandauernd ist.

Müttersterblichkeit:
Eklampsie etwa 5%
Präeklampsie nahezu 0%

Von großer Bedeutung ist die Zahl der Anfälle. **Bei einem Anfall beträgt die Mortalität 4,8%, bei mehr als fünf Anfällen über 38%** (KRAATZ).

Behandlung der leichten Präeklampsie (= der leichten EPH-Gestose)
Fälle von leichter Präeklampsie, die längere Zeit, d. h. mehrere Wochen oder Monate, vor dem Entbindungstermin erfaßt werden, kann man **zunächst ambulant** behandeln. Bedingung für die ambulante Behandlung ist, daß Blutdruck, Gewicht und Eiweißausscheidung im Urin wöchentlich kontrolliert werden.

Allgemeines: Ein außerordentlich wirksames Mittel ist die **Bettruhe,** sie sollte bei der Gruppe der leichten Präeklampsiefälle **zumindest vorübergehend** eingehalten werden. Durch Bettruhe werden die Plazenta- und die Nierendurchblutung sowie die Glomerulumfiltration gesteigert (FRIEDBERG). Orthostatisch bedingte Ödeme werden vermieden.

Von großer Bedeutung ist die **ausreichende Eiweißzufuhr.** Eine schwangere Frau benötigt etwa 100 g Eiweiß/Tag. Bei Proteinurie muß die Eiweißzufuhr gesteigert werden. Zu empfehlen sind vor allem Milchprodukte, insbesondere Quark (ungesalzen), ferner Fisch, Fleisch, Eier. Ungenügende Eiweißzufuhr wirkt sich auch nachteilig auf das Kind aus.

Eingeschränkt werden sollte bei den heutigen Ernährungsgewohnheiten die **Fettzufuhr. Flüssigkeitsbeschränkung** und kochsalzarme Diät wird heute nicht mehr für so wichtig gehalten. Man empfehle aber der Patientin, nicht zu trinken, wenn sie keinen Durst hat. Empfehlenswert sind Obst-, Saft- und Reistage.

Bettruhe und Diät genügen erfahrungsgemäß, um bei der Mehrzahl der Fälle die Gestose-Symptome innerhalb weniger Tage zu bessern oder zu beseitigen. Wenn die Symptome mit Bettruhe und Diät allein nicht abklingen, beginnt man mit der **medikamentösen Behandlung.**

Im Vordergrund der medikamentösen Therapie der leichten Präeklampsie stehen heute die **Antihypertonika.**

Es kommen folgende Substanzen in Frage:
1. **α-Methyl-Dopa** (Präparat z. B. Presinol)
α-Mythyl-Dopa wirkt blutdrucksenkend durch die Erzeugung eines geringeren Sympathikotonus. Es wirkt als Monotherapie gut bei leichten Formen der Präklampsie.
Dosierung von Presinol: 0,5–1 g tägl. (2 bis 4 Tabletten Presinol à 250 mg). Begonnen wird durchschnittlich mit 0,5 g tägl. Wegen Nebenwirkungen auf das Kind bei mehr als tägl. 2 g (Gefahr des Mekonium-Ileus) soll Presinol bei hohem Bedarf mit Nepresol kombiniert werden.
2. **Hydralazine** (Präparat z. B. **Nepresol**).
Sie haben eine **starke** und **langanhaltende** blutdrucksenkende Wirkung infolge direkter Erweiterung der peripheren Blutgefäße (Verbesserung der Nierendurchblutung!), wahrscheinlich auch durch Beeinflussung zentralnervöser Zentren. Nepresol kann oral, i.v. und i.m. verabreicht werden.
Handelsformen von Nepresol: Tabl. zu 25 mg. Ampullen.
Dosierung von Nepresol: 2–3 mal tägl. 1 Tablette zu 25 mg.
●**Nebenerscheinungen:** Kopfschmerzen, Herzklopfen, Tachykardie, Schwindelgefühl, Nausea, Erbrechen, Parästhesien in den Extremitäten.
3. **Diazoxide** (Präparat z. B. Hypertonalum)
Stärkste antihypertensive Substanz. Steigert das Herzminutenvolumen durch Zunahme der Pulsfrequenz, Verbreiterung der Blutdruckamplitude und Abnahme des peripheren Gefäßwiderstandes.
Handelsformen des Hypertonalum: Ampullen zu 20 ml à 300 mg.
Dosierung des Hypertonalum bei hypertensiver Krise (diastol. Blutdruck über 150 mm Hg):
150 mg Hypertonalum innerhalb von 15 sec. (Blutdruckmessung alle 2 min!); bei unzureichender Wirkung kann die Bolusinjektion nach 15 min wiederholt werden.
Diuretika werden allgemein abgelehnt, weil sie die Plazentadurchblutung verringern sollen. Epidemiologische Studien haben gezeigt, daß bei nicht hypertensiven Schwangeren offensichtlich Maßnahmen zur Reduktion der Schwangerschafts-Ödeme mit dem Risiko verminderten fetalen Wachstums erkauft werden. Sie werden bei der leichten Präklampsie heute daher noch **selten** verordnet. Nur bei schweren Ödemen, unter denen die Schwangere leidet, wird man heute möglicherweise ein schwach wirksames Diuretikum verordnen, z. B. Hygroton mite 3 mal pro Woche ½–1 Tabl. (=25–50 mg). Stark wirksame Diuretika, wie Furosemid (Lasix), sind nicht sinnvoll.
Einige Autoren empfehlen auch bei der leichten Präklampsie die Gabe von **Sedativa**, z. B. Valium: bis 3 mal 2 Tabl. zu 5–10 mg tägl.

Lassen sich die Gestosesymptome durch die ambulante Therapie nicht innerhalb von 10 Tagen bessern, so ist eine sofortige **Klinikeinweisung** häufig nicht mehr zu umgehen.

Behandlung der schweren Präeklampsie (schwere EPH-Gestose) und der drohenden Eklampsie
Ziele:
1. Verhinderung des eklamptischen Anfalls durch zentrale Dämpfung
2. Blutdrucksenkung
3. Ausschwemmen der Ödeme, Inganghalten der Diurese, Steigerung der Diurese bei verminderter Urinausscheidung

Die medikamentöse Behandlung der schweren Präeklampsie, der drohenden Eklampsie und der Eklampsie erfolgt hauptsächlich durch **parenterale Therapie.** Es empfiehlt sich, möglichst schon zu Beginn der Behandlung eine Infusion über eine Braunüle oder (besser) einen **Venenkatheter** anzulegen. Die Anwendung eines Venenkatheters (Kavakatheter, Vena-cava-Katheter) gilt heute als Methode der Wahl bei akut-schweren Fällen, deren Behandlung sich über mehrere Tage hinzieht. Vorteile des Kavakatheters; jederzeit kann der **zentrale Venendruck** gemessen werden.

Zentraler Venendruck (ZVD): Durchschnittswert: 4,5 (3-6) cm H_2O. Niedrigere Werte bedeuten eine **Hypovolämie,** höhere Werte weisen auf eine Überfüllung des extraarteriellen Schenkels hin (Hypervolämie), sie können aber auch durch eine rechtsseitige Herzinsuffizienz bedingt sein. Der zentrale Venendruck ist wichtig für die Beurteilung der Flüssigkeitszufuhr.

1. Zentrale Dämpfung = Antikonvulsive Therapie

Medikament der ersten Wahl ist hier das Magnesium, dessen antikonvulsive Wirkung auf seinem Calciumantagonismus an der Grenzfläche zwischen Nervenendigung und motorischer Endplatte beruht. Im ZNS ruft Magnesium eine Dämpfung hervor und bei Überdosierung Somnolenz und Atemstillstand. Zufuhr von Magnesiumionen dämpft die perzeptiven, motorischen und vegetativen Funktionen des ZNS und senkt den Tonus der glatten und der quergestreiften Muskulatur. Magnesium wirkt **stark krampflösend,** leicht blutdrucksenkend, verbessert die Hirndurchblutung und die Sauerstoffausnutzung.

Handelsformen als **Magnesiumascorbat** (Magnorbin): Ampullen zu 5 ml (10%ige Lösung), Inhalt 0,5 g Magnesiumascorbat, Ampullen zu 5 ml (20%ige Lösung), Inhalt 1,0 g Magnesiumascorbat.

Als **Magnesiumsulfat** (Mg 5-Sulfat): Ampullen zu 10 ml (10% Lösung), Inhalt 1,0 g Magnesiumsulfat.

Beide Handelsformen können i.v. und i.m. verabreicht werden. Bei i.v. Anwendung ist sehr langsam zu spritzen (5-8 min), da sonst ein unangenehmes Wärmegefühl auftritt.

Dosierung von Magnorbin oder Mg-5-Sulfat: Es gibt Empfehlungen, täglich 0,5-1 g (5-10 ml der 10%igen Magnesiumascorbat-Lösung) i.m. zu injizieren und bei schweren Fällen, insbesondere bei drohendem eklamptischen Anfall: langsam 2-4 g (10-20%ig) intravenös;

Besser erscheint die **Dauertropfinfusion** (S. 109), wie er beim eklamptischen Anfall angelegt wird.

Merke: Bei **Oligurie** darf kein Magnorbin gegeben werden, da es bei Nichtausscheidung (ebenso auch bei **Überdosierung**) zu toxischen Erscheinungen kommen kann.

Als zentraldämpfend ist auch **Diazepam** (Präparat Valium) zu nennen. Es wirkt sedativ und stark antikonvulsiv (Angriffspunkt im ZNS, vorwiegend im limbischen System).

Dosierung: Bei schwerer Präklampsie gibt man zunächst 10-20 mg **sehr langsam** (!) i.v. (1 Amp. zu 2 ml enthält 10 mg Valium), bei drohendem eklamptischen Anfall **30 (-40) mg Valium sehr langsam** (!) **i.v.** Entsprechend der Wirkung kann man in Abständen von 3-4 Stunden weitere Injektionen von 20 (-40) mg i.v. bis zu insgesamt 120 mg/24 Stunden verabreichen. **Valium darf mit keinem anderen Medikament zusammen in einer Spritze bzw. Infusion gegeben werden!**

4.1 Schwangerschaftsspezifische Erkrankungen 107

Später kommt man mit i.m. Injektionen und eventuell mit Tabletten aus: 3 mal 1–2 Tabl. (je 5 mg).

Bei **besonders unruhigen Patienten,** bei denen die genannten zentral dämpfenden Medikamente keine ausreichende Wirkung haben, gibt man mit gutem Erfolg **Distraneurin,** am besten in Form einer exakt dosierten Infusion (Einzelheiten S. 109).

2. Blutdrucksenkung = Antihypertone Therapie

Als Präparat kommen nur das Hydralazin oder die Diazoxide in Frage.

Nepresol kann in **Infusionslösungen** (2 Amp. Nepresol à 25 mg in 500 ml Basislösung, Infusionsgeschwindigkeit anfangs 20 ml/h, Dosierung nach Blutdruckverhalten) verabreicht werden.

Nepresol: Einzeldosen von 1,25 mg bis höchstens 2,5 mg i.v., langsam unter dauernder Blutdruckkontrolle injizieren (s. unten).

Bei Verabreichung von **Nepresol** ist **ständige Kontrolle des Blutdrucks** notwendig!

Der Blutdruck sollte **langsam** und nicht unter 140/90 mm Hg gesenkt werden. **Gefahren des zu raschen Blutdruckabfalls:** Hypotonie der Mutter mit Minderdurchblutung von Gehirn, Niere usw.; Minderdurchblutung der Plazenta = Gefährdung des Feten (Azidose!).

Dabei gilt folgender **Grundsatz: Die Blutdrucksenkung darf nicht mehr als 20% innerhalb einer Stunde betragen** (z.B. von 200/120 mm Hg auf 160/95 mm Hg im Maximum).

3. Ausschwemmen der Ödeme, Ingangshalten der Diurese, Steigerung der Diurese bei verminderter Urinausscheidung

Ziel der Behandlung ist die Ausschwemmung des im interstitiellen Gewebe eingelagerten Wassers (Ödeme).

Das intravasale Volumen, d.h. die Flüssigkeit innerhalb der Gefäße (im zirkulierenden Blut), ist mehr oder weniger hochgradig vermindert, das Blut ist „entwässert", „eingedickt", es besteht eine **Hypovolämie** (Blutvolumenmangel). Folge der Hypovolämie: Hohe Hb-Werte, hohe Hämatokritwerte (evtl. über 50%, in der normalen Schwangerschaft etwa 33–35%) = Hämokonzentration. Weitere Folge: **Abnahme der Urinmenge** mit der Gefahr des **akuten Nierenversagens** (Oligurie→Anurie) und des **Schocks.**

Die Behandlung hat das Ziel, das Wasser aus dem interstitiellen Gewebe in die Gefäßbahn zurückströmen zu lassen und die Urinausscheidung in Gang zu halten bzw. wieder in Gang zu bringen. Die Methode der Wahl ist die Verabreichung **osmotischer Diuretika** (Mannit- oder Sorbitlösungen). Sie erhöhen den osmotischen Druck in der Gefäßbahn, wodurch es zum Rückfluß des Gewebswassers in die Gefäße kommt. Die entscheidende Wirkung der osmotischen Diuretika besteht darin, daß sie die Rückresorption von Wasser aus den Tubuli verhindern: Die Urinmenge nimmt zu, die NaCl-Konzentration im Harn nimmt ab, außerdem wird die Niere stärker durchblutet.

Bei allen schweren Fällen von Präeklampsie und Eklampsie ist zusätzlich eine forcierte Diurese mit Hilfe **osmotischer Diuretika** (intravenöse Infusion von Mannit- oder Sorbitlösungen) unumgänglich notwendig.

4 Erkrankungen der Mutter während der Schwangerschaft

Osmodiuretika sind besonders geeignet, Organödeme (Hirnödem, Lungenödem) schnell zu entwässern und zur Ausscheidung zu bringen. Mannit (Sorbit) ist ein ausgezeichnetes Mittel, um das Nierenversagen, das bei jeder Eklampsie droht, zu verhindern.
Präparate: Mannit, Mannitol, Sorbit, Osmofundin.

Um eine Hyperhydratation (Lebensgefahr!) zu vermeiden, muß sich die Menge der zugeführten Flüssigkeit bzw. des Volumenexpanders nach der **Urinausscheidung** und nach der Höhe des **zentralen Venendruckes** richten.

> **Faustregel:**
> Die **Urinausscheidung** soll 30 ml/Stunde nicht unterschreiten,
> der **zentrale Venendruck** 6–8 cm Wassersäule nicht überschreiten!

Kommt die Diurese mit der oben angegebenen Behandlung nicht in Gang, muß die Patientin dem nächsten **Dialysezentrum** überwiesen werden.

Überwachung des Feten bei Präeklampsie
Es ist eine seit langem bekannte Erfahrung, daß das Leben des Kindes in hohem Maße gefährdet ist, wenn die Mutter an Präeklampsie erkrankt.

> Die **perinatale Mortalität** des Feten in utero beträgt bei schwerer **Präeklampsie und Eklampsie** etwa **20%**.

Ursache ist vor allem die **schlechte intrauterine Versorgung des Feten:** Beim präeklamptischen Zustand der Mutter kommt es infolge Mangeldurchblutung des Uterus und damit der Plazenta zu einer **mangelhaften Sauerstoffversorgung** des Feten, die solange anhält, wie der präeklamptische Zustand der Mutter besteht.

Überwachung des Feten in der Schwangerschaft
- Kardiotokographie, s. S. 71
- Amnioskopie, s. S. 78
- Hormonanalysen, s. S. 87
- Ultraschalldiagnostik, s. S. 85
- Lungenreifediagnostik, s. S. 90

Überwachung des Feten während der Geburt
- Kardiotokographie, s. S. 231
- Fetalblutanalyse, s. S. 226

Behandlung der Eklampsie = des eklamptischen Anfalls
Ziele der Behandlung
1. **Unterbrechung des Krampfanfalls und Verhinderung weiterer Krampfanfälle** = erste und wichtigste Maßnahme

4.1 Schwangerschaftsspezifische Erkrankungen 109

2. Für genügende O$_2$-Zufuhr sorgen: Atemwege freimachen und Beatmung
Während der **Krampfanfälle atmet die Patientin überhaupt nicht,** im **Koma atmet sie ungenügend.** Das hat zur Folge:
- **generalisierte Hypoxie bzw. Anoxie**
- **respiratorische Azidose**
- **metabolische Azidose**
- **Zunahme des Hochdrucks**

und **weitere Gefahren:**

- **Hirnblutung**
- **Herzstillstand**
- **Regurgitation**
- u. **Aspiration von Mageninhalt**
3. **Blutdrucksenkung**
4. **Steigerung der Urinausscheidung** – diuretische Maßnahmen

Zu 1. Unterbrechung des Krampfanfalls und Verhinderung weiterer Krampfanfälle
Bei einer Eklamptischen im Anfall (oder kurz vor oder kurz nach einem Anfall) geht man folgendermaßen vor: Mittel der Wahl zur Anfallsverhinderung und -unterbrechung ist **Magnesium:**

Magnorbin: initial langsam 2–4 g (10–20 ml 20%ig, 2–4 Ampullen) i.v., anschließend Tropfinfusion mit einer Erhaltungsdosis von 1 g Magnesiumascorbat/Std. (20 Amp. Magnorbin 20% auf 500 ml Basislösung, 20 ml pro Std. Infusionsgeschwindigkeit)

Mg 5-Sulfat (nach ZUSPAN u. Mitarb.): Initialdosis 4–6 g (40–60 ml 10% Lösung in 5–20 min) injizieren, dann Tropfinfusion mit Erhaltungsdosis von 1 g Magnesiumsulfat/Std. (20 Amp. Mg 5-Sulfat 10% auf 500 ml Basislösung, 25 ml pro Std. Infusionsgeschwindigkeit). Unter Umständen ist die Dosierung zu verdoppeln oder zu verdreifachen.

Einige Autoren empfehlen die Wahl der **Dosierung nach dem Serummagnesiumspiegel,** sie streben 3–4 mmol/l an.

Klinisch erfolgt die Magnesium-Dosierung nach der Auslösbarkeit des **Patellarsehnenreflexes.** Magnesium muß so dosiert werden, daß dieser noch auslösbar ist. Wird der Patellarsehnenreflex aufgehoben, so muß Magnesium niedriger dosiert werden.

Evtl. als Antidot Calciumgluconat (z. B. Calcium Drobena) 10 ml 10% Lösung in 3 min injizieren.

Bei einer **sehr unruhigen Eklampsiepatientin** mit **besonders hoher Anfallsbereitschaft** empfehlen einige Autoren

Distraneurin in 0,8%iger Lösung,

das den eklamptischen Zustand häufig, aber durchaus nicht immer schlagartig kupiert.

Distraneurin ist ein Thiazolderivat. Es kann bei exakter Dosierung (s. unten) als i. v. Dauerinfusion gegeben werden. Es wirkt leicht blutdrucksenkend. Hohe Überdosierungen können zu Atemdepressionen führen (künstliche Beatmung).

Dosierung der 500 ml 0,8%igen Distraneurin-Lösung: 100 ml im Strahl einlaufen lassen, wonach die Patientin in einen ruhigen Schlaf fällt. Danach Tropfenfolge: erste halbe Stunde 60 Tr/min, in den folgenden 45 min 40 Tr/min, danach 15–20 Tr/min (Erhaltungsdosis, die nach Bedarf erhöht werden kann). Die Distraneurinbehandlung kann über 1–2 Tage fortgesetzt werden.

Dem Distraneurintropf dürfen keine anderen Medikamente zugesetzt werden!

In besonders schweren Fällen, in denen es mit der medikamentös-sedierenden Behandlung nicht gelingt, die Krampfanfälle zu kupieren, sollte man einen Anästhesisten zuziehen und die

Muskelrelaxierung

der Krampfenden mit Intubation und kontrollierter Langzeitbeatmung durchführen. Die hypotensive Therapie, die Mannitverabreichung und die Korrektur der metabolischen Azidose gehen dabei weiter. Die **Schnittentbindung** wird im Interesse des Kindes frühzeitig ausgeführt, und zwar sobald der Krampfzustand überwunden ist.

Zusätzliche Maßnahmen

> Bei der Infusionsbehandlung der Eklampsie muß die **Flüssigkeitsein- und ausfuhr exakt** gemessen werden!

Dauerkatheter einführen! Zur vollen Erfassung der ausgeschiedenen Urinmenge ist der Dauerkatheter unumgänglich notwendig. Seine Nachteile müssen dabei in Kauf genommen werden.

Grundsätzlich hat sich die zugeführte Menge an Flüssigkeit an der ausgeführten Flüssigkeitsmenge zu orientieren. Dazu legt man am besten einen sogenannten

Bilanzbogen

an, auf dem die stündlichen Ausfuhr- und Einfuhrmengen eingetragen werden. Merke:
Oligurie: Urinausscheidung unter 16 ml/Stunde
Anurie: Urinausscheidung unter 4 ml/Stunde

Bestehen massive Ödeme, muß die Flüssigkeitszufuhr am Anfang eingeschränkt werden.

Zu 2. Für genügende O_2-Zufuhr sorgen: Freimachen und Freihalten der Atemwege.

Die ungenügende Beatmung mit allen ihren nachteiligen Folgen ist bei der eklamptischen Patientin hauptsächlich bedingt durch
die **Krampfanfälle** (Atemstillstand, Erstickungsgefahr),

die therapeutisch angestrebte **zentrale Dämpfung** und
den **komatösen Zustand** mit ausgiebiger Schleimbildung.

Nach den Maßnahmen zur zentralen Dämpfung ist es bei jedem eklamptischen Anfall das Nächstdringliche, für ausreichende Sauerstoffzufuhr zu sorgen:

> Bei hochgradiger Atemnot, wenn ein Anfall dem anderen in kurzen Abständen folgt, ist die Methode der Wahl zur Freimachung der Luftwege die **Relaxation** der Patientin mit **endotrachealer Intubation und künstlicher Beatmung.**

Zu 3. **Blutdrucksenkung**
Zu 4. **Steigerung der Urinausscheidung**   s. hierzu die Seiten 107 u. 108.
– **Diuretische Maßnahmen**

Ernährung der Eklamptischen
Während der Phase des Komas sollte man die Patientin nicht ganz ohne Nahrungszufuhr lassen. Es genügen täglich 1000–1200 kcal, die parenteral zugeführt werden müssen. Die Infusionslösungen sollen hochprozentige Zuckerlösungen, Eiweiß und Elektrolyte enthalten.

Eiweiß führt man am einfachsten als **Humanalbumin** zu, z. B. in Form des Human-Albumin Behringwerke.

Handelsformen: Ampullen zu 1 mal 10 ml und Infusionslösungen zu 1 mal 50 ml. Man infundiert am Tag 2–3 mal 10–50 ml im Abstand von 4–6 Stunden.

Elektrolyte. Fehlende Elektrolyte müssen exakt ersetzt werden. Maßgeblich sind die im Serum gefundenen Elektrolytwerte.

Ist das Krampfstadium durchbrochen, wird auf orale Sondenernährung oder Astronautenkost übergegangen.

Allgemeine Maßnahmen und Laboruntersuchungen
Lagerung in möglichst ruhigem, abgedunkeltem Zimmer. Geräusche jeder Art sind möglichst zu vermeiden. Bereitlegen eines **Mayo-Tubus** oder eines **Gummikeils** zur Vermeidung von Zungenbissen.

Augenhintergrund untersuchen lassen.
Laufende **Blutdruckkontrolle.**
Genaue **Bilanzierung des Wasserhaushalts.**
Serumelektrolyte müssen täglich, unter Umständen mehrmals täglich bestimmt werden. Das Defizit muß durch entsprechende Zusätze zu den Infusionen ersetzt werden. **Kreatinin- und Harnstoffbestimmung täglich und Gesamteiweißuntersuchungen.**

Häufige **Kontrolle des Venendrucks** (S. 108). Es muß sowohl die gefährliche Volumenüberdosierung als auch die Exsikkose vermieden werden.

Häufig sind zu bestimmen: Hämatokrit (= Indikator für die Schwere des

Krankheitsbildes), Harnstoff-N und Kreatinin im Serum. Ferner ist Überwachung der BSG und des ganzen Blutbildes notwendig.

Laufende **Kreislaufüberwachung,** evtl. Low-dose-Heparinisierung. Eventuell Antibiotikagaben, um Lungenkomplikationen vorzubeugen.

Liegt eine **metabolische Azidose** vor, so muß der Säure-Basenhaushalt mit Puffersubstanzen ausgeglichen werden.

Die Eklampsie ist heute eine **seltene** Krankheit. Der Geburtshelfer, der sich nicht speziell mit den Fragen der Therapie befaßt, sollte rechtzeitig den **Anästhesisten, Internisten** und **Nephrologen** zuziehen, um die Therapie festzulegen.

Geburtshilflich aktives Vorgehen bei Präeklampsie, drohender Eklampsie und Eklampsie in der Spätschwangerschaft und unter der Geburt:
In der **Spätschwangerschaft** ist die Therapie bei der **Präeklampsie** so lange wie möglich konservativ. Die Schwangere wird der Risikovorsorge (= Intensivüberwachung) zugeführt. Die Indikationen für die **stationäre Aufnahme** finden sich auf S. 105. Eine Schwangerschaftsbeendigung ist nur bei mütterlicher oder kindlicher Indikation (s. S. 531) indiziert. Voraussetzung für aktives Vorgehen ist die ausreichende Reife des Feten.

Entscheidend für das klinische Vorgehen bei drohender Eklampsie oder Eklampsie ist das Schwangerschaftsalter bzw. das kindliche Gewicht, das mit Hilfe der Ultraschalldiagnostik (S. 85) abgeschätzt werden kann. Beträgt das Gewicht des Kindes **weniger als 1000 g** (das entspricht einem Schwangerschaftsalter von 28 Wochen, s. S. 663), so sind die Überlebenschancen des Kindes bei Schwangerschaftsbeendigung zu diesem Termin wegen der Unreife zu gering. Es muß daher – wenn aus mütterlicher Sicht vertretbar – **konservativ** vorgegangen werden. Beträgt das Gewicht **mehr als 1000 g** ist eine **Geburtseinleitung zu erwägen.**

Heute geht man folgendermaßen vor: **Nach kurzer konservativer Behandlung, sobald man die Patientin unter Kontrolle hat** (Krampfzustand überwunden, Blutdruck gesenkt, Stoffwechselverhältnisse normalisiert), **wird entbunden.** Man versucht zunächst den **vaginalen** Weg (Oxytocin-Infusion nach vorheriger Dilatation der Zervix und Blasensprengung). Spricht die Frau auf den Einleitungsversuch nicht bald an, wird die **Sektioindikation großzügig gestellt.**

Während der **Geburt** muß bei präklamptischen Symptomen eine **Intensivüberwachung** (gegebenenfalls Fetalblutanalyse, s. S. 226, apparative Herzschlagregistrierung, s. S. 231) durchgeführt werden. Die Geburtsleitung ist zunächst konservativ.

Beim Auftreten einer fetalen Azidose wird je nach Stand der Geburt die Sektio oder eine vaginal-operative Entbindung (Vakuumextraktion, Zange) durchgeführt.

Über Organschäden nach Spätgestosen
Die **essentiellen** Spätgestosen hinterlassen wahrscheinlich weder am Gefäßsystem noch am hepatorenalen System bleibende Organschäden. **Pfropfgestosen** nach präexistenten Erkrankungen sind prognostisch weniger günstig. In Clearanceuntersuchungen ist festgestellt worden, daß die gefundenen pathologischen Veränderungen bei den essentiellen Spätgestosen fast ausschließlich vorübergehender Natur sind im Gegensatz zu den Pfropfgestosen, bei denen der Tubulusapparat in stärkerem Maße beteiligt ist. Daß bei Pfropfgestosen schwere irreparable Schädigungen am Glomerulumapparat bestehen bleiben können, hat DIECKMANN auf Grund von Nierenbiopsien nachweisen können.

4.2 Nicht für die Schwangerschaft spezifische Erkrankungen

In diesem Kapitel können nicht alle Erkrankungen aus der Inneren Medizin, der Chirurgie und anderen Fachgebieten dargestellt werden. Es sollen die Krankheitsbilder zusammengestellt werden, bei denen das Zusammentreffen von Erkrankung und Schwangerschaft besondere diagnostische oder therapeutische Maßnahmen erfordert.

Einige Infektionskrankheiten werden wegen der hohen fetalen Gefährdung im Kapitel „Das Kind vor der Geburt" behandelt (Röteln s. S. 156, Zytomegalie s. S. 158, Virushepatitis s. S. 162, Listeriose s. S. 164, Gonorrhoe s. S. 169, Toxoplasmose s. S. 169).

Herzkrankheiten

Man muß wissen, daß auch herzgesunde Schwangere nicht selten über Störungen der Herztätigkeit klagen: Anfälle von Herzjagen, Herzrhythmusstörungen, akzidentelle Herzgeräusche, Atemnot u. a. Es handelt sich dabei um vegetativ-nervöse Störungen als Folge der normalen Schwangerschaftsveränderungen, wobei der Zwerchfellhochstand und die Herzverlagerung in der Spätschwangerschaft besonders bedeutungsvoll sind. Diese Erscheinungen müssen mit Hilfe des Internisten von den Symptomen organischer Herzkrankheiten abgegrenzt werden.

Häufigkeit der Herzerkrankungen in der Schwangerschaft: etwa 1–2%. Es handelt sich dabei in **90% um rheumatische Klappenfehler**, in 5% um **angeborene Herzfehler** und in 5% um **Herzmuskelerkrankungen**. Bei den rheumatisch bedingten Herzfehlern steht die **Mitralstenose** an erster Stelle (65%). Wird die Schwangere mit Mitralstenose gewissenhaft vom Geburtshelfer und Internisten betreut, so ist die Prognose heute nicht mehr ungünstig. Bei **operablen Herzfehlern** sollte, wenn möglich, frühzeitig operiert werden. Auch während des 4.–7. Schwangerschaftsmonats kann die Valvulotomie noch durchgeführt werden.

Die **Beurteilung Herzkranker** in der Schwangerschaft ist in erster Linie die Aufgabe des Internisten. Maßgebend für die Prognose ist weniger die Art der Herzerkrankung. Ausschlaggebend sind die Leistungsfähigkeit und die Beschwerden der Frau vor und im Beginn der Schwangerschaft. Für die Beurteilung des funktionellen Zustandes hat sich die Einteilung der New York Heart Association in **4 Klassen** bewährt:

Klasse 1: Herzkranke, die vor der Schwangerschaft über keine Beschwerden klagten und normal leistungsfähig waren.

Klasse 2: Herzkranke, deren körperliche Leistungsfähigkeit vor der Schwangerschaft leicht bis mäßig eingeschränkt war.

Klasse 3: Herzkranke, deren Leistungsfähigkeit vor der Schwangerschaft deutlich verringert war. Zeichen der Dekompensation traten schon bei geringfügigen körperlichen Anstrengungen auf.

Klasse 4: Herzkranke, die schon vor der Schwangerschaft völlig leistungsunfähig waren (kardiale Insuffizienzerscheinungen schon in Ruhe).

Die Sterblichkeit der Mütter in den Klassen 1 und 2 ist heute nicht höher als die gesunder Mütter, die der Klasse 3 beträgt dagegen 5% und die der Klasse 4 sogar 20–40% (!). Die perinatale Sterblichkeit der Kinder ist besonders in den Klassen 3 und 4 erhöht (30–50%!).

Geburtsleitung: Selbstverständlich müssen alle Schwangeren mit einer Herzerkrankung spätestens 2–3 Wochen vor dem Termin in der Klinik aufgenommen werden. Enge Zusammenarbeit mit dem Internisten ist dringend erforderlich. Angestrebt wird die vaginale Entbindung. Sie ist nach Ansicht der meisten Autoren trotz der größeren Anstrengung für die Kreißende eine geringere Belastung für Herz und Kreislauf. Die **Schnittentbindung** wird heute auch bei herzkranken Schwangeren nur aus **geburtshilflichen** Indikationen ausgeführt. **Eröffnungsperiode:** Periduralanästhesie, Wehenmittel sollen möglichst vermieden werden. **Austreibungsperiode:** Die Patientin soll nicht mitpressen, Vakuumextraktion oder Zangenentbindung. **Nachgeburtsperiode:** Starker Blutverlust muß vermieden werden. **Wochenbett:** Erhöhte Aufmerksamkeit erforderlich, da erfahrungsgemäß in den ersten Tagen die Gefahr der Herzinsuffizienz (Lungenödem, Lebensgefahr!) besteht. – Schon bei geringer Temperatursteigerung ist wegen der Gefahr des Aufflackerns einer Endokarditis die Verabreichung von Penicillin zu empfehlen.

Lungentuberkulose

Die weitaus meisten Tbk-Kranken sind von den Gesundheitsämtern erfaßt. Die Beobachtung dieser Kranken ist damit weitgehend gesichert. Trotzdem muß in jeder Schwangerenberatung nach Tbk-Symptomen (anhaltender Husten, Pleuritis usw.) gefahndet werden und zwar so früh wie möglich.

Die Tbk stellt heute, abgesehen von Ausnahmen, **keine Indikation zum Abbruch** der Schwangerschaft dar.

Wird die tbk Schwangere mit den heute zur Verfügung stehenden Mitteln (Heilstättenkuren, Chemotherapie, Lungenchirurgie) konsequent behandelt, dann hat die Schwangerschaft heute im allgemeinen keinen nachteiligen Einfluß auf das tbk Krankheitsgeschehen. Das gilt sowohl für die aktive als auch die inaktive Tbk.

Jede Schwangere mit einer **aktiven Tbk** muß während der ganzen Schwangerschaft und einiger Monate danach in einer **Heilstätte** behandelt werden (Allgemeinbehandlung, Chemotherapie, Resektionstherapie, die auch in der Schwangerschaft durchführbar sind). Es hat sich aber gezeigt, daß auch bei den Tuberkulösen, die als inaktiv angesehen wurden, in 5-15% aller Fälle eine Reaktivierung der Tbk auftrat.

Wochenbett: Ist die Mutter aktiv tuberkulös, so muß das Neugeborene sofort nach der Geburt von ihr getrennt werden, da die Kinder so gut wie immer gesund geboren werden (Plazentaübergang selten). Selbstverständlich darf das Kind nicht von der Mutter gestillt werden.

Schutzimpfung: Es ist dringend zu raten, jedes Tbk-gefährdete Kind mit abgeschwächten Tuberkelbazillen (**B**acillus **C**almette-**G**uérin) etwa am 8. Lebenstag zu impfen = **BCG-Impfung.** Dieser Impfstoff wird aber erst nach 6-8 Wochen wirksam. Daher muß während dieser ganzen Zeit jeglicher Kontakt des Neugeborenen mit Tbk-Kranken vermieden werden. Am besten Isolierung in der Kinderklinik. Erst wenn die Wirksamkeit der Schutzimpfung durch Test festgestellt ist, darf das Kind zu seiner Mutter entlassen werden.

Pyelonephritis gravidarum

Etwa 5% aller Schwangeren haben eine bakterielle Pyelonephritis.

Symptome. 1. Akute Form: Wenn eine Schwangere plötzlich hoch fiebert (nicht selten mit Schüttelfrost) und über Schmerzen in der Nierengegend klagt (meist rechts), dann denkt man in allererster Linie an eine Pyelonephritis. Der Verdacht wird zur Sicherheit, wenn sich im Urin Bakterien und Leukozyten finden.

2. Schleichende Form: Im Gegensatz zu diesen klassischen Zeichen gibt es auch eine sub- und afebril verlaufende Form der Pyelonephritis gravidarum. Das einzige subjektive Symptom bei diesen Fällen kann ein **Lendenschmerz** sein. **Es ist also mit Nachdruck darauf hinzuweisen, daß ein Lendenschmerz in der Schwangerschaft auf keinen Fall bagatellisiert werden darf.** Der Lendenschmerz ist eine Aufforderung zur Untersuchung der Nieren und ableitenden Harnwege (Untersuchung des Urin auf Eiweiß und Zucker, Sediment, Urinkultur. Wiederholen wenn negativ, da pathologische Befunde zunächst fehlen können). – Ferner: Differentialblutbild und BSG.

Zeitpunkt des Auftretens: Bei 30% der Patientinnen in den ersten 4 Schwangerschaftsmonaten, bei 70% in späteren Monaten.

Ätiologie: Etwa $\frac{1}{10}$ aller chronischen Pyelonephritiden entstehen in der Schwangerschaft. Oft kommt es zu einem Rezidiv einer Pyelonephritis in der Schwangerschaft, wobei die Erstinfektion schon früher, evtl. sogar im Kindesalter war. Anomalien der Harnwege oder der Niere begünstigen eine Infektion. 10% aller Schwangeren haben eine asymptomatische Bakteriurie, die als wichtiger Vorläufer einer Pyelonephritis gilt. Allgemein wird gelehrt, daß die Pyelonephritis gravidarum ihre Ursache in drei Veränderungen hat, die alle durch die **Schwangerschaft** bedingt sind:

1. Der Tonus des Nierenbeckens und der Harnleiter wird herabgesetzt (Gestagenwirkung). Folge: Weitstellung der abführenden Harnwege.
2. Der Tonus des Magen-Darmtraktes ist ebenfalls herabgesetzt (Schwangerschaftsobstipation).
3. Der vergrößerte Uterus drückt auf den rechten Harnleiter.

Lokalisation: In etwa zwei Drittel aller Fälle tritt die Pyelonephritis gravidarum **rechtsseitig** auf. Begründung: leichte Rechtstorsion des Uterus; Niere, Nierenbecken und Harnleiter rechts sind durch zahlreichere Lymphbahnen mit dem Dickdarm verbunden als links. Der linke Ureter soll durch das Sigmoid etwas geschützt sein.

Infektionserreger und Infektion: In 80% der Fälle sind die Erreger E. coli, sodann Enterokokken, Proteus und Klebsiellen. Die Infektion kann erfolgen

a) **deszendierend:** hämatogen über die Leber oder lymphogene Überwanderung vom Dickdarm aus,

b) **aszendierend.**

Differentialdiagnose: Cholezystitis, Appendizitis, Pankreatitis, Pneumonie, Ileus.

Gefahren: Häufig Auslösung von vorzeitigen Wehen (s. S. 127) auch bei fieberlosem Verlauf! Entstehung einer Pfropfgestose (S. 102) in 50% der Fälle. Spätfolgen der Pyelonephritis gravidarum: Chronische Pyelonephritis und deren Folgen (Schrumpfniere) werden mit 30% angegeben.

> **Die Nierenfunktion muß deshalb bei akuter und schleichend verlaufender Pyelonephritis gravidarum über längere Zeit kontrolliert werden!**

Schädigung des Feten: Schädigung durch die Aufpfropfgestose (Plazentainsuffizienz, Hypoxämie). – Frühgeburt durch vorzeitigen Wehenbeginn als Folge des Fiebers.

Therapie der Pyelonephritis gravidarum
Klinikaufnahme, Antibiotika nach Erregerbestimmung und Empfindlichkeitstestung. Bei klinischer Notwendigkeit (hohes Fieber) „blinde" Therapie mit Ampicillin (z. B. Binotal) oder Zephalosporinen (z. B. Claforan).

> Bei der Schwangeren ist die asymptomatische Bakteriurie nach Testergebnis zu behandeln!

Die Pyelonephritis gravidarum neigt zu **Rezidiven** während der bestehenden Schwangerschaft und auch bei späteren Schwangerschaften. **Rezidivprophylaxe:** Schwangere, in deren Anamnese sich Nephritiden finden (nach Anginen, Scharlach u. a.) müssen eingehend klinisch untersucht werden und eventuell behandelt werden.

Nach **Beendigung der antibiotischen Behandlung** müssen 2 negative Urinkulturen im Abstand von 3-4 Tagen vorliegen, um von einer Heilung zu sprechen.

Diabetes mellitus

Vor der Insulinära war die Diabetikerin meist unfruchtbar. Seit der Einführung der Insulintherapie ist die Häufigkeit der Sterilität der Diabetikerin von 95% auf 2% gesunken. Wir haben es also heute in der Schwangerenfürsorge viel häufiger als früher mit Diabetikerinnen zu tun. Heute rechnet man, daß sich unter 500 bis 1000 Schwangeren eine Diabetikerin befindet.

Gesunken ist auch die früher außerordentlich hohe **Mortalität der Mütter.** In der Vorinsulinära starb jede zweite schwangere Diabetikerin im Koma, die Sterblichkeit betrug rd. 50%! Heute beträgt sie nur noch 0,5%. Die Schwangerschaft bedeutet aber auch heute noch eine Gefahr für die Mutter, nämlich dann, wenn sie nicht intensiv betreut wird. Gesunken ist auch die **Mortalität der Kinder.** Betrug sie früher 10-20%, so ist sie heute auf 1-2% abgesunken. Der Diabetes mellitus stellt für das Kind in der Perinatalperiode – vor allem bei schlechter Stoffwechselführung – eine große Gefährdung dar.

Nach heutiger Ansicht ist der Diabetes mellitus eine **erbliche chronische Stoffwechselerkrankung,** die in einem **absoluten oder relativen Mangel an Insulin** besteht. Klinisch ist das Leitsymptom die gestörte Kohlenhydrat-Verwertung, die sich aus einer mangelhaften Glukoseverwertung in der Peripherie und einer gesteigerten Glukoseneubildung aus Proteinen erklärt. Außerdem kommt es durch den Insulinmangel zu einer gesteigerten Lipolyse und damit zu einem Anstieg der freien Fettsäuren im Serum. Diese führen zusammen mit einer gehemmten Verwertung von Acetyl-CoA zur vermehrten Bildung von Keton-Körpern.

Stadien des Diabetes mellitus:

- **Prädiabetes** = potentieller Diabetes mellitus: Diagnose bei Personen, bei denen aufgrund genetischer Umstände mit einer späteren Diabetesmanifestation zu rechnen ist, z. B. diabetische Eltern, Mutter übergewichtiger Kinder. **Belastungsteste sind in diesem Stadium normal.**
- **Latenter Diabetes** mellitus: Bei diesen Personen sind Blutzuckerwerte ohne und mit Glukose-Belastungstesten normal, **nur unter Stoffwechsel-Belastungssituationen** wie Streß, **Schwangerschaft** fallen die **Glukose-Belastungsteste pathologisch** aus.
- **Manifester Diabetes** mellitus: Auch unter Alltagsbedingungen findet sich eine Hyperglykämie und meist auch Glukosurie.

118 4 Erkrankungen der Mutter während der Schwangerschaft

Zwei Formen:
- **Jugendlichendiabetes (=Typ-I-Diabetes).** Es handelt sich um einen echten **Insulinmangeldiabetes.**
- **Erwachsenendiabetes (=Typ-II-Diabetes):** Darunter versteht man ein vermindertes Ansprechen der B-Zellen der Langerhansschen Inseln auf Sekretionsreiz und der Erfolgsorgane auf Insulin.

Zur Erblichkeit der Diabetes-Anlage: Heute wird eine komplizierte multifunktionelle genetische Störung angenommen, wobei in den letzten Jahren in autoimmunologischen Vorgängen wichtige Ursachen gesehen werden. Auch einer Virusinfektion – vor allem beim Jugendlichendiabetes – wird eine ursächliche oder zumindest eine manifestationsfördernde Rolle zugeschrieben. Die Anlage allein führt nicht zur manifesten Erkrankung, es müssen manifestationsfördernde Ursachen zusammentreffen, das sind z. B. Übergewicht, Streßsituationen, Schwangerschaften u. a.

Häufig wird die Frage nach dem **Vererbungsrisiko** gestellt. Heute werden als Richtzahlen gegeben, daß das Erkrankungsrisiko bis zum 30. Lebensjahr eines Menschen bei 1% liegt, sofern ein Elternteil ein Diabetiker ist. Sind beide Eltern Diabetiker, so wird das Risiko mit etwa 3% angegeben.

Die Ursachen der hohen **kindlichen** Verluste sind
1. Verschlechterung der Stoffwechsellage der schwangeren Diabetikerin,
2. Gehäuftes Auftreten von geburtshilflichen Schwangerschaftskomplikationen (S. 119),
3. Besonderheiten der embryonalen und fetalen Entwicklung der Frucht (S. 151).

Gefährdung von Mutter und Fet durch Verschlechterung der Stoffwechsellage
In der Mehrzahl der Fälle führt die Schwangerschaft bei der Diabetikerin zu einer deutlichen **Verschlechterung ihrer Stoffwechsellage,** nämlich:
Die **Kohlenhydrattoleranz** nimmt im allgemeinen ab,
der **Insulinbedarf** nimmt entsprechend zu,
es besteht eine Neigung zur **Azidose** und zum **Koma,** aber auch, im Gegensatz dazu, gelegentlich eine Neigung zur **Hypoglykämie** und zum hypoglykämischen **Schock.**

Besonders kennzeichnend ist, daß der Stoffwechsel der schwangeren Diabetikerin ausgesprochen **labil** ist, und zwar machen Kohlenhydrattoleranz, Insulinbedarf, Neigung zu Azidose bzw. zu Hypoglykämie

charakteristische Schwankungen im Verlauf der Schwangerschaft

durch:
Frühschwangerschaft: Bei der Mehrzahl der Frauen gestaltet sich der Stoffwechsel labil oder verschlechtert sich. Bei etwa ¼ der Frauen bleibt er unverändert.
Mitte der Schwangerschaft: Bei sachgemäßer Schwangerenbetreuung stabilisiert sich der Stoffwechsel. Es tritt eine Toleranzverbesserung für durchschnittlich 2–3 Monate ein.
Letztes Drittel der Schwangerschaft: Durch die schnell fortschreitende Entwick-

lung des Kindes wird der Stoffwechsel wieder stärker belastet. Die Folge sind eine **Toleranzverschlechterung** und eine auffällige Neigung zu Azidose, Präkoma oder Koma etwa von **der 28. Woche an.**

Mit fortschreitender Schwangerschaft verursachen vor allem 3 wichtige Faktoren eine Verminderung der Insulinwirkung:
a) produziert die Plazenta in steigendem Maß Hormone mit insulinantagonisierender Wirkung, nämlich Östriol, Progesteron und Plazentalaktogen,
b) steigt der mütterliche Serumgehalt an Cortisol kontinuierlich an und
c) enthält die Plazenta selbst Enzyme, die den Abbau des mütterlichen Insulins verstärken.

Gehäuftes Auftreten von geburtshilflichen Schwangerschaftskomplikationen
Die wichtigsten sind die folgenden:
Hydramnion. Mögliche Folgen
- vorzeitiger Blasensprung
- Frühgeburt
- Nabelschnurvorfall
- Wehenschwäche
- Lageanomalien des Kindes
- starke Nachgeburtsblutung

Die Gefahr der Entstehung eines Hydramnions ist um so geringer, je besser der Stoffwechsel ausgeglichen ist.

Beim Auftreten eines **Hydramnions** muß in **35% der Fälle** mit einem **intrauterinen Fruchttod** gerechnet werden (MESTWERDT).

Die schwangere Diabetikerin hat eine ausgesprochene Neigung zur Wasserretention, daher kommt es häufig zu

Ödemen, Hydrops, sowie auch zu **Früh-** und **Spätgestosen.**

Infolge verminderter Infektionsabwehr sieht man bei schwangeren Diabetikerinnen

Harnwegsinfekte bzw. Pyelonephritiden (S. 115)

fünfmal so häufig wie bei stoffwechselgesunden Schwangeren.

Unklar ist heute, wie weit die Schwangerschaft die **Progredienz der diabetischen Spätschäden** (Retinopathie, vaskuläre Veränderung) fördert und wie weit die bestehende Nephropathie durch eine Schwangerschaft negativ beeinflußt wird. In diesem Zusammenhang ist es wichtig, darauf hinzuweisen, daß sich der Schwangerschaftsdiabetes häufig nach der Entbindung vollständig zurückbildet. Andererseits ist aber in dem Kollektiv der Frauen mit Schwangerschaftsdiabetes häufig ein später sich manifestierender Diabetes zu finden.

Schwangerenbetreuung bei Diabetikerinnen

Das Leben und die Gesundheit von Mutter und Kind sind in allererster Linie von einer **intensiven, umfassenden Schwangerenüberwachung** abhängig. Dabei sind zwei Gesichtspunkte von grundlegender Bedeutung. Jeder, der Schwangeren betreut, sollte sie sich genau einprägen.

1. In den meisten Fällen wird die diabetische Schwangere von einer Diabeteszentrale oder von einem Internisten überwiesen. Die Diagnose Diabetes mellitus steht also fest. **In diesem Falle kommt es allein darauf an, die Schwangerenbetreuung für diese Frau so intensiv wie möglich durchzuführen.**

2. Man darf niemals versäumen, bei der Aufnahme der **Anamnese** nach **familiärer Diabetesbelastung** und vor allem nach **vorausgegangener Schwangerschaft** mit **übergewichtigem Kind (Riesenkind), Totgeburt** oder **mißgebildetem Kind** zu fragen.

Es bringen nämlich auch solche Mütter **Riesenkinder, tote** und **mißgebildete** Kinder zur Welt, die sich noch **innerhalb** der **prädiabetischen Phase** befinden oder bei denen der Diabetes während der bestehenden Schwangerschaft noch **nicht manifest** wird (latenter Diabetes, s. o.).

Diese Frauen erscheinen also noch völlig gesund. Wir wissen, daß die latente Phase dem Manifestwerden des Diabetes Monate und Jahre vorausgehen kann. Erst eine auf diesen **anamnestischen** Hinweis hin angestellte Glukose-Belastung deckt die diabetische Stoffwechselbereitschaft und damit die Gefahren für das Kind auf. Dringend ist zu einer möglichst frühzeitigen Durchführung dieser Belastungsteste zu raten. Sie müssen während der Schwangerschaft **regelmäßig wiederholt** werden, etwa in 8-wöchigen Abständen.

Belastungstest zur Diagnostik des latenten Diabetes in der Schwangerschaft

Die Belastungstests sollten stets nach vorausgegangener kohlenhydratreicher Ernährung (250 g Kohlenhydrate an 3 aufeinanderfolgenden Tagen) durchgeführt werden. Es hat sich besonders die einzeitige orale Belastung mit Glukose bewährt. Es scheint sicher zu sein, daß der Belastung mit 100 g Glukose der Vorzug zu geben ist. Die orale Belastung hat sich als die physiologischere gegenüber der intravenösen Infusion durchgesetzt, da die B-Zellenstimulation unter Vermittlung intestinaler Hormone nicht umgangen wird. Im Anschluß an eine mindestens 12 stündige Nahrungskarenz erhält die Schwangere 100 g Glukose in 400 ml Flüssigkeit (Tee oder Wasser) innerhalb von 5 Minuten zu trinken. Blutabnahmen erfolgen nüchtern und nach 60, 120 und 180 Minuten; normale, präpathologische und pathologische Blutzuckerbereiche s. Tab. 3.

Schwangere mit 2 pathologischen Werten im oralen Glukosebelastungstest sind als latente Diabetikerinnen zu bezeichnen und einer intensiven Beratung und Behandlung mit Diät und evtl. Insulin (s. S. 122) zuzuführen. Sind nur 1 pathologischer oder 2 präpathologische Werte vorhanden, so sollte man den oralen Glukosetoleranztest (oGTT) in einem Abstand von etwa 4 Wochen wiederholen.

Die **Betreuung** muß so früh wie möglich einsetzen, da die häufig schon in der Frühschwangerschaft auftretende Stoffwechselverschlechterung zu Mißbildungen oder zum Absterben der jungen Frucht führen kann.

Tab. 3 Blutzuckerwerte in mg% im kapillären Blutplasma Schwangerer vor und nach oraler Glukosebelastung mit 100 g Glukose (GOD/GOP-Methode).

	normal	präpathol.	pathol.
Nüchternwert	61– 90	91– 99	≥ 100
1 Stunde	71–155	156–189	≥ 190
2 Stunden	71–140	141–169	≥ 170
3 Stunden	61–125	126–149	≥ 150

Es hat sich als zweckmäßig erwiesen, die Diabetikerin für die erste eingehende Untersuchung, insbesondere zur optimalen Einstellung der Stoffwechselführung für 1–2 Wochen in die Klinik einzuweisen. Häufig muß die Schwangere kurzdauernde Klinikaufenthalte zur Überprüfung und Korrektur der Insulineinstellung auf sich nehmen. Dabei soll auch nach diabetischen Gefäßveränderungen am **Augenhintergrund** und in den **Nieren** gesucht werden.

Die Gefäßschäden bei der diabetischen Erkrankung, das Manifestationsalter u. a. wurden von WHITE in ihrer Klassifikation schwangerer Diabetikerinnen berücksichtigt (Tab. 4).

- Der **Fet** ist sowohl gegenüber **azidotischen** als auch gegenüber **hyperglykämischen** Situationen **sehr empfindlich.** Stoffwechseldekompensationen können den **intrauterinen Tod** des Feten zur Folge haben.

Die **Stoffwechselkontrollen** umfassen Laboratoriumskontrollen, die Diätfestsetzung und die Abstimmung der Insulindosierung. Die Kontrollen müssen laufend und häufig erfolgen und zwar

in der **1. Hälfte** der Schwangerschaft   **alle 2 Wochen**
in der **2. Hälfte** der Schwangerschaft   **jede Woche.**

Es wird eine **Normalisierung der Blutglukose auf Werte zwischen 60 und 120 mg% über den ganzen Tag und die Nacht** angestrebt. Gelegentlich postprandiale Hyperglykämien bis 140 mg% sind noch akzeptabel. Es empfiehlt sich, die Richtigkeit

Tab. 4 Klassifikation schwangerer Diabetikerinnen (nach WHITE).

A Leichte Abweichung des GTT
B Diabetesbeginn nach dem 20. Lebensjahr und Dauer weniger als 10 Jahre, kein Gefäßschaden
C Diabetesbeginn zwischen 10. und 19. Lebensjahr und Dauer zwischen 10 und 19 Jahren oder geringer Gefäßschaden
D Diabetesbeginn vor dem 10. Lebensjahr oder Diabetesdauer über 20 Jahre oder deutlicher Gefäßschaden
E Verkalkte Beckenarterien
F Nephritis, proliferative Retinopathie

der Behandlung durch regelmäßige Kontrollen des **Glykohämoglobins** (HbA$_1$) zu überprüfen. Darunter versteht man den Anteil der Hämoglobinmoleküle, an deren freien Aminogruppen der β-Ketten nichtenzymatisch Glukose angelagert ist. Durch diese Bestimmung ist der Langzeiterfolg der Stoffwechselführung über etwa 3 Monate zu kontrollieren. Während der normalen Schwangerschaft beträgt der Anteil der glykolysierten Hämoglobine am Gesamthämoglobin ≤ 7,4%. Werte von 9% sollten möglichst bei der schwangeren Diabetikerin nicht überschritten werden. Bei der Interpretation von HbA$_1$-Werten ist noch auf die höchst verschiedene Validität der Bestimmungsmethoden zu achten.

Die Bausteine der Diabetestherapie sind Bewegung, Diät und Insulintherapie. Orale Antidiabetika werden in der Schwangerschaft nicht gegeben. Auf eine gleichmäßige körperliche Bewegung sowohl während der Einstellung als auch nach der Einstellung muß besonders geachtet werden.

Die Diät einer Schwangeren sollte 35 kcal/kg Sollgewicht betragen, wobei 25% der zugeführten Kalorien als Eiweiß und 40% als Kohlenhydrate gegeben werden sollen. Man achte darauf, daß die Diät zu einer normalen Gewichtszunahme von etwa 11–12 kg in der Schwangerschaft auch bei der Diabetikerin führt.

Diese Maßnahmen reichen häufig bei der Diabetikerin nicht aus, um die Blutglukosewerte zu normalisieren. Daher ist eine **Insulintherapie** mit hochgereinigtem Schweineinsulin oder eventuell neuerdings den Humaninsulinen notwendig. Dabei sind meistens mehrmalige Injektionen pro Tag erforderlich. Alt-Insulin wird häufig bevorzugt, jedoch sind ein individuelles Therapieschema und individuell ausgewählte Insuline möglich. Die Einstellung des Kohlenhydratstoffwechsels kann von der Diabetikerin selbst kontrolliert und unter ärztlicher Leitung vorgenommen werden. Semiquantitative Reflektometer oder die Teststäbchen erlauben auch in der häuslichen Umgebung die Kontrolle der Blutzuckerwerte. Dabei sollte mindestens wöchentlich ein Tagesprofil aus mehreren Werten (zu empfehlene Zeitpunkte: morgens nüchtern, 90 Minuten nach dem Frühstück, vor dem Mittagessen, vor dem Abendessen) bestimmt werden, an den übrigen Tagen sollten Nüchternwerte oder postprandiale Werte bestimmt werden. **Die Anleitung der diabetischen Schwangeren zur Selbstkontrolle ist eine wichtige Aufgabe der ärztlichen Schwangerenbetreuung.**

Aus geburtshilflicher Sicht handelt es sich bei einer schwangeren Diabetikerin um eine Risikopatientin, die sich einer häufigen und intensiven Schwangerenberatung unterziehen muß. Neben der ärztlichen Anleitung und der Unterhaltung über die einzuhaltende Diät und Körperbewegung sind bei diesen Schwangerenberatungen die **Ultraschalluntersuchungen** angezeigt, die im Hinblick auf die Terminbestimmung und auf die Wachstumsdynamik des Kindes eine große Rolle spielen. **Ab 28. Woche sind wöchentliche CTG-Kontrollen und ab 32. Woche CTG-Kontrollen** jeden 2. Tag zu empfehlen. Daneben können biochemische Überwachungsparameter wie Östriol im Plasma und humanes plazentares Laktogen zur Überwachung des Kindes während der Schwangerschaft der Diabetikerin herangezogen werden.

> Bei guter Einstellung des Kohlenhydratstoffwechsels und ungestörtem Schwangerschaftsverlauf kann der **spontane Geburtsbeginn,** möglichst in Terminnähe, abgewartet werden.

Der Diabetes ist keine generelle Sektioindikation. Eine wesentliche Terminüberschreitung sollte vermieden werden.

Akutes Abdomen

Die häufigste Ursache eines akuten Abdomens in der Schwangerschaft ist die **Appendizitis.** Der Krankheitsverlauf ist in der Schwangerschaft oft schnell und geht gehäuft mit Perforation und Peritonitis einher, daher ist die Letalität der Appendizitis in graviditate hoch. Leitsymptome sind **Spontanschmerz** der rechten Bauchhälfte bei normalem Schwangerschaftsbefund und **Erbrechen.** Darüberhinaus ist die Diagnose oft schwer, da die **Dislokation der Appendix** (Abb. 66) durch den größer werdenden Uterus die Diagnose verschleiert.

Differentialdiagnostisch muß in Betracht gezogen werden
- Pyelonephritis, s. S. 115,
- Extrauterine Gravidität, s. S. 551,
- Stielgedrehte Ovarialzyste,
- Ernährungsgestörtes Myom,
- Vorzeitige Wehentätigkeit, s. S. 127.

Es kann aus diagnostischen Gründen für wenige Stunden eine Tokolyse versucht werden: Anhaltende Beschwerden nach Sistieren der Wehentätigkeit spre-

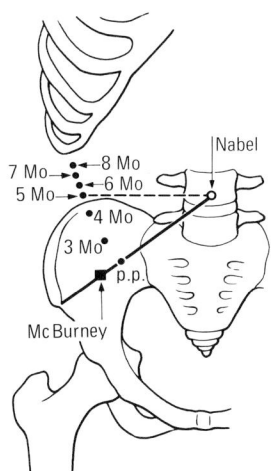

Abb. 66 Dislokation der Appendix während der Schwangerschaft und im frühen Wochenbett.

chen für eine extrauterine Ursache. Bei allen unklaren Schmerzzuständen in der rechten Bauchhälfte müssen die differentialdiagnostischen Möglichkeiten erwogen werden. Bis zur Entscheidung ist der Lokalbefund kurzfristig zu überprüfen. Die Laparotomie und Appendektomie sind bei Verdacht auf Appendizitis indiziert und heute auch nicht mehr komplikationsreich.

5 Gestörte Schwangerschaft in der zweiten Schwangerschaftshälfte

5.1 Frühgeburt

Definitionsgemäß ist für die Frühgeburt die **verkürzte Schwangerschaftsdauer** entscheidend:

> Eine Frühgeburt ist eine **Geburt vor der vollendeten 37. Schwangerschaftswoche post menstruationem.**

Früher benutzte man die Definition durch das **Geburtsgewicht < 2500 g.**
Die Häufigkeit der Frühgeburt beträgt im deutschsprachigen Raum 6–8%. Etwa 1% haben ein Geburtsgewicht unter 1500 g, davon etwa ⅓ zwischen 500 und 999 g.

Die **Ätiologie** der Frühgeburt ist nicht einheitlich. Folgende Ursachengruppen kommen in Frage
- schlechte sozio-ökonomische Verhältnisse,
- anamnestische Belastungen,
- Schwangerschaftskomplikationen.

Im Einzelfall sind häufig die Ursachen der Frühgeburt nicht sicher festzustellen. Oft treffen verschiedene Risikofaktoren (Tab. 5) zusammen. SALING hat in der PDP-Liste verschiedene Faktoren zusammengestellt und sie nach ihrer Wertigkeit auch gewichtet (Abb. 67).

Der **patho-physiologische Ablauf der beginnenden Frühgeburt** ist ebenso wie der Geburtsbeginn der termingerechten Geburt unklar. Nach heutiger Meinung scheinen neben anderen Substanzgruppen (wie Oxytozin, Östrogene und Progesteron) vor allem den Prostaglandinen eine wichtige Schlüsselstellung bei der Auslösung der Frühgeburt (wie auch der Geburt) zuzukommen. Man nimmt an, daß viele hormonale und biochemische Einflüsse in

Tab. 5 Faktoren, die zum Risiko einer Frühgeburt beitragen.

Sozio-ökonomische Risiken	Anamnestische Belastungen	Risiken während der bestehenden Schwangerschaft
niedrige soziale Schicht mütterliches Alter (< 18 bzw. > 35 Jahre) Multiparität alleinstehend Raucher	vorausgegangene Frühgeburten vorausgegangene Totgeburten mehr als 2 Fehlgeburten (spontan oder artefiziell)	uterine Blutung Mehrlinge Placenta praevia Spätgestose Harnwegsinfektion Vaginale Infektion

5 Gestörte Schwangerschaft in der zweiten Schwangerschaftshälfte

PDP-Liste III

	1
	Datum

Name: _____ Vorname: _____

Alter: _____ Grav.: _____ Para: _____ err. Geb.-Termin: _____

NICHT ABSTELLBARE FAKTOREN	ABSTELLBARE ODER MIT UNTERSCHIEDLICHEM ERFOLG BEHANDELBARE FAKTOREN

1. Allgemein oder anamnestisch zu erhebende Faktoren

	Fg.	D.		Fg.	D.
Vorausgegangene 1–2 Kinder ≤ 2500g	2	2	Rauchen Zigaretten/Tag 1–5		1
≥ 3 Kinder ≤ 2500g	4	4	6–20		2
Aborte, Abbrüche oder diagn. Curettagen			> 20		3
1–2	2	2	Körperliche, geistige oder seelische Überforderung durch Berufstätigkeit oder andere erhöhte Belastungen		
≥ 3	4	4			
Vorausgegangene Totgeburt		1			
Vorausgegangener neonataler Todesfall		1		3	3
Niedriges Körpergewicht vor der Graviditat < 55 kg		1			
Anamnestische Zervixinsuffizienz		2			

2. Mit der jetzigen Gravidität einhergehende Besonderheiten

	Fg.	D.		Fg.	D.
≥ V.–para	1	1	Spätgestose mittelgradige (Gestose–Index 4–7)	1	2
Uterine Blutung i. d. jetzigen Schwangerschaft	4	4	schwere (Gestose–Index 8–11)	2	3
Mehrlinge	4	4	sich öff. ZK oder sich verkurz. Portio		
Hydramnion	4		Cervix–Index–Punkte 2–3		2
			≥ 4		4
			Vorzeitige gesteigerte Wehentätigkeit		4
			Lageanomalien wie Beckenendlage od. Querlage		2
			Mangelh. Zunahme d. Körpergew. od. Leibesumf.		2
			od. retard. Wachstum lt. Ultraschall–Unters.		4

3. Krankheiten der Mutter

a) außerhalb der Gravidität			b) in der jetzigen Gravidität		
Renale Erkrankungen		2	Diabetes unzureichend behandelt		2
Endokrine Störungen (Ovarialinsuff., Genitalhypoplasie, Zyklusstörungen, Gonadotropinbehandl., wegen Sterilität, Hypo- u. Hyperthyreose, Spätkonzeption trotz Kinderwunsch nach ≥ 3 Jahren)	2	2	Anämie von < 11g % Hb	2	2
			< 9g % Hb	4	4
			Harnwegsinfektion. oder asymptom. Bakteriurie		3
Uterusmißbildung, Ut. myomat. oder Uterusanomalien	2	2	Akute fieberhafte Erkrankungen oder andere Infektionen wie Lues, Tbc, Toxoplam. usw.		2
			Virusinfektionen wie Röteln, Zytomeg. Hepatitis	2	2
			Summe der veränderlichen Risikopunkte		
Summe der feststehenden Risikopunkte			Summe der feststehenden Risikopunkte		
			Summe aller Punkte		

Abb. 67 Prämaturitäts-Dysmaturitäts-Präventionsliste (nach SALING).

der Dezidua und in den Eihäuten zu einer verstärkten enzymatischen Freisetzung der Phospholipase A_2 führen, durch die die Arachnoidonsäure-Synthese und schließlich die Bildung wirksamer Prostaglandine angeregt wird. Lokale Entzündungen in der Zervix, digitale Dehnung der Zervix und auch ein Blasensprung scheinen diesen Vorgang in Gang zu setzen. Wie weit fetale Hormone an der Auslösung dieses Ablaufes teilnehmen, ist heute noch nicht gesichert.

Diagnostik der Frühgeburt
Die in Tab. 5 beschriebenen Risikofaktoren müssen bei der Schwangerenberatung besonders beachtet werden. Dadurch ist es möglich, die **frühgeburtsgefährdeten Frauen während der Schwangerenberatung zu erkennen und einer intensiveren Überwachung zuzuführen.**

Zur Risikoabschätzung ist neben der Anamnese und den Befunden der Schwangerenbetreuung vor allem auf die Symptome der drohenden Frühgeburt zu achten:

- vorzeitige Wehentätigkeit
- vorzeitige Zervixreifung.

Daher sind die Beurteilung der Kontraktionstätigkeit des Uterus und die Beurteilung des Zervixbefundes wichtig.

Empfundene Kontraktionstätigkeit: Die einfachste Maßnahme ist das Notieren der Kontraktionstätigkeit der Gebärmutter durch die Schwangere **(Wehenkalender).** Heute wird angegeben, daß bis zu 10 Kontraktionen pro 24 Stunden, die von der Schwangeren bemerkt werden, physiologisch sind. Diese Selbstbeobachtung der Schwangeren unterliegt natürlich subjektiven Einflüssen, daher sollte eine objektivere Form der Wehenprotokollierung durchgeführt werden.

Äußere Wehenmessung (externe Tokometrie): Zur äußeren Wehenmessung werden heute Tokographen im Handel angeboten, mit denen die Schwangere auch die Wehentätigkeit zu Hause überwachen kann. Dies gelingt über elektromechanische Druckwandler, die mit einem Gürtel auf dem Abdomen an der prominentesten Stelle befestigt werden.

Die externe Wehenmessung ermöglicht eine Aussage über die **Frequenz der Wehen,** über die veränderte Stärke der Kontraktionstätigkeit muß die Schwangere befragt werden. Nach ZAHN werden bis zur 30. Woche etwa 3 Kontraktionen pro Stunde registriert, jenseits dieser Zeit etwa 5 Kontraktionen pro Stunde. Wird ein Tokogramm betrachtet, so findet man 2 verschiedene Kontraktionsformen (Abb. 95, S. 191). Jenseits der 20. Woche beobachtet man **unkoordinierte lokale Uteruskontraktionen von niedriger Stärke,** die sogenannten ALVAREZ-Kontraktionen. Ebenfalls in der normalen Schwangerschaft findet man ab der 20. Woche eine stärkere seltenere **Kontraktionstätigkeit** in Form von **BRAXTON-HICKS-Kontraktionen.** Die BRAXTON-HICKS-Kontraktionen werden dann empfunden, wenn sie eine stärkere Intensität haben. Ab welcher Frequenz und ab welchen Drucken diese Uteruskontraktionen eine Wirkung auf die Zervix haben, ist individuell sehr verschieden.

Neben der Beachtung der Kontraktionen ist die **Untersuchung der Zervix** die wichtigste diagnostische Maßnahme zur Früherkennung der Frühgeburt. Dabei ist vor allem auf folgende Kriterien zu achten:

- **Länge der Zervix,**
- **Konsistenz der Zervix,**
- **Weite des Muttermundes.**

Eine zunehmende Geburtsbereitschaft ist ersichtlich aus einer Verkürzung und Auflockerung der Zervix sowie einer Erweiterung des Zervikalkanales.

Häufig wird die Reifung der Zervix durch Wehen vor 37/0 Schwangerschaftswochen **(vorzeitige Zervixreifung)** mit dem Schlagwort Zervixinsuffizienz belegt. Bei der **Zervixinsuffizienz im eigentlichen Sinne handelt es sich um eine Zervixeröffnung ohne Wehentätigkeit und damit um eine Störung des zervikalen Verschlußapparates.** Die Zervixinsuffizienz in diesem Sinne ist eine seltene Erkrankung.

Vermeidung der Frühgeburt

Aufgabe der Schwangerenberatung ist die **Risikoabschätzung bei allen Schwangeren.** Das heißt, anhand der klinischen Erfahrung oder mit Hilfe von Risikokatalogen wird die Gefährdung bei der Schwangeren erfaßt. Es gibt verschiedene solcher Risikokataloge. In Abb. 67 ist einer der heute bekannten Risikozusammenstellungen in Katalogform mit Bewertung gezeigt.

Eine wichtige Maßnahme zur Vermeidung der Frühgeburt ist die **Aufklärung aller Schwangeren** und der Bevölkerung über die Gefährdungen der Frühgeburt und über die Risikofaktoren, die eine Frühgeburt anzeigen können.

Es muß Verständnis erweckt werden für eine **erhöhte Frequenz von Vorsorgeuntersuchungen,** für eine **frühzeitige Bescheinigung der Arbeitsunfähigkeit** und evtl. für eine **frühzeitige Aufnahme in das Krankenhaus.** Das sozialmedizinische Umfeld der frühgeburtsgefährdeten Frauen bedarf einer besonderen Zuwendung. Hier ist besonders zu betonen:

> **Die Effekte der prophylaktischen Tokolyse oder einer prophylaktischen Cerclage sind nicht gesichert.**

Therapie der drohenden Frühgeburt
- Ruhigstellung
- medikamentöse Wehenhemmung
  - Betamimetika
  - Kalziumantagonisten
  - Magnesium
  - Alkohol (Äthanol)
- Sedativa
- Prostaglandininhibitoren
- Cerclage

Ruhigstellung

Die Ruhigstellung wird aus mehreren Maßnahmen bestehen: Das geringste Ausmaß ist die Herausnahme aus dem Arbeitsleben. Entlastung im Haushalt und Ruhigstellung zu Hause sind einleitende Maßnahmen. Bei höherem Risiko und nicht sicherer Einhaltung häuslicher Bettruhe ist eine Aufnahme in die Klinik mit Anordnung einer möglicherweise etwas gelockerten Bettruhe ratsam. Auf eine absolute Bettruhe kann meistens verzichtet werden.

Medikamentöse Wehenhemmung
Wichtig für das Verständnis der Therapie der Frühgeburt ist das Wissen über verschiedene **Rezeptoren.** Im Uterus wurden Alpha- und Beta-, besonders Beta 2-Rezeptoren gefunden. Die Erregung von Alpha-Rezeptoren durch Noradrenalin führt zur Kontraktion der Gebärmutter, während die Erregung von Beta-Rezeptoren durch Adrenalin kontraktionshemmend auf die Gebärmutter (sogenannte Beta 2-Rezeptoren) und fördernd auf die Erregung des Herzens (sogenannte Beta 1-Rezeptoren) wirken.

Im wesentlichen stehen die Beta-2-Sympathikomimetika (= **Betamimetika**) als Adrenalinabkömmlinge mit Beta 2-Rezeptor-Selektivität zur Verfügung.

Die Betamimetika bewirken eine Beta-Rezeptor-Stimulation und damit eine Aktivierung der Adenylzyklase in den Muskelzellen des Uterus. Durch eine Vermehrung des zyklischen AMP kommt es über eine Kalziumanreicherung zu einer Relaxation der Muskelzelle.

Es gibt verschiedene Betamimetika, die sich in ihrer Dosierung und Applikationsform unterscheiden (Tab. 6).

Nebenwirkungen der Betamimetika: Die Wirkung auf die Betarezeptoren anderer Organe führt zur: Kontraktionshemmung von Bronchialmuskulatur, der Muskulatur des Ureters und auch des Intestinaltraktes, es kommt zur Glukoneogenese in Leber und Skelettmuskulatur und zur Lipolyse im Fettgewebe. Auf die Herzmuskulatur wirken Betamimetika positiv inotrop, chronotrop, dromotrop und bathmotrop.

Diese Wirkungen rufen die Nebenwirkungen wie **Herzklopfen, Hitze** und **Beklemmungsgefühl** sowie **Abfall des arteriellen Mitteldruckes** hervor. Eine vorüber-

Tab. 6 Tokolytisch wirksame Substanzen.

Substanz	Handelsname	Dosierung	
		oral	i.v.
Betamimetika			
Clenbuterol	Spiropent®	2–4 × 20 µg/die	
Fenoterol	Partusisten®	4–8 × 5 mg/die	1–4 µg/min
Ritodrine	Pre-Par®	4–8 × 10 mg/die	100–400 µg/min
Hexoprenalin	Etoscol®	6–8 × 0,5 mg/die	0,1–0,5 µg/min
Prostaglandin-antagonisten			
Azetylsalizylsäure	Aspirin®, Colfarit®	3–6 g/die	

5 Gestörte Schwangerschaft in der zweiten Schwangerschaftshälfte

gehende diabetogene Wirkung der Betamimetika sowie eine Wirkung auf die Wasserretention sind beschrieben. Betamimetika sind **plazentagängig,** die Rezeptorwirkungen sind auch beim Kind nachweisbar.

Die Nebenwirkungen der Betamimetikatherapie zeigen, daß die Tokolyse einer **strengen Indikation** und Überwachung bedarf.

Wichtigste Indikation: Vorzeitige Wehentätigkeit mit vorzeitiger Zervixreifung **(drohende Frühgeburt)!**

Die Behandlung einer **Wehentätigkeit ohne Zervixveränderung** ist umstritten. Zu empfehlen ist aber auch in diesen Fällen eine Therapie zur Erleichterung der Patientin. Eine **orale betamimetische Therapie** wird von einigen Autoren in ihrer Wirksamkeit bestritten. Es läßt sich klinisch nicht bezweifeln, daß eine orale Gabe von Betamimetika wirkungsvoll ist.

Dosierung der Betamimetika
1. Als **parenterale Dauerinfusion:** 4 mg Fenoterol (Partusisten) auf 500 ml Basislösung, Dosierung nach tokolytischem Effekt mit Infusionspumpe bis zu 30 ml/Stunde.
2. **Orale Gabe:** Partusisten-Tabl. á 5 mg bis zu 8 mal 1 Tabl. tgl. je nach tokolytischem Effekt.

Häufig ist zu Beginn der Behandlung die parenterale Gabe notwendig. Bei einem Umstellversuch auf eine orale Therapie sollte etwa 30 min vor Infusionsende die Tablette eingenommen werden.

Kontraindikationen
- **Gefährdung des Feten** durch Sauerstoffmangel, Plazentainsuffizienz u. a.
- **Amnioninfektionssyndrom**
- **Kardio-vaskuläre Erkrankungen** der Mutter, Glaukom, entgleister Diabetes mellitus.

Wichtigster **Grundsatz für die Behandlung der drohenden Frühgeburt:**
Sind Symptome einer drohenden Frühgeburt vorhanden (Kontraktionstätigkeit, vorzeitige Zervixreifung) muß mit Ultraschall und Kardiotokographie untersucht werden, ob es dem Kind gut geht. Schwangerschaftsverlängernde Maßnahmen bei lebensfähigem Kind und Symptomen der drohenden Frühgeburt sind dann nicht indiziert, wenn eine Bedrohung des Kindes durch Plazentainsuffizienz, Sauerstoffmangel u. ä. vorliegt.

Eine kindliche Bedrohung ist auszuschließen vor Beginn schwangerschaftsverlängernder Maßnahmen.

Wegen der Nebenwirkungen der Betamimetika auf das mütterliche Herz-Kreislauf-System (S. 129) ist es wichtig, vor Beginn einer tokolytischen Therapie eine

5.1 Frühgeburt

sorgfältige Anamnese über kardiovaskuläre Erkrankungen zu erheben. Vor einer parenteralen Therapie ist die Ableitung eines **EKG** zu empfehlen.

Magnesium besitzt in hohem Maße eine **kardioprotektive** Wirkung und hat auch einen **tokolytischen** Effekt. Daher wird es als Zusatztherapie empfohlen.
Dosierung: 20 mmol/Tag oral (2 Beutel/Tag Magnesium-Diasporal 300 Granulat-Beutel enthalten jeweils 300 mg Magnesium oder 4 Tabletten/Tag Magnesium 5-Longoral).

Bei intravenöser Tokolyse empfehlen einige Autoren, Magnesiumsulfat (Magnesium 5-Sulfat 10 ml Ampullen, enthalten 1 g Magnesiumsulfat) als parenterale Zusatztherapie bis zu 10 g/Tag zu geben.

Prostaglandin-Antagonisten bewirken eine Hemmung der Prostaglandinsynthese und sind daher als wehenhemmende Medikamente geeignet. Wegen möglicher Nebenwirkungen (Blutungsneigungen, verminderte Nierenfunktion, Lungenödem) vor allem in Kombination mit Betamimetika wird die Gabe nicht von allen Autoren empfohlen.
Dosierung: Acetylsalizylsäure (Aspirin Tabl. á 0,5 g, Colfarit Tabl. á 0,5 g) 3 mal 1 oder 2 Tabl./Tag.

Äthanol soll die Freisetzung von Oxytozin aus der Neurohypophyse hemmen. Ob darüberhinaus ein wehenhemmender Effekt auf die Myometriumzellen selbst besteht, ist nicht sicher.

Äthanol hat Nebenwirkungen bei Mutter und Fet. Er passiert die Plazenta.
Dosierung: 40 g Äthanol auf 500 ml Basislösung, Tropfgeschwindigkeit je nach Wehentätigkeit und hemmendem Effekt bis zu 60 ml/Stunde.

Cerclage

Ein Verschluß der Zervix durch Cerclage nach MacDonald ist heute indiziert bei einer Zervixinsuffizienz. Darüberhinausgehende Indikationen (prophylaktische Cerclage, Notcerclage, Cerclage bei vorzeitiger Zervixreifung) sind in ihrem **Effekt umstritten.** Es konnte statistisch nicht bewiesen werden, daß eine großzügige Anwendung der Cerclage die Rate der Frühgeburten reduziert.

Neben der eigentlichen Therapie der drohenden Frühgeburt ist die **Vermeidung der Adaptationsstörung der kindlichen Lunge,** die als Membransyndrom bekannt ist, von großer Wichtigkeit (s. anatomische und biochemische Lungenreifung, S. 17).

Es gilt heute als sicher, daß durch Kortikoidgabe an die Mutter die intraalveoläre Surfactant-Synthese gesteigert werden kann **(pränatale Lungenreifeförderung).**
Vorgehen bei drohender oder in Gang befindlicher Frühgeburt bei einem Schwangerschaftsalter von 25/0 bis 36/0:
a) wenn möglich und vertretbar: Verschieben der Geburt mit Tokolytika um mindestens 24–48 Stunden,
b) intramuskuläre Injektion viermal in 12-stündigen Abständen von 4 mg Betamethasonphosphat (Celestan solubile).

Durch die pränatale Lungenreifeförderung mit Kortikoiden kommt es zur Depression der fetalen und mütterlichen Nebennierenrinde (Senkung der fetalen Östriolproduktion!). Die pränatale Lungenreifeförderung muß bei klinischer Notwendigkeit nach einem Zeitraum von 7 Tagen wiederholt werden. Bei vorzeitigem Blasensprung ist die Wiederholung der Kortikoidgabe nicht notwendig.

Grundsätze zur Leitung der Frühgeburt
Die Geburtsleitung bei der Frühgeburt muß die **geburtsmechanische Empfindlichkeit des unreifen Gehirns** und die **Vermeidung der Hypoxie** in besonderer Weise berücksichtigen.
  Daher ist die Wahl des Geburtsmodus eine wichtige Entscheidung bei der Frühgeburt.
Eine **Schnittentbindung** ist indiziert:
- bei Einstellungsanomalien wie **Beckenendlage** oder Lageanomalien wie **Querlagen**,
- bei **vorzeitiger Lösung der Plazenta** oder **Placenta praevia**,
- bei **intrapartaler Hypoxie**.

Die **Indikation zur Schnittentbindung** ist in Fällen von protrahiertem Geburtsverlauf, vorzeitigem Blasensprung oder Amnioninfektions-Syndrom großzügig zu stellen.
Eine **vaginale Geburt** ist anzustreben:
- bei **Schädellage**,
- bei nicht mehr aufzuhaltender Frühgeburt,
- bei **Geburtsfortschritt**,
- bei **gutem Befinden** des Feten.

Die **Periduralanästhesie** wird heute allgemein zur Relaxation der Geburtswege besonders bei Frühgeburt empfohlen. Die geburtstraumatische Belastung des kindlichen Schädels wird dadurch vermindert. Dies gilt auch für die **Schonung der Fruchtblase**. Andererseits haben Autoren darauf hingewiesen, daß die Mortalität von Frühgeborenen unter 1500 g größer ist, wenn die Fruchtblase bis zu 1 Stunde vor der Geburt intakt bleibt. **Die Empfehlung, die Fruchtblase bei Frühgeburt stehen zu lassen, ist eindeutig den Notwendigkeiten der fetalen Überwachung (interne Kardiotokographie bei unzureichender externer Ableitung, Fetalblutanalyse mit Eröffnung der Fruchtblase) unterzuordnen.** Das Geburtstrauma für ein Frühgeborenes muß durch eine großzügige **Episiotomie** und durch Einsetzen eines breiten hinteren Spekulums zur Dehnung des Dammes **(Spiegelgeburt)** vermindert werden.

5.2 Vorzeitiger Blasensprung

Definition: Blasensprung und Fruchtwasserabgang vor Beginn der Eröffnungswehen. In der Literatur sind weitere Definitionen üblich: Blasensprung in Abhängigkeit von der Muttermundsweite, Blasensprung in Abhängigkeit von der Latenz zwischen Blasensprung und regelmäßigem Wehenbeginn, Latenz zwischen Blasensprung und Geburt und viele andere mehr.
Häufigkeit: Zwischen 10 und 20% aller Geburten. In etwa 2% aller Geburten ist das Geburtsgewicht nach vorzeitigem Blasensprung unter 2500 g.
Diagnose: Untersuchung des pH im Scheiden-Sekret mit Lackmuspapier o.ä.

(Blauverfärbung des roten Papiers zeigt Fruchtwasserabgang an), der Farnkrauttest, der Nachweis fetaler Zellen nach Nilblausulfatfärbung oder der Nachweis von Phosphatidyl-Glycerol im Flüssigkeitspool des hinteren Scheidengewölbes.

Ursachen: Es sind bekannt:
- vorzeitige Zervixreifung,
- Hydramnion,
- Mehrlingsschwangerschaft,
- Infektion des unteren Eipols,
- iatrogen (Amniozentere, Cerclage u. a.)

Einteilung: Wesentlich ist zu unterscheiden zwischen
- Blasensprung in Terminnähe bzw. mit **reifem Kind** und
- Blasensprung vor 37/0 Schwangerschaftswochen mit **unreifem Kind.**

Vorzeitiger Blasensprung in Terminnähe
Die prognostische Bedeutung des vorzeitigen Blasensprungs in Terminnähe ist in der Regel nicht problematisch. Es kommt meist in den darauffolgenden Stunden spontan zur Geburt, und die Gefahr der Entwicklung einer aszendierenden Infektion ist relativ gering. Da es jedoch mit zunehmender Latenz zwischen Blasensprung und Geburt zu einer steigenden Gefahr einer aszendierenden Infektion **(Amnioninfektions-Syndrom)** kommt, sollte jede Frau mit vorzeitigem Blasensprung in Terminnähe und vorhandener Zervixreife möglichst bald entbunden werden. Bei unreifer Zervix muß die Gefahr des Amnioninfektions-Syndroms und des protrahierten Geburtsverlaufes abgewogen werden (Abb. 68). JUNG empfiehlt in solchen Fällen, 8 bis 12 Stunden abzuwarten, um eine Spontanreifung der Portio zu erhalten. Dann sollte aber spätestens eine Einleitung versucht werden. Zu dieser Einleitung stehen uns die Oxytozin-Dauerinfusionen, Prostaglandin-Dauerinfusion bzw. lokale Prostaglandin-Gel-Gaben zur Verfügung.

Blasensprung vor 37/0 Schwangerschaftswochen
Es müssen die beiden Risiken
- **Infektion**
- **Prämaturität**

gegeneinander abgewogen werden. **Je jünger die Schwangerschaft bei vorzeitigem Blasensprung ist, desto mehr muß die Behandlung schwangerschaftserhaltend sein; je älter die Schwangerschaft ist, desto aktiver muß man vorgehen.**

Das **Amnioninfektions-Syndrom** muß beim vorzeitigen Blasensprung sowohl in Terminnähe, aber noch mehr und vor allem in frühen Schwangerschaftswochen bei unreifem Kind frühzeitig erkannt werden. Wir verstehen unter dem Amnioninfektionssyndrom die Gefährdung von Mutter und Kind bei unspezifischen Infektionen der Fruchthöhle mit dem gemeinsamen Substrat der Amnionitis und Chorionamnionitis. Selten entwickelt sich das Amnioninfektionssyndrom bei stehender Fruchtblase.

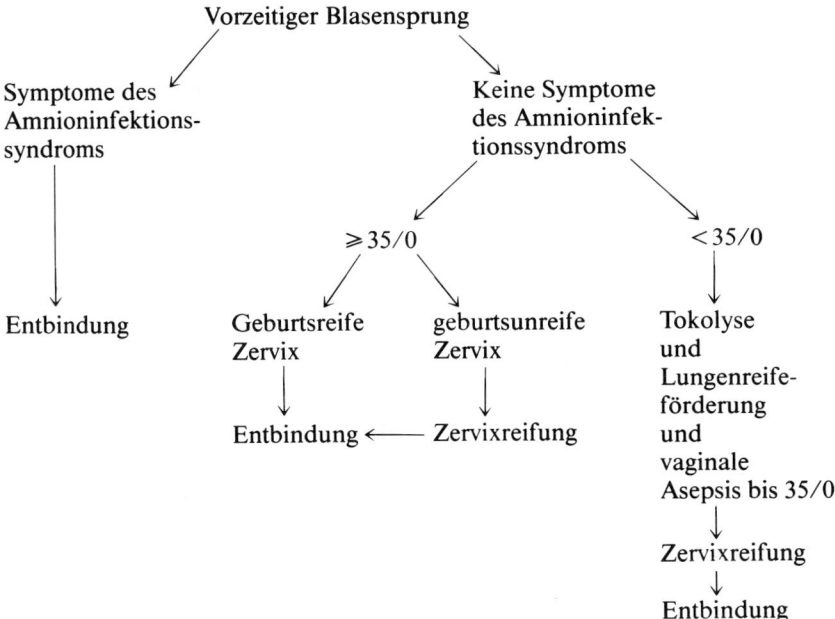

Abb. 68 Vorgehen bei vorzeitigem Blasensprung.

Die klinischen Warnsymptome eines Amnioninfektions-Syndroms
- mütterliche Temperatursteigerungen,
- Leukozytose,
- Linksverschiebung im Differentialblutbild und
- fetale Tachykardie mit Oszillationsverlust

müssen ernst genommen werden. Täglich sind Temperaturkontrollen, Blutbild, Differentialblutbild und CTG anzufertigen. **Werden Gefährdungszeichen für ein Amnioninfektionssyndrom gefunden, so ist die Schwangerschaft zu beenden.**

Die Gefährdung des Feten durch das Amnioninfektionssyndrom ist beträchtlich. Die perinatale Mortalität der Kinder nach vorzeitigem Blasensprung wird in der Literatur als verdoppelt angegeben. Sowohl die Entzündungszeichen am Chorion und Amnion als auch die klinisch faßbaren Infektionen der Neugeborenen bei spontanem und künstlichem Blasensprung nehmen in der Häufigkeit parallel zum Zeitintervall bis zur Geburt in gleichem Maße zu. Nach MÜLLER und KUBLI scheint die kritische Grenze zwischen 12 und 24 Stunden zu liegen.

Für das klinische Vorgehen bei vorzeitigem Blasensprung vor 37/0 Schwangerschaftswochen sollte nach Abwägen von Infektionsrisiko und kindlicher Reife folgendermaßen vorgegangen werden.

Vorgehen vor 35/0: Es ist eine abwartende Haltung mit **Tokolyse** (s. S. 129), **Lungenreifeförderung** (s. S. 131) und einer **vaginalen Antisepsis** (PVP-Jod-Infusionsprophylaxe) (s. unten) zu empfehlen.

Vorgehen nach 35/0: Es ist eine aktive Haltung mit geburtseinleitenden Maßnahmen (s. o.) zu empfehlen.

Die Frage der **Antibiotikaprophylaxe** beim vorzeitigen Blasensprung wird in der Literatur verschieden beantwortet. Es ist zweifelhaft, ob die Vorteile der möglichen Antibiotikaprophylaxe die damit in Kauf zu nehmenden Nachteile überwiegen. Die Antibiotikaprophylaxe scheint keinen nennenswerten Effekt auf die perinatale Mortalität und nur einen geringen Einfluß auf die mütterliche Morbidität zu haben. Häufig wird die antibiotische Prophylaxe zu spät nach erfolgtem Blasensprung begonnen. Zur Keiminvasion kommt es bereits innerhalb der ersten Stunden nach Blasensprung. Innerhalb von 24 Stunden nach einem vorzeitigen Blasensprung weisen 2–4% der Feten eine Infektion auf, diese Zahl steigt innerhalb von 48 Stunden auf rund 20%.

Heute stehen an erster Stelle gramnegative Stäbchen, vor allem E. coli; des weiteren finden sich häufig Streptokokkus faecalis, β-hämolysierende Streptokokken und Staphylokokken. Die Gefahren für die Mutter durch Herauszüchtung resistenter Keime werden bei der prophylaktischen Antibiotikaanwendung besonders hoch eingeschätzt.

Als Möglichkeit, das Aufsteigen der Keime zu verhindern, haben SALING und Mitarb. von der Antibiotikaprophylaxe Abstand genommen und die PVP-Jod-Spülung zur **vaginalen Antisepsis** eingeführt. Dabei ist das Einlegen eines Portiokatheters mit der Möglichkeit der PVP-Jod-Spülung möglichst rasch nach Blasensprung wichtig. **Vorgehen:** Bei vorzeitigem Blasensprung wird eine 1%ige PVP-Jod-Lösung über den Portiokatheter mit einer Tropfvorrichtung (20 ml/h) angewandt. Mit diesem Vorgehen läßt sich die Zahl sowohl der kindlichen Infektionen als auch der fieberhaften Wochenbettverläufe deutlich reduzieren.

Als Nebeneffekt der PVP-Jod-Gabe bei vorzeitigem Blasensprung wurden erhöhte TSH-Werte im Neugeborenenblut beobachtet. Durchgeführte Kontrolluntersuchungen am siebten Lebenstag zeigten dann, daß von einer passageren Reaktion der Schilddrüse auf die Jodaufnahme gesprochen werden kann.

5.3 Intrauterine Mangelentwicklung

In der Gruppe der untergewichtigen Neugeborenen (Geburtsgewicht < 2500 g) sind zwei verschiedene Krankheitsbilder enthalten, nämlich die zu früh geborenen und die zu leicht geborenen Kinder.

Eine Mangelgeburt wird durch das Geburtsgewicht in Abhängigkeit vom Schwangerschaftsalter definiert:

> Ein Mangelgeborenes ist ein **Neugeborenes unterhalb der 10. Perzentile der Standardgewichtskurve** (s. Abb. 443 auf S. 663).

In die Definition eines mangelentwickelten Kindes gehen also ausschließlich das Geburtsgewicht und das Schwangerschaftsalter und nicht die Länge oder andere Körpermaße ein.

Vom klinischen Erscheinungsbild ist zwischen den
- harmonisch und
- disharmonisch

retardierten Neugeborenen zu unterscheiden. Bei den harmonisch mangelentwickelten Kindern sind alle Körpermaße **gleichmäßig** von der Mangelentwicklung betroffen. Man kann davon ausgehen, daß diese Mangelentwicklung **um die Schwangerschaftsmitte herum begonnen** hat.

Bei disharmonisch mangelentwickelten Neugeborenen entspricht die Länge dem Schwangerschaftsalter, während das Gewicht stark reduziert ist. Diese Form der Mangelentwicklung ist in der Regel **erst in den letzten Schwangerschaftswochen** entstanden.

Ätiologie: Die Ursache ist meist nicht sicher festzustellen. Verschiedene **endogene Faktoren** und **exogene Faktoren** werden als Ursache der Mangelentwicklung benannt:
- **Plazentainsuffizienz**
- **exogene Faktoren** wie ionisierende Strahlung, Langzeitgabe von Kortikosteroiden, Alkoholabusus, Rauchen, Heroin
- **virale oder bakterielle Infektionen,** z. B. Röteln, Zytomegalie, Zoster
- **Chromosomenaberrationen,** z. B. Turner-Syndrom, Trisomie
- **Fehlbildungen,** z. B. Osteogenesis imperfecta, Duodenalatresie
- **mütterliche Erkrankungen,** z. B. Spätgestose, essentielle Hypertonie, schwere Anämie
- **mütterliche Mangelernährung**

Die wichtigste Ursache im deutschsprachigen Raum ist die **Plazentainsuffizienz**. Darunter verstehen wir eine anatomische oder funktionell bedingte Minderfunktion der Plazenta. Je nach dem zeitlichen Ablauf unterscheidet man eine
- **akute,**
- **subakute** und
- **chronische** Form

der Plazentainsuffizienz. Die akute Plazentainsuffizienz tritt in wenigen Minuten bis Stunden ein (typisches Beispiel: vorzeitige Lösung der Plazenta). Die subakute Form tritt in Tagen ein (typisches Beispiel: Terminüberschreitung bzw. Übertragung), die chronische Plazentainsuffizienz tritt in Wochen und Monaten ein (typisches Beispiel: intrauterine Mangelentwicklung).

Diagnostik: Durch Erkennung der Risikofaktoren bei mangelentwicklungsgefährdeten Frauen während der Schwangerenberatung (s. PDP-Liste Abb. 67 S. 126) muß eine intensive Überwachung der gefährdeten Frauen erfolgen. **Besonders gefährdet sind die Frauen mit Spätgestose, Nierenerkrankungen, Mehrlingen, Frauen mit Nikotingenuß in der Schwangerschaft und Frauen, die schon mal mangelentwickelte Kinder geboren haben.**

Die Symptome der intrauterinen Mangelentwicklung:
- Vermindertes Wachstum des Uterusfundus (= abgeflachte Kurve des Symphysen-Fundus-Abstandes, s. S. 44).
- Vermindertes Fruchtwasservolumen (Diagnostik s. S. 138).
- Ultraschalluntersuchungen (hier ist vor allem die Messung des biparietalen Durchmessers und eines Rumpfmaßes zu nennen (s. S. 85).
- Hormonuntersuchung (vor allem HPL-Untersuchung s. S. 89).

Prognose: Die typische Komplikation während der Geburt ist die **intrauterine Hypoxie.** Der intrauterinen Mangelentwicklung „pfropft sich" die respiratorische Insuffizienz auf. Daher ist die operative Entbindungsfrequenz in diesen Fällen größer. Neonatal sind mangelentwickelte Kinder durch Hypoglykämie und Hypothermie gefährdet.

Die **Spätmorbidität** scheint im Säuglingsalter gering, da die Säuglingsperiode bei intrauteriner Mangelentwicklung anfangs durch das Aufholwachstum der mangelentwickelten Kinder gekennzeichnet ist. Im späteren Leben besteht dagegen häufig eine Gewichtsdifferenz zwischen ehemals mangelentwickelten Kindern und normalgewichtig geborenen Kindern. **Im 6. Lebensjahr sind 30% ehemals mangelentwickelter Kinder noch untermaßig.** Die geistige Entwicklung ehemals mangelentwickelter Neugeborener ist häufig gestört. **Bei neurologischen Nachuntersuchungen werden 50% ehemals mangelentwickelter Neugeborener neurologisch als auffällig gefunden.**

Therapie: Wichtigste Maßnahme ist die **Verordnung von Bettruhe** zur besseren Durchblutung der Gebärmutter. Weitere bisher statistisch nicht ausreichend gesicherte Maßnahmen sind die Verordnung **vasoaktiver Substanzen** (z. B. Complamin), die **Gabe von Tokolytika** zur Uterusrelaxation, die **Verbesserung der Plazentaperfusion** durch Gabe von Plasmaexpandern oder die Infusion von Sulkoseryl (Actihaemyl®).

Die wichtigsten therapeutischen Richtlinien sind:
1. **Diagnose der fetalen Mangelentwicklung** so früh wie möglich,
2. die **Intensivüberwachung des Feten** und **Erwarten des spontanen Wehenbeginns** bis spätestens zum vorausberechneten Entbindungstermin oder
3. **bei Anzeichen einer respiratorischen Insuffizienz** vor spontanem Wehenbeginn Beendigung der Schwangerschaft, Geburtseinleitung s. S. 282.

5.4 Terminüberschreitung

Wird der durch Anamnese oder Ultraschalluntersuchung vor der 20. Schwangerschaftswoche gesicherte Geburtstermin überschritten, spricht man von einer Terminüberschreitung. **Wird der Termin um mehr als 7–10 Tage überschritten, ohne daß die Geburt begonnen hat, bezeichnet man das als Übertragung.**

Echte Übertragungen sind selten. Bei den meisten „Übertragungen" handelt es

138 5 Gestörte Schwangerschaft in der zweiten Schwangerschaftshälfte

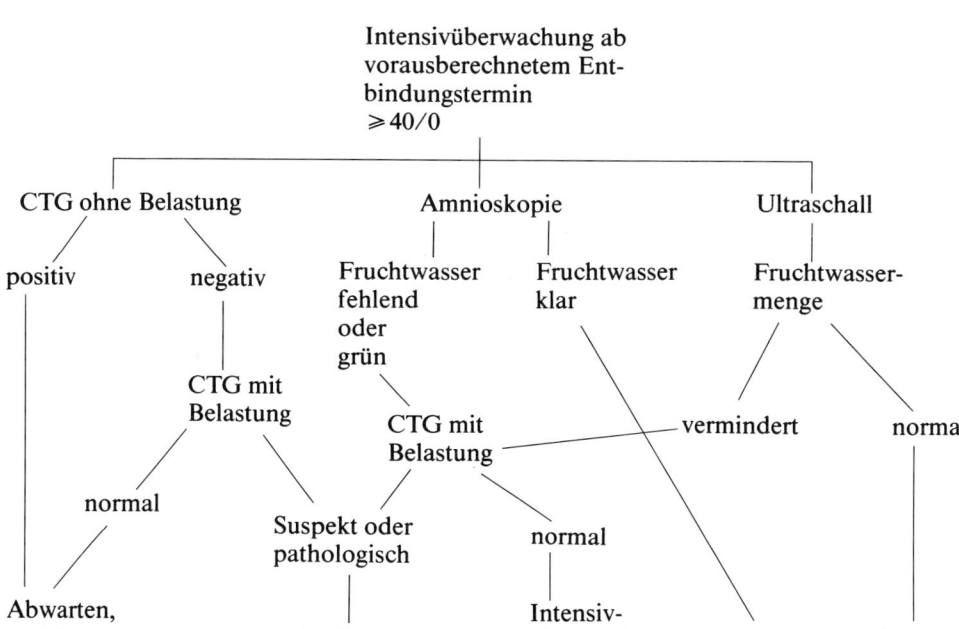

Abb. 69 Vorgehen bei Terminüberschreitung, Amnioskopie, s. S. 71, CTG s. S. 78. Die Abschätzung des Fruchtwasservolumens erfolgt ultrasonographisch: Der vertikale Durchmesser der größten darstellbaren Fruchtwasseransammlung wird gemessen, normalerweise zwischen 2–8 cm, bei Schwangeren mit Terminüberschreitung häufig unter 2 cm.

sich um Rechenfehler, Irrtümer oder bewußte Täuschungen (**rechnerische Übertragung**).

Ursachen der Terminüberschreitung und Übertragung: Als wichtigste Ursache ist eine mangelhafte Erregbarkeit der Uterusmuskulatur anzusehen.

Gefahren der Terminüberschreitung und Übertragung: Bei echten Übertragungen sind die Kinder ernsthaft gefährdet. Die perinatale Mortalität nimmt infolge der abnehmenden Plazentafunktion mit der Überschreitung des Geburtstermins deutlich zu (BICKENBACH).

Daher ist die **Intensivüberwachung** der Schwangeren mit Terminüberschreitung wichtig: Wir führen die
- **Kardiotokographie** (S. 71) und die
- **Amnioskopie** (s. S. 78)

im täglichen Wechsel zur Früherkennung einer respiratorischen Plazentainsuffizienz durch. Außerdem kann die Ultraschalldiagnostik zur Abschätzung des Fruchtwasser-Volumens eingesetzt werden.

Abb. 69 stellt das klinische Vorgehen bei Terminüberschreitung dar.

Aus der Erkenntnis der erhöhten Gefährdung heraus wird heute von vielen Geburtshelfern **0-14 Tage nach dem errechneten Termin** die Geburt eingeleitet.

Praktisches Vorgehen:
1. Blase eröffnen,
2. Intravenöse Oxytozin-Dauertropfinfusion (S. 280).

Jeder Erfahrene weiß, daß eine Übertragung nicht mit Sicherheit festzustellen ist. Daher wird bei dem eben beschriebenen Vorgehen die Geburt oft auch bei Schwangeren eingeleitet, die in Wirklichkeit noch nicht am Termin sind. Die Folge sind gestörte Geburtsverläufe (rigide Weichteile, Wehenschwäche, Nachgeburtsstörungen). Diese durch die unnötige Einleitung bedingten Komplikationen führen ihrerseits zur Erhöhung der kindlichen Morbiditäts- und Mortalitätsquote.

Die Einleitung mit Blasensprengung muß in einem zeitlich vertretbaren Abstand zur Geburt führen, unter Umständen bei einem Geburtsstillstand im Bekkeneingang durch Kaiserschnitt. Um diese Komplikation zu vermeiden, bevorzugen manche Kliniker – vor allem bei unreifer Zervix – zur Geburtseinleitung sowie zur Reifung der Zervix die **lokale (intravaginale oder intrazervikale) Applikation von Prostaglandinen.**

Praktisches Vorgehen:
Man injiziert mit einer stumpfen Kanüle 400 µg PGE_2 (gemischt in 3 ml Hydroxyäthylcellulose als Trägersubstanz) tief in den Zervikalkanal. Anschließend 2stündige Kardiotokographie und Kontrolle des vaginalen Befundes nach 6 Stunden, danach evtl. Wiederholung der Prostaglandingabe.

6 Das gefährdete und kranke Kind während der Schwangerschaft

B. Schneeweiß

Häufige Noxen, die ein Kind intrauterin gefährden, sind die folgenden:
- Strahlen
- Arzneimittel
- Blutgruppenantikörper
- Alkoholabusus
- Diabetes mellitus
- Krankheitserreger

Im folgenden sollen einige dieser pränatalen Störungen ausführlich besprochen werden.

6.1 Morbus haemolyticus (M h)

Definition und Pathogenese

Der M h ist eine immunologisch bedingte Hämolyseerkrankung des Feten (M h fetalis) bzw. des Neugeborenen (M h neonatorum), die durch transplazentaren Übertritt mütterlicher Blutgruppenantikörper zustande kommt.

Die mütterliche Antikörperbildung

Bestimmte Blutgruppenantigene des Kindes (Rh, AB0) treten mit der transplazentaren Erythrozyten-Diapedese während der Schwangerschaft und bedeutend mehr mit den fetomaternalen Blutungen unter der Geburt in den mütterlichen Organismus über und können dort zu einer Antikörperbildung führen (Abb. 70). Die Mutter bildet allerdings nur dann Antikörper, wenn sie den betreffenden kindlichen Blutfaktor selbst nicht besitzt und ihn als „Fremdantigen empfindet".

Eine Blutgruppenunverträglichkeit kann also nur zustande kommen, wenn die kindliche sich von der mütterlichen Blutformel infolge Erbschaft vom Kindesvater unterscheidet. Häufige Blutgruppenkonstellationen, die zu Unverträglichkeiten führen können, sind

6.1 Morbus haemolyticus (M h)

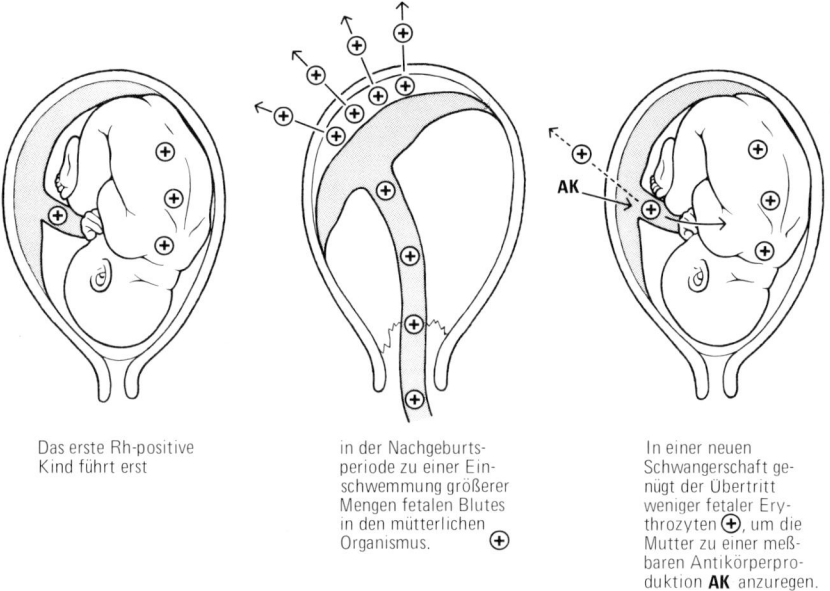

Das erste Rh-positive Kind führt erst

in der Nachgeburtsperiode zu einer Einschwemmung größerer Mengen fetalen Blutes in den mütterlichen Organismus. ⊕

In einer neuen Schwangerschaft genügt der Übertritt weniger fetaler Erythrozyten ⊕, um die Mutter zu einer meßbaren Antikörperproduktion **AK** anzuregen.

Abb. 70 Regelfall einer Rh-Immunisierung (nach BALLOWITZ).

	Vater	Kind	Mutter
im Rh-System	D	D	d
	CDE	CDE	ccdee
im AB0-System	A	A	0
	B	B	0
in seltenen Blutgruppen z.B. im Kell-System	Kell⁺	Kell⁺	Kell⁻
im Duffy-System	Fy^a	Fy^a	Fy^b
im MNSs-System	S	S	s

> Bei unverträglicher Blutgruppenkonstellation (= heterospezifischer Blutgruppenkonstellation) muß es nicht, sondern kann es zu einer Antikörperbildung der Mutter kommen.

In etwa 15% aller Partnerschaften in Deutschland trifft eine Rh-negative Frau auf einen Rh-positiven Mann; sie haben also mit einem Rh-positiven Kind zu rechnen. Nur etwa 5% der Mütter bilden aber Rh-Antikörper.
Eine wichtige Ursache für diese Diskrepanz liegt in folgender Tatsache:

> Ohne Vorimmunisierung bildet eine Rh-negative Frau während ihrer ersten Schwangerschaft meist keine nachweisbaren Rh-Antikörper.

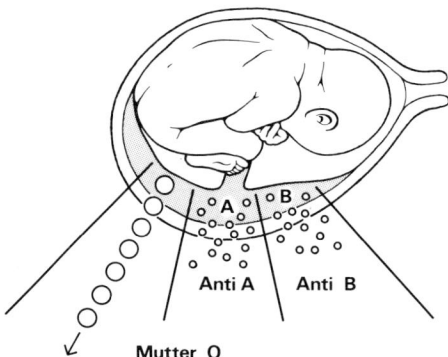

Abb. 71 Der AB0-Rh-Antagonismus (nach LEVINE).

Eine weitere wichtige Erklärung lautet:

> In etwa 50% dieser Partnerschaften muß man mit der Heterozygotie des Rh-positiven Mannes und dementsprechend mit einem Teil Rh-negativer Kinder rechnen.

Darüber hinaus kennen wir noch weitere Faktoren, die die mütterliche Antikörperbildung beeinflussen:
- frühere Transfusionen mit unverträglichem Blut sowie
- frühere Schwangerschaften (auch Aborte, Extrauteringravidität) mit unverträglicher Frucht begünstigen die Antikörperbildung;
- AB0-unverträgliche Blutgruppenkonstellation zwischen Mutter und Kind (AB0-Rh-Antagonismus, Abb. 71) vermindert den transplazentaren Antigenübertritt und damit auch die mütterliche Rh-Antikörperbildung.

Häufigkeit der Rh-Inkompatibilität

Auf Grund der Kenntnis des AB0-Rh-Antagonismus wurde die Immunprophylaxe der Rh-Sensibilisierung erarbeitet. Der allgemeine Einsatz der Anti-D-Immunglobulin-Prophylaxe hat inzwischen zu einem deutlichen Rückgang des Rh-bedingten M h geführt.
Vor Einführung der Rh-Immunprophylaxe (Anti-D):

Häufigkeit der Rh-Sensibilisierung
    Rh-negativer Mütter   etwa 40–50 auf 1000,

Häufigkeit des Rh-bedingten
    Morbus haemolyticus   etwa 4–5 auf 1000 Lebendgeborene,
    Rh-bedingte Letalität   etwa 0,4–0,5 auf 1000 Lebendgeborene.

Nach Einführung der Rh-Immunprophylaxe (Anti-D):

Häufigkeit der Rh-Sensibilisierung
Rh-negativer Mütter   etwa 1 auf 1000,

Häufigkeit des Rh-bedingten
Morbus haemolyticus   etwa 0,1-0,5 auf 1000 Lebendgeborene,
Rh-bedingte Letalität   etwa 0,01-0,05 auf 1000 Lebendgeborene.

Unbeeinflußt von dieser Anti-D-Immunprophylaxe sind die nicht durch den Rh-Faktor D bedingten Unverträglichkeiten (Mutter cc, 0, Fy^b, s, Kind C, A oder B, Fy^a, S usw.). Ihre Häufigkeit hat dementsprechend relativ zugenommen.

In der Frühschwangerschaft gehört ein Antikörpersuchtest gegen die Testblutantigene D, C, c, E, e, Kell, Fy und S zu den obligaten Vorsorgeuntersuchungen. Er ist im 7.-8. Schwangerschaftsmonat (25.-32. Schwangerschaftswoche) zu wiederholen.

Aber:

> Nur die Blutgruppenunverträglichkeit durch den Rh-Faktor D führt praktisch zur schweren hämolytischen Erkrankung, die bereits intrauterin beginnt.

Also: Rh-Unverträglichkeit → intrauterine + extrauterine,
       AB0-Unverträglichkeit → nur extrauterine Schädigung des Kindes.

Verlauf des Rh-bedingten Morbus haemolyticus

Anämie und Hyperbilirubinämie

Die mütterlichen Antikörper treten transplazentar auf den Feten über und zerstören seine Erythrozyten. Ein Zeichen der Erythrozytenzerstörung ist die hämolytische Anämie.

> Der 1. Schweregrad des M h = Anaemia neonatorum, etwa 30% aller M h = Beginn intrauterin.

Ein weiteres, sehr wichtiges Zeichen des Erythrozytenunterganges (Hb-Abbau) ist die Hyperbilirubinämie. Sie tritt erst nach Wegfall der mütterlichen Leberfunktion, also extrauterin in Erscheinung. Als Reaktion des kindlichen Organismus kommt es zur überstürzten Erythrozytenregeneration mit Erythroblastämie, Retikulozytose, einschließlich der Vergrößerung extramedullärer Blutbildungsherde (Leber- und Milzschwellung).

> Der 2. Schweregrad des M h = Icterus gravis, etwa 60% aller M h n = Beginn extrauterin.

6 Das gefährdete und kranke Kind während der Schwangerschaft

Besonders der O_2-Mangel (schwere Anämie) und die Erhöhung des Bilirubins im Serum über 255 µmol/l (Hyperbilirubinämie) können schwere Folgen für das Kind haben.

Neben der Verminderung der fetalen Erythrozytenzahl, die einen gefährlichen Sauerstoffmangel bedingt, muß in diesem Zusammenhang auf die Gelbfärbung des Fruchtwassers verwiesen werden. Aus ihr läßt sich mit Hilfe der Spektrophotometrie (s. S.145) pränatal die Diagnose eines Morbus haemolyticus fetalis stellen.

Merke aber:

> Der Erythrozytenuntergang beginnt bereits pränatal, schadet also schon dem Feten.
> Zum gefährlichen Bilirubinanstieg kommt es nach Wegfall der mütterlichen Leberfunktion, also erst nach der Geburt.

Das im Neugeborenen nicht an Glukuronsäure gekoppelte Bilirubin ist wasserunlöslich, kann daher nicht in die Galle ausgeschieden werden, sondern häuft sich im Blut und im Gewebe an. Da es lipidlöslich ist, dringt es leicht in lipidreiche Organe (ZNS) ein und entfaltet dort seine zytotoxischen Wirkungen (Hemmung der oxidativen Phosphorylierungsprozesse in den Zellen der Stammganglien, die den lebhaftesten Stoffwechsel im Neugeborenengehirn besitzen). Dadurch entsteht die Gefahr des Kernikterus bzw. der Bilirubinenzephalopathie.

Dabei gilt: Jeder O_2-Mangel erhöht die Durchlässigkeit von biologischen Membranen, also auch die Permeabilität der Nervenzellwände. Jede Hypoxie begünstigt bei ikterischen Neugeborenen eine Bilirubinenzephalopathie.

Hydrops von Fetus und Plazenta

Man vermutet eine besonders intensive direkte oder indirekte (über Histaminfreisetzung u. ä.) Antikörperwirkung auf die Gefäßwände bei der schwersten Verlaufsform des M h, bei der es zu einer allgemeinen Gefäßdurchlässigkeit mit generalisierten Ödemen kommt.

> Der 3. Schweregrad des M h = Hydrops universalis fetus et placentae, weniger als 10% aller M h = Beginn intrauterin.

Häufig kommen diese Kinder bereits tot zur Welt oder sterben kurze Zeit nach der Geburt.

Diagnostische Maßnahmen – Serodiagnostik

Möglichst frühzeitig, spätestens ab 16. Schwangerschaftswoche sollte die serologische Diagnose einer Blutgruppenunverträglichkeit gestellt werden. Das bedeutet für die Praxis:

> Bei jeder Schwangeren wird eine Blutgruppenbestimmung (AB0, Rh) und eine Antikörpersuche (Rh) vorgenommen.

Für Rh-negative Schwangere gelten zwei wichtige Grundsätze:
1. Jede Schwangere mit Rh-Antikörpern muß in einer Klinik entbunden werden, wo eine Austauschtransfusion durchgeführt werden kann.

> Der Nachweis von Rh-Antikörpern während der Schwangerschaft gestattet keine Prognose für das zu erwartende Kind, er mahnt aber zur Vorsicht! Nicht einmal der Rh-Antikörper-Titer läßt eine sichere prognostische Aussage zu.

2. Daher wird bei jeder Schwangeren mit Rh-Antikörpern eine pränatale Einschätzung des Gefahrenzustandes des Feten angestrebt. Hierzu gehört die Untersuchung des durch Amniozentese gewonnenen Fruchtwassers.

Fruchtwasserspektrophotometrie

> Die sicherste Methode zur pränatalen Diagnose eines M h stellt eine spektrophotometrische Untersuchung des Fruchtwassers dar.

Pathologische Pigmentbeimengungen, z.B. fetale Hämolyseprodukte, verändern die normale Fruchtwasserkurve, wobei einzelne Substanzen charakteristische Gipfel (= Absorptionsmaxima) zeigen:

Bilirubinoide	bei 450 nm
Blutbeimengungen	bei 410 nm
Mekonium	bei 410 nm
Met-Hb	bei 410 nm

Das für Morbus haemolyticus fetalis typische Absorptionsmaximum liegt im Bereich von 410–460 nm.

> Zwischen der Farbintensität des Fruchtwassers und dem Grad der Gefährdung des Feten bei Rh-Unverträglichkeit besteht eine enge Beziehung.

Am gebräuchlichsten ist nach LILEY die Bestimmung der relativen Extinktion bei 450 nm, d.h. Delta E wird durch Subtraktion des Extinktionswertes der (gedach-

146 6 Das gefährdete und kranke Kind während der Schwangerschaft

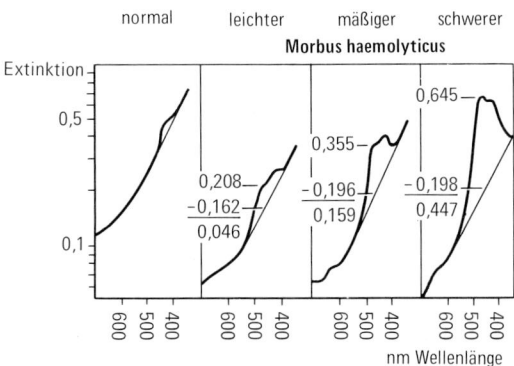

Abb. 72 Verschiedene Extinktionskurven bei der Fruchtwasserspektrophotometrie.

ten) Normalfruchtwasserkurve von dem bei 450 nm gemessenen Gipfelwert des pathologischen Absorptionsmaximums ermittelt (Abb. 72).

Die Abbildung zeigt neben der Fruchtwasserextinktionskurve bei normaler Schwangerschaft drei Schweregrade eines Morbus haemolyticus fetalis.

In der Praxis hat sich das Diagramm von LILEY für die schwangerschaftsaltersabhängige Bewertung des ΔE_{450}-Wertes (Abb. 73) bewährt, aus dem die Gefährdung des Kindes nach Angabe der relativen Extinktion bei 450 nm abgelesen werden kann.

Zone 1 = Rh-negative oder leicht erkrankte Rh-positive Kinder } Fruchtwasserpunktion in 2 Wochen wiederholen.

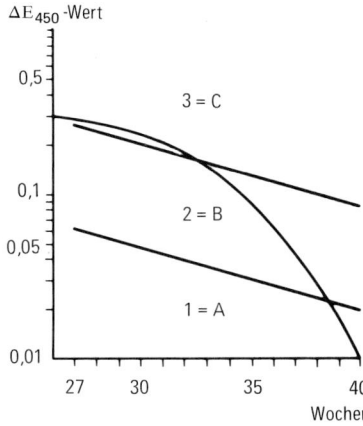

Abb. 73 LILEYS Drei-Zonen-Diagramm (punktierte Linien) mit der „action line" nach WHITFIELD et al. Auf der senkrechten Achse sind die Delta-E-Werte logarithmisch aufgetragen. Liegt der Delta-E-Wert oberhalb der „action line", ist bis zur 33. Schwangerschaftswoche die Indikation zur intrauterinen Bluttransfusion, danach zur Geburtseinleitung gegeben.

Zone 2 unterer Bereich = gefährdete Kinder	Fruchtwasserpunktion in spätestens 2 Wochen wiederholen.
oberer Bereich = wahrscheinlich kranke Kinder	intrauterine Transfusion oder Schwangerschaftsbeendigung (wenn Schwangerschaft älter als 35/0 ist) erwägen.
Zone 3 = schwer erkrankte Kinder oder bevorstehender Fruchttod	intrauterine Transfusion durchführen oder Entbindung, wenn Kind lebensfähig erscheint.

Prophylaxe bei Rh-Konstellation (Mutter „negativ", Kind „positiv")

Seit 1963 (SCHNEIDER und PREISLER) gibt es eine wirksame Prophylaxe gegen die Rh-Immunisierung.

> Es handelt sich um eine spezifische Anti-D-Immunglobulin-Injektion bei einer Rh-negativen (d) Frau unmittelbar (bis 48 oder spätestens 72 Stunden) nach der Entbindung eines Rh-positiven (D) Kindes, desgleichen nach jeder Fehlgeburt, Abruptio und Extrauteringravidität.

Die Prophylaxe ist nur sinnvoll, wenn die Mutter noch keine Antikörper aufweist (Coombs-Test), also lediglich eine Rh-Konstellation Mutter (negativ) – Kind (positiv) vorliegt.

Man geht dabei von folgenden Vorstellungen aus: Die Erstimmunisierung im Rh-System erfolgt durch Einstrom zahlreicher fetaler Erythrozyten während der Geburt des ersten Rh-positiven Kindes. Es kommt zu einer mütterlichen Rh-Antikörperbildung nach der Geburt des Kindes. Das zweite Rh-positive Kind führt bereits während der Schwangerschaft durch transplazentaren Erythrozytenübertritt per diapedesin zu einem erheblich stärkeren Immunisierungserfolg als bei einer Boosterung (Wiederholungsimmunisierung). Entscheidend für die Immunisierung einer Rh-negativen Frau ist also der erste Antigenkontakt während der Geburt des ersten Rh-positiven Kindes. Anti-D-Applikation (IgG) führt zu einer Unterdrückung der körpereigenen Anti-D-Synthese („feed back"). Außerdem binden sich die passiv zugeführten Anti-D-Immunglobuline an die fetalen Blutzellen und begünstigen deren rasche Elimination aus dem mütterlichen Blutkreislauf vor Beginn der eigenen Antikörperbildung.

Man injiziert:
200–300 µg Immunglobulin-Anti-D i.v. oder i.m. innerhalb der ersten 48 (spätestens 72) Stunden nach der Entbindung.

Um eine fetomaternale Makrotransfusion und eine dann nicht ausreichende Anti-D-Dosierung zu erfassen, ist die Zählung fetaler Erythrozyten im mütterlichen Blut 3 Tage nach Anti-D-Gabe sinnvoll. In einem solchen Fall ist unter Umständen mehrfach Anti D nachzuspritzen (Dosierung: **pro 50 ml geschätztem transfundierten fetalen Blutes 300 µg Anti D**).

Auch nach Amniozentesen bei Rh-negativen Frauen werden grundsätzlich 300 µg Anti D verabreicht.

> Eine systematische und breite Anwendung der spezifischen Anti-D-Prophylaxe führte zu einer wesentlichen Senkung von Häufigkeit und Schwere des D-bedingten M h.

Therapie bei Morbus haemolyticus

Möglichst frühzeitig (vor Schädigung des Kindes) sollte entschieden werden, ob das Kind eine Austauschtransfusion benötigt. Das gilt besonders für die Rh-positiven Kinder von bereits früher sensibilisierten Rh-negativen Müttern.

Da die Einleitung einer vorzeitigen Entbindung für das Kind zusätzliche Gefahren der Unreife mit sich bringt, hat LILEY 1963 die Injektion von serologisch verträglichem (Od) Erythrozytenkonzentrat in die Bauchhöhle eines gefährdeten Feten empfohlen,

die **intrauterine Bluttransfusion.**

Die Spenderblutzellen werden aus der Bauchhöhle des Kindes auf dem Lymphwege resorbiert und ermöglichen ihm ein Überleben durch Behandlung der hämolytischen Anämie. Die Transfusion kann mehrmals wiederholt werden.

Da Leben und Gesundheit eines an Mh erkrankten Kindes wesentlich vom Zeitpunkt des Therapiebeginns abhängen, ist die **Früherkennung** entscheidend wichtig.

Praktisches Vorgehen:
Wie verhält sich der Geburtshelfer während und nach der Geburt eines Kindes, dessen Mutter Antikörper hat?
1. **Blutentnahme unter der Geburt am vorangehenden Teil** zur Bestimmung des **Rh-Faktors**, der **Blutgruppe**, des **COOMBS-Testes** und des **Serumbilirubingehaltes**.

   Die Kenntnis der kindlichen Blutgruppe erleichtert die Organisation von rasch durchzuführenden Austauschtransfusionen, was bei schwer erkrankten Kindern von lebensentscheidender Bedeutung sein kann. Man kann die Spender schon vor der Geburt des Kindes bestellen.

2. **Sofort abnabeln,** damit das antikörperhaltige Reserveblut nicht übergeht.
3. **Langlassen des Nabelschnurstumpfes** (3–4 cm) für eine evtl. Austauschtransfusion, die am besten durch Katheterismus der Nabelvene vorgenommen wird.
4. **Mit dem Nabelschnurblut müssen folgende Untersuchungen durchgeführt werden, sofern noch nicht unter der Geburt geschehen:**
   a) Bestimmung der **Blutgruppe** und **Blutfaktoren** und des

b) **direkten COOMBS-TESTES** (erfaßt die an die kindlichen Erythrozyten gebundenen Antikörper),
c) Nachweis von **freien mütterlichen Antikörpern** im kindlichen Serum mit Feststellung ihrer Natur (unter Verwendung des indirekten COOMBS-Testes und eines Enzymtestes),
d) ein ganzes **Blutbild** (rotes und weißes mit Zählung der Erythroblasten, suspekt mehr als 10 Erythroblasten auf 100 Leukozyten, mit Hb-Bestimmung, verdächtig Hb unter 16 g% = 10 mmol/l, Retikulozytenzählung, verdächtig über 50‰),
e) Bestimmung des **Bilirubingehaltes** (obere Grenze 4 mg% ~ 70 µmol/l).
5. **Das Kind muß sorgfältig körperlich untersucht und auch in den nächsten Stunden genau beobachtet werden.** Insbesondere muß sofort nach der Geburt festgestellt werden, ob das Kind **blaß** ist, ob eine **Milz-** oder **Lebervergrößerung** vorliegt und ob ein **Ikterus** vorhanden ist. Aus der häufigen Kontrolle der klinischen, serologischen und hämatologischen Befunde (Zunahme des Ikterus bzw. Anstieg des Bilirubin-Spiegels, Abfall des Hb-Gehaltes unter 14 g% = 9 mmol/l, Anstieg der Erythroblastenzahl, Zunahme der Leber- und Milzschwellung) muß die Indikation zur Durchführung der Austauschtransfusion oder Phototherapie abgeleitet werden.

Postnatale Austauschtransfusion

wird bei allen klinisch manifesten Fällen mit M h durchgeführt und zwar unabhängig von der mütterlichen Antikörperspezifität. Diese ist allerdings bei der Wahl des Spenderblutes zu berücksichtigen. Bei der Indikation zur Austauschtransfusion kommt dem Bilirubinspiegel im Serum als Hauptgefährdungsfaktor einer Bilirubinenzephalopathie (= Kernikterus) die größte Bedeutung zu.

Von verschiedenen Autoren wurden Hyperbilirubinämie-Verlaufskurven als Grundlage für die Indikationsstellung erarbeitet. Zu den bekanntesten gehören die von POLÁCEK.

Neugeborene mit zusätzlichen Erkrankungen (Hypoxie, Atemnotsyndrom, Hirnblutung u.ä.) sowie Frühgeborene neigen besonders zum ZNS-Schaden und bedürfen bereits bei niedrigeren Serumbilirubinwerten einer Austauschtransfusion.

Bei der Austauschtransfusion geht es um die Entfernung der mütterlichen Antikörper sowie der geschädigten kindlichen Erythrozyten und des Bilirubins mit Zuführung frischer, funktionstüchtiger Blutkörperchen.

Als Spenderblut dient im allgemeinen
bei der Rh-Unverträglichkeit:
Rh-negatives, AB0-gruppengleiches Blut und
bei der AB0-Unverträglichkeit:
A_2-Blut, wenn das Kind die Blutgruppe A hat oder

6 Das gefährdete und kranke Kind während der Schwangerschaft

0-Blut, das bei A-Kindern frei von α-Lysin bzw.
  bei B-Kindern frei von β-Lysin sein muß,
0-Erythrozyten in AB-Plasma (aufwendig).

Fototherapie vgl. S. 680.

6.2 Embryo-fetales Alkoholsyndrom

Schon in früheren Jahren wurde vermutet, daß Alkohol einen schädigenden Einfluß auf Nachkommen hat. Dieser Verdacht wurde seit 1968 durch systematische Sammlung von auffälligen Kindern aus Familien mit überdurchschnittlichem Alkoholverbrauch zunehmend erhärtet. Ein typisches embryo-fetales Alkoholsyndrom (syn. Embryo-Fetopathia alcoholica, intrauterine Alkoholkrankheit) kennen wir seit 1973.

Pathogenese

Die bisher beobachteten Mütter von Kindern mit Alkoholschäden hatten einen Alkoholabusus mit einem durchschnittlichen Tagesverbrauch über 40 g, auch während der Schwangerschaft. Häufig sind diese Mütter auch starke Raucherinnen. Im Unterschied zu Nikotin konnte jedoch eine potentiell teratogene Wirkung des Alkohols durch Tierversuche bestätigt werden.

Häufigkeit

Exakte Erhebungen fehlen bisher. Man schätzt, daß die Häufigkeit des embryo-fetalen Alkoholsyndroms in den westlichen Industrieländern in der Größenordnung eines Down-Syndroms liegt.

Geschätzte Häufigkeit eines embryo-fetalen Alkoholsyndroms: 1-3 auf 1000 Neugeborene

Welches sind die charakteristischen Symptome des Kindes? Der typische Aspekt eines pränatal alkoholgeschädigten Kindes ermöglicht es dem erfahrenen Arzt, den Alkoholabusus einer Mutter an ihrem Kind zu diagnostizieren.
  Folgende Merkmale stehen im Vordergrund:
  prä- und postnataler Minderwuchs
  körperliche und geistige Entwicklungsverzögerung
  Mikrozephalus
  kraniofaziale Dysmorphie mit Epikanthus, Ptosis, flachem Nasenrücken, Hypoplasie des Unterkiefers
  psychomotorische Unruhe
  Fehlbildungen an Skelett, inneren Organen und Genitale
  Nach der Ausprägung der Symptome lassen sich drei Schweregrade unterscheiden:

Grad I   oligosymptomatische Kinder
mit mäßigem Minderwuchs, Untergewicht und geistigem Rückstand

Grad II mittelschwer betroffene Kinder
mit auffälligem Aussehen und („nervösem") Verhalten

Grad III schwerst erkrankte Kinder
mit einer Fülle von Symptomen und geringen Überlebensaussichten

6.3 Embryo-fetopathia diabetica

Pathogenese

Die heutige Vorstellung über die Pathogenese der diabetogenen Fetopathie läßt sich wie folgt zusammenfassen:

vermehrter transplazentarer Übertritt von Glukose – freien Fettsäuren – Ketokörpern
↓
Hyperinsulinismus – Hyperkortizismus
↓
Makrosomie – cushingoides Aussehen

Der Schweregrad dieser Entwicklungsstörung hängt, wie bei allen frühen pränatalen Störungen, vom Zeitpunkt der Einwirkung der Noxe ab (phasenspezifische Wirkung der hormonellen Dysregulation auf die Entwicklung des Trophoblasten und des Embryos).

Aus statistischer Sicht haben die Qualität der Stoffwechseleinstellung und -führung der Mutter während der Schwangerschaft sowie das Auftreten sekundärer Schwangerschaftskomplikationen (Gestose, Harnwegsinfekte, psychosozial-problematische Schwangere) besonders große Bedeutung für das Schicksal des Kindes. Diese Faktoren gehören zu den wesentlichen prognostischen Kriterien einer diabetischen Schwangerschaft (prognostical bad sign of pregnancy = PBSP). Darüberhinaus scheint ein Zusammenhang zwischen der Dauer, während der die Frau an einem Diabetes mellitus leidet, und der Gefährdung für das Kind zu bestehen.

Diabetogene Plazentaveränderungen

Sie sind uneinheitlich und werden in der Hauptsache dadurch bestimmt, wie lange der Diabetes mellitus bei der Frau schon besteht und wie konsequent der Stoffwechsel überwacht worden ist. Typischerweise ist die Plazenta – wie das Kind –

stark vergrößert, aber funktionell minderwertig. Im Vordergrund steht die Zottenunreife. Im Rahmen der Reifungsstörung der Zotten sind schwankende Zottengrößen, Riesenzotten, verminderte Vaskularisation der Chorionzotten, Fibrosierung und Ödemneigung des Zottenstromas zu nennen. Die Nabelschnur ist oft sulzig verdickt und das Fruchtwasser vermehrt (Hydramnion). Eine wesentliche pathogene Grundlage für die pränatale Entwicklungsstörung ist die Behinderung der transplazentaren embryonalen und fetalen O_2-Versorgung (hypoxische Schäden).

> Die diabetogene Plazentainsuffizienz entscheidet im wesentlichen die Prognose des Kindes.

Diabetogene Embryopathie

Die überdurchschnittliche Mißbildungsrate bei Kindern diabetischer Mütter hängt offenbar mit den diabetischen Gefäßkomplikationen besonders im Bereich der Plazenta zusammen. Nach PEDERSON und Mitarbeitern (1964) beträgt die kindliche Mißbildungsrate bei Diabetikerinnen ohne Gefäßschaden lediglich 3%, während sie bei den Müttern mit einer diabetischen Angiopathie auf über 16% ansteigt. Bei perinatalen Todesfällen liegt sie sogar bei 30%.

Praktisch alle Organe bzw. Organsysteme können betroffen sein: Herz, Gefäße, Wirbelsäule, Extremitäten, Hüftgelenke, Gehirn, Urogenital- und Magen-Darm-Trakt. Als charakteristisch gilt die „**kaudale Regression**", d.h. ein Syndrom mit Sakral- und/oder Lumbalagenesie sowie Femurhypoplasie.

Diabetogene Fetopathie

Wir können 4 Leitsymptome hervorheben:

Cushingoid = Cushing-ähnliches Aussehen mit Vollmondgesicht, Nackenfettpolster, dichter Haarschopf, tomatenrote Haut.

Makrosomie = Geburtsgewicht über 4500 g (Riesenkind).

Glykogenspeicherung in Leber und Muskulatur

(Hepatomegalie, Kardiomegalie).

Erythroblastämie = Erythroblastose.

Die Kinder machen einen „aufgeschwemmten" Eindruck, sind meist durch kardiorespiratorische Störungen dyspnoisch und zyanotisch und werden bald zunehmend schlaff und apathisch. Bisweilen sind sie auch krampfbereit, was sich aus den Laboruntersuchungen ursächlich klären läßt.

Laborbefunde bei Neugeborenen

Sämtliche Laboruntersuchungen spiegeln die große Labilität des gesamten Stoffwechsels dieser Kinder wider. Erniedrigte Blutzuckerwerte findet man oft auch bei gesunden Neugeborenen. **Hypoglykämien sind aber bei Kindern mit Fetopathia diabetica durch erhöhte Insulinaktivität meist ausgeprägter.** Mineralverschiebungen richten sich auf eine Hyperkaliämie (Ionogramm, EKG-Veränderungen) und auf eine wahrscheinlich durch den Geburtsstreß bedingte, bisweilen erhebliche Hypokalzämie.

Aus den genannten klinischen und laborchemischen Zeichen ergeben sich die therapeutischen Maßnahmen des Kinderarztes.
Zunächst gilt:

> **Jedes Kind einer manifesten Diabetikerin gehört sofort nach der Geburt in die Beobachtung eines erfahrenen Kinderarztes.**

Dieser behandelt das Kind wie ein Frühgeborenes, auch wenn es ein Riesenkind ist.

> Das Kind mit einer diabetogenen Fetalkrankheit ist funktionell völlig unreif wie ein Frühgeborenes und entwickelt häufig ein Atemnotsyndrom. Es muß entsprechend versorgt werden (**Fetus dysmaturus** nach MESTWERDT).

Notfalls wird es in einem Inkubator aufgezogen.

Die neonatale Überwachung und Therapie bezieht sich auf die Hypoglykämie, den O_2-Mangel und die Azidoseneigung sowie besonders auf die Kalziumverarmung. Trotz dieser Behandlungsbemühungen stellen Kinder von Diabetikerinnen in hohem Maße Risikokinder dar. Erfolgversprechender sind daher die prophylaktischen Bemühungen des Geburtshelfers und Diabetologen.

6.4 Pränatale Infektionen

Bereits pränatal können Viren, Bakterien, Treponemen bzw. Protozoen über die Schwangere die Frucht infizieren. Perinatal stehen bakterielle Infektionen im Vordergrund.

Wege und Zeitpunkt der Infektionen

Die Krankheitserreger können auf verschiedenen Wegen zur Frucht gelangen. Der Infektionstermin entscheidet im wesentlichen darüber, wann die Erkrankung manifest wird (prä- oder postnatal). Die Infektionswege lassen sich nach ihrer Häufigkeit anordnen (Abb. 74):

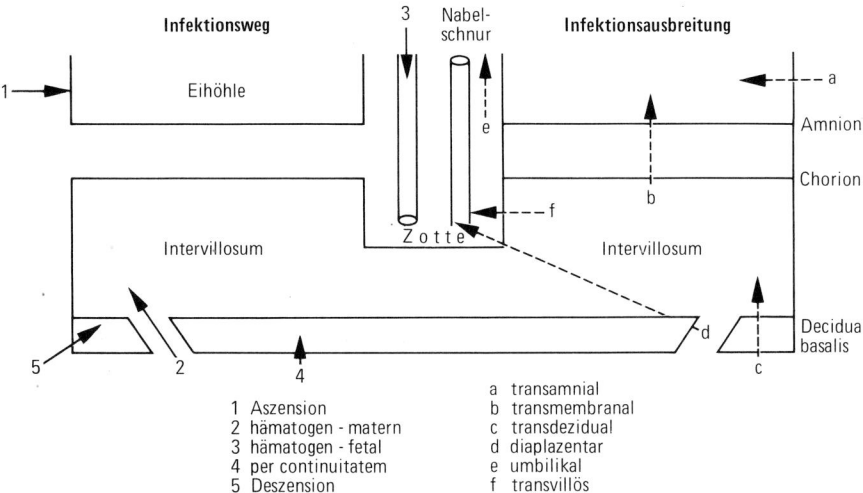

Abb. 74 Schematische Skizze zum Infektionsmodus der pränatalen Infektion (nach KLOOS u. VOGEL).

- aszendierende Infektion nach Blasensprung oder selten bei stehender Blase;
- hämatogene Infektion über die Plazenta bei mütterlicher Virämie, Bakteriämie bzw. Parasitämie;
- deszendierende Infektion aus den Eileitern.

Das Schicksal der infizierten Frucht hängt ganz wesentlich vom **Zeitpunkt** der Infektion ab. Insbesondere in der Blasten- (3.-4. Gestationswoche p. m.) und in der Embryonalzeit (5.-14. Gestationswoche p. m.) entscheidet der Zeitpunkt der Infektion und nicht die Erregerart das Geschehen. Es gibt erhebliche Abstufungen der Fruchtschäden bis zu klinisch gesunden Kindern: Abort → Totgeburt → Frühgeborenes mit Mißbildungen → Reifgeborenes mit Mißbildungen → klinisch gesundes Frühgeborenes → klinisch gesundes Reifgeborenes.
Ganz allgemein, gilt:

Embryopathien sind phasen- und nicht ursachenspezifisch.

An der Art der Mißbildung (Organsitz) läßt sich retrospektiv der Zeitpunkt der pränatal gesetzten Schädigung (z. B. Rötelninfektion) recht exakt bestimmen.

In der Fetalperiode (3. Gestationsmonat bis Geburt) entwickelt der Fet die Fähigkeit zur Abwehrreaktion, die zu erregertypischen morphologischen (Entzündung) und funktionellen (Entwicklungsstörung) Veränderungen führen kann.
Hier gilt allgemein:

Fetopathien sind differenzierte Krankheitsbilder mit Ursachenspezifität.

Von klinischer Bedeutung sind die **Spätfolgen** („late onset") pränataler Infektionen, die sogar erst im Laufe der (späteren) Kindheit manifest werden können. Zu diesem sog. Spätsyndrom müssen vor allem folgende Symptome gezählt werden:
- Wachstums- und Entwicklungsstörungen wie Minderwuchs, psychomotorische Retardierung
- Hörschäden wie Schwerhörigkeit bis Taubheit
- Diabetes mellitus juvenilis und evtl. andere Regulationsstörungen
- Anfälligkeiten wie rezidivierende Durchfälle, rezidivierende respiratorische Erkrankungen
- möglicherweise Hepatome, Neoplasmen

Das Spätsyndrom nach einer pränatalen Infektion wirft bisweilen unüberwindliche diagnostische Probleme auf.

Allgemeine diagnostische Methoden

Die wichtigsten pränatalen Infektionen sind unter dem **„TORCH-Komplex"** bekannt:

Krankheit	Erreger
T = Toxoplasmose	Protozoen
O = Other (Syphilis, Listeriose)	Bakterien
R = Röteln	Viren
C = Cytomegalie	Viren
H = Herpes simplex	Viren
H = Hepatitis	Viren

Durch **Untersuchung des Nabelschnur- oder Neugeborenenserums auf die IgM-Konzentration** läßt sich orientierend ermitteln, ob eine pränatale Infektion wahrscheinlich ist. Mittels Fluoreszenz-, RIA (Radio Immuno Assay) oder ELISA (Enzyme Linked Immunosorbent Assay)-Technik kann die Spezifität des IgM (z. B. Röteln-Antikörper, Toxoplasmose-Antikörper) getestet und die Empfindlichkeit des Nachweises gesteigert werden.

IgM > 20 mg/100 ml	= Verdacht auf irgendeine pränatale Infektion,
	= IgM-Siebtest innerhalb der ersten 48 Lebensstunden.
Spezifischer IgM-Test	= Nachweis von Antikörpern gegen einen bestimmten Erreger,
	= serologischer Nachweis einer bestimmten Infektion.

Viren werden nach pränataler Infektion über sehr lange Zeit, oft Monate bis Jahre, ausgeschieden.

> Überdurchschnittlich lange Viruspersistenz – ein typisches Kennzeichen pränataler Virusinfektion.

Pränatale Rötelninfektion

1941 beschrieb der australische Augenarzt GREGG erstmals ein Mißbildungssyndrom bei Neugeborenen, das er auf eine Rötelninfektion während der Schwangerschaft zurückführen konnte **(Embryopathia rubeolosa = GREGG-Syndrom)**. 1964 kam es in den USA zu einer sehr umfangreichen Rötelnepidemie mit mehreren Millionen Erkrankungen, bei denen mehr als 10000 pränatale Infektionen beobachtet und studiert wurden.

Häufigkeit

Exakte Aussagen über das Risiko einer Fruchtschädigung durch Röteln ist schwierig. Während der großen Rötelnepidemie in den USA rechnete man mit einer intrauterinen Fruchtschädigung von 4‰ und in interepidemischen Zeiten von 1‰. In dieser Größenordnung (0,1–0,5‰) vermutet man auch das rötelnbedingte pränatale Risiko in der Bundesrepublik Deutschland. Es gilt als sicher, daß die klassische Rötelnembryopathie nur durch pränatale Infektion bis zur 16., äußerst selten bis zur 20. Schwangerschaftswoche beobachtet wird. Die Häufigkeit von Fruchtschäden hängt im wesentlichen vom Infektionstermin ab. Nach ENDERS-RUCKLE gilt

Zeitpunkt der Rötelninfektion	relative Häufigkeit der Fruchtschäden
1. Schwangerschaftsmonat	~50%
2. Schwangerschaftsmonat	~25%
3. Schwangerschaftsmonat	~15%
4. Schwangerschaftsmonat	7–10%

> Schwangere dürfen rötelnkranke Kinder nur dann pflegen, wenn sie eine Rötelnimmunität besitzen.

Die klinische Symptomatologie

Die klassische Rötelnembryopathie stellt ein relativ einheitliches Mißbildungssyndrom dar, das auch für andere pränatale Virusinfektionen (Influenza, Mumps, Varizellen u. a.) gelten dürfte (Virusembryopathie-Modell).
Man findet:
- Ohrmißbildungen (Innenohrtaubheit, häufig partiell);
- Augenmißbildungen (Katarakt, Mikrophthalmie);
- Angiokardiopathien;
- pränatale Dystrophie (untergewichtige, mangelhaft entwickelte Neugeborene);
- psychomotorische Entwicklungsstörung (häufig mit Mikrozephalie);
- Milchzahndefekte (Hypoplasien, Aplasien).

> Die häufigsten Organfehler bei der Rötelnembryopathie betreffen
> Ohr – Auge – Herz.

Das erweiterte Rötelnsyndrom

Während der USA-Epidemie 1964 beobachtete man Verläufe, die offenbar durch einen **späten (fetalen) Infektionstermin** bzw. durch eine Virusgeneralisation und -persistenz (in das erste Lebensjahr hinein) bedingt waren. Sie gingen als erweitertes Rubella-Syndrom (= rubella expanded syndrome = acute congenital Rubella) in die Literatur ein.

Hierbei findet man sehr verschiedene Symptome als Zeichen der generalisierten Infektion:
- pränatale Dystrophie (untergewichtige Neugeborene);
- Hepatosplenomegalie mit oder ohne Ikterus;
- makulopapulöses, bläulichrotes, heidelbeerähnliches Exanthem („blueberry muffin");
- Thrombozytopenie;
- Knochenveränderungen, z.B. Störungen der Verkalkung im Metaphysenbereich der Röhrenknochen;
- Myokardschaden (evtl. auch angeborene Aortenklappenstenose);
- Glaukom;
- Nierenveränderungen (z.B. Nierenarterienstenose).

> Das fetale Krankheitsbild der Röteln entspricht einer schweren Virusgeneralisation.

Pathogenese

Beide Verlaufsformen der pränatalen Röteln zeigen eine überdurchschnittliche Häufigkeit von Chromosomenbrüchen und abnormen Hautleistenmustern:
  Ausdruck einer pränatalen Schädigung von Genmaterial.
Beiden Verlaufsformen liegen pathogenetisch
  direkte oder indirekte virogene Zellschädigungen, vaskuläre Veränderungen (Blutfülle, Blutaustritte) sowie (später) Störungen der intravasalen Gerinnungsvorgänge zugrunde. Diese pathologischen Ereignisse treten jedoch nur ein, wenn eine Virämie der Schwangeren unmittelbar vorausgeht. Und eine Schwangere bekommt eine Virämie in der Regel nur während der Erstinfektion.

> **Virämie der Schwangeren ist die Voraussetzung für eine pränatale Infektion der Frucht.**

Prophylaxe

Aus dieser Feststellung leiten sich die prophylaktischen Maßnahmen bei Verdacht auf Röteln(gefährdung) der Schwangeren ab.

158 6 Das gefährdete und kranke Kind während der Schwangerschaft

1. Jede Frau, die schon einmal Röteln hatte oder gegen Röteln geimpft worden ist, besitzt eine lange Immunität, die auch ihr werdendes Kind während der Schwangerschaft schützt.
   Es wird vorgeschlagen, **alle Mädchen vor der Pubertät aktiv zu immunisieren.** Über die Dauer der Schutzwirkung ist noch nichts Endgültiges bekannt. Es ist nicht sicher, ob der Impfschutz genügend lange vorhält, um während der geschlechtsreifen Zeit noch ein wirksamer Schutz zu sein. **Besser wäre es, junge Frauen, die noch keine Röteln durchgemacht haben (= seronegativ), vor der Schwangerschaft zu impfen.** Daher sollte zur **Schwangerschaftsvorbereitung** („geplante Schwangerschaft") auch ein **Antikörpertest auf Rötelnantikörper** gehören.
2. Jede Schwangere, die Rötelnkontakt hat, muß umgehend daraufhin untersucht werden, ob sie eine wirksame Immunität besitzt. Das geschieht durch Serumuntersuchungen.
   - Ein Nachweis von Röteln-Antikörpern (Hämagglutinations-Hemmungs-Titer $>1:16$) bedeutet Immunschutz für die Mutter und für die Frucht.
   - Fehlender Nachweis von Rötelnantikörpern bzw. Hämagglutinations-Hemmungs-Titer unter $1:32$ verpflichtet **entweder** zur Applikation von

   10 ml Antiröteln-Hyperimmunglobulin intramuskulär (Rötelnkontakt sollte nicht länger als 7 Tage zurückliegen)

   oder zur Kontrolluntersuchung nach etwa 10 Tagen:

   Titer steigt an (>2 Stufen)　　　Titer bleibt niedrig
   oder Nachweis
   röteln-spezifischer
   IgM-Antikörper
   = frische Infektion.　　　　　　= keine Infektion.
   ↓
   Bei Schwangerschaften vor der
   17. Schwangerschaftswoche Abruptio erwägen!

   Nach Auftreten der Virämie (Exanthem!) hat eine Immunglobulin-Injektion keinen Sinn mehr.
   - Findet sich bei der Erstuntersuchung in der Schwangerschaft ein hoher Titer, z. B. $1:512$, so ist eine frische Infektion möglich. Kontrolluntersuchung nach 7–10 Tagen veranlassen! Titerbewegung beachten!

Zytomegalie

Häufigkeit
1904 wurde erstmals eine generalisierte Zytomegalie des Neugeborenen beschrieben. Seit der Möglichkeit einer virologischen Diagnose wissen wir, daß Infektionen mit Zytomegalie-

virus (CMV) weit verbreitet sind und daß etwa 1% aller Neugeborenen intrauterin infiziert werden. Das CMV (DNS-Virus!) veranlaßt häufig latente Infektionen, d. h. wird in den Zellen des infizierten Organismus beherbergt. Unter besonderen Bedingungen (Malignom, immunsuppressive Therapie, Organtransplantation) können die latenten Infektionen manifest werden. Glücklicherweise überwiegen die leichten, oft unerkannten Verläufe.

Die Zytomegalie ist häufiger als sie diagnostiziert wird.

Die vieldeutige Symptomatologie

Die meisten der pränatal infizierten Kinder erscheinen zum Zeitpunkt der Geburt klinisch gesund. Nur etwa 10% von ihnen zeigen mehr oder weniger schwere CMV-Schäden:

Symptome wie bei:

- Mikrozephalie, Meningo-Enzephalitis, intrazerebrale Verkalkungen } Toxoplasmose

- Leber-Milz-Vergrößerung, Anämie } Morbus haemol. neonat.

- pränatale Dystrophie, thrombozytopenische Purpura } Rubella-Syndrom, Listeriose

- interstitielle Pneumonie, Myokarditis } Atemnotsyndrom

Die klinische Manifestation einer pränatalen CMV-Infektion ist selten, zeigt wenig typische Merkmale und hat Ähnlichkeit mit anderen Erkrankungen des Neugeborenenalters.

Hieraus erklärt sich die Schwierigkeit der klinischen Diagnose.

Die postnatale Infektion

Die postnatale Infektion führt ebenfalls selten zu klinisch manifesten Symptomen; in der Regel haben diese dann Ähnlichkeit mit der infektiösen Mononukleose (mit charakteristischen Blutbildveränderungen). Daneben treten bisweilen bestimmte Organmanifestationen in den Vordergrund: Hepatitis, Pneumonie, Myokarditis, Gastroenteritis.

Die postnatale CMV-Infektion führt zu klinischen Symptomen, die auch für andere Erkrankungen typisch sind.

Virologische Nachweise

Wegen der vieldeutigen klinischen Verläufe ist die sichere Diagnose einer Zytomegalie nur durch virologische oder serologische Befunde zu erbringen.

Ein Virusnachweis kann aus Urin, Rachen- und Zervixsekret sowie in Biopsien oder Nekropsien von Leber, Niere, Lunge, Gehirn versucht werden.

Antikörperbestimmungen besitzen epidemiologischen Wert, ein Antikörperanstieg bei einer frischen Infektion ist selten nachweisbar.

6 Das gefährdete und kranke Kind während der Schwangerschaft

Der zytologische Nachweis von Viruseinschlußkörperchen (in sog. zytomegalen Eulenaugenzellen) und der histologische Nachweis von Einschlußkörperchen in infizierten Organen ist der Virusanzüchtung deutlich unterlegen.

> Für die Diagnose einer Zytomegalie ist der Nachweis von Zytomegalieviren entscheidend.

Symptomatische Therapie
Da eine wirkungsvolle Prophylaxe und Therapie bisher nicht existieren, kommen nur symptomatische Maßnahmen (Bluttransfusionen, Humangammaglobulin, Glukokortikoide u.a.) in Frage.

Herpes simplex

Die Infektion mit dem Herpesvirus (DNS-Virus) kann beim Menschen symptomlos verlaufen oder zu leichten (Haut- und Schleimhautbläschen), aber auch schweren Krankheitsbildern (Herpes des Auges, des ZNS) führen. Die Herpesviren gelten als die am weitesten verbreitete Virusgruppe; sie neigen als DNS-Viren zu latenten Infektionen mit schubweisen Verläufen. Eine besondere Gefahr für das Neugeborene stellt der **Herpes genitalis** (überwiegend durch Herpesvirus Typ 2) der Gebärenden, bis zu einem gewissen Grade aber auch der **Herpes labialis** (überwiegend durch Herpesvirus Typ 1) der Mutter oder der pflegenden Schwester dar. **Seltener scheint die pränatale Infektion mit Herpesviren zu sein, die aber Aborte und Mißbildungen verursachen kann.**

Diagnose des Herpes genitalis bei der Mutter
Bei 0,1 bis 1% aller Schwangeren muß mit einer Herpes-simplex-Virus-Infektion (HSV-2) gerechnet werden. Eine Schwangerschaft kann eine latente Infektion reaktivieren. In der überwiegenden Zahl verläuft sie völlig symptomlos, kann aber auch zu (gruppierten) Bläschen an Haut und Schleimhaut der Genitalregion führen. Häufig sind die befallenen Hautstellen dolent; Zervix- und Portiobereich sind jedoch nicht schmerzempfindlich. Sehr typisch ist die Rezidivneigung. Die HSV-Infektion wird meist nur durch Zufall bei einer Routineuntersuchung bemerkt.

Jedoch:

> Das kleinste, unscheinbarste Herpesbläschen im Genitalbereich der Schwangeren bedeutet für das Kind während der Geburt Lebensgefahr. Der vorzeitige Blasensprung begünstigt jede aszendierende, also auch die HSV-Infektion des Kindes.

6.4 Pränatale Infektionen

Diagnose des Herpes beim Neugeborenen
Da üblicherweise eine Übertragung des HSV-2 nur mit dem Geschlechtsverkehr vollzogen wird, spricht das Vorhandensein von HSV-2-Antikörpern bei Kindern für eine Neugeboreneninfektion. Nach derartigen Untersuchungsbefunden muß man annehmen, daß

> die HSV-2-Infektion bei Neugeborenen wahrscheinlich viel häufiger ist als bisher vermutet wurde.

Nur etwa 50% der Neugeboreneninfektionen verlaufen mit typischen Bläschen. Sie können

> entweder lokalisiert (an Haut, Schleimhaut, Augen usw.) oder disseminiert (meist mit Beteiligung innerer Organe wie Leber, Milz, Knochenmark einschließlich ZNS) auftreten.

Die schwersten Verläufe sind klinisch nicht von einer Neugeborenensepsis zu unterscheiden. Sie können sogar unter zunehmender Thrombozytopenie zu einer Verbrauchskoagulopathie mit tödlichem Ausgang führen.
Eine Diagnose wird gesichert:
- durch **zytologischen Abstrich** (nach Papanicolaou) von den verdächtigen Genitalstellen der Frau mit einem Ergebnis innerhalb von Stunden;
- durch **Virusnachweis** aus verdächtigem Bläscheninhalt oder Gewebematerial innerhalb von 1-2 Tagen.
- Eine **virusserologische Untersuchung** hat nur dann diagnostischen Aussagewert, wenn es sich um eine Erstinfektion mit dem HSV-2 oder um einen sehr schweren Verlauf mit Lymphknotenbeteiligung handelt. Nur in diesen Fällen kann mit einem Antikörperanstieg innerhalb von 8-10 Tagen gerechnet werden.

Prognose
Unsere derzeitige Kenntnis der Zusammenhänge läßt folgende orientierende Einschätzung geben:

Bedeutung für das Kind:

Pränatale Herpes-Infektion — Aborte in 30%
Herpes genitalis bei einer Schwangeren nach der 32. Woche → in 10% neonatale Herpesinfektion

Herpes genitalis bei einer Gebärenden
- in 40% neonatale Infektion (bei vaginaler Entbindung);
- in 0% neonatale Infektion (bei Sectio spätestens 4 Stunden nach Blasensprung)

6 Das gefährdete und kranke Kind während der Schwangerschaft

Neonatale Herpesinfektion $\longrightarrow$ in 50% klinische Manifestation

Die klinisch manifesten Neugeborenenerkrankungen $\left.\begin{array}{l}\longrightarrow \text{ in 30\% letaler Ausgang;}\\ \longrightarrow \text{ in 30\% schwere neurologische Schäden.}\end{array}\right\}$

Prophylaxe und Therapieversuche

Da eine wirkungsvolle Therapie bis heute nicht zur Verfügung steht, kommt der Prävention einer neonatalen Herpesinfektion große Bedeutung zu.

Hierzu gehört:
1. Frühzeitige Sicherung der Diagnose und engmaschige Beobachtung des Herpes genitalis während der Schwangerschaft. Insbesondere muß die Aufmerksamkeit auf das Abklingen des Herpes bis spätestens zum Entbindungstermin gerichtet werden.
2. Ist der Herpes genitalis zum Zeitpunkt der Entbindung noch nicht abgeklungen, wird bei positivem Erregernachweis aus Gründen der Verhütung einer neonatalen Infektion eine Sectio (noch vor Ablauf von 4 Stunden nach dem Blasensprung) durchgeführt.

   Es gibt jedoch auch Stimmen in der Literatur, die eine Sectio nicht für nötig halten.
3. Die Übertragung von HSV-1 auf Neugeborene von einem Herpes labialis Erwachsener kann nur durch strenge Isolierung verhindert werden. Deshalb muß sehr streng darauf geachtet werden, daß

keine Person (Mutter, Schwester u.a.) mit einem Herpes (labialis) ein Neugeborenes pflegt.

In der neuesten Literatur wird über erste Therapieversuche bei einer Herpes-Infektion Neugeborener berichtet. Danach kommen folgende Maßnahmen in Frage:
- sofortige Austauschtransfusion oder Human-Gammaglobulin in höchsten Dosen (20–40 ml);
- Adenin-Arabinosid (10–20 mg/kg · Tag) als langfristige Infusion bei den ersten klinischen Symptomen.

Virushepatitis

Die Virushepatitis gehört zu den weltweit verbreiteten Infektionskrankheiten. Wir kennen drei ätiologisch verschiedene Formen einer Virushepatitis.

Hepatitis A	Erreger	Hepatitisvirus A (HAV)
	Übertragung	überwiegend oral-fäkal
	Virusausscheidung	nur 2–3 Wochen nach Erkrankungsbeginn

Hepatitis A	pränatale Gefährdung	wahrscheinlich nur 3–4 Wochen vor und unmittelbar während der Geburt (wenn überhaupt)
	spez. Schutz	Humangammaglobulin
Hepatitis B	Erreger	Hepatitisvirus B (HBV)
	Übertragung	überwiegend parenteral, auch oral-fäkal
	Virusausscheidung	wahrscheinlich Wochen bis Monate nach Erkrankungsbeginn, bes. HBe-Antigenträger
	pränatale Gefährdung	2.–3. Schwangerschaftsdrittel durch transplazentare Übertragung sowie während der Geburt
	spez. Schutz	Hepatitis B-Immunglobulin (Anti HBs und Anti HBe) Hepatitis B-Impfung
Hepatitis non A non B	Erreger	?
	Übertragung	überwiegend parenteral
	Virusausscheidung	?
	pränatale Gefährdung	wahrscheinlich ähnlich Hepatitis B

Warum stellt von diesen drei Formen die Virushepatitis B die größte Gefahr für das Kind dar?

Die Hepatitis B ist diejenige Hepatitisform, die in Mittel- und Nordeuropa am häufigsten vorkommt. Wichtiger ist aber:

> Das Hepatitis B-Virus kann von der Schwangeren transplazentar auf das Kind übertragen werden.

Das **Infektionsrisiko** des Kindes wird wesentlich vom Zeitpunkt der **mütterlichen Erkrankung** und von der **Antikörperbildung der Mutter** bestimmt. Bei einer Hepatitis B-Infektion in den ersten 6 Schwangerschaftsmonaten kommt es in etwa 10% zur fetalen Miterkrankung. Wesentlich höher scheint die Gefährdung des Kindes zu sein, wenn die HBV-Infektion in den letzten Schwangerschaftswochen und während der Geburt auftritt. Es muß mit einer kindlichen Erkrankung von 75–80% gerechnet werden.

> Aber mütterliche Anti-HBs und noch mehr Anti-HBe werden ebenfalls transplazentar übertragen und schützen das Kind vor einer Hepatitis B-Infektion oder mildern wenigstens den Krankheitsverlauf.

Das ist möglicherweise die Ursache dafür, daß die meisten Neugeborenen einen asymptomatischen Verlauf einer B-Hepatitis aufweisen. Das schließt eine protrahierte Hepatitis wie die chronisch-persistierende oder auch die chronisch-aggressive Hepatitis bis hin zur Leberzirrhose nicht aus. Eine pädiatrische Betreuung (Überwachung) der Kinder im ersten Lebensjahr ist deshalb dringend geboten.

> Die entscheidende Maßnahme für die Sicherung der Diagnose und der Verlaufsform ist die Leberbiopsie mit histologischem Befund.

Die größte Bedeutung hat jedoch die Verhütung einer prä- bzw. perinatalen Hepatitis B-Infektion, worüber heute bereits recht konkrete Vorstellungen existieren.

Zunächst gilt es, bei einer Schwangeren mit klinischem Hepatitisverdacht (Ikterus, Transaminasenerhöhungen) die Diagnose einer Hepatitis B zu sichern. Es wird international erwogen, in die Schwangerschaftsvorsorgeuntersuchung einen empfindlichen HBs-Antigennachweis einzubeziehen. Ein positiver Befund müßte dann durch ein sensitives Verfahren zur Erfassung von HBe-Antigen ergänzt werden. Schwangere HBe-Antigenträgerinnen stellen eine hohe Infektionsgefahr für ihr Kind dar. Folgende Hepatitis-B-Markerkonstellationen verpflichten zu folgenden spezifischen Schutzmaßnahmen:

Mutter HBsAG positiv
       HBeAG positiv
       anti HBc positiv
und
Mutter HBsAG positiv
       HBcAG negativ
       anti HBe negativ

> Das Neugeborene erhält unmittelbar (bis 48 h) nach der Geburt **Hepatitis B-Hyperimmunglobulin** (0,3 ml/kg Körpergewicht i.m., z.B. Gammaprotect®).

Diese Dosis wird alle 4 Wochen bis zum 3., besser 6. Lebensmonat wiederholt.
Neuerdings wird die Simultanimpfung empfohlen, die die Wiederholungsinjektionen überflüssig macht.

> Das Neugeborene erhält gleichzeitig mit der Anti-HBs-Applikation eine aktive Immunisierung mit Hepatitis B-Impfstoff.

Dosierung: 10 µg HBsAG sofort nach der Geburt parallel zum Gammaglobulin, Wiederholung nach 4 Wochen und 6 Monaten jeweils 10 µg HBsAG, z.B. HB-VaxK pro infantibus.

Listeriose

Seit 1953 wissen wir, daß die Erreger der Listeriose, die grampositiven Stäbchenbakterien Listeria monocytogenes, nicht nur im Tierreich, sondern auch für Menschen pathogene Bedeutung haben. Serologische Untersuchungen der erwachsenen Bevölkerung in Mitteleuropa sprechen für einen hohen Durchseuchungsgrad

(50–80%). Die Erkrankungshäufigkeit unterliegt regionalen Schwankungen, deren Zusammenhang mit der Verbreitung listeriosekranker Haustiere noch umstritten ist.

> Eine pathogene Bedeutung besitzt die Listeriose praktisch nur für Schwangere und Neugeborene.

Verlauf der mütterlichen Listeriose in der Schwangerschaft
Die Schwangerschaftslisteriose zeigt das klinische Bild einer Pyelitis bzw. Pyelonephritis: Schmerzen im Nierenlager, Urinbefund.
  Eine sichere Diagnose gelingt nur durch bakteriologischen Nachweis des Erregers aus dem Urin oder aus der Blutkultur. Die Untersuchung des Serums auf Listerienagglutinine (auch mehrmals) ist eine zusätzliche Sicherung, aber wegen des hohen Durchseuchungsgrades kein Beweis für eine Listeriose.

Verlauf und Symptomatik der Neugeborenenlisteriose
Das klinische Bild hängt vom Infektionstermin ab. **Früher Infektionstermin** (frühfetal) führt zur polysymptomatischen Sepsis (Granulomatosis infantiseptica): Allgemeine Hypotonie, Nahrungsverweigerung, Leber- und Milzschwellung mit Hyperbilirubinämie (Erhöhung des direkten Bilirubins), Neigung zu Atemnot. Fieber, charakteristische Blutbild- und Bluteiweißveränderungen finden sich häufig nicht.

> Die Neugeborenensepsis verläuft atypisch, d.h. es fehlen praktisch alle „septischen Symptome".

Später Infektionstermin (spätfetal) führt zu monosymptomatischen Formen wie zur Pneumonie, Meningitis u.a.
Eine sichere Diagnose erfolgt durch Züchtung des Erregers aus:
  Urin und Lochien der Mutter, Gehörgängen des Kindes, Mekonium, Nasen-Rachen-Sekret, Blutkultur, Liquor, Urin, Hautgranulom.
  Die (mehrmalige) serologische Bestimmung des Agglutinintiters bei Mutter und Kind unterstützt (lediglich) die Diagnose. Listerienagglutinine (meist IgM) treten nicht transplazentar auf das Kind über.

Therapie
Die Therapie der Listeriose wird mit Ampicillin durchgeführt (bei Neugeborenen 100–200 mg pro kg Körpergewicht in 24 Stunden in 2 Dosen). Sie ist um so aussichtsreicher, je früher sie begonnen wird. Bei schweren generalisierten Verläufen

166   6 Das gefährdete und kranke Kind während der Schwangerschaft

wird die Kombination mit Gentamycin (5–7 mg pro kg Körpergewicht in 24 Stunden in 2 Dosen) empfohlen.

Eine Expositionsprophylaxe ist insbesondere in einer ländlichen Umgebung mit Haustieren schwer möglich; trotzdem wird man jeder Schwangeren vom Genuß roher Milch oder rohen Fleisches abraten.

> Toxoplasmose und Listeriose sind Anthropozoonosen, das heißt, sie werden durch ungekochte tierische Produkte wie Fleisch, Milch, Eier usw. oder (seltener) durch Tierkontakt übertragen.

Lues connata = angeborene Syphilis

Die Bedeutung der Lues connata ist seit 1950 zurückgegangen, da sie nur noch sehr selten zu beobachten ist. Trotzdem müssen Geburtshelfer und Kinderarzt dieses Krankheitsbild kennen.

Der Krankheitserreger (Treponema pallidum) dringt frühestens im 5. Gestationsmonat transplazentar in den Kreislauf des Feten ein. Offensichtlich verhindern die beiden Zellschichten (LANGHANSsche Zellen und Synzytium) der jungen Plazenta den Übertritt der Erreger.

> Die pränatale syphilitische Infektion erfolgt frühestens im 5. Gestationsmonat.

Die vielseitige Symptomatologie (Abb. 75)
Das klinische Bild hängt, wie bei allen pränatalen Infektionen, wesentlich vom Infektionstermin ab.

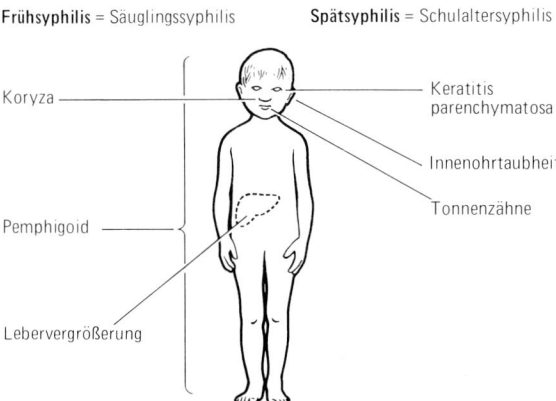

Abb. 75   Die häufigsten Manifestationen bei angeborener Syphilis.

> Je früher die (pränatale) Infektion, desto schwerer das klinische Bild.

Folgende Skala der Erkrankungsschwere läßt sich aufstellen:
Frühtotgeburt → Frühsyphilis des Neugeborenen und Säuglings → Rezidivsyphilis des Kleinkindes → Spätsyphilis des Schulkindes (Lues connata tarda).

Die Frühsyphilis kann sich im Neugeborenenalter, häufiger jedoch erst später (meist zwischen 6.–10. Lebenswoche) manifestieren. Die klinischen Erscheinungen sind äußerst vielgestalt. Sie reichen von symptomarmen Formen (manchmal lediglich Anämie, Leber-, Milzschwellung, Glanzhaut an Handtellern und Fußsohlen) über eindrucksvolle (hochkontagiöse!!) Haut- und Schleimhauterscheinungen mit Blasenbildungen (syphilitisches Pemphigoid) (= Parietallues) bis zu schweren Manifestationen an inneren Organen (Leber, Skelett, Nase – Koryza – ZNS usw.) (= Viszerallues).

> Die wichtigsten Symptome einer Frühsyphilis im Säuglingsalter sind blutiger Schnupfen (Koryza) – Pemphigoid – Leberschwellung.

Die Spätsyphilis manifestiert sich erst im Schulalter, häufig zwischen dem 6. und 14. Lebensjahr. Sie zeichnet sich durch die HUTCHINSONsche Trias aus:
Keratitis parenchymatosa (am häufigsten) –
Innenohrtaubheit und
Zahnveränderungen (nur an den bleibenden, beiden oberen mittleren Schneidezähnen → Tonnenform mit halbmondförmiger Eindellung).
Wichtig:

> Der größte Teil der Kinder mit einer Lues connata ist in der Neugeborenenperiode klinisch völlig unauffällig.

Bedeutung der vorgeburtlichen Diagnose
Die Diagnose muß unbedingt vor der Geburt des Kindes gestellt werden, und zwar während der Schwangerschaft
- durch gezielte Anamnese (Frühtotgeburt?),
- durch serologische Untersuchungen.

> Jede Frau muß bei der ersten Schwangerenuntersuchung serologisch auf Syphilis untersucht werden.

Aber bedenke:

> Eine Schwangere kann sich auch nach der ersten Schwangerenuntersuchung infizieren.

Bei dringendem klinischen Verdacht auf frische Syphilisinfektion wird der mikroskopische Nachweis der Treponemen im Dunkelfeld versucht. Als serologische Routineverfahren werden der CMT (Cardiolipin-Mikroflockungs-Test = Lipidantikörpernachweis) oder besser die treponemenspezifische TPHA (Treponema pallidum Hämagglutination) eingesetzt. Zur Absicherung kommen weitere spezifische Verfahren in Betracht. Eine Kombination unter Einschluß der FTA-ABS (Fluoreszenz-Treponemen-Antikörper-Absorption) gestattet den sicheren Nachweis oder Ausschluß einer syphilitischen Infektion. Eine Aussage über die Erkrankungsaktivität und vor allem über die Behandlungsbedürftigkeit sowie ihre Kontrolle ist jedoch erst mit Hilfe von Immunglobulintesten, insbesondere mit dem IgM-FTA-ABS-Test (Immunglobulin-M-Fluoreszenz-Treponemen-Antikörper-Absorption) möglich.

Ein positiver IgM-FTA-ABS-Test spricht für eine frische Infektion, die einer sofortigen Behandlung bedarf.

Die serologische Untersuchung des Säuglings hat zu berücksichtigen, daß mütterliche Antikörper nur zum Teil (IgG) transplazentar auf das Kind übertreten, IgM dagegen nicht.

Therapie
Eine Behandlungsindikation der Schwangeren liegt vor, wenn sie anamnestisch und klinisch Hinweise auf eine floride Syphilis hat, wenn der mikroskopische Nachweis von Treponemen im Dunkelfeld gelingt. Bei jeder Schwangeren ist eine Penicillintherapie im mittleren Schwangerschaftsdrittel indiziert, wenn der Verdacht auf eine frische Infektion vorliegt oder wenn sie bereits ein syphilitisches Kind hat.

Die serologischen Untersuchungsbefunde der Schwangeren müssen differenziert betrachtet werden:

1. CMT	positiv	biologisch unspezifischer Befund = keine Behandlung
TPAH	negativ	
FTA-ABS	negativ	
2. CMT	negativ	kurzfristige Kontrolle notwendig
TPAH	positiv	
FTA-ABS	negativ	
3. CMT	negativ	wahrscheinlich „alte", ausgeheilte Syphilis („Serumnarbe")
TPAH	negativ	
FTA-ABS	positiv	
4. CMT	negativ	vielleicht „alte", ausgeheilte Syphilis („Serumnarbe"). Primärsyphilis nicht auszuschließen, deshalb Abklärung durch IgM-FTA-ABS-Test
TPAH	positiv	
FTA-ABS	positiv	

5. CMT   positiv ⎫ behandlungsbedürftige Syphilis aller Stadien. Evtl.
   TPAH   positiv ⎬ weitere Sicherung durch den IgM-FTA-ABS-Test.
   FTA-ABS positiv ⎭

Eine präpartale Penicillinkur besteht aus täglich 600 000 E über 20 Tage, d. h. insgesamt 12 Mio E Penicillin.

Ein Säugling wird schon im Neugeborenenalter einer Behandlung mit Penicillin unterzogen, wenn:
1. die Mutter eine unzureichende präpartale Prophylaxe aufweist oder
2. die klinische Manifestation einer Lues connata vorliegt.

Eine solche postnatale Prophylaxe bzw. Therapie besteht aus täglich 50 000 E pro kg Körpergewicht über mindestens 2 Wochen.

Gonorrhoe

Die allgemeine Zunahme der Gonokokken-Infektionen bedeutet auch eine ständige potentielle Gefährdung aller Neugeborenen. Die gramnegativen Gonokokken werden von der Genitalregion der (infektiösen) Gebärenden während des Geburtsvorganges auf ihr Kind übertragen.

Deshalb hat die Infektionsgefährdung der Augen im Vordergrund der Präventivmaßnahmen zu stehen. Es gilt, an der jahrzehntelang bewährten Praxis konsequent festzuhalten:

> Jedes Neugeborene erhält unmittelbar nach der Geburt einen Tropfen eines Antiseptikums (1%ige Argentum nitricum-Lösung) in jedes Auge (**CREDÉsche Prophylaxe**).

Toxoplasmose

Die Toxoplasmose, seit 1908 als Tierseuche und seit 1939 auch in der Humanmedizin bekannt, beansprucht als pränatale Infektion Beachtung. Sie gilt als eine der häufigsten infektiösen Fetalkrankheiten (1–8 auf 1000 Neugeborene). Die Durchseuchungsrate ist hoch, bei Erwachsenen 50–80%. Der Erreger ist das Protozoon Toxoplasma gondii.

Epidemiologie

Die Katze ist der Endwirt der Toxoplasmen. Für die Übertragung auf den Menschen spielen die im Katzendarm befindlichen geschlechtlichen Vermehrungsformen der Toxoplasmen jedoch eine untergeordnete Rolle, da diese „fecal forms" nur über sehr kurze Zeit ausgeschieden werden. Häufiger dürften rohe, zystenhaltige Nahrungsmittel (rohes Fleisch), die von Schlacht- oder Haustieren als Zwischenwirten stammen (Rind, Schaf), zu Infektionsquellen werden.

Auch für die Toxoplasmose gilt:

> Nur sehr wenige Toxoplasmen-Infektionen führen zu klinisch manifesten Krankheitsbildern, die meisten bleiben latent.

Symptomatologie und Pathogenese
Bei der postnatalen Toxoplasmeninfektion, die beim älteren Kind und beim Erwachsenen meist (über 60%) völlig symptomlos verläuft, bisweilen (etwa 30%) leichtere Erscheinungen wie Fieber, Lymphadenitis und nur selten (unter 10%) schwerere Krankheitsbilder (Enzephalitis) verursacht, sind Dauerschäden praktisch nicht bekannt geworden. Die postnatale Infektion wird nicht ganz korrekt auch als „erworbene" Toxoplasmose bezeichnet.

> Die pränatale Toxoplasmose wird auch als angeborene oder konnatale Toxoplasmose bezeichnet.

Der Erreger kann erst jenseits etwa der 16. Schwangerschaftswoche die Plazenta passieren. Unmittelbar nach der pränatalen Infektion kommt es zu einer Generalisation der Erreger, deren klinische Folgen verschiedene innere Organe (Leber, Milz, Lymphknoten, Lunge, Herz usw.) betreffen können. Anschließend setzen sich die Erreger in ausgewählten Organen fest (ZNS, Auge) und können dort zu Krankheitssymptomen führen (Enzephalitis, Chorioretinitis). Schließlich können sich Dauerformen der Toxoplasmen (Zysten) in gewissen Organen (ZNS, Muskel) absiedeln und bis zu mehreren 1000 lebensfähige Toxoplasmen enthalten. In diesem Stadium stehen Dauerschäden bestimmter Organe, besonders des ZNS (mit Hydrozephalus, intrazerebralen Verkalkungen, Entwicklungsstörungen usw.) im Vordergrund. Dieser postenzephalitische Schaden ist das traurige Endstadium einer pränatalen Toxoplasmose.

> Bei jedem Neugeborenen mit Verdacht auf eine Toxoplasmose ist eine Röntgenaufnahme des Schädels zu veranlassen und eine Augen(hintergrunds)untersuchung durchzuführen.

Man muß jedoch wissen, daß die diagnostisch beweisenden Befunde wie Kalkschatten im Röntgenbild des Schädels (unter 1%) oder eine Chorioretinitis (etwa 35%) seltener anzutreffen sind als die weniger charakteristischen Zeichen wie Frühgeburt (etwa 40%), EEG-Veränderungen (etwa 75%) oder psychomotorische Unruhe (über 80%).

Noch einmal der gesetzmäßige Ablauf einer pränatalen Toxoplasmose mit orientierender Zeitdauer:
Das 1. Stadium (=Generalisation) dauert wenige Tage;
das 2. Stadium (=Organmanifestation) dauert wenige Wochen;
das 3. Stadium (=Schaden) dauert lebenslang.
Pathogenetisch kommt dem Erreger die Hauptrolle zu. Ohne Frage besteht für die Frucht die größte Gefahr, wenn **eine Schwangere erstmals eine Toxoplasmoseinfektion durchmacht** und dabei eine Parasitämie hat.

> Die Parasitämie ist die obligate Voraussetzung für eine (pränatale) Toxoplasmose (Erkrankung).

Frühere Toxoplasmoseinfektionen der Mutter gelten für die Frucht nach den bisherigen wissenschaftlichen Erkenntnissen als praktisch ungefährlich. Möglicherweise können aber unter bestimmten Bedingungen (immunsuppressive bzw. Strahlen-Therapie) latente Toxoplasmosezustände exazerbieren.

Klärung während der Schwangerschaft
Da der größte Teil der Kinder, die mit den Folgen einer pränatalen Toxoplasmose geboren werden, keiner kausalen Therapie mehr zugänglich ist, kommt der Prophylaxe während der Schwangerschaft eine entscheidende Bedeutung zu.
1. Untersuchung jeder Frühschwangeren (möglichst im ersten Trimenon) mit einem empfindlichen und erregerspezifischen Toxoplasmosetest.
2. Je nach Ergebnis unterschiedliches Vorgehen:
   a) bei Anwendung „klassischer" serologischer Methoden (SABIN-FELDMAN-Test):

stark positives Ergebnis
(sehr hoher Titer)   = Infektion liegt noch nicht lange zurück
SFT ≥ 1:1000   = potentielle Gefahr für das Kind

                              entwe-   oder Kontrolluntersuchung nach
                              der   4 Wochen mit einer spezifischen
                              Sofort-   Methode (SABIN-FELDMAN)
                              Therapie
                                           Titeranstieg   kein
                                           > 2 Stufen   Titeranstieg
                                           Therapie   keine Therapie

schwach positives Ergebnis
(niedrige u. mittl. Titer)   = Infektion liegt lange zurück
SFT < 1:1000   = keine Gefahr für das Kind

6 Das gefährdete und kranke Kind während der Schwangerschaft

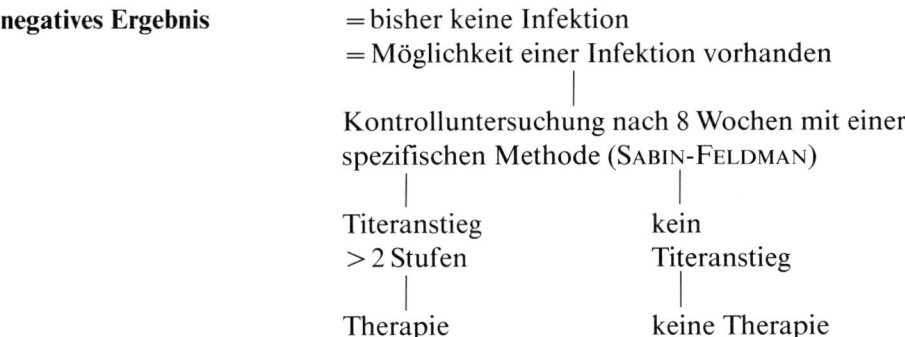

negatives Ergebnis   = bisher keine Infektion
= Möglichkeit einer Infektion vorhanden
|
Kontrolluntersuchung nach 8 Wochen mit einer spezifischen Methode (SABIN-FELDMAN)

Titeranstieg > 2 Stufen → Therapie

kein Titeranstieg → keine Therapie

b) Neuerdings wird die Untersuchung der Schwangeren (und des Neugeborenen) auf der Basis des Toxoplasmose-spezifischen IgM-Nachweises empfohlen.

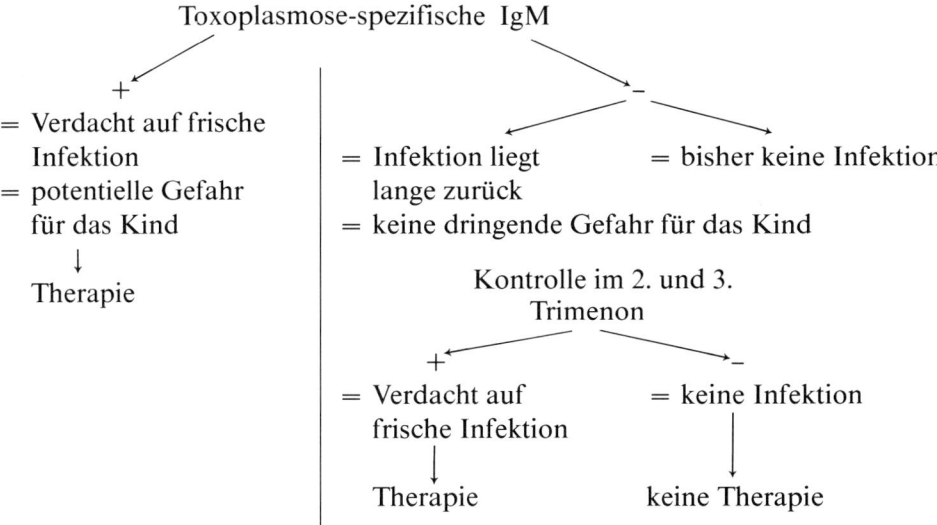

Toxoplasmose-spezifische IgM

\+
= Verdacht auf frische Infektion
= potentielle Gefahr für das Kind
↓
Therapie

= Infektion liegt lange zurück
= keine dringende Gefahr für das Kind

= bisher keine Infektion

Kontrolle im 2. und 3. Trimenon

\+
= Verdacht auf frische Infektion
↓
Therapie

−
= keine Infektion
↓
keine Therapie

Mit dem Nachweis der erregerspezifischen IgM-Antikörper erübrigen sich evtl. die bisher üblichen „klassischen" serologischen Methoden wie SABIN-FELDMAN-Test, Komplementbindungsreaktion mit ihren oft umstrittenen Titerschwankungen.

Therapie
Welche Maßnahme kommt als Präventivbehandlung in Frage? Eine Schwangere erhält Spiramycin 2–3 g/Tag über 4 Wochen.

Impfungen während der Schwangerschaft

Die Schwangere ist gegenüber bestimmten Infektionen empfänglicher als die Nichtschwangere; das gilt besonders für Virusinfektionen. Die allgemein erhöhte Stoffwechselintensität erhöht die Möglichkeit einer Virusvermehrung. Als besonders dringlich erscheint deshalb ein Impfschutz der Schwangeren vor Virusinfektionen.

Die Frucht bietet mit ihren rasch wachsenden Geweben einen vorzüglichen Nährboden für Viren und andere Krankheitserreger. Das gilt insbesondere für den Embryo, also für die Frucht in den ersten Gestationsmonaten. Aus diesem Grund verbietet sich eine Impfung mit Lebendvirusimpfstoffen (Masern, Röteln, Gelbfieber) während der Schwangerschaft, besonders streng in den ersten (3) Schwangerschaftsmonaten.

Die folgende Übersicht stellt die unter dem Gesichtspunkt strenger Indikation ausgewählten Impfungen für Schwangere zusammen.

Allgemein gilt:

> Impfungen in der Schwangerschaft sollten auf vitale Indikationen (Tollwut) oder auf dringende Auslandsreisen (Gelbfieber, Typhus, Cholera) beschränkt werden.

Impfungen **gegen Viruskrankheiten:**

Poliomyelitis	SABIN-Impfstoff nein (Lebendimpfstoff).
	SALK-Impfstoff ja (Totimpfstoff)
Tollwut	ja (bei Lebensgefahr für Mutter)
Gelbfieber	bedingt ja (bis 12. Schwangerschaftswoche nein)
Masern	nein
Grippe	eher nein
Hepatitis	nein

Impfungen **gegen bakterielle Erkrankungen**

Tetanus	ja
Diphtherie	eher nein
Typhus, Paratyphus	eher nein
Cholera	ja
Tuberkulose	nein

Geburt

7 Normale Geburt

7.1 Faktoren der Geburt

- Geburtsobjekt
- Geburtsweg
- Geburtskräfte

Geburtsobjekt = Kind

Das reife Kind ist 49–52 cm lang und wiegt 3000–3500 g. Man unterscheidet an ihm große und kleine Teile. **Große** Teile sind **Kopf, Rücken** und **Steiß. Kleine** Teile: **Beine** und **Arme** (=Gliedmaßen oder Extremitäten). Geburtsmechanisch am wichtigsten ist der Kopf. Der Kopf ist der **größte** und **härteste** Teil des Kindes und geht bei 100 Geburten 94mal voran (S. 53). Das Verhältnis seiner Größe zum Becken ist geburtsmechanisch ausschlaggebend für den Ablauf der Geburt. Schon bei normalen Größenverhältnissen füllt der Kopf den Beckenraum bis auf einen schmalen Spalt aus. Die folgenden Durchmesser, Ebenen und Umfänge des Kopfes sind aus verschiedenen Gründen einzuprägen. Einerseits sind sie wichtige **Reifezeichen** (s. S.256) und müssen als solche auch von der Hebamme gemessen und eingetragen werden. Andererseits sind sie von allergrößter Bedeutung für die Geburtsmechanik. Ihre Kenntnis ist die Voraussetzung für das Verständnis des Geburtsablaufs der regelrechten und regelwidrigen Kopflagen.

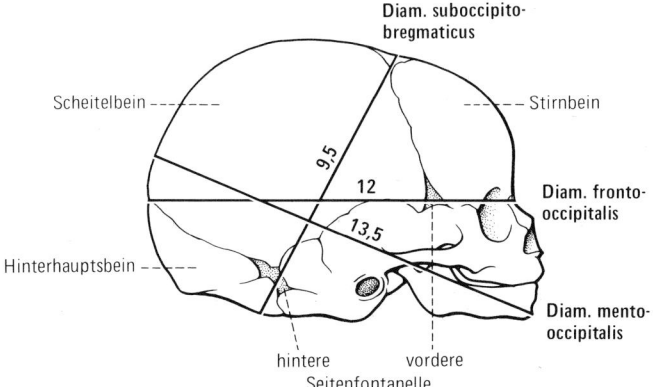

Abb. 76 Die 3 Längsdurchmesser des Kopfes (gemessen mit dem **Beckenzirkel**): Kleiner schräger Dm. = Diameter suboccipito-bregmaticus (**9,5** cm), gerader Dm. = Diameter fronto-occipitalis (**12** cm), großer schräger Dm. = Diameter mento-occipitalis (**13,5** cm).

178 7 Normale Geburt

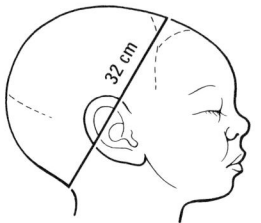 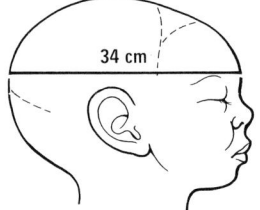 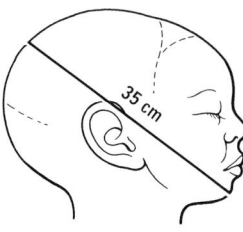

Abb. 77   Abb. 78   Abb. 79

Abb. 77 Circumferentia suboccipito-bregmatica = 32 cm.

Abb. 78 Circumferentia fronto-occipitalis = 34 cm.

Abb. 79 Circumferentia mento-occipitalis = 35 cm.

Längsdurchmesser, Ebenen und Umfänge

Diameter	cm	Planum (entspr. Ebene):	mit einem Umfang von cm
suboccipito-bregmaticus[1] = kleiner schräger Durchmesser (Abb. 76) (vom Nacken bis zur Mitte der großen Fontanelle)	9,5	**suboccipito-bregmaticum**	**32** (Abb. 77)
fronto-occipitalis = gerader Durchmesser (Abb. 76) (von der Glabella bis zum entferntesten Punkt des Hinterhauptes)	12	**fronto-occipitale**	**34** (Abb. 78)
mento-occipitalis = großer schräger Durchmesser (Abb. 76) (vom Kinn bis zum entferntesten Punkt des Hinterhauptes)	13,5	**mento-occipitale**	**35** (Abb. 79)

Die beiden Querdurchmesser

Diameter biparietalis = großer querer Durchmesser = größte Entfernung der Scheitelbeinhöcker (Abb. 80)	**9,5 cm**	**Diam. bitemporalis** = kleiner querer Durchmesser, größte Entfernung zwischen den Schenkeln der Kranznaht (Abb. 80)	**8 cm**

---

[1] Bregma = Vorderhaupt

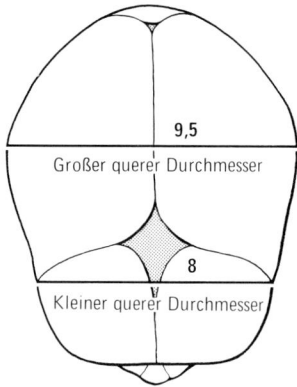 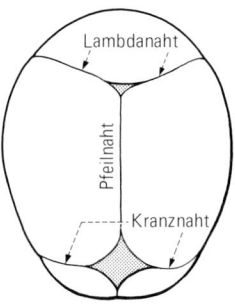

Abb. 80 Die beiden Querdurchmesser des Kopfes, der große quere Durchmesser (Diameter biparietalis) = 9,5 cm und der kleine quere Durchmesser (Diameter bitemporalis) = 8 cm.

Abb. 81 Schädelnähte, kleine und große Fontanelle.

Kennzeichen des Kopfes bei der äußeren Untersuchung:
- die **Größe,**
- die gleichmäßige **Härte,**
- die gleichmäßige **Rundung,**
- das **Ballotement** (bei beweglichem Kopf).

Kennzeichen des Kopfes bei der inneren Untersuchung:
- die **Größe,**
- die **Härte,**
- die **Nähte,**
- die **Fontanellen.**

Am Kopf sind folgende **Nähte** zu unterscheiden (Abb. 81):
- Die **Pfeilnaht,** zwischen den beiden Scheitelbeinen,
- die **Lambdanaht,** zwischen den Scheitelbeinen und dem Hinterhauptsbein,
- die **Kranznaht,** zwischen den Stirn- und Scheitelbeinen,
- die **Stirnnaht,** zwischen den beiden Stirnbeinen.

Die beiden **Fontanellen** (Abb. 81):
- Die **kleine Fontanelle** = Hinterhauptsfontanelle: **Drei**zipfelig, **drei** Nähte stoßen zusammen (die Pfeilnaht und die beiden Schenkel der Lambdanaht),
- die **große Fontanelle** = Stirnfontanelle: **Vier**zipfelig, **vier** Nähte stoßen zusammen (die Pfeilnaht, die Stirnnaht und die beiden Schenkel der Kranznaht).

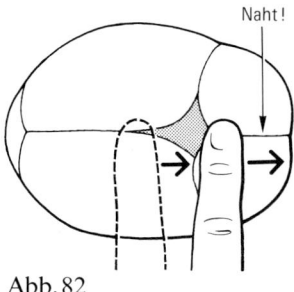 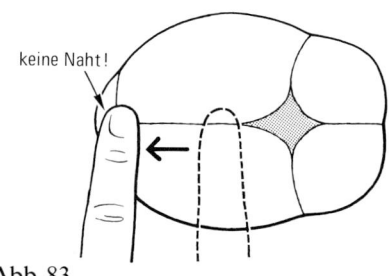

Abb. 82   Abb. 83

Abb. 82   So tastet man die **große Fontanelle:** Führt man den Finger in Pfeilnahtrichtung weiter, so kommt man über die Fontanelle hinweg **wieder an eine Naht,** die Stirnnaht.

Abb. 83   Bei dieser getasteten Fontanelle kann es sich nur um die **kleine Fontanelle** handeln, weil man in der Verlängerung der Pfeilnaht über die Fontanelle hinaus auf **keine Naht** kommt.

Unterscheidung der kleinen und großen Fontanelle
Bei wenig geöffnetem Muttermund muß man sich zunächst damit begnügen, eine Fontanelle zu tasten. Um die Frage beantworten zu können, welche Fontanelle vorliegt, muß man die Fontanellen unterscheiden können. Aus pädagogischen Gründen besprechen wir zuerst die Diagnose der weniger häufig zu tastenden **großen** Fontanelle.

Bei der großen Fontanelle stoßen 4 Nähte kreuzweise zusammen. Der Anfänger glaubt, damit ein unfehlbares Mittel zu haben, um die große Fontanelle schnell und sicher zu finden bzw. von der kleinen zu unterscheiden. Daß das nicht der Fall ist, wird ihm – meist zu seinem Erstaunen – schon nach seinen ersten inneren Untersuchungen klar. Ich nehme daher das „Viernähtezeichen" stets als sekundäres Zeichen und versuche zur Diagnose der großen Fontanelle zunächst einen anderen Weg. **Man suche zunächst die Pfeilnaht auf (Abb. 82) und verfolge diese, bis man auf eine Fontanelle kommt. Führt man jetzt den Finger über die Fontanelle in derselben (Pfeilnaht-)Richtung weiter fort, und kommt man dann wieder auf eine Naht, so kann das nur die Stirnnaht und die getastete Fontanelle nur die große Fontanelle sein. Findet sich in der Verlängerung der Pfeilnaht über die Fontanelle hinaus keine Naht, so handelt es sich um die kleine Fontanelle (Abb. 83).**

Wichtige Maße des kindlichen Rumpfes
Schulterbreite (größter querer Durchmesser der Schultern) = 12 cm.
Schulterumfang = 35 cm.
Hüftbreite (größter querer Durchmesser der Hüften) = 10–11 cm.
Hüftumfang = 27 cm.

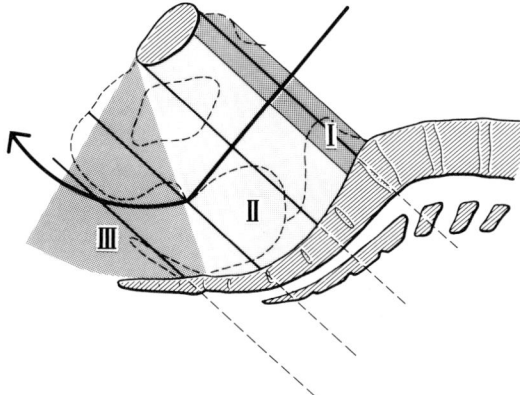

Abb. 84 Die 3 Etagen des Beckens: I = Beckeneingangsraum, II = Beckenhöhle, III = Beckenausgangsraum.

Geburtsweg = Geburtskanal

ist ein Knochen-Weichteilkanal. Seine beiden Teile sind:
- **der Knochenkanal = Knöchernes Becken = Knochenwände des kleinen Beckens,**
- **der Weichteilkanal = Dehnungs- oder Durchtrittsschlauch,** bestehend aus unterem Uterinsegment, Zervix, Scheide, Vulva und Beckenbodenmuskulatur.

1. Knochenkanal = Knochenwände des kleinen Beckens

Sie stellen das Gerüst oder den Rahmen des Geburtsweges dar. Der Knochenkanal des kleinen Beckens bestimmt die Form, die Weite und die Richtung des Geburtsweges und dient zur Befestigung des Weichteilrohres. Im Bereich des obersten Teiles dieses knöchernen Kanals, also des Einganges zur Höhle des kleinen Beckens, gibt es eine Reihe von Punkten und Linien, die geburtshilflich wichtig sind: das Promontorium, sodann der am weitesten nach innen vorspringende Punkt der Schamfuge, der quere, der gerade und die schrägen Durchmesser dieses obersten Teiles des kleinen Beckens. Diese Punkte und Linien liegen nicht in einer, sondern in verschiedenen Ebenen, man spricht daher am besten (nach SELLHEIM) von einem

Beckeneingangsraum (Abb. 84, I)

Dieser BE-Raum wird von zwei parallelen Ebenen begrenzt, einer oberen, die durch die Tubercula pubica und das Promontorium (= obere Beckeneingangsebene) geht, und einer unteren durch die Linea terminalis (= Terminalebene = untere Beckeneingangsebene) (Abb. 84). Vielfach wird auch die Parallelebene durch den am weitesten nach innen vorspringenden Punkt der Schamfuge als untere Beckeneingangsebene aufgefaßt. Der BE-Raum ist **queroval** (Abb. 85): der Längsdurch-

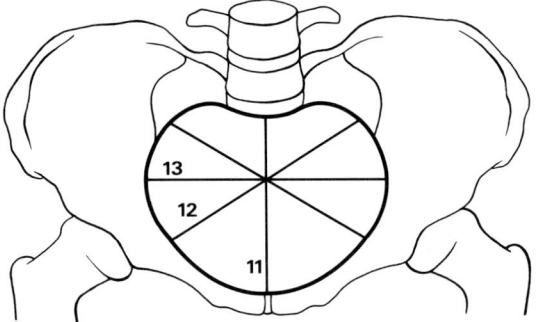

Abb. 85   Der querovale Beckeneingangsraum.

messer der oberen Beckeneingangsebene (= Conjugata anatomica) beträgt rd. 11 cm, der Querdurchmesser (in der Terminalebene) dagegen 13 cm. Die beiden schrägen Durchmesser sind etwa 12 cm lang. **Der größte Durchmesser ist also der quere Durchmesser.**

Von größter praktischer Bedeutung ist die Raumdiagonale des Beckeneingangsraumes, also die Linie, die das Promontorium mit dem am weitesten nach innen vorspringenden Punkt der Schamfuge verbindet (S. 184, Abb. 88), die

> **Conjugata vera (obstetrica) = 11 cm**

Bei den beiden schrägen Durchmessern unterscheidet man den I. und den II. schrägen Durchmesser. Diese sehr wichtige Unterscheidung macht man sich am besten durch eine Betrachtung des Beckens von unten her klar, entsprechend der bei der inneren Untersuchung stets geübten Blickrichtung. Zum besseren Verständnis seien vorher noch einige Bemerkungen über die

geburtshilflichen Richtungsbezeichnungen

vorausgeschickt. Die Anfänger machen regelmäßig den Fehler, bei der Bezeichnung der Richtung der auf dem Rücken **liegenden Frau,** also der Frau in Untersuchungs- und Entbindungslage, nicht - wie das festgesetzt ist - von der stehenden, sondern von der liegenden Frau auszugehen, sie verwechseln also **vorn** mit oben und **hinten** mit unten. Es ist ein für allemal folgendes zu merken (Abb. 86):
Symphysenwärts = die Richtung zur Symphyse hin wird mit

vorn

und nicht mit oben bezeichnet,
Kreuzbeinwärts = die Richtung zum Kreuzbein hin wird mit

hinten

und nicht mit unten bezeichnet.

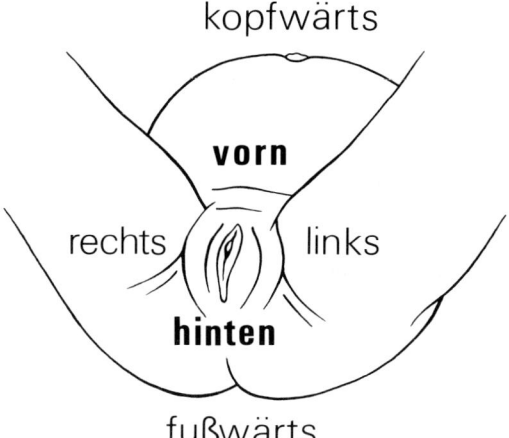
Abb. 86 Die geburtshilflichen Richtungsbezeichnungen.

Also:
vorn = symphysenwärts, schoßfugenwärts oder schamfugenwärts,
hinten = kreuzbeinwärts oder promontoriumwärts,
rechts
links = rechts und links im Sinne der Kreißenden,
oben = kopfwärts,
unten = fußwärts.

Danach ist für den Verlauf der beiden schrägen Durchmesser, die als I. und II. schräger Durchmesser unterschieden werden, das folgende fest einzuprägen:

Der I. schräge Durchmesser verläuft von links vorn nach rechts hinten, der II. schräge Durchmesser verläuft von rechts vorn nach links hinten (Abb. 87).

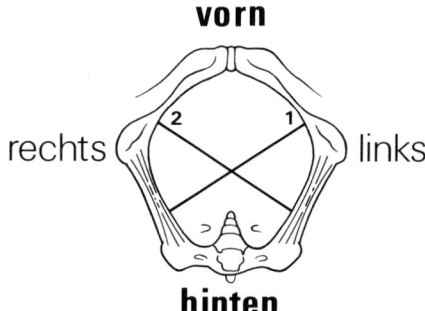
Abb. 87 Die schrägen Durchmesser des Beckens (von unten gesehen).

184 7 Normale Geburt

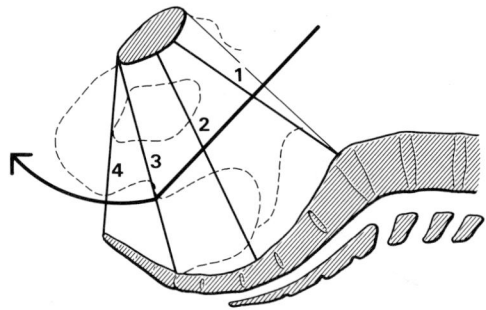

Abb. 88 Medianer Sagittalschnitt durch das Becken mit dem **klassischen Ebenensystem**. Vier gerade Durchmesser: 1 = Beckeneingang, 2 = Beckenweite (oder Beckenmitte), 3 = Beckenenge, 4 = Beckenausgang.

Nachdem der vorangehende Teil den Beckeneingangsraum passiert hat, gelangt er in die

Beckenhöhle (Abb. 88),

die den Hauptteil des von den Knochenwänden des kleinen Beckens umfaßten Raumes ausmacht. Sie hat die Form einer großen Tasse oder eines runden Topfes (MARTIUS). Nach dem sog. klassischen Ebenensystem (Abb. 88) wird die Beckenhöhle durch die folgenden Ebenen unterteilt:

Beckenmitte,
Beckenenge,
Beckenausgang.

(Der **Beckeneingang** gehört nicht zur Beckenhöhle, vgl. S. 181 Abb. 84.)

Beckenmitte (= Beckenweite): eine Ebene, die begrenzt wird vorn durch die Mitte der hinteren Symphysenfläche, hinten durch die Mitte des 3. Kreuzbeinwirbels (tiefste Stelle der Kreuzbeinhöhle) und seitlich durch die Innenfläche der Acetabula. Im Bereich dieser Ebene ist die Beckenhöhle fast **kreisförmig**, gerader und querer Durchmesser betragen je 12 cm.

Beckenenge: Ebene, die vorn begrenzt wird vom unteren Symphysenrand, hinten von der Spitze des Kreuzbeins (Articulus sacrococcygeus), und die seitlich durch die **Spinae ischiadicae** geht. Gerader Durchmesser 11 cm, querer Durchmesser etwa 10½ cm (Abstand der beiden Sitzbeinstachel).

Beckenausgang: Er besteht aus zwei fast senkrecht aufeinander stehenden Ebenen, die beide Dreiecksform haben (Abb. 89). Das vordere Dreieck wird begrenzt von der Verbindungslinie der beiden Tubera ischiadica, dem Schambogen und dem Scheitel des Schambogens. Das hintere Dreieck hat dieselbe Basis, nämlich die Verbindungslinie der beiden Tubera ischiadica; es wird seitlich durch die Ligg. sacrotuberalia und hinten durch die Steißbeinspitze begrenzt. Der gerade Durchmesser (Entfernung von der Steißbeinspitze bis zum Schambogenscheitel) beträgt

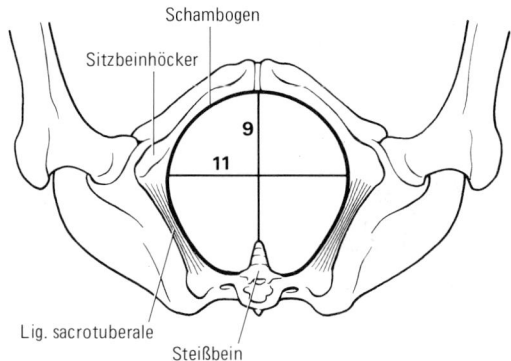

Abb. 89   Der Beckenausgang mit seinen beiden Durchmessern.

9–10 cm. Da das Steißbein gegen das Kreuzbein nach hinten abgewinkelt werden kann, ist dieser gerade Durchmesser um rund 2 cm verlängerungsfähig. Querer Durchmesser (Abstand der beiden Tubera ischiadica) = 11 cm.

Da die Begrenzungspunkte des „Beckenausgangs" genau wie die des „Beckeneingangs" auch nicht in einer Ebene liegen, ist es richtiger (nach SELLHEIM) von einem

Beckenausgangsraum

zu sprechen.

Wir unterscheiden somit drei Etagen des knöchernen Geburtskanals
- **Beckeneingangsraum,**
- **Beckenhöhle,**
- **Beckenausgangsraum,**

sprechen aber in der Praxis vom Beckeneingang (BE), Beckenmitte (BM) und Beckenausgang (BA), wobei die Beckenmitte dem mittleren Teil der Beckenhöhle entspricht (genauere Definition s. o.).

	Gerader Durchmesser	Querer Durchmesser	Schräger Durchmesser
Beckeneingang	11 cm	**13 cm**	12 cm
Beckenmitte (Weite)	**12 cm**	**12 cm**	–*
Beckenenge	11 cm	10,5 cm	–*
Beckenausgang	**11–12 cm**	11 cm	–*

Aus dem eben Besprochenen sowie auch aus der obigen Tabelle ergibt sich, daß
der **Beckeneingang**   queroval
die **Beckenmitte**   rund
der **Beckenausgang**   längsoval

---

* Die schrägen Durchmesser können nur im Beckeneingang gemessen werden.

gestaltet sind. Durch die in den Rahmen des BA eingelassene Levatorenmuskulatur wird der BA bis auf einen **längsgestellten Weichteilspalt** verschlossen.

Von allergrößter Bedeutung ist die

Beckenführungslinie = Beckenachse (Abb. 88),

die Verbindungslinie der Mittelpunkte der oben genannten klassischen Ebenen. Diese „Achse" oder „Führungslinie des Geburtsweges" verläuft vom Beckeneingang bis über die Beckenmitte hinaus in gerader Linie, im weiteren Verlauf gekrümmt in einem nach vorn offenen Bogen um die Symphyse herum **(Knie des Geburtskanals).**

Ein anderes Einteilungssystem des Geburtskanals, das von leicht auffindbaren Knochenstellen ausgeht, ist das

System der Parallelebenen (nach HODGE).

Nach diesem System wird das kleine Becken durch 4 Parallelebenen unterteilt (Abb. 90):

- **Obere Schoßfugenrandebene** = Terminalebene,
- **Untere Schoßfugenrandebene** = Parallelebene durch den unteren Schoßfugenrand,
- **Interspinal-** oder **Spinalebene** = Parallelebene durch die Spinae ischiadicae,
- **Beckenausgangs-** oder **Beckenbodenebene** = Parallelebene durch das (nicht abgebogene) Steißbein, sog. knöcherner Beckenboden.

2. Weichteilkanal = weicher Geburtskanal = Weichteilschlauch
besteht aus zwei übereinandergeschobenen Rohren,
- einem langen inneren Rohr und
- einem kürzeren äußeren Rohr.

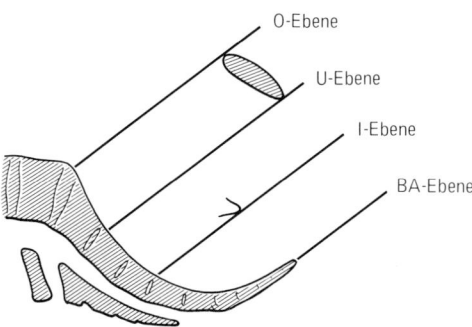

Abb. 90 Parallelebenen (nach HODGE), O-Ebene = Obere Schoßfugenrandebene, U-Ebene = Untere Schoßfugenrandebene, I-Ebene = Interspinalebene, BA-Ebene = Beckenausgangsebene.

7.1 Faktoren der Geburt 187

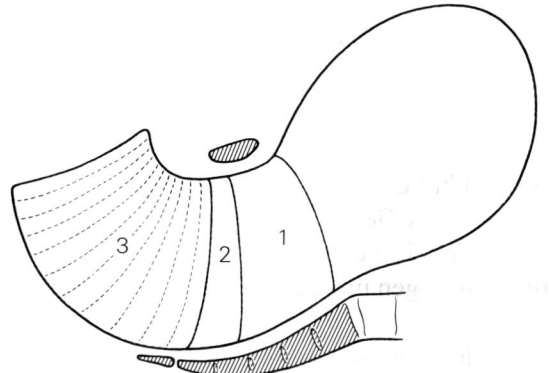

Abb. 91 Völlig ausgewalztes **inneres** Weichteilrohr am Ende der Austreibungsperiode von innen gesehen, 1 = unteres Uterinsegment, 2 = Zervikalkanal, 3 = Weichteilansatzrohr (Scheide und Vulva).

a) Das innere Rohr

setzt sich aus dem unteren Uterinsegment, der Zervix und dem sog. Weichteilansatzrohr (Scheide und Vulva) zusammen.

Die Abb. 91 gibt eine Darstellung des inneren Weichteilrohres nach völliger Eröffnung des Zervikalkanals und des äußeren Muttermundes und nach Auswalzung von Scheide und Vulva, wie sie erst am Ende der Austreibungsperiode erfolgt.

b) Das äußere Rohr

besteht aus der **Beckenbodenmuskulatur**, einem im Ruhezustand (außerhalb der Geburt) flachen, „dachziegelartig" übereinandergeschobenen Muskelfasziensystem von etwa 4 cm Dicke, das in der Austreibungsperiode zu einem 15 cm langen Rohr ausgewalzt wird.

Die Beckenbodenmuskulatur (Abb. 92) besteht von innen nach außen aus folgenden Teilen:

I. Diaphragma pelvis,

besteht in der Hauptsache aus dem **M. levator ani** (pars pubica und pars iliaca). Die Levatorenmuskulatur ist in Form einer stark abfallenden trichterförmigen schiefen Ebene angeordnet (= **Levatorentrichter**), deren Bedeutung für die Kopfdrehung auf S. 208 noch besprochen wird. Die beiden medialen Schenkel der Levatoren geben beckenausgangswärts einen Durchlaß frei, den **Levatorspalt** = Hiatus genitalis, einen **längsgestellten Weichteilspalt**, dessen vorderer Teil eingeengt wird durch die zweite Muskelschicht des BB, das

II. Diaphragma urogenitale.

Es wird durch den **M. transversus perinei profundus** gebildet, der in den vorderen Teil des Schambogens eingelassen ist und einen Durchlaß für Harnröhre und Scheide besitzt. Die

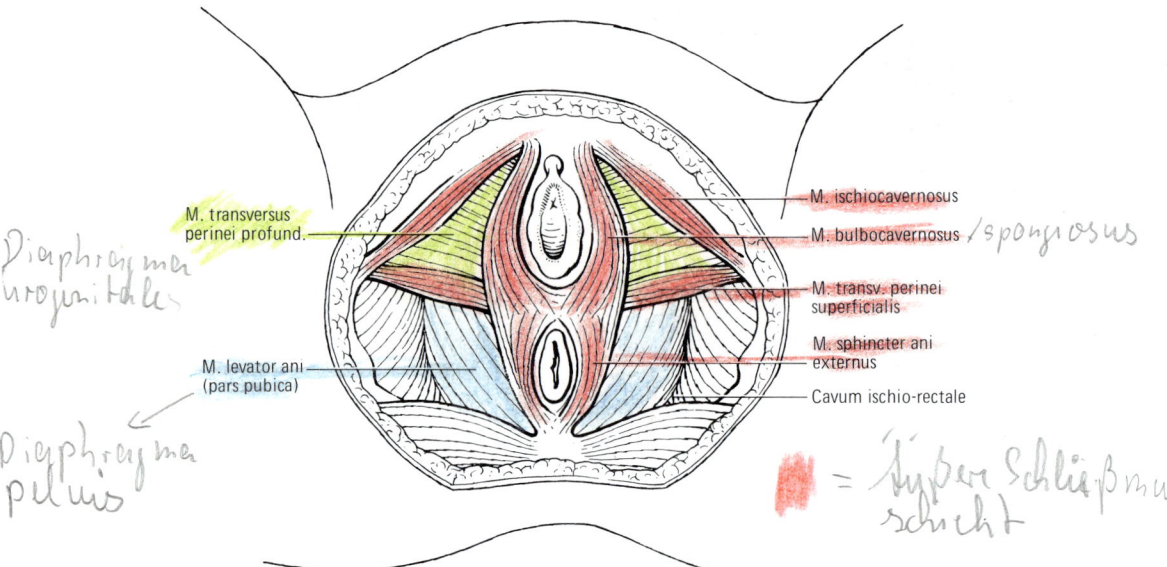

Abb. 92 Die Beckenbodenmuskulatur (außerhalb der Geburt). Unter der Geburt wird sie zum **äußeren** Rohr ausgewalzt; vgl. die Abb. 91

III. Außenschicht
besteht im wesentlichen aus zwei Muskeln, dem **M. bulbocavernosus,** der Austrittsöffnung des äußeren Rohres, und dem **M. sphincter ani.**

Dazu kommen noch zwei schwächere Muskeln:

M. transversus perinei superficialis und **M. ischiocavernosus.**

Diese flache Platte der Beckenbodenmuskulatur wird in der Austreibungsperiode durch den andrängenden Kopf auseinandergeschoben, entfaltet und zwar derart, daß die vorher dachziegelartig übereinanderliegenden Muskelplatten am Ende der Austreibungsperiode **Kante** gegen **Kante** liegen. Dabei wird auch der M. sphincter ani weit aufgezogen, so daß der After klafft, wenn der kindliche Schädel den letzten Abschnitt des Weichteilrohres auswalzt. Die Abb. 93 zeigt das äußere Rohr des weichen Geburtsweges nach völliger Entfaltung von außen gesehen.

Man muß sich an Hand dieser Abbildung klarmachen, daß der Weichteilvorbau des äußeren Rohres lediglich den letzten Abschnitt des inneren Rohres, also den Scheidenteil, umgibt, da das äußere Rohr ja erst am Beckenboden beginnt. Was seine Länge angeht, so hat SELLHEIM durch Messungen gezeigt, daß die gebogene Vorderwand bei der Entfaltung von 3 auf 5 cm, die Hinterwand von 4 auf 15 cm verlängert wird.

Die Abb. 94 gibt eine gute Vorstellung davon, wie das äußere Rohr über den Endabschnitt des inneren Rohres geschoben ist.

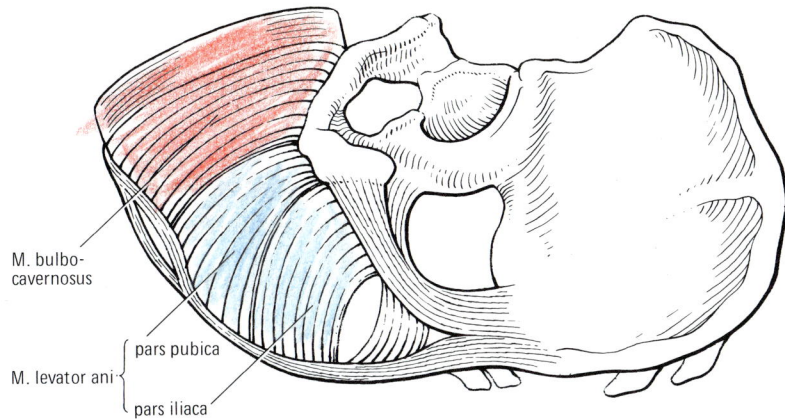

Abb. 93 Das äußere Rohr des weichen Geburtsweges völlig entfaltet, von **außen** gesehen (nach Sellheim).

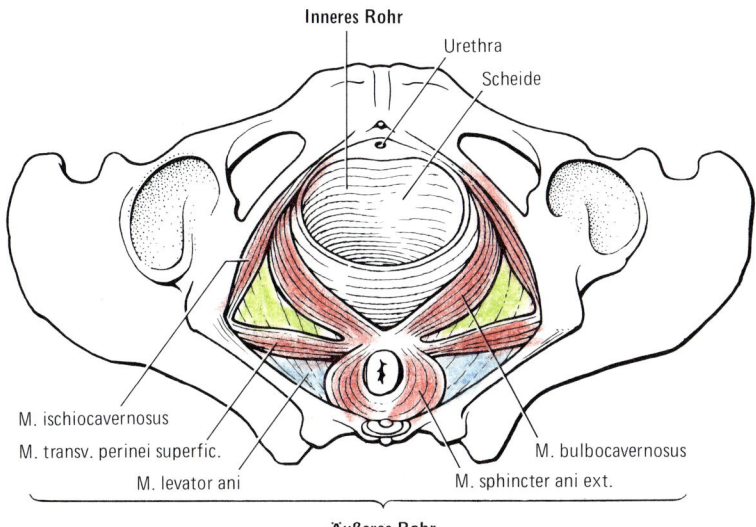

Abb. 94 Endabschnitt des völlig entfalteten Weichteilkanals. Man sieht deutlich die beiden übereinandergeschobenen Weichteilrohre (nach v. Jaschke).

Geburtskräfte = Wehen

Die Erzeugung austreibender Kräfte oder Wehen ist eine Fähigkeit allein des Uteruskorpus.

Palpation: Die Wehen werden geprüft durch Auflegen der Hand auf den Leib der Kreißenden. Man fühlt am zunehmenden Härterwerden des Uterus den Beginn und das Ansteigen der Wehenkraft (Stadium incrementi), den Höhepunkt der

Wehe (Akme = „Spitze") und das langsame Nachlassen (Stadium decrementi). Mit dem Beginn einer Wehe richtet sich der Uterus jedesmal etwas auf und bringt damit sich und seinen Inhalt in die Führungslinie der Geburtsbahn hinein. Folgende Begriffe sind zu unterscheiden:

- Wehenstärke,
- Wehendauer,
- Wehenpause und
- Wehenfrequenz.

Die **Wehenstärke** wird am Kreißbett durch Auflegen der Hand auf den Bauch beurteilt. **Wehendauer** und **Wehenpause** werden mit der Uhr in der Hand geprüft. Die Wehendauer variiert zwischen 20-30-45-60 und mehr Sekunden. Wehen unter 20 Sekunden sind „kurze", Wehen über 45 Sekunden „lange" Wehen. Auch die Pausen schwanken in weiten Grenzen. In der Eröffnungsperiode z. B. betragen die Pausen zunächst 10 Minuten und mehr, verkürzen sich dann allmählich auf 6 und 5 Minuten, manchmal sogar auf 3 Minuten. **Wehenfrequenz** ist die Anzahl der Wehen innerhalb einer gewissen Zeit, z. B. einer Stunde; sie wird indirekt durch Angabe der Wehenpause ausgedrückt.

Registrierung: Neben der klinischen (palpatorischen) Beurteilung der Wehentätigkeit steht heute die fortlaufende Registrierung mit Hilfe eines abdominalen Wehentasters **(externe Tokographie)** oder mit Hilfe eines offenen intraamnialen Katheters **(interne Tokographie)** zur Verfügung. Für die Wehenregistrierung während der Schwangerschaft ist nur die externe Tokographie geeignet, da für die interne Tokographie eine eröffnete Fruchtblase Voraussetzung ist. Für die routinemäßige Wehenkontrolle während der Geburt ist die externe Wehenregistrierung meist ausreichend, allerdings hat die Registrierung der intrauterinen absoluten Druckwerte bei bestimmten Indikationen Vorteile (z. B. bei Zustand nach Sektio oder bei protrahiertem Geburtsverlauf).

Die **Arten der Wehen,** geordnet nach ihrer zeitlichen Folge:

1. **Schwangerschaftswehen:** Die physiologische Wehentätigkeit während der Schwangerschaft besteht aus ALVAREZ-Wellen und BRAXTON-HICKS-Kontraktionen (Abb. 95). Die ersteren sind lokale Kontraktionen der Gebärmuttermuskulatur hoher Frequenz und geringer Intensität, die zweiten sind tetaniforme Kontraktionen in unregelmäßigen Intervallen. Sie nehmen gegen Ende der Schwangerschaft an Häufigkeit zu. Beide Formen der Kontraktionen sind schmerzlos. **Der Uterus trainiert.**

2. **Senkwehen:** Schwangerschaftswehen, die mehr oder weniger deutlich beim Senken des Leibes 3-4 Wochen vor dem Geburtstermin auftreten.

3. **Vorwehen:** Unregelmäßige Wehen in den letzten Wochen der Schwangerschaft, treten in den letzten Tagen vor der Geburt häufiger auf. In der Regel wird eine bis zwei Wehen pro 10 Minuten von einem intrauterinen Druck von etwa 40 mm Hg registriert. Die Vorwehen wirken sich als sogenannte **Stellwehen** aus, indem sie bei Erstgebärenden den Kopf fest in den Beckeneingang stellen.

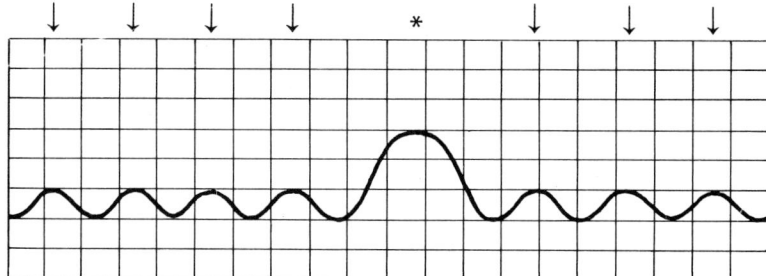

Abb. 95 Externes Tokogramm in der Schwangerschaft mit ALVAREZ-Wellen (Pfeile) und einer BRAXTON-HICKS-Kontraktion (Stern).

4. **Eröffnungswehen:** Regelmäßige Wehen zur Eröffnung des Muttermundes. Anfangs werden zwei bis drei Wehen in der halben Stunde, im späteren Stadium zwei bis drei Wehen in 10 Minuten mit einem Druck von 40 bis 50 mm Hg registriert.

5. **Austreibungswehen:** Die Wehen der Austreibungsperiode haben eine Häufigkeit von etwa vier pro 10 Minuten und einen intrauterinen Druck von 60 mm Hg.

6. **Preßwehen:** Die Wehen während der Preßperiode erreichen ein Mehrfaches des intrauterinen Drucks im Verhältnis zu den Austreibungswehen (etwa 200 mm Hg).

7. **Nachgeburtswehen:** Die Uteruskontraktionen zur Lösung und Austreibung der Plazenta.

8. **Nachwehen:** Die Uteruskontraktionen im Wochenbett zur Förderung der Involution des Uterus.

Bei der internen Tokometrie läßt sich auch der **Basaltonus** messen, darunter verstehen wir den intraamnialen Ruhedruck oder den intrauterinen Druck in der Wehenpause. Dieser Basaltonus steigt von anfangs etwa 6 mm Hg auf 12 mm Hg während der Geburt an.

Funktionelles Verhalten des Uterus unter der Geburt

Mit dem Beginn der Geburt zeigt der Uterus eine funktionelle Zweiteilung in einen oberen **aktiven** und einen unteren **passiven** Abschnitt. Der obere **aktive** Abschnitt ist das **Corpus** uteri. Dieser muskelkräftige, kontraktionsfähige Hohlmuskel leistet die Wehenarbeit. Der untere **passive** Abschnitt, das **untere Uterinsegment** und die **Zervix** (= Teile des Durchtrittsschlauches), **wird gedehnt** (Abb. 96). Mit der Erzeugung der Wehen haben diese Teile nichts zu tun. Durch Umwandlung ihres Gewebes (kavernöse Umwandlung, Vermehrung der elastischen Fasern, Quellung u.a.) sind sie geeignet, bei jeder Kontraktion des oberen Abschnittes, des Korpus also, nachzugeben, sich zu dehnen, zu erweitern, den unter Druck gesetzten Inhalt des Korpus in sich aufzunehmen und weiter durchtreten zu lassen.

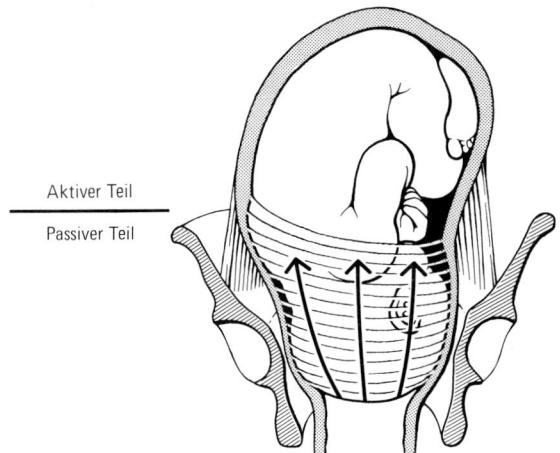

Abb. 96   Die funktionelle Zweiteilung des Uterus unter der Geburt in einen oberen **aktiven** und einen unteren **passiven** Abschnitt.

Die Grenze zwischen dem oberen und unteren Abschnitt ist der

Kontraktionsring

(= Grenzfurche [BANDLsche Furche] zwischen dem Dehnungsschlauch [unteres Uterinsegment + Zervix] und dem Corpus uteri).
Im einzelnen ist über das Zustandekommen einer Wehe folgendes zu sagen:
Die massige Muskulatur des Uteruskorpus zieht sich zusammen = **Kontraktion,**

die Muskelwand wird **dicker,** ⎱ Verkürzung oder
die Oberfläche **kleiner** ⎰ **Retraktion.**

Dadurch wird auf das dünne untere Uterinsegment (und auch auf die Zervix) ein **Zug** ausgeübt, es wird gedehnt, auseinandergezogen = **Distraktion.**
   Diese Kontraktion und Retraktion des Uteruskorpus und die notwendige Folge, die Distraktion des unteren Uterinsegments, haben zwei Wirkungen:
1. Der Zervikalkanal wird durch den **Zug nach oben** eröffnet (Mechanismus I der Eröffnung des Geburtskanals),
2. der Uterusinhalt, also Fruchtwasser, Frucht und Nachgeburt, wird durch **Druck nach unten** ausgetrieben.
   Kontraktion und Retraktion der Korpusmuskulatur bewirken eine **Verkleinerung** des vom Korpus umschlossenen Raumes, was gleichbedeutend ist mit einer **Erhöhung des Druckes** innerhalb des Fruchthalters, des sog. Innendruckes. Wäre der Gebärmutterkörper frei beweglich, so würde er sich bei jeder Kontraktion und Retraktion, also bei jeder Erhöhung des Innendruckes, über den Inhalt, das Kind, nach oben zurückziehen müssen, ohne daß das Geburtsobjekt tiefertreten würde. In Wirklichkeit ist der Uteruskörper durch einen Befesti-

gungsapparat fest verankert, er kann sich nicht nach oben zurückziehen, die Erhöhung des Innendruckes wirkt sich auf die Frucht als Druck nach unten, also als **austreibende Wehenkraft** aus, und zwar in Richtung auf die „Stelle des geringsten Widerstandes" (SELLHEIM), den inneren Muttermund des Halskanals.

Das **Verankerungssystem** der Gebärmutter, das ein Zurückziehen des Gebärmutterkörpers nach oben über die Frucht hinaus unmöglich macht, besteht aus folgenden drei Teilen:
1. dem **Bandapparat**: Ligg. teres uteri
2. dem **Haftapparat** (E. MARTIN) = **Retinaculum uteri**, parametraner Bandapparat, besteht in der Hauptsache aus dem **Lig. cardinale**, einem kollagene und elastisch-muskulöse Fasern enthaltenden Gewebe. Die dünnen Ligamenta sacrouterina spielen keine Rolle.
3. dem **Stützapparat = Beckenboden**; besteht aus den Muskelplatten des **Diaphragma pelvis** (Musculus levator ani pars pubica und pars iliaca) und des **Diaphragma urogenitale** (in der Hauptsache: Musculus transversus perinei profundus) s. S. 187.

Der erste Teil, der sich zur Geburt stellt, ist die Fruchtblase mit dem Vorwasser. Durch die Austreibung des Uterusinhalts wird zuerst die Fruchtblase und danach (nach Blasensprung) die Frucht mit dem vorangehenden Teil in den sich zunächst nach dem Mechanismus I (Zug nach oben) eröffnenden Zervikalkanal hineingetrieben.

Das Vordringen von Fruchtblase bzw. vorangehendem Kindsteil bewirkt notwendigerweise eine Dehnung des Zervikalkanals von innen her im Sinne einer radiären Aufweitung (Mechanismus II der Eröffnung des Zervikalkanals) bis auf Kopfdurchgängigkeit, wodurch der Eröffnungsmechanismus I wirksam unterstützt wird.

Es ist heute erwiesen, daß die weitende Kraft der Fruchtblase gering ist. Treten nach vorzeitigem oder frühzeitigem Blasensprung Kopf oder Steiß als Dehnungsinstrument des Halskanals in Funktion, so zeigt sich, daß ihre dehnende Wirkung wesentlich größer als die der Fruchtblase ist. **Die größte dehnende Wirkung hat der vorangehende Kopf.**

Durch das Verankerungssystem (s.o.) wird der Uteruskörper gehindert, sich nach oben zurückzuziehen. Ein Teil dieses Verankerungssystems, nämlich der Haftapparat (s. oben), ist so eingerichtet, daß er während der Eröffnung des Halskanals ein Tiefertreten der Gebärmutter bewirkt, die Gebärmutter also in das Bekken hineinzieht. Die muskulösen Fasern des parametranen Bandapparates setzen nicht nur an der Zervix an, sondern die Fasern durchsetzen die gesamte zervikale Uteruswand von beiden Seiten her, indem sie den Zervikalkanal spiralförmig umlaufen.

7.2 Geburtsbeginn

Über die **Ursachen** des Geburtsbeginns ist noch relativ wenig bekannt. Wir wissen heute, daß das Ingangkommen der Wehen nicht von einem einzelnen Faktor, sondern vielmehr von dem harmonischen Zusammenspiel einer ganzen Reihe von Faktoren abhängt. Hierzu gehören
- die intrauterine Reifung des Kindes,
- hormonale Faktoren,
- mechanisch-nervöse Faktoren.

Unmittelbar vor Geburtsbeginn kommt es zu einem Sensibilitätsanstieg des Myometriums für Prostaglandine und Oxytozin. FUCHS und Mitarb. sahen einen deutlichen Anstieg der Oxytozinrezeptor-Konzentration im Myometrium als Ursache der deutlichen Zunahme der Oxytozinempfindlichkeit. Außerdem soll es zu einer Zunahme der Oxytozinrezeptoren in der Dezidua kommen, deren Aufgabe möglicherweise eine Stimulation in der Prostaglandinsynthese ist. Darüberhinaus steht fest, daß die fetale Hypophyse vor dem Wehenbeginn zunehmend Oxytozin sezerniert. Möglicherweise ist die Reifung des Zusammenspiels zwischen fetalem Hypothalamus und fetaler Hypophyse ein Signal zur Geburtsauslösung, dann würde der **Fet selbst den Anstoß zu seiner Geburt** geben.

Hormonale Faktoren. Es ist bekannt, daß der Uterusmuskel während der gesamten Schwangerschaftsdauer auf **Oxytozin** anspricht und daß die Ansprechbarkeit in den letzten Wochen stetig zunimmt. Eine gewisse Bedeutung für das Ingangkommen der Wehen soll das Verhältnis zwischen Oxytozin und dem oxytozinabbauenden Enzym **Serum-Oxytozinase** haben. Die Oxytozinase wird wahrscheinlich im synzytialen Trophoblasten der Plazenta gebildet. Die Konzentration der Oxytozinase nimmt bis zur 36. Schwangerschaftswoche zu, steigt aber von da ab bis zum Geburtstermin nur noch wenig an (SEMM). Man nimmt an, daß die Oxytozinase den Uterusmuskel vor dem Oxytozin, das auch während der ganzen Schwangerschaft gebildet wird, schützen soll, daß also zwischen dem Wehenhormon Oxytozin und dem Schutzenzym Serum-Oxytozinase ein gewisses Gleichgewicht besteht. Dieses Gleichgewicht verhindert, daß der schwangere Uterus durch eine zu große Oxytozinmenge erregt wird. Auch das Ingangkommen der Wehen zu Beginn der Geburt soll von dem Verhältnis Oxytozin/Oxytozinase abhängen. Aber auch für den rhythmischen Wechsel von Wehe und Wehenpause beim Ablauf der normalen Geburt wird das Wechselspiel zwischen Oxytozin und Oxytozinase verantwortlich gemacht (HASHIMOTA).

Mechanisch-nervöse Faktoren. Es ist seit langem bekannt, daß Streßsituationen wie z. B. der Schreck wehenauslösend wirken können, und zwar wahrscheinlich über den nervös-hormonalen Weg. Ebenfalls ist lange bekannt, daß die Reizung sensibler Nervenendigungen in Höhe des inneren Muttermundes Wehen auslösen bzw. verstärken kann. Diese Nervenendigungen führen zum FRANKENHÄUSERschen Plexus.

7.3 Vorboten der Geburt

1. Die Senkung des Leibes: Etwa 3–4 Wochen vor Beginn der Geburt senkt sich der Fundus, der am Ende der 36. Schwangerschaftswoche den Rippenbogen erreicht hatte, deutlich abwärts auf seine Höhe am Ende der 32. Schwangerschaftswoche.

7.3 Vorboten der Geburt

Dies wird von den Schwangeren meist deutlich empfunden („der Druck auf den Magen ließ nach", „die Atmung wurde leichter und freier", „mir war so, als wenn der ganze Bauch nach unten rutscht"). Die

> **Senkung des Fundus = Beginn des letzten (10.) Schwangerschaftsmonats**

kann von vielen Frauen ziemlich genau angegeben werden. Vgl. hierzu Abb. 29 a und b. Die Senkung des Fundus geht meist mit leichten Wehen (= **Senkwehen**) einher.

2. Der Eintritt des Kopfes ins Becken bei Erstgebärenden: In den letzten drei bis vier Wochen gibt der Kopf bei Erstgebärenden seine vorher eingenommene ungezwungene Haltung auf, geht in starke Beugehaltung (sog. erste „Drehung") über und senkt sich dabei mit dem Hinterhaupt voran mehr oder weniger tief in das Becken hinein. Nicht selten fühlt man die Leitstelle vor dem eigentlichen Wehenbeginn schon **in der I-Ebene oder etwas darüber.** Von großer prognostischer Bedeutung:

> **Ist der Kopf bei Erstgebärenden in den letzten 3-4 Wochen vor Geburtsbeginn noch nicht in das Becken eingetreten, so ist ein enges Becken anzunehmen.**

Allerdings tritt bei einem Drittel aller Erstgebärenden der Kopf in den letzten Wochen nicht ins Becken ein, ohne daß ein enges Becken vorliegt.

3. Vorwehen: In den letzten Tagen vor der Geburt ganz unregelmäßig auftretendes Hartwerden der Gebärmutter; wird meist nicht als schmerzhaft empfunden.

Für den baldigen Beginn der Geburt sprechen

4. Verlagerung der Längsachse der Zervix in Richtung auf die Führungslinie.

5. Die „Reifung" der Zervix. Die Zervix wird schon in den letzten Wochen der Schwangerschaft weicher, nachgiebiger und dehnbarer, sie wird „reif". Die Erfahrung zeigt, daß der Uterus **wehenbereit** ist, wenn darüber hinaus bei der rektalen oder vaginalen Untersuchung die **Portio** z. T. oder ganz **aufgebraucht** ist und der **Muttermund** bzw. die Zervix

bei **Erst**gebärenden   für **einen** Finger,
bei **Mehr**gebärenden   für **zwei** Finger

bequem durchgängig ist. Diese Zeichen weisen also ebenfalls auf einen baldigen Geburtsbeginn hin.

6. „Erstes Zeichnen": Abgang von blutigem Schleim aus der Scheide = Ausstoßung des Zervixschleimpfropfes (= Verschlußpfropf). Das beigemengte Blut stammt aus Deziduagefäßen, die bei der Ausziehung des unteren Uterinsegmentes und Ablösung der dort sitzenden Eihäute eröffnet wurden.

7. „Druck auf die Blase" in den letzten Wochen und Tagen der Schwangerschaft (sowie auch unter der Geburt); erklärt sich aus der engen Beziehung zwischen dem jetzt maximal gebeugten und tief stehenden großen Kopf und der Blase. Über die

Raumbeziehungen zwischen Kopf und Blase

ist folgendes zu merken:

Kopf noch über dem BE	Blase im kleinen Becken
Kopf rückt tiefer	Blase steigt empor
Kopf steht ganz tief im kleinen Becken	Blase liegt ganz hoch über dem Becken.

Anzeichen der bald einsetzenden Geburt
Allgemeinerscheinungen: gelegentlich Herzklopfen, Kopfschmerzen, **allgemeine Unruhe,** Blutandrang zum Kopf, Hitzegefühl, **Nervendruckschmerzen** (am häufigsten im **Ischias**gebiet, aber auch im kleinen Becken). Auftreten von sich wiederholenden ziehenden **Schmerzen im Kreuz.** Gewichtsabnahme in den letzten Tagen vor der Entbindung (s. S. 67).
  Magen-Darmkanal: Erbrechen, Durchfall, Appetitlosigkeit, Blähungen kurz vor dem Geburtsbeginn; Druck auf den Mastdarm.
  Geschlechtsorgane: Vermehrte Absonderung aus der Scheide, Völlegefühl in der Gegend der Vulva.
  Kurz vor dem Beginn der Geburt **lassen die Kindsbewegungen meist etwas nach,** was auch von den Schwangeren deutlich empfunden und auf Befragen angegeben wird.
  Alle diese Vorboten sind nicht zuverlässig. Deswegen hält sich jeder Erfahrene an das, was er fühlt, sieht und hört, also an den **Befund.**
  Eine andere, nicht immer ganz leicht zu beantwortende Frage ist die, wann man von dem eigentlichen

Beginn der Geburt

sprechen kann. Es ist zu merken:
  Die Geburt hat begonnen, wenn sich Zeichen eines Geburtsvorgangs nachweisen lassen, also:
1. wenn die **Wehen regelmäßig alle 10 Minuten** auftreten und dieser Zustand über eine halbe Stunde hinaus anhält.
  Manchmal ist die richtige Beurteilung auch für den Erfahrenen nicht sogleich möglich; man muß wissen:

> **Vorwehen treten manchmal so stark und anhaltend auf, daß sie den Eindruck von Eröffnungswehen machen, lassen dann wieder nach, um erst nach Tagen erneut stärker aufzutreten und dann erst in echte Eröffnungswehen überzugehen!**

Entscheidend (z. B. auch bei angeblich gehabten Wehen) ist stets die **vaginale Untersuchung,** mit der anatomische Veränderungen an Portio und Muttermund nachzuweisen sein müssen, wenn echte Eröffnungswehen über einige Zeit bestanden haben, nämlich
   a) **bei Erstgebärenden:**
   wenn die **Portio** zum Teil oder ganz **aufgebraucht** ist und der **Muttermund** wenigstens die **Fingerkuppe** aufnimmt (meist ist der Muttermund bei aufgebrauchter Portio schon etwas größer),
   b) **bei Mehrgebärenden:**
   wenn die **Portio zu einem Teil verbraucht** und der **Muttermund** etwa **für 2 Finger** durchgängig ist,
2. wenn die **Blase springt,** also Fruchtwasser abfließt. Es kommt allerdings manchmal auch vor, daß die Blase springt und regelmäßige Eröffnungswehen Tage, ja sogar Wochen auf sich warten lassen. Für die Praxis gilt:

> **Sobald die Blase gesprungen ist, befindet sich die Frau unter der Geburt, gleichgültig ob sie Wehen hat oder nicht!**

3. wenn es **zeichnet** (= erstes Zeichnen).

7.4 Vorbereitung der Kreißenden zur Geburt

Die Vorbereitung der Kreißenden ist Sache der Hebamme. Der Arzt muß aber mit allen Einzelheiten vertraut sein.
1. Die Frau muß **Wasser lassen.** Untersuchung des Urins auf Eiweiß.
   Eine volle Harnblase hemmt die Wehen reflektorisch!
2. **Gründlicher Reinigungseinlauf.**
   Zweck: a) **Entleerung des Darmes;** andernfalls wird später beim Pressen dauernd Stuhl auf den Damm entleert.
   b) Volle Blase und voller Mastdarm erschweren den Kopfeintritt.
   c) Wehenanregung.

> **Der Einlauf ist oft das beste Wehenmittel!** (ERNST BUMM)

Daß die Frau kurz vorher Stuhlgang oder sogar Durchfall hatte, ist niemals ein Grund, den Einlauf nicht zu machen. Dagegen hat es keinen Zweck, einen Einlauf z. B. bei einer Mehrgebärenden zu machen, die gute Wehen hat, und bei der der Muttermund schon für 2–3 Finger durchgängig ist. Der Einlauf würde sonst mit dem Kind zugleich herauskommen.
3. **Reinigung des ganzen Körpers:** In der Badewanne bei stehender Blase oder als Duschbad bei eröffneter Fruchtblase.

4. Desinfektion der äußeren Geschlechtsteile. Zuerst Kürzen der Schamhaare mit gebogener Schere (oder Rasieren). Sehr wichtig, denn

Schamhaare = übelste Keimträger!

7.5 Untersuchung der Kreißenden

Die Erhebung der Anamnese und die Untersuchung einer Kreißenden müssen in der Praxis so durchgeführt werden, daß die vorliegende Geburtssituation so schnell wie möglich klargestellt wird.

Anamnese am Kreißbett

Alle Fragen **kurz** und **klar** stellen!
Keine langatmigen Erhebungen nach internistischem Muster.

Die Anamnese als zusammenhängendes Verhör ist für eine Frau, die Wehen hat, eine Qual (STOECKEL).

Die Hebamme beaufsichtigt den Geburtsverlauf, solange er regelrecht ist. Sobald eine Komplikation auftritt, hat die Hebamme sofort den Arzt herbeizurufen. Die Hebamme muß also über alle Einzelheiten des Geburtsverlaufs und über den augenblicklichen Stand der Geburt genau informiert sein. Ihre Angaben, sofern sie von einer tüchtigen und gewissenhaften Hebamme stammen, sollte der Anfänger in ihrem Werte nicht unterschätzen; sie sind oft genug für die geburtshilfliche Situation richtungsweisend.

Während die Hebamme antwortet, beginnt man schon mit der äußeren Untersuchung. Als allererste Handlung muß aber vorher das Thermometer in die Achselhöhle eingelegt werden.

Danach sind die Temperaturen von der Hebamme während der ganzen Dauer der Geburt alle 2 Stunden zu messen und aufzuschreiben.

1. Hauptfrage: Name, Alter, -para? (s. S. 32)
Gar nicht selten, besonders wenn man von jungen Kollegen als Konsiliarius zu einer Geburt gerufen wird, wissen diese über alles mögliche Bescheid, nur nicht über diese allererste Frage. Wie kann man eine Geburt richtig beurteilen und leiten wollen, wenn man nicht einmal weiß, wie **alt** die Kreißende ist und besonders, **Wievielt-Gebärende** sie ist!

2. Hauptfrage: Bisheriger Geburtsverlauf?
- **Temperatur:** Sie ist inzwischen durch die Hebamme gemessen worden.
- **Blase!** Steht die Blase noch? Ging Wasser „im Schuß" ab? Wieviel? Ein Tassenkopf voll? Mehr?

  Bei gesprungener Blase: Wann (genau) war der Blasensprung? Somit sind also ... Stunden seit Blasensprung vergangen. Ist es nicht klar, ob die Blase gesprungen ist oder nicht, so wird eine Vorlage mit einem Lackmuspapierstreifen vor die Vulva gelegt und abgewartet, ob er nach 30 bis 60 Minuten blau verfärbt ist.

  Solange die Blase steht, besteht nur eine geringe

Gefahr der Infektion!

Erst mit und nach dem Blasensprung beginnt die Gefahr.

Je länger der Uterus offen ist, um so größer ist die Gefahr der Infektion. Mit dem Blasensprung ist die Barriere zwischen dem keimhaltigen Scheidenteil und der keimfreien Uterushöhle aufgehoben! Die in der Scheide stets vorhandenen Keime steigen nach oben.
- **Ist die Kreißende am Termin?** Ausgangspunkte zur Berechnung s. S. 33.
- **Wehen**

  Beginn der regelrechten Wehen? Also **Geburtsdauer** bis jetzt ... Stunden. Über Geburtsdauer s. S. 270. Merke schon hier:

> **Neben dem vorzeitigen Blasensprung ist die verzögert verlaufende Geburt der Hauptgrund für Fieber intra partum.**

Ferner fragen: Waren die Wehen vorübergehend schlecht? Wie oft kommen jetzt die Wehen? Sind sie genügend kräftig? Halten sie genügend lange an? Länge der Wehenpausen?
- **Wo** (= in welcher Höhe) **steht der Kopf (Steiß)?**
- **Weite des Muttermundes?**
- **Wie sind die Herztöne oder wie ist das Kardiotokogramm?**

3. Hauptfrage: Verlauf der Schwangerschaft in den letzten Wochen vor der Entbindung?
Eintragungen im Mutterpaß. Blutungen? Kopfschmerzen? Sehstörungen? (Flimmern vor den Augen?) Dicke Beine? Wurde der Blutdruck gemessen? Wurde untersucht?

4. Hauptfrage: Frühere Geburten!
Bei **Mehrgebärenden** ist anschließend sofort zu fragen: **Zahl** der Kinder? Alter? Lebend- oder Totgeburt(en)? Anzahl der Fehl- und Frühgeburten?

   Art der Entbindung(en): spontan oder **operativ?** Wenn operativ, wie? (Zange? Kaiserschnitt?)

Dauer der früheren Geburten? Kamen die Wehen von selbst in Gang? Erhielten Sie „Wehenspritzen"?

Verlauf der **Nachgeburtsperiode**: Blutungen? Mußte die Nachgeburt geholt werden?

Gewicht der Kinder?

Wann war die **letzte Geburt?**

Leben die Kinder?

5. Hauptfrage: Frühere Krankheiten.

Untersuchung der Kreißenden

Vorher stets die Hände und Unterarme mit Seife, warmem Wasser und Bürste 1–2 Minuten waschen.

Mit der Untersuchung wird stets in der Wehenpause begonnen!

Das gilt sowohl für die äußere als auch für die innere Untersuchung. Die **äußere** Untersuchung kann nur während der Wehen**pause** ausgeführt werden. Dagegen ist es bei der inneren Untersuchung von Bedeutung, die Untersuchung bis in die Wehe hinein fortzusetzen; man fühlt unter der Wehe deutlicher, ob die Blase noch steht oder schon gesprungen ist, und wie tief der vorangehende Teil in der Wehe herunterkommt.

Die Untersuchung der Kreißenden beginnt stets mit der **äußeren Betrachtung** (s. S. 38), an die sich die **äußere** und **vaginale** Untersuchung (s. S. 41 u. 60) anschließt. Dabei ist folgendes zu beachten. Wenn man an das Bett einer Kreißenden gerufen wird, so ist die Hauptfrage, über die man sich zu allererst klar zu werden hat, die: **Was liegt in diesem Fall vor?** Handelt es sich hier um eine **normale** Geburt oder liegt irgendeine **Regelwidrigkeit** oder sogar ein **krankhafter** Befund vor?

Um möglichst rasch zur klaren Beurteilung eines Falles zu kommen, empfehle ich nachdrücklichst, sich eine alte

Grundregel der Geburtshilfe

einzuprägen, nämlich stets

> **die vier wichtigsten Geburtsfaktoren:**
> **Kind,**
> **Becken,**
> **Wehen**
> und **Muttermund**

7.5 Untersuchung der Kreißenden

in der angegebenen Reihenfolge nacheinander gewissenhaft zu prüfen. Niemals eine Diagnose aussprechen, niemals eine Beurteilung abgeben, nie eine Behandlung ansetzen, vor allem niemals einen Eingriff ausführen, ohne jeden einzelnen dieser 4 Faktoren, die **bei jeder Geburt** die Hauptrolle spielen, genauestens in Betracht zu ziehen.

Mehr noch, als auf die Beachtung jedes einzelnen dieser Faktoren, kommt es auf das **gegenseitige Abwägen: kindlicher Kopf - Becken - Wehen - Muttermundserweiterung** an. Auf diese Weise wird auch, wie wir später sehen werden, beim **engen Becken** der Grad des Mißverhältnisses zwischen Kopf und Becken und damit die Möglichkeit einer Spontangeburt geprüft.

> **Der Verlauf der Geburt hängt davon ab, in welchem Grade die 4 Hauptfaktoren Kind, Becken, Wehen und Muttermundserweiterung vom Normalen abweichen.**

Weiter spielt auch die Frage der Veränderungs-, d. h. Verbesserungsfähigkeit jedes dieser Faktoren eine Rolle:
Der 1. Hauptfaktor = das Kind umfaßt alle Punkte, die den Faktor Kind geburtshilflich kennzeichnen, also:
Bestimmung

    des **Fundusstandes** (s. S. 41, 44),
    der **Lage** des Kindes (s. S. 46),
    der **Größe** des Kindes,
    des **vorangehenden Teils** (s. S. 48),
        dessen **Größe,**
        Haltung (s. S. 52),
        Einstellung (s. S. 52),
        Höhenstand (s. S. 216) und seine
        Verformbarkeit (s. u.).
    des fetalen Zustandes (S. 224)

Breite und harte Schädel sind wenig verformbar. Das gleiche gilt für einen Schädel, dessen Scheitelbeine fest aneinanderliegen, so daß man die Pfeilnaht meist nicht fühlen kann. **Diese Scheitelbeine werden sich nicht übereinanderschieben können, um dadurch den Kopfeintritt ins Becken zu erleichtern.** Nachgiebige Kopfknochen und ein schmaler Kopf passen sich der Beckenform wesentlich leichter an, vorausgesetzt, daß genügend kräftige **Wehen** (= 3. Hauptfaktor) für die Modellierarbeit am Kopf vorhanden sind.

Den 1. Hauptfaktor = das Kind können wir also nur relativ wenig beeinflussen, insbesondere ist die Größe des (lebenden) Kindes ein unveränderlicher Faktor. Regelwidrige Haltung und Einstellung des Kopfes können durch geeignete Lagerung häufig verbessert werden.

Den 2. Hauptfaktor = das Becken können wir auch nur wenig beeinflussen. Erweiternde Operationen des knöchernen Geburtskanals, z. B. die Symphysiotomie (= Schamfugenschnitt) werden kaum noch ausgeführt. – Der Faktor Becken kann aber **umgangen** werden durch die **abdominale Schnittentbindung** (Sectio caesarea **abdominalis**).

Becken: Bei Verdacht auf ein enges Becken nimmt man die Beckenmaße (wobei die Conj. ext. besonders wichtig ist, s. S. 426) und untersucht vaginal, ob man das Promontorium erreichen kann (S. 63).

Eine fast ebenso große Rolle wie der knöcherne Geburtskanal = „Becken" spielt der **Weichteilkanal,** insbesondere seine Bereitschaft, sich unter dem andrängenden Kopf zu eröffnen.

Der 3. Hauptfaktor = die Wehen läßt sich in den meisten Fällen gut beeinflussen. Es kommt meist darauf an,

    a) die Wehen zu **verstärken:** dazu gibt es physikalische und medikamentöse Mittel (S. 278), und

    b) die Wehen zu **mindern** mit Hilfe von Medikamenten (S. 280),

    c) die **Wehenrichtung zu regeln:** Das erreicht man hauptsächlich durch geeignete Lagerung (S. 238), indem man den Wehendruck auf den Teil ausrichtet, der tiefer treten und die Führung übernehmen soll.

Wehen: Klinisch wird die Stärke der Wehen durch Auflegen der Hand auf den Bauch geprüft; die Dauer der Wehen und der Wehenpausen wird nach der Uhr kontrolliert. Wehenstärke, -dauer und -abstand lassen sich heute **kardiotokographisch** registrieren, s. S. 231.

4. Hauptfaktor = Muttermund: Oft macht die Erweiterung des Halskanals und des Muttermundes Schwierigkeiten, weil dieses Gewebe zu **spastisch** oder zu **rigide** ist. Nicht Wehenmittel, sondern allein **Spasmolytika** führen dann zum Ziel. In besonderen Fällen kommen auch Inzisionen in Frage.

Erstrebenswert ist stets die Spontangeburt. **Wenn's von selbst geht, geht's am besten!** Soll eine Geburt spontan verlaufen, dann müssen die folgenden Bedingungen erfüllt sein:

Sechs Bedingungen für den Spontanverlauf einer Geburt:

1.–3. der Kopf darf nicht zu groß sein, er muß gut konfigurierbar und gut eingestellt sein,

4. das Becken darf nicht zu eng sein,

5. die **Wehen müssen gut sein, und**

6. der Muttermund muß sich leicht eröffnen.

Über die

Innere Untersuchung

ist allgemein zu sagen, daß auf ihr die verfeinerte geburtshilfliche Diagnostik beruht. Mit der äußeren Untersuchung allein kann man weder die Größe des Muttermundes noch die Leitstelle mit genügender Sicherheit feststellen. Wir unterscheiden zwei Arten der inneren Untersuchung, die rektale und die vaginale.

Ausführung der rektalen Untersuchung: Man zieht am besten einen ganzen Gummihandschuh an. – Die Kreißende liegt auf dem Rücken. Die Oberschenkel sind gebeugt und abduziert, die Füße sind aufgesetzt. – Über den behandschuhten Zeigefinger wird noch zusätzlich ein Gummifingerling gezogen und gut eingefettet. Ganz **langsam** und **zart** (Ellenbogen senken) in den After eingehen, wobei man die Frau wie beim Stuhlgang **pressen** läßt (bewirkt Öffnen des Afters). Das Gesäß der Frau muß etwas erhöht sein; auf ein Steißkissen, ein umgedrehtes Steckbecken oder auf die geballten Fäuste setzen lassen. Steht der vorangehende Teil noch hoch, so **drängt man ihn mit der äußeren Hand nach unten.** Überhaupt muß ich sehr empfehlen, mit der äußeren Hand den Kopf stets von oben her zu umfassen = **kombinierte Untersuchung.** Der Befund wird sofort viel klarer.

Der Unerfahrene muß auf die **Grenzen der rektalen Untersuchung** hingewiesen werden; eine Placenta praevia, Vorliegen oder Vorfall der Nabelschnur sowie Fuß und Arm sind nicht immer mit Sicherheit zu erkennen. Fehldiagnosen in bezug auf den vorangehenden Teil (Kopf oder Steiß) und die Weite des Muttermundes kommen bei nicht genügender Übung vor. Die Unterscheidung zwischen Fuß und Arm (Ellenbogen) macht auch dem Erfahrenen manchmal Schwierigkeiten. Weite und Dehnbarkeit der Scheide können nicht beurteilt werden.

Vaginale Untersuchung

Ausführung: Die vaginale Untersuchung wird entweder im Kreißbett oder auf dem Untersuchungsstuhl vorgenommen. Vorbereitung der Kreißenden s. S. 197. Für die vaginale Untersuchung braucht der Untersucher seine Hände nicht chirurgisch zu desinfizieren. Es genügt, wenn die Hände 3 Minuten unter fließendem, warmem Wasser mit Seife und Bürste (Nagelreinigung!) gewaschen werden. Danach werden sterile Handschuhe angezogen. – Mit der einen Hand werden die Labien stark gespreizt und das Scheidenrohr möglichst weit aufgezogen, so daß Zeige- und Mittelfinger der anderen Hand beim Einführen möglichst nicht den unteren Abschnitt der Scheide berühren. Bei Mehrgebärenden kann man oft auch mit der ganzen Hand eingehen. Den Muttermundsaum überschreitet man nur dann nach innen, wenn man anders keine Klarheit über den vorliegenden Befund bekommen kann.

Die gut einleuchtenden Argumente gegen die vaginale Untersuchung sind genugsam bekannt: Es besteht die Gefahr, daß die an der **Vulva** und im **Scheidenrohr** vorhandenen **Keime** nach oben in den keimfreien Teil des Geburtskanals geschoben werden. Ferner können **Fremdkeime** in den Geburtskanal eingebracht werden. In praxi spielen diese Faktoren, wie wir heute rein empirisch wissen, eine untergeordnete Rolle, vorausgesetzt, daß **aseptische Kautelen** beachtet werden.

Heute hat sich – auch in Deutschland – die routinemäßige vaginale Untersuchung während der Geburt durchgesetzt.

Bei jeder vaginalen Untersuchung, die stets in der Wehenpause begonnen wird, ist in bestimmter Reihenfolge vorzugehen:

Schema zur vaginalen Untersuchung:
Es werden der Reihe nach getastet:
1. **Muttermund:** Größe? Beschaffenheit? (Dick- oder dünnsaumig, scharfrandig, ferner ob nachgiebig oder rigide). **Zervix** noch ganz oder z. T. erhalten? Wenn ja: Länge, Form und Konsistenz der Zervix? Stand der Portio (vorn, Mitte, hinten)?
   Diagnostisches Hilfsmittel: Druck auf den Muttermundsaum ist schmerzhaft, Druck auf den vorangehenden Teil nicht.
2. **Blase:** Steht? Ist gesprungen? Wehe abwarten! Während der Wehe stellt sich die Blase, und man fühlt viel besser, ob sie noch steht.
   Diagnostisches Hilfsmittel: Beweisend für gesprungene Blase sind **Kopfgeschwulst** und **Konfiguration** der Schädelknochen. – Beim **Anheben** des vorangehenden Teils in der Wehe geht bei gesprungener Blase etwas Fruchtwasser ab.
3. **Vorangehender Teil:** 4 Fragen: **Was? Wo? Wie? Rotationstendenz?**
   - **Was geht voran?** (Kopf, Steiß, Fuß, Schulter, Arm, Hand?)
   - **Wo steht der vorangehende Teil?**
     Höhenstand: fest im Beckeneingang, in Beckenmitte, auf Beckenboden usw., Beziehung der Leitstelle zur I-Linie (s. S. 216). Die Kopfgeschwulst (S. 223) abrechnen! **Hauptfrage:** Hat der Kopf die Terminallinie mit seinem größten Umfang überschritten oder nicht? (s. S. 218).
   - **Wie steht er?** Verlauf der Pfeilnaht (Gesichtslinie, Stirnnaht, Hüftbreite), Stellung der kleinen und großen Fontanelle? Somit Einstellung, Haltung?
   - **Rotationstendenz,** d. h. wohin, in welchen Durchmesser will der Kopf sich drehen? Kann häufig während einer Wehe festgestellt werden.
4. **Becken:** Ist die Kreuzbeinhöhlung noch leer oder schon ausgefüllt? Etwaige Besonderheiten des Beckens: Kann man das Promontorium erreichen? Vorspringendes Steißbein? Einspringende Spinae? Auffallend derber Bandapparat? Unnachgiebige Weichteile?

Übersicht über die Tastbefunde

Tastbefunde der Portio:
  Portio noch (fast) vollständig erhalten (= 2–3 cm),
  Portio schon zu einem Teil aufgebraucht (= verkürzt = 1 cm),
  Portio völlig aufgebraucht (= völlig verstrichen).

Tastbefunde des (äußeren) Muttermundes:
  Muttermund geschlossen,
  Muttermund nimmt Fingerkuppe auf, Muttermundsaum dickwulstig,
  Muttermund für 1 Finger durchgängig,
  Muttermund markstückgroß (= 2 cm Durchmesser),
  Muttermund fünfmarkstückgroß (= 3 cm Durchmesser),
  Muttermund kleinhandtellergroß (= 6 cm Durchmesser),
  Muttermund handtellergroß (= 8 cm Durchmesser),
  Muttermund noch als Saum zu tasten,
  Muttermund gar nicht mehr zu tasten, vollständig erweitert (= 10–12 cm Durchmesser).
Das etwa ist die Reihenfolge der Befunde, die man während der Eröffnung des Mm bei **Erst**gebärenden tastet. Bei **Mehr**gebärenden klafft der äußere Muttermund schon im Beginn der Geburt. Den vollständig eröffneten äußeren Muttermund fühlt man
  bei Erstgebärenden dünn, scharfrandig und kreisrund,
  bei Mehrgebärenden dick, wulstig und oft unregelmäßig am Umfang gestaltet.
Wichtige Regel für die Praxis:

> **Bei Mehrgebärenden gilt:**
> **Der Muttermund ist praktisch vollständig, wenn man vaginal bei maximaler Spreizung des Zeige- und Mittelfingers keinerlei Widerstand mehr fühlt!**

Die vaginale Untersuchung kann man nicht aus Büchern lernen. Es gibt nur einen Weg, der sicher zum Ziel führt: viel und sorgfältig untersuchen und die Befunde von einem Geübten kontrollieren lassen.

7.6 Verhalten des Kopfes beim Durchtritt durch den Geburtskanal

- Eintritt in den BE, s. S. 205
- Durchtritt durch die Beckenhöhle, s. S. 206
- Austritt aus dem Geburtskanal, s. S. 208
- Äußere Drehung des Kopfes, s. S. 208

Eintritt in den BE = Eintrittsmechanismus (Abb. 99–101)
Im BE stellt sich der Kopf so ein, daß die Pfeilnaht quer oder etwas schräg verläuft (Abb. 101).

Begründung: Der Kopf stellt sich in jeder Etage des Beckens so ein, wie er am besten „hineinpaßt" = Gesetz des kleinsten Zwanges von C. F. Gauss. Der BE ist (quer)oval, der Kopf ist im Querschnitt ebenfalls oval. Ein ovaler Körper paßt sich am leichtesten in eine ovale

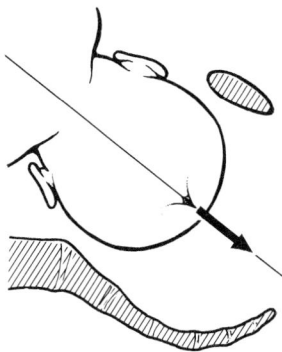 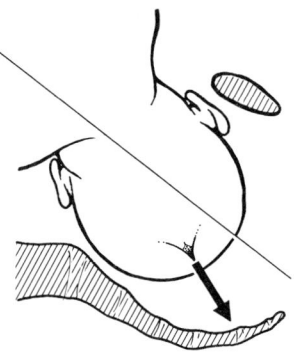

Abb. 97 Synklitische = achsengerechte Einstellung des Kopfes im Beckeneingang.

Abb. 98 Physiologischer vorderer Asynklitismus = NAEGELEsche Obliquität.

Öffnung ein, indem sich die beiden langen Durchmesser und die beiden kurzen Durchmesser in Deckung bringen (= Gesetz der Formübereinstimmung als eine Ausdrucksform des Gesetzes vom kleinsten Zwang). Das knöcherne Oval des BE **zwingt** also durch seine Form dem Kopf diese quere **Stellung** auf. Die **Haltung** des Kopfes wird dagegen im BE keinem Zwang unterworfen, sie ist „ungezwungen"; der Kopf hält sich dabei weder in Beugung noch in ausgesprochener Streckung (Abb. 100).

Dabei verläuft die Pfeilnaht quergestellt und meist **in der Führungslinie** des Beckens = **synklitisch** (Abb. 97). Gar nicht selten stellt sich der Kopf aber auch so ein, daß die Pfeilnaht **nicht** mit der Führungslinie zusammenfällt, sondern **außerhalb von ihr = asynklitisch** und zwar meist dem **Kreuzbein** genähert (Abb. 98) verläuft. Man bezeichnet diese Einstellung als
= physiologischen **vorderen Asynklitismus**
= NAEGELEsche Obliquität,
weil das **vorn** gelegene **Scheitelbein** dabei in Führung kommt.

Jedenfalls liegt, was wichtig ist, im BE noch keine Hinterhauptseinstellung vor, so daß man jetzt auch noch nicht von Hinterhauptslage, sondern nur allgemein von **Kopf-** oder **Schädellage** sprechen darf.

Diese beschriebene Stellung im BE mit querverlaufender Pfeilnaht nimmt der Kopf
bei **Erst**gebärenden in den letzten Wochen der Schwangerschaft,
bei **Mehr**gebärenden mit Wehenbeginn ein.
Die Definitionen für Stellung, Haltung und Einstellung s. auf S. 50.

Durchtritt durch die Beckenhöhle = Durchtrittsmechanismus (Abb. 102-104)
Die Beckenhöhle ist ein topfförmiger Raum. Der Boden des Topfes ist der muskuläre Beckenboden = Ziel und Ende der Durchtrittsbewegung. Die Höhe des Topfes (BE-BB) beträgt etwa 8 cm; das ist die Strecke, die der Kopf beim Durchtrittsmechanismus zurücklegen muß.

7.6 Verhalten des Kopfes beim Durchtritt durch den Geburtskanal

Um den Höhenabstand zwischen BE und BB zu überwinden, muß der Kopf **tiefer treten**. Um sich dem Raum der runden Beckenhöhle besser anzupassen, **beugt** er sich. Um am BB in der am besten passenden Ausgangsstellung zur Überwindung der nächsten Etage, des längsgestellten BA-Spaltes, anzukommen, muß der tiefertretende Kopf sich (um 90°) **drehen**, wobei der Nacken **nach vorn** (= schamfugenwärts) bewegt wird.

Der Kopf macht beim Durchtritt durch die Beckenhöhle also 3 Bewegungen:
- **Tiefertreten** (Progressivbewegung) = **Höhenänderung**
- **Beugung** (Flexion) = **Haltungsänderung**
- **Drehung** (Rotation) = **Stellungsänderung**

Diese 3 Bewegungen werden nicht nacheinander ausgeführt, sondern das Tiefertreten geht mit gleichzeitiger Beugung und Drehung einher: Der Kopf macht in der Beckenhöhle eine Schraubenbewegung.

Bei der Beugung kommt das **Hinterhaupt** in Führung, „es geht voran", die kleine Fontanelle wird in die Beckenachse (S. 186) zentriert, sie wird zum tiefsten Punkt des vorangehenden Teils in der Führungslinie, also zur „**Leitstelle**". Damit hat sich jetzt die „**Hinterhauptslage**" ausgebildet. Die damit in Funktion tretende (funktionierende oder funktionelle) Ebene = **Durchtrittsebene** des Kopfes ist das **Planum suboccipito-bregmaticum** mit einem **Umfang von 32 cm**, die beim Kopf kleinstmögliche und damit günstigste Ebene. (Sie ist fast kreisförmig.) Die Drehung des Nackens nach vorn bedeutet zugleich eine Drehung der Pfeilnaht aus dem queren über einen schrägen in den geraden Durchmesser, und zwar
- bei **I. HHL** (s. Abb. 104)
  aus dem queren über den **I. schrägen** in den geraden Durchmesser,
- bei **II. HHL**
  aus dem queren über den **II. schrägen** in den geraden Durchmesser.

Begründung für diese Bewegungen: Der Querschnitt der topfförmigen Beckenhöhle ist kreisrund. Nach dem Gesetz des kleinsten Zwanges, nach dem sich der Kopf im Normalfall stets so in den durch die Form des Geburtskanals gegebenen Querschnitt einstellt, wie er am besten hineinpaßt, muß sich der Kopf in die **runde** Beckenhöhle mit einem **runden** Querschnitt einstellen. Das erreicht er, indem er sich beugt, und zwar so stark beugt, daß die **Längs**achse des Kopfes in die **Höhen**achse der Beckenhöhle fällt. Durch die Beugung wird das Hinterhaupt zum führenden Teil und sein **kreisrundes** Plan. subocc.-bregm. mit der Circumfer. subocc.-bregm. von 32 cm zur „Durchtrittsebene" gemacht. Diese ist nicht nur die einzige **runde** Kopfebene, sondern auch zugleich die mit dem denkbar kleinsten und somit günstigsten Umfang. Das mechanische Moment dieser Beugung ergibt sich aus einer Hebelwirkung zwischen Kopf und Beckenring.

Die **Drehung des Nackens nach vorn** entspricht ebenfalls dem Gesetz der leichtesten Einpassung, und zwar aus zwei Gründen:
1. Der Weichteilspalt, der bei der nun folgenden Austrittsbewegung passiert werden muß, ist ein **längs** gestellter Spalt. Er wird am leichtesten überwunden von einem Kopf, dessen gerader Durchmesser mit dem Längsdurchmesser des Weichteilspaltes zusammenfällt.

2. Der Kopf wird (bei der noch zu besprechenden Austrittsbewegung) durch das **Knie** des Geburtskanals gezwungen, sich im Bogen um die Symphyse herum zu bewegen, sich also abzubiegen, um austreten zu können. In welcher Richtung die Kopf-Hals-Verbindung ganz allgemein am leichtesten abbiegbar ist, erklären die SELLHEIMschen Begriffe vom **Biegungsfazillimum** (= Richtung der leichtesten Abbiegbarkeit) und **Biegungsdiffizillimum** (= Richtung der schwersten Abbiegbarkeit). Jedem Teil des Kindes kommt ein eigenes Fazillimum und Diffizillimum der Abbiegung zu. Die Halswirbelsäule, um die es sich hier handelt, hat ihr Biegungs**diffizillimum nach vorn** und ihr Biegungs**fazillimum nach hinten,** d. h. der Hals läßt sich schwerer nach vorn als nach hinten abbiegen, die Beugung geht (wegen der dabei auftretenden stärkeren Gewebespannungen) „schwerer" als die Streckung, die Bewegung also, bei der der Kopf in den Nacken geschlagen wird (wovon man sich am Kopf eines Neugeborenen wie auch am eigenen Kopf leicht überzeugen kann).

Wird der Nacken beim Durchtritt durch die Beckenhöhle nach vorn gedreht, so ist damit die einzig mögliche **Ausgangsstellung** geschaffen, von der aus der Kopf die ihm vorgeschriebene Abbiegung im Knie dadurch überwinden kann, daß er sich **nach hinten,** also im Sinne seines Biegungs**fazillimums** abbiegt. **Mechanik der Drehung:** Die schiefe Ebene des Levatorentrichters, der unten in den längsgestellten Weichteilspalt ausläuft, zwingt den quer auftreffenden Kopf, sich in den geraden Durchmesser zu drehen.

Austritt aus dem Geburtskanal = Austrittsmechanismus (Abb. 105–110)

Auf seinem ganzen Weg durch die Beckenhöhle vom Beckeneingang bis auf den Beckenboden ist der Kopf flektiert. Jetzt steht er, das Kinn auf der Brust, auf BB, die Pfeilnaht verläuft im geraden Durchmesser, das Hinterhaupt mit der kleinen Fontanelle ist in Führung. Um aus dem Geburtskanal austreten zu können, muß der Kopf das Knie des Geburtskanals überwinden. Um das Knie zu überwinden, muß er sich im Bogen um die Symphyse herumbewegen. Das tut er, indem er aus der tiefen Beugehaltung heraus eine **Streck**bewegung (= Entbeugung, **Deflexion**) ausführt.

Austrittsbewegung = reine Streckbewegung = Deflexion

Der Kopf ändert also lediglich seine **Haltung,** um aus dem Geburtskanal austreten zu können. **Die Austrittsbewegung ist somit eine reine Haltungsänderung.** Dabei schiebt sich die Gegend der **Nackenhaargrenze als Stemmpunkt (= Hypomochlion)** gegen den unteren Rand der Symphyse (Abb. 105), um die herum die Drehbewegung erfolgt. Es werden nacheinander das Hinterhaupt, das Vorderhaupt, die Stirn, das Gesicht und schließlich das Kinn über den Damm geboren (Abb. 110).

Äußere Drehung des Kopfes = Rückdrehung (Abb. 111–116)

Der Kopf ist aus dem Weichteilansatzrohr heraus geboren. Er hängt aus der Vulva heraus, das Gesicht auf das Kreißbett gerichtet (Abb. 110), häufig mit leichter Neigung zu einem schrägen Durchmesser (bei I. Lage zum I., bei II. Lage zum II.). Eine kurze Zeit vergeht. Dann macht der Kopf noch eine deutliche letzte Bewegung: die äußere Drehung. Dabei **dreht sich das Gesicht**

7.6 Verhalten des Kopfes beim Durchtritt durch den Geburtskanal

bei **I. Lage** zum **rechten** Oberschenkel der Mutter (Abb. 111 + 114),
bei **II. Lage** zum **linken** Oberschenkel der Mutter.

Wenn der Kopf im Begriff ist durchzuschneiden, tritt die **Schulterbreite** quer in den Beckeneingang ein (Abb. 109). Während des weiteren Kopfaustrittes dreht sich die Schulter in der Beckenhöhle (bei I. Lage über den II. (Abb. 112), bei II. Lage über den I. schrägen Durchmesser) in den geraden Durchmesser des Beckenausganges (Anpassung an den Längsspalt des Beckenausganges) (Abb. 115). Beim letzten Teil dieser Schulterdrehung wird der **inzwischen völlig geborene Kopf mitgenommen** und macht die äußere Drehung. Bei Geburt der Schultern wird **erst** die **vordere,** dann die **hintere** Schulter geboren.

Wenn wir den soeben beschriebenen Geburtsmechanismus der Hinterhauptslage vereinfacht darstellen wollen, so kann man die beschriebenen Änderungen der Haltung, der Stellung und des Höhenstandes kurz als „**Drehungen**" bezeichnen.

Es ergeben sich somit **4 Drehungen:**

- 1. Drehung = **Flexion** } Eintritts- und Durchtrittsmechanismus durch die
- 2. Drehung = **Rotation** } Beckenhöhle

- 3. Drehung = **Deflexion** = Austrittsmechanismus
- 4. Drehung = **Rotation** = Äußere Drehung.

Übersetzt man Tiefertreten des Kopfes mit Progressivbewegung, so kann man den gesamten Geburtsmechanismus mit den 5 folgenden Begriffen ausdrücken:

Progressivbewegung – Flexion – Rotation – Deflexion – Rotation

Geburtsmechanismus bei I. Hinterhauptslage (HHL)

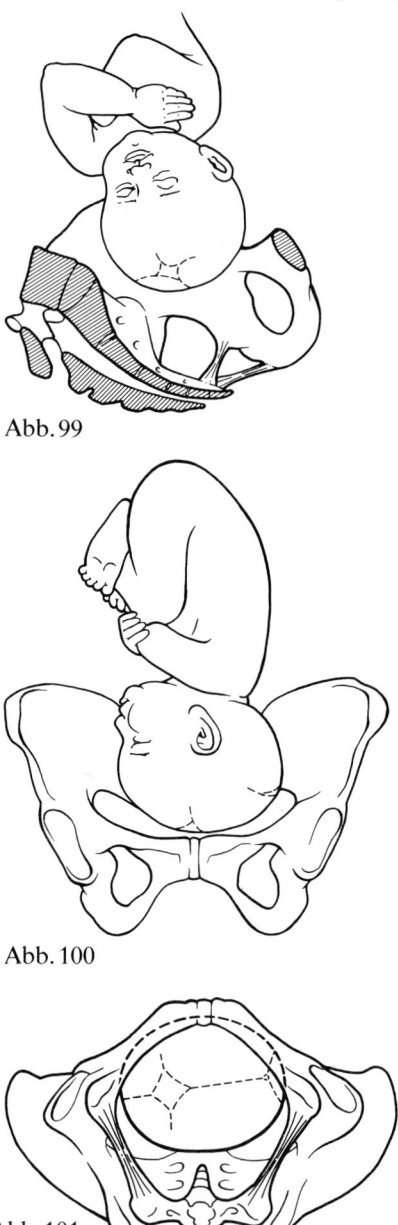

Abb. 99

Abb. 100

Abb. 101

Abb. 99–101 Eintrittsmechanismus = Der Kopf tritt in den BE ein.
In den BE-Raum tritt der Kopf **quer** oder etwas **schräg** gestellt. Die Pfeilnaht verläuft entsprechend quer oder mit Neigung zum I. schrägen Durchmesser. Die Haltung des Kopfes ist noch ungezwungen. In dieser Höhe, Stellung und Haltung findet sich der Kopf bei der Mehrzahl der **Erst**gebärenden schon in den letzten Wochen der Schwangerschaft. Abb. 99 von der Seite, Abb. 100 von vorn, Abb. 101 von unten gesehen.

7.6 Verhalten des Kopfes beim Durchtritt durch den Geburtskanal

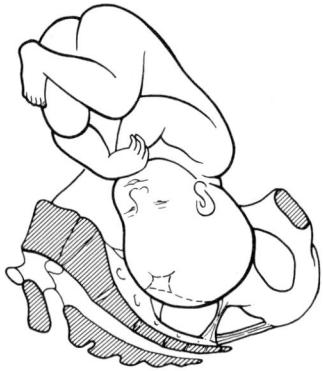

Abb. 102

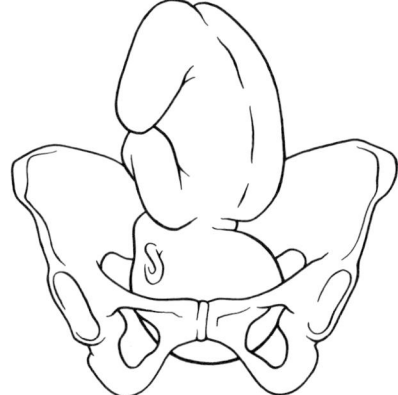

Abb. 103

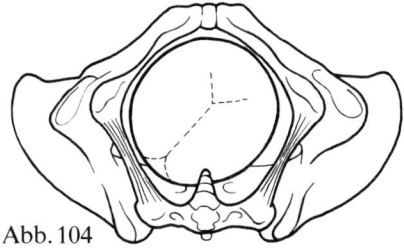

Abb. 104

Abb. 102–104 Durchtrittsmechanismus = Durchtritt des Kopfes durch die Beckenhöhle
Der Kopf hat mit seinem größten Umfang die Terminalebene überschritten, er steht „tief und fest" im BE. Die drei Bewegungen, die der Kopf beim Durchtritt durch die Beckenhöhle gleichzeitig ausführt (Schraubenbewegung), lassen sich an den Abbildungen deutlich ablesen: 1. Die **Höhenänderung,** 2. die **Beugung** (Haltungsänderung, das Kinn hat sich der Brust deutlich genähert), 3. die **Drehung** (Stellungsänderung, am deutlichsten erkennbar an der Drehung der Pfeilnaht ganz in den I. schrägen Durchmesser). Die **kleine** Fontanelle ist im Begriff, in die **Führungslinie** zu treten und zur **Leitstelle** zu werden. – Abb. 102 von der Seite, Abb. 103 von vorn, Abb. 104 von unten gesehen.

212   7 Normale Geburt

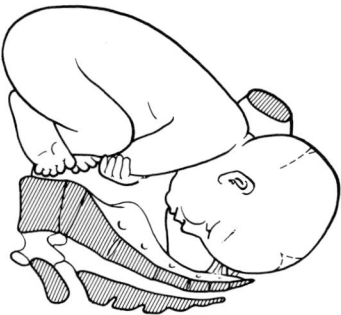

Abb. 105

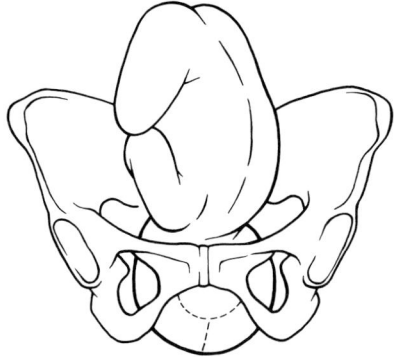

Abb. 106

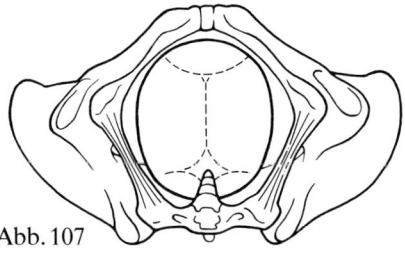

Abb. 107

Abb. 105–107 Austrittsmechanismus = Der Kopf tritt aus dem Geburtskanal aus.
Beginn der Austrittsbewegung. Um aus dem Geburtskanal austreten zu können, muß der Kopf das **Knie** des Geburtskanals überwinden. Dazu muß er sich **im Bogen um die Symphyse herum** bewegen. Das tut er, indem er aus der tiefen Beugehaltung heraus eine **Streck**bewegung (= Entbeugung, **Deflexions**bewegung) ausführt. Die Austrittsbewegung ist also eine reine **Haltungsänderung.** Dabei schiebt sich unter Führung der kleinen Fontanelle die Gegend der **Nackenhaargrenze** als **Stemmpunkt (= Hypomochlion)** gegen den unteren Rand der Symphyse, um den herum die Drehbewegung erfolgt. Die Pfeilnaht verläuft im geraden Durchmesser. Die **Schultern** treten mit **quer** oder etwas **schräg verlaufender Schulterbreite** in den BE-Raum ein. – Abb. 105 von der Seite, Abb. 106 von vorn, Abb. 107 von unten gesehen.

7.6 Verhalten des Kopfes beim Durchtritt durch den Geburtskanal 213

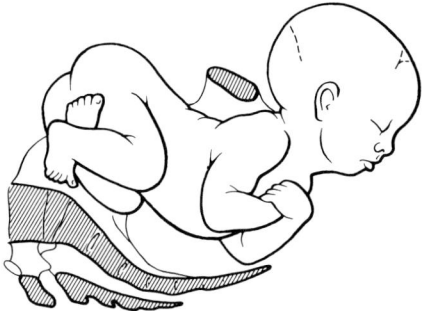

Abb. 108

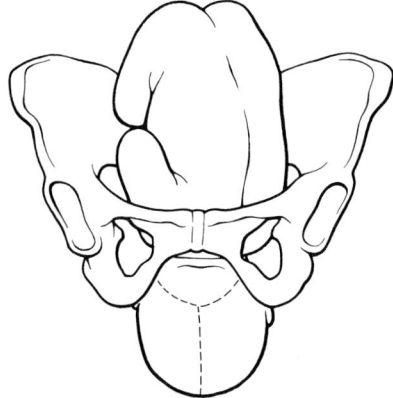

Abb. 109

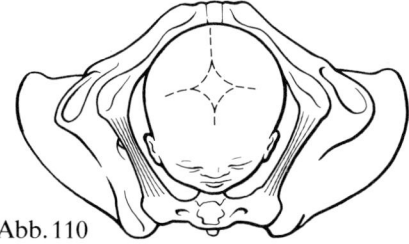

Abb. 110

Abb. 108–110 Die Vollendung der Austrittsbewegung, die Geburt des Kopfes
Der Kopf ist jetzt ganz aus dem Weichteilrohr heraus geboren. Nacheinander sind Hinterhaupt, Vorderhaupt, Stirn und Gesicht über den Damm gegangen. Die **Streckbewegung** um die Schamfuge herum unter Führung der kleinen Fontanelle ist **vollendet.** Das Gesicht ist auf das Kreißbett gerichtet, häufig mit leichter Neigung in einen schrägen Durchmesser. – Abb. 108 von der Seite, Abb. 109 von vorn, Abb. 110 von unten gesehen.

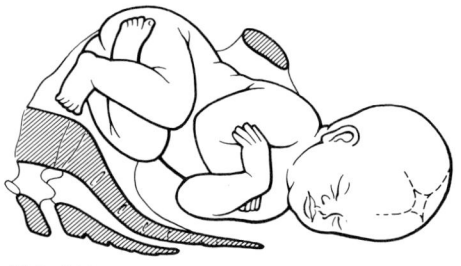

Abb. 111

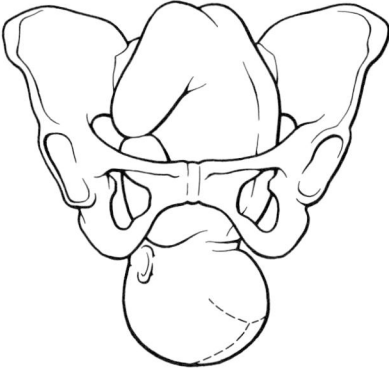

Abb. 112

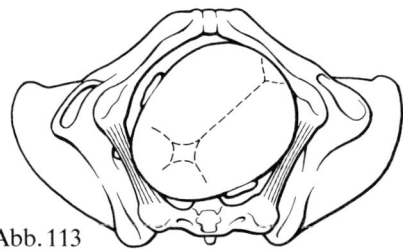

Abb. 113

Abb. 111–113 Beginn der äußeren Drehung des Kopfes
Während des Austritts des Kopfes haben sich die inzwischen in die Beckenhöhle eingetretenen Schultern mit ihrer Breite über einen schrägen in den geraden Durchmesser des BA (Anpassung an den Längsspalt des BA) gedreht. Beim letzten Teil dieser Schulterdrehung wird der **inzwischen völlig geborene Kopf mitgenommen** und macht die „äußere Drehung". Die vordere, also die schamfugenwärts gelegene Schulter ist im Begriff, geboren zu werden. Sie legt sich in den Schambogenausschnitt hinein. – Abb. 111 von der Seite, Abb. 112 von vorn, Abb. 113 von unten gesehen.

7.6 Verhalten des Kopfes beim Durchtritt durch den Geburtskanal

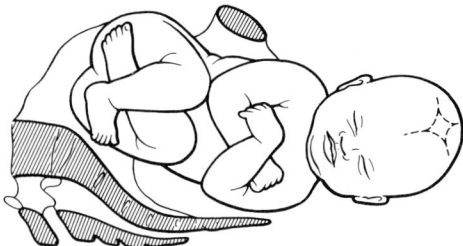

Abb. 114

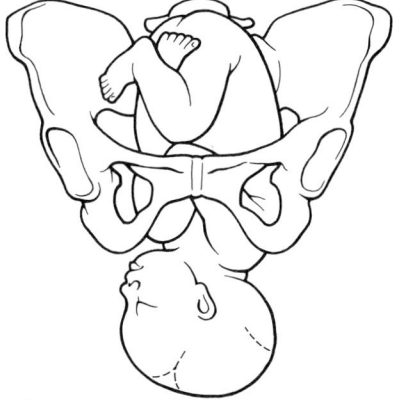

Abb. 115

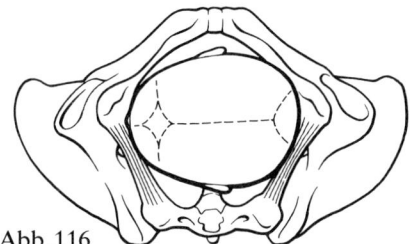

Abb. 116

Abb. 114–116 **Die äußere Kopfdrehung ist vollendet.**
Bei der **linken** Lage sieht das Gesicht des Kindes zum **rechten** Oberschenkel der Mutter. **Die hintere Schulter ist jetzt auch** über den Damm **geboren worden.** Abb. 114 von der Seite, Abb. 115 von vorn, Abb. 116 von unten gesehen.

Die Drehung der Pfeilnaht
Dreht sich der Kopf, so dreht sich natürlich die Pfeilnaht mit. Es ist praktisch sehr wichtig, sich über die Drehung der Pfeilnaht bei der 2. Kopfdrehung, also der Rotation, der Drehung des Kopfes mit dem Nacken von seitlich nach vorn ($=90°$), ganz klarzuwerden. **Der Kopf dreht sich aus dem queren Durchmesser über einen schrägen Durchmesser in den geraden Durchmesser des Beckens. Entsprechend muß sich auch die Pfeilnaht des Kopfes drehen.**
Beim Durchtritt des Kopfes durch die Beckenhöhle tastet man die Pfeilnaht in den meisten Fällen (aber durchaus nicht immer) wie folgt:

	Die Pfeilnaht verläuft bei	
	I. Lage	II. Lage
BE	im queren Durchmesser	im queren Durchmesser
BM	im I. schrägen Durchm.	im II. schrägen Durchm.
BB	im geraden Durchmesser	im geraden Durchmesser

Die wichtigsten Kennzeichen des Geburtsmechanismus bei der regelrechten Hinterhauptslage kann man wie folgt übersichtlich zusammenfassen:

Regelrechte (vordere) Hinterhauptslage	
Leitstelle	= kleine Fontanelle
Drehpunkt	= Nackenhaargrenze
Kopfaustrittsbewegung	= reine Streckbewegung
Größtes Durchtrittsplanum	= Pl. suboccipito-bregmaticum, Umfang = 32 cm

7.7 Der Höhenstand des Kopfes im Becken und seine Feststellung (Höhendiagnose)

Zur Untersuchung und Feststellung des Höhenstandes gibt es zwei Verfahren, die **äußere** und die **innere** (= vaginale) Untersuchung.

7.7 Der Höhenstand des Kopfes im Becken

Feststellung durch äußere Untersuchung

Die äußere Untersuchung reicht zur Höhenstandsdiagnose in vielen Fällen aus. Sie ist aber auch gut geeignet, den Stand des schon mehr oder weniger tief im Becken stehenden Kopfes zu bestimmen.

1. Der Kopf steht frei beweglich über dem BE (Abb. 117).

Kopf noch ganz über dem Becken abzutasten und leicht zu verschieben. Bei Ausführung des 3. LEOPOLDschen Handgriffes kann man den Kopf zum Hin- und Herschwingen (Ballotieren) bringen. Bei Ausführung des 4. LEOPOLDschen Handgriffes kann man die Spitzen der Finger zwischen Kopf und Beckenring in die Tiefe drängen.

2. Der Kopf ist dem Becken aufgesetzt (Abb. 118).

Der Kopf ist mit **kleinstem „Segment"** ins Becken eingetreten: Er beginnt sich zu **„engagieren"**. Seine Beweglichkeit wird geringer, sie geht von **„frei beweglich über BE"** in **„schwer beweglich im BE"** (= Höhenstand 3, S. 218) über. Der Kopf ist zu einem großen Teil von außen noch gut abtastbar.

3. Der Kopf steht schwer beweglich im BE (Abb. 119).

Das inzwischen in den BE eingetretene **Kopfsegment ist größer** als bei Höhenstand 2. Innerlich: Die Leitstelle (= tiefstehende Stelle) des Kopfes steht **zwischen** der **O- und U-Ebene**, s. S. 186. Immer noch ist der Kopf **von außen gut tastbar**. – Bei diesem Höhenstande kann man den Kopf bei **Mehr**gebärenden bei der vaginalen Untersuchung bequem aus dem Becken herausschieben; bei **Erst**gebärenden gelingt das im allgemeinen nicht mehr.

4. Der Kopf steht fest im BE (Abb. 120).

Ein noch größerer Teil des Kopfes ist ins Becken eingetreten, jedoch ist ein Teil des Kopfes immer noch deutlich von außen tastbar. (Innerlich: Die tiefststehende Stelle des Kopfes = Leitstelle hat die U-Ebene überschritten, die I-Ebene aber noch nicht erreicht, sie steht also zwischen U- und I-Ebene.) Der Kopf steht **unbeweglich fest im BE,** aber nicht: „tief und fest" im BE, das ist etwas ganz anderes, s. Höhenstand 5. Beim Höhenstand 5 hat der Kopf mit seinem größten Umfang die Terminalebene überschritten, bei 4 ist das noch **nicht** der Fall.

5. Kopf tief und fest im BE = Kopf hat die Terminalebene mit seinem größten Umfang überschritten (Abb. 121).

Von außen ist vom Kopf **wenig oder gar nichts mehr** zu tasten. Infolge der starken Kopfbeugung kann man mit dem 4. LEOPOLDschen Handgriff manchmal noch etwas von der Stirn abtasten. Vom Hinterhaupt ist gar nichts mehr zu fühlen. Innerlich: Die Leitstelle des Kopfes hat bei diesem Höhenstand die I-Ebene erreicht (S. 186). Merke besonders:

Bei der äußeren Untersuchung steht der Kopf erst dann tief und fest im BE, wenn man von ihm mit dem 4. Leopoldschen Handgriff nichts mehr oder fast nichts mehr tasten kann.

Solange überhaupt noch etwas vom Kopf zu fühlen ist, steht er also noch nicht „tief und fest im BE", sondern mehr oder weniger höher.

7 Normale Geburt

Übersicht über die äußeren Handgriffe zur Bestimmung des Höhenstandes

Kopf steht	Schema	Feststellung mit welchem äußeren Handgriff?
1. frei beweglich über BE (man kann ihn „ballotieren" lassen)	Abb. 117	3. LEOPOLDSCHER Handgriff (S. 47)
2. dem Becken aufgesetzt	Abb. 118	3. LEOPOLDSCHER Handgriff (S. 47)
3. schwer beweglich im BE	Abb. 119	3. und 4. LEOPOLDSCHER Handgriff (S. 49)
4. fest im BE	Abb. 120	3. und 4. LEOPOLDSCHER Handgriff (S. 49)

Übersicht (Fortsetzung)

Kopf steht	Schema	Feststellung mit welchem äußeren Handgriff?
5. tief und fest im BE	Abb. 121	4. LEOPOLDSCHER Handgriff
6. in BM	Abb. 122	Der Höhenstand BM ist der einzige, der nicht durch äußere Handgriffe, sondern nur durch vaginale Untersuchung (s. S. 203) zu ermitteln ist
7. auf BB	Abb. 123	SCHWARZENBACHscher Handgriff, DE LEESCHER Handgriff (S. 220)

6. Kopf in BM (Abb. 122)

Dieser Höhenstand läßt sich leider nicht mit **äußeren** Handgriffen, sondern allein durch vaginale Untersuchung feststellen (s. S. 203), da man von **außen** weder von oben noch von unten an den Kopf herankommen kann.

7. Kopf auf BB (Abb. 123)

Der Kopf füllt jetzt die ganze Beckenhöhle aus und sitzt der Beckenbodenmuskulatur fest auf.

Feststellung: **Der Kopf steht auf BB, wenn man ihn äußerlich von unten her fühlen kann.** Diesem Zweck dienen zwei Handgriffe:
- SCHWARZENBACHscher Handgriff (Abb. 124): Drückt man die Spitzen der vier Finger einer Hand (vom Kreuzbein her kommend) in die Gegend zwischen die Steißbeinspitze und den After, den „Hinterdamm", so fühlt man jetzt deutlich den auf BB stehenden Kopf als harten, breiten Widerstand.

220   7 Normale Geburt

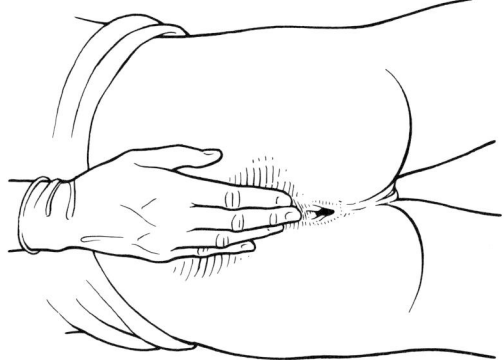

Abb. 124 SCHWARZENBACHscher Handgriff, Griff zwischen Steißbeinspitze und After, um den auf dem BB stehenden Kopf von außen zu fühlen.

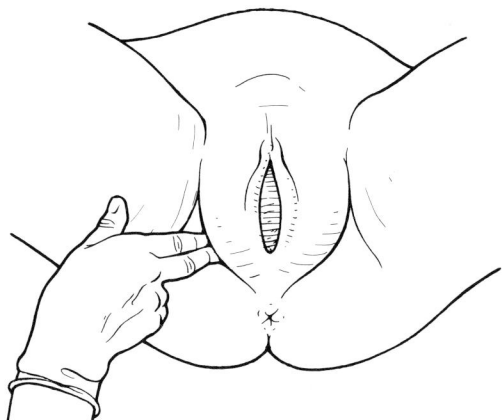

Abb. 125 Handgriff nach DE LEE, mit dem man den auf dem BB stehenden Kopf von außen tasten kann.

- **DE LEESCHER Handgriff** (Abb. 125): Drückt man 2 Finger seitlich einer großen Schamlippe in die Tiefe, so fühlt man dort den großen, harten Kopf stehen, sofern er auf BB angekommen ist.

8. Kopf im BA
Der Kopf steht im BA, wenn der Kopf in der Vulva bzw., „in der Tiefe" der Scheide sichtbar wird.

Feststellung des Höhenstandes durch innere (vaginale) Untersuchung
Mit der inneren Untersuchung kann man das Tieferrücken des Kopfes innerhalb des Geburtskanals Zentimeter für Zentimeter verfolgen. Die drei besonders ge-

kennzeichneten Höhenstände, die der Kopf innerhalb des Beckens durchläuft, sind die folgenden:

Kopf tief und fest im BE
= Kopf hat mit seinem größten Umfang die Terminalebene überschritten.
Kopf steht in BM
= Kopf steht mit seinem größten Umfang in der Beckenmittenebene (Mitte der Symphysenhinterwand, Mitte des 3. Kreuzbeinwirbels).
Kopf steht auf BB
= Kopf sitzt der Beckenbodenmuskulatur fest auf.

Es ist wichtig, sich darüber klarzuwerden, daß die beiden erstgenannten Höhenstände zwar durch den Stand des größten Kopfumfanges definiert werden, daß es aber nicht möglich ist, an diesen gesuchten größten Kopfumfang **direkt** mit dem Finger heranzukommen. Der tastende Finger kommt über die unteren Partien des Kopfes nicht hinaus. Feststellen kann man nur, in welcher Höhe die

Leitstelle = tiefster Punkt des vorangehenden Teils
(in der Führungslinie = Beckenachse)

steht. Aus dem Höhenstande dieser Leitstelle ergibt sich dann indirekt auf Grund bekannter Beziehungen der Höhenstand des größten Kopf**umfanges** = der gesuchte Kopfhöhenstand. Man beurteilt also den Höhenstand des nicht tastbaren größten Kopfumfanges nach dem Höhenstand eines mit dem Finger direkt tastbaren Kopfabschnittes, nämlich der Leistelle. Die beiden wichtigsten Fragen bei der inneren Untersuchung sind also:
1. Wo steht die Leitstelle?
2. Wo steht demnach der Kopf (d.h. der Kopf mit seinem größten Umfang)?

Um den Höhenstand der Leitstelle zu bestimmen, müssen wir ihren jeweiligen Stand im Geburtskanal auf einen festen Knochenpunkt beziehen. Hierzu benutzen wir die Spina ischiadica, den Sitzbeindorn bzw. die gedachte Verbindungslinie der beiden Spinae, die sog.

Interspinallinie = I-Linie (Abb. 126)

Aus der praktisch sehr einfachen Feststellung des Standes der Leitstelle zur I-Linie ergibt sich dann auf Grund der folgenden Festlegungen ohne weiteres der Höhenstand des Kopfes (= seines größten Umfanges):

Höhenstände des Kopfes bei innerer Untersuchung

BE Der Kopf steht „tief und fest" im BE, wenn die Leitstelle des Kopfes in der I-Linie oder nur wenig (höchstens etwa ½ cm) oberhalb der I-Linie zu tasten ist (Abb. 127). Bei diesem Höhenstand hat der Kopf mit seinem größten Umfang die Terminalebene überschritten!

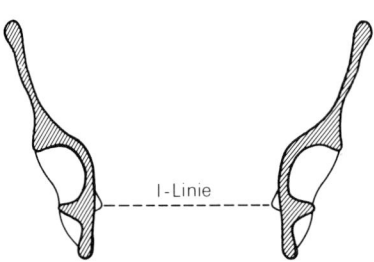

Abb. 126 Die Interspinallinie (I-Linie), die Verbindungslinie der beiden Spinae ischiadicae.

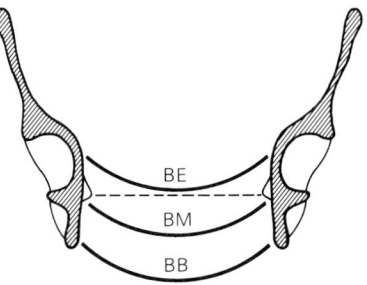

Abb. 127 Höhendiagnose des Kopfes bei vaginaler Untersuchung durch Abtastung des Verhältnisses: Leitstelle – I-Linie.

BM Der Kopf steht in BM, wenn man an die Spinae gar nicht mehr oder nur noch eben mit Mühe herankommt (Abb. 127).

BB Der Kopf steht auf BB, wenn man den Finger nicht oder fast nicht mehr zwischen Kopf und Beckenboden einschieben kann. An die Spinae kann man dann längst nicht mehr herankommen.

BA Der Kopf steht im BA, wenn er in der Tiefe sichtbar ist.

In der Diagnose dieser Höhenstände ganz sicher zu sein, ist von der allergrößten praktischen Bedeutung, andernfalls können schwerstwiegende Folgen für Mutter und Kind nicht ausbleiben; z. B. vor vaginal-operativen Entbindungen.

Bei Bestimmung des Kopfhöhenstandes sind noch drei Dinge besonders zu beachten:

1. Von Ungeübten wird der Kopfstand regelmäßig zu tief geschätzt. Das liegt einmal daran, daß die oben gegebenen denkbar einfachen Regeln nicht bekannt sind oder nicht beachtet werden. Oder es hat einen anderen Grund:
Der Höhenstand des Kopfes kann nur dann richtig beurteilt werden, wenn der tastende Finger genau in der Führungslinie untersucht.
Das geschieht vielfach nicht, und der weniger Erfahrene, der außerhalb der Führungslinie, meist zu weit vorn untersucht, kommt auf diese Weise leichter an den Kopf heran und schätzt ihn zu tief. Dieser Fehler kann aber eigentlich nur bei der vaginalen Untersuchung gemacht werden, bei der rektalen Untersuchung kommt man mit dem Finger nicht zu weit nach vorn.
2. Der Bezugspunkt am Kopf ist die knöcherne Leitstelle. Besteht eine **Kopfgeschwulst,** so muß diese **abgerechnet** werden (Abb. 128 und 129). Bei Geburten, die nach Blasensprung noch sehr lange dauern, ist die Kopfgeschwulst meist sehr erheblich. Beim engen Becken z. B. erlebt man ganz besonders extrem große Kopfgeschwülste: **der „Kopf", d. h. die Kopfgeschwulst,** kann in der Tiefe der

7.7 Der Höhenstand des Kopfes im Becken

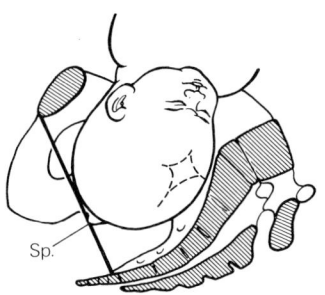
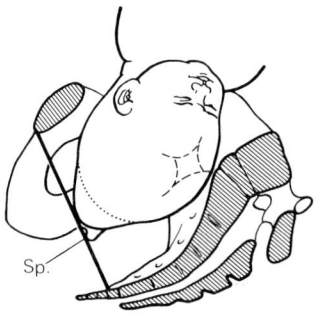

Abb. 128   Abb. 129

Abb. 128 Der Kopf hat keine Kopfgeschwulst. Seine Leitstelle hat die I-Linie erreicht, der größte Umfang des Kopfes hat die Terminalebene überschritten. Der Kopf steht also tief und fest im BE.

Abb. 129 Nicht die Leitstelle des Kopfes, sondern die Kopfgeschwulst hat die I-Linie erreicht. Der größte Umfang des Kopfes hat die Terminalebene noch nicht überschritten (nach BECK).

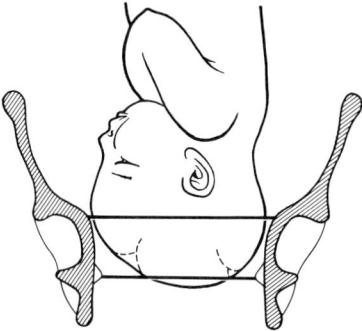
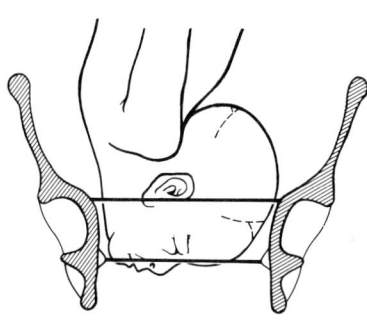

Abb. 130   Abb. 131

Abb. 130 u. 131 Wenn bei der Flexionslage (normale HHL) der tiefste Punkt des Kopfes die I-Linie erreicht hat (Abb. 130), so steht der Kopf tief und fest im BE. Wenn der tiefste Punkt des Kopfes bei einer Deflexionslage (Gesichtslage, Abb. 131) die I-Linie erreicht, steht der Kopf mit seinem größten Umfang noch über dem Becken (nach DE LEE).

Vulva sichtbar sein, während der Kopf in Wirklichkeit mit seinem größten Umfang noch nicht ins Becken eingetreten ist.
3. Die soeben vorgetragenen Regeln für den Kopfhöhenstand gelten **nur** für Flexionslagen, **nicht aber für Deflexionslagen** (S. 302). Für letztere steht der Kopf erst dann fest und tief im BE, wenn die (knöcherne) Leitstelle **zwei Querfinger unterhalb** der Interspinallinie steht. Vgl. dazu die Abb. 130 und 131.

Handgriff zur schnellen Auffindung der Spina ischiadica (PSCHYREMBEL)
Wenn man z. B. mit dem linken Zeigefinger vaginal untersucht, so wird mit der freien rechten Hand die linke Spina iliaca anterior superior aufgesucht und der

rechte Zeige- und Mittelfinger fest darauf gesetzt. Zielt man jetzt mit dem in der Scheide befindlichen Zeigefinger auf die fixierte Spina iliaca anterior superior und sucht dabei nach einem Knochenpunkt, der sich wie die stumpfe Spitze eines dikken Farbstiftes anfühlt, so kommt man sofort mühelos und sicher auf die gesuchte linke Spina ischiadica.

Alles, was hier über die Feststellung des Kopfhöhenstandes durch innere Untersuchung gesagt worden ist, gilt genauso für die rektale wie für die vaginale Untersuchung. In der Ausführung der Untersuchung ergeben sich allerdings Unterschiede. Die vaginale Untersuchung ist im Vergleich zur rektalen eine Untersuchung von einer höher gelegenen Etage aus: bei der vaginalen trifft man zunächst auf den Kopf, bei der rektalen kommt man eher an Steißbein, Kreuzbeinhöhle und die Sitzbeinstachel heran.

7.8 Untersuchung des Kindes während der Geburt

Der Sauerstoffmangel während der Geburt kann den subpartualen Tod, den neonatalen Tod oder bleibende Schäden des Kindes verursachen. Daher hat die Erkennung des subpartualen Sauerstoffmangels große Bedeutung. Es wurden verschiedene Techniken zur Überwachung des Feten während der Geburt entwickelt und haben weltweite Anwendung gefunden:
- Auskultation = Abhören der kindlichen Herztöne,
- Betrachtung der Fruchtwasserfarbe,
- Untersuchung des fetalen Säure-Basen-Haushaltes mit Hilfe der **Fetalblutanalyse** und
- kontinuierliche Registrierung der Herzschlagfrequenz des Feten und der mütterlichen Wehen (= **Kardiotokographie**).

Auskultation der kindlichen Herztöne

Über die normalen Herztöne, ihr Abhören usw. s. S. 54. Zunächst noch einmal, da sehr wichtig:

Normale HT = 120–150/min

Was heißt nun überhaupt: schlechte HT?

Schlechte HT heißt: Die HT betragen in drei aufeinanderfolgenden Wehenpausen jedesmal unter 100/min, ohne sich zu erholen!
Schlechte Herztöne bedeuten: dringender Verdacht auf eine akute Gefährdung des Kindes!

7.8 Untersuchung des Kindes während der Geburt

Diese soeben gegebene Definition der „schlechten HT" ist die alte, klassische Definition dieses Begriffes. Die Überwachung des Feten mit der Fetalblutanalyse hat allerdings gezeigt, daß nur etwa ein Drittel der Kinder mit verlangsamten HT tatsächlich durch einen intrauterinen Sauerstoffmangel gefährdet ist. Eine so gut wie sichere Unterscheidung, welche Phänomene von seiten der Herzfrequenz eine Gefährdung des Feten anzeigen, ist nur mit der kontinuierlichen Überwachung, d. h. der apparativen Herzfrequenz-Registrierung (S. 231) in Kombination mit der Fetalblutanalyse möglich. Für diejenigen Geburtshelfer, die sich dieser Verfahren noch nicht bedienen, bleibt die alte Regel bestehen:

Schlechte HT→Geburt sofort operativ beenden!

So gut wie immer gehen den schlechten HT Vorboten voraus, die

> **Warnsignale!**
> 1. **Beschleunigung der HT über 160/min**
> 2. **Schwankungen der HT um mehr als 40 Schläge/min**
> 3. **Nabelschnurgeräusch (S. 55)!**
> 4. **Mekoniumabgang (bei Kopflagen) (S. 274)!**

Nach Mekoniumabgang empfiehlt es sich wegen der erhöhten Gefährdung, die Geburt bereits bei einer Verlangsamung der HT unter 120/min (3 Wehenpausen lang) operativ zu beenden.

Beschleunigte Herztöne = Herztöne **über 160/min = Vorsignal.**

Dauernde Beschleunigung, Akzentuierung, besonders starker **Wechsel der HT** über die physiologische Schwankungsbreite (120–150) hinaus, häufig mit gleichzeitigem **Stolpern** der HT (Arrhythmie!), aber auch länger anhaltendes Verweilen der HT bei der Frequenz von etwas über 100 zeigen eine herannahende

Gefahr an: Kind in bedrohlichem Zustand! Entbindung wünschenswert!

Merke dagegen: Verlangsamung der HT beim Eintritt des Kopfes ins Becken („**Eintrittseffekt**" nach GAUSS) bedeutet keine besondere Gefahr, verlangt aber eine besonders **aufmerksame Beobachtung** der HT.

Betrachtung der Fruchtwasserfarbe

Grünliches Fruchtwasser (= gelöstes Mekonium) bedeutet, daß es dem Kind zur Zeit oder vor längerer Zeit schlecht ging. Eine strenge Überwachung ist erforderlich, da sich die Gefahrensituation (Nabelschnurkompression, Kreislaufstörung in der Plazenta) wiederholen kann (S. 272).

Grünes, geformtes Mekonium im Fruchtwasser = erbsbreiförmiges Fruchtwasser = Vorsignal! Das Kindspech kann eben erst oder vor einigen Stunden abgegangen sein (Sauerstoffmangel→Kohlensäure- und Milchsäureüberladung→Azidose→vorzeitige Darmperistaltik). Vgl. S. 272.

> **Mekoniumabgang = Vorsignal!**
> **Schlechte HT = Alarmsignal!**

Daher: Mekoniumabgang oder Abgang von grünem Fruchtwasser (= gelöstes Mekonium) allein ist keine Indikation zur Geburtsbeendigung, sondern eine Indikation zur Kardiotokographie bzw. Fetalblutanalyse bei suspekten oder pathologischen Herzfrequenzmustern.

Fetalblutanalyse (FBA)

Prinzip: Aus der Haut des vorangehenden Teils des Feten wird eine kleine Blutprobe entnommen. Sodann wird das Blut untersucht.

Technik: Je nach dem Stand der Geburt wird der vorangehende Teil des Kindes entweder endoskopisch oder mit Hilfe von Spekula eingestellt. Es empfiehlt sich, endoskopisch vorzugehen bis der Muttermund vollständig eröffnet ist und die Leitstelle die Interspinallinie deutlich unterschreitet. Ist die Geburt weiter fortgeschritten, wird eine Spekulumeinstellung zur Fetalblutentnahme vorgenommen.

Endoskopische Fetalblutentnahme (Abb. 132). Die Kreißende liegt im Querbett in Steinschnittlage oder im Längsbett in Seitenlage. Die äußeren Genitalien werden mit einer Lösung (z. B. 0,5%iges Sagrotan) abgespült und anschließend mit einem Hautdesinfektionsmittel (z. B. 0,05%ige Merfen- oder PVP-Jod-Lösung) benetzt. Es empfiehlt sich, die Kreißende mit einem Lochtuch abzudecken. Bevor das Endoskop eingeführt wird, müssen alle später erforderlichen Instrumente (Inzisionsvorrichtung mit einer 2 mm herausragenden Klinge = Einstichtiefe; Blutentnahme-Kapillare mit in Heparinlösung getränktem Baumwollfaden; Beleuchtungsvorrichtung; Tupferträger mit Tupfern; Paraffinöl) vorbereitet sein.

Nach vaginaler Untersuchung wird je nach Weite des Muttermundes das – mit einem Obturator versehene – größtmögliche Rohr (16, 20 oder 33 mm Durchmesser) in den Zervikalkanal eingeführt. Nach Entfernen des Obturators und Einstecken der Beleuchtungsvor-

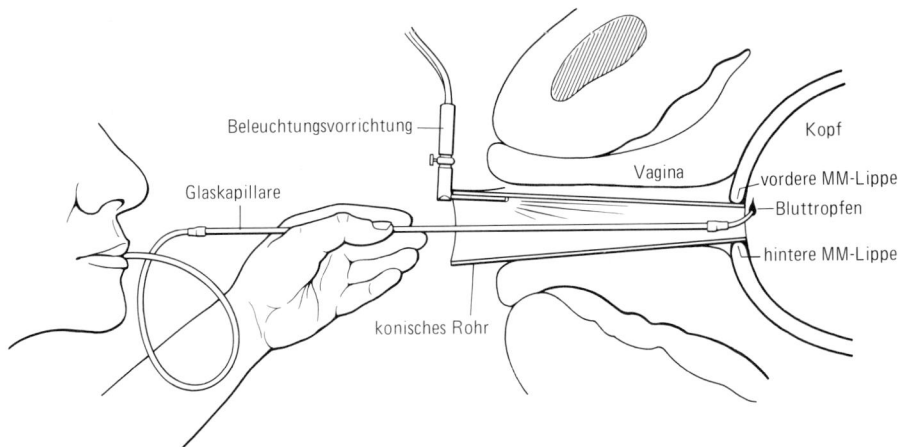

Abb. 132   Endoskopische Fetalblutentnahme.

richtung läßt sich der vorangehende Teil unter Sicht einstellen. Sodann Trockentupfen der Haut des Kindes. Nun Auftragen eines Fettfilms: um ein flächenhaftes Ausbreiten und Zerfließen des Bluttropfens zu vermeiden, wird auf den sichtbaren Hautabschnitt steriles Paraffinöl mit einem Tupfer dünnschichtig aufgetragen. Das nach der Inzision austretende Blut sammelt sich auf diesem Fettfilm zu einem dicken Tropfen. Stichförmige Inzision im oberen Abschnitt des Sichtbereiches und Aufsaugen des austretenden Blutes möglichst rasch ohne Luftbeimengung in die Blutentnahmekapillare.

Ist ein ausreichend langes Kapillarstück mit Blut gefüllt, wird es zur Laboruntersuchung gegeben.

Das Vorgehen bei Fetalblutentnahme mit Spekula erfolgt nach den gleichen Richtlinien wie bei der endoskopischen Fetalblutentnahme. Zum Halten des hinteren Spekulums ist eine Assistenz erforderlich. Das vordere Spekulum hält der Operateur mit der linken Hand. Mit der freien rechten Hand bedient er die Instrumente.

Fetalblutentnahme bei Spekulumeinstellung (Abb. 133).
Das Becken der Kreißenden wird im Längsbett durch Unterlegen eines Steißkissens oder durch Verstellen des Beckenteiles des Kreißbettes etwas erhöht gelagert und nach Desinfektion der äußeren Genitalien mit einem großen Lochtuch abgedeckt.

Fehlermöglichkeiten bei der FBA
BRETSCHER und SALING haben mögliche Fehlerursachen bei der Fetalblutanalyse zusammengestellt, deren Beachtung für die klinische Praxis wichtig ist:
- **In Verbindung mit der pH-Messung**
   a) Eichung
   b) Äquilibrierung
   c) Thermostatisierung
   d) Elektrode
   e) Meßwertablesung (bei Zeiger-Anzeigegeräten)
- **Biologische Gründe**
   a) Unterschiede zwischen Wehe und Wehenpause
   b) Geburtsgeschwulst
   c) Fieber

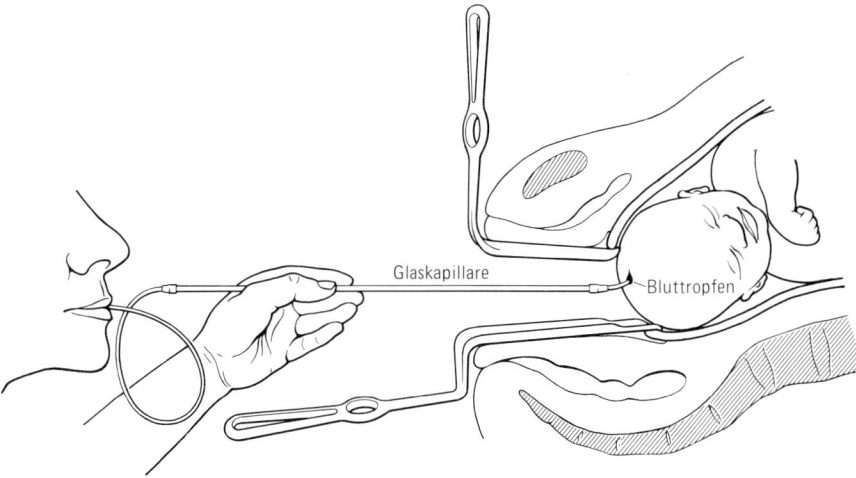

Abb. 133   Fetalblutentnahme bei Spekulumeinstellung.

- **Während des Aufsaugens der Blutprobe**
  a) Kontakt mit der Luft
  b) Mischung mit Luftbeimengungen in der Entnahmekapillare
- **Während der Lagerung der Blutprobe**
  a) Autoxydation
  b) Sedimentierung
- **Bei Rechenoperationen** für wissenschaftliche Fragen
  a) Addition von stark differierenden pH-Werten

Nachteile und Gefahren der FBA: Die Blutentnahme am vorangehenden Teil des Kindes ist mit einem gewissen Mehraufwand verbunden. Risiken, die in der Literatur beschrieben werden, wie Nachblutung aus der Inzisionsstelle oder Infektion der Inzisionsstelle, lassen sich beim Beachten der korrekten Technik auf ein Minimum reduzieren.

Welche Untersuchungen sind für die klinische Überwachung des Kindes erforderlich?
Für den rein klinischen Einsatz genügt es, **pH-Messung des fetalen Blutes** vorzunehmen. Mit einem akuten Sauerstoffmangel geht ein P_{CO_2}-Anstieg (respiratorische Azidose) und damit ein meßbarer Anstieg der Wasserstoff-Ionenkonzentration einher. Später führt ein Sauerstoffmangel infolge der anaeroben Glykolyse zu einer metabolischen Azidose des Kindes. Beide Arten des Azidätsanstiegs werden also durch pH-Messungen erfaßt.

Ist ein Anlaß zur Fetalblutanalyse gegeben, kann bereits wenige Minuten nach dem Entschluß zur Untersuchung der aktuelle pH-Wert (pH akt) des fetalen Blutes zur Verfügung stehen. Dieser pH-Wert veranschaulicht die aktuelle Situation im Säure-Basen-Haushalt des Kindes. Ist der aktuelle pH-Wert **normal (pH akt $\geq$ 7,25),** kann mit großer Sicherheit angenommen werden, daß dem Kind keine unmittelbare Gefahr droht.

Die Untersuchungen verschiedener Autoren haben übereinstimmend gezeigt, daß der pH-Wert normalerweise während der Geburt langsam sinkt. Für den klinischen Gebrauch hat SALING eine Stadieneinteilung der erhöhten Azidität des fetalen Blutes anhand der aktuellen pH-Werte vorgeschlagen:

7,24–7,20	**Präazidose**
	(=präpathologische Werte)
7,19–7,15	**leichte** ⎫
7,14–7,10	**mittelgradige** ⎬ **Azidose**
7,09–7,00	**fortgeschrittene** ⎭
6,99 und weniger	**schwere**

Sind die apparativen und organisatorischen Voraussetzungen gegeben, empfiehlt es sich, außer dem aktuellen pH-Wert auch den pH-Wert nach einer künstlichen Normalisierung des Kohlensäuregehaltes der Blutprobe zu messen. Dieser Vorgang dauert etwa 3 Minuten. Die künstliche Einstellung der Blutprobe auf einen Normalsäuregehalt nennt man Äquilibrieren, den nach Äquilibrieren gemessenen pH-Wert nennt man pH qu40. Durch die Gegenüberstellung des aktuellen

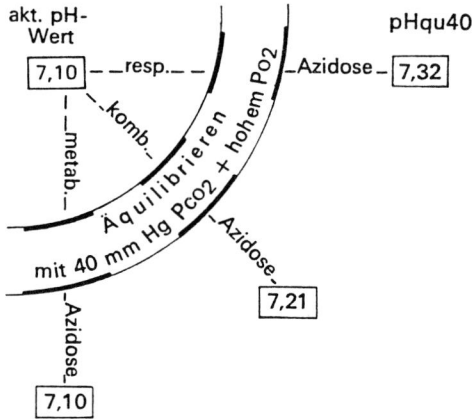

Abb. 134 Differenzierung des Azidosetyps durch Vergleich des pH akt-Wertes mit den pH qu40-Werten (nach SALING). **Erläuterung:** Mißt man beim Feten einen pH akt von z. B. 7,10, dann steht zunächst fest, daß bei diesem Kind eine Azidose vorliegt. Es ist aber die Ursache dieser Azidose nicht bekannt. Äquilibriert man die Blutprobe und mißt danach einen pH-Wert von 7,32, dann kann aus diesem Ergebnis geschlossen werden, daß die erhöhte Wasserstoff-Ionen-Konzentration durch eine Erhöhung des Kohlensäuregehaltes bedingt war. Der Überschuß an Kohlensäure ist durch den Äquilibriervorgang beseitigt worden (**respiratorische Azidose**). Mißt man dagegen nach Äquilibrieren einen pH-Wert von ebenfalls 7,10, dann muß der P_{CO_2} auch vor dem Äquilibrieren normal gewesen sein (**metabolische Azidose**). Oft mißt man nach Äquilibrieren einen gering besseren, aber nicht völlig normalen pH-Wert. Daraus läßt sich schließen, daß es sich um eine **kombinierte Azidose** handelt.

pH-Wertes und des pH qu40 kann man beim ungeborenen Kind eine **Differentialdiagnose** betreiben (Abb. 134).

Neben der Festlegung der Ursache einer Azidose ist der Vergleich wichtig für die Beurteilung der **Progredienz** einer Störung: Am Beginn einer respiratorischen Störung besteht eine respiratorische Azidose, je länger der Sauerstoffmangel anhält, umso stärker wird der metabolische Charakter der Azidose.

Weit verbreitet ist anstelle der pH qu40-Bestimmung die Messung des Basenüberschußwertes (base excess = BE) als metabolischem Parameter des Säure-Basen-Haushaltes des Feten.

Indikationen zur FBA: Die Indikationen zur Fetalblutentnahme werden heute mit Hilfe suspekter kardiotokographischer Herzfrequenzmuster gestellt:
1. **Bradykardie unter 100 Schlägen/min sofort,**
2. **späte oder variable Tiefs (3 mal und öfter aufeinander folgend).**

Steht bei diesen Indikationen der Kopf schon auf Beckenboden oder in Beckenausgang, kann die klinische Konsequenz einer vaginal-operativen Geburtsbeendigung auch ohne Fetalblutanalyse erfolgen, da die Belastung durch den operativen Eingriff verhältnismäßig gering ist und die Fetalblutentnahme deshalb einen unnötigen Aufwand bedeuten würde.

Wiederholung der FBA: Wenn eine akute Komplikation anhand des CTG vermutet wird, ist eine Wiederholung der Blutentnahme so schnell wie möglich, evtl. auch eine dritte und vierte Entnahme zu empfehlen.

Zeigen die pH-Werte keinen Abfall in den pathologischen oder präpathologischen Bereich, so kann abgewartet werden. Häufig bessern sich die fetalen Herzfrequenzmuster infolge der begleitenden tokolytischen Therapie oder der Umlagerung der Kreißenden. Bleiben die verdächtigen Herzfrequenzmuster bestehen, so sollte innerhalb der nächsten 10 Minuten, später dann in 15minütigen Abständen die Fetalblutentnahmen erfolgen. Die Intervalle können länger werden, wenn bei gleichbleibenden Herzfrequenzmustern die pH-Werte nicht weiter abfallen.

Konsequenzen aus der FBA

> Ein **steiles Absinken der fetalen pH-Werte** ist so gut wie immer ein **ernstes Alarmzeichen,** das Ausdruck einer akuten **fetalen Hypoxie** ist.

Der pH-Abfall kann folgende wichtige Ursachen haben:
- **Nabelschnurkomplikation,**
- **Plazentainsuffizienz,**
- **uterine Minderdurchblutung,**
- **zu starke oder zu häufige Wehentätigkeit.**

Um die akute Gefahr, deren Fortschreiten fast immer mit der Wehentätigkeit in engem Zusammenhang steht, wenigstens teilweise zu beheben, empfiehlt es sich, eine **sofortige Tokolyse** zu beginnen: intravenöse Partusisten®-Infusion 40–80 µg/min, Dosierung nach tokolytischem Effekt. Auf diese Weise wird die Zeit bis zur operativen Entwicklung des Kindes besser überbrückt.

Treten variable Dezelerationen mit oder ohne pH-Abfall auf, sollte man die Patientin anders **lagern.** Manchmal lassen sich auf diese Weise Nabelschnurkomplikationen mit Erfolg konservativ behandeln.

Auch beim chronischen Absinken der fetalen pH-Werte in den präpathologischen Bereich empfiehlt es sich, vor der endgültigen Entscheidung zur operativen Geburtsbeendigung eine Tokolyse durchzuführen. Primär geht es hier allerdings nicht darum, den operativen Eingriff hinauszuschieben, sondern im Falle eines dauerhaften Erfolges durch diese konservative Therapie einen operativen Eingriff überhaupt einzusparen **(intrauterine Reanimation).** Wichtig ist, daß die vorübergehende Wehenhemmung nicht erst bei zu tief abgesunkenen pH-Werten einsetzt. **Am günstigsten ist es, die Tokolyse in Bereichen zwischen pH qu40 7,27 und 7,23 einzuleiten.** In einer Reihe dieser Fälle gelingt es bei Wiederingangkommen von Wehen, einen unkomplizierten Geburtsfortschritt ohne erneutes Absinken der pH-Werte zu erzielen.

Maternogene Azidiätssteigerung. Während der Geburt kann es im mütterlichen Blut aufgrund der **vermehrten Uterus- und Skelettmuskelarbeit** zu einer vermehrten

Milchsäurekonzentration und aufgrund der schmerzbedingten Hyperventilation über eine vermehrte Bikarbonatausscheidung in den Nieren als Antwort auf einen erniedrigten Pco_2 zu einer Verminderung der Pufferbasenkonzentration bzw. Basen-Exzeß kommen. Durch diese Vorgänge können an der Plazentamembran zwischen fetalem und mütterlichem Blut ein Laktatkonzentrationsgefälle und ein entgegengesetztes Bikarbonatkonzentrationsgefälle bestehen, die durch entsprechende Transfer-Vorgänge versucht werden, ausgeglichen zu werden. Dabei ist der Milchsäuretransfer vom mütterlichen zum fetalen Blut verbunden mit einem entgegengerichteten Bikarbonattransfer. Neben den genannten Ursachen der maternogenen Azidítätssteigerung spielen klinisch als Ursache noch der Hungerzustand und die diabetische Stoffwechsellage eine wichtige Rolle.

Bei Fetalblutanalysen, vor allem bei pH-Werten zwischen 7,25 und 7,30 sollte die metabolische Azidität im mütterlichen Kapillarblut durch Bestimmung des pH qu40 Wertes gleichzeitig mitgemessen und durch Vergleiche der pH qu40 berücksichtigt werden. **Liegen die ΔpHqu40-Werte zwischen Mutter und Fet bei 0,05 oder weniger, handelt es sich um eine maternogene metabolische Azidítätssteigerung beim Feten.** Zur Erkennung der maternogenen Azidítätssteigerung kann natürlich auch die base excess-Bestimmung von Mutter und Fet herangezogen werden. Bei einer Differenz der BE-Werte von weniger als 5 mval/l ist eine maternogene Azidítätssteigerung anzunehmen (KASTENDIECK).

Eine maternogene Azidítätssteigerung scheint nicht die gleiche Gefährdung für den Feten darzustellen wie die durch Hypoxie im Feten selbst entstandene Überlastung mit sauren Valenzen. Die Situation der maternogenen Azidítätssteigerung zwingt daher **nicht** im gleichen Umfang wie die drohende fetale Hypoxie, die Geburt sofort operativ zu beenden. Die maternogene Azidítätssteigerung soll in der frühen Eröffnungsperiode 10 bis 20%, in der Austreibungsperiode 30 bis 50% aller metabolischen Azidítätssteigerungen des Feten verursachen (SALING, ROVERSI u. Mitarb.).

Kardiotokographie

Unter der Kardiotokographie versteht man die kontinuierliche Registrierung der Herzfrequenz des Feten und der mütterlichen Wehen. Bei den Untersuchungsmethoden in der Schwangerschaft ist schon auf die Anwendung und Interpretation in der Schwangerschaft eingegangen worden; es ist zu empfehlen, die Grundlagen der Pathophysiologie der kindlichen Herzfrequenz sowie die Grundlagen der technischen Methoden dort nachzulesen, s. S. 71.

Wer soll kardiotokographisch überwacht werden?
Es wird heute angestrebt, möglichst bei **allen** Geburten lückenlos die fetale Herzfrequenz zu überwachen. **Die kontinuierliche Überwachung erlaubt die frühzeitige**

Erkennung sauerstoffmangelgefährdeter Kinder und damit die Vermeidung von Spätschäden beim Kind.
Der Vorschlag, eine Selektion von Risikofällen durchzuführen und nur die Risikofälle kontinuierlich mit der Kardiotokographie zu überwachen, erscheint nicht ausreichend. Denn auch nach normal verlaufenen Schwangerschaften wurden bei 17% dieser Geburten Gefährdungen der Kinder verzeichnet.

Wann und wie lange soll kardiotokographisch überwacht werden?
Die Forderung nach einer **lückenlosen Überwachung** des Kindes während der Geburt wurde schon erhoben. Es gibt den Vorschlag, in Fällen nach normalem Schwangerschaftsverlauf und normalem Aufnahme-CTG die kontinuierliche Kardiotokographie durch eine **intermittierende Kardiotokographie** zu ersetzen. Darunter versteht man die wiederholte (beispielsweise jeweils nach einer halben Stunde), mehrminütige (beispielsweise 15minütige) CTG-Registrierung in der Eröffnungsperiode. Da dieses Vorgehen wegen mangelnder wissenschaftlicher Prüfung abschließend nicht bewertet werden kann, ist als Kompromiß zwischen geringerer Belastung der Kreißenden und der Forderung nach großer Sicherheit für das Kind die **telemetrische Übertragung** des kontinuierlich registrierten CTG zu empfehlen.

Wie soll kardiotokographisch überwacht werden?
Zu fordern ist die lückenlose, gut interpretierbare, wenig gestörte CTG-Registrierung. Diese optimale Überwachung wird meist durch eine **Direktregistrierung** des fetalen EKG und – vor allem bei Risikogebärenden – durch eine intraamniale Druckmessung erreicht werden. Diese Technik erlaubt auch der unruhigen Kreißenden beliebige Lageänderungen sowie eine telemetrische Übertragung. Die Eröffnung der Fruchtblase und möglicherweise mangelnde Asepsis verursachen nach RÜTTGERS ein Infektionsrisiko von etwa 1%. Andererseits ist aber heute in manchen Fällen – vor allem mit den Autokorrelationsgeräten – auch vor Blaseneröffnung während der Eröffnungsperiode eine akzeptable CTG-Überwachung möglich.

Welche Herzfrequenzmuster sind während der Geburt klinisch wichtig?
Bradykardie
Eine Bradykardie kann Folge einer Zirkulationsstörung der Mutter sein, z. B. beim Vena-cava-Syndrom. Sie kann kardiale (z. B. Störungen der Reizbildung oder -leitung) oder zerebrale (z. B. beim Anenzephalus) Ursachen im Feten haben.
Eine anhaltende **uteroplazentare Zirkulationsstörung** führt mit zunehmendem Sauerstoffmangel nach initialer Frequenzsteigerung zum Frequenzabfall. Abhängig von der Gesamtdauer des O_2-Mangels wird eine Dezeleration oder bei länger bestehendem O_2-Mangel eine Bradykardie entstehen:

Hypoxie-Bradykardie

Ein kombiniertes Auftreten von Hypoxie-Bradykardie und silenter Oszillation zeigt eine für das Kind besonders bedrohliche Situation an. Tritt diese Bradykardieform in der Preßperiode auf, bezeichnet man sie oft als **terminale Bradykardie.**

Bei einer Hypoxie-Bradykardie in der Eröffnungsperiode oder der frühen Austreibungsperiode sollte sofort eine **Tokolyse** begonnen werden (s. S. 280). Gleichzeitig sollten eine **Fetalblutanalyse** entnommen und vorsorglich bei trotz Tokolyse länger als 3 min anhaltender Bradykardie ein Operationsteam zusammengerufen werden **(Sektioalarm!).** Bei raschem Abfall der pH-Werte ist die sofortige Schnittentbindung indiziert (s. S. 275). Beim Anstieg der pH-Werte kann abgewartet werden. Die terminale Bradykardie stellt immer eine Indikation zur schnellen Geburtsbeendigung dar.

Frühe Dezelerationen

Frühe Dezelerationen sind Folge einer geburtsmechanisch bedingten (Kopfkompression!) kurzfristigen Ischämie des fetalen Gehirns, die zu einem Überwiegen des Vagotonus führt. Die Häufigkeit wird mit etwa 10% angegeben, wobei bei offener Fruchtblase eine größere Häufigkeit beobachtet wurde. Ihr Auftreten bedarf bei sonst normalen Herzfrequenzmustern keiner weiteren Abklärung und Konsequenzen.

Variable Dezelerationen

Ihre Ursachen haben variable Dezelerationen in **umbilikoplazentaren Zirkulationsstörungen.** Dabei liegt die Störung entweder im Bereich des plazentaren Kapillargebietes oder im Verlauf der Nabelschnur. Variable Dezelerationen sind etwa bei jeder zweiten Geburt zu registrieren. KUBLI hat sie nach der **Amplitude** des Frequenzabfalles und ihrer **Dauer** in drei **Schweregrade** (leicht, mittelschwer, schwer) eingeteilt und zu pH-Werten des fetalen Blutes korreliert. Leichte variable Dezelerationen sollen in der Regel mit normalen pH-Werten einhergehen, mittelschwere und schwere aber mit statistisch signifikantem pH-Abfall.

Eine besondere prognostische Bedeutung besitzt das Auftreten **ungünstiger Zusatzkriterien** (Abb. 135).

Beim Auftreten von variablen Dezelerationen gelten folgende klinische Richtlinien:
- Zuerst sollte ein **Lagewechsel** der Mutter versucht werden, der häufig zur Normalisierung der Nabelschnurdurchblutung und damit zur Besserung des Herzfrequenzmusters führt.
- Bleiben trotz des Lagewechsels variable Dezelerationen bestehen, sollte der Versuch der intravenösen **Wehenhemmung** unternommen werden.

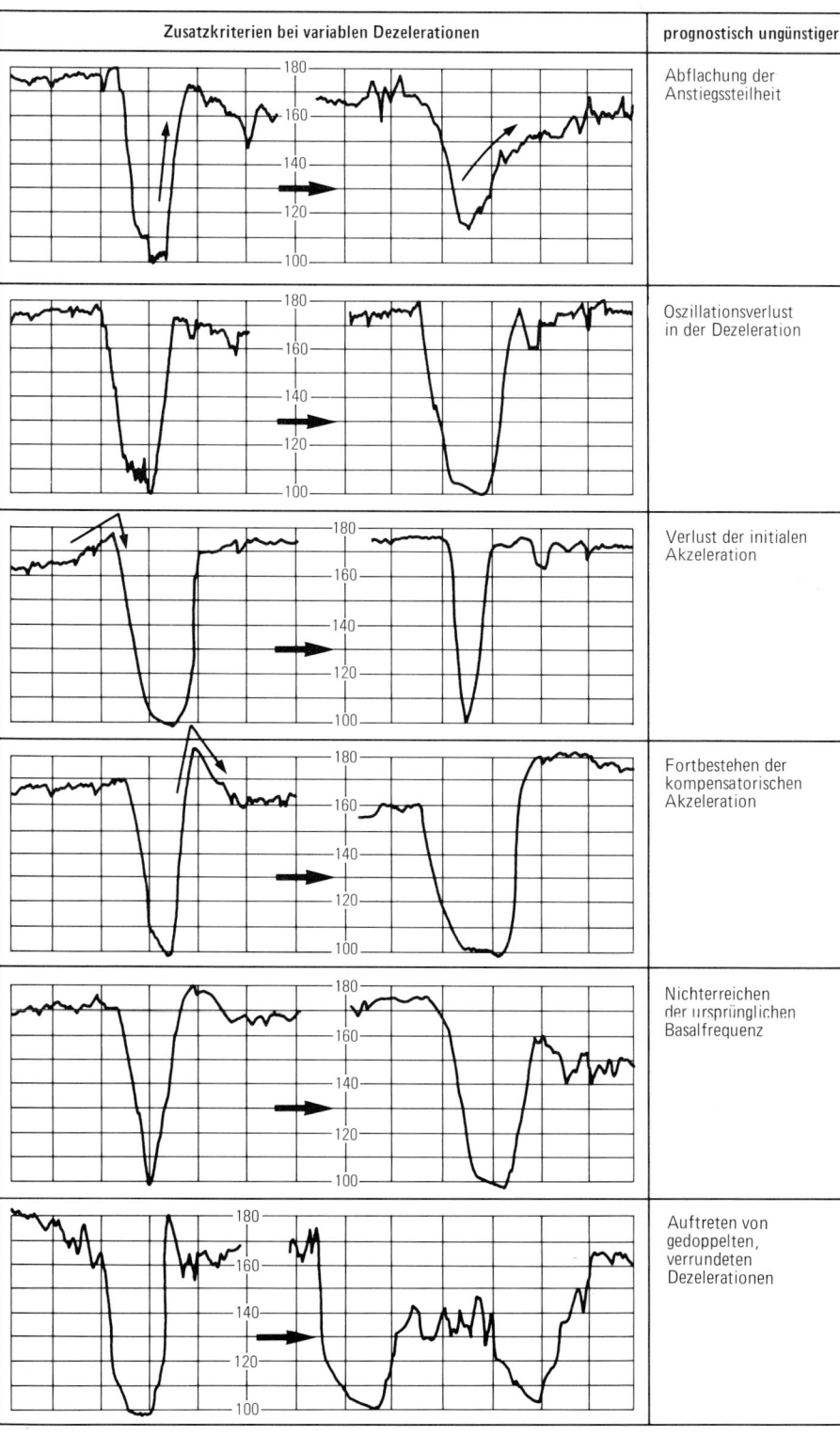

> **Intravenöse Fenoterol-Infusion** bei hypoxie-suspekten Herzfrequenzmustern
> **Dosierung:** 4 Amp. Partusisten® = 2 mg Fenoterol auf 500 ml Elektrolytlösung
> (z. B. Ionosteril®)
> **Infusionsgeschwindigkeit:** 20 Tropfen/min bis zum Sistieren oder bis zum deutlichen Abschwächen der Wehentätigkeit.

- Nehmen die variablen Dezelerationen trotz der Tokolyse zu, so muß eine **Fetalblutanalyse** (s. S. 226) durchgeführt werden, deren Ergebnis über das geburtshilfliche Vorgehen entscheidet.

Späte Dezelerationen

Späte Dezelerationen kommen während der Geburt selten vor (etwa 5%) und **zeigen am ehesten eine hypoxische Gefährdung des Feten an,** wobei ein Zusammenhang zwischen pH-Wert und Schweregrad der Dezeleration besteht. Trotz der statistischen Zunahme der Azidität des fetalen Blutes in Abhängigkeit von der Anzahl der späten Dezelerationen empfiehlt sich, in der Eröffnungsperiode und frühen Austreibungsperiode das weitere Vorgehen von dem **Ergebnis der Fetalblutanalyse** abhängig zu machen. In der Preßperiode kann das Auftreten von späten Dezelerationen eine baldige operative Geburtsbeendigung indizieren.

Tachykardie

Ein während der Geburt langsam zunehmender Anstieg der Grundfrequenz ist häufig bei **Fieber der Mutter** oder durch pharmakologische Ursachen zu beobachten. Außerdem kann eine im Verlauf der Geburt entstehende Tachykardie Symptom einer **passageren fetalen Hypoxie** sein. Die Tachykardie beweist in diesen Fällen die Kompensationsfähigkeit des fetalen Herz-Kreislaufsystems.

Akzelerationen

Wehenunabhängige Akzelerationen kommen während der Geburt vor allem im Zusammenhang mit fetalen Bewegungen, Berührung des Feten bei der vaginalen Untersuchung, Blaseneröffnung, Anlegen der Skalpelektrode oder einer Fetalblutentnahme vor; sie sind prognostisch günstig.

Wehenabhängige Akzelerationen können Ausdruck einer wehensynchronen, uteroplazentaren Minderdurchblutung oder einer Nabelschnurkompression sein, bei

---

Abb. 135 Zusatzkriterien zur Beurteilung der klinischen Bedeutung variabler Dezelerationen. Die prognostisch günstiger zu beurteilenden Herzfrequenzmuster sind links, die prognostisch ungünstiger zu bewertenden Veränderungen rechts dargestellt (nach W. M. FISCHER).

der lediglich die Vena umbilicalis betroffen ist. **Vor allem bei der Nabelschnurkompression können sie ein sehr frühes Zeichen einer später beginnenden fetalen Gefährdung sein.**

Oszillationsamplitude und -frequenz
Oszillationsamplitude und -frequenz haben für die Überwachung des Feten während der Geburt nur eine nachgeordnete Bedeutung. Es ist wichtig, auf die Tatsache der Verringerung der Amplitude und die Verminderung der Frequenz als Folge von Gaben von Analgetika, Sedativa sowie parasympathisch oder sympathisch wirkenden Medikamenten hinzuweisen. Dennoch muß der **silente** Oszillationstyp nach Ausschluß eines Schlafzustandes oder einer Medikamentenwirkung als Warnsymptom gelten.

In Verbindung mit anderen suspekten CTG-Veränderungen kann die **Verminderung von Oszillationsamplitude und -frequenz ein Hinweis auf eine Gefährdung des Feten** geben. Dabei gilt als besonders ungünstig:
- **Tachykardie und Oszillationsverlust**
- **Bradykardie und Oszillationsverlust**
- **Oszillationsverlust im Dezelerationstief**

7.9 Geburtsleitung

Leitung der Eröffnungsperiode (EP)

Die Eröffnungsperiode beginnt mit den ersten **regelmäßigen** Wehen, den Eröffnungs- oder Geburtswehen, und ist beendet, wenn der äußere Muttermund völlig eröffnet ist. Die

Kennzeichen der Eröffnungswehen:
- die **Häufigkeit** beträgt in der halben Stunde über 2–3 Wehen;
- dieser **Rhythmus** muß **andauern;**
- eine **Erweiterung des Halskanals** muß nachweisbar sein;
- sie sind (bes. bei Erstgebärenden) meist sehr **schmerzhaft**. Der Eröffnungswehenschmerz ist ein Muttermund-Dehnungsschmerz und – wahrscheinlich wichtiger – ein Korpusschmerz.

Wirkung der Eröffnungswehen:
- Sie eröffnen den Zervikalkanal bis auf Kopfdurchgängigkeit,
- sie treiben den Kopf bei Erstgebärenden immer, bei Mehrgebärenden in der Regel bis auf den Beckenboden.

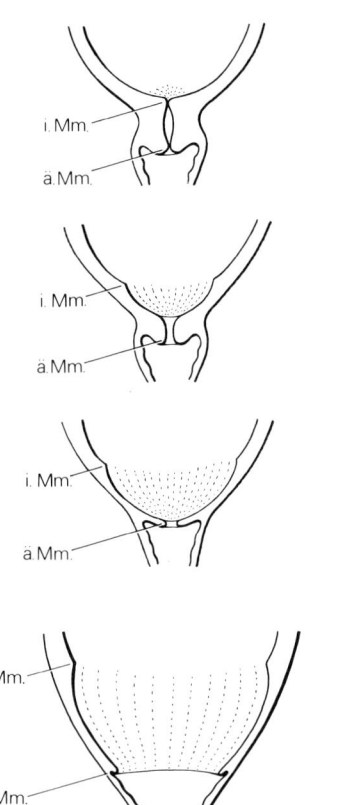 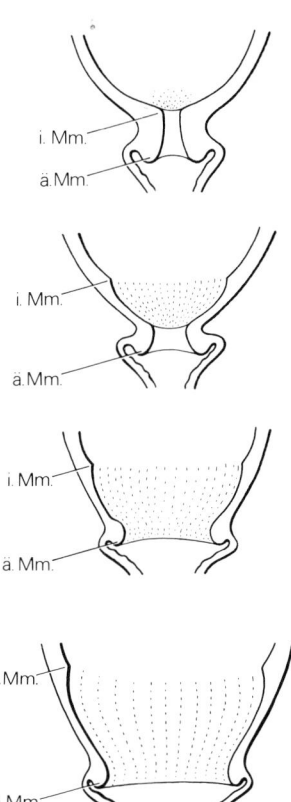

Abb. 136 Eröffnung des Halskanals bei der **Erst**gebärenden. Die Eröffnung beginnt am inneren Mm (i. Mm.) und schreitet dann allmählich in Richtung auf den äußeren Mm (ä. Mm.) fort.

Abb. 137 Eröffnung des Halskanals bei der **Mehr**gebärenden. Der Halskanal wird in allen Teilen gleichzeitig auseinandergezogen.

Die Art der Eröffnung des Halskanals ist bei Erst- und Mehrgebärenden sehr verschieden. Bei **Erst**gebärenden (Abb. 136) beginnt die Eröffnung am inneren Muttermund und schreitet dann allmählich in Richtung auf den äußeren Mm fort, der während der ganzen Zeit der Eröffnung des Halskanals zunächst verschlossen bleibt. Erst dann, wenn der ganze Halskanal völlig entfaltet ist, gibt auch der Ring des äußeren Muttermundes dem Zug der Zervixwände nach und öffnet sich über dem andrängenden vorangehenden Kindsteil. Ganz anders bei **Mehr**gebärenden (Abb. 137). Bei ihnen ist der äußere Mm normalerweise schon in den letzten Wochen der Schwangerschaft für einen oder sogar für 2 Finger durchgängig. Beginnt jetzt unter Einwirkung der Eröffnungswehen die Entfaltung des Halskanals vom inneren Mm aus, so weicht der schon geöffnete Rand des äußeren Mm gleichzeitig mit auseinander. Bei Mehrgebärenden geht also der Halskanal in allen Teilen gleichzeitig auseinander. Ist der innere Mm bei Mehrgebärenden völlig eröffnet, dann ist auch der äußere Mm vollständig oder bis auf einen schmalen Saum verstrichen.

Lagerung: Schematische Forderungen über den Zeitpunkt der Lagerung in Abhängigkeit vom Blasensprung, von der Wehentätigkeit oder vom Geburtsfortschritt sind heute durch folgende Regeln ersetzt worden:

- Das Kind einer Frau mit **regelmäßiger Wehentätigkeit** muß fortlaufend überwacht werden.

  Die Art dieser fortlaufenden Überwachung hängt von den technischen Möglichkeiten ab; beispielsweise ist eine Methode, die sowohl das Herumlaufen der Kreißenden und die fortlaufende Kontrolle der Herztöne ermöglicht, die Telemetrie des CTG (drahtlose Übertragung von kindlicher Herzfrequenz und Wehentätigkeit mit Hilfe von Sender und Empfänger).

- Bei auffälligen Herzfrequenzmustern müssen weitere **Maßnahmen diagnostischer oder therapeutischer Art** (Fetalblutanalyse, Tokolyse u.a.) ergriffen werden, die dann häufig das Aufsuchen des Bettes erfordern.

  Das **Herumlaufen** in der Eröffnungsperiode ist unter der Voraussetzung der lückenlosen Überwachung ohne **Nachteile**. Manche Frauen empfinden dabei die Wehen erträglicher. Wenn die Wehen kräftiger werden, etwa in der späten Eröffnungsperiode, wünschen Kreißende häufig, das Bett aufzusuchen. Wenige Frauen laufen bis zur Vollständigkeit des Muttermundes herum.

  Ob die aufrechte Position in der Eröffnungsperiode viele **Vorteile** hat (kürzere Geburtsdauer, geringere Zahl an operativen Entbindungen u. ä.), wird in der Literatur kontrovers diskutiert. Man sollte unter den genannten Vorbedingungen daher den Wünschen der Kreißenden versuchen nachzukommen.

  In den meisten Fällen, in denen die Kreißende das Bett aufgesucht hat, wird man während der Eröffnungsperiode – zur Vermeidung des Vena cava-Syndroms – die **linke Seitenlage** empfehlen, jedoch kann die Kreißende auch die Rückenlage oder eine sitzende Position einnehmen.

  Darüber hinaus ist die Beachtung der allgemeinen Lagerungsregel günstig:

- **Allgemeine Lagerungsregel (I):** Man lagert die Kreißende auf die Seite, auf der derjenige Teil des Kopfes liegt, der die Führung übernehmen soll, der also tiefer treten und sich nach vorn drehen soll.

Man kann also auch kürzer sagen:

Allgemeine Lagerungsregel (II)
Man lagert die Frau stets auf die Seite der Stelle des Kopfes, die zur Leitstelle werden soll!

Beispiele: Lagerung
  I. HHL (kleine Fontanelle links vorn):   auf die linke Seite
 II. HHL (kleine Fontanelle rechts vorn):   auf die rechte Seite
Kopf auf die linke Darmbeinschaufel abgewichen: auf die linke Seite usw.

Über den Wirkungsmechanismus der Seitenlagerung s. S. 288.
Blasensprung: Bei regelrechtem Verlauf springt die Fruchtblase am Ende der Eröffnungsperiode, wenn der Muttermund vollständig eröffnet ist = rechtzeitiger Blasensprung.
Arten des Fruchtblasensprungs:

- **Vorzeitiger Blasensprung:** Blasensprung vor Beginn der Eröffnungsperiode.
  Merke: Die Gefahr des vorzeitigen Blasensprunges besteht in der **aufsteigenden Infektion** mit **Fieber** unter der Geburt oder im Wochenbett (aszendierende Infektion), s. S. 133.
- **Frühzeitiger Blasensprung:** Blasensprung während der Eröffnungsperiode.
- **Rechtzeitiger Blasensprung:** Blasensprung bei vollständiger Eröffnung des Muttermundes.
- **Verspäteter Blasensprung:** Blasensprung einige Zeit nach der vollständigen Eröffnung des Muttermundes.
- **Hoher Blasensprung:** Blasensprung oberhalb des Muttermundbereiches, wobei der untere Blasenpol erhalten bleibt.
- **Doppelter Blasensprung:** = zweizeitiger Blasensprung: Nachdem zunächst ein hoher Blasensprung erfolgte, springt die Blase danach noch ein zweites Mal im Bereich des Muttermundes.
- **Falscher Blasensprung:** Erguß einer Flüssigkeit, die sich zwischen Amnion und Chorion oder zwischen Chorion und Dezidua angesammelt hat (nie mehr als 1–2 Eßlöffel).

Wird die Blase in der Vulva sichtbar, so wird sie gesprengt (Anreißen mit **steriler** Kugelzange oder chirurgischer Pinzette). Auch die Hebamme darf unter diesen Umständen die Blase sprengen.

Nach erfolgtem Blasensprung: sofortige Kontrolle der HT!

Insbesondere ist auf die Menge und Farbe des abfließenden Fruchtwassers zu achten.

Beim Blasensprung ist stets an die Möglichkeit des **Nabelschnurvorfalls** zu denken (s. S. 411), besonders dann, **wenn unmittelbar nach dem Blasensprung oder auch einige Zeit danach die Herztöne schlecht werden.** Bei dringendem Verdacht auf Nabelschnurvorfall muß sofort **vaginal** untersucht werden. Behandlung des Nabelschnurvorfalls s. S. 414.

Die Hebamme hat ihr Augenmerk bes. auch auf die **Harnblase** zu richten. Der Kreißenden muß in kurzen Abständen der Schieber gereicht und sie zum Wasserlassen aufgefordert werden, denn: volle Blase = Wehenbremse.

Im übrigen besteht die Hauptaufgabe des während der Eröffnungsperiode hinzugezogenen Arztes darin, daß er kontrolliert:
- die **Herztöne** (s. S. 224) bzw. das **Kardiotokogramm** (s. S. 231),
- die **Muttermundsweite** (s. S. 204),
- den **Höhenstand des Kopfes** (Steißes) im Geburtskanal (s. S. 216), seine Einstellung, Haltung und sein Tiefertreten,

7 Normale Geburt

- die **Wehen** (s. S. 189),
- das **Fruchtwasser** (s. S. 225).

Grundregel für das Abhören der Herztöne in der Eröffnungsperiode: Die Herztöne sind in der Eröffnungsperiode mindestens alle 10-15 Minuten, sofort nach Blasensprung und bei besonders starken und häufigen Wehen nach jeder Wehe abzuhören.

Bekämpfung des Geburtsschmerzes

Der Geburtsschmerz hat insofern eine Bedeutung, als er der Frau den Beginn der Geburt anzeigt und sie dazu veranlaßt, Maßnahmen für die Versorgung des Kindes zu treffen. Darüber hinaus hat er keine regulierende Bedeutung bis vielleicht auf die Austreibungsperiode, wo er das allzu schnelle Herauspressen des Kindes verhindert und damit die Rißgefahr vermindert. Jedoch macht die sorgfältige Betreuung von Arzt und Hebamme den Regulationsmechanismus beim Durchtritt weitgehend überflüssig. Im großen und ganzen kann man sagen, daß die Minderung des Geburtsschmerzes für den Geburtsablauf nicht nachteilig sein kann. Es ist daher eine anerkannte Aufgabe eines jeden Geburtshelfers, der gebärenden Frau nicht nur die Angst vor der Geburt („Erwartungsangst") und die Verkrampfung zu nehmen (siehe **Psychoprophylaxe**), sondern auch den Wehenschmerz unter der Geburt weitgehend zu mindern (siehe **Schmerzlinderung**). Die Grenzen der Schmerzlinderung liegen da, wo sie mit Gefahren für Mutter und Kind verbunden sind.

Psychoprophylaxe

Auf die Bedeutung der **Entspannung** hat READ (1933) hingewiesen. Nach READ empfindet die Kreißende den Schmerz deswegen besonders stark, weil sie auf Grund falscher Einstellung Angst vor den Geburtsvorgängen hat. **Angst bewirkt Spasmen, und Spasmen erzeugen Schmerzen.** Es kommt darauf an, das Auftreten dieses „Angst-Spasmus-Schmerz"-Syndroms zu verhindern. Dieses Ziel wird mit mehr oder weniger gutem Erfolg erreicht durch
systematische Vorbereitung der Schwangeren,
die in einer Kombination von Aufklärung, Gymnastik, Entspannungsübungen und Atemtechnik besteht.

- **Aufklärung:** Ein bis zwei Vorträge über die normale Geburt und den Sinn der Prophylaxe. Vorführung von Filmen. Vorstellung von entbundenen Frauen, die über gute Erfahrungen berichten können. Aussprache mit den Schwangeren, Beantwortung von Fragen.
  Man hüte sich vor übertriebenen Versprechungen über die Leistung der psychoprophylaktischen Methode. **Ziel:**
  1. Befreiung von der Angst, 2. der Frau klarmachen, **daß** und **wie** sie während der Geburt mithelfen kann (richtige Verarbeitung der Wehen).

- **Schwangerengymnastik,** insbes. Lockerungsübungen. **Ziel:** Verbesserung der Muskelkontrolle, so daß eine Entspannung leicht zustande gebracht werden kann. Während der ganzen Zeit der Schwangerschaft durchzuführen.

Kontraindikationen: Frauen, die zu **Aborten** und **Frühgeburten** neigen!
Ferner zu beachten: **Hochschwangere** dürfen keine anstrengenden Übungen machen.

- **Entspannungsübungen** auf der Grundlage des **autogenen Trainings** (I. H. SCHULTZ) mit einer auf die Geburt hinzielenden Methodik.
- **Atemtechnik: a) Eröffnungsperiode:** bis Mm 4 cm: lockere, tiefe Atmung, mit Bauchatmung in der Wehenpause. Mm 5–10 cm: 4 sec. einatmen, 12–15 sec. locker ausatmen. Während der Wehe **völlige Entspannung,** wie sie vorher geübt wurde, mit einer gewissen Konzentration auf die Atemtechnik.
b) Austreibungsperiode: Das Pressen in Rücken- und Seitenlage wird nur vorgemacht, aber **nicht von den Schwangeren geübt.** Man kann aber die Frauen in Rückenlage mit **leicht** angezogenen Beinen (Hände in den Kniekehlen) tief einatmen und die Luft möglichst lange anhalten lassen. Übung der Hechelatmung für das Kopfdurchschneiden.

Die ganze Vorbereitung der Schwangeren hat aber keinen Sinn, wenn der Ort der Handlung, der **Kreißsaal,** nicht **geistig saniert** ist. Schreiende Hebammen und schimpfende Ärzte können in Minuten alles zerstören, was in Monaten mühsam aufgebaut worden ist. Eine überanstrengte, nervöse Hebamme, die eine neu in den Kreißsaal eintretende Kreißende mit den Worten empfängt: „Na, Sie haben mir gerade noch gefehlt", hat die ganze Vorbereitung ruiniert.

Man bereite die Frauen darauf vor, daß die Wehen trotz Psychoprophylaxe möglicherweise unerträglich werden, daß trotz aller guten Absichten eine medikamentöse Schmerzlinderung (z. B. auch zur Sektio) notwendig wird. Manche Frauen haben ein Gefühl des Versagens, da sie eine „natürliche Entbindung nicht geschafft" haben. Versagt hat dann nicht die Kreißende, sondern die psychoprophylaktische Lehrerin.

Man kläre die Frauen auf:

Je erfolgreicher die psychoprophylaktische Vorbereitung ist, um so geringer wird der Verbrauch an schmerzlindernden Medikamenten sein.

Im Zusammenhang mit der Psychoprophylaxe werden heute immer die Namen LEBOYER und LAMAZE genannt.

Die „gewaltfreie Geburt" nach LEBOYER dient nicht der Erleichterung der Geburt für die Mutter, sondern richtet sich ausgesprochen an das Kind während und unmittelbar nach der Geburt. Die Denkanstöße von LEBOYER sind von vielen Geburtshelfern aufgenommen worden, eine ruhige Atmosphäre im Kreißsaal, gedämpftes Licht am Kreißbett und die mögliche Förderung der Mutter-Kind-Einheit auch schon im Kreißsaal sind sicherlich Folgen dieser Überlegungen.

Die **positive Konditionierung nach** LAMAZE sind in ursprünglicher oder abgewandelter Form heute Inhalt vieler psychoprophylaktischer Unterrichtsstunden. Entspannung und Konzentration auf Atemübungen unter Einbeziehung einer Bezugsperson (Partner) ermöglichen Ablenkung vom Schmerz.

Medikamentöse Schmerzlinderung
Hier sind zuerst die morphinartig wirkenden Analgetika zu nennen:
50 mg Pethidin (Dolantin®) i. m. bei regelmäßiger Wehentätigkeit, evtl. Wiederholung nach 4 Stunden; die Menge von 100 mg sollte nicht überschritten werden.

Sicherlich ist Pethidin ein gutes Analgetikum und Spasmolytikum, jedoch ist über Azidosen des Feten nach Pethidingaben und über Atemdepressionen Neugeborener berichtet worden.

Leitungsanästhesie: Aufgabe der Leitungsanästhesie ist die periphere Blockade der Schmerzleitung; heute am meisten verbreitet sind die
- kontinuierliche lumbale Periduralanästhesie
- Pudendusanästhesie.

Die **kontinuierliche lumbale Periduralanästhesie (PDA)** wird durch Punktion intervertebral zwischen L_3 und L_4 oder L_2 und L_3 und Einführen eines Periduralkatheters angelegt. Nach Gabe eines Anästhetikums (z. B. 10 ml 0,25% Bupivacain (Carbostesin®)) ist eine vollständige Beseitigung der Schmerzen möglich, auch bei vaginalen Eingriffen oder bei abdominaler Schnittentbindung (Dosierung z. B. 15 ml 0,5% Carbostesin®).

Kontraindikationen für die PDA:
- Erkrankungen des zentralen Nervensystems, besonders neurologische Erkrankungen
- Infektionen an der Punktionsstelle
- Gerinnungsstörungen
- Allergie gegen Lokalanästhetika
- schwere Hypotonie u. a.

Indikationen für die PDA:
- **Schmerzlinderung**
- **protrahierter Geburtsverlauf** infolge zervikaler Dystokie
- Anästhesie für **vaginale Eingriffe** (VE, Zange, Nachtastung u. a.) bzw. für **abdominale Schnittentbindung**
- **Hypertonie**
- Verbesserung der plazentaren Perfusion bei EPH-Gestose
- Zwillingsgeburt
- Beckenendlagengeburt
- Frühgeburt

Pudendusanästhesie

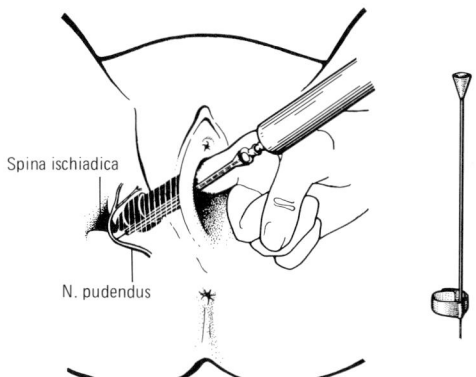

Abb. 138 Vaginale Pudendusanästhesie. Von der Scheide aus werden beidseits 10 ml einer 1‰igen Mepivacainlösung (Scandicain®) 1 cm kaudalwärts = vulvawärts von der Spina ischiadica, d. h. unmittelbar unterhalb des die Spina tastenden Fingers mit einer langen Kanüle in das lockere Gewebe injiziert. Vor jeder Injektion muß aspiriert werden, um intravasale Injektion auszuschließen. Gut geeignete Methode für die Spontangeburt sowie für Zangen- und Vakuumentbindung, Episiotomie und Dammnaht.

Leitung der Austreibungsperiode (AP)

Die AP beginnt mit der vollständigen Eröffnung des äußeren Muttermundes und endet mit der Geburt des Kindes. Der letzte Teil der AP, die **Preßperiode**, ist dadurch gekennzeichnet, daß die Geburtsarbeit von jetzt ab nicht mehr allein von den **uterinen** Wehen (glatte Muskulatur des Corpus uteri) geleistet wird, sondern die **Rumpf- (oder „Bauch"-)presse** (quergestreifte Muskulatur des Rumpfes, Defäkationsmuskulatur) mit zu Hilfe („Hilfsmotor) genommen wird **(= Preßwehen, Austreibungswehen).**

Am Ende der EP hat der vorangehende Teil (Kopf, Steiß) schon von den oberen Teilen des weichen Geburtskanals, nämlich vom unteren Uterinsegment und vom Zervikalkanal, Besitz ergriffen. In der AP wird der vorangehende Teil aus diesen oberen Abschnitten des Weichteilrohres in und durch die unteren (Scheide, Beckenboden, Damm, Vulva = Weichteilansatzrohr) hinein- und hindurchgepreßt, wobei diese Teile zugleich entsprechend gedehnt werden.

Wirkung der Preßwehen:
- Herauspressen des auf Beckenboden stehenden Kopfes im Bogen um die Symphyse herum. Dabei und dadurch
- Weitung des Weichteilansatzrohres (s. o.) auf Kopfdurchgängigkeit.

Auslösung der Preßwehen: Die Preßwehen können, solange der Kopf noch nicht auf BB steht, **willkürlich** in Gang gesetzt werden. Beim Tiefertreten des Kopfes werden sie aber **reflektorisch** über spinale Nervenbahnen ausgelöst, sind also dem

Willen der Kreißenden entzogen. Das Mitpressen wird zu einem unwiderstehlichen Zwang. Die Preßwehen werden von Mal zu Mal stärker, schließlich preßt die Gebärende mit allergrößtem Kraftaufwand unter Mitwirkung der gesamten Körpermuskulatur, so daß der ganze Körper zittert **(Schüttelwehen)**.

Nicht zu früh mitpressen lassen! Nicht pressen lassen, bevor der unwillkürliche Reiz dazu da ist. Hebammenfrage: Drückt es schon auf den Darm?

Wichtige Vorbedingungen zum Mitpressen:
- Der **Muttermund** muß vollständig eröffnet,
- die **Blase** gesprungen sein,
- der **Kopf** muß möglichst tief, am besten auf Beckenboden stehen (Handgriffe S. 219),
- die **Pfeilnaht** soll möglichst im geraden Durchmesser stehen. Besonders Mehrgebärende wollen gern zu früh mitpressen. Das zu frühe Mitpressen ist nicht sinnvoll.

Schädliche Folgen des zu frühen Mitpressens:
Die Rotation des Kopfes wird behindert (Geburtsverzögerung, evtl. tiefer Querstand!),
die Kreißende ermüdet unnötig,
„spontaner" Zervixriß (sehr selten),
Einklemmung einer Muttermundlippe.

Sobald die **Preßwehen** beginnen, ändert die Kreißende unwillkürlich ihre Lage; die Knie werden gebeugt, die Beine angezogen und in das Bett gestemmt.

Jeder Erfahrene im Kreißsaal weiß:

Die Wirkungsweise der Preßwehen hängt in hohem Maße von der richtigen **Anleitung** und der **aktiven Mitarbeit der Kreißenden** ab. Eine gute Hebamme erkennt man an der Art, wie sie die Kreißende zum Pressen **anleitet,** und **wie sie mit ihr preßt.**

Für die richtige und vollständige Ausnutzung der Preßwehen sind 3 Dinge wesentlich:
- die richtige **Lagerung** zum Pressen,
- das richtige **Ansetzen** der Preßwehen,
- das richtige **Verarbeiten** der Preßwehen.

Die richtige Lagerung

Der Austrittsmechanismus läuft um so leichter ab, je flacher die Geburtslinie ist, um so erschwerter, je mehr sie außer den physiologischen noch andere, durch falsche Lagerung verursachte Biegungen aufweist. Um eine möglichst flache Geburtslinie zu erreichen, muß während der ganzen Preßperiode dafür gesorgt werden, daß die **Kreuzgegend** der Kreißenden dem Gebärbett so **flach und so fest wie**

7.9 Geburtsleitung   245

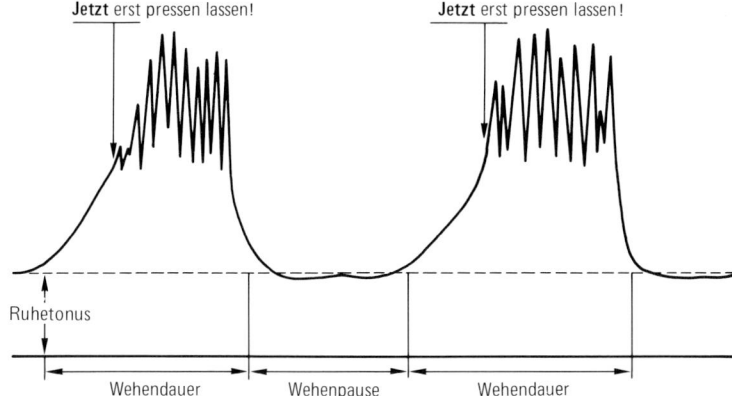

Abb. 139   Das richtige Ansetzen der Preßwehe. Der Pfeil (↓) bedeutet: Jetzt erst mitpressen lassen.

möglich aufliegt, daß die Kreißende vor allem **kein hohles Kreuz** macht. Die Beine dürfen nicht zu stark abgewinkelt und auch nicht zu stark angezogen werden.

Steht der Kopf mit nur wenig schräg verlaufender Pfeilnaht auf BB und besteht Preßdrang, so kann man oft mit gutem Erfolg in **Seitenlagerung** (S. 288) pressen lassen.

Das richtige Ansetzen der Preßwehen
Die Kraft, mit der sich die Preßwehe auswirkt, hängt wesentlich von dem Zeitpunkt ab, in dem sie der ablaufenden uterinen Wehe als wirksame Zusatzkraft hinzugefügt wird. Am günstigsten ist es, erst den Höhepunkt (Akme, s. S. 190) der uterinen Wehe abzuwarten, um dann die Preßwehe anzusetzen (Pfeil in Abb. 139). Die meisten Kreißenden machen das unbewußt richtig, man sagt, sie nutzen die Wehe richtig aus. Andere pressen zu früh und müssen entsprechend belehrt werden.

Die Wehe ausnutzen heißt: Nicht eher mitpressen lassen, bis die uterine Wehe nach kurzem Anlauf ihren Höhepunkt erreicht hat.

Das richtige Verarbeiten der Preßwehen
Sobald die Preßwehen beginnen, ändert die in Rückenlage liegende Kreißende unwillkürlich die Haltung ihrer Beine: Die Knie werden gebeugt, die Beine angezogen und fest ins Bett gestemmt. Die Kreißende hat das richtige Gefühl, die Preßwehen in dieser Stellung besser verarbeiten zu können. Das Pressen wird erleichtert, wenn man der Frau eine Handhabe zum Ziehen gibt (Abb. 140).

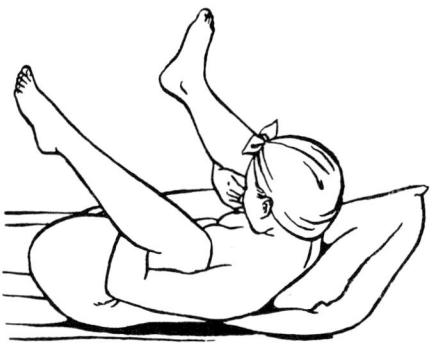
Abb. 140   Pressen ohne Hilfsperson.

Außerordentlich wichtig ist die **richtige Atemtechnik**: Im Beginn der Wehe zunächst nur tief Luft holen lassen, dann auf der Höhe der Wehe den Atem anhalten, den Mund schließen und, anstatt auszuatmen, bei tiefgebeugtem Kopf (Kinn auf die Brust!) mit aller Kraft (so wie bei „schwerem Stuhlgang") mitpressen lassen.

Diese Maßnahmen haben den Zweck, den Bauchraum zu verkleinern und der Frau einen festen Widerstand zu geben, gegen den sie arbeiten kann. Wichtig ist richtige **Belehrung**! Es ist Sache der (guten) Hebamme, der Frau das „richtige" Mitpressen beizubringen, sie nicht schreien oder bei nicht gebeugtem Kopf mitpressen zu lassen, sondern sie zu lehren, die Wehe richtig auszunutzen und nicht früher mitzupressen, bis die uterine Wehe ihren Höhepunkt erreicht hat (s. S. 245).

Für das Kind ist die Austreibungsperiode eine gefährliche Zeit. Jetzt ist die **Kardiotokographie besonders wichtig**; wird diese nicht durchgeführt, so gilt als Regel für das Abhören der Herztöne: **In der Austreibungsperiode müssen die HT nach jeder Wehe abgehört werden, bis der Kopf vollständig geboren ist.**

Auch für die **Mutter** ist die Austreibungsperiode diejenige Geburtsphase, in der ihr besondere Gefahren drohen; vor allem kann sich jetzt nach dem Blasensprung die aufsteigende Infektion bemerkbar machen. Daher:

In der Austreibungsperiode muß die Temperatur kontrolliert werden!

Ist die Austreibungsperiode verzögert, so ist mindestens jede Stunde zu messen. Temperaturen von 37,3°–37,5° (axillar) sind **physiologisch**. Merke:

Temperaturen von 38° und darüber sind ausnahmslos pathologisch!

Von praktischer Bedeutung ist in der Austreibungsperiode die Beobachtung der **Geburtsgeschwulst**. Zu ihrer Ausbildung kommt es so gut wie immer erst nach dem Blasensprung. Am Kopf wird sie als

Kopfgeschwulst (Caput succedaneum)

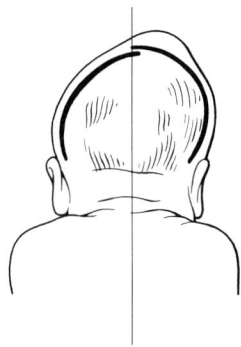 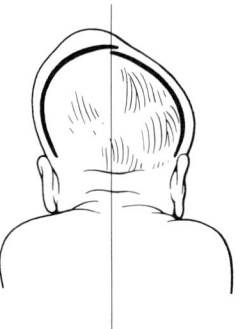

Abb. 141 Konfiguration des Kopfes und Ausbildung der Kopfgeschwulst **I**. Schädellage: **Unter**schiebung des **linken** Scheitelbeins **unter** das **rechte**.

Abb. 142 Konfiguration des Kopfes und Ausbildung der Kopfgeschwulst **II**. Schädellage: **Unter**schiebung des **rechten** Scheitelbeins **unter** das **linke**.

bezeichnet. Der Wegfall der Blase führt dazu, daß der Kopf jetzt von den Weichteilen des Geburtskanals umschnürt wird. Dabei treten sehr erhebliche und einander entgegenwirkende Kräfte auf: Der Kopf wird vulvawärts gepreßt, der den Kopf umschnürende Muttermundsaum wirkt dem entgegen, bremst den Kopf ab, verlangsamt also sein Tiefertreten.

Da der Kopf – grob gesagt – Eiform hat, liegen ihm die Weichteile nur in Form eines etwa 1–1½ Querfinger breiten Gürtels, des sog. Berührungsgürtels, an. Der Wirkung nach bezeichnet man diesen schnürenden Weichteilring als

zirkulären Schnürring.

Durch ihn wird der Kopf an seiner ganzen Rundung stark zusammengepreßt, was drei Folgen hat:
1. Die Scheitelbeine, die bisher nebeneinander lagen, **werden übereinandergeschoben,** und zwar wird

bei **I**. HHL das **linke** Scheitelbein **unter** das **rechte** (Abb. 141) und
bei **II**. HHL das **rechte** Scheitelbein **unter** das **linke** (Abb. 142) geschoben
(„unter" immer vom **Kind** aus betrachtet!).

Da bei der I. HHL das rechte Scheitelbein und bei der II. HHL das linke Scheitelbein vorn und damit etwas tiefer, also in Führung, steht, so kann man auch allgemein sagen, daß stets **das hinten und etwas höher liegende Scheitelbein unter das vorn und tiefer stehende Scheitelbein geschoben wird;** oder, daß das, was einmal vorn (und in Führung) war, auch vorn und in Führung bleibt.

Die unterhalb des schnürenden Weichteilringes liegende Kopfpartie steht unter einem wesentlich geringeren Druck als der oberhalb des Schnürringes gelegene übrige Kopf. In der Zone niederen Druckes, also an der in die Scheide geborenen

Kopfkalotte, kommt es zu zwei auffallenden Veränderungen, den Folgen 2 und 3 der zirkulären Umschnürung.

2. Die Fältelung der Haut. Die Haut wird unterhalb des Schnürringes zusammengeschoben, sie wirft sich und bildet Falten.

3. Ausbildung der Kopfgeschwulst. Unterhalb des Schnürringes kommt es im Bereich der Kopfschwarte zu einer Abklemmung der Venen, während der Druck des Schnürringes nicht ausreicht, die Arterien ganz abzudrücken. Die Folge ist eine **venöse Stauung,** also eine venöse **Hyperämie** mit nachfolgender **seröser Ausschwitzung** in dem Teil der Kopfschwarte, der unterhalb des Schnürringes frei in die Scheide ragt. Das ist zugleich die tiefste Stelle des vorangehenden Teils, also die Leitstelle. Der Austritt von Serum ins Gewebe, der bei langer Geburtsdauer auch noch mit Gewebszerreißungen, also Blutungen ins Gewebe, verbunden ist, führt zu einer kappenförmigen Anschwellung, der Kopfgeschwulst.

Kopfgeschwulst = kappenförmige Anschwellung der Leitstelle infolge seröser (und blutiger) Durchtränkung des lockeren Gewebes zwischen Galea und Periost = supraperiostales Ödem bzw. Sero-Hämatom.

Die **Kopfgeschwulst** findet sich immer an der Stelle des vorangehenden Teils, die **vorn** und damit etwas **tiefer** steht, also

bei I. **Schädellage** in der Umgebung der **kleinen Fontanelle** und auf dem **rechten Scheitelbein,**
bei II. **Schädellage** in der Umgebung der **kleinen Fontanelle** und auf dem **linken Scheitelbein.**

Die **Größe** der Kopfgeschwulst hängt von zwei Faktoren ab:

von der Geburtsdauer nach Blasensprung und
von der Wehenstärke und -dauer.

Die Kopfgeschwulst ist also gleich groß

bei **langer** Geburtsdauer und **schwachen** Wehen wie
bei **kurzer** Geburtsdauer und **starken** Wehen.

Lange Geburtsdauer und **starke** Wehen führen zu einer **schnell wachsenden und besonders großen Kopfgeschwulst.** Eine trotz kräftiger Wehen langsam verlaufende Geburt wirkt sich aber, wie besprochen, schädigend für das Kind aus. Somit gilt:

Die Geburtsgeschwulst ist die Uhr des Geburtshelfers.

Die Druckdifferenz zwischen den Kopfteilen unter- und oberhalb des Schnürringes führt in anderen Fällen, jedoch viel seltener (in 0,5% der Fälle), zu einer **Abscherung des Periosts** vom Knochen. Hierbei werden stets kleinere oder auch ein bis zwei größere Gefäße aufgerissen. Die auftretende Blutung mit **Hämatom**bildung trägt mit zur Abhebung des Periosts bei. Es kommt zur Ausbildung eines **subperiostalen Hämatoms** des Schädeldaches, das als

Kopfblutgeschwulst oder **Kephalhämatom**

bezeichnet wird. Da das Periost an den Schädelnähten fest mit dem Knochen verwachsen ist, bleibt das Kephalhämatom aus diesen anatomischen Gründen stets **auf einen Knochen beschränkt**.

Diagnostische Unterscheidung zwischen

	Kopfgeschwulst	und **Kopfblutgeschwulst**
	(Caput succedaneum) = **supra**periostales Ödem bzw. Sero-Hämatom Abb. 143	(Kephalhämatom) = **sub**periostales Hämatom Abb. 144
Ausdehnung:	diffuse Verbreitung **über die Nähte hinweg** (die Kopfgeschwulst ist nur geburtsmechanisch bedingt, s.o.)	überschreitet nie die Nahtlinien (anatomisch bedingt, s.o.)
Konsistenz:	teigig, ödematös	fluktuierend, zystisch
Größe und Entwicklung:	im Augenblick der Geburt am größten, geht meist innerhalb eines Tages zurück	entwickelt sich erst innerhalb der ersten Lebenstage zur vollen Größe und bleibt dann 8–16 Wochen hindurch unverändert
Behandlung:	nicht erforderlich	Besondere Behandlung nicht erforderlich. Bei Verletzung der Haut steriler Schutzverband. Vitamin K zur Erhöhung des Prothrombingehaltes im Blut = Stoppung von Nachblutungen

Weder eine Kopfgeschwulst und erst recht nicht ein Kephalhämatom dürfen punktiert werden. Jede Punktion bedeutet Gefahr der Abszeßbildung = Lebensgefahr für den Säugling.

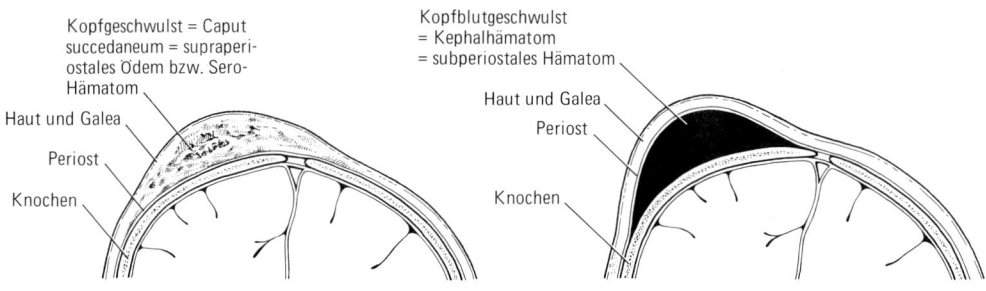

Abb. 143 Kopfgeschwulst, Caput succedaneum.

Abb. 144 Kopfblutgeschwulst, Kephalhämatom.

7 Normale Geburt

Dammschutz

Der Dammschutz hat den Zweck, ein tieferes Einreißen der Dammuskulatur zu verhindern.

Nicht zu früh mit dem Dammschutz beginnen, sonst wird der Austrittsmechanismus des Kopfes unnötig erschwert!

Merke: Zum Dammschutz muß man **bereit** sein
bei **Erst**gebärenden, wenn der Kopf zum erstenmal „**einschneidet**", d.h. zwischen den Labien in der Tiefe der Scheide sichtbar wird, in der Wehenpause aber noch zurückgeht,
bei **Mehr**gebärenden, wenn der Kopf in BM steht.

Mit dem **Dammschutz darf erst dann begonnen** werden, wenn
der Kopf **durchschneidet,** d.h. wenn der Kopf auch in der Wehenpause nicht mehr zurückweicht, sondern **in der Vulva stehenbleibt.**

Vorbereitung: Desinfektion der Hände und Unterarme nach Vorschrift, sterile Gummihandschuhe.

Man muß sich darüber klar sein, worauf es beim Dammschutz ankommt:
1. Der Kopf soll ganz langsam im Verlauf mehrerer Wehen durchschneiden, um dem Dammgewebe **viel** Zeit zu lassen, sich auszudehnen.

> **Das ist die Hauptaufgabe des Dammschutzes:**
> **Verlangsamung des Kopfdurchtritts.**
> **Dammschutz = Kopfbremse!**

2. Der Kopf soll mit dem kleinstmöglichen Umfang = günstigste Ebene durchschneiden; das ist bei der normalen Hinterhauptslage das Planum suboccipito-bregmaticum = 32 cm Umfang.

Bei allen anderen Lagen ist das Durchschneiden von vornherein viel ungünstiger: Bei allen dorsoposterioren Lagen muß das breite und harte Hinterhaupt über den Damm geführt werden. Bei den Deflexionslagen ist außerdem die Durchtrittsebene größer als bei der Hinterhauptslage. Am ungünstigsten ist die Stirnlage mit dem Planum maxillo-parietale = 35,5 cm Umfang (S. 314).

Praktisch ist es nur in geringem Maße möglich, die Durchtrittsebene durch die Dammschutzhandgriffe zu beeinflussen.

3. Nach der Hebammenvorschrift soll der Damm durch **Heranziehen von seitlichem Gewebe** entlastet werden. Das ist praktisch so gut wie nie möglich.

Technik des Dammschutzes (Abb. 145) Ausführung meist in Rückenlage. Man stellt sich auf die rechte Seite der Kreißenden. Beine stark spreizen und anziehen lassen. Steiß durch festes Kissen oder Hochstellen des Beckenteiles erhöhen lassen. Ich nehme das rechte Bein der Kreißenden auf meinen Rücken. Dadurch kommt man

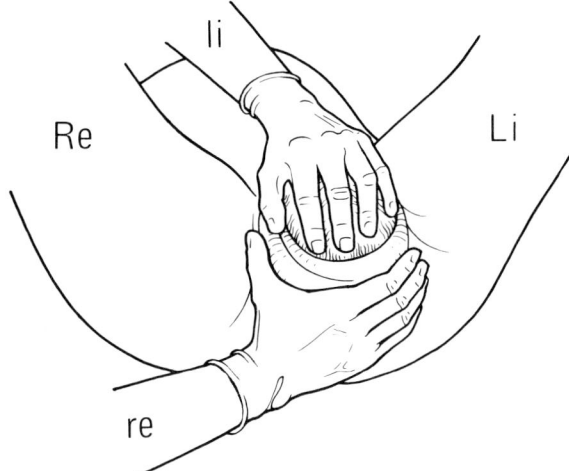

Abb. 145 Dammschutz (Das Tuch ist fortgelassen).

näher an den Damm heran. (Allerdings wird dadurch die Spannung am Damm etwas erhöht.)

Es kommt jetzt darauf an, den Kopf mit beiden Händen so zu fassen, daß man das Tempo seines Durch- und Austritts voll und ganz beherrschen kann.

Linke Hand: Sie liegt auf dem schon geborenen Teil des austretenden Kopfes und dirigiert (zusammen mit der rechten Hand) das Tempo des Durchschneidens. Zugleich hat sie auch mit dafür zu sorgen, daß der Kopf mit der kleinstmöglichen Ebene durchschneidet. Mit den Fingerspitzen wird die **Stirn zurückgehalten** oder, was auf dasselbe herauskommt, das Hinterhaupt dammwärts, also von der Symphyse weg gezogen, und zwar so lange, bis das Hinterhaupt unter der Symphyse her ganz entwickelt ist (Verhinderung einer vorzeitigen Deflexion) und die Nackenhaargrenze sich anstemmen kann.

Rechte Hand: Der Daumen und die Finger 2 und 3 werden gespreizt an den Damm gelegt, und zwar in der Gegend der durch den gespannten Damm stets gut durchzutastenden Stirnhöcker des kindlichen Kopfes. Der Damm wird nicht unmittelbar, sondern mit Hilfe eines sterilen Tuches gefaßt, und zwar stets so, daß der **Rand des Dammes niemals verdeckt** ist, sondern mindestens 1 cm breit frei liegt.

Die rechte Hand unterstützt die linke in der Abbremsung des Durchschneidetempos wirksam dadurch, daß die gespreizten, auf die Stirnhöcker des Kindes aufgesetzten Finger bei jeder Wehe einen kräftigen Gegendruck auf die Stirn ausüben. **Dabei kommt es darauf an, daß die Stirn unter allen Umständen so lange von der Kappe des Dammes verdeckt bleibt, bis das Hinterhaupt in vollem Umfange unter dem Schambogen her geboren ist.** Das Hinterhaupt darf man erst dann frei aufsteigen lassen, wenn es völlig entwickelt ist. Jetzt kann sich kein anderer Teil als der Nacken (Nackenhaargrenze) als Drehpunkt gegen den unteren Schamfugenrand legen; der Kopf muß jetzt mit dem günstigsten Planum, dem Planum suboccipito-bregmaticum = 32 cm Umfang, durchschneiden.

Die Handgriffe beim Dammschutz dienen also in der Hauptsache dazu, das Durchtrittstempo des durchschneidenden Kopfes zu verlangsamen, den Kopf, der starkt **gebeugt** gehalten werden muß, ganz langsam Millimeter für Millimeter in die äußerste Ebene des Weichteilrohres zu bringen und ihn **danach** erst seine eigentliche **Austrittsbewegung** (reine Streckung bei der Hinterhauptslage) machen zu lassen.

Man treibe aber **keinen Dammschutzkult!** Bei ungünstiger Weite und schlechter Dehnbarkeit des muskulären Weichteilrohres (sehr hoher oder dicker oder rigider Damm, enger Levatorspalt, enger Schambogenwinkel, besonders bei alten Erstgebärenden) führe man frühzeitig genug eine **Episiotomie** (S. 472) aus; sie ist in jedem Falle zu empfehlen, in dem der Kopf mit einem ungünstigen Planum durchtritt.

Blaßwerden des Dammes geht dem Einreißen unmittelbar voran!

Wer über eine gute Technik des Dammschutzes verfügt, ist gewiß in der Lage, den hohen rigiden Damm einer alten Erstgebärenden zu halten. Etwas Gutes hat er aber der Frau damit nicht angetan, weil es gar nicht so sehr auf den Damm als vielmehr auf den Beckenboden ankommt. Infolge der viel zu lange andauernden und weit über das erträgliche Maß hinausgehenden Anspannung der Muskeln und Faszien des **Beckenbodens** kommt es unbemerkt (bei Erhaltenbleiben des Dammes) zu **subkutanen Zerreißungen,** nicht selten zu ausgedehnten **Scheidenrissen,** mindestens aber zu sehr starken Überdehnungen der Bulbokavernosusschlinge, des Transversus perinei profundus und besonders auch der vorderen Teile des Levator ani, die an ihrer Ansatzstelle am Schambogen einreißen, ja sogar abreißen können:

Die **Überdehnungen sind nur durch Operation wiedergutzumachen,** da ein mehr oder weniger ausgedehnter Prolaps die Folge sein muß.

Sofortfolge: übermannsfaustgroßes **Scheidenhämatom** mit dem Sitz im Parakolpium. **Behandlung:** Bei **langsam** wachsendem Hämatom kann man **Kompression mit Bauchtüchern** versuchen. Wächst das Hämatom **schnell,** so muß die Scheidenwand eröffnet und nach Ausräumen der Blutmassen und **Aufsuchen des abgerissenen Levatorschenkels** die Blutung exakt gestillt werden.

Jeder übertriebene Dammschutz führt zum Prolaps und ist daher falsch! Aber auch das Kind wird durch zu lange dauernden Dammschutz in Gefahr gebracht!

Zwei Handgriffe zur Beschleunigung des Kopfdurchtritts
Gar nicht selten verzögert sich das Durchschneiden des Kopfes. Die Austrittsphase zieht sich dann ungewöhnlich lange hin, eine ausgesprochene **Gefahr für das Kind.** Meistens liegt es daran, daß die Preßwehen im letzten Moment nachlassen.

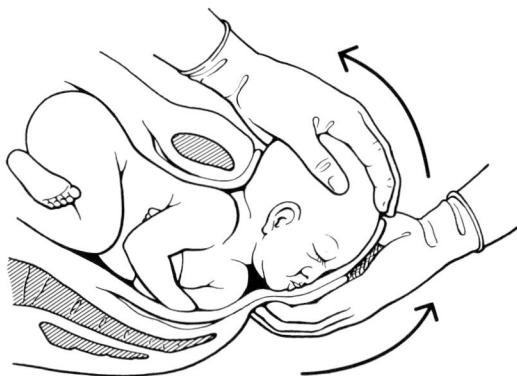

Abb. 146 RITGENscher Hinterdammgriff.

Man fordert die Frau auf, ohne Wehe mitzupressen. Führt das nicht zum Ziel, so wendet man einen der zwei folgenden Handgriffe an.
- **RITGENscher Handgriff = Hinterdammgriff** (Hinterdamm = Gegend zwischen Steißbeinspitze und After): Die eine Hand liegt wie beim Dammschutz auf dem schon sichtbaren Teil des Kopfes, die andere geht an den Hinterdamm und sucht sich dort das meist gut tastbare Kinn auf. Wattebausch oder Tuch auf den After! Durch kräftigen schiebenden Druck gegen das Kinn wird der Kopf langsam aus dem Weichteilrohr herausgedrückt (Abb. 146). Dazu läßt man von einer Hilfsperson unter Umständen gleichzeitig ausführen den
- **KRISTELLERschen Handgriff** (Expression des Kindes): Die Hilfsperson stellt sich auf eine Seite der Kreißenden (bei hohen Betten am besten auf eine Fußbank), wartet eine Wehe ab oder reibt am Fundus uteri **vorsichtig** eine Wehe an. Dann mit einer Hand oder auch mit beiden Händen den Fundus umfassen und einen langsam anschwellenden Druck in Richtung der Beckenachse ausüben.

Kommt man so nicht zum Ziel, so legt man schnell eine ausgiebige **Episiotomie** an. Bringt man damit den Kopf auch noch nicht an und über den Damm, so kommen jetzt zwei weitere Mittel in Frage: die **Spekulumentbindung** und die **Vakuumextraktion**. Beide Methoden, ganz besonders aber die Spekulumentbindung, von zarter und geschickter Hand ausgeführt, schaden Mutter und Kind weniger als die wesentlich gröberen Handgriffe.

Ist der Kopf vollkommen geboren, so treten 3 vorbereitete sterile Mulltupfer in Funktion.

Mulltupfer I: zum Auswischen des Schleimes aus dem Mund vor dem ersten Atemzug
Mulltupfer II: mit ihm wird einmal kräftig über ein Augenlid, und zwar vom äußeren zum inneren Augenwinkel, gewischt, solange die Lidspalte noch geschlossen ist. Man beseitigt so die große Masse etwa vorhandener Go-Erreger.
Mulltupfer III: für das andere Auge.

254   7 Normale Geburt

Entwicklung der Schultern

Mit der Entwicklung des Kopfes ist der Dammschutz durchaus noch nicht beendet. Die Schultern müssen jetzt entwickelt werden, und diese Entwicklung ist eine große Gefahr für den Damm, wenn sie nicht regelrecht unter strenger Beachtung der Vorschrift ausgeführt wird.

Im Anschluß an die Geburt des Kopfes sollen nicht sogleich die Schultern entwickelt werden. Zunächst kann man noch abwarten, sofern es dem Kind gut geht. Die Geburt des Rumpfes soll mit einer der nächsten Wehen spontan vor sich gehen. Ist das Kind hypoxisch oder dauert die Wehenpause zu lange, so werden die Schultern sofort entwickelt.

Entwicklung der Schultern in 2 Akten

Ausgangssituation: Der Kopf hat seine 4. oder äußere Drehung durchgemacht, d. h. er hat sich mit dem Gesicht bei I. Hinterhauptslage zum rechten, bei II. Hinterhauptslage zum linken Oberschenkel der Mutter gedreht.

1. Akt der Schulterentwicklung = Entwicklung der vorderen Schulter

Entsprechend dem natürlichen Geburtsmechanismus wird die **vordere** Schulter stets **zuerst** entwickelt (Abb. 147).

Der Kopf wird mit beiden Händen flach über den Scheitelbeinen und Wangen so gefaßt, daß die Daumen parallel zum Hinter- oder Vorderhaupt zeigen und mit diesem Griff **dammwärts** gedrückt, d. h. **gesenkt,** bis die vordere Schulter unter der Schamfuge erscheint.

Aber **nicht ziehen,** sondern **nur senken!**

Um den Kopf genügend senken zu können, muß das Gesäß entsprechend hoch gelagert sein (Steißkissen, hochgestelltes Beckenteil des Kreißbettes).

Kommt die vordere Schulter nicht unter dem Schambogen hervor, so läßt man die Hebamme mit gehemmter Kraft auf den Fundus drücken (Kristellerscher Handgriff, S. 253).

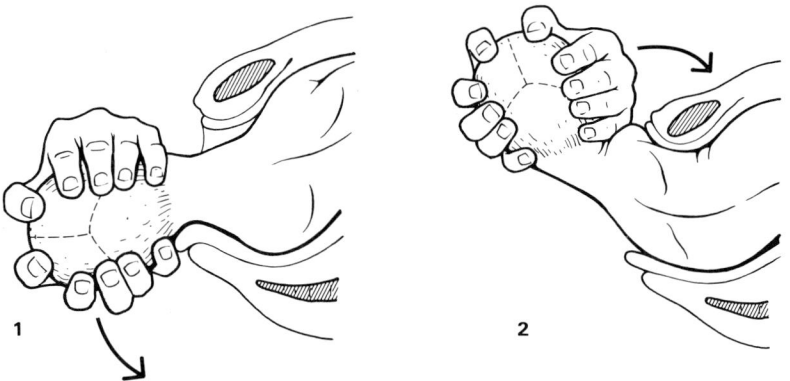

Abb. 147   1. und 2. Akt der Schulterentwicklung.

2. Akt der Schulterentwicklung = Entwicklung der hinteren Schulter (Abb. 147)
Unter Beibehaltung desselben Handgriffs wird jetzt der Kopf vorsichtig zur Symphyse hin **gehoben,** bis die hintere Schulter über den Damm geleitet ist. Alle Bewegungen sind langsam, zart und mit leichter Hand ohne „Rucken" auszuführen. Große Dammrißgefahr.

Entwicklung des Rumpfes

Jetzt wird mit gehemmter Kraft in der verlängerten Beckenführungsachse gezogen. STOECKEL empfahl, nach Freiwerden der vorderen Schulter mit dem Zeigefinger von hinten her in die Achselhöhle zu fassen, desgleichen nach Entwicklung der hinteren Schulter, um das Kind besser in der Hand zu haben.

Entwicklung der Hüften und der unteren Extremitäten

Erst entwickelt man die vordere Hüfte unter der Symphyse her, und zwar durch Senken des Rumpfes. Dann läßt man die hintere Hüfte über den Damm gehen, indem man den Rumpf anhebt (Vorsicht, Damm!).

Abnabelung

Zeitpunkt: Das Neugeborene kann **sofort, früh** oder **spät abgenabelt werden.**

Sofortabnabelung = Abklemmen der Nabelschnur, sobald diese greifbar wird, also **unmittelbar nach Entwicklung des Kindes.** Sie muß bei allen Erythroblastose-Verdachtsfällen durchgeführt werden, damit nicht noch mehr Antikörper mit dem Blut, das sich in der Plazenta befindet, zum Kind überfließen.

Frühabnabelung = Abklemmen der Nabelschnur nach der ersten Versorgung des Neugeborenen (wiederholtes gründliches Auswischen der Mundhöhle, nochmaliges Abwischen der Augenlider, Absaugen von Schleim aus der Mundhöhle und dem Rachen) **etwa 1-1½ Minuten nach der Geburt** des Kindes.

Spätabnabelung = Abklemmen der Nabelschnur **nach Übertritt des Plazentablutes** = Abklemmen der Nabelschnur nach Aufhören der Nabelschnurpulsation, bis zu etwa 5 Minuten post partum, oder nach gründlichem Ausstreichen der Nabelschnur.

Eine Spätabnabelung führt durch zusätzliche Zufuhr des Plazentablutes **zu einer Vermehrung der Gesamtblutmenge des Neugeborenen** um ein Viertel bis ein Drittel!

Bislang sieht man in der Spätabnabelung keine Nachteile, aber auch keine besonderen Vorteile. Es wird daher zumeist früh abgenabelt.

Die Spätabnabelung ist besonders wichtig bei Kindern, die zu Anämien neigen, also bei Kindern anämischer Mütter, bei Frühgeborenen und bei Zwillingen.

Bei schwer deprimierten Kindern ist die Spätabnabelung außerdem noch eine wirksame Antischockbehandlung.

Reifezeichen

Das reife Neugeborene hat die folgenden äußeren Merkmale:

Länge: 49–52 cm (Länge vom Scheitel bis zur Ferse). Zum Messen legt man das Kind am besten in eine spezielle Meßmulde (vor dem früher üblichen Hängen der Kinder an den Unterschenkeln wird von Orthopäden dringend abgeraten!). Die Länge ist ein wichtiges Reifezeichen.

Gewicht: 3000–3500 g.

Die **Nägel** überragen die Finger- bzw. Zehenkuppen.

Lanugohärchen finden sich höchstens noch an den Schultern, an den Streckseiten der Oberarme und am oberen Teil des Rückens.

Die **Kopfhaare** schneiden an der Stirn scharf ab.

Haut: blaßrosa (die Haut der Frühgeborenen ist dagegen infolge des fehlenden Unterhautfettgewebes krebsrot, **„Erythema neonatorum"**).

Der **Nabel** liegt in der Mitte zwischen Symphyse und Schwertfortsatz.

Bei **Knaben** sind die **Hoden** im Hodensack, der Descensus testiculorum ist also beendet.

Bei **Mädchen** verschließen die **großen Schamlippen** die Vulva, so daß die kleinen Schamlippen und die Klitoris vollständig bedeckt sind.

Das reife Neugeborene sieht rosig aus, schreit sofort mit lauter Stimme, bewegt sich lebhaft und kann kräftig saugen.

Die auf S. 177 aufgeführten Durchmesser und Umfänge des reifen Kindes sind sehr wesentliche Belege für seine Reife und müssen als ausgesprochene Reifezeichen gewertet werden.

Leitung der Nachgeburtsperiode = Plazentarperiode

Die Plazentarperiode ist der Geburtsabschnitt, in dem die Plazenta von ihrer Haftfläche abgelöst und ausgestoßen wird.

In dieser Phase der Geburt und in den daran anschließenden Stunden (Postplazentarperiode, S. 264) ist die Mutter wegen der **Gefahr pathologischer Blutungen** (S. 584) besonders sorgfältig zu überwachen. Der

Lösungsmechanismus der Plazenta

beruht auf der **Kontraktion und Retraktion des Uterus,** anders ausgedrückt, auf der Verkleinerung der Uterusinnenfläche. Diese beginnt schon am Ende der Austreibungsperiode unter der Wirkung der Austreibungswehen. Röntgenaufnahmen zeigten, daß die Ablösung der Plazenta bei einem Teil der Fälle auch schon gegen Ende der Austreibungsperiode beginnt. Meist beginnt die Plazentaablösung aber erst nach Geburt des Kindes mit dem Einsetzen der Nachgeburtswehen. Nach Ablauf der ersten oder zweiten kräftigen Nachgeburtswehe ist im Normalfall die Plazenta vollständig gelöst. Mit jeder Lösungswehe wird die Haftfläche der Plazenta auf der Uteruswand kleiner. Die Plazenta, die sich nicht kontrahieren und somit auch nicht verkleinern kann, wird dadurch gewissermaßen zu groß: sie wird von der Uteruswand abgehoben.

Die Ablösung beruht also auf einer Flächenverschiebung als Folge der Kontraktion und Retraktion der Gebärmutter.

Die Schicht, innerhalb der sich die Plazenta ablöst, ist die **Decidua basalis**.
 Die Ablösung erfolgt also im **mütterlichen** Anteil der Plazenta, und zwar in dem Bereich der Decidua basalis, in dem sie am lockersten gebaut ist und der Ablösung den geringsten Widerstand entgegensetzt, nämlich in der **Decidua spongiosa**. Dabei verbleibt ein Teil der Decidua basalis als **graue Außenschicht** auf der mütterlichen Fläche der abgelösten Plazenta. Bei der Betrachtung der mütterlichen Fläche der Plazenta macht diese Schicht die äußerste Gewebsschicht der Plazenta aus.

Bei der Abscherung der Plazenta in der Decidua spongiosa werden die dort verlaufenden Gefäße auf- und durchgerissen. Es blutet in den freien Raum zwischen Uteruswand und der von ihr abgehobenen Plazentafläche hinein. Das sich bildende **retroplazentare Hämatom** wird durch nachfließendes Blut größer und unterstützt das Abdrängen der Plazenta von ihrer Unterlage. Ein Teil des Blutes fließt während und/oder nach der Lösung der Plazenta aus der Scheide heraus, der Rest haftet in Form von Koageln auf der mütterlichen Seite der Plazenta.
 Diese **physiologische Lösungsblutung** macht etwa 200–300–400 ml aus. Geht (bei nicht medikamentös beeinflußter) Plazentarperiode mehr Blut verloren, so spricht man von **verstärkter Lösungsblutung.**

Der **Modus der Ablösung** hängt von der Art des Sitzes der Plazenta ab:

- **Modus SCHULTZE** (Geburtshelfer in Jena, 1827–1919)
 Die Ablösung beginnt in der **Mitte** (zentrale Lösung); weitaus **häufigste Art der Lösung (80%)** (Abb. 148).
 Die **Mitte** der Plazenta hebt sich zuerst ab,
 die **Mitte** geht voran,
 die **Mitte** erscheint zuerst in der Vulva (Abb. 148).
- **Modus DUNCAN** (Geburtshelfer in Edinburgh, 1826–1890)
 Die Ablösung beginnt am **unteren Rand** (laterale oder exzentrische Lösung, Abb. 149).
 Die Lösung setzt sich von unten nach oben fort. Weniger häufige Art der Lösung (20%).
 Die Plazenta wird mit dem **unteren Rand zuerst** geboren (Abb. 149).

Beim Modus DUNCAN blutet es während des ganzen Verlaufs der Ablösung. Daher ist der Blutverlust etwas größer als bei der Ablösung nach SCHULTZE.

Nach Ablösung der Plazenta liegt sie im Uteruskavum und wird bei spontanem Ablauf der Plazentarperiode durch weitere Nachgeburtswehen in den Geburtskanal ausgestoßen.

258   7 Normale Geburt

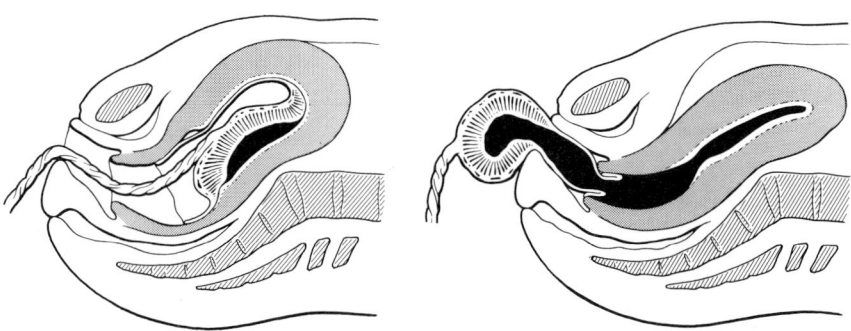

Abb. 148   **Zentrale** Lösung der Plazenta, Modus nach SCHULTZE.

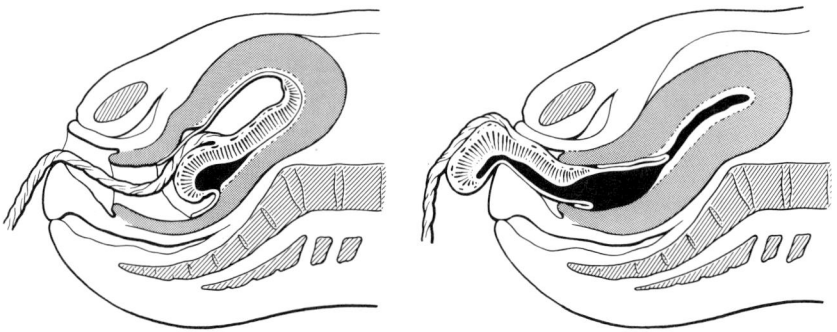

Abb. 149   **Laterale** Lösung der Plazenta, Modus nach DUNCAN.

Die Ablösung und Ausstoßung der Plazenta dauert, wenn **keine medikamentöse Prophylaxe** angewandt wird, 10-15-20 min. Die

Blutstillung an der Haftstelle
nach Ausstoßung der Plazenta wird durch **zwei** in ihrer Bedeutung **gleichwertige** Faktoren hervorgerufen:
1. durch die **Kontraktion** der Uterusmuskulatur, wobei es zu einer Muskelligatur der Gefäße kommt,
2. durch die **Bildung von Gerinnungsthromben** in den offenen Gefäßlumina im Bereich der Plazentainsertion.

Wenn einer dieser beiden Mechanismen nicht funktioniert, blutet es stärker und länger als normal.

zu 1. Bei den **Uteruskontraktionen (Nachgeburtswehen)** verkürzen sich die schlingenartig um die Gefäße herum liegenden Muskelfasern und ziehen dabei die Gefäße zu = **Abdrosselung der Gefäße** durch **Muskelligatur.**

Da aber der Uterus in der Plazentarperiode nicht dauernd kontrahiert ist, sondern Kontraktion und Erschlaffung abwechseln, ist zu 2. zur Blutstillung außerdem die **Thrombosierung,** also die Bildung von Gerinnungsthromben innerhalb der offenen Gefäße der Plazentahaftstelle unbedingt notwendig. Dieser Gefäßthrombosierung kommt eine größere Bedeutung zu, als man früher annahm. In den nicht häufigen Fällen, in denen das Blut infolge **Fibrinogenmangel** nicht gerinnen kann **(Hypo-** bzw. **Afibrinogenämie,** S. 578), **steht die Blutung nicht, auch wenn der Uterus gut kontrahiert ist.** Auch eine maximale Muskelligatur der Gefäße kann die Blutung nicht zum Stehen bringen, wenn das Blut nicht gerinnbar ist.

Das Hauptziel der Leitung der Plazentarperiode besteht nach heutiger Erkenntnis vor allem darin, Blut zu sparen, d. h. jeden unnötigen Blutverlust bei der Ablösung der Plazenta und der Uterusentleerung zu vermeiden. Dieses Ziel wird durch eine **aktive** Leitung der Plazentarperiode erreicht. Dabei kommt es vor allem darauf an, die Plazentarperiode **abzukürzen,** indem der **Uterus frühzeitig entleert,** d. h. die **Nachgeburt frühzeitig entfernt** wird. Die Methode der Wahl ist heute die

Medikamentöse Blutungsprophylaxe und Entfernung der Plazenta durch Zug an der Nabelschnur

- **Medikamentöse Blutungsprophylaxe.** Unmittelbar nach Geburt des Kindes bis zur Extraktion der Plazenta: **Schnellinfusion** (~1000 ml/h) einer **Oxytozin-Lösung** (5 Einheiten auf 500 ml Basislösung) oder – heute noch weit verbreitet, aber nicht so gut steuerbar – **1 Amp. (= 1 ml) Syntometrin® i. m.** Die Meinungen gehen darüber auseinander, ob man die medikamentöse Prophylaxe in jedem Fall oder nur in besonders indizierten Fällen (S. 585) durchführen soll. Sicher ist diese Prophylaxe nicht in jedem Fall erforderlich, jedoch läßt sich der durchschnittliche Blutverlust in der Plazentar- und Postplazentarperiode mit einer generellen Blutungsprophylaxe deutlich senken und die Zahl der hohen Blutverluste deutlich mindern.
- **Zug an der Nabelschnur.** Sobald die **erste deutlich fühlbare Uteruskontraktion** auftritt, wird die Plazenta nach der im folgenden angegebenen Technik durch Zug an der Nabelschnur entfernt.

Technik des Zuges an der Nabelschnur

- Die Lagerung der Frau bei der Geburt mit **aufgestellten Beinen** wird beibehalten. Unmittelbar nach der Geburt des Kindes legt der Arzt oder die Hebamme die **linke Hand flach und ohne zu drücken auf die Fundusgegend** und kontrolliert den **Kontraktionszustand** des Uterus.
- Bei der **ersten deutlich fühlbaren Kontraktion** – die klassischen Lösungszeichen werden nicht abgewartet – drückt die auf dem Bauch liegende Hand die Bauchdecke oberhalb der Symphyse leicht ein und **schiebt dabei den Uterus nach hinten und oben** (Ausgleich der Krümmung der Geburtslinie).

7. Normale Geburt

- Gleichzeitig zieht man mit der rechten Hand, die sich die Nabelschnur 2-3 mal umgewickelt hat, **leicht und gleichmäßig in der Führungslinie an der Nabelschnur**, wodurch die Plazenta herausbefördert wird. Die Plazenta folgt dem Zuge der Nabelschnur in den weitaus meisten Fällen **sofort**, wenn **rechtzeitig** gezogen wird. Rechtzeitig heißt, daß **mit dem Zuge sofort begonnen wird, sobald die auf der Bauchdecke liegende Hand die erste Uteruskontraktion deutlich fühlt.** Andernfalls besteht die Gefahr, daß die Plazenta durch einen inzwischen aufgetretenen Spasmus des inneren Muttermundes zurückgehalten wird. – Zwischen der Geburt des Kindes und der ersten Nachgeburtswehe vergehen (bei medikamentöser Prophylaxe) etwa 2–4 min.

Der Zug an der Nabelschnur erfordert einige Übung. Man bekommt aber sehr bald ein Gefühl dafür, ob sich die Plazenta mühelos herausziehen lassen wird oder nicht.

Komplikationen
- Die Plazenta folgt dem Zuge nicht.
- Die Nabelschnur reißt ab (S. 263).
- Stärkere Blutung (S. 584).
- Inversio uteri (S. 263).

Die Plazenta folgt dem Zuge nicht:
Zunächst wartet man eine zweite und dritte Wehe ab und wiederholt den Zug an der Nabelschnur. Läßt sich die Plazenta noch nicht herausziehen, dann ist sie

entweder **nicht** oder **nicht vollständig gelöst** (im Normalfall wird die Plazenta mit der ersten oder zweiten Nachgeburtswehe gelöst)
oder die Plazenta ist gelöst und wird durch einen **Zervixspasmus** zurückgehalten.
Vorgehen: Falls die klassischen Lösungszeichen noch nicht vorhanden sind, werden sie abgewartet und dann wird der Zug wiederholt.

Die Lösungszeichen der Plazenta
- das Uteruszeichen = SCHRÖDERsches Zeichen = Kantungszeichen (Abb. 151)
- die Nabelschnurzeichen
  a) KÜSTNERsches Zeichen (Abb. 154)
  b) AHLFELDsches Zeichen (Abb. 155a + b)

Das Uteruszeichen = SCHRÖDERsches Zeichen = Kantungszeichen = Hochsteigen des Uterusfundus und Verkleinerung des Querdurchmessers. Ist die Plazenta gelöst und in den Geburtskanal ausgestoßen, so steht der Uterusfundus etwa **zwei bis drei Querfinger oberhalb** (und meist rechts) **des Nabels**. Sein Querdurchmesser ist dabei deutlich kleiner geworden, das heißt, der Uterus ist **schmaler, kantig** und zugleich **hart** geworden (Abb. 151).

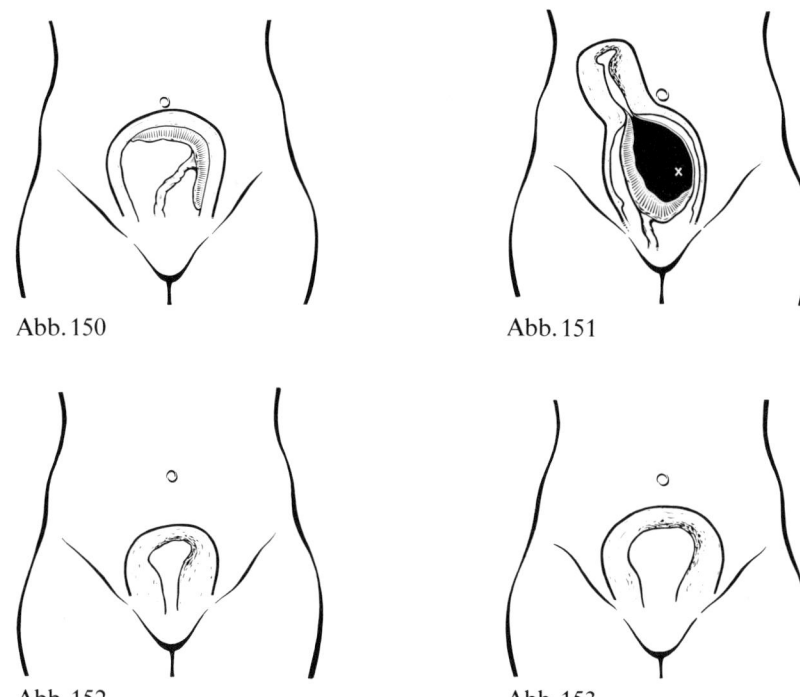

Abb. 150 Abb. 151

Abb. 152 Abb. 153

Abb. 150–153 Die 4 Höhenstände des Uterusfundus während der Plazentarperiode und am 1. Wochenbettag

Abb. 150 = **1. Höhenstand** des Uterus in der Plazentarperiode. Nach Geburt des Kindes steht der obere Rand des **Fundus in Nabelhöhe** oder einige Zentimeter darüber oder darunter. Der Uterus ist halbkugelig und steht in der Mittellinie.

Abb. 151 = **2. Höhenstand** des Uterus in der Plazentarperiode. Die Plazenta liegt vollständig gelöst im unteren Uterinsegment. Der Uterus ist über die Plazenta hinweg nach **oben rechts** gestiegen, steht **2–3 Querfinger bis handbreit oberhalb des Nabels**. Er ist **schmal, hart** und **kantig**.

Abb. 152 = **3. Höhenstand** des Uterus in der Plazentarperiode. Die Plazenta ist ausgestoßen. Der Uterus liegt wieder in der Mittellinie. Der obere Rand des **Fundus** steht etwa **in der Mitte zwischen Nabel und Symphyse**.

Abb. 153 = **4. Höhenstand** des Uterus. In den ersten 24 Stunden, also im Verlauf des **1. Wochenbettages** steigt der Uterus wieder etwas höher. Der obere Rand des **Fundus** steht etwa **2 Querfinger unterhalb des Nabels**.

Allerdings kann der Uterus auch über den Nabel hinaus emporsteigen, ohne daß die Plazenta gelöst ist, nämlich dann, wenn es in das Uteruskavum bei nicht gelöster oder nicht vollständig gelöster Plazenta hinein**blutet**. Dann ist aber sein Querdurchmesser nicht kleiner geworden, er ist also nicht hart, schmal und kantig geworden, sondern er ist dicker, größer und praller als vorher; vor allen Dingen ist er auch nicht gekantet!

Die Lösungszeichen sind nicht immer gleichzeitig vorhanden. Auch ist keines der Zeichen ganz sicher. Röntgenologische Untersuchungen haben gezeigt, daß die Lösung der Plazenta früher eintritt, als klinische Lösungszeichen zu beobachten sind.

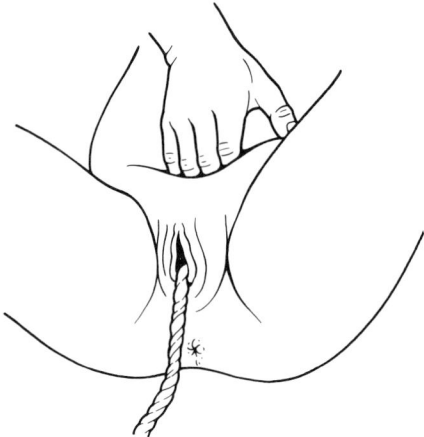

Abb. 154 KÜSTNERsches Zeichen: Die zwischen Uterus und Symphyse promontoriumwärts eindringende Hand bewegt den Uterus nach oben. **Zieht sich dabei die Nabelschnur zurück, so ist die Plazenta noch nicht gelöst.** – Sehr zuverlässiges Zeichen! Besonders dem Anfänger zu empfehlen, da gleichzeitig denkbar einfach.

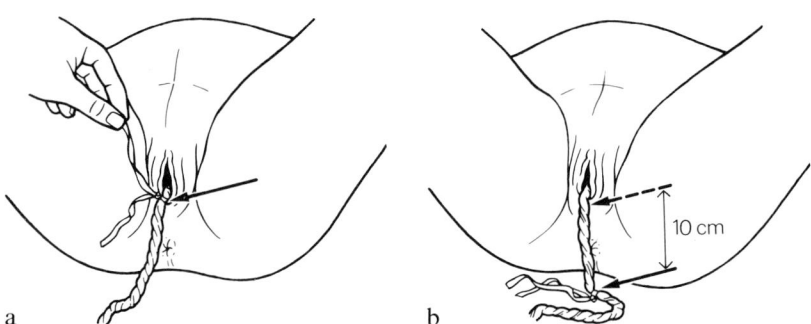

a b

Abb. 155 a + b AHLFELDsches Lösungszeichen der Plazenta: Sofort nach der Geburt des Kindes knotet man **an die Nabelschnur ein Bändchen** an, und zwar an der Stelle, an der sie aus der Vulva heraustritt (Abb. 155a). Mit fortschreitender Lösung der Plazenta rückt das Bändchen vor. Die Plazenta ist gelöst, wenn die Entfernung zwischen Vulva und Bändchen etwa 10 cm beträgt (Abb. 155b).

Tritt innerhalb von 30 min kein Lösungszeichen auf, so liegt eine „verzögerte Lösung" vor.

Vorgehen bei verzögerter Lösung
- 3–5 IE Syntocinon i. m., sofern der Uterus atonisch ist.
- Schonende Ausführung des CREDÉscher-Handgriffs (s. u.)
  Wenn erfolglos:
- Manuelle Lösung (S. 590).

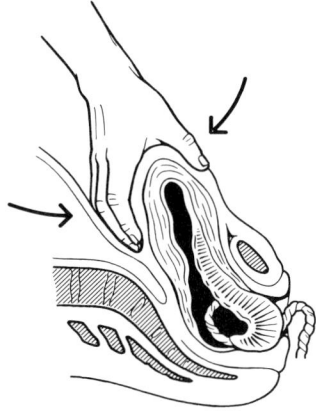

Abb. 156   CREDÉscher-Handgriff (Leipzig 1853).

CREDÉscher-Handgriff (Abb. 156): Nach Entleerung der Blase bringt man den Uterus in die Mitte, regt durch leichte Reibebewegungen eine Wehe an, umfaßt den Uterus mit einer Hand und schiebt ihn in der Führungslinie beckenwärts, wodurch die Plazenta herausgedrückt werden kann.

Tritt eine **verstärkte Blutung** auf, so wird nach dem Schema auf S. 589 vorgegangen. Vorgehen bei **Zervixspasmus** s. S. 592.

Die Nabelschnur reißt ab:
Folgt die Plazenta dem Zuge der Nabelschnur nicht, so hat es keinen Zweck, mit stärkerer Kraft zu ziehen. Die Nabelschnur kann dabei ein- und abreißen. Das Reißen der Nabelschnur kündigt sich dadurch an, daß sie auffallend blaß wird. Reißt die Nabelschnur wirklich einmal ab, dann empfiehlt sich folgendes:

Vorgehen bei Abreißen der Nabelschnur
a) Abwarten der Lösungszeichen (S. 260)
b) CREDÉscher-Handgriff (s.o.); wenn erfolglos
c) Manuelle Lösung (S. 590).

Inversio uteri = Umkrempelung der Gebärmutter
Die Inversio uteri ist ein sehr seltenes Ereignis, beim Zug an der Nabelschnur noch seltener als beim forciert ausgeführten Credéschen Handgriff. – Eine in der Nachgeburtsperiode auftretende Uterusinversion wird als **akute Inversion** bezeichnet.

Manuelle Reposition (Zurückkrempelung) in tiefer Narkose (nach JOHNSON): Die ganze Hand wird in die Scheide eingeführt, die Fingerspitzen werden dem Inversionsring (Abb. 157) ringsherum aufgesetzt, der invertierte Uterus liegt in der hohlen Hand. Der ganze Uterus wird kräftig nabelwärts geschoben. Die Zurückkrempelung des Uterus wird unterstützt durch den Zug des parametranen Bandapparates und der Ligg. rotunda, die beim

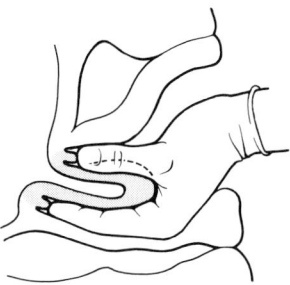

Abb. 157   Manuelle Reposition. Zurückkrempelung des invertierten Uterus nach JOHNSON.

Hochschieben des Uterus angespannt werden. – Wird die Inversion sofort bei ihrem Auftreten erkannt, so ist die Reposition meist relativ leicht.

Die der Uteruswand aufsitzende **Plazenta** soll vor der Reposition **nicht abgelöst** werden. Es kann zu einer starken Blutung kommen, da der invertierte Uterus sich nicht kontrahieren kann. Macht die Reposition aber Schwierigkeiten, wird empfohlen, die Plazenta vorher abzulösen. Dabei ist allerdings mit einer Blutung zu rechnen. Anschließend an die Reposition ist eine **Oxytozin-Tropfinfusion** erforderlich. Die „innere" Hand muß den reponierten Uterus solange hoch halten, bis er gut kontrahiert ist.

Postplazentarperiode

Sie umfaßt die **ersten 2 Stunden,** im weiteren Sinne den ersten Tag nach der Ausstoßung der Plazenta. In den ersten Stunden nach der Geburt muß die Wöchnerin wegen der Gefahr von Blutungen besonders streng überwacht werden:

1. Revision der Geburtswege: Mit zwei sterilen Tupfern wird das **Scheiden-Dammgebiet** auseinandergehalten und auf einen Riß hin besichtigt. Jede über eine Schürfung hinausgehende Wunde soll chirurgisch versorgt werden. Nach allen operativen oder extrem schnell verlaufenen Geburten muß die **Zervix** mit Spiegeln eingestellt werden. Jeder größere Zervixriß, auch wenn er nicht stärker blutet, muß chirurgisch versorgt werden.

2. Kontrolle, ob es nach außen blutet. Gefährlich sind nicht nur starke Blutungen, sondern auch ein kontinuierlicher schwacher Blutabgang ist beachtlich, da oft eine Gerinnungsstörung als schwache anhaltende Sickerblutung beginnt. Um einen Blutabgang nach außen gut beobachten zu können, wird die Frau nach FRITSCH (Abb. 158) gelagert: Sie erhält eine saubere Unterlage, die Gesäßbacken werden heruntergestrichen und die Beine überkreuzt. Vor die Vulva legt man eine sterile Vorlage. Das aus der Scheide ausfließende Blut kann sich so in der kleinen, etwa **500 ml = ½ Liter** fassenden „Schüssel" zwischen der Vulva und den Oberschenkeln ansammeln.

3. Überwachung des Uterus, nämlich ob er gut kontrahiert ist – wobei jedoch seine Konsistenz infolge der Nachwehen wechselt – und ob er **zwischen Nabel und**

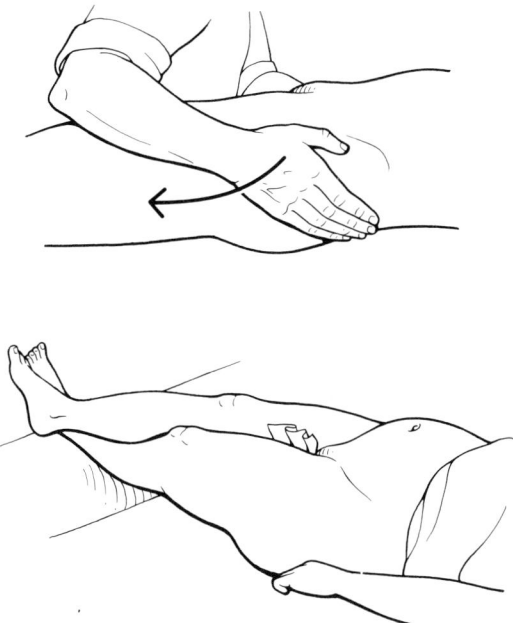

Abb. 158 Lagerung nach FRITSCH: Herunterstreichen der Gesäßbacken und Übereinanderlegen der Beine.

Symphyse steht (S. 261). Ist der Uterus schlecht kontrahiert, werden Kontraktionsmittel angewendet (S. 594). Wurde die medikamentöse Prophylaxe in der Plazentarperiode durchgeführt, sind Kontraktionsmittel seltener erforderlich.

4. Beobachtung der Gesichtsfarbe, **des Pulses** (langsam, gut gefüllt), **der Atmung** (besonders wichtig nach einer Narkose) und der **Temperatur.**

5. Füllungsstand der Blase prüfen – eine volle Blase hemmt auch die Nachwehen. Die Wöchnerin bemerkt oft keinen Harndrang, obwohl sich die Blase auf Grund der einsetzenden Diurese rasch füllt. Ist die Spontanentleerung trotz wiederholter Versuche nicht möglich, muß katheterisiert werden.

Nach der üblichen Körperpflege wird die Wöchnerin bei komplikationslosem Verlauf **nach Ablauf von 2 Stunden nach Ausstoßung der Plazenta auf die Wochenstation verlegt.**

Inspektion der Plazenta, der Eihäute und der Nabelschnur

Die Plazenta ist gewöhnlich eine 2 bis 3 cm (1,5–2 cm) dicke Scheibe mit einem Durchmesser von 16 bis 20 cm und einem Gewicht von 500 bis 700 g. Ihre Größe steht in Beziehung zur Größe des Kindes, jedoch schwankt diese Relation in weiten Grenzen.

Übergewichtige Plazenten finden sich bei Diabetes mellitus, Morbus haemolyticus neonatorum und Lues, **untergewichtige** bei chronischer Plazentarinsuffizienz. Seltener ist eine sehr dünne
Placenta membranacea, die Ursache einer fetalen Unterentwicklung sein kann. Die **Placenta bipartita** oder **bilobata = Lappenplazenta** entsteht dadurch, daß sich die Frucht im Bereich einer Uteruskante einnistet, und die Plazenta auf der Vorder- und Hinterwand wächst und dadurch zwei (oder mehr) zusammenhängende Lappen entstehen.
Placenta anularis = Ring- oder Gürtelplazenta; sie entsteht dadurch, daß das Gewebe des mittleren Teiles verödet ist.
Placenta extrachorialis: Die Eihäute gehen nicht vom Rand der Plazenta ab, sondern lassen einen mehr oder weniger großen Randbezirk entweder ringsherum oder teilweise frei. Am Rande der Chorionplatte ist dann ein schmaler Fibrinstreifen erkennbar **(Placenta marginata).** Der Rand ist oft aufgeworfen **(Placenta circumvallata).** Die Ursache ist nicht bekannt. Im Bereich des überstehenden Zottengewebes kann es leichter zu einer Randlösung und zu rezidivierenden Blutungen in der Schwangerschaft und unter der Geburt kommen. Die fetale Mortalität soll etwa das Doppelte der Norm betragen.

Vorgehen bei der Untersuchung der Plazenta
Nach jeder Entbindung soll die Plazenta gründlich makroskopisch untersucht, gemessen und gewogen werden. Auch wenn die Plazenta makroskopisch unauffällig ist, soll sie bei Verdacht auf **kindliche Erkrankungen histologisch** untersucht werden, da manche Schäden nur histologisch nachweisbar sind.

1. Prüfung der mütterlichen (= dezidualen) Seite der Plazenta
a) Vollständigkeit:
  Die Plazenta wird dazu am besten auf einen großen **flachen** Teller ausgebreitet, die mütterliche Seite nach oben. Alte, zumeist recht fest sitzende Blutkoagula sind Zeichen einer vorzeitigen Lösung oder – bei randständigem Sitz – einer Blutung aus dem eröffneten „Sinus marginalis". Sie werden vorsichtig unter fließendem Wasser abgespült.
Fragestellung:
  Sind die Oberflächen aller Lappen (Zottenkomplexe = Kotyledonen) **von der dünnen grauen Schicht** (dezidualer Überzug) **bedeckt?**
  Fehlt ein Stück Plazentagewebe? (Abb. 159)
  Lassen sich die einzelnen Lappen zwanglos aneinanderlegen?
  Entsteht dabei eine Lücke?

Fehlt ein mehr als bohnengroßes Stück im Plazentagewebe, so muß unbedingt nachgetastet werden, gleichgültig, ob es blutet oder nicht blutet und ob der Uterus kontrahiert oder nicht kontrahiert ist, ob die Frau Fieber oder kein Fieber hat!

  Welches sind die vier großen Gefahren, wenn ein Stück der Plazenta im Uterus zurückbleibt?
  1. Atonische **Blutung** unmittelbar post partum.
  2. **Blutung** im Wochenbett (sog. Spätblutung).

3. Lebensgefährliche puerperale **Infektion (Sepsis)**.
4. Umwandlung des Restes in ein **Chorionepitheliom = Chorionkarzinom** (S. 550).

Ob man nachtasten muß oder nicht, hängt in erster Linie davon ab, ob bei gewissenhafter und gründlicher Inspektion die Plazenta vollständig erscheint oder nicht. Es muß auch dann **nachgetastet** werden, wenn der **geringste Zweifel an der Vollständigkeit der Plazenta** besteht, auch dann, wenn es nicht blutet! **Jedes zurückbleibende Plazentastück bedeutet für die Frau eine Gefahr.**
Lautet das Ergebnis „vollständig", so kann eine bestehende postpartale Blutung natürlich trotzdem die Indikation zu einer Nachtastung sein.

b) **Infarkte** = feste weißliche Narben, die gehäuft bei **Spätgestosen** vorkommen. Es handelt sich nicht um echte Infarkte, sondern um den Verschluß intervillöser Berträume durch fibrinöse Thromben, wodurch es zur Nekrose der Zotten mit ihren fetalen Gefäßen kommt. Bei größerer Ausdehnung der Infarkte wird das Wachstum des Kindes verzögert, es kommt zur intrauterinen Mangelentwicklung, s. S. 135.

c) Eine andere Ursache für eine intrauterine Wachstumsverzögerung kann sein ein **Choriangiom** = umschriebene, tumorartige Hyperplasie der Choriongefäße (sog. Hamartome). Vorkommen bei etwa 1% aller Plazenten. Ein Choriangiom kann mit einem Hydramnion vergesellschaftet und die Ursache einer Herzhypertrophie des Kindes sein. Andere Tumoren in der Plazenta sind selten.

2. Prüfung der Eihäute

Man faßt dazu die Plazenta mit einer Hand an der Nabelschnur und hält sie hoch, so daß die umgestülpten Eihäute wie ein Sack herunterhängen.
Fragestellung:
Sind die Eihäute vollständig oder irgendwo hart am Rande der Plazenta abgerissen?
Sind die Eihäute nicht vollständig, so braucht man nicht unbedingt nachzutasten. Zurückgebliebene Eihäute werden in den ersten Wochenbettagen spontan ausgestoßen. Man muß aber wissen, ob Eihäute zurückgeblieben sind oder nicht und es auf der Kurve vermerken. Zurückgebliebene Eihäute machen erhöhte Temperatur! Im Wochenbett Kontraktionsmittel verordnen!

- **Bei abgerissenen Eihäuten auf große, klaffende Gefäßöffnungen am Rande der Plazenta oder am Rande der Eihäute achten. Wichtigster Hinweis auf eine im Uterus verbliebene Nebenplazenta!**

Hauptfrage bei der Betrachtung der Eihäute:
Enden irgendwo am freien Rande der Plazenta (Abb. 159) oder der Eihäute (Abb. 159) abgerissene Gefäße? Beurteilung am besten im durchscheinenden Licht nach Aufreißen des Eihautsackes.

Nicht jedes am freien Rande abgerissene Gefäß bedeutet, daß eine Nebenplazenta zurückgeblieben ist. Dieser Verdacht fällt fort, wenn es sich dabei um sogenannte abirrende Gefäße **(Vasa aberrantia)** handelt. Das sind Gefäße, die vom Nabelschnuransatz über einen Teil der Plazenta hinweg in die Eihäute hinein und

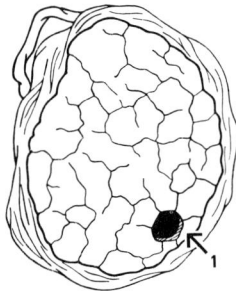 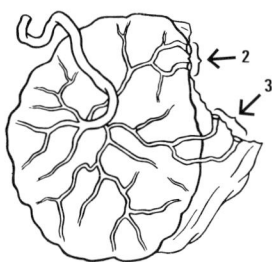

Abb. 159 Prüfung der Plazenta auf Vollständigkeit, 1. fehlendes Plazentastück, 2. abgerissene Gefäße am freien Rand der Plazenta und 3. am freien Rand der Eihäute.

von dort wieder auf die Oberfläche der Plazenta zurücklaufen. Sie sind ohne Bedeutung. Sonst aber gilt:

> **Wenn sich klaffende Gefäßöffnungen am Rande der Plazenta oder am Rande der Eihäute finden, so muß der Uterus unbedingt sofort ausgetastet werden, um die zurückgebliebene Nebenplazenta herauszuholen.** Dabei ist es gleichgültig, ob es blutet oder nicht blutet, ob der Uterus kontrahiert ist oder nicht kontrahiert ist, ob die Frau Fieber oder kein Fieber hat.

Wie ist die Nabelschnur eingepflanzt (Abb. 160-163)? Von praktischer Bedeutung ist hierbei nur die häutige Einpflanzung, die Insertio velamentosa, die gar nicht so selten, besonders bei Zwillingen vorkommt (s. S. 403). Es wird dabei eine Häufung kindlicher Mißbildungen beobachtet.

Finden sich Verfärbungen des Amnions?
Eine grün-gelbliche Verfärbung des Amnions findet sich bei Mekoniumabgang und bei Hyperbilirubinämie (Mhn). Ferner ist darauf zu achten, **ob die Eihäute klar und transparent oder ob sie milchig-trüb sind.**

Kommt es nach vorzeitigem Blasensprung, wenn sich die Geburt nicht sofort anschließt, oder bei protrahiertem Geburtsverlauf zu einer bakteriellen aufsteigenden Infektion, so wandern Leukozyten aus den Nabelschnur- und den Plazentagefäßen aus. Dadurch kommt es zu einer milchigen Trübung des Amnions und manchmal auch zu einem fötiden Geruch **(Amnion-Infektionssyndrom).** Bei der **Mutter** äußert sich die intrauterine Infektion als übelriechender, oft eitriger Ausfluß, Fieber, Pulsbeschleunigung und Leukozytose mit Linksverschiebung. In einem Teil der Fälle tritt auch Fieber im Wochenbett auf. Beim **Kind** führt die intrauterine Infektion zur **Tachykardie** und vor allem zu Bronchopneumonien durch Aspiration des eitrigen Exsudats, zu Septikämien, seltener zu Otitis media, an die sich eine Meningitis anschließen kann, wenn der Eiter über die Tuba Eustachii ins Mittelohr gelangt.

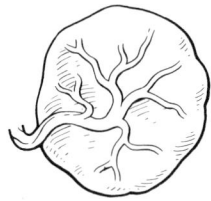

Abb. 160   Zentraler Ansatz.

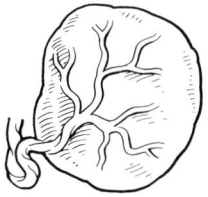

Abb. 161   Lateraler Ansatz.

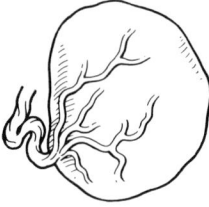

Abb. 162   Marginaler Ansatz.

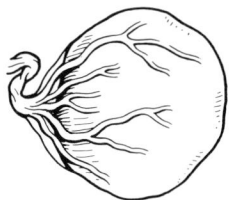

Abb. 163   Insertio velamentosa.

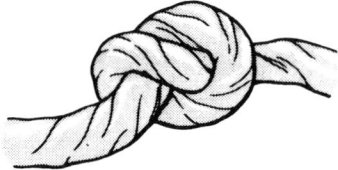

Abb. 164   Wahrer Knoten der Nabelschnur.

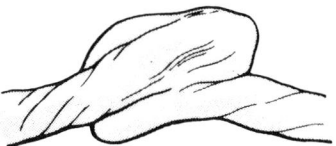

Abb. 165   Falscher Knoten der Nabelschnur (= Schlingenbildung der Gefäße).

3. Beurteilung der Nabelschnur

Zu prüfen sind

a) **Länge:** Die Nabelschnur ist durchschnittlich 50 cm lang. Die Länge kann zwischen 20 und 150 cm schwanken. Die zu kurze oder zu lange Nabelschnur kann zu geburtshilflichen Komplikationen führen.

b) **Dicke:** Der Durchmesser der Nabelschnur beträgt 1–1,25 cm.

c) **Nabelschnurgefäße:** In der Nabelschnur verlaufen 3 Gefäße: 2 Arterien und 1 Vene. Die Vene ist an ihrem weiten Lumen leicht zu erkennen. Eine der Arterien kann fehlen oder rudimentär angelegt sein, was zu Mißbildungen führen kann. Man soll daher die Schnittfläche der Nabelschnur auf Anomalien der Gefäße untersuchen.

d) Ferner ist auf **Knotenbildung** der Nabelschnur zu achten (Abb. 165).

7.10 Geburtsdauer

Normale Geburtsdauer: bei Erstgebärenden: 12 Stunden,
bei Mehrgebärenden: 8 Stunden.

	Eröffnungsperiode	Austreibungsperiode
Erstgebärende:	9 Stunden	2–3 Stunden
Mehrgebärende:	7 Stunden	½–1 Stunde

Zulässige Höchstdauer einer Geburt:
Es ist schwierig, kategorisch eine bestimmte Zeit zu fordern. Im allgemeinen ist man heute der Ansicht, daß die Geburt **nicht länger als 24 Stunden** dauern soll.

In besonderen Fällen wird es aber möglich sein, diese Zeit zu überschreiten. Voraussetzung ist dabei, daß der Mutter keine Benachteiligung und dem Kind keine direkte Gefahr drohen. Mit den heute gegebenen Möglichkeiten läßt sich die Gefährdung des Kindes sicher erkennen.

Gefahren der langdauernden Geburt:

- **für die Mutter:**
  1. Steigende **Infektionsgefahr** (nach Blasensprung), Temperatursteigerung, Fieber;
  2. **Drucksymptome:** Ödem einer Muttermundslippe (→Nekrose), blutiger Harn, Vulvaödem, Blasenscheidenfistel, Blasenzervixfistel, Rektumscheidenfistel;
  3. **Allgemeine Erschöpfung.**

- **für das Kind:**
  Die langdauernde Geburt ist für das Kind vor allem dann eine Gefährdung, **wenn verschiedene Noxen,** die eine Plazentainsuffizienz (S. 136) bewirken, **zusammenkommen,** z. B. eine Gestose und ein Diabetes der Mutter oder eine Übertragung und eine Rh-Unverträglichkeit. Unter diesen Umständen kommt es zu einer langsam fortschreitenden Azidose (S. 228) des Feten. Außerdem droht durch aszendierende Infektion das **Amnioninfektionssyndrom** mit den Gefahren für das Kind.

Bei alten Erstgebärenden (über 30 Jahre) ist die Geburtsdauer (oft erheblich) verlängert (größere Weichteilwiderstände, primäre oder sekundäre Wehenschwäche). Das Alter allein ist aber keine Indikation für eine Schnittentbindung. Die tägliche Erfahrung zeigt, daß erste Geburten bei Frauen zwischen 40 und 45 Jahren durchaus glatt und ohne besondere Folgen verlaufen können.

Überstürzte Geburt und Sturzgeburt

Die **überstürzte Geburt** (Partus praecipitatus) ist, wie der Name sagt, eine **ungewöhnlich schnell verlaufende Geburt,** bei der das Kind z. B. mit einer einzigen Preßwehe geboren wird. Sie wird hauptsächlich bei Mehrgebärenden mit sehr starken Wehen und besonders nachgiebigen Weichteilen beobachtet.

Für die **Sturzgeburt** ist entscheidend, daß das Kind aus dem Geburtskanal heraus **zu Boden stürzt** oder z. B. in ein Klosett fällt („Klosettgeburt"). Die Nabelschnur reißt dabei oft ab. **Die Sturzgeburt braucht nicht unbedingt schnell zu verlaufen.** Sie ist gerichtsmedizinisch bedeutungsvoll.

8 Pathologie der Geburt

8.1 Intrauteriner Sauerstoffmangel

Die wichtigste Erkrankung des Kindes während der Geburt ist der Sauerstoffmangel und die durch ihn hervorgerufene

intrauterine Azidose.

Grundsätzlich kommt es auf zwei Wegen beim Sauerstoffmangel des Feten zum Anstieg der Wasserstoff-Ionen-Konzentration:
1. durch intrazelluläre Milchsäureproduktion infolge anaerober Glykolyse in fetalen Geweben und Organen **(metabolische Azidose),**
2. durch Anstieg des Pco_2 bei prä-, intra- oder postplazentarer Störung des fetomaternalen Gasaustausches **(respiratorische Azidose).**

Metabolische Azidose
Nach Einführung der Fetalblutanalyse sah man bald, daß oft nur allein eine Milchsäureüberladung mit nur geringer und auch fehlender Hypoxie in zentralen Kreislaufabschnitten, also eine

primär metabolische Azidose

vorliegt. Kommt es zu einer langsam abnehmenden Sauerstoff-Versorgung, reagiert der Fet nach SALING mit einer **Sauerstoff-Sparschaltung des fetalen Kreislaufes,** darunter verstehen wir eine kompensatorische Anpassung an die herabgesetzte Sauerstofflieferung. Durch Vasokonstriktion wird die Durchblutung weniger wichtiger Körperabschnitte, z.B. der Muskulatur, der Haut, der Eingeweide und der Lungen gedrosselt (Abb. 166). Eine Reihe von Organen wird mehr oder minder von der Sauerstoff-Versorgung ausgeschlossen. **Die eingesparte Sauerstoffmenge kommt den lebenswichtigen Organen wie Herz, Gehirn und Plazenta zugute,** die weiterhin in dem für sie erforderlichen Umfange versorgt werden können. Durch den nunmehr herabgesetzten Sauerstoffverbrauch des Feten normalisiert sich der Sauerstoffgehalt im zirkulierenden arteriellen Blut. Der Abfall des Sauerstoffverbrauches des Feten bei auftretendem Sauerstoffmangel ist von DAWES im Tierexperiment nachgewiesen worden.

Als Folge der Sparschaltung setzt in den minderdurchbluteten Gewebsabschnitten die **anaerobe Glykolyse** ein. Durch diese wird in erhöhtem Umfange **Milchsäure** gebildet, die wegen der noch bestehenden Restdurchblutung in den zentralen Kreislauf ausgeschwemmt wird. Ist die in den zentralen Kreislauf gelangende Milchsäuremenge gering, dient sie den Organen, die vom zentralen Kreislauf ver-

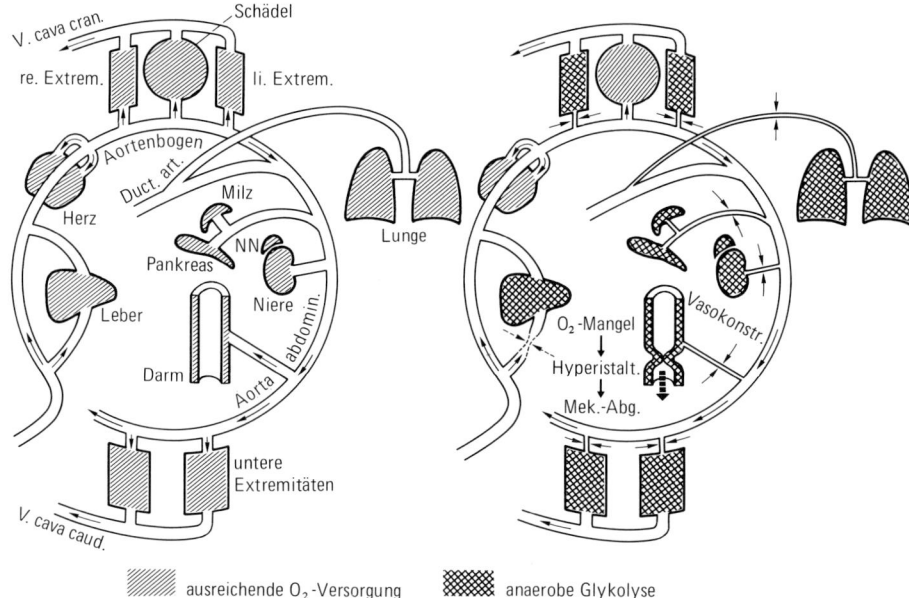

Abb. 166 Schematische Darstellung der Durchblutung verschiedener fetaler Körperabschnitte bei ungestörter O$_2$-Anlieferung (links) und bei herabgesetzter Versorgung (rechts; Sauerstoffsparschaltung des fetalen Kreislaufes) (nach SALING).

sorgt werden, möglicherweise als Energiequelle. Erst bei höherem Milchsäureangebot kommt es zu einem Anstieg des Milchsäurespiegels. Es besteht dann im Blut der zentralen Kreislaufabschnitte eine **Milchsäureüberladung bei normalen oder nur gering verminderten Po$_2$-Werten.**

Ist das Sauerstoffangebot auf zellulärer Ebene im Rahmen einer Hypoxie nicht ausreichend, so versucht der Fet den Energiebedarf durch die anaerobe Glykolyse zu decken. Dabei werden die Kohlenhydratreserven rasch aufgebraucht. Außerdem kommt es durch Überladung von organischen Säuren, vor allem der Milchsäure als dem Endabbauprodukt der anaeroben Glykolyse, zu einer metabolischen Azidose. Der weitere Abbau bzw. auch der Wiederaufbau der Milchsäure ist nur bei Anwesenheit von Sauerstoff möglich.

Nach der Geburt des Kindes nimmt während der ersten 5 bis 10 Minuten der Blut pH-Wert deutlich ab. Er erreicht etwa 5 bis 10 Minuten nach der Geburt einen Tiefpunkt **(postnatales pH-Tief)** und steigt dann erst wieder an. Hier handelt es sich um eine Einschwemmung organischer Säuren, z. B. von der Milchsäure aus dem zuvor spargeschalteten Gewebe. Bei Kindern, die im Depressionszustand geboren werden, ist dieser Effekt erwartungsgemäß noch stärker ausgeprägt. Wenn nach der Geburt eine ausreichende Sauerstoffzufuhr ingang kommt, werden die zuvor spargeschalteten Körperabschnitte allmählich normal durchblutet. **Je größer der intrauterine Sauerstoffmangel ist, desto ausgedehnter ist die Sauerstoffsparschaltung, und desto größer wird die nach der Geburt ausgeschwemmte Milchsäuremenge sein.**

Sehr wahrscheinlich wird der Darm bereits in den Frühstadien der Sauerstoffsparschaltung durch Drosselung des Kreislaufes betroffen. Ein lokaler Sauerstoffmangel führt zur Hyperperistaltik und zum **intrauterinen Mekoniumabgang.**

Auch für die in der Klinik bekannten **Übertragungszeichen** kann die Sauerstoff-Sparschaltung des fetalen Kreislaufes eine Erklärung sein. Durch einen länger anhaltenden Sauerstoffmangel der vom Kreislauf nur notdürftig versorgten Haut kommt es zur Einstellung der Talgproduktion. Bei übertragenen Kindern fehlt die Vernix caseosa. Später tritt dann eine Abschilferung der Epidermis, eine Rötung des Skrotums oder der Labien, schließlich eine Abschälung der Haut auf.

Respiratorische Azidose
Der bei schleichendem Auftreten des Sauerstoffmangels entstehenden metabolischen Azidose ist die durch akuten Sauerstoffmangel bedingte respiratorische Azidose gegenüberzustellen. Diese akute Störung ist gekennzeichnet durch den **Sauerstoffmangel und die Kohlendioxydanreicherung im fetalen Blut und Gewebe** (Hypoxämie, Hypoxie, Hyperkapnie). Zwar ist der Fet noch akut nicht gefährdet, da sein Gewebe gegenüber einem kurzen Sauerstoffmangel eine relativ große Widerstandsfähigkeit hat. Bleibt eine solche intrauterine Komplikation jedoch länger bestehen, löst die primär aufgetretene respiratorische Störung weitere metabolische Reaktionen aus. Es entsteht die gemischte und bald die vorwiegend metabolisch bedingte Azidose, die sogenannte

sekundäre metabolische Azidose.

Solche Störungen können folgende Ursachen haben:
1. **Mütterliche Ursachen:** Unzureichendes Sauerstoffangebot, z. B. bei Anämie, Lungenerkrankungen, Herzfehlern u. a., unzureichender Sauerstofftransport zur Plazenta z. B. bei Hypertonie, zu hohem Grundtonus der Gebärmutter, zu schnell aufeinanderfolgenden Wehen, Gestosen.
2. **Plazentare Ursachen:** Ungenügender Gasaustausch infolge plazentarer Durchblutungsstörungen z. B. bei Gestosen, Übertragung, vorzeitiger Lösung, Placenta praevia u. a.
3. **Fetale Ursachen:** z. B. Nabelschnurkomplikationen (Umschlingung, Knoten, Vorfall), Anämie (z. B. der posthämorrhagische Schock) u. a.

Abb. 167 gibt anhand eines Beispiels einen Überblick über wichtige Parameter des Säure-Basen-Haushaltes des Feten. Aus dieser Abbildung ist auch die Unzuverlässigkeit der Blutgasbestimmung zur Zustandsdiagnostik des Kindes ersichtlich. Nach dem Einsetzen der anaeroben Glykolyse fällt die Kohlendioxyd-Produktion ab. Der P_{CO_2} kann sich normalisieren oder gering erhöht bleiben. Die Ausscheidung des Kohlendioxyd wird durch die gleiche, die intrauterine Komplikation herbeiführende Ursache gestört. Noch unzuverlässiger sind die Schlüsse, die aus dem P_{O_2} des fetalen Blutes gefolgert werden, da der P_{O_2} nach Ausbildung der Sauerstoffsparschaltung sich normalisieren kann und damit keine Aussage mehr über die Sauerstoffversorgung des Feten ermöglicht.

8.1 Intrauteriner Sauerstoffmangel 275

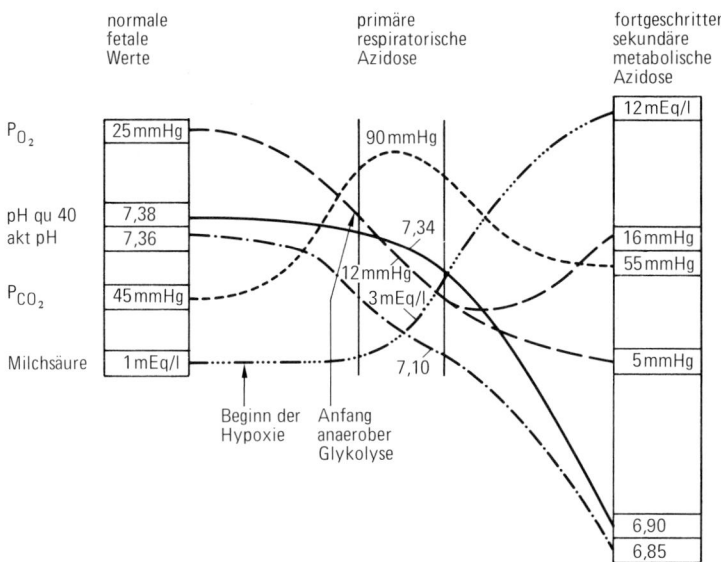

Abb. 167 Modellbeispiel einer kurzzeitig auftretenden intrauterinen Störung (nach SALING). Zu Beginn einer solchen Störung kommt es zu einer **Hypoxämie** (Sauerstoffmangel beim Feten) und zu einer **Hyperkapnie** (Kohlensäureüberladung). Ab einem bestimmten Grad der Hypoxämie tritt eine anaerobe Glykolyse auf, die zu einem **Milchsäureanstieg** führt. Damit wechselt der Charakter der Azidose. Von einer ursprünglich respiratorischen Azidose kommt es jetzt mehr zu einer metabolischen Azidose (Milchsäureüberladung). Der aktuelle pH-Wert fällt zu allererst ab, verursacht durch den Kohlensäureanstieg. Der pH-Wert nach dem Äquilibrieren (pH qu 40) fällt sekundär ab als Folge des Milchsäureanstiegs. – Der bei einer fortgeschrittenen Störung mögliche Wiederanstieg der Sauerstoffsättigung kann durch eine O_2-Sparschaltung des Feten hervorgerufen werden.

Von besonderer Bedeutung ist die Frage, **wie schnell eine Azidose sich bei vollständigem Sauerstoffmangel ausbildet.** JAMES fand tierexperimentell,

daß in den ersten 5 Minuten nach Beginn des vollständigen Sauerstoffmangels der pH-Wert um 0,1 pH-Einheiten pro Minute absinkt

und anschließend in den folgenden Minuten etwa alle 3 Minuten der pH-Wert um 0,1 pH-Einheiten sinkt.

Neben diesen biochemischen Veränderungen des fetalen Organismus während einer intrauterinen Störung zeigt das Herz-Kreislauf-System Reaktionen, die als sinnvolle

Kompensationsmechanismen

zu interpretieren sind. In einem späteren Stadium des Sauerstoffmangels sind die Reaktionen des Herz-Kreislauf-Systems allerdings Zeichen der akuten Not, Zeichen der überschrittenen Kompensationsmöglichkeiten.

8 Pathologie der Geburt

Bei einem **kurzfristigen** oder leichten Sauerstoffmangel kann es beim Feten infolge Erregung der Chemorezeptoren zu einer **Steigerung des Herzminutenvolumens** durch Anstieg der Herzfrequenz **(kompensatorische Tachykardie)** kommen.

Reicht bei anhaltendem Sauerstoffmangel dieser Kompensationsvorgang nicht aus, so sinkt die Herzfrequenz infolge der **Beeinträchtigung des Sympathikuszentrums und dem damit überwiegenden Vagotonus,** wobei es meist in milden Stadien des Sauerstoffmangels zu wehenabhängigen Herzfrequenzabfällen kommt.

Bei anhaltendem Sauerstoffmangel kommt es zur hypoxischen Schädigung des Myokards und zur Ausbildung der

fetalen Bradykardie

sowie aufgrund von Reizleitungsstörungen häufig zu Arrhythmien.

Aus dem Dargelegten ergibt sich die **Notwendigkeit der kardiotokographischen und biochemischen Überwachung des Kindes während der Geburt.**

Vergleiche Fetalblutanalyse S. 226, Kardiotokographie s. S. 231.

8.2 Pathologische Wehenformen

Zunächst einige Zahlen über die

> **Normale Wehentätigkeit:**
> Die Wehen treten auf
> in der **Eröffnungsperiode:**
> **zu Beginn:** alle 10-15 min regelmäßige Zusammenziehungen,
> **später:** alle 3-5 min, Dauer etwa ½ min oder etwas länger, mit einem intrauterinen Druck von 40-50 mm Hg.
> in der **Austreibungsperiode:** alle 3-4 min, mit einem intrauterinen Druck von 60 mm Hg.

Es gibt verschiedene Abweichungen von dieser normalen Wehentätigkeit:
Die Wehen sind **schwach** oder zu **selten**   Wehenschwäche
Die Wehen sind zu stark und zu **häufig**   Hyperaktive Wehenform
Der **Ruhetonus** ist zu **hoch**   Hypertone Wehenform

Wehenschwäche

Unter **Wehenschwäche** versteht man eine Anomalie der treibenden Kräfte. Man spricht von Wehenschwäche,
wenn die Wehen **zu schwach,**
         zu kurz
oder   **zu selten**

8.2 Pathologische Wehenformen

sind, um ein Fortschreiten der Geburt zu bewirken. Aber nicht jedes Nachlassen der Wehen ist gleichbedeutend mit **Wehenschwäche.** So tritt z. B. nach jedem Blasensprung eine kurzdauernde physiologische Wehenpause ein. Wichtig für die Beurteilung einer Wehenschwäche ist die Frage, ob die Fruchtblase noch steht oder schon gesprungen ist. **Solange die Blase noch steht, ist eine Wehenschwäche von zweitrangiger Bedeutung!**

Bei der intraamnialen Druckmessung werden bei der Wehenschwäche bis zu 25–30 mm Hg oder in der Eröffnungsperiode eine reduzierte Wehenfrequenz von weniger als 3 Wehen pro 10 min registriert.

Früher war die Unterscheidung üblich in eine **primäre** und **sekundäre** Wehenschwäche.

Primäre Wehenschwäche: Die mangelhafte Wehentätigkeit besteht von Geburtsbeginn an, wobei die Wehen von vornherein zu selten, zu schwach und zu kurz sind. Die Geburt kommt nicht recht in Gang.

Sekundäre Wehenschwäche: Die Wehen waren zunächst längere Zeit gut, **ließen dann aber im Verlauf der Geburt nach;** die Wehen sind immer kürzer und schwächer, die Pausen immer länger geworden.

Die **sekundäre Wehenschwäche** hat ihre Hauptursache in der Ermüdung der Uterus- und Bauchmuskulatur (Bauchpresse) durch die schon vorangegangene Geburtsarbeit, daher

Sekundäre Wehenschwäche = Ermüdungswehenschwäche

Sie kann funktionell oder durch das Vorliegen von schwer oder nicht überwindbaren Geburtshindernissen bedingt sein: enges Becken, Regelwidrigkeit der Kopfeinstellung oder -haltung. (Näheres s. unter Vorderhauptslage, Stirn-, Gesichts-, hinterer Hinterhauptslage und tiefem Querstand), rigide Weichteile, Narben und Stenosen der Zervix, spitzer Schambogen, vorspringendes Steißbein, vorspringende Spinae ossium ischium. Diese Widerstände sind es, an denen sich die Wehenkraft erschöpft.

Noch etwas sehr Wichtiges: Bei jeder Wehenschwäche ist **zu kontrollieren**, ob die **Harnblase** leer ist; eine **volle Harnblase hemmt die Wehen reflektorisch:**

Volle Harnblase = Wehenbremse

Hyperaktive Wehenform

Man unterscheidet zu starke Wehen (intraamnialer Druck über 80–90 mm Hg, Hypertokie) und zu häufige Wehen (in der Eröffnungsperiode 4 und mehr Wehen pro 10 Minuten, **Tachysystolie**).

278 8 Pathologie der Geburt

Hypertone Wehenform

Bei dieser Form steigt der Ruhetonus, das ist die Wandspannung des Uterus bzw. der intrauterine Druck in der Wehenpause, auf über 12 mm Hg an. Ursachen: passive Überdehnung (z. B. beim Hydramnion, Zwillingsschwangerschaft), muskulärer uteriner Hypertonus oder ein sekundärer Hypertonus bei Tachysystolie.

Behandlung pathologischer Wehenformen

Am Beginn der Geburt kann man die **Wehenförderung bei Wehenschwäche** mit physikalischen Mitteln beginnen!
Diese sind:
- Blase und Darm entleeren!

> **Der Einlauf ist oft das beste Wehenmittel!**
>
> (BUMM)

- **Warmes Bad oder warme Dusche!** Bäder werden meistens nur dann verordnet, wenn die Blase noch steht. Bei gesprungener Blase (Infektionsgefahr) läßt man meist nur duschen.

Kommen die Wehen auf diese Weise nicht oder nicht genügend in Gang, so geht man jetzt zur **medikamentösen Behandlung** über.

Wehenmittel

- Heute wird vorwiegend das vollsynthetisch hergestellte **Oxytozin** = Syntozinon benutzt. Es ist geeicht in sogenannten VOEGTLIN-Einheiten (VE) auf Grund eines von VOEGTLIN angegebenen, international anerkannten Trockenpulvers oder in internationalen Einheiten (IE). Verordnungen sind stets in VE oder in IE anzugeben. 1 VE = 1 IE.
- Daneben wird das **Prostaglandin E_2** zur Wehenanregung benutzt.

Hauptgrundsätze zur Verordnung von Wehenmitteln

1. Wehenmittel dürfen nur dann angewandt werden, wenn eine Indikation dazu vorliegt. Die wichtigste Indikation ist die Wehenschwäche. Zeitmangel des Arztes darf unter gar keinen Umständen eine Indikation sein. Es ist ein ausgesprochener **Kunstfehler,** Wehenmittel lediglich deswegen zu verordnen, um mit der Geburt schneller fertig zu werden.

2. **Andererseits ist nicht jede Wehenschwäche eine Indikation zur Verordnung von Wehenmitteln.** Grundsätzlich ist festzustellen, daß Wehenmittel in der Eröffnungsperiode und der Austreibungsperiode bei der Wehenschwäche angezeigt sind.

Führt die Gabe von Wehenmitteln bei Wehenschwäche nicht zum Erfolg, ist die Geburtsleitung zu überprüfen und evtl. eine Geburtsbeendigung zu erwägen.

3. **Wehenmittel sind grundsätzlich dann kontraindiziert, wenn eine hypertone oder hyperaktive Wehenform vorliegt.** Gegen diesen wichtigen Grundsatz wird leider täglich verstoßen. Die Störung des Geburtsablaufes bei einem Uterus, dessen Grundspannung schon in der Wehenpause erhöht ist, kann man nicht dadurch beseitigen, daß man die treibenden Kräfte noch künstlich verstärkt.

4. **Niemals dürfen Wehenmittel verordnet werden, bevor man die Kreißende gründlich äußerlich und vaginal untersucht hat sowie das Kardiotokogramm ausgewertet hat.**

Äußere und innere Untersuchung sind in jedem Fall von Wehenschwäche vor der Verordnung von Wehenmitteln notwendig. Auch schon deswegen, um z. B. die möglichen Ursachen einer Wehenschwäche klarzustellen. Sie beruht vielfach nicht einfach auf einer utero-muskulären Erschöpfung bei sonst normalen geburtsmedizinischen Verhältnissen, sondern sie ist nicht selten die Folge eines mechanisch bedingten **Geburtshindernisses.** Es hat nicht nur gar keinen Sinn, sondern es ist ausgesprochen **lebensgefährlich,** bei höhergradigem **Mißverhältnis** zwischen Kopf und Becken („enges Becken", Hydrozephalus) oder bei **gebärunfähigen Lagen** (Querlage, Schräglage, Hinterscheitelbeineinstellung, mentoposteriore Gesichtslage) die Korpusmuskulatur durch Wehenmittel anpeitschen zu wollen. Das gleiche gilt für schwer oder gar nicht zu überwindende **Widerstände auf Beckenboden,** also das stark **vorspringende Steißbein,** den **tiefen Querstand,** wenn er sich durch Lagerung nicht ändert.

Verabreichung von Wehenmitteln unter diesen genannten Umständen bedeutet Lebensgefahr für Mutter und Kind: Als Folge der **Verabreichung massiver Dosen von Wehenmitteln bei engem Becken sind Uterusrupturen mehrfach beschrieben worden.**

5. **Niemals Wehenmittel geben, wenn pathologische Herzfrequenzmuster vorhanden sind, die auf eine herannahende Gefahr für das Kind hinweisen** (s. die Einzelheiten auf S. 231). Zuerst ist durch eine Fetalblutanalyse der Zustand des Feten zu prüfen.

Über den Zeitpunkt, an dem die Wehenmittel verabreicht werden sollen
Bei den Fällen, bei denen die Wehenschwäche die einzige Indikation ist, bei denen es also nicht auf ein rasches Ingangkommen und Fortschreiten der Geburt ankommt, sollten Wehenmittel **nicht zu früh** gegeben werden. Man beginnt am besten erst dann, wenn die **Portio verstrichen** ist und der Muttermund für mindestens **2 Querfinger** durchgängig ist.

Kommt es aber darauf an, die **Geburt rasch in Gang zu bringen,** wie z. B. bei einer **indizierten Geburtseinleitung** (S. 282), bei pathologischem CTG u. ä., so gibt man die Wehenmittel ohne Rücksicht auf den Befund an der Zervix sofort. Dabei ist man sich darüber klar, daß die Geburtseinleitung bei einer nicht „reifen" Zervix

8 Pathologie der Geburt

einen Versuch darstellt und der Erfolg in einem gewissen Prozentsatz ausbleiben wird. Treten keine Wehen auf, so bleibt unter diesen Umständen nichts anderes übrig, als die Geburt operativ zu beenden.

Bei der Behandlung der **hyperaktiven** und **hypertonen Wehenform** ist die Gabe von Tokolytika indiziert:

> **Intravenöse Fenoterol-Infusion**
> **Dosierung:** 4 Amp. Partusisten® = 2 mg Fenoterol auf 500 ml Elektrolytlösung (z. B. Ionosteril®).
> **Infusionsgeschwindigkeit:** Bei der Behandlung pathologischer Wehenformen reichen häufig 3 Tropfen/min für den gewünschten Effekt aus.

Evtl. kann man parallel zur Tokolytikainfusion wegen einer hypertonen Wehenform Wehenmittel wie Oxytozin zur Wehenanregung geben.

Applikation und Dosierung der Wehenmittel in der Eröffnungs- und Austreibungsperiode
Wehenmittel können verabreicht werden
- **intravenös** in Form der **Oxytozin-Infusion**
- **intrazervikal** als **Prostaglandin-Gel**
- **intravenös** als **Prostaglandin-Infusion**

1. Intravenöse Oxytozin-Dauertropf-Infusion
Diese Methode hat sich auch in Deutschland durchgesetzt. Die intravenöse Tropfinfusion von Wehenmitteln ist sehr viel sicherer und wirkungsvoller als die intramuskuläre Injektion. Das gilt besonders auch für die Geburtseinleitung (S. 282), die in der Klinik nur noch mit der intravenösen Tropfinfusion durchgeführt wird. Außerdem ist die i.v. Tropfinfusion besser steuerbar. Durch Änderung der Tropfenzahl/min kann die Wehentätigkeit innerhalb weniger Minuten gesteuert werden.

> **Intravenöse Oxytozin-Dauertropf-Infusion**
> **Dosierung:** 1 VE Oxytozin (Syntocinon) auf 100 ml einer Elektrolytlösung. Am besten geht man so vor, daß man 500 ml einer Elektrolytlösung (z. B. Ionosteril®) mit 5 VE Syntocinon vorbereitet.
> **Infusionsgeschwindigkeit:** Beginnen mit 1 Tropfen/min Steigerung um jeweils 1 Tropfen/min alle 5 min!
> Wegen der **Gefahren eines Wehensturmes** für Mutter und Kind sollen 30 Tropfen/min nicht überschritten werden.

In zu hoher Dosierung verabreichte Wehenmittel führen zu Krampfwehen und Dauerkontraktion der Korpusmuskulatur mit den berüchtigten drei Gefahren:

- **Uterusruptur,**
- intrauteriner **Sauerstoffmangel,**
- schwere atonische Blutung in der Nachgeburtsperiode.

2. Intrazervikal als Prostaglandin-Gel

Von verschiedenen lokalen und oralen Darreichungsformen der Prostaglandine scheint sich zur Zervixreifung („Softening") die intrazervikale Gabe von 0,4 mg Prostaglandin E_2 in 3 ml Gel durchzusetzen. Dieses Vorgehen soll vor allem bei unreifer Zervix bessere Erfolge (niedrigere operative Entbindungsfrequenz, seltener protrahierter Geburtsverlauf) zeigen als die Oxytozingabe bei gleichen Umständen.

3. Intravenöse Prostaglandin-Infusion

In den letzten Jahren hat die intravenöse Gabe von Prostaglandin E_2 zur Wehenauslösung bei unreifer Zervix und zur Wehenanregung bei Wehenschwäche größere Verbreitung gefunden.

Intravenöse Prostaglandin E_2-Infusion
Dosierung: 1 Amp. Minprostin E_2 0,75® = 0,75 mg Prostaglandin E_2 auf 500 ml Elektrolytlösung (z. B. Ionosteril®).
Infusionsgeschwindigkeit: Beginnend mit 1 Tropfen/min, Steigerung um jeweils 1 Tropfen/min alle 5 min.
Maximaldosierung: 20 Tropfen/min.

Krampfmittel = Uterustonika
machen keine eigentlichen Wehen, sondern bewirken **Dauerkontraktionen,** also einen Krampf der Gebärmuttermuskulatur. Hierher gehören die Mutterkornsubstanzen Gynergen, Neo-Gynergen, Methergin u.a.; sie werden in der **Nachgeburtsperiode** angewandt, und zwar insbesondere **zur Blutstillung nach Geburt des Kindes und der Plazenta** (S. 586).

Spasmenlösende Mittel
sind im Gegensatz zu den eigentlichen Wehenmitteln, den Korpusmitteln, solche Präparate, die am Collum uteri, und zwar **krampflösend,** angreifen. Ihre Hauptwirkung ist die Erleichterung der Mm.-Eröffnung. Zeigt sich bei guten Wehen in der Eröffnungsperiode, daß der Mm. sich auffallend langsam öffnet (= „rigider Mm"), so verordnen manche Geburtshelfer Dolantin (s. S. 242) oder Monzal. Andere sehen gerade in dem rigiden Mm eine Indikation für eine Periduralanästhesie.

8.3 Geburtseinleitung

Indikation: Jede ernste Gefährdung der Mutter oder des Kindes vor Wehenbeginn ist eine Indikation zur Geburtseinleitung.
Eine solche Gefährdung des Kindes ist z. B. gegeben bei
- **Übertragung** (S. 137),
- **Verdacht auf Schädigung des Kindes infolge Unverträglichkeit im Rh-System** (S. 140)
- pathologischem Kardiotokogramm (S. 75),
- manifester Diabetes der Mutter (S. 117) am Termin,
- **vorzeitigem Blasensprung** am Ende der Schwangerschaft,
  a) bei reifem zervikalen Befund sofort nach Blasensprung bzw. nach Aufnahme in die Klinik oder
  b) wenn Komplikationen auftreten (z. B. bei Temperatursteigerung, Leukozytose, Linksverschiebung im Differentialblutbild oder fetaler Tachykardie u. ä.).

Die **Geburtseinleitung am Termin ohne Gefährdungszeichen** für Mutter oder Kind bei zervikaler Reife hat heute als sogenannte **„programmierte Geburt"** eine gewisse Verbreitung erfahren. Werden von den Befürwortern organisatorische und medizinische Vorteile (geplante Aufnahme zur Entbindung, Regelung der familiären oder beruflichen Verpflichtungen, Vermeidung der Gefährdung infolge Terminüberschreitung) angeführt, so stellen Kritiker vor allem den nicht zwingend notwendigen Eingriff in einen natürlichen Ablauf heraus.

Technik der Geburtseinleitung

- **Blase eröffnen** (Einzelheiten siehe unten). 1 Stunde abwarten. Treten keine Wehen auf, dann
- intravenöse Dauertropfinfusion, s. S. 280

Während der Geburtseinleitung ist eine kontinuierliche Herzfrequenzregistrierung notwendig!

Die Leitung der Geburt nach Geburtseinleitung muß unter Abwägung der Indikation zur Geburtseinleitung (kindliche oder mütterliche Gefährdung), des Geburtsfortschrittes sowie der Gefährdungszeichen von Mutter und Kind (CTG, Fetalblutanalyse-Werte, mütterliche Temperaturen u.a.) getroffen werden.

Technik der Blaseneröffnung

Die Blaseneröffnung von der Scheide aus ist eine geburtshilfliche Operation. Grundsätzlich wird die Blase niemals durch Reiben oder Druck mit den Fingern, sondern stets mit einem Instrument eröffnet. Man benutzt dazu eine Kugelzange, eine lange Kocherklemme oder irgend eine andere Klemme. (Das gilt – das sei hier nebenbei bemerkt – ganz besonders für die Blasensprengung bei der Placenta praevia, bei der durch die Manipulationen mit den Fingern mit Sicherheit weitere

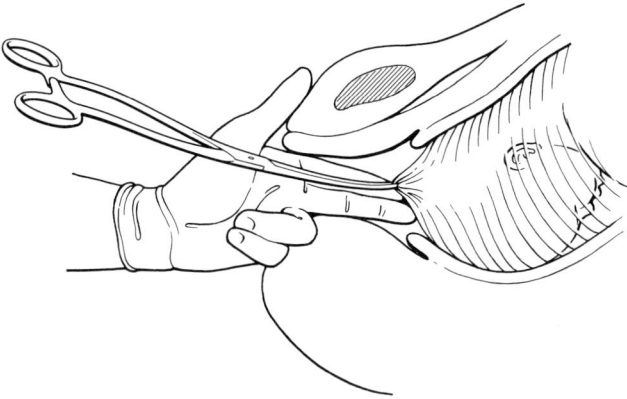

Abb. 168 Blaseneröffnung.

Anteile der Plazenta abgelöst würden. Außerdem sind die Eihäute in der Nähe des Plazentaansatzes besonders fest.)

Ausführung: Sterile Kugelzange bereitlegen. Mit Zeige- und Mittelfinger der linken Hand in die Scheide eingehen und die Stelle aufsuchen, an der die Eihäute frei vorliegen. Den Uterus von außen her nach unten entgegendrängen lassen. Kugelzange mit der rechten Hand geschlossen einführen und an den inneren Fingern entlang bis zur Blase vorschieben. Einhaken und Anreißen, am besten in der Wehe (Abb. 168). Kugelzange zurückziehen. **Kopf von außen ins Becken drücken lassen.** Die Finger bleiben noch in der Scheide zur Kontrolle, ob der Kopf tiefer tritt und ob die Nabelschnur oder kleine Teile nicht vorgefallen sind. **Wehenmittel,** wenn die Wehen mäßig sind.

Beim Blaseneröffnen muß man versuchen, ein möglichst kleines Loch einzureißen, damit das Fruchtwasser langsam abfließt!

Die Nabelschnur oder ein Arm fällt oft viel schneller vor, als man denkt. Manchmal bahnt sich der Vorfall beim Eröffnen der Blase nur an und wird zunächst nicht bemerkt. Untersucht man dann einige Zeit nach dem Umlagern innerlich, so fühlt man Nabelschnur oder Arm vorgefallen.

Blaseneröffnung mit Hilfe des Amnioskops

Diese Art der Blasensprengung ist die schonendste, sicherste und zugleich die einfachste Methode. Man spannt eine Kanüle beliebiger Größe in einen Tupferträger ein und führt die Kanüle durch das Amnioskopierohr hindurch an die Fruchtblase heran. Die Blase wird punktiert und das Fruchtwasser läuft unter Sicht ab. Die Größe der Öffnung kann man ganz nach Belieben einrichten. Man kann sie so klein halten, daß das Fruchtwasser ganz langsam über 10–15 Minuten abläuft. Dadurch kann man auch bei hochstehendem Kopf einen Nabelschnurvorfall verhindern.

8.4 Geburtsstillstand

Geburtsstillstand über oder im Beckeneingang
trotz **guter Wehen** bedeutet stets ein **Geburtshindernis**. Es kann sich handeln um
- **Gebärunfähige Lagen:** Querlage, Schräglage, Hinterscheitelbeineinstellung, mentoposteriore Gesichtslage, nasoposteriore Stirnlage,
- **Andere regelwidrige Einstellungen oder Haltungen:** Hoher Geradstand, Vorderhauptslage.
  Eine häufige **Ursache** aller hier genannten Regelwidrigkeiten ist das **enge Becken**. Lassen die äußeren Beckenabmessungen ein enges Becken nicht erkennen, so ist sofort an das **lange Becken** (KIRCHHOFF) als Ursache des Geburtsstillstandes zu denken. **Besonders der hohe Geradstand und die hintere Scheitelbeineinstellung werden beim langen Becken oft beobachtet.**
- **Hydrozephalus.**
- **Seltenere Geburtshindernisse:** Armvorfall, im Becken liegende Tumoren, hochgradige Verengerung der weichen Geburtswege (Narben, starrer Mm inf. Zervixkarzinom, Verklebung des äußeren Mm = Conglutinatio orificii externi).

Jedes unüberwindliche Geburtshindernis führt, wenn nicht Abhilfe geschaffen wird, zum Tode der Mutter (Uterusruptur oder Sepsis) und des Kindes.

Behandlung: siehe in den Kapiteln der genannten Regelwidrigkeiten und pathologischen Zustände.

Geburtsstillstand in Beckenmitte
kommt vor allem beim Kanalbecken vor (S. 450).

Geburtsstillstand auf Beckenboden
Gewiß geht in vielen Fällen mit Geburtsstillstand auf Beckenboden die Geburt einfach wegen der vorhandenen Wehenschwäche nicht weiter. Man muß aber sehr daran denken, daß häufig auch eine bisher nicht erkannte **Regelwidrigkeit der Kopfeinstellung oder -haltung,** wie sie besonders z. B. der tiefe Querstand darstellt, ferner aber auch **Weichteil-** oder **Knochenwiderstände** die eigentlichen Ursachen des Geburtsstillstandes sein können. Die Wehenschwäche tritt dann als **Folge** derartiger Regelwidrigkeiten, gegen die die Wehenkraft vergebens ankämpfte, ein. Andererseits bewirken diese Regelwidrigkeiten nicht selten einen vollständigen Geburtsstillstand auf BB, **ohne** daß zunächst eine Wehenschwäche besteht. Dann darf man die Kreißende **auf keinen Fall einfach stundenlang pressen lassen.**

Grundsätzlich ist festzuhalten: Wenn eine Geburt in der Austreibungsperiode auffallend langsam verläuft oder zum Stillstand kommt, so handelt es sich meist entweder

um eine **reine Wehenschwäche**   = **sekundäre Wehenschwäche**
                                                          = **Ermüdungswehenschwäche**

oder um eine **Regelwidrigkeit der Kopfeinstellung** oder **-haltung** am häufigsten kommen vor:
Tiefer Querstand,
Hintere Hinterhauptslage,
Deflexionslagen (bes. VoHL, GL)

oder um einen **Weichteilwiderstand** (zu hoher, zu muskulöser oder zu rigider Damm, übermäßig straffer Bandapparat u. ä.)

oder um einen **Knochenwiderstand** (vorspringendes Steißbein, verengter Beckenausgang, spitzer Schambogenwinkel).

Es ist sehr zu beachten, daß eine verlängerte Austreibungsperiode zur

akuten Gefährdung des Kindes

führt. Eine lückenlose kardiotokographische Überwachung und – wenn nötig – Fetalblutentnahmen sind daher in der Austreibungsperiode möglichst durchzuführen.

> Die Geburt ist vaginal-operativ zu beenden, wenn der Kopf
> **länger als 1 Stunde**
> **auf dem Beckenboden steht und**
> - **trotz kräftiger Wehen nicht weiterrückt** oder
> - bei Wehenschwäche die Behandlung mit Wehenmitteln erfolglos oder nicht angebracht ist.

8.5 Regelwidrige Kopfstände und -lagen

Tiefer Querstand

Definition:
unrichtig: tiefer Querstand liegt vor, wenn die Pfeilnaht des auf dem Beckenboden stehenden Kopfes vollkommen quer verläuft.
richtig: wie oben, aber mit dem Zusatz: ..., und dieser Zustand **längere Zeit** besteht, so daß hierdurch die **Geburt verzögert** wird.

Bei tiefem Querstand ist aus irgendeinem Grunde die Drehung der Pfeilnaht aus dem queren über einen schrägen in den geraden Dm ausgeblieben. Auf dem Beckenboden, wo der Kopf meist schon seine innere Drehung vollendet hat, also im geraden Dm des Beckens steht, finden wir die Pfeilnaht noch genau im queren Dm verlaufend, also in der gleichen Stellung wie im Beckeneingang. Dabei ist aber zu bedenken, daß **auch bei völlig normal verlaufender Geburt der Kopf nicht selten mit quergestellter Pfeilnaht auf dem Beckenboden** ankommt und sich erst jetzt – auf dem Beckenboden – diese Drehung in den geraden Dm vollzieht. Die **Regelwidrigkeit** der Einstellung, die der Begriff „tiefer Querstand" enthält, kommt also nur

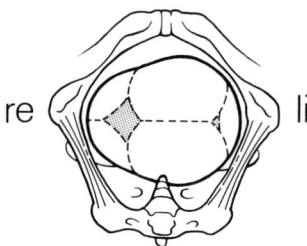 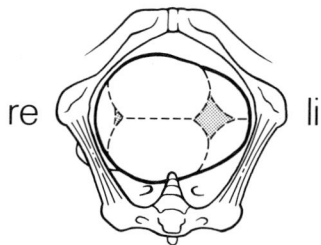

Abb. 169 I. oder linker tiefer Querstand.   Abb. 170 II. oder rechter tiefer Querstand.

dann richtig zum Ausdruck, wenn man in die Definition **die durch den Querstand bedingte Verzögerung der Geburt** hineinbringt.

Einteilung: man unterscheidet den

I. oder linken tiefen Querstand (Abb. 169) und den

II. oder rechten tiefen Querstand (Abb. 170).

I. oder **linker** tiefer Querstand = **kleine Fontanelle** (und damit der Rücken) **links,**

II. oder **rechter** tiefer Querstand = **kleine Fontanelle** (und damit der Rücken) **rechts.**

Häufigkeit: 1,5–1,9% aller Schädellagen.

Folge des tiefen Querstandes: Geburtsstillstand auf BB.

Befund: Mm vollständig, Spinae nicht mehr zu tasten. Man kommt mit dem Finger nicht mehr zwischen Kopf und Beckenboden, also: Kopf auf BB; die Pfeilnaht verläuft vollkommen quer, kleine Fontanelle links, große Fontanelle rechts, fast in gleicher Höhe (Abb. 169). **Diagnose:** I. (oder linker) tiefer Querstand.

Wir sehen: Beim tiefen Querstand **kann man sowohl die kleine als auch die große Fontanelle tasten.** Daraus geht klar hervor, daß nicht nur ein Querstand der Pfeilnaht, sondern auch eine leichte **Streckhaltung** des Kopfes vorliegt: es fehlt die normalerweise vorhandene Beugung des Kopfes! Ein charakteristischer Befund bei tiefem Querstand. Es liegt also nicht nur eine Regelwidrigkeit der Einstellung (Querverlaufen der Pfeilnaht), sondern auch meist eine solche der Haltung des Kopfes vor (leichte Streckhaltung an Stelle der regelrechten Beugehaltung des Kopfes). Gerade das Ausbleiben der Beugung des Kopfes ist sicher ein Hauptgrund, weshalb er seine innere Drehung nicht vollziehen kann. Der Kopf dreht sich nicht, weil er sich nicht beugt (MARTIUS). Vgl. Ätiologie, s. u.

Bedeutung des tiefen Querstandes:

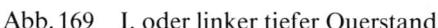

Tiefer Querstand = Geburtsunmöglichkeit!

Spontangeburt ist nicht möglich, solange der tiefe Querstand bestehen bleibt. Zur Spontangeburt kann es erst kommen, wenn der Kopf seine innere Drehung in den geraden Dm durchgemacht hat. Ganz seltene Ausnahmen bestätigen diese Regel.

Spontangeburt ist deswegen nicht möglich, weil der Kopf quer zum längsverlaufenden Weichteilspalt des BA liegt. Der Effekt der Wehen besteht lediglich darin, daß der Kopf gegen die Schambeinäste und die längsgestellte Bulbokavernosusschlinge wie gegen eine Barriere gedrückt wird.

Ätiologie: Das Ausbleiben der inneren Drehung findet sich häufig bei **kleinen und rundlichen Köpfen,** besonders dann, wenn die Weichteile des BB schlaff sind und der Schädel beim Tieferrücken nur „**wenig Gegendruck**" (BUMM) erfährt. Im Gegensatz hierzu kann auch ein sehr großer Kopf an der inneren Drehung gehindert werden, weil er auf **zuviel Gegendruck** (zu große Reibung) von seiten der umgebenden Weichteile und des knöchernen Beckens stößt.

Eine der Hauptursachen des tiefen Querstandes ist sicherlich die **sekundäre Wehenschwäche.** Bis zum BB hat die vielleicht nur mäßig entwickelte Uterusmuskulatur den Kopf heruntergetrieben. Jetzt, wo die kräftigen Austreibungswehen einsetzen sollen, die auch den Kopf vielleicht noch drehen würden, versagt die durch die Eröffnung schon überanstrengte Kreißende: Die Drehung des Hinterhauptes bleibt aus, die Pfeilnaht bleibt quer auf dem BB stehen.

Von besonderer ätiologischer Bedeutung ist die **Beckenform.** Häufig beobachtet man den tiefen Querstand bei platt-rachitischen Becken. Um die hierbei vorhandene Geradverengung des BE leichter passieren zu können, nimmt der im BE quer stehende Kopf nicht die normale Beugehaltung an, sondern er senkt das schmale **Vorder**haupt mit der **großen** Fontanelle in den Engpaß des BE hinein (S. 432), d.h. der **quer** stehende Kopf nimmt eine **Streck**haltung an. Ist der BE, die einzige Verengung des platt-rachitischen Beckens, einmal überwunden, so „fällt" der Kopf gewissermaßen durch das sonst übernormal geräumige Becken, und zwar so schnell, daß er die im BE einmal angenommene Stellung und Haltung unverändert **beibehält** und auf dem BB in genau derselben Stellung und Haltung ankommt, in der er sich in den verengten BE eingestellt hatte, d.h. in **querer** Stellung mit **Streck**haltung, wie sie eben für den **tiefen Querstand** charakteristisch ist. – Merke:

Tritt beim platt-rachitischen Becken Geburtsverzögerung oder -stillstand auf BB ein, so ist stets an tiefen Querstand zu denken!

Bei dem nicht häufigen **Trichterbecken** (= virilem Becken) erschwert die charakteristische Querverengung im BA die innere Drehung des Kopfes auf dem BB.

Behandlung des tiefen Querstandes

Leider gilt hier der Satz: **Bei tiefem Querstand wird viel zu oft** und außerdem **meist zu früh** eingegriffen. Die Methode der Wahl ist unter allen Umständen zunächst die **abwartende Behandlung,** vorausgesetzt, daß es Mutter und Kind gut geht.
  Der tiefe Querstand als solcher ist zunächst noch keine Indikation zur operativen Geburtsbeendigung. (Indikationen zur Geburtsbeendigung s. S. 469)

1. Konservative Behandlung

Therapeutische Lagerung der Kreißenden!

Auch wenn der Kopf wie bei tiefem Querstand schon auf BB steht, kann man durch Lagerung, d.h. durch Bewegung der Fruchtachse, die Einstellung des Kopfes noch wirkungsvoll beeinflussen. Auch hier gilt die

> **Allgemeine Lagerungsregel:**
> Man lagert die Kreißende auf die Seite, auf der derjenige Teil des Kopfes liegt, der die Führung übernehmen soll, der also tiefer treten und nach vorn rotieren soll.

Vorangehen soll hier das **Hinterhaupt** mit der **kleinen** Fontanelle; also ist zu lagern

bei **I.** oder **linkem** tiefen Querstand: auf die **linke** Seite,
bei **II.** oder **rechtem** tiefen Querstand: auf die **rechte** Seite.

Oder kurz:

> **Bei tiefem Querstand ist stets auf die Seite des Hinterhauptes zu lagern!**

Wirkungsweise der Lagerung: Nehmen wir einen **linken** tiefen Querstand an, Lagerung also auf die linke Seite. Der Uterus sinkt der Schwere nach mit dem Fundus nach links hinüber. Der Druck der Fruchtachse wirkt dann von oben links schräg nach unten rechts. Dadurch wird der Kopf mit dem Vorderhaupt gegen die rechte Beckenwand gedrängt, d.h. das **Hinterhaupt** mit der kleinen Fontanelle entfernt sich etwas von der linken Beckenwand, es kommt frei, wird beweglich, kann also dem Drucke folgen und **tiefer treten.** (Am einfachsten ist zu merken: Der Kopf macht stets die Bewegung des Steißes im entgegengesetzten Sinn mit, wobei ein Drehpunkt in der Gegend des Halses anzunehmen ist.) Der Kopf nimmt beim Tiefertreten Beugehaltung an und kann nun (s. Ätiologie) bei genügender Wehenkraft die innere Drehung nachholen.

Bei der häufig gleichzeitig bestehenden **Wehenschwäche** ist nach den dafür geltenden Grundsätzen zu handeln (s. S. 278). Allgemein anerkannt ist heute die Regel:

> **Ist nach Seitenlagerung und bei guten Wehen**
> **½ Stunde**
> **vergangen, ohne daß der Kopf sich gedreht hat, so wird operativ entbunden.**

2. Operative Entbindung

Zangenentbindung
Das Anlegen der Zange beim tiefen Querstand bereitet dem Anfänger aus verschiedenen Gründen Schwierigkeiten. Biparietal kann die Zange nicht angelegt

8.5 Regelwidrige Kopfstände und -lagern

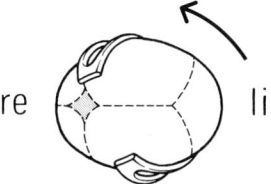
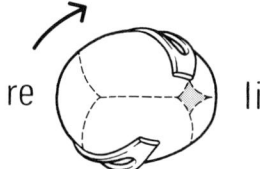

Abb. 171 Anlegen der Zange beim I. (= linken) tiefen Querstand, die Zange kommt in den II. schrägen Dm.

Abb. 172 Anlegen der Zange beim II. (= rechten) tiefen Querstand, die Zange kommt in den I. schrägen Dm.

werden, da es 1. technisch nicht geht (man kann den vorderen Löffel nicht bis unter die Symphyse wandern lassen) und da 2. die Beckenkrümmung der Zange dann im rechten Winkel zur Krümmung der Beckenachse liegen würde. (Das gilt allerdings alles nur für die NAEGELEzange.) Die Zange so anzulegen, wie sie ins Becken gehört, also in den queren Durchmesser, ist ebenfalls unmöglich, da sie dann über Gesicht und Hinterhaupt liegen würde.

Um den Kopf bei tiefem Querstand zu fassen, kann man die Zange nur **schräg** an den Kopf und **schräg** ins Becken legen. Am besten verfährt man dabei nach der STOECKELschen Vorschrift:

beim **I. tiefen Querstand** nimmt man an, daß die Pfeilnaht schon
im **I. schrägen Dm** steht (was sie in Wirklichkeit nicht tut)
und legt die
Zange im **II. schrägen Dm** an (Abb. 171),
beim **II. tiefen Querstand** nimmt man an, daß die Pfeilnaht schon
im **II. schrägen Dm** steht und legt die
Zange im **I. schrägen Dm** an (Abb. 172).

Ausführung der Zange
I. tiefer Querstand: Mm vollständig erweitert, Kopf auf BB, Pfeilnaht im queren Dm, kleine Fontanelle links, große Fontanelle rechts.

Der Kopf muß entgegen dem Uhrzeigersinn so gedreht werden, daß die kleine Fontanelle nach vorn kommt. Die Zange wird so angelegt, als ob die Pfeilnaht schon im I. schrägen Dm stände, sie kommt also in den II. schrägen Dm. Der linke Löffel wird wie immer zuerst, und zwar nach links hinten eingeführt, der rechte Löffel, der nach rechts vorn kommt, muß wandern, er wird zunächst rechts hinten eingeführt und dann nach seitlich vorn herumgeführt. Schließen der Zange und Nachtasten. Zug in Richtung der Griffe und gleichzeitiges Drehen entgegen dem Uhrzeigersinn, bis die Pfeilnaht im geraden Dm steht. Dann weiter mit der üblichen Technik. Beim tiefen Querstand wird also der Kopf **ausnahmsweise nicht biparietal**, sondern etwas schräg gefaßt. Oft ändert sich aber die Situation schon beim Schließen der Zange, indem der Kopf sich dabei innerhalb der Zangenlöffel in den I. schrägen Dm hinein dreht, so daß die Zange schon biparietal liegt, bevor die Extraktion begonnen wurde.

Die Zangenoperation beim tiefen Querstand ist in technischer Hinsicht also ein **Sonderfall der Zange am schrägstehenden Kopf.** Nur ist beim tiefen Querstand zu empfehlen, den vorderen Löffel möglichst **weit nach vorn** und den hinteren Löffel möglichst **weit nach hinten** zu bringen (STOECKEL), so daß die Zange zwischen dem schrägen und dem geraden Dm liegt.

II. Tiefer Querstand: Befund wie oben, mit dem Unterschied, daß hier die kleine Fontanelle rechts und die große links steht (Abb. 172).

Um die kleine Fontanelle nach vorn zu bringen, muß in diesem Falle der Kopf im Uhrzeigersinn gedreht werden. Die Zange wird so angelegt, als ob die Pfeilnaht schon im II. schrägen Dm stände, sie kommt also in den I. schrägen Dm. Der **linke** Löffel, der nach **links vorn** kommt und **wandern** muß, wird zuerst (links hinten) eingelegt und möglichst weit nach (links) vorn gebracht. Danach Anlegen des **rechten** Löffels möglichst weit nach rechts **hinten.** Schließen der Zange, Zug und gleichzeitige Drehung im Uhrzeigersinn usw.

Alte Praktiker legen gern beim **rechten** tiefen Querstand entgegen der Schulregel nicht den linken, sondern den **rechten Löffel zuerst** ein. Dadurch hat man den Vorteil, daß der Kopf schon durch das Einlegen dieses Löffels etwas in den 2. schrägen Dm gedreht wird. Nachteil: Schwierigkeiten beim Einführen und Wandernlassen des linken Löffels sowie beim Schließen der Löffel.

Entbindung mit dem Vakuumextraktor
Gerade zur Therapie des tiefen Querstandes wird die

Vakuumextraktion

empfohlen, weil der Kopf unter dem Zuge des Vakuumextraktors seine Drehung eigentlich von selbst ausführt. Dabei ist es wichtig, die Glocke nicht auf die Leitstelle, sondern **exzentrisch** auf das Hinterhaupt anzulegen. Man erreicht dadurch
1. die Beugung des Kopfes (**Behandlung der Haltungsanomalie**),
2. die Rotation des Kopfes (**Behandlung der Stellungsanomalie**).

Hoher Geradstand

Definition: Regelwidrigkeit, bei der der Kopf über oder im Beckeneingang mit der Pfeilnaht im **geraden** (oder annähernd im geraden) Durchmesser anstatt im queren oder schrägen Durchmesser getastet wird. Der hohe Geradstand ist mechanisch gesehen das Gegenstück zum tiefen Querstand.

Gegenüber dem **hohen** Geradstand, der regelwidrig ist, ist der **tiefe** Geradstand d. h. der Geradstand auf **Beckenboden,** physiologisch; er stellt eine Phase der normalen Geburt dar.

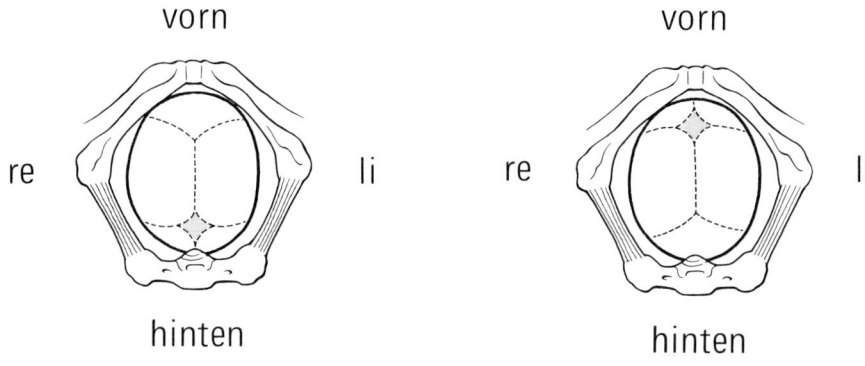

Abb. 173 Vorderer hoher Geradstand.   Abb. 174 Hinterer hoher Geradstand.

Einteilung: Man unterscheidet 2 Formen:
Vorderer hoher Geradstand = das Hinterhaupt ist nach vorn (schambeinwärts) gerichtet (Abb. 173).
Hinterer hoher Geradstand = das Hinterhaupt ist nach hinten (kreuzbeinwärts) gerichtet (Abb. 174).
Häufigkeit: Nach KIRCHHOFF 0,7%, nach DÖRR und OCAÑA 1,6% des Geburtengutes.

Der vordere hohe Geradstand (anteriore Einstellung des Hinterhauptes) ist häufiger (2:1 bis 3:1). Ursache soll die mütterliche Wirbelsäule sein, die eine posteriore Einstellung des kindlichen Rückens nicht so häufig zuläßt und den Kopf zwingt, sich nach vorn zu drehen. KIRCHHOFF ist der Ansicht, daß ein beim hohen Geradstand hinten stehendes Hinterhaupt auch hinten bleibt. Bei dieser hinteren Einstellung des Hinterhauptes (Abb. 174) wird der Rücken durch den Verlauf der Wirbelsäule gezwungen, sich mehr oder weniger nach rechts oder links **seitlich hinten** zu lagern. Nach KIRCHHOFF ist daher der hintere hohe Geradstand nichts anderes als eine hochstehende hintere Hinterhauptslage.

Ursachen: Vor allem das „**Lange Becken**", nach MÖBIUS in ½, nach KIRCHHOFF in ⅓ der Fälle; ferner auch das **allgemein verengte Becken** (rundliche Form des Beckeneinganges), aber auch das **platte Becken.**

Seltene Ursachen: Placenta praevia, Uterusdeformitäten, Myom, Vorliegen kleiner Teile, Mißbildungen, funktionelle Störungen u. a.

Diagnose: Schon durch aufmerksame **äußere Untersuchung** zu stellen. Nach KIRCHHOFF ist an hohen Geradstand zu denken, wenn man beim Überragen des Kopfes über die Symphyse die **HT am deutlichsten genau in der Mittellinie** (vorderer hoher Geradstand) oder **tief seitlich an den Flanken** (hinterer hoher Geradstand) hört.

Ferner: mit dem **3. Leopoldschen Handgriff** fühlt sich der Kopf beim hohen Geradstand **auffallend schmal** an, weil die Finger nicht wie sonst den fronto-okzipita-

8 Pathologie der Geburt

len Durchmesser (12 cm), sondern bei dem vorderen hohen Geradstand den biparietalen (9½ cm), s. Abb. 175 u. 176 und bei dem hinteren hohen Geradstand den bitemporalen Durchmesser (8 cm) umgreifen. – Besonders beim hinteren hohen Geradstand tastet man außerdem viele kleine Teile (Diff. Diagn.: Zwillinge!).

Der Tastbefund bei **vaginaler Untersuchung** ergibt sich aus den Abb. 173 und 174. Bei Unklarheit ist eine Ultraschalluntersuchung notwendig.

Mortalität (nach MÖBIUS): Kindliche 8,2% (!), mütterliche 1,5% (!).

Verlauf und Prognose: Der hohe Geradstand ist eine regelwidrige Kopfeinstellung, die eine **Geburtsunmöglichkeit** darstellt, wenn sie sich nicht spontan ändert oder durch Eingriff geändert wird. Nach PSCHYREMBEL kommt es etwa in der Hälfte zur Spontangeburt, wobei die Pfeilnaht während des ganzen Geburtsverlaufs nur vorübergehend mit leichten **Zickzack**bewegungen um das Promontorium herum aus dem geraden Dm des Beckens hinausging, praktisch also alle Etagen des Geburtskanals fast im geraden Dm passierte. – Die Geburtsdauer ist stets verlängert, da eine erhebliche Konfiguration des Schädels erforderlich ist.

Ist der hohe Geradstand durch ein enges oder langes Becken bedingt, so ist die Spontangeburt sehr in Frage gestellt. Es kommt in den meisten Fällen zum **Geburtsstillstand** mit der Gefahr der **Uterusruptur,** wenn nicht frühzeitig eingegriffen, d. h. durch abdominale Schnittentbindung entbunden wird.

Behandlung des hohen Geradstandes

Liegt ein **enges** oder **langes Becken** vor, so wird heute beim hohen Geradstand frühzeitig die **Sectio abdominalis** ausgeführt. Andernfalls wird **zunächst** abgewartet und versucht, durch wechselnde Seitenlagerung („**Schaukellagerung**") und **Tokolyse** den spontanen Ein- und Durchtritt des Kopfes zu erreichen. Bei vollständigem Mm kann man den Versuch der **manuellen Stellungskorrektur** (= LIEPMANN-

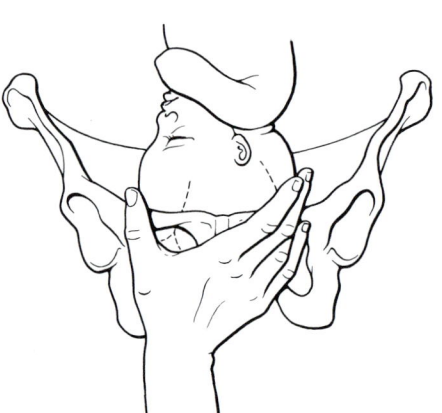

Abb. 175 Normaler Tastbefund.

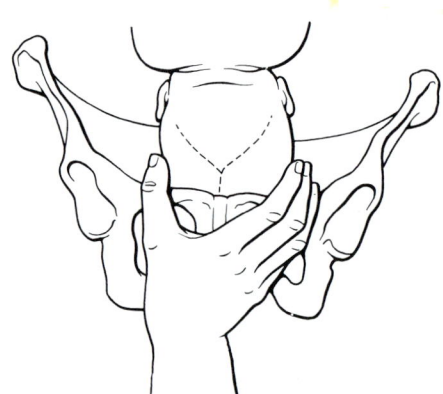

Abb. 176 Beim hohen Geradstand fühlt sich der Kopf auffallend schmal an.

scher **Kegelkugelhandgriff**) machen: Mit der ganzen Hand in die Scheide eingehen, den Kopf so gut wie möglich umfassen und ihn nach links oder rechts in denjenigen schrägen Durchmesser drehen, in den er sich am leichtesten drehen läßt. Hat man den Kopf in den queren oder nahezu in den queren Durchmesser gebracht, so läßt man ihn von außen ins Becken hineindrücken.

Bei der hohen kindlichen und mütterlichen Mortalität steht man beim hohen Geradstand heute den vaginalen Operationsverfahren ziemlich ablehnend gegenüber. Gelingt es nicht in absehbarer Zeit, mit konservativen Mitteln den spontanen Eintritt des Kopfes zu erzielen, so ist die abdominale Sektio die Methode der Wahl.

Hintere Hinterhauptslage (= HiHHL)

Definition: Eine hintere oder dorsoposteriore Hinterhauptslage (HiHHL) liegt vor, wenn der Rücken des Kindes nach hinten gerichtet ist (= Ib- oder IIb-Lage) und der Kopf sich in normaler Hinterhauptshaltung (also Kinn auf der Brust) befindet. Bei der HiHHL führt also genau wie bei der regelrechten HHL das Hinterhaupt (= tiefster Punkt des Kopfes), **dieses steht aber hinten,** zum Kreuzbein hin, während die Stirn gegen die Schoßfuge gerichtet ist. – Die Hintere Hinterhauptslage ist also eine reine Stellungsanomalie.
Häufigkeit: Etwa 0,5–1% aller Schädellagen.
Untersuchungsbefund, Diagnose: Auffällig ist meist der **Geburtsstillstand** bei Kopf auf BB (S. 219), manchmal allerdings auch schon bei Kopf in BM. Der Finger sucht zunächst die Pfeilnaht, die in einem schrägen oder im geraden Dm steht. Tastet man sich nun entlang der Pfeilnaht nach **vorn,** um dort die kleine Fontanelle zu finden, so fühlt man – meist zur Überraschung des Untersuchers – dort an Stelle der kleinen die **große** Fontanelle, und zwar **vorn** links oder **vorn** rechts oder in der Mitte unter der Symphyse. **Die kleine Fontanelle findet sich hinten** (kreuzbeinwärts), und zwar hinten links (Abb. 177), hinten rechts (Abb. 178) oder hinten in der Mitte.

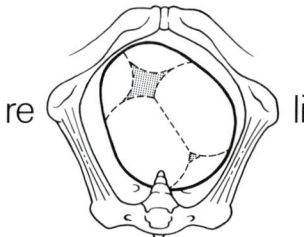 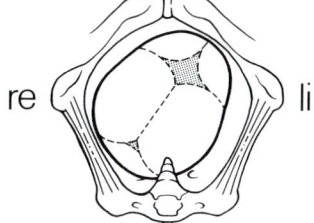

Abb. 177 Erste oder linke HiHHL (Tastbefund), Leitstelle ist die kleine Fontanelle bis Scheitelgegend.

Abb. 178 Zweite oder rechte HiHHL.

Die hinten liegende kleine Fontanelle ist meist schwer zu palpieren, da sich hier in der Gegend des Hinterhauptes die **Kopfgeschwulst** ausbildet. **Der Befund der HiHHL ist überhaupt durchaus nicht immer leicht zu erheben,** besonders der flüchtige Untersucher wird leicht getäuscht. Er fühlt die Pfeilnaht z. B. im I. schrägen Dm und denkt zunächst an eine regelrechte linke HHL. Er tastet sich auf der Pfeilnaht nach vorn und findet dort eine **V-förmige Gabelung, die man für die kleine Fontanelle halten kann.** Tastet man aber genauer, so fühlt man in dem V keine derbe Knochenplatte, wie das bei der kleinen Fontanelle zu erwarten wäre, sondern eine Vertiefung mit weichem Grund. Es handelt sich also wahrscheinlich um den hinteren Winkel der rautenförmigen großen Fontanelle.

Die sicherste und am schnellsten zum Ziele führende Methode zur Erkennung und Unterscheidung der beiden Fontanellen wurde auf S. 180 beschrieben und ist dort nachzulesen!

Häufig ist bei HiHHL der Kopf so stark gebeugt, daß man an die große Fontanelle überhaupt nicht herankommt.

In der Führungslinie liegt als **Leitstelle** entweder die **kleine Fontanelle** oder die Gegend zwischen großer und kleiner Fontanelle, der Scheitel.

Erfahrungsgemäß ist die I. (oder linke) HiHHL weitaus häufiger als die II. (oder rechte) HiHHL.

Beachte besonders:
HiHHL mit Pfeilnaht im **I.** schrägen Dm = **II.** HiHHL (Abb. 178)
HiHHL mit Pfeilnaht im **II.** schrägen Dm = **I.** HiHHL (Abb. 177)

Erklärung: Wie bei allen dorsoposterioren Lagen steht auch bei der HiHHL die kleine Fontanelle bei schräg verlaufender Pfeilnaht entweder links oder rechts hinten. **Die Stellung der kleinen Fontanelle entspricht aber stets der des Rückens.** Also z. B.: HiHHL mit Pfeilnaht im I. schrägen Dm (= von links vorn nach rechts hinten verlaufend): Dann muß die kleine Fontanelle und damit auch der Rücken rechts hinten stehen. Somit handelt es sich also bei Pfeilnaht im I. schrägen Dm um eine II. HiHHL. Für den

Geburtsverlauf

ergeben sich **zwei Möglichkeiten:** Im Verlauf der Geburt dreht sich das hinten stehende Hinterhaupt nach vorn, die HiHHL wandelt sich damit in eine **normale** (= vordere) HHL um. Oder das Hinterhaupt dreht sich ganz nach hinten, d. h. die HiHHL bleibt eine HiHHL und wird als solche entwickelt.

1. Möglichkeit: Das Hinterhaupt dreht sich nach vorn
Bis zum BB bleibt das Hinterhaupt meist noch nach hinten gerichtet. Auf BB vollzieht sich dann die entscheidende Drehung nach vorn. Bei einer II. HiHHL z. B. wird die Pfeilnaht dabei aus dem I. schrägen über den queren und den II. schrägen in den geraden Dm, also um 135° gedreht (Abb. 179). Der weitere Verlauf, d. h. die Austrittsbewegung, erfolgt dann genau so wie bei der regelrechten, also der vorderen HHL, nämlich durch eine reine Streckbewegung des Kopfes (S. 208). Nach

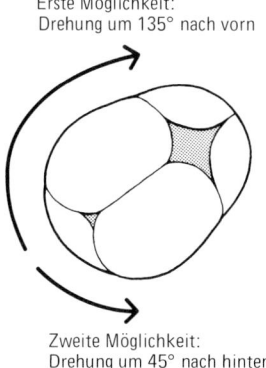

Erste Möglichkeit:
Drehung um 135° nach vorn

Zweite Möglichkeit:
Drehung um 45° nach hinten

Abb. 179   Die beiden Möglichkeiten des Geburtsverlaufs bei der HiHHL.

DAWSON (415 Fälle!) findet diese Rotation des Hinterhauptes nach vorn in 50% der Fälle statt.

2. Möglichkeit: Das Hinterhaupt dreht sich nicht nach vorn, es bleibt hinten

Auf dem BB dreht sich die Pfeilnaht in diesem Falle aus dem schrägen Dm mit der kleinen Fontanelle nach hinten in den geraden Dm, der Weg beträgt hier also nur 45° (Abb. 179). Beim Beginn der Austrittsbewegung steht der gebeugte Kopf mit der Pfeilnaht ganz oder fast im geraden Dm, die **kleine** Fontanelle **hinten,** die große Fontanelle vorn. Wenn der Kopf aus dieser Haltung (Beugung!) und Stellung (Hinterhaupt hinten!) heraus seine Austrittsbewegung vollführen soll, sich also im Bogen um die Symphyse herum bewegen soll, so kann er das nur tun, indem er seine Kopf-Halsachse der Knieachse des Austrittskanals so weit wie nur möglich anzupassen versucht, d. h. er muß die **schon vorhandene Beugung noch verstärken** (Abb. 180), wobei das Kinn mit äußerster Kraft in die Brustbeingegend hineingepreßt wird. **Die Form des Geburtskanals ist es, die dem Kopf diese ganz besondere Zwangshaltung aufdrängt.** Die zur Erreichung dieser Zwangshaltung aufzuwendende Kraft erscheint als **wesentlich verstärkte Reibung** zwischen der Weichteilwand des Geburtskanals und dem Schädel. Der stark erhöhte Reibungswiderstand zwischen Kopf und Weichteilrohr **verlängert die Austreibungsperiode** sehr erheblich, wodurch besonders das **Kind in Gefahr** gebracht wird (vgl. S. 248).

Warum diese zur Überwindung des Knies des Geburtskanals notwendige verstärkte Beugung eine starke Zwangshaltung darstellt, erklärt sich am einfachsten mit den von SELLHEIM geprägten Begriffen vom **Biegungsdiffizillimum** (= Richtung der schwersten Verbiegbarkeit = Richtung der stärksten Gewebsanspannung) und **Biegungsfazillimum** (= Richtung der leichtesten Verbiegbarkeit = der geringsten Gewebsanspannung). Jedem Teil des Kindes kommt ein ihm eigenes Fazillimum und Diffizillimum der Abbiegung zu. Die Halswirbelsäule, um die es sich hier handelt, hat ihr Biegungsdiffizillimum nach vorn und ihr Biegungsfazillimum nach hinten, das heißt der Hals läßt sich schwerer nach vorn als nach

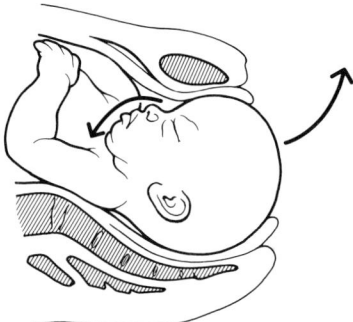 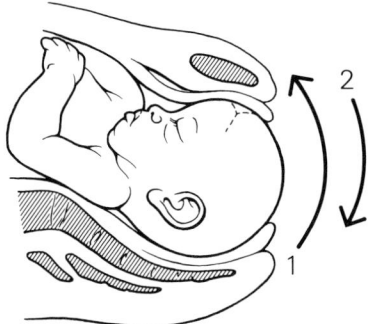

Abb. 180 Verstärkung der Beugung beim Austritt des Kopfes bei der hinteren Hinterhauptslage.

Abb. 181 Austrittsbewegung des Kopfes bei der hinteren Hinterhauptslage:
1 = stärkste Beugung,
2 = leichte Streckung.

hinten abbiegen (wovon man sich leicht durch Beugung und Streckung des eigenen Kopfes überzeugen kann). Je mehr man aber den Kopf in Richtung des Biegungsdiffizillimums bewegen muß, um so größer ist die dazu erforderliche Kraft, andererseits aber auch die Spannung (= Gegenkraft), mit der der Kopf aus dieser gezwungenen Haltung, dieser Zwangshaltung, in eine ungezwungene Haltung zurückstrebt.

> **Abbiegung des Kopfes in der Richtung des Biegungsdiffizillimums =
> Abbiegung gegen eine starke Spannung!**
> Dadurch wird von seiten des Kopfes eine Gegenkraft erzeugt, die sich im Geburtskanal als erhöhte Reibung auswirkt.

Der **Austritt** des Kopfes (Abb. 181) kann also nur so vor sich gehen, daß er noch viel stärker gebeugt wird, als er schon gebeugt ist (Pfeil 1 in Abb. 181). In dieser Haltung wird zunächst das Hinterhaupt über den Damm geboren. **Hypomochlion** ist dabei die Gegend der **großen Fontanelle**, die sich gegen den unteren Rand der Symphyse stemmt. Ist das Hinterhaupt bis zum Nacken frei entwickelt, so hört der Zwang zur Beugehaltung des Kopfes vollkommen auf; der Kopf geht aus der Beugehaltung in eine leichte **Streckhaltung** (Pfeil 2 in Abb. 181) über, wodurch nun auch Vorderhaupt, Stirn und Gesicht unter der Symphyse her (also Gesicht zur Schamfuge gerichtet) geboren werden.

Das **Durchtrittsplanum** ist genau dasselbe wie bei der regelrechten HHL, nämlich das Pl. suboccipito-bregmaticum = **32 cm** Umfang.

Der **Austritt des Kopfes** erfolgt also, wenn sich das Hinterhaupt ganz nach hinten gedreht hat (2. Möglichkeit), durch zwei verschiedene, entgegengesetzte Bewegungen, der Kopf macht (Abb. 181)
1. eine **Beugung** (= hochgradige Verstärkung der vorhandenen Beugehaltung) und
2. eine **Streckung.**

Zusammenfassung für die 2. Austrittsmöglichkeit:

> **Hintere Hinterhauptslage (HiHHL)**
> **Leitstelle:** kleine Fontanelle bis Scheitelgegend
> **Drehpunkt:** Gegend der **großen Fontanelle** bis **Stirnhaargrenze**
> **Kopfaustritt:** erst stärkste **Beugung**, dann leichte **Streckung**
> **Größte Durchtrittsebene:** Planum suboccipito-bregmaticum, Umfang = 32 cm

Besonderheiten: Obwohl das Durchtrittsplanum bei der HiHHL genau dasselbe ist wie bei der regelrechten HHL (32 cm), weiß jeder Erfahrene:
   Die Austreibungsperiode bei der HiHHL ist stets beträchtlich verlängert, wenn es sich um ein normal großes Kind handelt. Das hat
3 Gründe:

- Der Hauptgrund ist die **maximale Zwangsbeugehaltung,** in die der Kopf gebracht werden muß, um das Knie des Geburtskanals zu überwinden, also um überhaupt austreten zu können. Diese Zwangshaltung wirkt sich als **erhöhte Reibung** zwischen Kopf und Weichteilrohr aus und diese starke Reibung ist es in erster Linie, die die Austreibungsperiode so erschwert.
- Nicht das schmale Vorderhaupt wie bei der regelrechten HHL, sondern das **breite Hinterhaupt muß über den Damm geboren werden.** Die Folge ist eine weitaus größere **Anspannung** und **Auswalzung** des Dammes in der Querrichtung = stark vermehrte **Querspannung** des Dammes.
- Nicht der schmale sich gut einpassende Nacken (wie bei der regelrechten HHL) legt sich als Hypomochlion in den engen Schamfugenausschnitt, sondern **das sehr viel breitere Vorderhaupt muß sich dort anstemmen.** Dadurch kann die lichte Weite des Schambogens nicht richtig ausgenutzt werden und der Kopf kommt im ganzen viel tiefer dammwärts zu liegen, so daß also der Damm auch in **sagittaler** Richtung viel mehr beansprucht wird, ein weiterer Grund zur Erhöhung des Reibungswiderstandes und damit zur Verzögerung der Geburt in der Austreibungsperiode.

Aus diesen Gründen ist auch besonders zu beachten:

> **Bei der HiHHL sind Damm und Levatorenschenkel stets wesentlich mehr gefährdet als bei regelrechter HHL.**
> **Gefahr tiefgehender Dammrisse und Zerreißungen des Levators!**

Bei starker Vorwölbung des Dammes, wie sie naturgemäß bei Hinterer Hinterhauptslage und ausgetragenen Kindern auftritt, ist eine **ausgiebige Episiotomie** zu machen.
   Darin stimmt übrigens die **HiHHL**-Geburt mit der bei **VoHL** überein (s. Vorderhauptslage, S. 305):
wesentlich verlängerte Austreibungsperiode,
weitaus stärkere Anspannung und damit größere Gefährdung des Dammes als bei der regelrechten HHL.

Differentialdiagnose: in der Praxis wird die HiHHL häufig mit der VoHL verwechselt. Über den Unterschied s. unter „Vorderhauptslage", S. 305.

Grundsätzlich ist festzuhalten:

Wenn eine Geburt in der Austreibungsperiode auffallend langsam verläuft oder zum Stillstand kommt, so muß man immer daran denken, daß vielleicht eine regelwidrige Kopfeinstellung, z. B. eine HiHHL, vorliegt.

Es ist sehr zu beachten, daß eine verlängerte Austreibungsperiode leicht zur

Hypoxie des Kindes

führt. Das den kindlichen Kopf umfassende und einengende Weichteilrohr, wozu auch die Beckenbodenmuskulatur gehört, muß den Kopf in der Austreibungsperiode bis zur Geburt des Hinterhauptes in eine **übermäßige Beugehaltung** zwingen, was sich auf Hals und Kopf als starke Umschnürung auswirkt.

Vorkommen und Ätiologie: Die HiHHL kommt bei solchen Geburten vor, bei denen der Rücken von vornherein **hinten** eingestellt ist, also bei **dorsoposterioren** oder **b-Lagen,** und hinten eingestellt bleibt. **Normal** große Kinder stellen sich fast nur bei **Mehrgebärenden** mit schlaffen Weichteilen in HiHHL ein. Sonst findet man diese Lageanomalie bei **kleinen Kindern** sowie bei **Frühgeburten** und **toten Kindern**.

Behandlung der Hinteren Hinterhauptslage
Die HiHHL an sich ist zunächst noch keine Indikation zu operativer Entbindung! Jede HiHHL ist im Gegenteil solange wie möglich abwartend zu behandeln.

Von 114 Geburten in HiHHL verliefen 91 spontan, davon 41 ohne jede Komplikation (HANKE).

1. Konservative Behandlung
In jedem Falle sollte man die **Seitenlagerung** der Kreißenden wenigstens versuchen. Vgl. Allgemeine Lagerungsregel S. 238.

Bei HiHHL wird stets auf die Seite des Hinterhauptes gelagert!

Man versuche alles, um eine operative Behandlung, die sehr schwierig ist, zu vermeiden! Sind die Wehen nicht ausreichend, gibt man dann Wehenmittel und im Verein mit der Seitenlagerung gelingt es dann manchmal, das Hinterhaupt nach vorn rotieren zu lassen.

2. Operative Behandlung
Will das Hinterhaupt sich aber gar nicht drehen oder wird langdauerndes Stehenbleiben mit gerade verlaufender Pfeilnaht zur Indikation zum aktiven Vorgehen, so muß die Geburt schließlich doch operativ, d.h. entweder mit der **Zange** oder mit dem **Vakuumextraktor** beendet werden. Dazu muß immer wieder betont werden:

8.5 Regelwidrige Kopfstände und -lagern

Es gibt nur zwei Indikationen:
- **Gefahr für die Mutter!**
- **Gefahr für das Kind!**

In unserem Falle kommt in Frage als
Gefahr für die Mutter vor allem
   langdauernde Geburt,
   unüberwindliche sekundäre Wehenschwäche,
   starke Erschöpfung der Mutter,
   Fieber der Mutter;
   Gefahr für das Kind: langdauernde Druckeinwirkung auf den Kopf, pathologisches Herzfrequenzmuster, fetale Azidose.

Noch einmal sei betont: bei dieser ungünstigen Kopfeinstellung sei man **mit der Zange sehr zurückhaltend.** Jeder Erfahrene weiß:

Zangenentbindungen bei HiHHL sind stets sehr schwer, setzen leicht größere Gewebszerreißungen und erfordern große Kraft und viel Geschick!

Die HiHHL-Zange „geht" nicht nur sehr schwer, sie ist auch mit **drei großen Gefahren** für die **Mutter** verbunden:
1. tiefgehende Damm- und Scheidenrisse,
2. Absprengung eines Levatorschenkels,
3. Atoniegefahr.
   Auch das **Kind** ist durch die vom Operateur bei der Extraktion aufzuwendenden großen Zugkräfte und durch die Dauer der Extraktion sehr gefährdet.

Zangenentbindung bei HiHHL nur, wenn der Kopf den BB schon erreicht hat!

Ausführung der Zange bei HiHHL
Stets ist als erstes eine genügend große **Episiotomie** anzulegen. Bei der HiHHL wird die Zange genau so an den Kopf gelegt wie bei der regelrechten HHL, d.h. der Kopf wird **quer** gefaßt. Beim **Hinhalten** ist die Zangenspitze wie immer auf die **Leitstelle** zu richten, hier also auf die Gegend der kleinen Fontanelle bzw. des Scheitels.
   Anlegen der Zange
1. **Fall:** Pfeilnaht im geraden Dm, kleine Fontanelle hinten in der Mitte. Anlegen: die Löffel werden genau **seitlich** eingeführt und **biparietal** eingelegt.
2. **Fall = Abb. 182:** Pfeilnaht im II. schrägen Dm, kleine Fontanelle links hinten = I. (linke) HiHHL.
   Anlegen:
   Zange im I. schrägen Dm anlegen.

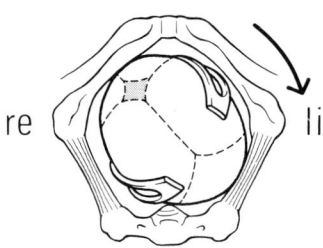 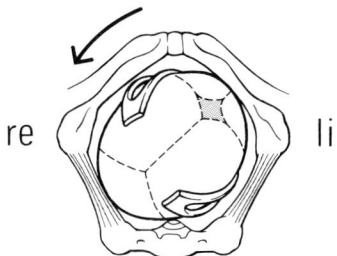

Abb. 182 Anlegen der Zange bei I. Hinterer Hinterhauptslage.

Abb. 183 Anlegen der Zange bei II. Hinterer Hinterhauptslage.

Linker Löffel nach **links vorn**, wird zuerst eingeführt, und zwar **links hinten**, dann nach vorn **wandern** lassen.

Rechter Löffel nach **rechts** hinten.

3. **Fall = Abb. 183: Pfeilnaht im I. schrägen Dm, kleine Fontanelle rechts hinten = II. (rechte) HiHHL.**

Anlegen:

Zange im **II.** schrägen Dm anlegen,

Linker Löffel nach **links hinten**, wird **zuerst** eingeführt.

Rechter Löffel nach **rechts vorn**; Einführen **rechts hinten**, dann nach vorn **wandern** lassen.

Die Technik der **Extraktion**

ist bei der HiHHL verschieden, je nachdem ob der Kopf dabei nach **vorn** (= 1. Möglichkeit) oder nach **hinten** (= 2. Möglichkeit) gedreht werden kann, ob wir also die 1. oder die 2. Möglichkeit nachahmen wollen. Das gilt für die Fälle 2 und 3. Steht wie im Fall 1 der Kopf bei HiHHL schon mit gerade verlaufender Pfeilnaht auf **BB**, so muß er entsprechend dem Austrittsmechanismus bei der 2. Möglichkeit erst stark **gebeugt**, dann leicht **gestreckt** werden. Ausführung in **dreifachem Arbeitsgang:**

1. Ziehen in Richtung der Griffe bis die Leitstelle in der Vulva erscheint (Abb. 184).

Nach Schließen der Zange und Nachtasten wird mit beiden Händen zunächst **geradeaus** und etwas nach oben gezogen, d. h. einfach in der Richtung, in die die Zangengriffe jetzt zeigen. **In dieser Richtung wird so lange gezogen, bis** die **kleine Fontanelle** bzw. der **Scheitel** (= Leitstelle) in der Vulva sichtbar wird. Damit ist gleichzeitig der **Drehpunkt**, die Gegend der **großen Fontanelle** (bis Stirnhaargrenze) unter dem Symphysenrand angekommen, berührt diesen und kann sich nun bei der weiteren Entwicklung des Kopfes um die Symphyse herum gegen den unteren Schambogenrand anstemmen. Stand die Pfeilnaht **schräg** (Fall 2 und 3), so muß die Zange – wenn wir die 2. **Drehungsmöglichkeit** (S. 295, Abb. 179) **nachahmen** wollen – **während des Ziehens gleichzeitig** (vorsichtig und allmählich) gedreht

8.5 Regelwidrige Kopfstände und -lagern 301

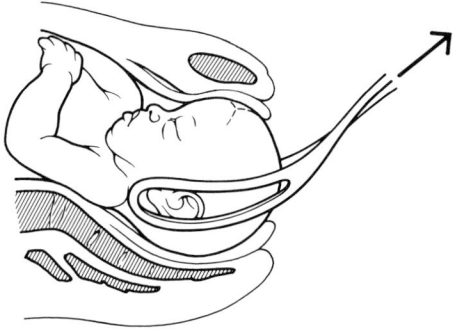 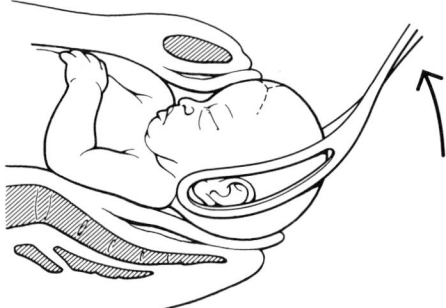

Abb. 184 Zange bei HiHHL (1) Zunächst Zug in Richtung der Griffe!

Abb. 185 Zange bei HiHHL (2) Anheben der Griffe!

werden, und zwar so, daß die **große Fontanelle nach vorn** kommt, d.h. es wird gleichzeitig
bei der I. HiHHL (Abb. 177) **im Uhrzeigersinn,**
bei der II. HiHHL (Abb. 178) **entgegen** dem Uhrzeigersinn gedreht.

2. **Heben der Zangengriffe zur Entwicklung des Hinterhauptes** (Abb. 185) und **Dammschutz:**

Jetzt **Stellungswechsel und Handwechsel!**

Stellungswechsel: auf die linke Seite der Frau treten!

Handwechsel: die **rechte** Hand bleibt **allein** an der Zange, die **linke** Hand geht an den **Damm!**

Beachte: die rechte Hand umfaßt das **Schloß** (Abb. 365 auf S. 493), nicht die Griffe (viel zu großer Hebelarm!). Dabei wird von jetzt ab **unter gar keinen Umständen** mehr an der Zange **gezogen,** sondern es werden lediglich die Griffe **angehoben** (Abb. 185), und zwar erst vorsichtig und langsam bis zur Senkrechten und dann darüber hinaus in Richtung auf den Bauch der Mutter. So langsam wie möglich, **Millimeter für Millimeter** wird das breite Hinterhaupt über den Damm entwickelt (höchste Dammrißgefahr!). Jede brüske oder zu schnelle Bewegung ist dabei zu vermeiden, da es sonst unweigerlich zu einem Dammriß oder einem Levatorenab- oder -einriß kommt. Die **linke Hand** hat ununterbrochen am Damm zu liegen und den **Dammschutz** (S. 250) auszuführen, der wegen der außerordentlichen Überdehnung des Dammes niemals unterlassen werden darf. Bei der HiHHL-Zange ist genau wie bei der VoHL-Zange die Gefahr des Dammrisses III. Grades (= totaler Dammriß) sehr groß.

3. **Senken der Zangengriffe = „Rückläufige Bewegung" zur Entwicklung von Stirn und Gesicht** (Abb. 186).

Auch dieses Senken der Griffe dammwärts, um langsam nacheinander Vorderhaupt, Stirn und Gesicht unter dem Schambogen her zu entwickeln, wird stets nur mit einer (der rechten) Hand ausgeführt. Die linke Hand bleibt **ununterbrochen** zum Dammschutz am Damm.

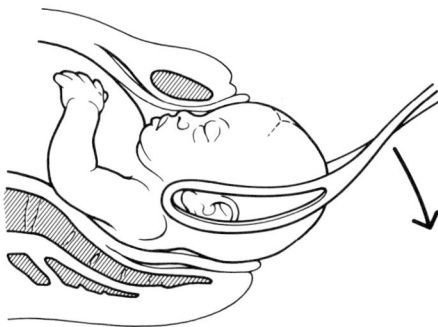

Abb. 186 Zange bei HiHHL (3) Senken der Griffe = rückläufige Bewegung.

SCANZONIsche Zange = Doppeltes Zangenanlegen

In manchen Fällen erweist es sich als technisch leichter, die **1. Drehungsmöglichkeit** (S. 295, Abb. 179) **nachzuahmen,** also die kleine Fontanelle beim Ziehen allmählich nach vorn um 135° rotieren zu lassen. Die dazu erforderliche Zangentechnik, das doppelte Zangenanlegen nach SCANZONI, ist jedoch dem wenig Geübten nicht zu empfehlen. Durch die SCANZONIsche Zangentechnik wird die Umwandlung einer HiHHL in eine regelrechte (vordere) HHL erzielt, und zwar dadurch, daß **zunächst ein tiefer Querstand künstlich** hergestellt und danach der Kopf in der bei tiefem Querstand üblichen Technik entwickelt wird.

Dem SCANZONIschen Verfahren (Abb. 187–190) liegt die Überzeugung zugrunde, daß die Entwicklung des Kopfes in regelrechter (vorderer) HHL den Beckenboden weitaus weniger gefährdet als die in HiHHL.

Der schwierigen Zangenentwicklung bei HiHHL ist die

Vakuumextraktion

vorzuziehen, wobei das Anlegen der Vakuumglocke auf der Leitstelle, also der kleinen Fontanelle, besonders beachtet werden sollte. Die Vakuumextraktion ist in diesem Fall besser geeignet, da sie meist dem Kopf erlaubt, selbständig zur dorso-anterioren Stellung zu rotieren.

Deflexionslagen = Strecklagen

Bevor der Kopf in das Becken eintritt, finden wir ihn in zwangloser, neutraler Haltung, in einer Mittelstellung zwischen Beuge- und ausgesprochener Streckhaltung (Abb. 191) über dem Beckeneingang stehen.

Bei den „regelrechten" oder „normalen" Schädellagen senkt sich dann im Beginn der Geburt das Kinn auf die Brust (sog. 1. Drehung) und der Kopf wird in dieser **Beuge-** oder **Flexionshaltung** (Abb. 192) durch den Geburtskanal bis zum Beckenboden hindurch geschoben. Der Rücken steht dabei links oder rechts vorn. Etwa 92% aller Geburten verlaufen in dieser Haltung und Stellung.

Im Gegensatz hierzu bleibt bei einem kleinen Teil der Schädellagen diese Beugebewegung aus, und der Kopf nimmt eine verschieden hochgradige **Streck-** oder

8.5 Regelwidrige Kopfstände und -lagern

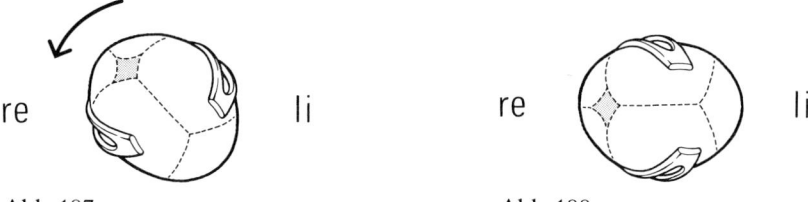

Abb. 187   Abb. 188

Abb. 187 Linke HiHHL. Die Zange wird, gleichgültig, ob man die kleine Fontanelle nach hinten oder wie bei der SCANZONI-Zange um 135° nach vorn rotieren lassen will, stets in der gleichen Weise, nämlich im I. schrägen Dm angelegt. Ziehen und **dabei gleichzeitig** drehen **entgegen** dem Uhrzeigersinn.

Abb. 188 Die kleine Fontanelle ist bei gleichzeitigem Zug allmählich um 45° gedreht worden, so daß der Kopf jetzt in einen linken **tiefen Querstand** gebracht worden ist. Abnehmen der Zange.

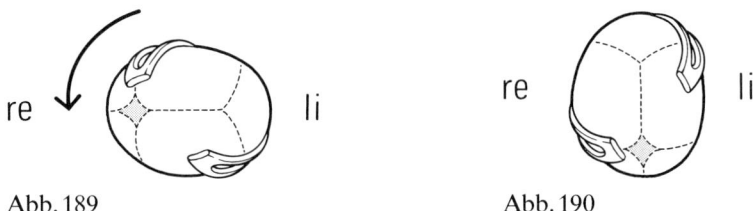

Abb. 189   Abb. 190

Abb. 189 Neuanlegen der Zange im II. schrägen Dm. Weiter ziehen und dabei allmählich entgegen dem Uhrzeigersinn drehen, bis die Pfeilnaht im geraden Dm und die kleine Fontanelle vorn unter dem Schambogen steht.

Abb. 190 Kleine Fontanelle unter dem Schambogen. Der Kopf wird jetzt mit gerade verlaufender Pfeilnaht entwickelt. Die Stellung der Zange wird dabei nicht verändert.

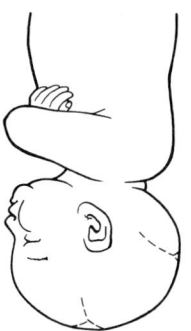 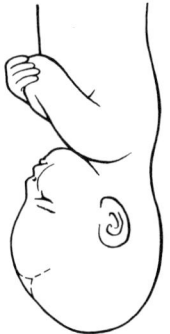

Abb. 192 Regelrechte Beuge- oder Flexionshaltung des Kopfes beim Eintritt ins Becken.

Abb. 191 Zwanglose Haltung des Kopfes vor seinem Eintritt ins Becken.

Normale HHL

Die 3 Deflexionslagen

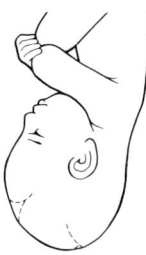
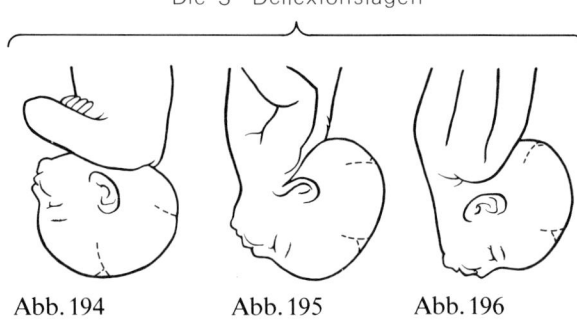

Abb. 193 Beugehaltung bei normaler Hinterhauptslage.
Abb. 194 Vorderhauptslage.
Abb. 195 Stirnlage.
Abb. 196 Gesichtslage.

Deflexionshaltung an, wobei sich das Kinn mehr oder weniger weit von der Brust entfernt. Wir bezeichnen diese Lagen als **Deflexionslagen** (Abb. 194–196).

> Alle **Deflexionslagen** sind durch
> **2 Kennzeichen**
> charakterisiert:
> 1. Der Kopf nimmt eine mehr oder weniger starke **Streckhaltung** an (=Haltungsanomalie).
> 2. Alle Deflexionslagen verlaufen mit **nach hinten gerichtetem Rücken** (=Stellungsanomalie).

Die Deflexionslagen gehören also zu den **dorsoposterioren Lagen**: bei der Geburt des Kopfes sieht das Gesicht zur Decke. Der Umstand, daß eine Geburt in dorsoposteriorer Lage verläuft, berechtigt aber durchaus nicht, sie als Deflexionslage zu bezeichnen. So sind die HiHHL auch dorsoposteriore Lagen, aber durchaus keine Deflexionslagen; die HiHHL zeigen nur die dorsoposteriore Stellungsanomalie, nicht aber die für Deflexionslagen charakteristische Haltungsanomalie der Kopfstreckung; im Gegenteil: der Kopf bei HiHHL ist stark gebeugt.

Dorso**anteriore** Deflexionslagen sind große Seltenheiten.
Je nach dem Grade der Streckhaltung des Kopfes wird zum führenden Teil (=**Leitstelle**):

die **große Fontanelle**,
die **Stirn** oder
das **Gesicht**.

8.5 Regelwidrige Kopfstände und -lagern

Danach teilt man die Deflexionslagen ein in:

1. **Vorderhauptslagen** (Abb. 194),
2. **Stirnlagen** (Abb. 195) und
3. **Gesichtslagen** (Abb. 196).

Deflexionslage Nr. 1 = Vorderhauptslage (VoHL)

Definition: die VoHL ist eine **Deflexionslage**, und zwar stellt sie den geringsten Grad einer Streckhaltung des Kopfes dar und verläuft so gut wie immer als dorsoposteriore Geburt (Rücken nach hinten gerichtet). Der führende Teil ist das Vorderhaupt, genauer die große Fontanelle. Das Durchtrittsplanum hat einen Umfang von 34 cm im Gegensatz zu dem bei regelrechter HHL, das einen Umfang von nur 32 cm hat. Klinisch ist die Geburt bei VoHL durch besonders verzögerten Verlauf und durch starke Gefährdung des Dammes ausgezeichnet, allerdings nur, wenn es sich um ausgetragene Kinder handelt.

Untersuchungsbefund, Diagnose: der untersuchende Finger kommt in der Führungslinie auf die **große Fontanelle**, die **Leitstelle** der Geburt bei VoHL. Die kleine Fontanelle ist gar nicht oder nur schwer zu erreichen.

Kommt man an die kleine Fontanelle heran, so fühlt man sie

links hinten,

rechts hinten oder

in der Mitte hinten:

in jedem Falle steht sie höher im Becken als die Leitstelle, die große Fontanelle.

Die **Pfeilnaht** tastet man zunächst in einem schrägen Durchmesser (Dm), seltener im queren Dm; später (am Knie des Geburtskanals) dreht sie sich in den geraden Dm.

Merke besonders:

Pfeilnaht im I. schrägen Dm = II. VoHL.

Pfeilnaht im II. schrägen Dm = I. VoHL (Abb. 197).

Begründung hierzu siehe bei hinterer Hinterhauptslage S. 294.

Wichtig ist die sichere und schnelle Erkennung der großen Fontanelle, siehe dazu S. 180.

Die **Kopfgeschwulst** fühlt man bei der VoHL in der Gegend der großen Fontanelle.

Ätiologie: Die VoHL finden sich am häufigsten bei **Frühgeburten** und **toten** Kindern (Urs. nach SELLHEIM: Fehlen einer bestimmten Haltungsspannung infolge geringer Skelettreife bzw. Verlust des vitalen Turgors), bei reifen Kindern: nach A. MÜLLER besonders bei angeborener **brachyzephaler** Kopfform (**Kurzkopf**, was notwendigerweise zur Einstellung der großen Fontanelle als Leitstelle führen muß); nach KERMAUNER bei **Veränderungen im Atlanto-Okzipitalgelenk**, ferner bei **engem Becken**, und zwar platt(-rachitischem) Becken: **Knopflochmechanismus** bei Eintritt des Kopfes in das platte Becken (s. S. 433). Um das im **geraden** Durchmes-

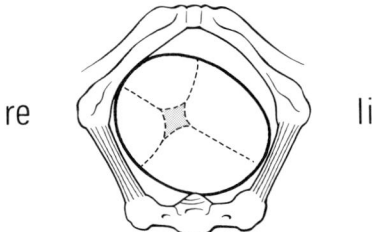

Abb. 197 I. oder linke Vorderhauptslage.

ser verengte Becken besser passieren zu können, senkt sich das weniger breite **Vorderhaupt** in den Engpaß hinein, das heißt, die **große** Fontanelle tritt tiefer, sie ist der am tiefsten stehende Teil in der Führungslinie, also die **Leitstelle.** Auch können besondere Umstände zum Zustandekommen einer VoHL führen: **Vorliegen einer Hand, tiefer Sitz der Plazenta, Tumoren im Zervixbereich** u. ä. – In vielen Fällen findet sich für die Regelwidrigkeit in der Haltung des Kopfes keine Erklärung, was übrigens auch für die anderen Deflexionslagen gilt. KNEER konnte für über die Hälfte von 129 Deflexionslagen keine Ursache dieser Haltungsanomalie finden.

Geburtsverlauf: mit dem Eintritt des Kopfes ins kleine Becken übernimmt die große Fontanelle die Führung. Der Rücken ist – entsprechend den b-Lagen (= Rücken nach hinten gerichtet) – dabei schräg nach hinten gerichtet, die Pfeilnaht verläuft in einem schrägen Durchmesser. Am Knie des Geburtskanals werden das Gesicht schoßfugenwärts und damit die Pfeilnaht in den geraden Durchmesser und die kleine Fontanelle nach hinten gedreht. Von größter praktischer Bedeutung ist der

Austrittsmechanismus: dieser besteht wie bei den HiHHL aus
- einer **Beugebewegung** (Abb. 198, Pfeil 1) und
- einer **Streckbewegung** (Abb. 198, Pfeil 2).

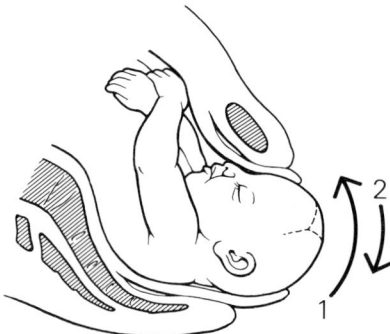

Abb. 198 Austrittsbewegung bei der Vorderhauptslage: 1 = stärkere Beugung, 2 = geringere Streckung des Kopfes.

Durch die **Beugebewegung** werden Vorderhaupt, Scheitel und Hinterhaupt, also nur ein Teil des Kopfes, über den Damm geboren. Als **Hypomochlion** (Drehpunkt) legt sich dabei die Gegend etwas unterhalb der **Stirnhaargrenze** gegen den Schambogen. Größte Durchtrittsebene ist das **Planum fronto-occipitale = 34 cm** Umfang, also ein wesentlich größeres Planum als bei der normalen HHL (Pl. suboccipito-bregmaticum = **32 cm** Umfang).

Durch die anschließend erfolgende leichte **Streckbewegung** werden Stirn und Gesicht, die bis jetzt noch hinter der Schamfuge standen, unter der Schamfuge geboren.

Zusammenfassung:

Vorderhauptslage (VoHL)
Leitstelle: große Fontanelle
Drehpunkt: Gegend etwas unterhalb der Stirnhaargrenze
Kopfaustritt: erst **Beugung**, dann **Streckung**
Größte Durchtrittsebene: Planum fronto-occipitale Umfang = 34 cm.

Besonderheiten: Bei ausgetragenen Kindern verläuft die Geburt bei VoHL **auffallend viel langsamer** als die Geburt unter normalen Umständen bei regelrechter HHL. Die normale Geburtsdauer (bei Erstgebärenden 12, bei Mehrgebärenden 8 Stunden) wird so gut wie immer überschritten.

Ursache ist in erster Linie die größere Durchtrittsebene, das Planum fronto-occipitale mit 34 cm Umfang, mit der der Kopf mühsam durch den Geburtskanal hindurchgeschoben werden muß. Dieses Planum verursacht einen sehr viel größeren Reibungswiderstand im Geburtskanal als das Durchtrittsplanum der normalen HHL, das einen Umfang von nur 32 cm besitzt.

Charakteristisch ist besonders der langsame Verlauf der VoHL-Geburt in der Austreibungsperiode. Auch bei guten Wehen und junger Kreißender ist der Kopf bei VoHL oft lange Zeit in der Tiefe sichtbar, ohne daß die Kreißende ihn mit eigener Kraft herauspressen kann. Ursache ist die weitaus **stärkere Anspannung** des Weichteilrohres, insbesondere auch **des Dammes**

1. in **allen** Richtungen: durch das größere Durchtrittsplanum (Abb. 199),

2. in der **Querrichtung:** ganz ähnlich wie bei der HiHHL liegt auch bei der VoHL an Stelle des schmalen Vorderhauptes (bei der normalen HHL) das sehr viel breitere Hinterhaupt am Damm und kann diesen nur überwinden, indem es ihn sehr viel breiter in der Quere auswalzt = **stark vermehrte „Querspannung" des Dammes.**

3. in der **Sagittalrichtung:** an Stelle des gut in den Schambogen sich einpassenden schmalen Nackens bei normaler HHL muß sich bei der VoHL die sehr viel breitere Stirn als Hypomochlion gegen den Schambogen stemmen. Dadurch wird der ganze Schädel hinten viel tiefer in den Damm hineingepreßt: weitaus größere Anspannung des Dammes auch in der Sagittalrichtung.

308   8 Pathologie der Geburt

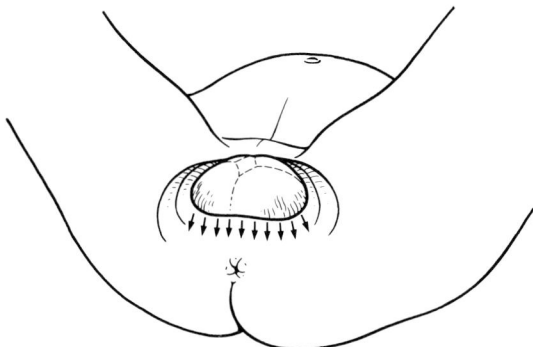

Abb. 199 Stark vermehrte Spannung des Dammes bei Vorderhauptslage.

Bei der VoHL ist der Damm sehr viel mehr gefährdet als bei normaler HHL.
Infolge der verzögerten Austreibung ist bei VoHL auch das **Kind mehr gefährdet** als bei normaler HHL (S. 248). Bei der VoHL ist also dem Kardiotokogramm in der Austreibungsperiode ganz besondere Beachtung zu schenken!
Demgegenüber weiß jeder Geburtshelfer, daß die VoHL oft

ungewöhnlich rasch

verlaufen können, nämlich dann, wenn es sich um nicht ausgetragene Kinder mit verhältnismäßig kleinen Köpfen handelt, die sich oft in VoHL-Haltung einstellen.
Differentialdiagnose: verwechselt werden kann die VoHL eigentlich nur mit der **hinteren Hinterhauptslage (HiHHL),** was in der Praxis sehr häufig vorkommt.
Beiden Lagen ist gemeinsam die **Stellung:** in beiden Fällen ist der Rücken nach hinten gerichtet, beide sind also dorsoposteriore Lagen, die kleine Fontanelle ist also hinten, die große vorn zu tasten. In einem aber unterscheiden sie sich sehr wesentlich, nämlich in der **Haltung:** die HiHHL ist eine ausgesprochene Flexionslage, der Kopf befindet sich in **Beugehaltung** (Kinn auf der Brust), bei der VoHL findet sich der Kopf in **Deflexionshaltung,** er ist leicht gestreckt. Ein sehr beachtenswerter Unterschied zwischen der HiHHL und der VoHL besteht auch in den dadurch bedingten verschiedenen Durchtrittsebenen: der Umfang dieser Ebene beträgt bei der HiHHL **32** cm, bei der VoHL dagegen **34** cm! (Vgl. hierzu auch die wichtige Tabelle S. 326) **Beiden Lagen gemeinsam ist der stets sehr verzögerte Geburtsverlauf bei ausgetragenen Kindern.**
Die Unterscheidung zwischen VoHL und HiHHL ist nur durch genaue **Untersuchung der Leitstelle** möglich. Führt die große Fontanelle, so handelt es sich um eine VoHL, führt die kleine Fontanelle oder (häufig) die Gegend zwischen kleiner und großer Fontanelle, so liegt eine HiHHL vor. Praktisch ist es oft so, daß eine größere Kopfgeschwulst die genaue Diagnose verhindert und daß die vorgelegene Haltung erst nach der Entbindung am Sitz der Kopfgeschwulst (VoHL: große Fontanelle, HiHHL: Hinterhaupt-Scheitelgegend) erkannt wird.

8.5 Regelwidrige Kopfstände und -lagern

Behandlung der Vorderhauptslage
Die VoHL an sich ist keine Indikation zur operativen Entbindung. Jede VoHL ist solange wie möglich, d. h. solange es Mutter und Kind gut geht, konservativ zu behandeln! Daß sich die Prognose bei jedem unnötigen und vorzeitigen Eingriff noch besonders verschlechtert, gilt ganz besonders für die VoHL.

1. Konservative Behandlung
Abwartende Geburtsleitung so lange wie nur irgend möglich ist die Methode der Wahl. Sobald die VoHL erkannt ist, wird die Frau richtig gelagert. **Lagerungsregel: die Kreißende wird auf die Seite gelagert, und zwar auf die Seite, auf der der Teil des Kopfes liegt, der tiefer treten und nach vorn rotieren soll.**

Bei schräg stehender Pfeilnaht wird man zunächst den Versuch machen, die VoHL in eine regelrechte HHL umzuwandeln, die Kreißende wird also auf die Seite der **kleinen** Fontanelle, also des Hinterhauptes gelagert.

Bei VoHL zuerst stets konservative Behandlung versuchen = Lagerung zunächst auf die Seite des Hinterhauptes (= der kleinen Fontanelle).

Stellt sich nun nach einiger Zeit (bei guter Weheneinwirkung) heraus, daß das Hinterhaupt keine Neigung zeigt, nach vorn zu rotieren, so gibt man diesen Umwandlungsversuch auf und lagert nun

auf die der kleinen Fontanelle entgegengesetzte Seite.

Dasselbe gilt auch für den praktisch häufigen Fall, daß trotz bester Wehen der in der Tiefe schon sichtbare Kopf nicht herausgepreßt werden kann: Lagerung auf die der kleinen Fontanelle entgegengesetzte Seite. Die Pfeilnaht wird sich dann sehr bald ganz in den geraden Durchmesser drehen und der Kopf zum Einschneiden kommen.

Sind die Wehen schlecht, so wird nach den unter „Wehenschwäche" (S. 278) gegebenen Regeln vorgegangen.

2. Operative Entbindung: Zange oder **Vakuumextraktor**
a) **Zangenentbindung:** die Zangenentbindung ist bei VoHL, wenn **eben** möglich, zu vermeiden.

Zangen aus Beckenmitte bei VoHL sind niemals auszuführen, da sie infolge der sehr großen Reibungswiderstände zwischen Kopf und Geburtskanal außerordentlich „schwer gehen"! Auch empfehle ich dringend bei **schrägstehender** Pfeilnaht, wenn es eben geht, mit der Zange so lange zu warten, bis der Kopf sich in den geraden Dm gedreht hat. **Gefahr tiefgehender Weichteilrisse beim ziehenden Drehen des Kopfes!**

Wegen der starken Überdehnung und damit hohen Gefährdung des Dammes (DR III!) bei der VoHL ist in jedem Falle einer VoHL-Zange eine große **Episiotomie** anzulegen.

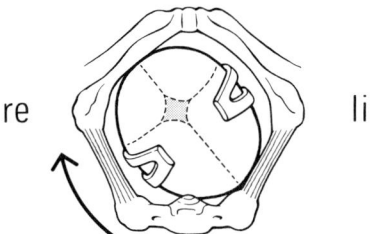

Abb. 200 Anlegen der Zange bei I. VoHL.

Ausführung der Zange bei VoHL
Bei VoHL wird die Zange im Prinzip genau so angelegt wie bei der regelrechten HHL. Die Zangenspitze ist wie immer auf die Leitstelle zu richten, in diesem Falle also auf die große Fontanelle. Der Kopf wird quer gefaßt.

Da man bei querstehender Pfeilnaht eine Zange bei VoHL nicht ausführt, so ergeben sich nur die drei folgenden Möglichkeiten:
1. **Fall: Pfeilnaht im geraden Dm, große Fontanelle vorn.** Anlegen: die Löffel werden genau seitlich eingeführt und biparietal angelegt.
2. **Fall = Abb. 200: Pfeilnaht im II. schrägen Dm, große Fontanelle rechts vorn = I. VoHL**
   Anlegen: die Zange kommt in den I. schrägen Dm, sie wird biparietal an den Kopf gelegt, der linke Löffel, der stets zuerst eingelegt wird, kommt nach links **vorn**. Er muß daher links hinten eingeführt werden und nach links vorn **wandern**; der rechte Löffel kommt nach rechts hinten.
3. **Fall: Pfeilnaht im I. schrägen Dm, große Fontanelle links vorn = II. VoHL.**
   Anlegen: die Zange kommt in den II. schrägen Dm, sie wird biparietal an den Kopf gelegt, der linke Löffel wird zuerst eingelegt; er kommt nach links hinten; der rechte Löffel kommt nach rechts **vorn**, er muß also rechts hinten eingeführt werden und nach rechts vorn **wandern**.

Die **Extraktion**
vom BB erfolgt bei der VoHL (Fall 1) abweichend von der bei normaler HHL, da der Kopf (s. Geburtsverlauf) erst in Beugungs- und dann in Streckhaltung gebracht werden muß. Ausführung der Extraktion vom BB in
dreifachem Arbeitsgang:
  1. **Zug in Richtung der Griffe zur Entwicklung des Vorderhauptes** (Abb. 201). Nach Schließen der Zange und Nachtasten wird mit beiden Händen zunächst **geradeaus** und etwas nach oben gezogen, das heißt einfach in der Richtung, in die die Zangengriffe zeigen. **In dieser Richtung wird so lange gezogen, bis die große Fontanelle (= Leitstelle) in der Vulva sichtbar wird.** Damit ist jetzt das **Hypomochlion**, die Gegend etwas unterhalb der **Stirnhaargrenze** am Schambogen angekommen, berührt diesen und kann sich nun bei der weiteren Entwicklung des Vorder- und Hinterhauptes um die Symphyse herum gegen den Schambogen anstemmen.

8.5 Regelwidrige Kopfstände und -lagern 311

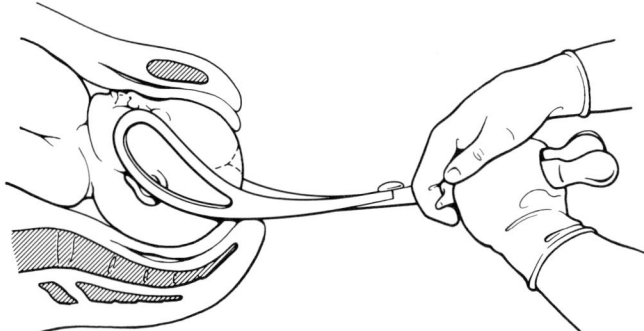

Abb. 201 Zange bei VoHL (1): Zunächst Zug in Richtung der Griffe.

Bei Fall 2 und 3 (s. o.) muß die Zange während des Ziehens **gleichzeitig** gedreht werden, und zwar stets so, daß die **große Fontanelle nach vorn** kommt, das heißt, es wird
 bei I. VoHL **im** Uhrzeigersinn,
 bei II. VoHL **entgegen** dem Uhrzeigersinn
gedreht.
2. Heben der Zangengriffe zur Entwicklung des Vorder- und Hinterhauptes (Abb. 202).

Jetzt Stellungswechsel und Handwechsel! Dammschutz!

Stellungswechsel: **„Links um"** machen und auf die linke Seite der Frau treten.
Handwechsel: Die **linke** Hand geht an den Damm. Langsames Erheben der Zangengriffe mit der **rechten Hand** allein. Beachte: die rechte Hand umfaßt das **Schloß** (Abb. 202), nicht die Griffe (viel zu großer Hebelarm!) und entwickelt so langsam wie möglich, Millimeter für Millimeter das Vorderhaupt und dann das breite Hinterhaupt über den Damm (höchste Dammrißgefahr!). Jede brüske oder zu schnelle Bewegung der Zange ist dabei zu vermeiden, da es sonst unweigerlich zu einem Dammriß kommt. Die **linke Hand** hat dauernd am Damm zu liegen und den Dammschutz auszuführen, der wegen der außerordentlichen Überdehnung der Damm-Muskulatur niemals unterlassen werden darf. Bei der VoHL-Zange ist die Gefahr des Dammrisses III. Grades (= totaler Dammriß) sehr groß.
3. Senken der Zangengriffe = „rückläufige Bewegung" zur Entwicklung von Stirn und Gesicht (Abb. 203).

Auch dieses Senken der Griffe (s. Abb. 203) wird stets nur mit einer (der rechten) Hand ausgeführt. Die linke Hand bleibt zum Dammschutz am Damm. Die Entwicklung des Kopfes nach der SCANZONIschen Methode kommt bei VoHL nicht in Frage. Die wichtigste Voraussetzung dazu fehlt: die Flexion des Kopfes. Denn

312   8 Pathologie der Geburt

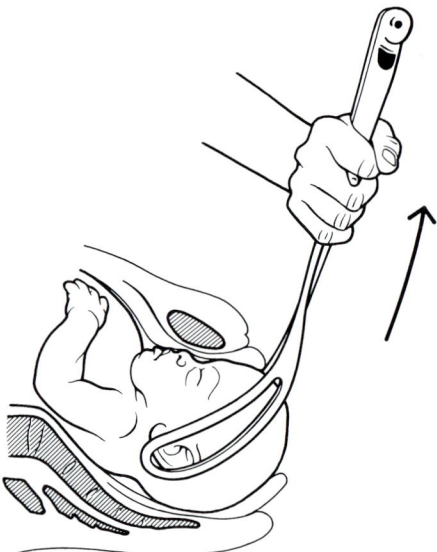

Abb. 202   Zange bei VoHL (2): Anheben der Griffe.

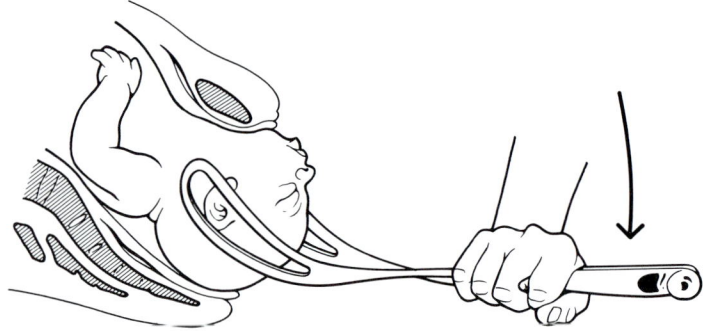

Abb. 203   Zange bei VoHL (3): Senken der Griffe = rückläufige Bewegung. Die nicht eingezeichnete linke Hand macht den Dammschutz.

die SCANZONIzange hat ja die Herstellung einer regelrechten HHL mit deren Vorteilen zum Ziel, was durch einfache Umdrehung der VoHL nicht zu erreichen ist.

b) Die Extraktion mit dem **Vakuumextraktor** ist bei VoHL vielfach empfohlen worden, vorausgesetzt, daß eine dringliche Indikation vorliegt.

Deflexionslage Nr. 2 = Stirnlage
Definition: Nächsthöherer Grad der Streckhaltung nach der Vorderhauptslage, wobei die Stirn die Führung übernimmt. Das Durchtrittsplanum hat den größten

8.5 Regelwidrige Kopfstände und -lagern   313

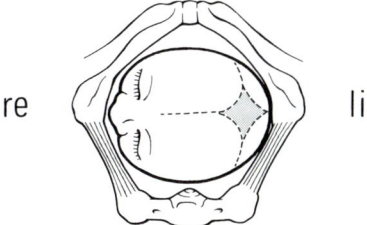

Abb. 204   Linke Stirnlage.

vorkommenden Umfang von **35–36 cm** im Gegensatz zur normalen HHL, deren Durchtrittsplanum einen Umfang von **32 cm** hat.

Häufigkeit: Sehr selten; auf 2000–3000 Geburten rechnet man eine Stirnlage. CHOLMOGOROFF (1910) gibt 0,08 %, EISENBERG (1924) 0,15 % an. Nach v. FRANQUÉ (im Gegensatz zu AHLFELD, v. HECKER, SPIEGELBERG und STUMPF) sind reife Kinder häufiger als unreife in Stirnlage eingestellt und treten auch so auf BB.

Bedeutung: Infolge des denkbar größten Umfanges des Durchtrittsplanums (35–36 cm) und des für eine Konfiguration sehr wenig geeigneten Kopfabschnittes ist die Stirnlage die **ungünstigste und gefährlichste aller gebärfähigen Schädellagen, wenn man vaginal entbinden will.**

Bei prospektiver Geburtsleitung wird angegeben:
Mütterliche Mortalität: nicht wesentlich erhöht.
Kindliche Mortalität: 5–10 %.

Ätiologie: Die Hauptursache scheint die Beckenverengung zu sein. Das ist das Ergebnis der Arbeiten von v. KHRENINGER-GUGGENBERGER, der über 69 (!) eigene Stirnlagenfälle verfügt: bei 30 Fällen fand er eine Beckenverengung, und zwar 16mal eine Beckenverengung I. Grades, 14mal eine solche II. Grades. – E. KEHRER gibt als Ursache die oxyzephale Kopfform (= Spitzkopf), STIGLBAUER Krampfwehen des Uterus und Mißbildungen der Frucht, KERMAUNER Narbenstenosen des Muttermundes an.

Untersuchungsbefund:

Äußerliche Untersuchung: der Befund ist ganz ähnlich wie bei der Gesichtslage (s. Abb. 205, S. 316). Auch die **HT** hört man wie bei der Gesichtslage auf der Seite der **kleinen** Teile, da auch bei der Stirnlage die Brust der Uteruswand näher liegt als der Rücken.

Vaginale Untersuchung: auf der einen Seite fühlt man die **große** Fontanelle, auf der anderen die Augenbrauen und die Nasenwurzel, also das Gesicht (Abb. 204). Vaginal kann man bis an den Mund, dagegen nicht an das Kinn herankommen. **Ist das Kinn erreichbar, so liegt niemals eine Stirnlage, sondern eine Gesichtslage vor.** Die Naht, die von der großen Fontanelle ausgeht und in Richtung auf die Nase zieht, ist die Stirnnaht. Sie verläuft meist quer, seltener in einem schrägen Durchmesser.

Stirnhaltung und Stirnlage: Kann man einen solchen Befund bei einem noch beweglich im Beckeneingang oder noch höher stehenden Kopf erheben, so spricht man zunächst von **Stirnhaltung,** die eine Übergangshaltung zur Gesichtslage darstellt. (Der größte Teil aller Gesichtslagengeburten beginnt als Stirnhaltung.) Erst wenn der Kopf beim Tiefertreten und nach dem Blasensprung seine Stirnhaltung beibehält, darf man von **Stirnlage** sprechen.

Geburtsmechanismus: Bei der Stirnlage ist etwa die Mitte der Stirnnaht oder etwas tiefer, die Glabella, führender Teil. Bis zum Knie des Geburtskanals, also bis zum Beckenboden, tastet man die Stirnnaht im queren Dm (Abb. 204) oder quer mit Neigung zu einem schrägen Durchmesser. Auf Beckenboden erfolgt die Drehung über einen schrägen annähernd oder ganz in den geraden Durchmesser (Hinterhaupt hinten!). Je nachdem schiebt sich das Jochbein oder die Mitte des Oberkiefers als Drehpunkt gegen den unteren Schamfugenrand. Der Austritt erfolgt ähnlich wie bei der Hinteren Hinterhaupts- und Vorderhauptslage durch zwei entgegengesetzte Bewegungen (vgl. a. die Tabelle S. 326): durch eine **Beugung,** wodurch die Scheitelgegend und das Hinterhaupt über den Damm entwickelt werden und eine **Streckbewegung** zur Entwicklung des Gesichts unter dem Schambogen. Der größte zum Durchschneiden kommende Umfang ist der des **Planum maxillo- bzw. zygomatico-parietale = 35–36 cm** (!). – Es kommt vor, daß die Stirn anstatt nach vorn sich nach hinten dreht. Diese dorsoanteriore, **nasoposteriore** Stirnlage stellt genau wie die mentoposteriore Gesichtslage (S. 320) eine **Geburtsunmöglichkeit** dar.

Zusammenfassung:

Stirnlage
Leitstelle: **Stirn** (Glabella)
Drehpunkt: **Oberkiefer** oder **Jochbein**
Kopfaustritt: erst **Beugung,** dann **Streckung**
Größte Durchtrittsebene: **Pl. maxillo-parietale**
(oder Pl. zygomatico-parietale)
Umfang = 35–36 cm (!)

Behandlung der Stirnlage
Eine **Spontangeburt** bei Stirnlage ist nur bei kleinen Köpfen oder bei sehr geräumigem Becken möglich.

Nach STIGLBAUER (61 Fälle) kommt es in 37,7% zur **Spontangeburt,** nach MEUMANN (16 Fälle) in 31,2%, nach EYMER (13 Fälle) in 48%, nach MORRIS in 13%. **Spontangeburt bei Stirnlage ist also sicherlich nur in rd. 30–40% aller Fälle zu erwarten.**

Bei der Stirnlage wird die Zange zu einem sehr gefährlichen Instrument!

Die Stirnlagenzange ist die Zange mit der **schlechtesten Prognose.** Die kindliche Mortalität ist abschreckend hoch. Aber auch die Gefahren für die Mutter sind bei der Stirnlage nicht gering. Allgemein gilt heute die Auffassung:

Die Zangenentbindung bei der Stirnlage hat heute keine Berechtigung mehr.

Dagegen wird von einer Reihe von Autoren der Versuch mit dem **Vakuumextraktor** empfohlen. MARTIUS weist darauf hin, daß man den im BE stehenden Kopf durch zweimaliges Anlegen des Vakuumextraktors in Beugehaltung bringen und danach in hinterer Hinterhauptslage entwickeln kann.

Mit der Mehrzahl der Geburtshelfer stehe ich heute auf dem Standpunkt, daß man wegen der großen Gefahren für das Kind und die Mutter bei der Stirnlage die Entbindung durch

abdominale Sektio

bevorzugen soll (BICKENBACH, HUSSLEIN). MARTIUS empfiehlt den primär indizierten Kaiserschnitt, d.h. man soll die Sektio schon dann ausführen, wenn die Stirn die Führung übernommen hat und der Kopf noch beweglich oberhalb des Beckens steht.

Für die Klinik gilt:

Stellung des Oberkiefers:	**Zange:**
vorn	erlaubt
vorn-seitlich	erlaubt
seitlich	sehr schwirig
hinten	**unmöglich**
hinten-seitlich	nicht erlaubt

Steht der Oberkiefer (Drehpunkt) bzw. die Glabella oder die Nase **hinten** anstatt vorn (**= nasoposteriore Stirnlage),** so ist die Entwicklung des kindlichen Kopfes mit der Zange **unmöglich:** Zur Durchführung des Austrittsmechanismus wäre eine weitere Streckung notwendig; sie kann aber vom Geburtsobjekt nicht geleistet werden. **Die nasoposteriore Stirnlage ist eine gebärunfähige Lage.**

Niemals wird bei Stirnlage eine Zange angelegt, ohne daß vorher ein ausgiebiger **Scheidendammschnitt** (S.481) gemacht worden ist.

Die Kunsthilfe mit der Zange ist auch in der Klinik lediglich ein **Versuch.** die technische Ausführung der Stirnlagenzange entspricht im Prinzip der Zange bei VoHL.

Deflexionslage Nr. 3 = Gesichtslage (= GL)
Definition: Die GL ist die Deflexionslage mit dem stärksten Grad der Streckhaltung des Kopfes. Sie verläuft so gut wie immer als **dorsoposteriore (= mentoante-**

316 8 Pathologie der Geburt

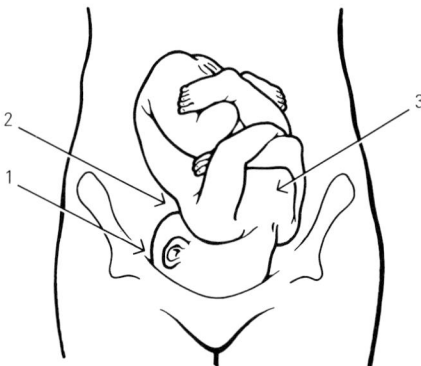

Abb. 205 Die 3 charakteristischen Merkmale der Gesichtslage bei der **äußeren** Untersuchung: **1. Hinterhaupt** auffallend hervorstehend, **2. charakteristischer Einschnitt** zwischen Kopf und Rücken, **3. Herztöne** auf der Seite der kleinen Teile.

riore) Lage, fast niemals als dorsoanteriore (= mentoposteriore) Lage. Vorliegender Teil ist das Gesicht, **Leitstelle** ist das **Kinn.** Der Umfang des Durchtrittsplanums beträgt 34 cm. Die mentoposteriore GL (Rücken also **vorn!**) ist nicht gebärfähig (Begründung folgt).

Häufigkeit: auf etwa 200–300 Geburten kommt eine Gesichtslage.
Untersuchungsbefund, Diagnose:

Äußere Untersuchung

Drei charakteristische Merkmale (Abb. 205),
solange der Kopf noch nicht tief ins Becken eingetreten ist:

● **Hinterhaupt auffallend hervorstehend!**
Man tastet oberhalb der Symphyse auf einer Seite einen großen, harten, kugeligen Teil, und zwar in einem sonst nie wieder fühlbaren Umfang: das **Hinterhaupt** (Abb. 205, Pfeil 1).

● **Charakteristischer Einschnitt!**
Sofern die Bauchdecken nicht allzu dick sind, fühlt man zwischen Kopf und Rücken einen tiefen **Einschnitt** (Abb. 205, Pfeil 2).

● **Die Herztöne!**
Bei den GL hört man die HT ganz im Gegensatz zu allen anderen Lagen (abgesehen von der Stirnlage, s. S. 313) am lautesten nicht auf der Seite des Rückens, sondern **auf der Seite der kleinen Teile,** da die Brust der Uteruswand näher liegt als der Rücken (Abb. 205, Pfeil 3). Meistens hört man aus demselben Grunde die HT auch besonders laut.

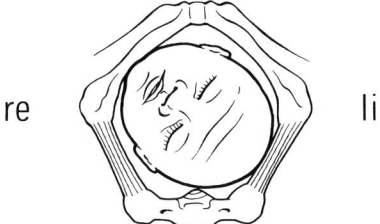

Abb. 206 Befund bei der inneren Untersuchung der I. Gesichtslage.

Vaginale Untersuchung
Grundsatz: Hat man bei äußerer Untersuchung Verdacht auf GL, so werden bei der vaginalen Untersuchung Kinn, Mund, Nase, Augenbrauengegend (Abb. 206) ertastet.

Differentialdiagnose: Bei gewissenhafter vaginaler Untersuchung sollte eine Verwechslung der GL mit einer anderen Lage nicht vorkommen. Ungeübte halten den Mund für den After und nehmen eine **Steißlage** an. Die Unterscheidung zwischen GL und Steißlage wird allerdings dann schwierig, wenn eine große Geburtsgeschwulst besteht.

Unterscheidung zwischen Mund und After:
Kennzeichen des Mundes: Der Finger läßt sich **leicht einführen,** man fühlt die scharfen **Zahnleisten,** die **Zunge** und manchmal auch **Saugbewegungen.** Beim Eingehen in den Mund machen die Kinder nicht selten **zappelnde Bewegungen.**
Kennzeichen des Afters: Beim lebenden Kind **kann man den Finger nicht in den After einführen** bzw. nur unter Anwendung eines bohrenden Druckes. Gelingt dies, so ist der Finger mit **Mekonium** beschmutzt.

Geburtsmechanismus: Bei Geburtsbeginn stellt sich gewöhnlich zunächst die Stirn über dem Beckeneingang ein, sie wird vorübergehend zum führenden Teil = **Stirnhaltung** der GL im Beckeneingang. Dabei sieht das Gesicht entweder zur rechten oder zur linken Seite:

Gesicht → li. = Rücken re. = rechte GL = II. GL
Gesicht → re. = Rücken li. = linke GL = I. GL

Die **Gesichtslinie** (= Verbindungslinie von der Stirnnaht über Nasenwurzel, Nasenrücken und Mund zum Kinn), die der **Pfeilnaht** bei der HHL entspricht, steht also zunächst ungefähr im queren Durchmesser des Beckens, das Kinn ganz seitlich links oder rechts. Nach den ersten kräftigen Wehen verstärkt sich die Streckhaltung und der Kopf tritt in das Becken ein. Dabei wird das Hinterhaupt noch mehr gegen den Rücken hin gedrängt, die Stirn zugleich aus ihrer führenden Stellung weggeschoben, der Gesichtsschädel mit dem Kinn tritt in das Becken ein und übernimmt die Führung.

Diese maximale Streckhaltung mit querverlaufender Gesichtslinie wird beim

Tiefertreten des Kopfes unverändert beibehalten, bis der Kopf auf dem Beckenboden angekommen ist.

Austrittsmechanismus: Erst auf dem Beckenboden ändert sich
1. die Stellung der Gesichtslinie,
2. die extreme Streckhaltung des Kopfes.

Zu 1) Das **Kinn** dreht sich auf dem Beckenboden **schamfugenwärts,** die **Gesichtslinie** dreht sich also
bei I. GL über den II. schrägen Durchmesser (Abb. 206),
bei II. GL über den I. schrägen Durchmesser
in den geraden Durchmesser.

Zu 2) Um das Knie des Geburtskanals zu überwinden, muß der in maximaler Streckhaltung befindliche Kopf sich jetzt entstrecken = beugen. Zunächst allerdings bleibt die Streckhaltung noch bestehen, bis der Reihe nach Kinn, Mund, Nase, Augen geboren sind. Dann stemmt sich das **Hypomochlion** der GL, das **Zungenbein,** gegen den Schambogen an, und die **Beuge**bewegung des Kopfes zur Überwindung des im Bogen um die Symphyse herum verlaufenden Geburtskanals beginnt: langsam werden nun das Vorderhaupt und dann auch das Hinterhaupt über den Damm geboren (Abb. 207).

Durchtrittsebene ist das Planum hyo- oder tracheoparietale, Umfang = 34 cm. Bemerkenswert ist, daß das Hypomochlion bei der GL **außerhalb** des Kopfes, nämlich am Zungenbein, liegt.

Zusammenfassung:

Gesichtslage:	
Leitstelle:	**Kinn**
Drehpunkt:	**Zungenbein**
Kopfaustritt:	**reine Beugung**
Größte Durchtrittsebene:	**Planum hyo-parietale**
Umfang = 34 cm	

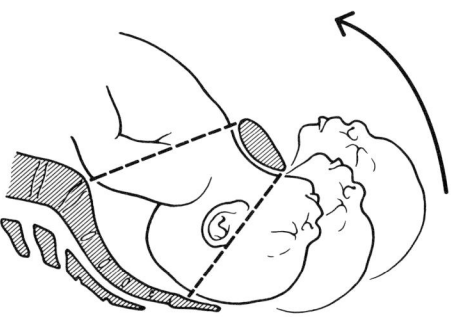

Abb. 207 Bei der Gesichtslage wird das Knie des Geburtskanals durch reine Beugung überwunden = Austrittsbewegung.

Die **Geburtsgeschwulst** sitzt bei der GL auf dem Gesicht und zwar in der Hauptsache auf der vorangehenden Wange und deren Umgebung:
  bei der **linken** GL auf der **rechten** Wange,
  bei der **rechten** GL auf der **linken** Wange.
Infolge dieser Gesichtsverformung, die auch auf Mund und Augen übergreift, sieht das GL-Kind einige Tage entstellt aus. Außerdem bleibt auch die Streckstellung des Kopfes nach hinten noch eine Reihe von Tagen bestehen. Am Hals sieht man mehr oder weniger deutlich **Dehnungsstreifen** der Haut.

Der Geburtsmechanismus der **GL** ist dem der normalen **HHL** genau entgegengesetzt. Diese Tatsache ist sehr geeignet, den Geburtsverlauf bei GL dem Verständnis näherzubringen:

Gegensätze zwischen der normalen Hinterhauptslage und der Gesichtslage

	normale HHL	GL
beim **Eintritt** ins Becken:	**maximale Beugung**	**maximale Streckung**
beim **Austritt**:	reine Streckung	reine Beugung
Drehpunkt:	in beiden Fällen außerhalb des Kopfes: Nackenhaargrenze („hinten am Hals")	Zungenbein („vorn am Hals")
es treten der Reihe nach über den Damm	**Hinterhaupt** Vorderhaupt Stirn Augen Nase Mund **Kinn**	**Kinn** Mund Nase Augen Stirn Vorderhaupt **Hinterhaupt**

Besonderheiten des Geburtsverlaufs: Die Geburt bei GL dauert häufig länger als bei regelrechter HHL. Dies hat 3 Gründe:

1. das größere Durchtrittsplanum =
   Planum hyo-parietale mit 34 cm an Stelle von 32 cm Umfang,
2. das Gesicht als vorangehender Teil ist weniger geeignet, die Weichteile zu weiten,
3. die hohe Streckhaltungsspannung.

Man bekommt eine Vorstellung von der zur Aufrechterhaltung dieser gezwungenen Haltung notwendigen Kraft, wenn man bei einem auf dem Tisch liegenden Neugeborenen versucht, den Kopf in die extreme Streckhaltung zu bringen, die Haltung, mit der der Kopf bei GL durch den Geburtskanal hindurchgetrieben werden muß. Mit dieser gleichen Kraft wirkt die „Haltungsspannung" auf die Weichteilpolsterung des Geburtskanals zurück, wodurch es zu einer starken Erhöhung der Reibungswiderstände kommt.

4. Hierzu kommt noch, daß der Damm beim Durchschneiden des Kopfes durch das hinten liegende breite Hinterhaupt stark in der Quere überdehnt wird, so daß stets ein energischer Dammschutz erforderlich ist.

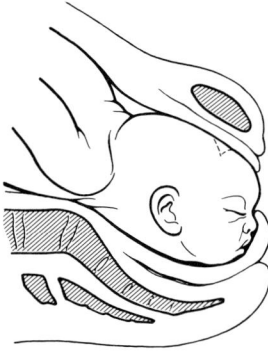

Abb. 208 Mentoposteriore Gesichtslage = geburtsunmögliche Lage.

Prognose: der weitaus größte Teil der GL mit nach vorn rotierendem Kinn verläuft spontan und bedarf keiner Kunsthilfe. Sehr zu beachten ist die **Gefahr des Dammrisses**.

Die allermeisten Gesichtslagen verlaufen völlig spontan! Sehr erfahrene und vielbeschäftigte Geburtshelfer haben im Laufe von Jahrzehnten keinen Eingriff bei GL zu machen brauchen!

Dreht sich das Kinn auf dem Beckenboden nicht nach vorn (mentoanteriore GL), sondern nach hinten (mentoposteriore GL, Abb. 208), so kommt es zum **Geburtsstillstand**.

Die mentoposteriore GL ist geburtsunmöglich!

Sie ist also eine absolut ungünstige Lage.

Die Frage, weshalb unter diesen Umständen Geburtsunmöglichkeit besteht, ist leicht zu beantworten: der Kopf befindet sich in maximaler Streckstellung mit dem nach hinten gerichteten Kinn auf dem BB. Um das **Knie** des Geburtskanals zu überwinden, also um den Kopf im Bogen um die Symphyse herumbringen zu können, müßte der Kopf aber noch mehr gestreckt, also überstreckt werden. Eine solche Überstreckung nach hinten ist aber aus natürlichen Gründen völlig unmöglich, da das Hinterhaupt schon so tief wie möglich in den Nacken bzw. Rücken hineingedrängt ist, die maximale Streckung also schon erreicht ist.

Sehr zu beachten ist aber, daß das **Auftreten einer mentoposterioren Gesichtslage bei einem reifen, lebenden Kind zu den größten Seltenheiten gehört**. Alle erfahrenen Geburtshelfer werden bestätigen, daß man unter Tausenden und Zehntausenden von Geburten zwar eine ganze Reihe von mentoanterioren GL, aber so gut wie niemals eine mentoposteriore GL eines reifen, lebenden Kindes zu sehen bekommt.

Ätiologie: Nach v. HECKER kommt die GL am häufigsten dann vor, wenn der Schädel eine **dolichozephale** Form hat **(Langschädel)** und gleichzeitig ein **enges**

Becken vorliegt. – **Tumoren an der Vorderseite des Halses** (Strumen, Hygrome u.a.) bewirken eine primäre Gesichtseinstellung. KNEER hat darauf hingewiesen, daß die **Dauerkontraktion der Nackenmuskulatur** eine besondere Rolle spielt; sie kommt sowohl bei zentralen Hirndefekten, als auch bei normalen Kindern vor. Von den **Tumoren im Bereich des Geburtskanals** sind es besonders die **Zervixmyome,** die den Kopf in die GL-Streckhaltung bringen können.

Behandlung der mentoanterioren GL
1. **Konservative Behandlung:** Wie alle Deflexionslagen (abgesehen von der Stirnlage) wird auch die GL **streng abwartend** geleitet.

Der Gefahr, daß aus einer im Beginn der Geburt bestehenden Stirnhaltung die weitaus ungünstigere Stirnlage entsteht, kann man nach der allgemeinen Lagerungsregel durch richtige Lagerung begegnen: **Man lagert die Frau auf die Seite des Kinns,** wodurch dieses unter günstigen Umständen frei kommt und ins Becken eintritt.

2. **Operative Behandlung:** Sie stellt in jedem Falle eine **große Ausnahme dar. Es muß alles versucht werden, um eine Zange zu umgehen!** Beim Vorliegen einer **strengen Indikation** muß man sich notgedrungen entschließen, die Geburt operativ zu beenden. Die häufigste Indikation ist erfahrungsgemäß eine fetale Azidose.

Tritt zu Beginn der Geburt bei noch beweglichem Kopf eine Indikation zur Geburtsbeendigung auf, so ist die **Schnittentbindung** die Methode der Wahl.

Ergibt sich eine Indikation zur operativen Geburtsbeendigung in Beckenmitte, so wird ebenfalls die Sektio ausgeführt, da man eine Zange niemals ausführen soll, solange die Gesichtslinie noch im queren oder annähernd im queren Dm steht. Vor Zangenoperationen bei Köpfen mit ungünstiger Durchtrittsebene (VoHL, GL, SL!) muß überhaupt dringend gewarnt werden. Der an sich schon ungünstige Kopfumfang wird durch das Einführen der Zange noch mehr vergrößert. Vor allem sind die **drehenden Traktionen** bei der GL besonders **schwierig** und nicht minder **gefährlich** (tiefgehende Risse im mütterlichen Weichteilrohr). **Ist eine Zange bei Gesichtslage gar nicht zu umgehen, so muß man möglichst solange abwarten, bis die Gesichtslinie im geraden oder annähernd im geraden Dm des Beckenausgangs steht.** Dabei ist ganz besonders gewissenhaft zu prüfen, ob das **Kinn** auch wirklich **vorn und nicht hinten** steht; steht es hinten, so ist eine Entwicklung des kindlichen Kopfes mit der Zange **unmöglich.**

Jede Gesichtslagen-Zange ist eine sehr schwierige Zange. Sie wird zu einem äußerst gefährlichen Eingriff für Mutter und Kind, wenn der Kopf nicht auf BB oder im BA und die Gesichtslinie nicht im geraden Durchmesser steht.

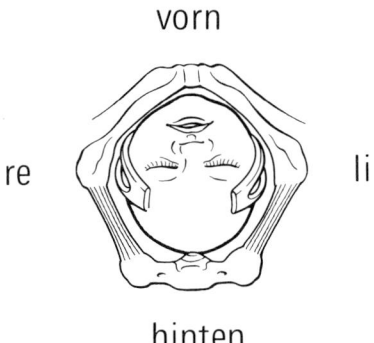

Abb. 209   Zange bei Gesichtslage: Anlegen der Zange bei gerade verlaufender Gesichtslinie.

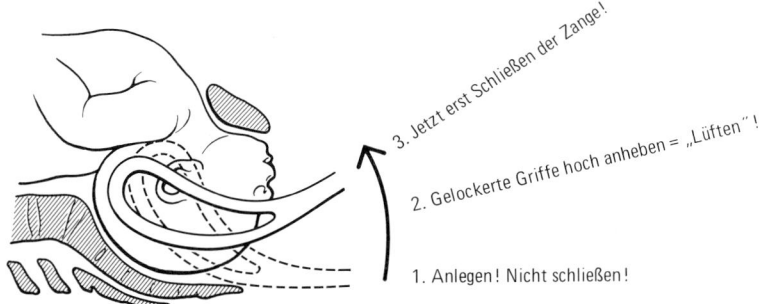

Abb. 210   Nach Anlegen der Zange (1) wird diese noch nicht geschlossen, sondern die gelockerten Griffe werden zunächst hoch angehoben (2) und danach erst geschlossen (3) (Abb. verändert nach MARTIUS).

Ausführung der Zangenextraktion bei GL
1. Fall: Kopf auf Beckenboden, Gesichtslinie im geraden Durchmesser, Kinn vorn unter der Schamfuge. Zangenspitze stets auf das Kinn zeigen lassen. Beide Löffel genau seitlich einführen wie bei normaler HHL mit gerade verlaufender Pfeilnaht (Abb. 209) (s. die allgemeinen Regeln auf S. 485).

Zange jetzt aber noch nicht schließen, sondern die gelockerten („gelüfteten") **Zangengriffe hoch anheben** (Abb. 210) und dann erst schließen. Würde man die Zange wie sonst nach dem Anlegen sofort schließen, so würde man nicht das Hinterhaupt, sondern den Gesichtsschädel und den Hals fassen und mit den Spitzen der Zange Verletzungen am Hals des Kindes setzen. Das Hinterhaupt, an das die Löffel gelegt werden müssen, liegt tief hinten in der Kreuzbeinhöhle. Um es zu fassen, müssen die gelockerten Griffe vor dem Schließen hoch erhoben werden.

Extraktion in zwei Arbeitsgängen
1. Ziehen in Richtung der Griffe bis das Kinn geboren ist. Ist man sich über die Zugrichtung nicht ganz klar, so braucht man die Griffe nur für einen Augenblick

8.5 Regelwidrige Kopfstände und -lagen

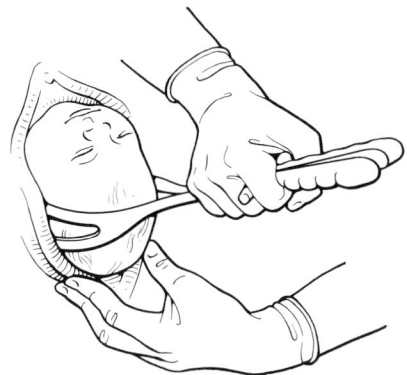

Abb. 211 Extraktion bei der Gesichtslage, Fall 1: Ist das Kinn geboren, so umfaßt die rechte Hand jetzt allein die Zange, und zwar quer über den Haken. Linke Hand an den Damm (Abb. nach STOECKEL)!

loszulassen: bei der richtig angelegten Zange zeigen die Griffe stets in die Richtung, in die gezogen werden muß. Ganz besonders zu beachten ist die Art, in der die GL-Zange zwecks Vermeidung des Abgleitens gefaßt werden muß: **beide** Hände fassen die Zangengriffe **quer**, wobei die löffelwärts liegende (rechte) Hand den einen Buschschen Haken zwischen Zeige- und Mittelfinger nimmt.

2. Wird das Kinn sichtbar, so liegt jetzt der Drehpunkt, das Zungenbein, am Schambogen. Somit folgt jetzt: **Stellungswechsel und Handwechsel (Abb. 211):** „**Links um**" machen und zur Seite treten. Die **rechte** Hand umfaßt jetzt **allein** die Zange und zwar quer über dem Schloß. **Linke Hand an den Damm:** Energischer Dammschutz, da der Damm jetzt sehr in Gefahr ist. Die rechte Hand muß nun mit der Zange die Beugebewegung des Kopfes ausführen, um ihn im Bogen um die Symphyse herumzubringen. Dazu wird die Zange mit der rechten Hand ganz langsam und vorsichtig auf den Bauch der Mutter hin bewegt. **Das Hauptaugenmerk ist dabei immer auf den Damm zu richten!**

Keine Gesichtslagen-Zange ohne eine ausgiebige **Episiotomie!**

Für die Gesichtslagen-Zange ist also besonders einzuprägen:
1. daß man nach dem Anlegen die Zange lüftet, hoch **anhebt** und dann erst schließt (Abb. 210),
2. daß man im 1. Arbeitsgang bei der Extraktion die Zange **mit beiden Händen quer** umfaßt,
3. daß der Kopf nur durch eine **reine Beuge**bewegung entwickelt werden kann (vgl. Abb. 211). Eine „rückläufige", d.h. Streckbewegung gibt es also bei der GL-Zange nicht. Die rückläufige Bewegung gehört zur Zangentechnik bei der HiHHL, der VoHL und der Stirnlage.

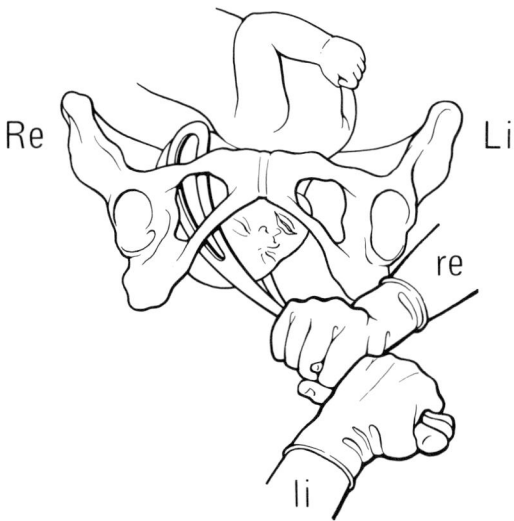

Abb. 212 Extraktion bei der Gesichtslage, Fall 2: Gesichtslinie im I. schrägen Durchmesser, Anlegen der Zange im II. schrägen Durchmesser. **Beide** Hände fassen **quer** über die Zange (Abb. nach STOECKEL).

2. Fall: Kopf fast auf Beckenboden, Kinn links vorn, Nasenwurzel rechts hinten (Abb. 212); **Gesichtslinie also im I. schrägen Dm (= II. GL).**
Die Zange bei Fall 2 und 3 ist nur ausnahmsweise unter ganz besonders dringenden Umständen als ein Zangenversuch erlaubt.
Zange im II. schrägen Dm anlegen (Abb. 212):
    linker Löffel wird zuerst eingeführt und kommt nach links hinten,
    rechter Löffel soll nach rechts vorn kommen,
    rechter Löffel muß also **wandern,**
    eingeführt wird der rechte Löffel rechts hinten.
Nach dem Anlegen lüften, gelockerte Griffe hoch anheben und danach erst die Zange schließen. Zug in Richtung der Griffe, gleichzeitig **entgegen** dem Uhrzeigersinn drehen, damit das Kinn an die Schamfuge kommt. Anschließend die Zangengriffe weiter in Richtung auf die Bauchdecken bewegen, wie bei Fall 1.

3. Fall: Kopf fast auf Beckenboden, Kinn rechts vorn, Nasenwurzel links hinten, Gesichtslinie also im II. schrägen Dm (= I. GL).
Zange im I. schrägen Dm anlegen:
    linker Löffel wird zuerst eingeführt, er kommt nach links vorn,
    linker Löffel muß also **wandern,**
    eingeführt wird der linke Löffel links hinten,
    rechter Löffel kommt nach rechts hinten
usw., wie bei Fall 2, nur mit dem Unterschied, daß die beim Ziehen auszuführende Drehung **im** Uhrzeigersinn erfolgen muß.

Bei Gesichtslage niemals eine Zange anlegen bei quer verlaufender Gesichtslinie oder hintenstehendem Kinn!

Behandlung der mentoposterioren GL
Ergibt die Untersuchung, daß das Kinn im BE oder in BM seitlich hinten steht, so muß durch

Seitenlagerung

versucht werden, das Kinn nach vorn zu bringen:

- Bei **Gesichtslage** im BE oder in BM mit seitlich hinten stehendem Kinn wird die Kreißende **auf die Seite des Kinns** gelagert!

Hat die Seitenlagerung keinen Erfolg, so besteht jetzt – bei **hoch**stehendem Kopf (BE–BM) – eine **Indikation zur Sektio.**

Fühlt man bei einem auf **BB** stehenden Kopf das **Kinn völlig nach hinten** gerichtet, so besteht nicht mehr die geringste Aussicht, daß das Kinn sich nach vorn dreht. **Dieser Befund gehört aber zu den allergrößten Seltenheiten** in der Geburtshilfe. Aus dieser Situation heraus kann sich das Kinn weder spontan nach vorn drehen, noch kann es mit der Zange nach vorn gebracht werden. Eine Entwicklung des kindlichen Kopfes bei hinten stehendem Kinn ist deswegen **unmöglich,** weil der Kopf sich „überstrecken" müßte, um austreten zu können. Das ist aber nicht möglich. Es besteht also **Geburtsunmöglichkeit. Jedes Zangenanlegen ist strengstens verboten,** da es niemals zu einem Erfolg führen kann, wohl aber schwere Gewebszerreißungen des Scheidenrohres zur Folge haben muß.

Weiteres Abwarten ist jetzt vollkommen zwecklos, es muß im Gegenteil sofort gehandelt werden, da **Mutter und Kind in größter Gefahr** sind. Bei kräftigen Wehen droht der Mutter die

Uterusruptur.

Kommt es nicht dazu, so würde weiteres Abwarten mit Sicherheit zu anderen schwerwiegenden Folgen für die Mutter führen:

Fieber unter der Geburt, **Sepsis,**
Tympania uteri, **Blasenscheidenfistel.**

Daher muß unter diesen Umständen die Geburt sofort beendet werden und zwar bei lebendem Kind durch Sektio. Bei totem Kind: Perforation des Kopfes mit anschließender Kraniotraxie des Kindes (S. 522). Bei GL wird die Perforation am besten durch den Mund oder das Stirnbein (Stirnnaht) vorgenommen.

8 Pathologie der Geburt

Tabelle der regelrechten und regelwidrigen Kopflage(n)

Schema	Diagnose	Leitstelle	Drehpunkt: (=Stemmpunkt= Hypomochlion)	Kopfaustritt	Größte Durchtrittsebene (Pl.= Planum)	Umfang
Abb. 213	Normale (vordere) Hinterhauptslage (HHL)	kleine Fontanelle	Nackenhaargrenze	Streckung	Pl. suboccipitobregmaticum	32 cm
Abb. 214	Hintere Hinterhauptslage (HiHHL)	kleine Fontanelle bis Scheitelgegend	große Fontanelle bis Stirnhaargrenze	erst stärkste Beugung, dann Streckung	Pl. suboccipitobregmaticum	32 cm
Abb. 215	Vorderhauptslage (VoHL)	große Fontanelle	Stirnhaargrenze bis Nasenwurzel	erst Beugung, dann Streckung	Pl. fronto-occipitale	34 cm
Abb. 216	Stirnlage (SL)	Stirn	Oberkiefer (am häufigsten) oder Jochbein	erst Beugung, dann Streckung	Pl. maxillo-parietale, Pl. zygomaticoparietale	35–36 cm

8.5 Regelwidrige Kopfstände und -lagern

Tabelle der regelrechten und regelwidrigen Kopflage(n)

Schema	Diagnose	Leitstelle	Drehpunkt: (=Stemmpunkt = Hypomochlion)	Kopfaustritt	Größte Durchtrittsebene (Pl. = Planum)	Umfang
Abb. 217	Gesichtslage (GL)	Kinn	Zungenbein	reine Beugung	Pl. hyoparietale (oder Pl. tracheoparietale)	34 cm

Tabelle der regelrechten und regelwidrigen Kopflage(n) (Fortsetzung)

Schema	Diagnose	Befund
Abb. 218	Tiefer Querstand	Kopf auf Beckenboden, Pfeilnaht quer, kleine Fontanelle links (oder rechts) seitlich, große Fontanelle rechts (oder links) seitlich.
Abb. 219	Hoher Geradstand	Kopf auf dem Beckeneingang, Pfeilnaht im geraden Durchmesser, kleine Fontanelle an der Symphyse (oder am Promontorium), große Fontanelle am Promontorium (oder an der Symphyse).

8.6 Beckenendlage (= BEL)

Definition: Die BEL ist die Längslage, bei der das Beckenende vorangeht.
Häufigkeit: rund 5%. Über die Hälfte aller BEL betrifft Erstgebärende.
Die **Frühgeburt** ist bei BEL signifikant häufiger; die folgende Übersicht zeigt die fetalen Einstellungen in % bei verschiedenem Schwangerschaftsalter (nach SCHEER und NULVAR 1976):

Schwangerschaftswoche	Schädellage	Beckenendlage	Querlage
21/0–24/6	55	33	12
25/0–28/6	62	28	10
29/0–32/6	78	14	8
33/0–36/6	89	9	3
37/0–40/6	92	7	1

Einteilung: Nach der verschiedenen Haltung der unteren Extremitäten unterscheidet man gewöhnlich folgende Unterarten:

Reine Steißlage
Steißfußlage,
Fußlage
und **Knielage** (sehr selten).

Tastet man als vorliegenden Teil	so bezeichnet man die BEL als
nur den **Steiß**	**reine Steißlage** (Abb. 220). Bei der reinen Steißlage sind beide Beine an der Bauchseite des Kindes nach oben geschlagen;
den **Steiß** und daneben **zwei Füße**	**vollkommene Steißfußlage** (Abb. 221);
den **Steiß** und daneben **einen Fuß**	**unvollkommene Steißfußlage**;
nur **zwei Füße**	**vollkommene Fußlage** (Abb. 222);
nur **einen Fuß**	**unvollkommene Fußlage** (Abb. 223);
nur **zwei Knie**	**vollkommene Knielage** ⎫ sehr selten.
nur **ein Knie**	**unvollkommene Knielage** ⎭

Untersuchungsbefund, Diagnose: Stets nach dem Ort der **Kindsbewegungen fragen!** Kindsbewegungen werden bei BEL sehr **oft** als **schmerzhaft** empfunden!

Äußere Untersuchung:
Rücken auf der einen Seite, kleine Teile auf der anderen Seite. Rücken meist links oder rechts **vorn**. Kopf im Fundus. Bei nicht zu dicken Bauchdecken kann man oft sehr gut den Kopf zwischen Daumen und zwei Fingern umfassen und hin-

8.6 Beckenendlage (= BEL)   329

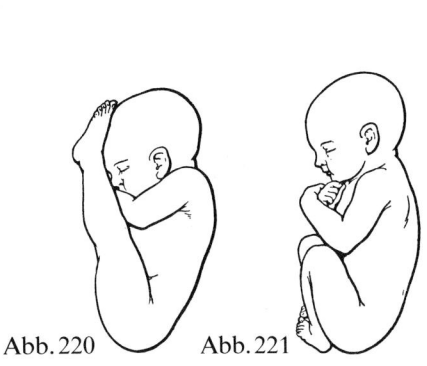
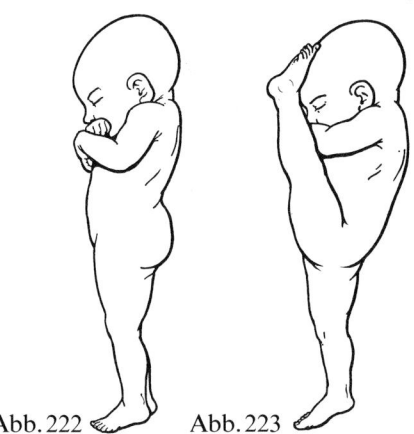

Abb. 220   Reine Steißlage (= Extended legs).
Abb. 221   Vollkommene Steißfußlage.
Abb. 222   Vollkommene Fußlage.
Abb. 223   Unvollkommene Fußlage.

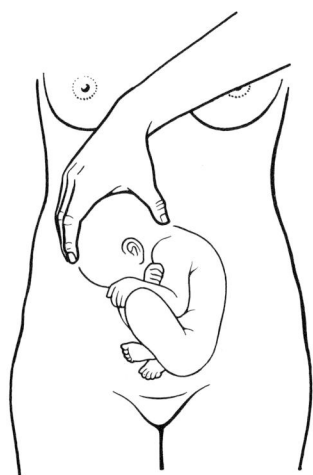

Abb. 224   Ballotierenlassen des Kopfes.

und herbewegen (Abb. 224), d. h. ballotieren lassen. Den Kopf fühlt man im Fundus unter den Fingern als eine harte, runde, bewegliche Kugel. Der Steiß ist über oder im BE zu fühlen. Die Anwendung des 3. und 4. LEOPOLDschen Handgriffs (= Kopfgriff) beweist, daß das, was man da über dem BE tastet, nicht der Kopf ist:

Bei der BEL ist der vorangehende Teil

- nicht so groß,
- nicht so gleichmäßig hart,
- nicht so gleichmäßig rund,
- nicht ballotierbar

} **4 negative Zeichen** bei der äußeren Untersuchung

wie der Kopf: **Das richtige „Kopfgefühl" fehlt!**

330   8 Pathologie der Geburt

Beim Umgreifen des vorangehenden Teils fühlt man vielmehr

- einen kleineren großen Teil,
- eine geringere Härte,
- wechselnd härtere und weichere Partien,
- eine unregelmäßige Form.

} **4 positive Zeichen** bei der äußeren Untersuchung

Die Erkennung der BEL geht praktisch meist wie folgt vor sich: Der routinemäßig ausgeführte 1. LEOPOLDsche Handgriff läßt zunächst nichts Besonderes erkennen. Das liegt daran, daß man diesen Handgriff leider fast nur zur Feststellung des Fundusstandes benutzt und ihn nicht genügend zur Feststellung des Kindesteiles im Fundus ausnutzt, einfach deswegen nicht, weil in 100 Fällen ja doch 94mal der Steiß und nicht der Kopf im Fundus liegt. Erst dann, wenn man bei Ausführung des 3. und 4. LEOPOLDschen Handgriffs bemerkt, daß bei dem über dem Becken stehenden Teil das richtige Kopfgefühl fehlt bzw. die anderen oben genannten Zeichen deutlich werden, erst dann, wenn die Vermutung zunehmend zur Erkenntnis wird, daß der in diesem Fall vorangehende Teil kein Kopf, sondern ein Steiß ist, dann erst gehen die Hände wieder zurück zum Fundus, um durch gründlichere Betastung mit dem 1. LEOPOLDschen Handgriff eine weitere Bestätigung und Sicherung der Diagnose zu erhalten. Dann fühlt man auch im Fundus das, was man bei richtiger Untersuchungstechnik schon gleich zu Anfang hätte fühlen können: einen großen, gleichmäßig harten und gleichmäßig runden Teil, den man zum Ballotieren bringen kann, nämlich den Kopf.

Bemerkenswert ist auch, daß bei BEL **Erst**gebärender der vorangehende Teil im Beginn der Geburt meist noch nicht tief im Becken steht, wie man das von Kopflagen bei Erstgebärenden her gewöhnt ist (ein Hochstand des Kopfes wird jedoch auch bei Erstgebärenden mit Kopflagen nicht selten beobachtet).

Auch die **Lage der HT** ist kennzeichnend; man hört sie nicht wie üblich am deutlichsten unterhalb des Nabels, sondern etwas **oberhalb des Nabels** oder in Nabelhöhe. Da der Rücken sich fast stets nach vorn dreht, wandern die HT im Verlauf der Geburt nach vorn und mehr nabelwärts.

In den meisten Fällen erkennt man die BEL schon durch äußere Untersuchung; bei sonst normalen Verhältnissen wird man durch die äußere Untersuchung wenigstens zu einem Verdacht auf BEL kommen. Schwierig ist die äußere Untersuchung bei fettleibigen Frauen, bei straffen Bauchdecken und besonders auch bei Hydramnion.
Sicherheit bringt die

Ultraschalldiagnostik,

mit der die Diagnose gestellt bzw. der Verdacht gesichert werden kann.

Vaginale Untersuchung
Sobald der vorangehende Teil ins Becken eingetreten ist und man an ihn herankommen kann, tastet man als auffallendsten Befund einen **unregelmäßigen** und in

der Hauptsache **weichen Kindsteil**; hier fühlt man einen Knochenvorsprung, dort eine Knochenleiste. Die wichtigsten Kennzeichen des Steißes gegenüber dem Kopf sind zunächst negative, nämlich:

Fehlen der gleichmäßigen Härte,
Fehlen der Nähte,
Fehlen der Fontanellen.

Ist der Mm vollständig und steht der vorangehende Teil genügend tief, so kann man deutlich die beiden Sitzbeinhöcker, die Steißbeinspitze, das Kreuzbein und die Hüftbeugen abtasten. **Das Hauptkennzeichen der BEL ist die**

Crista sacralis media(na),

die Mittelleiste des Kreuzbeins, die man bei I. Lage links, bei II. Lage rechts abtastet. Diese markante Knochenleiste kann man eigentlich niemals verfehlen. Manchmal fühlt man in der länglichen Grube zwischen den Gesäßbacken die Afteröffnung (Vorsicht! Gefahr der Sphinkterverletzung bei unzartem Eingehen!), nicht selten auch den Hodensack. (Von Geschlechtsvoraussagen ist dringend abzuraten: der vermeintliche Hodensack erweist sich später nicht selten als Geburtsgeschwulst.)

Steht der Steiß noch hoch, so ist es sehr zu empfehlen, sich den Steiß bei der inneren Untersuchung von oben her möglichst tief in das Becken hineindrücken zu lassen.

Diagnose der Fußlage: Ganz einfach ist die innere Untersuchung dann, wenn ein Fuß vorangeht. Nur muß man sich vor einer **Verwechslung von Fuß und Hand** hüten. Das wäre praktisch gleichbedeutend mit der Verwechslung einer BEL mit einer für Mutter und Kind lebensbedrohlichen Querlage. (Bei Kopflagen ist ein Armvorfall sehr viel seltener.) Die unterscheidenden Kennzeichen zwischen Fuß und Hand muß jeder Geburtshelfer gründlich beherrschen. Merke:

Unterscheidung zwischen Fuß und Hand

- **Fersenzeichen:** Das wichtigste Kennzeichen des Fußes ist die **Ferse** (Fersenbein, Calcaneus, Abb. 225). Beim Übergang vom Unterschenkel zum Fuß fühlt man die Ferse als **Spitze,** der Übergang ist **winklig!** Der Übergang vom Arm zur Hand ist flach, die Hand ist die gerade Verlängerung des Unterarms.
- **Zehenzeichen:**
  a) Die **Zehen** sind **kürzer** als die Finger.
  b) Die **Zehen** sind etwa **gleichlang,** die Finger **nicht** (Daumen!). Daher: Die **Zehenlinie** ist **gerade,** die **Fingerlinie** ist **krumm** (Abb. 225).
- **Daumenzeichen:** Der Daumen ist **abspreizbar,** die große Zehe nicht (Abb. 225).

Diagnose der Knielage: sehr seltene Unterart der BEL. Die bewegliche Patella kann man wohl immer von dem festen Olekranon unterscheiden. Ist man sich nicht klar, so tastet man mit dem Finger an dem weniger umfangreichen Teil der Extremität entlang, bis man an das Ende kommt und nun dort die Hand oder den Fuß fühlt.

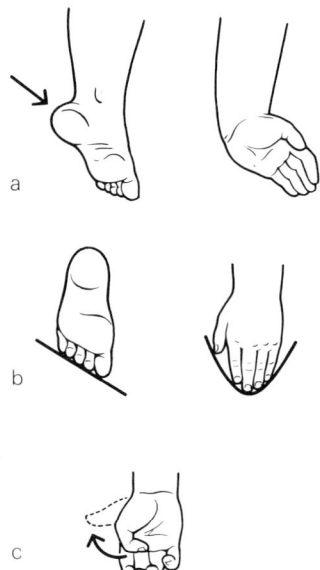

Abb. 225 Unterscheidung zwischen **Hand** und **Fuß**, a = Fersenzeichen, b = Zehenzeichen, c = Daumenzeichen.

Differentialdiagnose: Verwechseln kann man die reine Steißlage eigentlich nur mit der **Gesichtslage**. Gelegentlich sind Verwechslungen mit einer **Querlage** (Schulter!) und einem **Hydrozephalus** vorgekommen, jedoch wohl nur bei wenig erweitertem Muttermund. Zur sicheren Unterscheidung muß vaginal untersucht werden (s. S. 330).

Bezüglich der **Unterscheidung zwischen Mund und After:** s. S. 317.

Die Unterscheidung von Mund und After wird schwierig, wenn eine große Geburtsgeschwulst besteht. Überhaupt soll man sich immer an das **Hauptkennzeichen der BEL, die Crista sacralis media(na),** halten (s. Untersuchungsbefund S. 331).

Zusammenfassung
Diagnostische Hauptkennzeichen der Beckenendlage:
- **Leopoldscher Handgriff 1: Ballotement eines großen, harten, kugeligen Teils im Fundus (Abb. 224)!**
- **Leopoldscher Handgriff 3 und 4: das richtige Kopfgefühl fehlt (S. 329)!**
- **Herztöne etwas oberhalb des Nabels!**
- (rektal oder vaginal): unregelmäßig geformter, vorwiegend weicher Kindsteil mit Knochenvorsprüngen und Knochenleisten; **Crista sacralis media(na), Bein(e), Fuß (Füße)** oder (selten) **Knie(e)!**

Beweis: Ultraschalluntersuchung!

Geburtsmechanismus bei der Steißlage (Abb. 226–249)
Ohne genaueste Kenntnis des Geburtsmechanismus kann man kein Verständnis für die Geburtsleitung und ebenso kein Verständnis für die Regeln des operativen Eingreifens haben. Am besten unterteilt man den Geburtsmechanismus der BEL in die folgenden **fünf Abschnitte**:

1. Eintritt des Steißes in das Becken und Vorrücken bis zum BB: Der Steiß als führender Teil tritt meist so in das Becken ein, daß sich die Hüftbreite in einem schrägen Dm des Beckens einstellt (Abb. 226–228).
Hüftbreite = größter Durchmesser des Steißes.

Der Rücken ist so gut wie immer nach **vorn** gerichtet, also
 Rücken **links** vorn = **I.** BEL = Hüftbreite im **II.** schrägen Dm.
 Rücken **rechts** vorn = **II.** BEL = Hüftbreite im **I.** schrägen Dm (Abb. 228).
(Der Anfänger muß sich das **mit einer Puppe in den Händen** klar machen!)
Seltener stellt sich die Hüftbreite in den queren oder geraden Dm des Beckens ein.

In dieser Ausgangsstellung rückt der Steiß bis zum BB vor.

2. Die Überwindung des Knies des Geburtskanals und die Geburt des Steißes: Am BB angekommen (Abb. 229–231) steht der Steiß jetzt im **Knie des Geburtskanals**. Um weiter vorrücken zu können, muß er sich nun im Bogen um die Symphyse herum bewegen. Um dies tun zu können, stellt sich die Frucht bzw. der Steiß „**auf die Kante**", um sich danach zur **Seite** (= „über die Kante") **abbiegen** zu können (= Lateralflexion).

Die beiden Mittel zur Überwindung des Knies sind also:
 a) Die **Drehung der Hüftbreite** des Steißes aus dem schrägen in den geraden Dm = das „auf die Kante stellen". Die Hüftbreite kann den längsgestellten Weichteilspalt natürlich am leichtesten passieren, **wenn sie im geraden Durchmesser steht.** Die mehr nach vorn gerichtete Hüfte,
 bei I. Steißlage die linke,
 bei II. Steißlage die rechte (Abb. 228),
dreht sich symphysenwärts, der Rücken kommt dabei jetzt **ganz seitlich** zu stehen (Abb. 229–231).
 b) Die **Lateralflexion** (Abb. 232–234) = das „über die Kante abbiegen". Die durch die Drehung des Steißes in den geraden Dm gewissermaßen auf die Kante gestellte Frucht ist jetzt gezwungen, sich im ganzen nach der Seite abzubiegen (= Lateralflexion), um sich so in die Abbiegung des Geburtskanals einzupassen; für die Frucht besteht also ein „Verbiegungszwang".

Diese beiden Mittel, Drehung in den geraden Dm und Lateralflexion, stellen einen zusammengehörigen Anpassungsvorgang dar. Nach Untersuchungen SELLHEIMS dreht sich die Frucht stets so, daß die Richtung der leichtesten Abbiegbarkeit (= Biegungsfazillimum) des in Betracht kommenden Körperabschnittes (hier der Lendenwirbelsäule) mit der Richtung des Geburtskanals zusammenfällt (vgl. S. 207).

Solange die Beine, insbesondere die Oberschenkel, am Bauch hochgeschlagen sind, läßt sich die Wirbelsäule am leichtesten nach der Seite abbiegen, die Einpassung in das Knie zwecks Vorbereitung zur Geburt des Steißes kann zunächst also nur durch Drehung der Hüftbreite in den geraden Dm und durch **Lateralflexion**, durch Abbiegung nach der Seite, erfolgen (Abb. 232–237). **Die vordere Hüfte** stemmt sich als **Hypomochlion gegen den Schambogen und wird zum Drehpunkt**, um den die hintere Hüfte des Kindes bei ihrer Entwicklung rotiert (Abb. 232–234). Zuerst wird die vordere Gesäßbacke in der Schamspalte sichtbar und bleibt stehen; dann erscheint auch die hintere Gesäßbacke. Die hintere Hüfte geht zuerst über den Damm und schließlich, nachdem das ganze übrige Becken schon herausrotiert ist, wird auch die vordere Gesäßbacke weiter vorgeschoben und die vordere Hüfte unter dem Schambogen her geboren, womit der ganze Steiß geboren ist.

3. **Die Geburt des Rumpfes:** Nach Geburt des Steißes wird der Rumpf unter starker Lateralflexion der Brust-Lendenwirbelsäule entwickelt (Abb. 235–237). Sobald die Beine herausgeglitten sind, **dreht sich der Rücken** jetzt nach **vorn** (schoßfugenwärts) (Abb. 239). Steiß und schon geborener Rumpfteil sind in der Verlängerung der Führungslinie **steil nach oben gerichtet** (Abb. 238–240):

Warum dreht sich jetzt der Rücken nach vorn (schoßfugenwärts)?
- **Eintritt der Schultern ins Becken.** Die Schultern, die inzwischen bis zum BE vorgerückt sind, können mit der Schulterbreite (= größter Dm der Schultern) durch den querovalen BE nur quer oder etwas schräg gestellt hindurchgehen. Dadurch wird der Rücken gezwungen, sich nach **vorn** zu drehen.
- **Verschiebung des Biegungsfazillimums** = Möglichkeit der **Ausnutzung der leichteren Abbiegbarkeit:** Das Biegungsfazillimum der Brustwirbelsäule, d. h. ihre leichteste Abbiegbarkeit, ist **verschieden,** je nachdem, ob die Beine am Rumpf hochgeschlagen sind oder nicht. Bei hochgeschlagenen Beinen wird der Rumpf geschient: Die Brustwirbelsäule läßt sich **leichter zur Seite** als nach hinten abbiegen. Nach Geburt der Beine (= Wegfall der Schienung) läßt sich die Brustwirbelsäule etwas leichter **nach hinten** abbiegen. Deswegen dreht sich nach Geburt der Beine der Rücken so, daß er nach hinten abgebogen werden kann, d. h. vom Geburtskanal aus betrachtet nach vorn zur Symphyse hin.

4. **Die Geburt der Schultern:** Die Schultern sind inzwischen auf dem BB angekommen. Um den längsgestellten Weichteilspalt des BA passieren zu können, stellt sich die Schulterbreite in den geraden Dm ein. Damit dreht sich der Rücken wieder zur ursprünglichen Seite zurück (Abb. 241–243).

Geht die Geburt, was bei Mehrgebärenden gar nicht so selten vorkommt, jetzt spontan weiter, so wird zunächst die vordere, also die schamfugenwärts gelegene Schulter, danach die hintere, die dammwärts gelegene Schulter geboren.

Die Schulterbreite steht also im BE im queren oder schrägen Dm, in BM im schrägen und im BA im geraden Dm. Die Schulterbreite rückt somit durch dieselben Durchmesser vor, die vorher die Hüftbreite passiert hat.

5. **Die Geburt des Kopfes:** Der Kopf tritt in das Becken ein, wenn **der Rumpf bis zum unteren Rand des vorderen Schulterblattes geboren ist.** Die Pfeilnaht steht normalerweise im BE im queren, in BM in einem schrägen und im BA im geraden Dm des Beckens (Abb. 244–246).

Auf dem BB dreht sich das Hinterhaupt nach vorn. (Das Biegungsfazillimum liegt in der Halswirbelsäule nach hinten, jetzt ist es also der Kopf, der sich so dreht, daß die Richtung der leichtesten Abbiegbarkeit mit der Richtung des Geburtskanals zusammenfällt.) **Hypomochlion** ist wie bei der regelrechten HHL die **Nackenhaargrenze** (Abb. 244 und 247). Nacheinander gehen Kinn, Mund, Nase, Stirn, Vorderhaupt und zuletzt das Hinterhaupt über den Damm (Abb. 246 u. 249). Günstigstes Austrittsplanum ist das **Pl. suboccipito-frontale = 32 cm.**

8.6 Beckenendlage (= BEL) 335

Abb. 226–249   **Geburtsmechanismus bei Beckenendlage** (II. reine Steißlage)

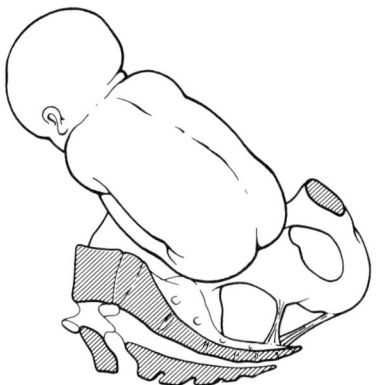

Abb. 226

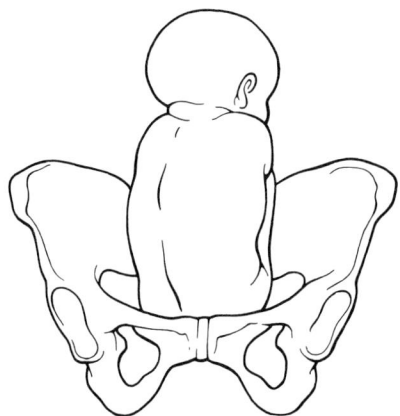

Abb. 227

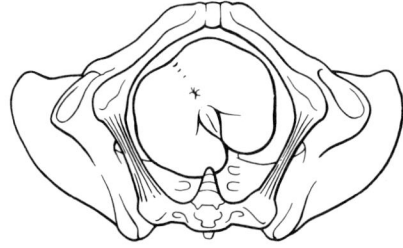

Abb. 228

Eintreten des Steißes in den BE-Raum (Abb. 226–228)
Der Steiß als führender Teil tritt meist so in das Becken ein, daß die Hüftbreite in einem schrägen Dm verläuft. Bei II. BEL verläuft die Hüftbreite im I. schrägen Dm. – Abb. 226 von der Seite, Abb. 227 das gleiche von vorn, Abb. 228 das gleiche von unten gesehen.

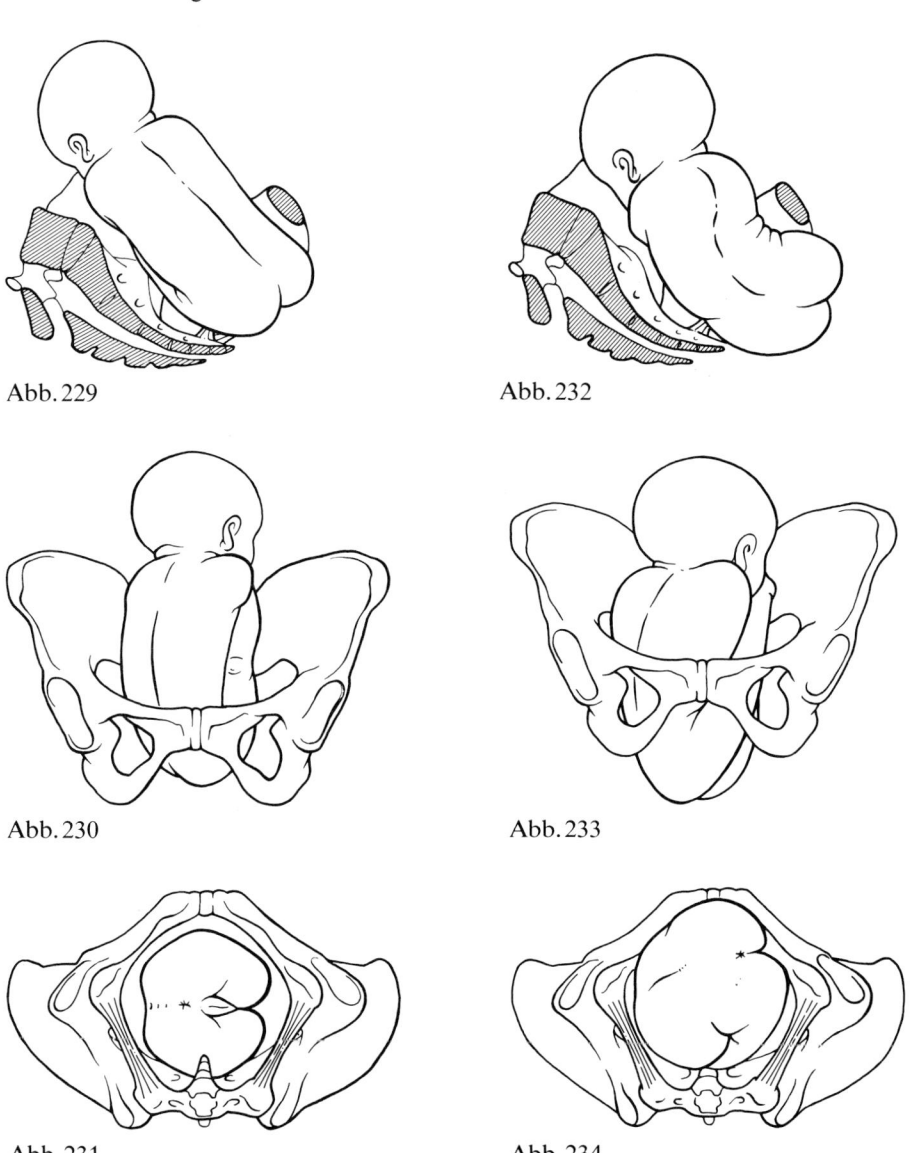

Abb. 229 Abb. 232
Abb. 230 Abb. 233
Abb. 231 Abb. 234

Steiß auf BB angekommen (Abb. 229–231)
Auf BB, also am Knie des Geburtskanals angekommen, dreht sich die Hüftbreite des Steißes aus dem schrägen in den geraden Dm. – Abb. 229 von der Seite, Abb. 230 das gleiche von vorn, Abb. 231 das gleiche von unten gesehen.

Austrittsmechanismus des Steißes (Abb. 232–234)
Um das Knie des Geburtskanals zu überwinden, muß sich die Lendenwirbelsäule, nachdem sich die Hüftbreite des Steißes in den geraden Dm gedreht hat, lateral flektieren. Die vordere Hüfte stemmt sich dabei gegen den Schambogen und wird zum Drehpunkt. Abb. 232 von der Seite, Abb. 233 das gleiche von vorn, Abb. 234 das gleiche von unten gesehen.

8.6 Beckenendlage (= BEL) 337

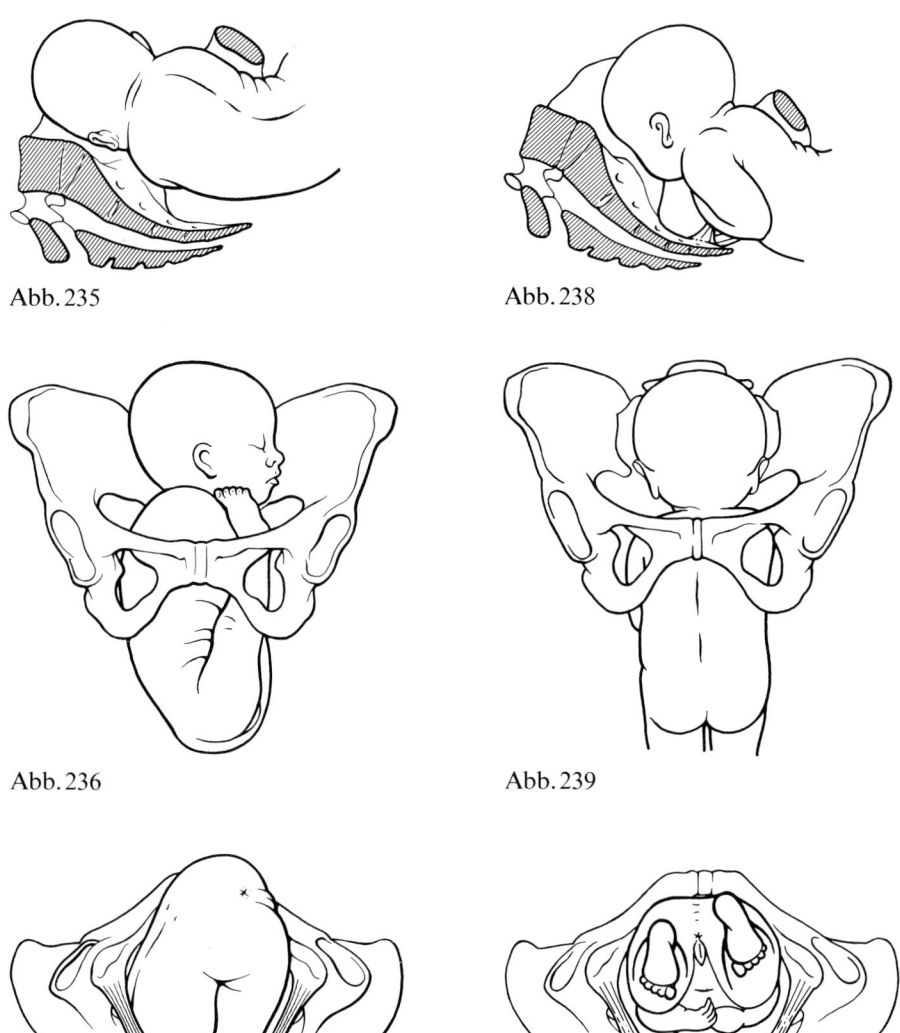

Abb. 235

Abb. 238

Abb. 236

Abb. 239

Abb. 237

Abb. 240

Geburt des Rumpfes (Abb. 235–240)
Nach Geburt des Steißes wird der Rumpf unter starker Lateralflexion der Lenden- und Brustwirbelsäule entwickelt (Abb. 235–237). Sobald die Beine herausgeglitten sind, dreht sich der Rücken nach vorn (Abb. 238–240), damit die Schulterbreite im queren Dm des BE eintreten kann. Steiß und schon geborener Rumpfteil sind in der Verlängerung der Führungslinie steil nach oben gerichtet. – Abb. 235 und 238 von der Seite, Abb. 236 und 239 von vorn, Abb. 237 und 240 von unten gesehen.

338 8 Pathologie der Geburt

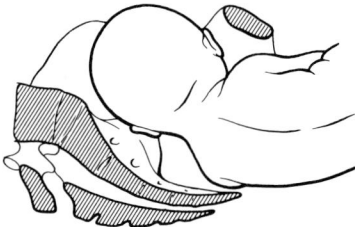

Abb. 241

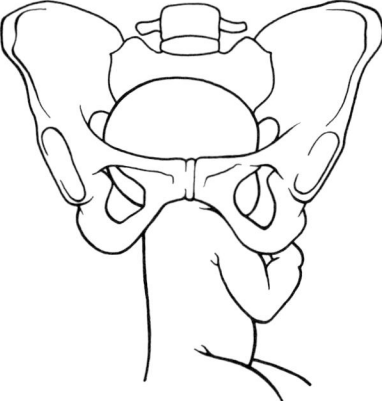

Abb. 242

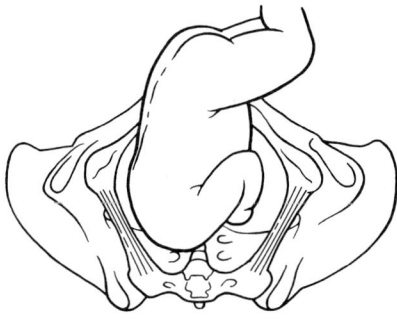

Abb. 243

Geburt der Schultern (Abb. 241–243)
Auf dem BB stellt sich die Schulterbreite in den geraden Dm ein, um den längsgestellten Weichteilspalt des BA passieren zu können. Die vordere Schulter wird zuerst (unter der Symphyse) sichtbar und geboren; wenig später geht die hintere über den Damm. – Abb. 241 von der Seite, Abb. 242 das gleiche von vorn, Abb. 243 das gleiche von unten gesehen.

8.6 Beckenendlage (= BEL) 339

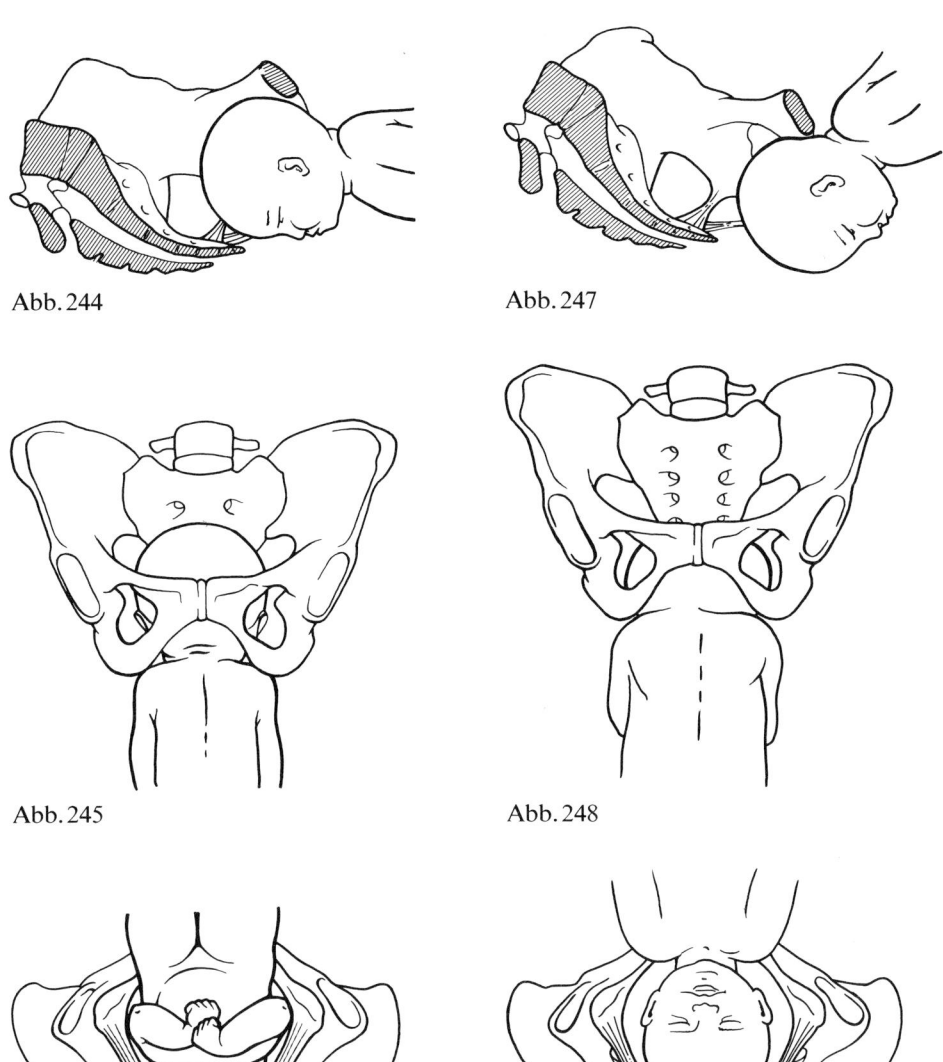

Abb. 244   Abb. 247

Abb. 245   Abb. 248

Abb. 246   Abb. 249

Geburt des Kopfes (Abb. 244–249)
Auf BB dreht sich das Hinterhaupt nach vorn, die Pfeilnaht also in den geraden Dm. Hypomochlion ist wie bei der regelrechten HHL die Nackenhaargrenze (Abb. 244 und 247). – Abb. 244 und 247 von der Seite, Abb. 245 und 248 von vorn, Abb. 246 und 249 von unten gesehen.

8 Pathologie der Geburt

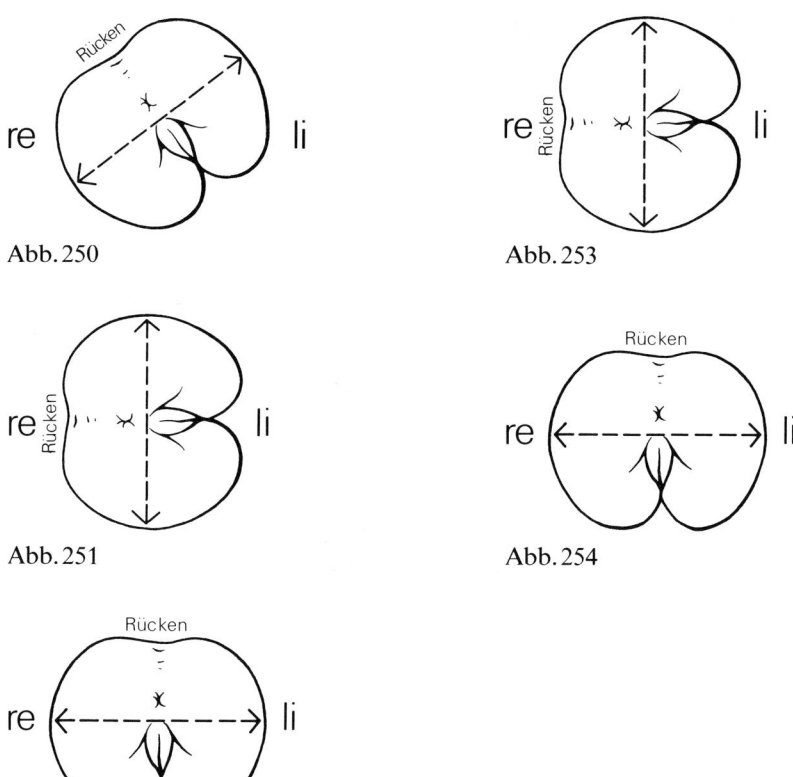

Abb. 250
Abb. 253
Abb. 251
Abb. 254
Abb. 252

Abb. 250–254 **Abb. 250. Stellungen des Rückens und der Hüftbreite bei Geburt des Kindes in BEL. Beckeneintritt:** Im BE steht der Rücken seitlich vorn, die Hüftbreite in einem schrägen Durchmesser, hier, bei II. BEL im I. schrägen Dm. **Abb. 251. Steiß- und Rumpfaustritt:** Auf BB dreht sich der Rücken **ganz zur Seite,** so daß die Hüftbreite im geraden Dm verläuft. Das ist die Ausgangsstellung für die **Lateralflexion,** mit der Steiß und ein Teil des Rumpfes geboren werden. Im Beginn der Lateralflexion steht der Rücken zum erstenmal ganz seitlich. **Abb. 252. Schultereintritt:** Nach Geburt des Steißes müssen die Schultern ins Becken eintreten. Das geht nur, wenn die Schulterbreite quer oder etwas schräg den BE passieren kann. Der Rücken muß sich also **ganz nach vorn** drehen. Entsprechend dreht sich die Hüftbreite aus dem geraden über den schon einmal eingenommenen schrägen Dm in den queren Dm. Beim Schultereintritt steht also der Rücken zum erstenmal ganz vorn. **Abb. 253. Schulteraustritt, Kopfeintritt:** Damit die auf BB angekommenen Schultern durch den längsgestellten Weichteilspalt des BA austreten können, muß sich die Schulterbreite in den geraden Dm drehen. Dadurch wird der inzwischen schon ausgetretene Rücken wieder ganz zur Seite zurückgedreht und nimmt dieselbe Stellung ein, die er bei der Lateralflexion zur Geburt von Steiß und Rumpf schon einmal innehatte. Damit hat sich der Rücken zum zweitenmal zur Seite gedreht. Die in Abb. 253 gezeigte Stellung von Rücken und Hüftbreite ist auch diejenige, in der der Kopf mit quer oder etwas schräg verlaufender Pfeilnaht in den BE eintritt. **Abb. 254. Kopfaustritt.** Ist der Kopf auf BB angekommen, so muß er sich mit der Pfeilnaht in den geraden Dm drehen, damit er durch den längsgestellten Weichteilspalt des BA austreten kann. Dadurch wird der Rücken zum zweitenmal ganz nach vorn gedreht.

Im Verlaufe der BEL-Geburt dreht sich der **Rücken** also **zweimal ganz zur Seite (Abb. 251 und 253):**
Abb. 251: Zur Geburt von Steiß und Rumpf,
Abb. 253: Zum Schulteraustritt und Kopfeintritt und
zweimal ganz nach vorn (Abb. 252 und 254):
Abb. 252: Zum Schultereintritt,
Abb. 254: Zum Kopfaustritt.

Geburtsmechanismus bei vollkommener Fußlage: wie bei der Steißlage, nur daß hier zuerst die Füße und die Beine geboren werden.
Geburtsmechanismus bei unvollkommener Fußlage:
a) geht das **vordere Bein** voran, so verläuft die Geburt ganz ähnlich wie bei reiner Steißlage,
b) geht das **hintere Bein** voran, so dreht sich der kindliche Körper so gut wie immer um 180°, wodurch das **hintere** Bein nach **vorn** kommt und die Geburt wie bei a) verläuft.

Ätiologie der BEL

Die Ätiologie der BEL ist in etwa 80% der Fälle unklar.
Begünstigend für die Entstehung der BEL sind:
- **Die Frühgeburt:** Das Kind wird um so häufiger aus BEL geboren je früher die Geburt vor dem richtigen Termin erfolgt. Rund ⅓ aller aus BEL geborenen Kinder sind Frühgeborene, s. a S. 328.
- **Abweichungen von der normalen Gestalt der Frucht:** Hydrozephalus, Anenzephalus, Früchte mit Tumoren des kaudalen Körperendes. Durch diese Mißbildungen wird entweder die Fixierung des kindlichen Kopfes im BE erschwert oder das Gewichtsverhältnis Kopf-Rumpf so geändert, daß das hier leichtere Kopfende im Fundus bleibt.
- **Abweichungen von der normalen Gestalt der Gebärmutter:** schlaffer Uterus der Mehrgebärenden, Uterus unicornis, bicornis oder subseptus, wodurch die Selbstwendung erschwert wird; ferner Hydramnion.
Folge: vermehrte Beweglichkeit der Frucht, Verhinderung der Arretierung des kindlichen Kopfes; Oligohydramnion: bei stark verminderter Fruchtwassermenge ist eine Selbstwendung ausgeschlossen.
- **Enges Becken.** Folge: verminderte Bewegungsfähigkeit der Frucht.
Bei BEL (besonders Erstgebärender) stets an enges Becken denken! Wichtiger Hinweis deswegen, weil **über die Hälfte aller BEL** sich bei **Erstgebärenden** findet.
Verminderte Beweglichkeit aus anderen Gründen (Zwillinge, Tumoren der Zervix) können ebenfalls die BEL begünstigen.

Gefahren der BEL

Die perinatale Sterblichkeit der BEL-Kinder ist hoch, sie beträgt etwa 5% gegenüber 1% im Schädellagenkollektiv. Diese Steigerung ist im wesentlichen durch die

342 8 Pathologie der Geburt

hohe perinatale Mortalität der untergewichtigen Kinder (≤2500 g Geburtsgewicht: BEL 28%, SL 14%) bedingt; weitere Ursachen sind die häufigeren Mißbildungen, die häufigeren Zwillingsgeburten und die

5 Gefahren für das Kind in Beckenendlage:
1. **Sauerstoffmangel = Erstickungsgefahr,** sobald der Steiß geboren wird
2. **Intrakranielle Blutung** bei **Tentoriumriß** als Folge des **Geburtstraumas**
3. **Weichteilschwierigkeiten**
4. **Vorzeitiger Blasensprung**
5. **Nabelschnurvorfall**

Zu 1. Sauerstoffmangel = Erstickungsgefahr. Sie ist die eine der Hauptgefahren für das BEL-Kind. Der Sauerstoffmangel besteht **kurz vor** und **während** der Geburt der Schultern und des Kopfes. Kurz gesagt:
    Die Lebensgefahr für das BEL-Kind beginnt in dem Augenblick, in dem der Steiß geboren wird.
Dieser Sauerstoffmangel hat

zwei verschiedene Ursachen,

die sich zeitlich nacheinander auswirken.
    1. Ursache: Wenn unter der Geburt der Steiß und ein Teil des Rumpfes ausgetreten sind, ist die Gebärmutter zu einem großen Teil entleert. Sie verkleinert sich dementsprechend und zieht sich über dem noch im Halskanal und in der Scheide steckenden Kopf zusammen, so daß zwischen dem Kopf und der Gebärmutterinnenwand kein Hohlraum mehr im Uterus besteht (Abb. 255). Diese Verkleinerung der Gebärmutter bringt eine **Verkleinerung der Plazenta-Haftfläche** mit sich und ist damit zeitlich die erste Ursache der Sauerstoffverminderung für das BEL-Kind nach Geburt des Steißes. Die **2. Ursache** des Sauerstoffmangels ist die **Nabelschnurkompression.** Von dem Augenblick an, in dem der Kopf in das Becken ein-

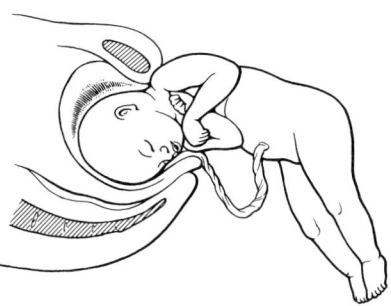

Abb. 255   Von dem Augenblick an, in dem der Steiß geboren wird, droht dem Kind der Erstickungstod.

tritt (= Sichtbarwerden des unteren Randes des vorderen Schulterblattes), wird die neben ihm liegende Nabelschnur derartig zwischen den Knochen des Kopfes und denen des Beckens zusammengedrückt, daß eine Blutzirkulation in der Nabelschnur nicht mehr möglich ist und **somit jede Sauerstoffzufuhr zum Kinde jetzt aufhört.** Diese Abdrosselung des Sauerstoffes beginnt mit dem Eintritt des Kopfes in das Becken, sie hält an während der ganzen Zeit des Kopfdurchtritts durch das Becken und hört schlagartig auf in dem Augenblick, in dem der Mund geboren ist. Das Kind muß ersticken, wenn der Kopf nicht innerhalb von 3-5 Minuten durch den Geburtskanal hindurchgetreten und geboren ist.

Zwischen dem Sichtbarwerden des unteren Randes des vorderen Schulterblattes und der Geburt des Kopfes dürfen höchstens 3-5 Minuten vergehen. Andernfalls stirbt das Kind oder wird schwer geschädigt!

Zu 2. Intrakranielle Blutung bei Tentoriumriß als Folge des Geburtstraumas ist die andere Hauptgefahr für das BEL-Kind. Hirnblutungen sind bei reifen BEL-Kindern selten – bei der heutigen Geburtshilfe mit dem Verzicht auf traumatisierende vaginal-operative Entbindungsmethoden. Bei Frühgeborenen scheint die Rate der Hirnblutungen bei BEL-Kindern höher zu sein als bei Kindern in Schädellage; dabei sollen durch Sektio entwickelte Frühgeborene weniger Hirnblutungen haben als vaginal Geborene. Unterhalb der 28. Schwangerschaftswoche scheint die Geburtsart keinen Einfluß auf die Hirnblutungsrate zu haben.

Die intrakranielle Blutung ist als Todesursache der BEL-Kinder mindestens ebenso häufig wie die Erstickung.

Zu 3. Weichteilschwierigkeiten = ungenügende Weitung der Weichteile.
a) Der Steiß ist weicher, er dehnt die Weichteile langsamer als der harte Kopf.
b) Der Steiß ist nicht so umfangreich wie der Kopf, daher werden die Weichteile und insbesondere der Mm außerdem **nicht genügend weit** gedehnt. Da bei den BEL das „dicke Ende", nämlich der Kopf, nachfolgt, wird sein Durchtritt durch den nicht genügend weiten Mm oft erschwert. Das gilt nicht für die vollkommene Steißfußlage, deren größter Umfang am Beckenende ungefähr so groß ist wie das Durchtrittsplanum bei regelrechter HHL, nämlich etwa 32 cm. Die vollkommene Steißfußlage ist somit diejenige BEL, bei der dem nachfolgenden Kopf am besten, die vollkommene Fußlage diejenige, bei der dem nachfolgenden Kopf am schlechtesten vorgearbeitet wird.

Merke: Umfang des vorangehenden Teils:
  Kopf bei regelrechter HHL = etwa 32 cm
  Steiß bei vollkommener Steißfußlage = etwa 32 cm
  bei reiner Steißlage = etwa 27 cm
  bei unvollkommener Fußlage = etwa 25½ cm
  bei **vollkommener Fußlage** = etwa **24** cm.

Bei der vollkommenen Fußlage mit dem kleinsten Umfang von 24 cm ist also der Kopfdurchtritt durch das Becken sehr wesentlich verzögert, die Zeitdauer der unumgänglichen Nabelschnurkompression wird erheblich verlängert, die Erstickungsgefahr für das Kind ist hier also noch größer als bei der Steißlage und der Steißfußlage.

Es ist also festzuhalten:

> **Die Fußlage, insbesondere die vollkommene Fußlage, ist die für das Kind gefährlichste Art der BEL!**

Die Gefahr ist besonders groß bei Erstgebärenden (unvorbereitete, straffe Weichteile), vor allem bei alten Erstgebärenden (rigide Weichteile), ferner bei verengtem Becken sowie bei großem Kopf.

Zu 4. Vorzeitiger Blasensprung: besonders bei **Fußlagen,** da bei diesen der untere Blasenpol am schlechtesten geschützt ist. Jeder Erfahrene weiß, wie wichtig die Erhaltung der Blase bei BEL ist. Der vorzeitige Blasensprung verlangt den frühzeitigen Entschluß zur Festlegung des therapeutischen Vorgehens.

Bei allen Beckenendlagen ist die Erhaltung der Blase bis zur Vollständigkeit des Mm eine wichtige Forderung!

Zu 5. Nabelschnurvorfall: auch am häufigsten bei Fußlagen. Nabelschnurvorfall bei BEL ist kein besonders alarmierendes Zeichen. Solange sich im Geburtskanal nur Beine und Steiß befinden, kommt es noch nicht zur Quetschung der Nabelschnur.

Prophylaktische Wendung

Äußere Wendung des Feten aus Beckenendlage in Schädellage in Terminnähe unter Tokolyse

Durch die äußere Wendung des Kindes aus Beckenendlage in Schädellage sollen für das Kind die Rate an Komplikationen der vaginalen Geburt aus Beckenendlage und für die Mutter die Komplikationsrate abdominaler Schnittentbindung wegen Beckenendlage vermindert werden. Die schon seit längerer Zeit praktizierte Wendung – meist etwa 8 Wochen vor dem Termin (RANNEY), aber auch in Terminnähe (PSCHYREMBEL) – wurde in den siebziger Jahren von SALING durch die Einführung der Tokolyse in den Wendungsvorgang erneut propagiert. Die Wendung in Terminnähe unter Tokolyse hat den Vorteil, daß

- bei auftretenden Komplikationen eine sofortige operative Entwicklung eines in Terminnähe reifen Kindes möglich ist.
- Unnötige Wendungseingriffe werden vermieden, da die Häufigkeit der Beckenendlagen bei 37/0 niedriger ist als in früheren Schwangerschaftswochen;
- die spontane Rückdrehungsrate ist in den letzten Wochen der Schwangerschaft niedrig.

Technik der Wendung: Nach einem 30minütigen Kardiotokogramm in Seitenlage erfolgt zur Tokolyse unter Blutdruckkontrolle eine 10minütige Infusion von 5 µg/min Feneterol (Partusisten®). Bei Herzfehlern oder Rhythmusstörungen wird auf die Tokolyse verzichtet. Zur Analgesie wird 2 Minuten vor dem Wendungsbeginn ein Lachgas-Sauerstoffgemisch 2:1 verabreicht. Bei angewinkelten und leicht abduzierten Beinen zur Bauchdeckenentspannung und in Beckenhochlagerung der Patientin versucht eine Person suprasymphysär den kindlichen Steiß aus dem mütterlichen Becken herauszudrehen. Die Hände der zweiten Person setzen breitflächig am kindlichen Schädel an; es wird zunächst eine Wendung im Sinne der Rückwärtsrolle des Feten versucht. Bei Nichtgelingen schließt man den Versuch einer Vorwärtsrolle an. Unmittelbar nach dem Eingriff wird die kardiotokographische Überwachung wieder aufgenommen. Wichtig ist, daß bei Rh-negativen Frauen eine halbe Stunde nach Wendungsversuch eine Hb F-Bestimmung und gegenenfalls eine Anti-D-Globulingabe veranlaßt wird.

Erfolge: Mit dem beschriebenen Vorgehen lassen sich etwa 50 bis 60% der Kinder aus Beckenendlage in Schädellage wenden.

Komplikationen: Bei etwa 25% der Fälle werden **reversible suspekte fetale Herzfrequenzmuster** nach der Wendung registriert. In etwa 4% treten **vaginale Blutungen** auf, ohne daß Konsequenzen nötig sind. In etwa 2% muß eine **Sektio** wegen pathologischer oder anhaltender suspekter Herzfrequenzmuster unmittelbar nach der Wendung oder während der folgenden Stunden durchgeführt werden.

Geburtsleitung bei BEL

Methode der Wahl: Konservative Behandlung

Bei der BEL ist im Gegensatz zur Schädellage **immer ärztliche Kunsthilfe notwendig,** wenn ein lebendes Kind mit Sicherheit geboren werden soll. Bei der BEL-Geburtsleitung sind zwei streng verschiedene Phasen, in denen der Geburtshelfer sich ausgesprochen entgegengesetzt zu verhalten hat, zu unterscheiden: eine langdauernde Phase I des ruhigen Abwartens, in der man die Geburt möglichst den natürlichen Geburtskräften überläßt, und eine sehr kurze Phase II des raschen Eingreifens.

Phase I: Zeit des strengsten Abwartens = Zeit bis zur Geburt des Steißes, genauer: bis zum Sichtbarwerden des unteren Randes des vorderen Schulterblattes.

Ganz gleichgültig, ob es sich um eine Steißlage, Steißfußlage, Fußlage oder die seltene Knielage handelt, in jedem Falle wird die BEL von Anfang an und während ihres ganzen Verlaufes

bis zum Sichtbarwerden des unteren Randes des vorderen Schulterblattes streng abwartend
behandelt! Hier gilt als oberstes Gesetz, solange es Mutter und Kind gut geht:

Abwarten!

Nur äußerste Notwendigkeit, also eine strenge Indikation (z. B. fetale Azidose), kann den Geburtshelfer veranlassen, während dieser Phase von der abwartenden Behandlung abzugehen und einzugreifen. Die in diesem Falle anzuwendenden Handgriffe zur Entwicklung des BEL-Kindes vor Geburt des Steißes werden als **manuelle Extraktion** bezeichnet. Die Einzelheiten über diese Operation finden sich auf S. 363.

Eines muß der Geburtshelfer in der Phase I jeder BEL-Geburt vor allem anderen haben: Geduld und Zeit! **Mangel an Geduld** ist eine der Hauptursachen für das Sterben des BEL-Kindes. **Unter gar keinen Umständen darf man sich in dieser Phase verleiten lassen, durch vorzeitiges Ziehen am Fuß, Bein, Steiß oder Rumpf (s. Regel unten!) die Geburt „beschleunigen" zu wollen!** Gerade das Gegenteil wird mit Sicherheit erreicht, nämlich eine erhebliche Verzögerung der Geburt, wobei das Kind stets in akute Lebensgefahr gebracht wird. Die normalerweise vor der Brust liegenden Arme würden sich hochschlagen, wodurch die Armlösung wesentlich erschwert wird. Außerdem würde der Kopf eine Deflexionshaltung annehmen. **Die in der nächsten Phase, der für das Kind stets lebensgefährlichen Phase II vorzunehmende Armlösung wird dann so schwierig, daß der Anfänger allein damit oft gar nicht fertig wird. Und, was die schlimmste Folge eines vorzeitigen Ziehens in der Phase I wäre: der Rücken kann sich nach hinten drehen.** In der Phase II hat man aber nur 3–5 Minuten Zeit zur Entwicklung von Armen, Schultern und Kopf. Diese kostbaren Minuten vergehen schnell. Wenn dann endlich die Lösung der hochgeschlagenen Arme gelingt, ist das Kind inzwischen gestorben! Mit einer BEL, bei der sich außerdem der Rücken nach hinten gedreht hat, wird aber ein Anfänger erst recht nicht allein fertig werden, zumal wenn es sich um eine Erstgebärende handelt und nicht an das wichtige Hilfsmittel einer ausgiebigen Episiotomie gedacht wird.

Bei jeder BEL muß so lange wie möglich abgewartet werden!

Ferner wird durch **indikationsloses Vorziehen z. B. eines Fußes** der Umfang des vorangehenden Teiles noch kleiner gemacht, als er schon normalerweise ist. **Der Kopfdurchtritt wird also künstlich noch mehr erschwert!**

Phase II: Zeit des schnellsten Eingreifens!
In dem Augenblick, in dem der Steiß geboren ist und der untere Winkel des vorderen Schulterblattes sichtbar wird (= Beginn der Phase II), **ändert sich das Verhalten des Geburtshelfers schlagartig.** Jetzt, aber auf keinen Fall früher, **muß gehandelt werden!** Denn in diesem Augenblick kommt das BEL-Kind durch Verminderung

und anschließendes völliges Aufhören der Sauerstoffzufuhr (**zwei** Ursachen, S. 342) in akute Erstickungsgefahr. Das Erscheinen des unteren Schulterblattwinkels ist also das **Signal zum schnellsten Eingreifen**. Von jetzt ab ist das Kind in **akuter Lebensgefahr**. Höchstens 3-5 Minuten hat man Zeit zum Handeln! Mit besonderen Handgriffen, die man als

Manualhilfe bei Beckenendlage (S. 348)

bezeichnet, müssen die Arme gelöst, die Schultern und der Kopf entwickelt werden. Diese Handgriffe müssen ebenso schnell wie zart, feinfühlig und vorsichtig ausgeführt werden, sie müssen Hunderte von Malen am Phantom geübt und dann viele Male an der Lebenden unter Leitung eines Lehrers ausgeführt worden sein, ehe man sich selbständig und allein an eine Kreißende heranwagen darf.

Bei Erstgebärenden wird die Manualhilfe **grundsätzlich in jedem Fall einer BEL** (sofern das Kind lebt) ausgeführt. Bei Mehrgebärenden kann man unter Umständen noch abwarten, ob nicht mit der nächsten Wehe die Arme und die Schultern oder auch sogar der Kopf spontan zur Geburt kommen.

Schnittentbindung bei Beckenendlagen

Die Beckenendlage ist eine der regelwidrigen Lagen, deren Erscheinen im Kreißsaal auch bei dem Erfahrensten stets eine gewisse Besorgnis auslöst. Es wurde soeben besonders betont, daß bei der vaginalen Geburtsleitung der Beckenendlage solange wie möglich abgewartet werden muß. Das gilt für den Fall, daß der Steiß bald ins Becken eintritt und und bei guten Wehen tiefer tritt. Das gilt auch dann noch, wenn die Geburt wegen mangelhafter Wehen nicht weiter geht und die jetzt angezeigten Wehenmittel Erfolg haben. Sieht man aber auch danach keinen Geburtsfortschritt, so muß die **sekundär indizierte Schnittentbindung** durchgeführt werden. Außerdem muß man bei einer vaginalen Geburtsleitung bei Beckenendlage jederzeit in der Lage (organisatorische Voraussetzungen!) und bereit sein, wegen unvorhergesehener Komplikationen eine Schnittentbindung durchzuführen. Dies gilt auch für die Austreibungsperiode, in der anerkanntweise die Schnittentbindung häufig günstiger ist als schwierige vaginal-operative Entbindungsverfahren.

Es ist heute anerkannt, daß es in bestimmten Fällen von Beckenendlage mit umschriebenen Komplikationen **im Interesse des kindlichen Lebens besser ist, von vornherein auf jede abwartende Behandlung zu verzichten und eine primär indizierte Schnittentbindung auszuführen.**

Die Diskussion über die **ausgedehnten Sektioindikationen** und die dadurch gestiegene Sektiorate bei Beckenendlage wird seit vielen Jahren kontrovers und strittig geführt. Zahlreiche Publikationen verknüpfen kausal eine verminderte perinatale Mortalität und Morbidität mit einer gestiegenen Sektiorate, andere Autoren verneinen diesen Zusammenhang und sehen ebenfalls eine verminderte Morbidi-

Indikationen zur primären Sektio bei Beckenendlagen

BEL und
- verengtes Becken (auch geringen Grades)
- Nabelschnurvorfall
- Placenta praevia
- großes Kind

} absolute

- Prämaturität zwischen der 28.–34. Woche
- geschätztes Kindsgewicht > 3500 g
- reine Steißlage
- Hyperextension des Kopfes
- zervikale Unreife und vorzeitiger Blasensprung
- Zusatzrisiken (Diabetes, pathologisches Kardiotokogramm, Hypotrophie)

} relative

} Indikationen zur Sektio

täts- und Mortalitätsrate ohne angestiegene Sektiorate. **Statistiken über die Geburtsleitung bei reifen Kindern mit Beckenendlage lassen in diesem Punkt keine schlüssigen Erkenntnisse zu.** Allerdings scheint bei **untergewichtigen Kindern aus Beckenendlage ein Unterschied zwischen vaginaler Geburtsleitung und primär indizierter Sektio** zugunsten der Sektio in der Tat zu bestehen.

Vor allem bei den **reifen** Kindern sind die Ergebnisse von der Selektion der Gebärenden abhängig, bei denen ein vaginaler Entbindungsweg möglich und angezeigt ist. Diese Selektion scheint bei **untergewichtigen** Kindern nicht geeignet zu sein, den vaginalen Entbindungsweg risikoarm zu gestalten.

Je kleiner das Kind ist, desto größer sind die Morbiditätsunterschiede zwischen abdominal und vaginal entwickelten Kindern zugunsten der abdominal geborenen.

Manualhilfe bei Beckenendlage

Allgemeines

Zweck: Verfahren bei Beckenendlage zur Entwicklung der Arme, Schultern und des Kopfes, **nachdem der Steiß geboren ist.** Die Manualhilfe hat den Zweck, das BEL-Kind aus der ihm drohenden Erstickungsgefahr zu befreien. Da diese Erstikkungsgefahr jedem BEL-Kind droht, ist die Manualhilfe grundsätzlich bei jeder BEL-Geburt zur Entwicklung der Schultern, Arme und des Kopfes anzuwenden. Bei Mehrgebärenden verlaufen BEL-Geburten gelegentlich vollkommen spontan. Kommt nach Sichtbarwerden des vorderen Schulterblattwinkels das Kind mit der nächsten Wehe nicht spontan, so muß die Geburt auch hier durch die Manualhilfe beendet werden.

Methoden der Manualhilfe
Vier Methoden stehen zur Wahl:
- BRACHTscher Handgriff
- Armlösung nach MÜLLER   + VEIT-SMELLIEscher
- Armlösung nach LÖVSET   Handgriff zur
- Klassische Armlösung   Kopfentwicklung

Vorbedingungen: Es gibt nur eine Vorbedingung: der Rumpf muß bis zum **unteren Rand des vorderen Schulterblattes** geboren sein!

Schärfste Warnung: Niemals mit der Manualhilfe beginnen, bevor der untere Rand des vorderen Schulterblattes sichtbar ist.

Eine Ausnahme: Mit dem BRACHTschen Handgriff beginnt man schon, wenn der Nabel des Kindes geboren ist.

Die Manualhilfe ist stets im **Querbett** auszuführen.

Für den Erfolg jeder Art von Manualhilfe, ganz gleich welche Methode man anwendet, ist es geradezu entscheidend, daß eine Hilfsperson den zunächst noch im BE stehenden Kopf durch die Bauchdecken hindurch mit beiden Händen kräftig in das Becken hineindrückt. Es kommt also sehr auf die **Mithilfe der Hebamme** an:

Druck von oben!

Bei nicht genügendem Druck von oben wird auch bei noch so exakter Ausführung der Handgriffe der Erfolg in Frage gestellt. Bei Mehrgebärenden kommt allein durch diesen Druck das Kind öfter spontan, so daß die Manualhilfe gar nicht zur Anwendung zu kommen braucht.

Mit dem Hineindrücken des Kopfes kann man schon vom Einschneiden des Steißes ab beginnen lassen.

Das wichtigste Mittel für glattes und schnelles Gelingen jeder Art der Manualhilfe besteht darin, daß man den Kopf durch die Bauchdecken hindurch kräftig in das Becken hineindrücken läßt!

Warum ist das Hineindrücken des Kopfes so wichtig?
1. werden die **Arme** nicht nach oben geschlagen! Das ist der Hauptgrund;
2. behält der **Kopf** seine normale Beugehaltung bei und wird nicht deflektiert;
3. läßt sich dabei jede Art von Manualhilfe **viel leichter und schneller** durchführen.

8 Pathologie der Geburt

Vorbereitung des Arztes: Der Arzt beginnt mit dem Waschen
bei **Erst**gebärenden: beim Einschneiden des Steißes,
bei **Mehr**gebärenden: beim Blasensprung.
Anästhesie: Periduralanästhesie!

Bei Erstgebärenden hat jede Manualhilfe mit einer Episiotomie zu beginnen!

Die Episiotomie wird nach Sichtbarwerden des vorderen Schulterblattwinkels ausgeführt und daran die Manualhilfe sofort angeschlossen.

Ausführung der Manualhilfe

1. Methode: Armlösung und Kopfentwicklung nach BRACHT
Mit dem BRACHTschen Handgriff wird etwas früher begonnen als bei allen anderen Methoden, nämlich schon dann, wenn der Nabel geboren ist.

Im Gegensatz zu allen anderen Verfahren werden beim BRACHTschen Handgriff Arme, Schultern und Kopf **mit einer einzigen Bewegung** entwickelt.

Ausführung: Steiß mit beiden Händen „gürtelförmig" so umfassen, daß die Oberschenkel durch die Daumen des Geburtshelfers gegen den Bauch des Kindes gepreßt werden (Abb. 256). Die übrigen Finger liegen auf der Kreuzbein-Lendengegend des Kindes. In dieser Stellung das Kind

jetzt langsam anheben, aber nicht ziehen!

Steiß ganz langsam auf einem Kreisbogen um die Symphyse herum gegen den Leib der Mutter hin bewegen (= „Rotation" um die Symphyse). Dabei muß das Kind dauernd in derselben Haltung gehalten und so bewegt werden, daß der

Rücken nach vorn gekrümmt (Abb. 257)

ist. Von oben stets mit einem angepaßten, nicht zu kräftigen Druck mitdrücken lassen.

Lediglich durch diese Rotation um die Symphyse herum, die **ganz langsam** und gleichmäßig ausgeführt werden muß, und durch
kräftiges Aufdrücken des Steißes auf den Unterbauch der Mutter (Abb. 258) kommt es zur völlig spontanen Geburt der Arme und Schultern.

Noch einmal: Der Operateur hat nichts anderes zu tun als das Kind zu halten und zu leiten! Die Hauptarbeit leistet die Hebamme von oben! Niemals darf gezogen werden! Sonst **Gefährdung der Halswirbelsäule.**

Bei weiterem kräftigen Aufpressen des Steißes wird jetzt auch der Kopf spontan geboren. Dabei muß der Operateur darauf achten, daß **der Kopf nicht aus der Scheide herausschnellt.** Der Operateur muß die Geschwindigkeit des Kopfdurchtrittes mit einem oder beiden Unterarmen regulieren, oder die Hebamme muß mit dem Dammschutz diese wichtige Aufgabe übernehmen.

8.6 Beckenendlage (= BEL) 351

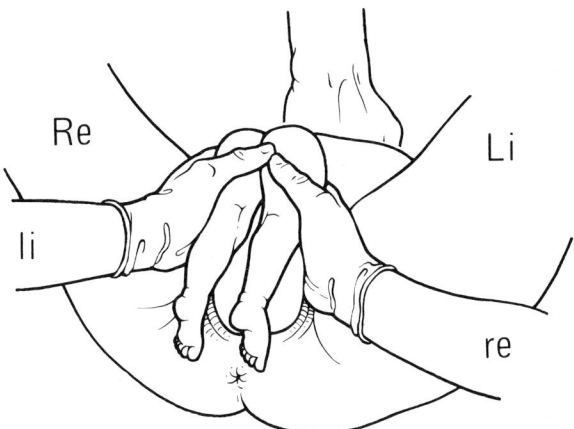

Abb. 256   BRACHTscher Handgriff (I): Gürtelförmiges Umfassen des Steißes mit beiden Händen.

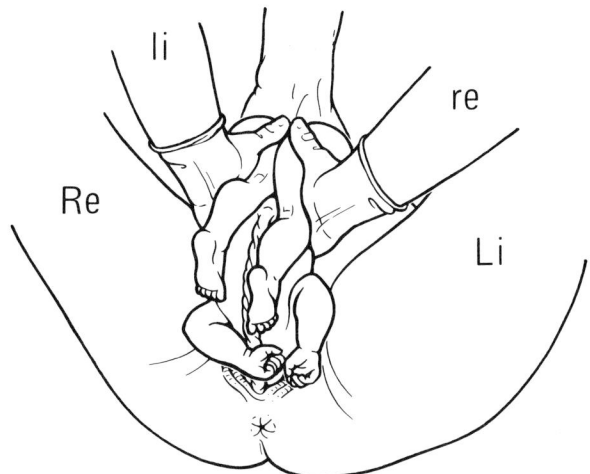

Abb. 257   BRACHTscher Handgriff (II): Langsam anheben, nicht ziehen!

Von Anfang an bis zur völligen Geburt des Kindes muß von oben her mit gehemmter, vom Geburtshelfer gesteuerter Kraft mitgedrückt werden. Gerade dieses Mitdrückenlassen durch eine **Hilfsperson** wird vom Anfänger nicht genügend beachtet und stellt eine Hauptursache der Mißerfolge bei der Ausführung auch des BRACHTschen Handgriffes dar.
Der Druck von oben ist es, durch den der Kopf ins Becken eintritt, auf den BB geschoben wird und endlich auch über den Damm geboren wird!
Die BRACHTsche Methode ist eine Bereicherung unserer Verfahren zur Beendigung der Beckenendlagengeburten, weil man mit ihr Arme, Schultern und Kopf

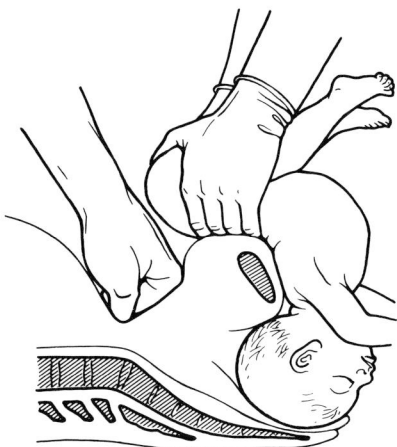

Abb. 258   BRACHTscher Handgriff (III): Ganz langsam wird die Rotation um die Symphyse herum ausgeführt. Kräftiges Aufdrücken des Steißes auf den Unterbauch der Mutter. Druck von oben!

entwickeln kann, **ohne in die Scheide einzugehen.** Bei den Handgriffen nach MÜLLER (s. u.) und LÖVSET (S. 354) werden zwar auch die Arme und Schultern allein durch äußere Handgriffe entwickelt, die Kopfentwicklung verlangt jedoch ein Eingehen mit der Hand (s. unten).

Gelingt der BRACHTsche Handgriff nicht ohne jede Mühe und tritt auch nur die geringste Komplikation dabei auf, so muß er sofort abgebrochen und auf eine andere Methode übergegangen werden!

2. Methode: Armlösung nach A. MÜLLER
Beginnt beim Sichtbarwerden des unteren Randes des vorderen Schulterblattes. Druck von oben! Bei Erstgebärenden stets Episiotomie!

Bei dieser Methode wird stets **zuerst** der **vordere** Arm gelöst.

Zwei Schritte:
1. Schritt: Entwicklung des vorderen Armes: Kind kräftig am Beckenende anfassen, (Abb. 259) und zwar:

Die **Daumen** liegen parallel auf den **Gesäßbacken,** die **übrigen Finger beider Hände** umfassen voll die **Oberschenkel.**

Jetzt mit einigem Kraftaufwand langsam, gleichmäßig und anhaltend

steil nach abwärts ziehen,

bis die vordere Schulter und der Arm erscheinen.

Stand die Schulterbreite noch nicht ganz im geraden Dm des Beckens, so ist sie beim Abwärtsziehen vollends in den geraden Dm zu bringen.

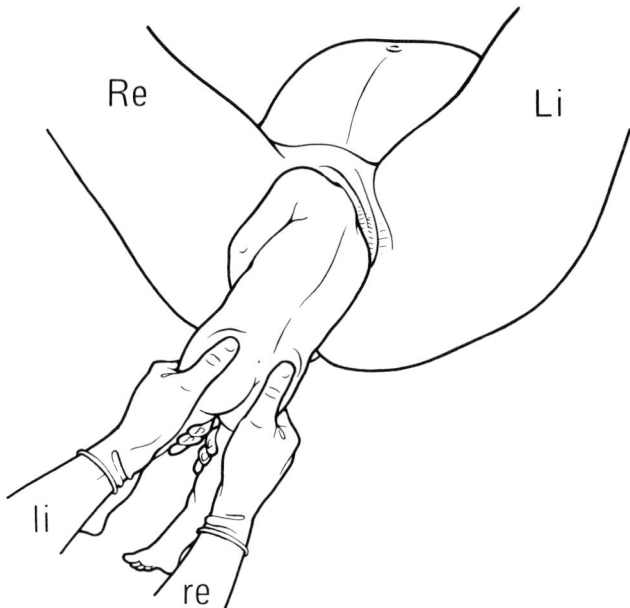

Abb. 259   Armlösung nach A. Müller (I).

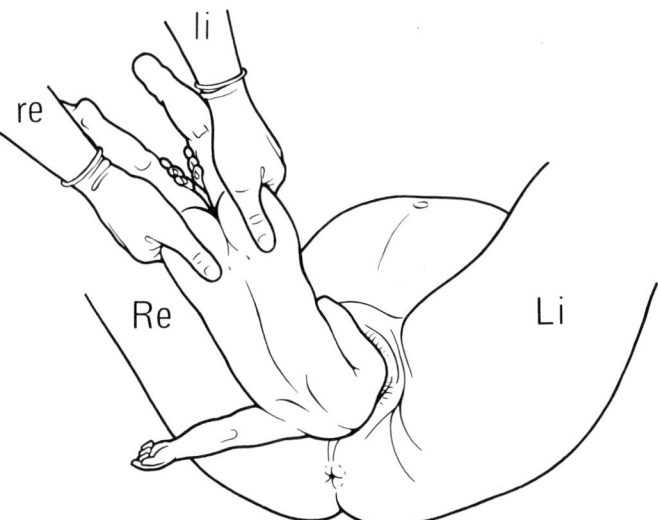

Abb. 260   Armlösung nach A. Müller (II).

2. Schritt: Entwicklung des hinteren Armes:

Rumpf jetzt in der entgegengesetzten Richtung, also **steil nach aufwärts** heben und stark gegen den Leib der Mutter drängen, bis der hintere Arm herausfällt und die hintere Schulter erscheint (Abb. 260).

Oft kommt der eine oder der andere Arm nicht ganz spontan, sondern bleibt in der Vulva stecken. Dann geht man mit **zwei Fingern** vorsichtig in die Scheide und holt ihn zart heraus.- Anschließend muß der nachfolgende Kopf sofort mit dem

VEIT-SMELLIEschen Handgriff (S. 359)

entwickelt werden, wenn er nicht ausnahmsweise spontan durch Druck von oben folgt.

3. Methode: Armlösung nach LÖVSET

Beginn beim Sichtbarwerden des unteren Randes des vorderen Schulterblattes. Druck von oben! Bei Erstgebärenden stets Episiotomie!

Bei dieser Methode wird **zuerst** der **hintere** Arm gelöst.

Der Operateur erfaßt das Beckenende des Kindes genauso wie beim MÜLLERschen Handgriff (Abb. 261: Die Daumen liegen auf den Gesäßbacken, die übrigen Finger umfassen die Oberschenkel). Mit diesem Griff wird der Kindskörper **schraubenförmig um seine Längsachse** gedreht.

Zwei Schritte:

1. Schritt: Entwicklung des hinteren Armes: Mit diesem Griff am Beckenende wird das Kind

a) **nach unten gezogen** und dabei gleichzeitig
b) um 180° **gedreht**, und zwar
  bei I. BEL **entgegengesetzt** dem Uhrzeigersinn,
  bei II. BEL (Abb. 261) **im** Uhrzeigersinn.

Dadurch kommt die hinten in der Kreuzbeinhöhle liegende Schulter (bei I. BEL die rechte, bei II. BEL [Abb. 261] die linke) nach **vorn** und zugleich nach **außen** vor die Symphyse (Abb. 262), wobei der zugehörige Arm meist von selbst herausfällt. Tut er das nicht, so kann er nach Schienung durch zwei Finger leicht herausgewischt werden.

2. Schritt: Entwicklung des nach hinten gebrachten Armes. Das Kind wird mit dem gleichen Handgriff **schraubenförmig um 180° zurückgedreht,** d.h. die im 1. Schritt nach vorn gedrehte Schulter wird über genau denselben Weg wieder nach hinten zurückgedreht. Der Rücken ist dabei wieder **symphysenwärts** gerichtet.

Sehr zu beachten: Jede Drehung des Rückens erfolgt beim LÖVSETschen Handgriff stets „**über vorn",** d.h. der kindliche Rücken ist bei der Drehung stets **symphysenwärts** gerichtet. -

Anschließend muß der nachfolgende Kopf sofort mit dem VEIT-SMELLIEschen Handgriff (S. 359) gelöst werden.

Also: Gelingt der BRACHTsche Handgriff nicht, so schaltet man, ohne lange zu zögern, auf den MÜLLERschen (S. 352) oder den LÖVSETschen Handgriff um. Kommt man auch damit nicht sofort zum Ziel, dann muß jetzt die **klassische Armlösung** (s.u.) ausgeführt werden.

8.6 Beckenendlage (= BEL) 355

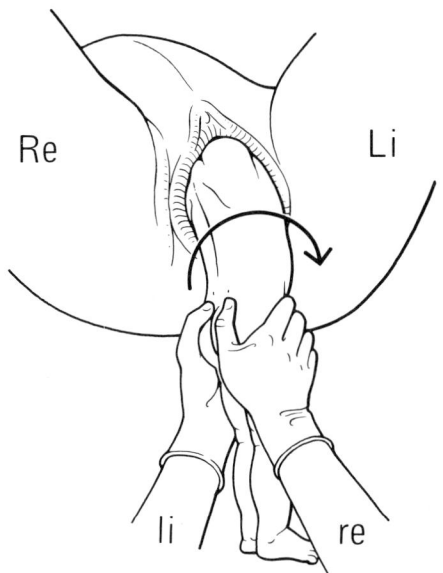
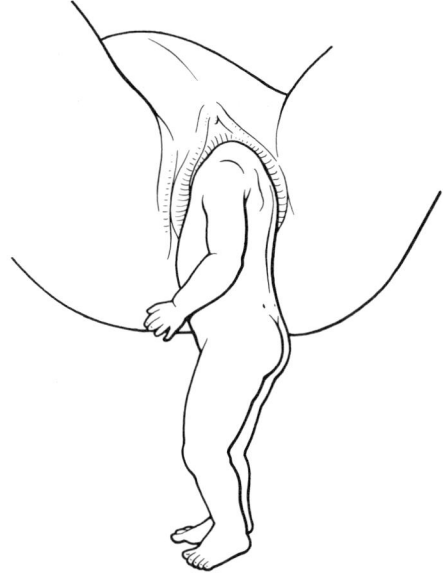

Abb. 261 Lövsetsche Armlösung
1. Schritt. Erfassen des Kindes am Beckenende, nach unten ziehen und dabei gleichzeitig um 180° „über vorn" drehen.

Abb. 262 Lövsetsche Armlösung
1. Schritt. Endstellung nach Ausführung des 1. Schrittes = Ausgangsstellung für den 2. Schritt.

4. Methode: Klassische Armlösung

Beginn: Nach der Geburt des Steißes beim Sichtbarwerden des unteren Randes des vorderen Schulterblattes! **Druck von oben!** Bei Erstgebärenden **Episiotomie**.

Im Gegensatz zu den Methoden 1–3 werden bei der klassischen Armlösung die Arme mit der Hand des Operateurs gelöst. Die Armlösung muß ausnahmslos innerhalb der weiten Kreuzbeinhöhle ausgeführt werden, weil nur hier genügend Raum für das Arbeiten der operierenden Hand vorhanden ist. Es muß somit der in der Kreuzbeinhöhle liegende Arm, also der **hintere** Arm **zuerst** gelöst werden. Er kann stets bequem gefaßt werden, während man an den vorderen Arm gar nicht herankommt. Daher gilt als Grundregel:

> **Bei der klassischen Armlösung stets zuerst den hinteren Arm = den in der Kreuzbeinhöhle liegenden Arm lösen!**

Gearbeitet wird mit beiden Händen: die eine Hand geht an die Füße und hebt an diesen den Rumpf hoch, die andere, die „innere" Hand, geht in die Scheide ein, um die eigentliche Armlösung auszuführen.

An die Füße geht stets die der **Bauch**seite des Kindes entsprechende Hand (Abb. 263), das heißt

356 8 Pathologie der Geburt

bei **linker** BEL die **linke** Hand,
bei **rechter** BEL die **rechte** Hand.

In die Scheide geht die andere Hand, das ist die **dem zu lösenden Arm gleichnamige Hand** (Abb. 264). Man mache sich also klar:

Zur Lösung des hinten liegenden **rechten** Armes (I. BEL) geht die **rechte** Hand, zur Lösung des hinten liegenden **linken** Armes (II. BEL) geht die **linke** Hand in die Scheide ein.

Vorgehen bei I. BEL
Drei Schritte:
1. Schritt. Lösung des hinteren Armes in der Kreuzbeinhöhle: Beginn stets mit dem Erfassen der Füße. Die **linke** Hand erfaßt mit Daumen, 2. und 3. Finger kräftig die Füße von hinten her in der Knöchelgegend (Abb. 263). Nun wird das Kind zunächst kräftig gestreckt, also an den Beinen fußbodenwärts gezogen: die Schultern und damit die Arme kommen tiefer herunter und lassen sich daher leichter lösen. – Sodann wird der kindliche Rumpf sehr stark erhoben (Abb. 264), etwas zur Seite gezogen und in die **Leistenbeuge** der Mutter hinaufgeschlagen. Dadurch wird der Scheideneingang hinten zum Eingehen für die lösende Hand frei. Manchmal fällt dabei der hintere Arm schon von selbst heraus; andernfalls:

Einführen von **wenigstens zwei Fingern** der **rechten** Hand links hinten in die Scheide (Abb. 264). Finger zunächst bis an die Schulter des Kindes vorschieben. Je

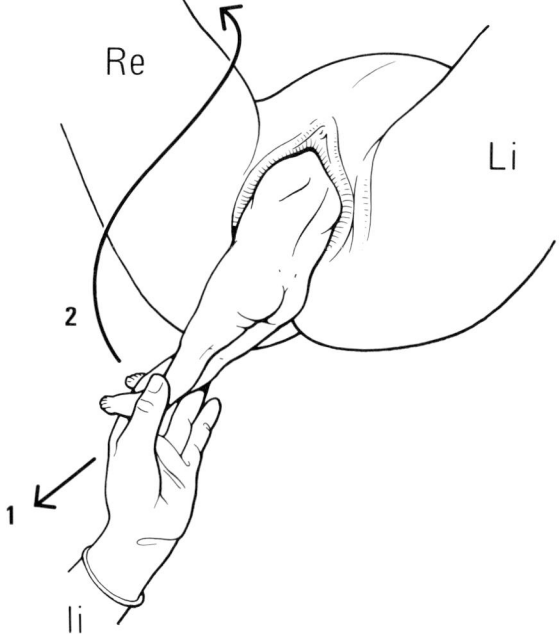

Abb. 263 Erfassen der Füße in der Knöchelgegend und kräftiges Strecken des Kindes fußbodenwärts.

8.6 Beckenendlage (= BEL) 357

mehr Finger man in die Scheide einführen kann, um so leichter und ungefährlicher ist die Lösung des Armes. Bei **Mehrgebärenden** versuche man stets, **mit der ganzen Hand** in die Scheide hineinzukommen!

Jetzt den **schräg nach oben gezogenen** Rumpf des Kindes unter anhaltendem Zug an den Füßen (Abb. 264 und 265)

so kräftig wie möglich weiter in die rechte Schenkelbeuge der Mutter hineinschieben!

> **Sehr wichtig:**
> **Je energischer man die Beine in die Schenkelbeuge der Frau bringt, je kräftiger dann an ihnen vom Operateur weg gezogen wird, um so tiefer kommt die hinten liegende Schulter und damit der zu lösende Arm herunter, um so leichter ist die Lösung.** Hebt man den Rumpf nur halb hoch, ohne die Beine energisch in die Schenkelbeuge zu schlagen, so macht man sich die Armlösung unnötig erheblich schwerer.

Bei diesem energischen Hoch- und Wegziehen des Rumpfes durch die äußere Hand gehen **mindestens zwei** Finger der inneren Hand, die schon an der Schulter lagen, jetzt

über die Schulter hinweg (Abb. 265)

an den zu lösenden Oberarm heran und legen sich diesem **gestreckt und parallel** an, um ihn zu „schienen". Wenn eben möglich, auch den Unterarm mitfassen und sodann den ganzen Arm mit einer „wischenden" Bewegung dicht über die Brust

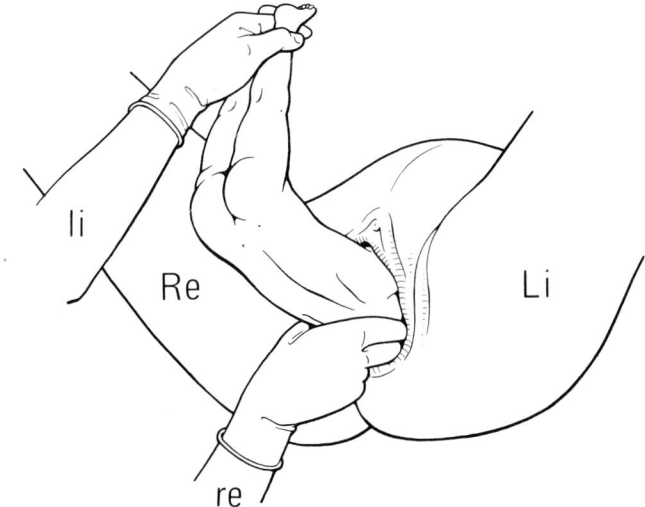

Abb. 264 Kräftiges Hineinschieben der Beine in die entsprechende Schenkelbeuge. Mindestens 2 Finger der inneren Hand gehen über die Schulter hinweg an den zu lösenden Oberarm heran.

358 8 Pathologie der Geburt

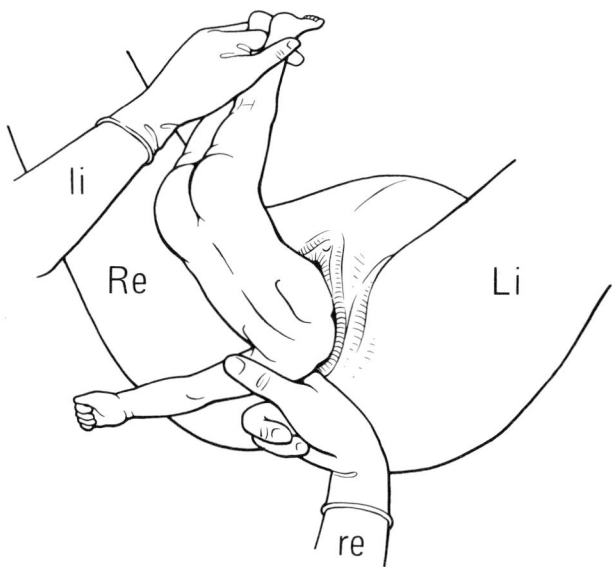

Abb. 265 Mit mindestens 2 Fingern wird der Oberarm geschient und durch eine wischende Bewegung über die Brust herausgestreift.

hinweg- und herausstreifen, bis er vor die Vulva gebracht ist (Abb. 265). Damit ist der hintere Arm gelöst. **Achtung! Aufpassen!** Die Finger des Operateurs dürfen **niemals in eine rechtwinklige Stellung zum kindlichen Arm kommen,** insbesondere ist es streng **verboten, den Oberarm hakenförmig zu umfassen.** Eine **Armfraktur** wäre die sichere Folge. Aus dem gleichen Grunde ist auch das **Erfassen des Oberarmes mit nur einem Finger streng verboten.**

2. Schritt: **Drehung des Kindes um 180° mit „stopfenden" Bewegungen.** Um jetzt den vorderen Arm lösen zu können, muß dieser erst nach hinten in die Kreuzbeinhöhle gebracht werden (S. 359). Zu diesem Zweck muß das Kind um 180° gedreht werden, und zwar so, daß der nach Lösung des hinteren Armes seitwärts stehende Rücken stets

unter der Symphyse herum = „über vorn"

nach der anderen Seite gedreht wird. Den Rumpf dabei so fassen, wie es die Abb. 266 zeigt: beide Hände liegen flach mit ausgestreckten Fingern wie Schienen an den Rumpfkanten. Der bereits entwickelte Arm wird an den Körper angedrückt.

Man kann auch mit beiden Händen den Brustkorb (wohlgemerkt: den Brustkorb, niemals den Bauch → Leberruptur → Exitus) voll umfassen: die Daumen auf die Schulterblätter, die 4 Finger beidseitig auf die Brust.

Die Drehung erfolgt mit sogenannten **„stopfenden" Bewegungen,** das heißt, das Kind wird nicht mit einer einzigen Drehung um 180° gedreht (was gar nicht geht), sondern durch eine Reihe kurzer Drehbewegungen, bei denen der Rumpf jedes-

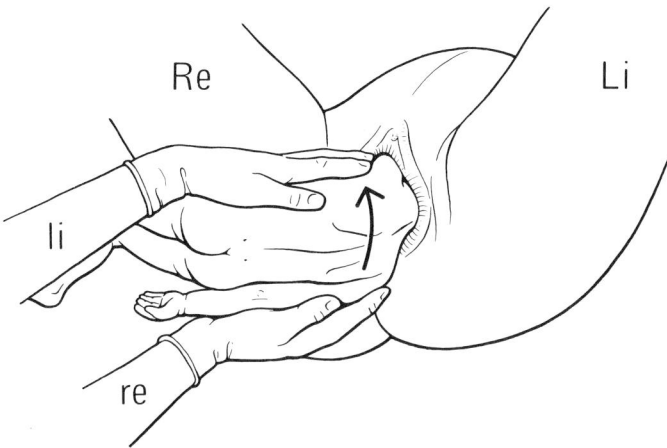

Abb. 266 Stopfende Bewegungen, um den vorderen Arm nach hinten in die Kreuzbeinhöhle zu bringen.

mal gleichzeitig kurz kreuzbeinwärts geschoben und dann wieder zurückgezogen wird.

3. Schritt: Lösung des nach hinten gebrachten (zweiten) Armes in der Kreuzbeinhöhle: Dieselbe Technik wie beim ersten Arm, aber mit vertauschten Rollen:

Rechte Hand an die Füße!

Linke Hand in die Scheide zur Lösung des linken (gleichnamigen) Armes!

Nach Lösung der Arme muß sofort der Kopf entwickelt werden. Dazu dient der

VEIT-SMELLIEsche Handgriff = Entwicklung des nachfolgenden Kopfes (Abb. 267 und 268).

Nach Lösung der Arme steht der Rücken **schräg seitlich,** der noch im Becken befindliche Kopf dementsprechend **schräg.**

In die Scheide geht diejenige Hand ein (= „innere" Hand), nach der das seitlich stehende **Gesicht „hinsieht",** oder, wie man auch sagen kann: diejenige Hand, die der **Bauchseite** des Kindes entspricht. (Da sowohl Kopf wie Rumpf etwas schräg stehen, „sehen" beide zur gleichen Hand hin.)

Äußere Hand ist die dem Rücken des Kindes entsprechende Hand. Sie greift von oben gabelförmig über die Schultern (Abb. 267).

Der der Bauchseite des Kindes entsprechende Arm des Operateurs wird unter den Extremitäten des Kindes hindurchgeschoben, so daß das Kind gewissermaßen auf diesem Arm „reitet" (Abb. 267). Die diesem Arm zugehörige Hand (= innere Hand) geht in die Scheide ein, ihr Zeigefinger sucht den meist **rechts** oder **links hinten** stehenden **Mund** des Kindes auf und geht in den Mund ein. Nicht in ein Auge hineinkommen! Nicht zu tief in den Mund hineinfassen (Verletzungsgefahr!). – Mit diesem im Mund des Kindes befindlichen Finger dirigiert man den kindlichen Kopf und gibt ihm die gewünschte Einstellung und Haltung.

360 8 Pathologie der Geburt

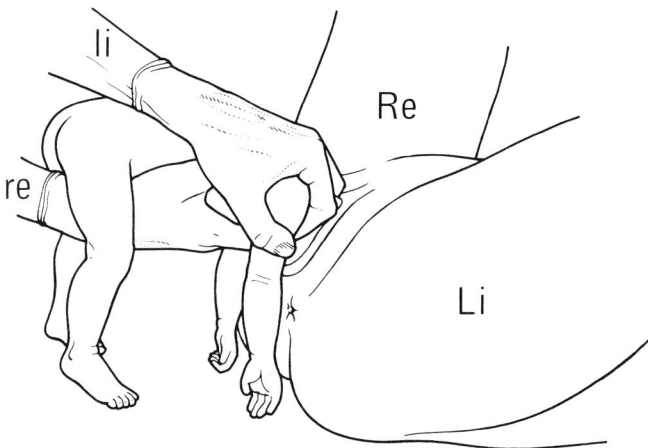

Abb. 267 VEIT-SMELLIEscher Handgriff (I): Rasch nach abwärts ziehen, und zwar so lange, bis die **Nackenhaargrenze** sichtbar ist.

Welche zwei Aufgaben hat die innere Hand?
  1. Sie dreht den Kopf in den geraden Dm des Beckens!
Den Kopf findet man meist mehr oder weniger in einem schrägen Dm stehen. Da man ihn aber auf keinen Fall schräg über den Damm gehen lassen darf (erhöhte Dammrißgefahr), muß er zuvor in den geraden Dm des Beckens (also mit dem Mund nach **hinten**!) gedreht werden. Die Pfeilnaht ist im geraden Durchmesser des Beckenausgangs angekommen, wenn der Mund genau nach hinten sieht.
  2. Sie zieht das Kinn auf die Brust, d. h. sie beugt den Kopf, bis das Kinn die Brust berührt und hält den Kopf während der nun folgenden Entwicklung dauernd in dieser Haltung so lange, bis er völlig entwickelt ist!
Wenn der Kopf mit dem kleinsten, das heißt günstigsten Umfang, nämlich dem

Planum suboccipito-frontale = 32 cm,

den Damm passieren soll, dann muß er in diese tiefe Beugehaltung gebracht und in ihr gehalten werden (Geburtsmechanismus).
  Einen sehr wertvollen Handgriff, der dem Kinde sofort, d.h. noch während der Ausführung des VEIT-SMELLIEschen Handgriffes ein freies Atmen erlaubt, ist der **DE LEEsche Spiegelhandgriff**. Nachdem der Operateur die Finger in den Mund des Kindes eingeführt hat, wird von einer Hilfskraft ein großer, breiter geburtshilflicher Spiegel hinten in die Scheide geschoben und damit Damm und hintere Scheidenwand kräftig **von Nase und Mund des Kindes weg nach unten** gezogen. Bei einigermaßen weiter Scheide kann man denselben Effekt auch dadurch erzielen, daß eine Hilfsperson an Stelle des Spekulums mit 2–3 Fingern hinten in die Scheide eingeht und die Scheidenwand kräftig nach unten wegzieht.
  Bei schwieriger Kopfentwicklung ist der DE LEEsche Spiegelhandgriff geradezu le-

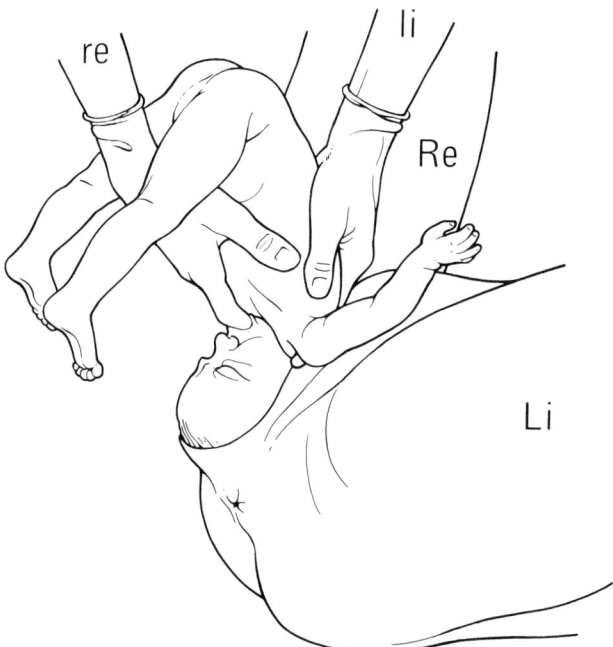

Abb. 268 VEIT-SMELLIEscher Handgriff (II): Von jetzt ab: **betonte Langsamkeit!**

bensrettend. Nach Einführen des hinteren Spekulums kann man sich Zeit lassen und alle notwendigen Handgriffe ohne besondere Beeilung ausführen.

Inzwischen hat die freie äußere Hand des Operateurs mit dem 2. und 3. Finger von oben her **gabelförmig** über die Schultern gegriffen (Abb. 267). Die Hand liegt also auf dem **Nacken** des Kindes. Die Finger dürfen auf keinen Fall „**hakenförmig**" zugekrümmt werden, da es sonst durch Druck leicht zur Lähmung des Plexus brachialis kommt. Jetzt mit dieser Hand den Kopf

rasch so weit nach abwärts ziehen,

bis die **Nackenhaargrenze** (Geburtsmechanismus!) unter der Symphyse sichtbar wird. Sodann unter dauernder Beibehaltung der Zugspannung, die Nackenhaargrenze muß also dauernd sichtbar bleiben, den unter dem Kind liegenden Arm des Operateurs (also den „**Reitarm**")

ganz langsam symphysenwärts erheben (Abb. 268).

Aber auf keinen Fall nach oben heben wollen, bevor die Nackenhaargrenze deutlich sichtbar geworden ist!

Viele Mißerfolge bei der Entwicklung des Kopfes beruhen auf zwei **typischen Anfängerfehlern:**

8 Pathologie der Geburt

- Der „Reitarm" mit dem Rumpf wird zu früh, d. h. **vor dem deutlichen Sichtbarwerden der Nackenhaargrenze,** nach oben erhoben.
- Der Operateur macht die Nackenhaargrenze zwar richtig sichtbar, läßt sie dann aber wieder **hinter die Symphyse hochrutschen.** Merke besonders: Während der ganzen Zeit der Kopfentwicklung ist die Zugkraft am Kopf so zu bemessen, **daß die Nackenhaargrenze dauernd sichtbar bleibt!**

Wenn das **Kinn** über den Damm geboren ist und der **Mund frei** aus der Vulva heraussieht, besteht von jetzt ab

größte Dammrißgefahr (!),

da in den nächsten Sekunden der Damm am stärksten angespannt wird und infolge Betätigung beider Hände keine Hand für den Dammschutz frei ist (Abb. 268).

Daher jetzt **Tempowechsel!** Von jetzt ab: **Betonte Langsamkeit!**

Von dem Augenblick ab, in dem der Mund frei entwickelt ist (Abb. 268), muß wegen höchster Dammrißgefahr jede weitere Bewegung mit größtmöglicher Langsamkeit vor sich gehen.

Für das Kind besteht jetzt gar keine Gefahr mehr, da der Mund zur Atmung frei ist.

Ganz langsam, mit größter Vorsicht und äußerst zart, **Millimeter für Millimeter** werden nun Oberkiefer, Nase, Stirn, Vorderhaupt und endlich auch das Hinterhaupt über den Damm entwickelt: wie eine Kugel wird der Kopf ganz langsam aus der Vulva herausgerollt.

> Das „Tempo" bei den BEL soll also sein:
> **langsam** bis zur Geburt der vorderen Schulterblattspitze,
> **möglichst schnell von da an bis zum Einschneiden des Mundes in der Vulva,** dann wieder
> **ganz langsam** bis zur völligen Geburt des Kopfes.

Zange am nachfolgenden Kopf

Macht die Entwicklung des Kopfes mit dem VEIT-SMELLIEschen Handgriff irgendwie Schwierigkeiten, so faßt man am besten rasch den Entschluß, das manuelle Verfahren aufzugeben und die **Zange am nachfolgenden Kopf** anzulegen. DÖDERLEIN war stets der Ansicht, daß „die Zangenoperation am nachfolgenden Kopf berufen ist, mehr Kinder am Leben zu erhalten, als dies mittels der Handgriffe möglich ist" (vgl. auch NÜRNBERGER, DIETRICH).

Jedem geburtshilflichen Anfänger, der zu einer BEL gerufen wird, ist zu empfehlen:

> **Bei jeder Manualhilfe stets eine Zange griffbereit zurechtlegen!**

Ausführung der Zange am nachfolgenden Kopf: Entscheidend für die richtige und rasche Durchführung ist, daß eine am besten links neben der Kreißenden stehende Hilfsperson mit der rechten Hand die Füße und mit der linken Hand die Hände des Kindes erfaßt und damit den Rumpf des Kindes hochhält. Jetzt ist der Zugang zum Kopf frei, und die Zange wird wie gewöhnlich biparietal angelegt. Das Naegele-Modell erweist sich als durchaus geeignet. Die Entwicklung des Kopfes ist einfach und gelingt dem einigermaßen geübten Geburtshelfer ohne Schwierigkeiten. DIETRICH u. a. stehen auf dem Standpunkt, daß die Verwendung der Kjellandzange wesentliche Vorteile bietet. Wie immer, so ist auch hier zu beachten, daß stets in der Richtung gezogen werden muß, in die die Griffe zeigen.

Symphysiotomie: Möglicherweise ist in besonderen Notfällen mit einer **schwierigen Entwicklung des Kopfes bei einer vaginalen Beckenendlagengeburt** die Durchschneidung der Symphyse mit einem speziellen Symphysiotomie-Messer angezeigt. In Steinschnittlage wird die symphysennahe Gegend und das Periost mit einem Lokalanästhetikum infiltriert, nach einem Hautschnitt und nach seitlichem Verschieben der mit einer Katheter versehenen Urethra durch einen in die Scheide eingeführten Finger wird mit dem Symphysenmesser das Bindegewebe der Symphyse Schicht für Schicht (unter Stehenlassen der untersten Partien!) durchtrennt.

Manuelle Extraktion (= sog. Ganze Extraktion)

Tritt im Verlauf einer BEL-Geburt eine Indikation zur Geburtsbeendigung auf, **bevor** der Steiß geboren ist, so muß das abwartende Verhalten aufgegeben und das BEL-Kind mit ganz bestimmten Handgriffen = **Manuelle Extraktion** entwickelt werden (wenn nicht eine Indikation für eine Sektio gegeben ist, s. die Indikationsliste auf S. 348).

Im Gegensatz zur „**Manualhilfe**" bei Beckenendlagen (S.348) bezeichnet man also nur diejenigen Handgriffe als **manuelle Extraktion,** die zur Entwicklung des BEL-Kindes vorgenommen werden, **bevor der Steiß geboren ist.** Man hüte sich vor einer Verwechslung von Manualhilfe und manueller Extraktion!

Die BEL ist dabei
a) entweder die ursprüngliche Lage des Kindes oder
b) das Kind ist durch eine vorangegangene Wendungsoperation in die BEL gebracht worden.

Vorbedingungen:
- **Der Muttermund muß vollständig erweitert sein.**
- **Das Becken darf nicht zu eng sein,** der nachfolgende Kopf muß gut durchtreten können.
- Das Kind muß leben.
- Die Blase muß gesprungen sein. Ist das nicht der Fall, so wird sie eröffnet.

Die manuelle Extraktion kann ein schwieriger und für den Geburtshelfer anstrengender Eingriff sein. Besonders schwierig ist er stets bei Erstgebärenden, bei denen man die manuelle Extraktion wegen der wenig nachgiebigen, unvorbereite-

8 Pathologie der Geburt

ten Weichteile nur ungern ausführt. Ist sie jedoch nicht zu umgehen, so beginne man mit einer **ausgiebigen Episiotomie**, wodurch der Beckenbodenwiderstand weitgehend ausgeschaltet wird.

Infolge der Dauer des Eingriffs und der aufzuwendenden relativ großen Zugkräfte wird

> **die manuelle Extraktion zur gefährlichsten geburtshilflichen Operation für das Kind!**

(Merke: die **gefährlichste** vaginale geburtshilfliche **Operation** für die **Frau** ist die kombinierte **Wendung**.)

Die **Technik der Operation** ist je nach Art der vorliegenden BEL verschieden. Aus didaktischen Gründen bespricht man sie am besten in folgender Reihenfolge:
1. **Unvollkommene Fußlage, vorderer** Fuß vorliegend,
2. **unvollkommene Fußlage, hinterer** Fuß vorliegend,
3. **vollkommene Fußlage**,
4. **Steißfußlage**,
5. **Knielage** (selten),
6. **reine Steißlage**.

Die manuelle Extraktion wird stets in Periduralanästhesie oder – wenn zum Anlegen dieser Anästhesie keine Zeit ist oder Kontraindikationen bestehen – in Vollnarkose ausgeführt. Auch bei der manuellen Extraktion ist es ein Haupterfordernis, daß der Zug von unten durch **Druck von oben** kräftig unterstützt wird: von Anfang an muß der Assistent angehalten werden, kräftig mit beiden Händen von oben her auf den Fundus zu drücken (schiebender Druck nach KRISTELLER = „**Kristellern**"). Geschieht das, so geht die manuelle Extraktion sehr viel leichter, und die Arme können sich nicht hochschlagen.

1. Fall: Unvollkommene Fußlage, vorderer Fuß vorliegend
Zeige- und Mittelfinger einer Hand umgreifen den Unterschenkel oberhalb des Knöchels und ziehen den Fuß vor die Vulva.

Abb. 269: Gezogen wird am vorliegenden vorderen Fuß bzw. Bein. **Niemals darf der andere Fuß vorzeitig herabgeholt werden**.

Abb. 270: Sobald der Unterschenkel entwickelt ist, wird er mit der ganzen Hand umfaßt: Daumen stets auf die Wade (Hinterseite, Beugemuskeln) setzen.

Es muß von Anfang an sehr darauf geachtet werden, daß die Wade (= Beuge- oder Rückseite) des Beines nach vorn zeigt oder durch Drehung nach vorn gebracht wird, weil dadurch die sehr unerwünschte Drehung des Rückens nach hinten vermieden wird.

Die übrigen Finger umfassen voll und kräftig den ganzen Unterschenkel. Die Hauptsache ist zunächst die richtige Zugrichtung:
- **Zugrichtung steil nach unten! Senkrecht abwärts in Richtung auf den Fußboden ziehen!**

8.6 Beckenendlage (= BEL) 365

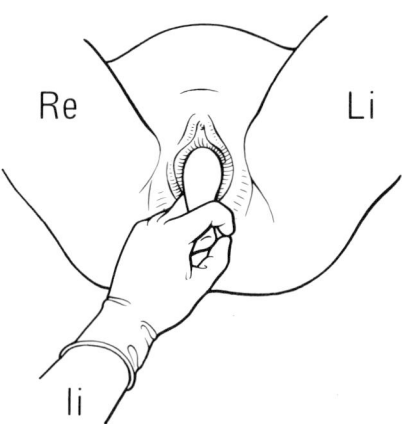

Abb. 269 Manuelle Extraktion (I): Fassen des vorliegenden Fußes u. Vorziehen vor die Vulva.

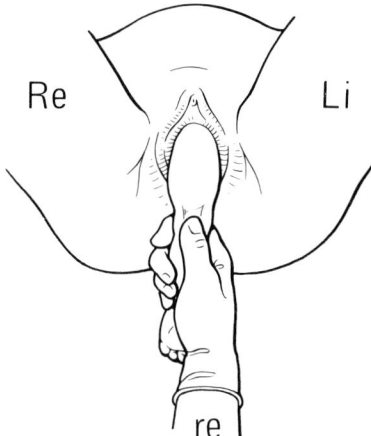

Abb. 270 Manuelle Extraktion (II): Umfassen des Unterschenkels mit der ganzen Hand. **Steil nach abwärts ziehen!**

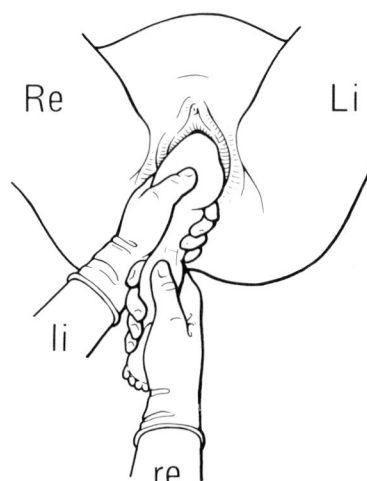

Abb. 271 Manuelle Extraktion (III): **Nachgreifen!** Am höchsten am Oberschenkel muß die **gleichnamige** Hand liegen. **Steil nach unten ziehen,** bis die vordere Hüfte ganz entwickelt ist.

Abb. 271: Jetzt am Bein **„nachgreifen",** d.h. abwechselnd die eine Hand über die andere nahe der Vulva ansetzen und so am Unter- und Oberschenkel „hochklettern", wobei der Daumen immer auf der Beugeseite liegen muß. Dabei ist sehr zu beachten, daß man jedesmal **so hoch wie möglich hinaufgreift** und daß die Hand, die schließlich am weitesten oben am Oberschenkel ankommt, die dem Oberschenkel **gleichnamige Hand** sein muß (Abb. 271: **Linke** Hand am **linken** Oberschenkel!). Die Beachtung dieser einen Regel ist für den weiteren glatten Ablauf der Extraktion entscheidend:

Am Oberschenkel muß stets die gleichnamige Hand liegen!

Der Daumen dieser Hand kommt auf die Gesäßbacke neben das Kreuzbein, die übrigen Finger umfassen voll und kräftig den ganzen Oberschenkel.
Die Zugrichtung ist dabei immer noch weiter steil nach unten gerichtet, und zwar wird so lange in Richtung auf den Fußboden gezogen, **bis die vordere Hüfte voll entwickelt** ist (Abb. 271). Die Haut des Kindes ist meist infolge Vernix caseosa-Belages sehr schlüpfrig. Um besser zupacken zu können, nimmt man ein **steriles Tuch** zu Hilfe.

Abb. 272: Nach der Geburt der vorderen Hüfte ändert sich sofort die Zugrichtung: von jetzt ab muß man das Bein genau in entgegengesetzter Richtung, nämlich in der Führungslinie

steil nach oben ziehen,

um auch die hintere Hüfte über den Damm zu bringen. Sobald man an die hintere Hüfte herankommt (Abb. 272), hakt sich der **Zeigefinger** der freien Hand in die hintere Hüftbeuge ein. (In unserem Beispiel, Abb. 272, ist die „freie" Hand die rechte, die linke Hand bleibt **dauernd** am Oberschenkel.) Niemals mit zwei Fingern in die Hüftbeuge eingehen, sonst **Oberschenkelfraktur!** Der Daumen kommt auf die hintere Gesäßbacke, so daß die Daumen etwa parallel neben dem Kreuzbein liegen (Abb. 273). Kräftig zufassen und mit **beiden Händen in immer der gleichen Haltung steil nach aufwärts ziehen,** wobei das zweite Bein herausfällt. Jetzt umfassen beide Hände die Oberschenkel (Abb. 273) und ziehen in gleicher Richtung weiter, **bis der untere Rand des vorn gelegenen Schulterblattes fühlbar wird** (Abb. 273).

In die hintere Schenkelbeuge darf man stets nur mit einem Finger eingehen!
(Den Arm löst man stets mit mindestens zwei Fingern!)

In die **hintere** Hüftbeuge geht also

bei der **linken** BEL   der **rechte** Zeigefinger,
bei der **rechten** BEL   der **linke** Zeigefinger,

das heißt also:

in die **rechte** Hüftbeuge geht der **rechte** Zeigefinger,
in die **linke** Hüftbeuge geht der **linke** Zeigefinger!

Stets liegen die Daumen auf den gleichnamigen Gesäßbacken.

8.6 Beckenendlage (= BEL) 367

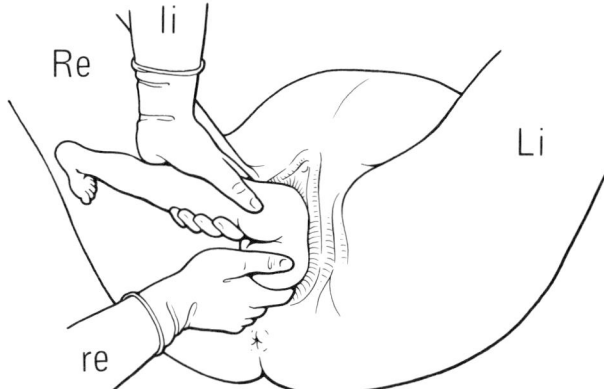

Abb. 272 Manuelle Extraktion (IV): Die „freie" Hand hakt sich mit dem Zeigefinger in die hintere Hüftbeuge ein, sobald diese zu fassen ist.

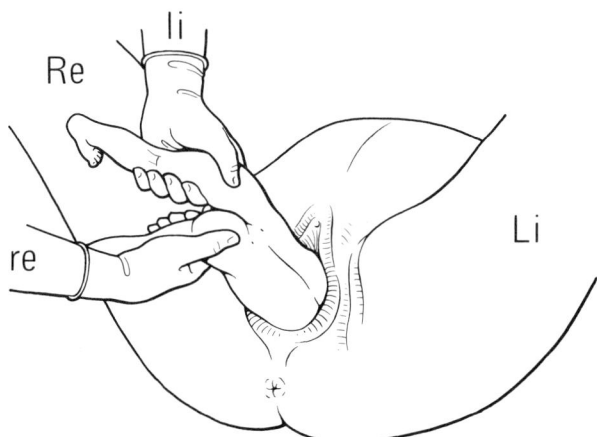

Abb. 273 Manuelle Extraktion (V): Mit beiden Händen steil nach oben ziehen, bis der untere Rand des vorn gelegenen Schulterblattes sichtbar wird.

Das muß man sich alles einmal richtig klarmachen, **aber niemals auswendig lernen wollen!**

Die richtige Ausführung ergibt sich von selbst, wenn man nur darauf achtet, daß bei Entwicklung des vorliegenden Beines am Oberschenkel stets die diesem Oberschenkel **gleichnamige** Hand liegen muß.

Ein guter Rat: Wenn bei Erscheinen des unteren Winkels des vorderen Schulterblattes der am Bauch hochgeschlagene **hintere Fuß** noch nicht herausfällt, sondern **in der Scheide stecken bleibt,** so darf man **niemals** an seinem Bein ziehen. Mit einem einfachen Handgriff kann man ihn leicht zum Herausfallen bringen: **Man braucht nur den Rumpf des Kindes etwas zur Seite zu drücken und zwar nach dem Schenkel der Mutter hin, nach dem der Rücken „hinsieht".**

Danach **klassische Armlösung und Kopfentwicklung nach** VEIT-SMELLIE, s. Manualhilfe (S. 350).

Häufig gemachte Fehler:
- Es wird zuerst nicht genügend steil nach unten und später nicht genügend steil nach oben gezogen. Es gibt **nur diese beiden Zugrichtungen!**
- Die manuelle Extraktion kann man sich dadurch sehr erschweren, daß der Oberschenkel mit der falschen Hand erfaßt wird:

Am Oberschenkel muß stets die gleichnamige Hand liegen!

Erfaßt man ihn mit der ungleichnamigen Hand, so kann die andere Hand niemals richtig an die hintere Hüftbeuge heran; die Hände stören sich gegenseitig.
- Um angeblich „besser ziehen zu können", wird bei unvollkommener Fußlage von Anfängern gern der **zweite** (hochgeschlagene) Fuß **vorzeitig herabgeholt: Grober Fehler!** Der untere Rumpfabschnitt hat bei unvollkommener Fußlage einen Umfang von etwa **25,5 cm,** bei vollkommener Fußlage einen solchen von nur etwa **24 cm** (s. S. 343). Die weichen Geburtswege werden also bei vollkommener Fußlage durch den vorangehenden Teil weniger vorgedehnt als bei unvollkommener Fußlage. Man macht sich die Passage des nachfolgenden großen Kopfes unnötig noch schwerer, als sie schon ist. Also:

Bei unvollkommener Fußlage niemals den zweiten Fuß vorzeitig herabholen!

- In die Hüftbeuge **nur mit dem Zeigefinger, niemals mit zwei Fingern eingehen, sonst Oberschenkelfraktur oder Hüftluxation.**
- Es wird oft viel zu früh mit der Armlösung begonnen! Stets erst dann beginnen, wenn der untere Rand des **vorderen Schulterblattes** sichtbar wird, nicht früher!
- Allzuoft vergißt der mit der Ausführung der Operation in Anspruch genommene Anfänger, die Hebamme anzuhalten, **kräftig mit beiden Händen von oben mitzudrücken.** Wenn er einmal erfahren hat, wie dieser Druck von oben die Ausführung der ganzen Operation erleichtert, wird er es nie wieder vergessen. Außerdem wird dadurch verhindert, daß die Arme sich nach oben schlagen.
- Bei keinem der Handgriffe dürfen die Hände den **Bauch** des Kindes berühren.

2. Fall: Unvollkommene Fußlage, hinterer Fuß vorliegend
Gezogen wird am vorliegenden hinteren Fuß. **Niemals den anderen Fuß vorzeitig herabholen!**

Ausführung wie bei Fall 1, nur muß hier natürlich zuerst die **hintere** Hüfte entwickelt werden. Dabei muß in diesem Fall die **Zugrichtung so lange steil nach unten gerichtet sein, bis auch die vordere Hüfte ganz entwickelt ist.** Dann weiter wie bei der unvollkommenen Fußlage mit vorliegendem vorderen Fuß.

Zieht man früher nach oben, so muß die vordere Gesäßbacke bzw. Hüfte hinter der Symphyse bzw. hinter dem Schambein hängenbleiben (= „reiten").

Anschließend **Klassische Armlösung und Kopfentwicklung nach** Veit-Smellie s. Manualhilfe (S. 350).

3. Fall: Vollkommene Fußlage
Gezogen wird an beiden Füßen!
Die Hände fassen die gleichnamigen Füße. Unter- bzw. Oberschenkel richtig fassen: **Daumen auf die Beugeseiten,** die Finger umfassen voll die Schenkel!
Erst beide Beine ganz steil nach unten ziehen
und dabei mit den Händen möglichst hoch „**nachgreifen**", d. h. an den Beinen abwechselnd rechts und links „**hochklettern**", bis beide Hüften ganz entwickelt sind. Beide Daumen liegen jetzt parallel neben dem Kreuzbein, die übrigen Finger umfassen voll die Oberschenkel. Unter Beibehaltung dieses Handgriffes nun **steil nach oben ziehen,** bis der untere Rand des vorn gelegenen Schulterblattes sichtbar ist.

Danach **Klassische Armlösung** und **Kopfentwicklung nach** Veit-Smellie s. Manualhilfe (S. 350).

4. Fall: Steißfußlage
Ist der **Steiß beweglich,** so wird er hochgeschoben, ein Fuß herabgeholt und an ihm die Extraktion ausgeführt. Bei der **vollkommenen Steißfußlage** wird nur ein Fuß, und zwar der **vordere Fuß, herabgeholt** und an diesem extrahiert. Bei der **unvollkommenen Steißfußlage** wird der **vorliegende** Fuß **herabgeholt** und an diesem extrahiert.

Daß bei der vollkommenen Steißfußlage stets der vordere Fuß herabgeholt wird, hat denselben guten Grund wie bei der reinen Steißlage. Die Begründung ist auf S. 371 gegeben. Läßt sich der Steiß nicht mehr hochschieben, so muß die Extraktion an der Hüftbeuge (S. 373) ausgeführt werden.

5. Fall: Knielage
Bei der vollkommenen Knielage werden zur Extraktion beide Füße, bei der unvollkommenen wird der vorliegende Fuß herabgeholt, vorausgesetzt, daß der Steiß beweglich ist; andernfalls Extraktion an der Hüftbeuge (S. 373).

6. Fall: Reine Steißlage
Die Ausführung der manuellen Extraktion bei der reinen Steißlage ist verschieden je nach dem Höhenstande, in dem man den Steiß im Becken antrifft. Man unterscheidet vier Möglichkeiten:

370   8 Pathologie der Geburt

- **Der Steiß steht noch über dem Becken (= hochstehender, beweglicher Steiß)**

Ist unter diesen Umständen die Beendigung der Geburt dringend indiziert und sind die Vorbedingungen für die manuelle Extraktion (S. 363) erfüllt, so ist die Methode der Wahl das

Herunterholen des vorderen Fußes,

d.h. also, man verwandelt die reine Steißlage in eine unvollkommene Fußlage mit vorliegendem vorderen Fuß und hat so eine ausgezeichnete Handhabe, die manuelle Extraktion am Fuß auszuführen. Kein Erfahrener würde bei einem so hochstehenden Steiß auf den Gedanken kommen, etwa am Steiß selbst ziehen zu wollen, denn der Steiß bietet erfahrungsgemäß nur eine sehr schlechte Handhabe zum Anfassen und Ziehen, nämlich die vordere Hüfte. Wo es nur eben geht, wird man diesen mit Recht gefürchteten Eingriff auf irgendeine Weise zu umgehen versuchen. Hier holt man den vorderen Fuß herunter. Damit beschaffen wir uns durch einen vorbereitenden Eingriff eine sehr bequeme Handhabe zum Ziehen, nämlich den herabgeholten Fuß, womit die Hauptschwierigkeit bei der manuellen Extraktion überwunden ist.

Vorgehen: Eingehen mit der **ganzen Hand,** und zwar mit der Hand, die der **Bauchseite,** also den kleinen Teilen des Kindes entspricht. Vom Steiß aus tastet man sich an den **vorn** gelegenen **Oberschenkel** und dann weiter an den dazugehörigen **Fuß** heran. Fassen des Fußes mit Zeige- und Mittelfinger (Abb. 274). Beugen des Knies und Herunterziehen des Fußes, bis er in der Vulva erscheint.

Die Extraktion, die man sofort anschließt, wird genau wie bei dem Fall auf S. 364 ausgeführt. Voraussetzung ist natürlich die erfüllte Vorbedingung Nr. 1 (S. 363): der vollständig eröffnete Mm! Um bei schlüpfriger Haut (Vernix caseosa) besser zupacken zu können, nimmt man (nach Herunterholen des Fußes) ein **steriles Tuch** zu Hilfe.

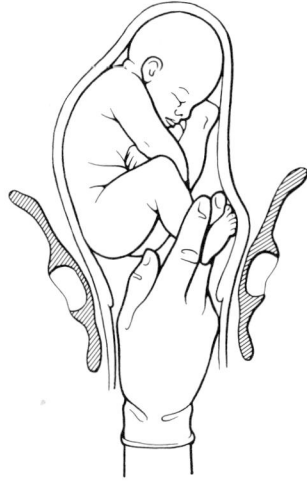

Abb. 274   Herunterholen des vorderen Fußes.

> Es sei hier nochmals dringend vor der Extraktion gewarnt, bevor der Mm vollständig erweitert ist. Mutter (Zervixriß!) und Kind (Tentoriumriß, schwerste Depression) kommen dadurch in unmittelbare Lebensgefahr!

Das Herunterholen des Fußes ist auch bestens bewährt als vorbeugende Maßnahme (natürlich ohne Extraktion) bei drohenden Komplikationen als

prophylaktisches Herunterholen des vorderen Fußes.

Da in diesem Falle anschließend nicht sofort extrahiert wird, braucht man natürlich die Vollständigkeit des Mm nicht abzuwarten, sondern kann schon bei kleinerem Mm eingehen.

Merke ferner die Schulregel:

> **Beim Herunterholen des Fußes wird stets nur ein Fuß, und zwar ausnahmslos der vordere Fuß genommen!**

Begründung:
Man nimmt nur einen Fuß, weil man beim Herabholen eines zweiten Fußes den Umfang des vorliegenden Teils völlig zwecklos verkleinern würde und man an einem Fuß genau so gut anfassen und ziehen kann wie an zweien. **Der Umfang des Steißes als Wegbahner für den größten Teil des Kindes, den nachfolgenden Kopf, würde beim Herunterholen eines zweiten Fußes um 1½-2 cm vermindert.**

Man nimmt den vorderen Fuß,
1. weil bei der Extraktion am vorderen Fuß **der vorn liegende Rücken auch vorn bleibt,** was für die spätere Entwicklung des Kopfes entscheidend ist. – Bei dem seltenen Fall des hinten liegenden Rückens wird durch das Herabholen des vorderen Fußes der hinten liegende Rücken nach vorn gebracht;
2. weil bei der Extraktion am hinteren Fuß sich die vordere Hüfte leicht an der Symphyse **festhaken** kann = **Reiten der vorderen Hüfte.** Außerdem kann der **Rücken** sich **nach hinten** drehen und das **Kinn** sich **hinter der Symphyse festhaken,** was bei einigermaßen geschicktem Vorgehen allerdings nur selten vorkommt;
3. weil der vordere Fuß meistens **leichter zu erreichen** ist und die **Extraktion** am vorderen Fuß **leichter** als die am hinteren ist;
4. weil es dem **Geburtsmechanismus** entspricht, daß stets das, was vorn liegt, die Führung übernimmt und zuerst geboren wird.

Schwierigkeiten beim Herunterholen eines Fußes: PINARDscher Handgriff
Das Herunterholen eines Fußes bei der reinen Steißlage ist durchaus nicht immer so einfach. Manchmal kommt man mit der Nabelschnur in Kollision, oder die Schnur droht vorzufallen. Man muß bei langer Nabelschnur auch darauf achten, daß man sie nicht zwischen die Beine bringt. Auch das **Fassen des Fußes** macht häufig Schwierigkeiten, zumal wenn der

372   8 Pathologie der Geburt

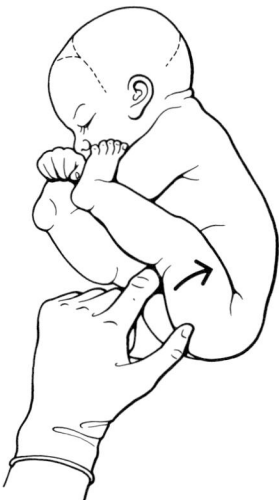
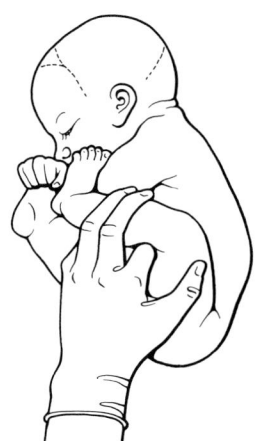

Abb. 275 u. 276   PINARDscher Handgriff.

zu fassende vordere Fuß besonders hoch im Fundus vor dem Gesicht des Kindes liegt. Nach PINARD wird das Erreichen des Fußes sehr erleichtert, indem man den Zeigefinger der eingeführten Hand in die Kniekehle des vorn gelegenen Beines legt (Abb. 275) und den Oberschenkel **kräftig gegen den Bauch** des Kindes drückt. Dadurch kommt es zu einer leichten Beugung des Beines, und der Fuß, der dadurch Bewegungsfreiheit erlangt, senkt sich etwas herab und kann danach leicht gefaßt werden (Abb. 276).

- **Der Steiß steht mehr oder weniger tief im Becken (BE, BM, BB)**

Auch bei diesen drei Höhenständen des Steißes in BE, BM, BB wird kein Erfahrener die Extraktion unmittelbar am Steiß selbst vornehmen wollen, weil er genau weiß, daß das überhaupt nicht geht. Bei dem jetzt ins Becken eingepreßten Steiß findet sich nirgends eine Handhabe, an der man ihn anfassen und nach abwärts ziehen könnte. Die Methode der Wahl ist bei allen drei Höhenständen BE, BM, BB wieder die **Extraktion am vorderen Fuß.** Um so vorgehen zu können, muß der vordere Fuß wieder heruntergeholt werden. Das war im Fall auf Seite 370 bei beweglich über dem BE stehendem Steiß leicht. Um bei einem **im** Becken stehenden Steiß – gleichgültig, ob es sich um BE, BM oder BB handelt – einen Fuß herunterholen zu können, muß der Steiß in jedem Falle erst einmal ganz aus dem Becken herausgeschoben werden. Denn nur bei einem frei beweglich über dem Becken stehenden Steiß, also einem Steiß, der oberhalb des kleinen Beckens steht, kann man die vorbereitende Operation des Fußherunterholens ausführen, vorher ist es technisch gar nicht möglich.

Wenn bei einem mehr oder weniger tief im Becken stehenden Steiß versucht wird, einen Fuß herunterzuholen, ohne daß der Steiß vorher ganz aus dem kleinen Becken herausgeschoben wurde, so führt das mit Sicherheit zur Oberschenkelfraktur.

Das Herausdrängen des Steißes aus dem Becken geht um so leichter, je beweglicher er noch ist oder, was dasselbe ist, je weniger tief er schon ins Becken hineingepreßt ist. Der Steiß läßt sich also aus dem BE leichter aus dem Becken herausdrängen als vom BB. Im BE fühlt man den Steiß noch mehr oder weniger beweglich, auf BB steht er anscheinend völlig unbeweglich in das Becken eingepreßt.

- **Der Steiß steht fest im BA, d.h. er ist in der Tiefe der Vulva sichtbar**

In diesem Fall ist der Steiß nicht mehr beweglich zu machen. Der schon sichtbare Steiß steht derartig fest eingezwängt im Weichteilrohr des BA, daß der Versuch, ihn etwa hochschieben zu wollen, meist mißlingt. Auf die bequeme Extraktion am vorderen Fuß muß also hier leider verzichtet werden. Es bleibt nichts anderes übrig, als das Kind unmittelbar am Steiß herauszuziehen. Diese Extraktion wird als

Extraktion an der vorderen Hüfte (Hüftbeuge, Schenkelbeuge)

ausgeführt. Sie ist eine **schwierige,** für den Operateur **ungewöhnlich ermüdende** und für das Kind **höchst gefährliche** Operation.

Vorgehen: Bei dieser Extraktion ist das Allerwichtigste ein ausgiebiger **Scheidendammschnitt** (Episiotomie). Die Weichteilschwierigkeiten verschwinden mit einem Schlage.

Man geht mit dem Zeigefinger der gleichnamigen Hand in die vordere Hüftbeuge (Spalt, der zwischen dem Rumpf und dem stark gegen ihn gebeugten Oberschenkel entstanden ist) des Kindes ein, d.h. mit demjenigen Zeigefinger, der der vorn stehenden Hüfte gleichnamig ist; also

> bei der **rechten** Steißlage (Abb. 277)
> geht der **rechte** Zeigefinger in die **rechte** (= vordere) Hüftbeuge ein (Abb. 277),
> bei der **linken** Steißlage
> geht der **linke** Zeigefinger in die **linke** (= vordere) Hüftbeuge ein.

Die andere Hand soll kräftig mit anpacken und umfaßt dazu die ziehende Hand fest oberhalb des Handgelenks (Abb. 277). **Vor allem muß dauernd und mit aller Kraft von oben her auf den Uterusfundus gedrückt werden.** Das ist gerade bei dieser anstrengenden Extraktion, bei der die ganze Kraft beider Hände durch einen Finger allein auf das Kind übertragen wird, besonders wichtig. Jetzt in dieser Stellung der Hände

steil nach abwärts ziehen,

und zwar so lange, bis die vordere Hüfte unter der Symphyse erscheint. Der Daumen der ziehenden Hand wird auf die Gesäßbacke der eben geborenen Hüfte gesetzt. Danach

steil nach aufwärts ziehen,

374 8 Pathologie der Geburt

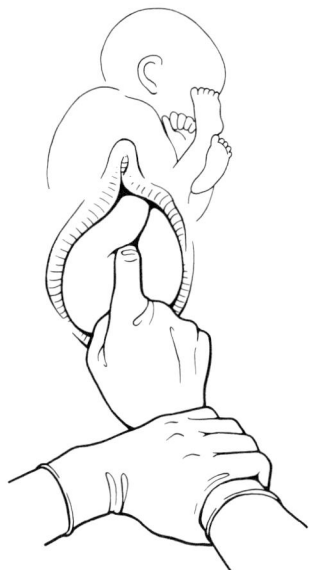

Abb. 277   Extraktion an der vorderen Hüftbeuge. Der hakenförmig gekrümmte Zeigefinger der gleichnamigen Hand geht in die vorn gelegene Hüftbeuge ein.

bis die hintere Hüfte erscheint und man an sie herankommen kann. Ist das der Fall, so dringt der Zeigefinger der 2. Hand hakenförmig in diese Hüftbeuge ein und leitet die hintere Hüfte über den Damm. Der Daumen der 2. Hand wird dabei parallel zum anderen Daumen auf die hintere Gesäßbacke gesetzt. Bei anhaltendem Zug steil nach aufwärts fallen bald beide Beine heraus. (Sollte das 2. Bein in der Scheide zurückgehalten werden, so braucht man den Rumpf nur etwas zur Seite zu beugen: und das Bein fällt heraus.) Die Finger 2–5 beiderseits umfassen jetzt die Oberschenkel, die Daumen bleiben auf den Gesäßbacken. Mit dieser Händehaltung wird immer noch in gleicher Richtung steil nach aufwärts gezogen, bis die vordere Schulterblattspitze geboren ist. Anschließend klassische Armlösung und Entwicklung des Kopfes nach VEIT-SMELLIE.

- **Der Steiß steht noch nicht fest im BA, jedoch schon so tief, daß man ihn nicht mehr nach oben schieben kann**

Wir hatten bei dem vorhergehenden Fall gesehen: steht der Steiß fest im BA, so ist er nicht mehr beweglich zu machen, er kann nicht mehr hochgedrängt werden, er muß also mit einem Finger an der vorderen Hüfte entwickelt werden. In seltenen Fällen gelingt eine Mobilisierung und ein Hochdrängen des Steißes auch dann schon nicht mehr, wenn der Steiß zwar noch nicht fest im BA, sondern noch etwas höher, also zwischen BB und BA steht, wenn er also das Knie des Geburtskanals schon überwunden hat, aber doch noch nicht im BA steht.

8.6 Beckenendlage (= BEL) 375

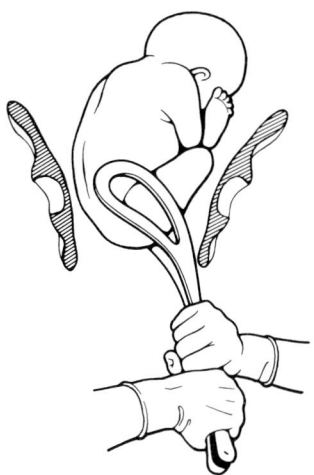

Abb. 278 Zange am Steiß.

In diesem Falle würde eine Extraktion mit dem Finger an der vorderen Hüftbeuge zwar möglich, aber außerordentlich schwierig sein, da die Hüfte für den Finger noch viel zu hoch steht. Die Methode der Wahl ist in diesem besonderen Fall die

Zange am Steiß.

Die Zange wird biiliakal quer oder schräg an den Steiß gelegt (Abb. 278). Niemals darf ein Löffel auf den Bauch des Kindes zu liegen kommen. Die NAEGELE-Zange läßt sich an den tief sitzenden Steiß eigentlich immer gut anlegen, am besten hat sich aber die KJELLAND-Zange als Steißzange bewährt. Die Zange am Steiß muß aber sehr vorsichtig gehandhabt werden, da sie **sehr leicht abgleitet.** Man extrahiert mit der Zange, bis beide Hüften entwickelt sind. Dann wird die Zange abgenommen und mit den Fingern an den Hüften extrahiert (s. S. 373). Druck von oben!

Zwei weitere Hilfsmittel sind der Steißhaken und die Wendungsschlinge. Diese beiden Mittel dürfen aber nur am toten Kind angewandt werden, da sie stets schwere Verletzungen setzen.

Der Steißhaken

Der Steißhaken wird genau wie der Zeigefinger in die vordere Hüftbeuge eingeführt. Auch dieser Haken dient nicht als Ersatz des ziehenden Zeigefingers, sondern Haken und Zeigefinger müssen gemeinsam an der vorderen Hüfte ziehen.

Zur Einführung des Hakens geht zunächst die dem kindlichen Rücken entsprechende **ganze** Hand ein und legt sich zum Schutze der Weichteile auf die Gesäß-Rückengegend. Dann erst wird der Haken zwischen Hand und Rücken eingeführt, das lange Ende des Hakens mit dem Griff nach hinten, das kurze Ende nach vorn gerichtet. Nun läßt man den Haken vorsichtig über die vordere Gesäßbacke bis zur vorderen Hüfte wandern und führt ihn von da in die Hüftbeuge ein. Vor Beginn der Extraktion stets nachtasten, ob der Haken richtig liegt. – Wegen der Verletzungen, die der Steißhaken setzen kann, soll er **nur bei toten Kindern** angewandt werden.

376   8 Pathologie der Geburt

Die Wendungsschlinge (HECKER)
Ein festes Leinenband, das zu einer Rolle aufgerollt und von vorn her in die vordere Hüftbeuge hineingebracht wird. Ein- und durchschieben, so daß die Rolle zwischen den Beinen hindurch wieder herauskommt. Dabei muß sehr darauf geachtet werden, daß die Schlinge auch richtig in der Hüftbeuge und nicht zu weit zum Oberschenkel hin liegt. Es soll niemals an der Schlinge allein gezogen werden, sondern, wenn eben möglich, muß sich der Zeigefinger mit in die Hüfte einhaken und mitziehen.

Zusammenfassung der Regeln über die Ausführung der manuellen Extraktion bei der reinen Steißlage

Stand des Steißes:	Vorgehen: (stets in Periduralanästhesie oder Vollnarkose)
1. über dem Becken	**Herunterholen des vorderen Fußes und manuelle Extraktion an diesem Fuß**, s. S. 370.
2. im Becken — im BE / in BM / auf BB	Der Steiß ist entweder noch beweglich (BE) oder nicht mehr beweglich (BM, BB), in jedem Fall aber in Periduralanästhesie oder Vollnarkose leicht beweglich zu machen, so daß man ihn hinaufschieben kann. **Hinausschieben des Steißes aus dem kleinen in das große Becken, Herunterholen des vorderen Fußes und manuelle Extraktion an diesem Fuß**, s. S. 372.
3. zwischen BB und BA = noch nicht fest im BA d.h. der Steiß hat also das Knie des Geburtskanals schon z. T. überwunden	In manchen Fällen gelingt eine Mobilisierung des Steißes zum Hochschieben auch noch bei diesem Stand des Steißes. Sonst: **Zange am Steiß, Extraktion bis Steiß in der Vulva sichtbar** (s. S. 375), **dann Extraktion an der vorderen Hüftbeuge** (wie bei 4).
4. fest im BA = in der Tiefe der Vulva sichtbar	Der Steiß ist nicht mehr beweglich zu machen. Einziger Fall, bei dem die **Extraktion mit dem Finger an der vorderen Hüftbeuge ausgeführt werden muß**, s. S. 373.

Vorgehen bei sicher totem Kinde
Ist das Kind **mit Sicherheit tot,** so wird bei **reinen** Steißlagen mit dem Haken extrahiert (s. S. 375). Bei großem Kopf und Gefahr der Weichteilverletzung ist der nachfolgende Kopf zu perforieren. Bei **Steißfußlagen** und **Fußlagen** schlingt man den Fuß an und belastet mit einem Zuggewicht. Die manuelle Extraktion ist die gefährlichste Operation für das Kind. Sie ist aber auch für die Mutter in hohem Maße gefährlich. Die Hauptgefahr ist der Zervixriß. Aber auch Uterusrupturen sind beschrieben worden.

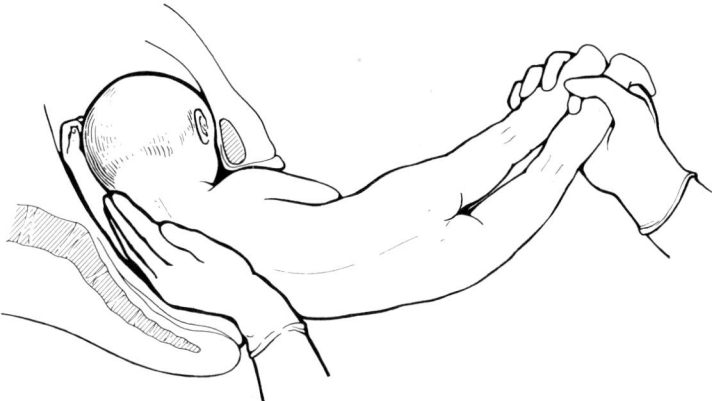

Abb. 279 Lösung des hochgeschlagenen Armes mit der ganzen Hand (verändert nach WINTER).

Schwierigkeiten bei der manuellen Extraktion

Schwierigkeiten bei der Armlösung
1. Kind halb geboren, ein Arm oder beide Arme sind hochgeschlagen oder sogar in den Nacken geschlagen. Wegen dieser abnormen Haltung der Arme können die Schultern nicht geboren werden. Hochgeschlagene Arme sind stets eine sehr unangenehme Komplikation, vor allem deswegen, weil ihre Behandlung die Zeitdauer der Extraktion oft wesentlich verlängert. Zur erfolgreichen und schnellen Lösung hochgeschlagener Arme gehört viel Erfahrung und Geschick sowie die Fähigkeit, rasch entschlossen zu handeln.

Vorgehen: Bei nicht allzu großem Kinde kommt man oft schon durch Lösung **mit der ganzen Hand** zum Ziel. Ist der vordere Arm hochgeschlagen, so muß er durch Stopfen und Drehen (S. 358) erst einmal nach hinten in die Kreuzbeinhöhle gebracht werden, denn nur hier kann man ihn mit der ganzen Hand lösen. Ist das geschehen, dann geht die gleichnamige ganze Hand vom Rücken her tief in die Kreuzbeinhöhle ein (Abb. 279) und erfaßt den Unterarm oder, wenn möglich, den Unter- und Oberarm und bewegt den Arm seitlich am Kopf vorbei nach abwärts (Abb. 279). – Die Armlösung kann man sich dadurch erleichtern, daß man das Kind an den Beinen **hoch emporhebt** oder emporheben läßt. Dadurch kommt die hintere Schulter tiefer herunter und man kommt besser an den hochgeschlagenen Arm heran.

Das einfachste Verfahren zur Lösung eines hochgeschlagenen Armes ist seine Lösung mit der ganzen Hand.

Ist dieses Verfahren ohne Erfolg, so wende man sofort die

Methode nach SELLHEIM

an, wobei der hochgeschlagene Arm **durch Drehung des Kindes um die Längsachse** (wie beim Stopfen) **zum Heruntergleiten gebracht** werden kann.

1. Möglichkeit: **Vorderer Arm hochgeschlagen und im Nacken liegend.** Vorgehen: Erst den hinten gelegenen Arm in der üblichen Weise lösen. Sodann das Kind mit raschen, stopfenden Bewegungen um seine Längsachse drehen, und zwar

in der Richtung, in die der Arm des Kindes zeigt!

> **Zur Lösung eines hochgeschlagenen Armes wird das Kind stets in der Richtung gedreht, in die der hochgeschlagene Arm zeigt!**

Ein anderes Vorgehen bei hochgeschlagenem vorderen Arm empfiehlt BRINDEAU (Abb. 282): Man erfaßt den gelösten hinteren Arm und zieht an ihm kräftig in der in Abb. 282 dargestellten Weise. Dadurch wird sowohl der Rücken wie der Kopf gedreht. Gleichzeitig wird der hochgeschlagene vordere Arm nicht nur nach hinten gebracht, sondern auch mehr oder weniger herabgezogen, so daß er von der Kreuzbeinhöhle her gelöst werden kann.

2. Möglichkeit: **Hinterer Arm hoch- und in den Nacken geschlagen.** Vorgehen: Zuerst den vorderen Arm nach hinten bringen und dort in der üblichen Weise lösen. Dann Weiterdrehen in derselben Richtung (Abb. 273 + 274). Der vorher hoch-

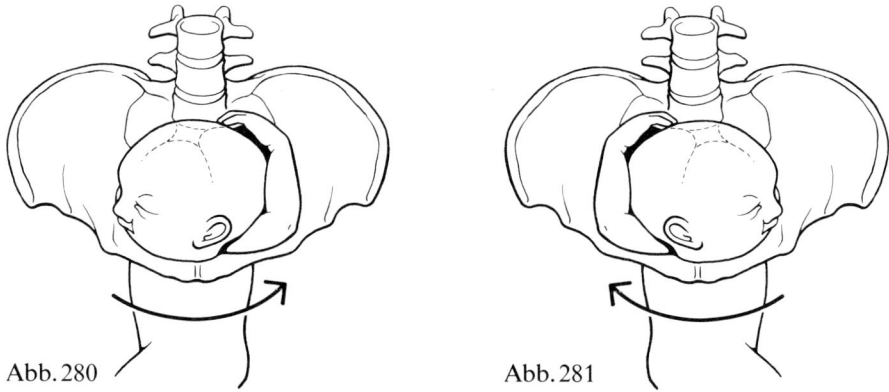

Abb. 280   Abb. 281

Abb. 280   I. (Linke) BEL, vorderer (linker) Arm hoch- und in den Nacken geschlagen. Nach Lösung des hinteren Armes Stopfen und Drehen des Kindes in der Richtung, in die der Arm zeigt, also im Sinne des Pfeils (vom Operateur [= von unten] aus gesehen im Uhrzeigersinn). Die Drehung erfolgt hierbei entgegen der sonst bei Drehungen üblichen Regel insofern, als der Bauch die Symphyse passiert. – Aufhören mit der Drehung, wenn der Arm am Gesicht des Kindes liegt. Lösung in typischer Weise in der Kreuzbeinhöhle.

Abb. 281   II. (Rechte) BEL, vorderer (rechter) Arm hoch- und in den Nacken geschlagen. Der hintere, nicht vorgefallene Arm wurde schon gelöst. Drehung des Kindes in der Richtung, in die der hochgeschlagene Arm zeigt, also im Sinne des Pfeils (entgegen dem Uhrzeigersinn). Auch hier geht der Bauch „über vorn". Aufhören mit der Drehung, wenn der Arm am Gesicht des Kindes liegt. Lösung in der Kreuzbeinhöhle.

geschlagene Arm bleibt immer mehr zurück und liegt schließlich am Gesicht. Dann Lösung in typischer Weise.

3. Möglichkeit: **Beide Arme hochgeschlagen:** Selten! Schwierigster Fall! Vorgehen: Erst den vorderen Arm durch Drehung frei machen, nach hinten bringen und lösen. Dann den anderen Arm durch entgegengesetzte Drehung an das Gesicht bringen und hinten lösen.

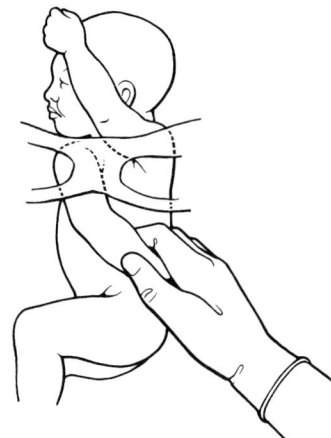

Abb. 282   Lösung des vorderen hochgeschlagenen Armes nach BRINDEAU.

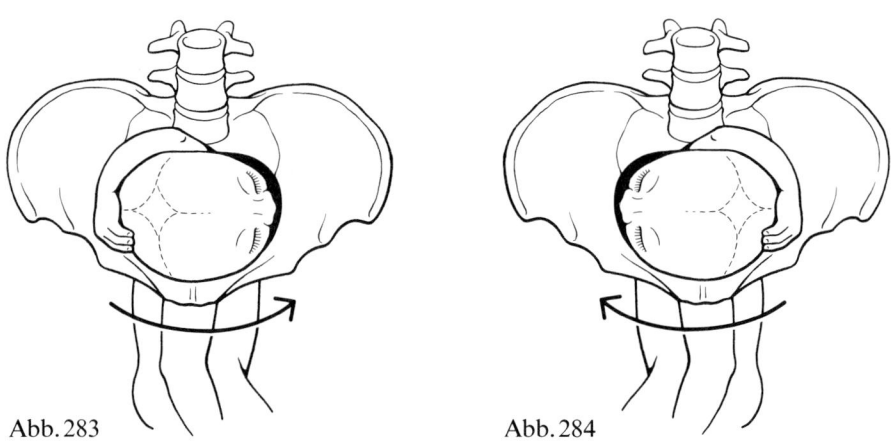

Abb. 283   Abb. 284

Abb. 283   II. (Rechte) BEL, vorderer Arm gelöst. Hinterer (linker) Arm hoch- und in den Nacken geschlagen: Drehung in der Richtung, in die der hochgeschlagene Arm zeigt (im Uhrzeigersinn). Rücken geht „über vorn". Aufhören mit der Drehung, wenn der Arm am Gesicht des Kindes liegt usw.

Abb. 284   I. (Linke) BEL, vorderer Arm gelöst. Hinterer (rechter) Arm hoch- und in den Nacken geschlagen: Drehung in der Richtung, in die dieser Arm zeigt, also im Sinne des Pfeils (entgegen dem Uhrzeigersinn). Der Rücken geht „über vorn". Aufhören mit der Drehung, wenn der Arm am Gesicht des Kindes liegt. Typische Lösung in der Kreuzbeinhöhle.

2. Kind halb geboren, Erschwerung der Armlösung dadurch, daß Gesicht und Bauch nach vorn (der Rücken nach hinten) gerichtet sind.

Selten! Außerordentlich ungünstiger Fall! Meist sind außerdem die Arme auch noch **hochgeschlagen**. Auch in diesem Fall dreht man das Kind um die Längsachse, bis der Rücken seitlich steht und ein Arm nach hinten gebracht ist. Jetzt versucht man zunächst die Lösung des hinten liegenden Armes mit der **ungleichnamigen** Hand von vorn, also von der Bauchseite des Kindes her.

Diese Methode führt den Namen:

Lösung mit der falschen (= ungleichnamigen) Hand

Die ganze Hand geht hinten seitlich ein und schiebt sich bis zum Gesicht vor (der zu lösende Arm findet sich meist in der Gesichtsgegend). Vorsichtiges Herunter- und Herausleiten. – Findet sich der Arm nicht in der Gesichtsgegend, so geht jetzt die dem Rücken entsprechende, also gleichnamige Hand auf ihrer Seite hinten ein, um den Arm dort zu lösen.

Auch für erfahrene Geburtshelfer ist die Lösung hochgeschlagener Arme oft nicht leicht. Gerade hier zeigt es sich, ob ein Geburtshelfer wirklich von Natur aus geschickt ist oder nicht. Es genügt in solchen Situationen eben nicht, nur die Regeln zu beherrschen. Vielmehr ist es Sache des geburtshilflichen Einfühlenkönnens, wie man sich am besten aus einer solchen höchst gefährlichen Situation heraushilft. Wenn alle Versuche der Armlösung mißlingen, gibt es immer noch

zwei Auswege:

1. Man gibt die Armlösung auf und versucht, den VEIT-SMELLIEschen Handgriff ohne vorherige Armlösung auszuführen (BUMM), d.h. also den Kopf zusammen mit den hochgeschlagenen Armen aus dem Becken herauszuleiten.

2. Kommt man auch damit nicht zum Ziel, so bleibt als letztes Mittel der rasche Entschluß, den Oberarm in der Mitte durch hakenförmiges Umfassen mit einem Finger oder durch Druck zu brechen. Danach kann man dann den Arm leicht herausziehen. – Es ist wohl jedem klar, daß dieses **heroische Verfahren nur als allerletztes Mittel in Notfällen bei ganz besonders schwierigen Armlösungen angewandt werden darf, wenn alle anderen Möglichkeiten erschöpft sind. Aber:**

Ein lebendes Kind mit gebrochenem Arm ist weitaus besser als ein totes mit unverletztem Arm.

Schwierigkeiten bei der Kopfentwicklung

1. Kind halb geboren. Rücken nach hinten gerichtet, Arme gelöst, Kopf im Becken, Gesicht sieht nach vorn, Kinn unter der Symphyse.

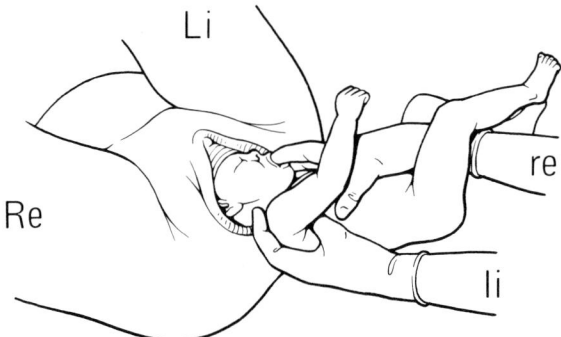

Abb. 285   Umgekehrter VEIT-SMELLIEscher Handgriff.

Findet sich nach Armlösung dieser Zustand, so ist der

umgekehrte VEIT-SMELLIEsche **Handgriff**

anzuwenden (Abb. 285).

Die **äußere Hand** geht unter dem Rücken des Kindes an seinen Hals und umfaßt diesen mit dem zweiten und dritten Finger gabelförmig von hinten (Abb. 285). Das Kind reitet jetzt rücklings auf dem Unterarm der äußeren Hand.

Die **innere Hand** geht mit dem Zeigefinger in den unter der Symphyse stehenden Mund des Kindes ein, bringt den Kopf in den geraden Dm und zugleich das Kinn an die Brust. Zug nach **unten,** bis die **Stirnhaargrenze** erscheint. Dann ganz **langsamer** Zug (Dammriß!) nach oben um den Stemmpunkt: Stirnhaargrenze, wodurch Hinterhaupt und Vorderhaupt entwickelt werden.

2. Kind halb geboren, Kopf tritt nicht ins Becken, Rücken vorn oder seitlich vorn.

Ein beim engen Becken, also beim Mißverhältnis zwischen Kopf und Becken, nicht selten vorkommendes Ereignis. Es handelt sich meist um vorher nicht genügend beobachtete Beckenverengungen.

Unter solchen Umständen auf keinen Fall lange mit Versuchen und Manipulationen aufhalten. **Sofort an das einzig Mögliche denken: enges Becken!** Der Kopf ist noch gar nicht **im** Becken, sondern steht noch **über** dem Becken, er ist oberhalb des BE stecken geblieben. Ein einziger Griff bestätigt diese Annahme: auf den Bauch oberhalb der Symphyse fassen! (Der Bauch muß bei jeder geburtshilflichen Operation steril abgedeckt sein.) Dort fühlt man dann den Kopf noch **in seiner ganzen Größe und Härte oberhalb des Beckens stehen!**

Abhilfe bringt in zahlreichen Fällen der

WIEGAND-MARTIN-V. WINCKELsche Handgriff, kurz „Dreimännerhandgriff"

genannt.

In die Scheide geht wie beim VEIT-SMELLIEschen Handgriff diejenige Hand ein, nach der das seitlich stehende Gesicht hinsieht.

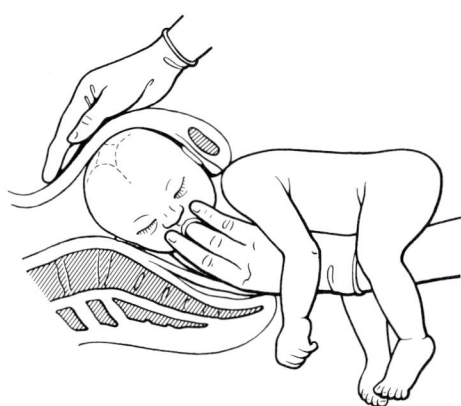

Abb. 286 Wiegand-Martin-v.Winckelscher Handgriff.

Diese Hand – und zwar möglichst die ganze Hand – geht von der Bauch-Brustseite her seitlich hinten in die Scheide ein und schiebt sich an der Vorderseite des ausgezogenen Halses entlang, bis sie hoch oben an das Kinn und den Mund herankommt (Abb. 286). Kind reiten lassen.

Mittelfinger in den Mund einführen,
zweiten und vierten Finger von außen auf die Fossae caninae (Jochbeine) legen (Cave Augenverletzung!).

Daumen unter den Unterkiefer setzen und mit dieser Handhaltung **zwei Bewegungen** ausführen:

1. Den **Kopf in den queren Dm drehen,** d. h. so drehen, daß die Pfeilnaht im queren Dm des BE steht, also so, wie sie unter physiologischen Verhältnissen im BE steht.

2. Den **Kopf strecken,** damit der kleine quere Kopfdurchmesser, der **bitemporale** (= 8 cm), und nicht der große quere Dm, der biparietale (= 9½ cm), in den Engpaß der zu kurzen Conj. vera zu liegen kommt. – Beugt man zu stark, also so, daß das Kinn das Brustbein berührt, so kommt der große (biparietale) Dm des Kopfes in den geraden Dm des Beckens.

Allerdings gilt dieses Vorgehen nur für den Fall des platten, also des geradverengten Beckens sowie für den Fall eines normalen Beckens und eines zu großen Kopfes. Beim allgemein verengten Becken muß der Kopf so stark wie möglich gebeugt werden. Die Entscheidung darüber, ob man den Kopf weniger oder mehr beugen muß, um ihn ins Becken hineinzubekommen, ergibt sich bei der Ausführung des W.-M.-v.W.schen Handgriffes gefühlsmäßig.

Sehr wichtig ist es, daß der quergestellte Kopf nicht nur in das Becken hineingezogen, sondern gleichzeitig von außen her, also von den Bauchdecken her, **in das Becken hineingedrückt** wird. Es ist für das Zusammenspiel von Zug und Druck am besten, wenn dieser Druck von außen nicht durch eine Hilfsperson, sondern durch **die freie Hand des Operateurs** ausgeübt wird. Ist der Kopf auf BB angekommen, so wird er durch den VEIT-SMELLIEschen Handgriff herausgeleitet. Die **äußere Hand** faßt jetzt gabelförmig über die Schultern, sobald das möglich ist.

Die **beiden großen Nachteile** dieses Handgriffes:

1. man **verliert kostbare Zeit**; das ist besonders bedenklich, da das Kind in diesem Geburtsabschnitt mit Sicherheit abstirbt, wenn der Eingriff über 4–5 Minuten dauert;

2. der Kopf geht meist nicht ohne gewisse **Gewaltanwendung** ins Becken hinein. Nicht seltene Folge: so schwere Schädelverletzung des Kindes, daß es stirbt. Auch Verletzungen der Mutter sind bekannt geworden.

Der WIEGAND-MARTIN-v. WINCKELsche Handgriff und der VEIT-SMELLIEsche Handgriff haben eine gewisse äußerliche Ähnlichkeit. Sie unterscheiden sich durch folgendes:

Wiegand-Martin-v. Winckelscher Handgriff:

Zweck: Der **über** dem Becken, also noch nicht **im** Becken stehende Kopf (enges Becken!) soll **in** das Becken **hinein**gebracht werden.
Ausführung: Der im geraden oder schrägen Dm stehende Kopf wird in den **queren** Dm gedreht (Beckeneingang) und (beim platten Becken) zugleich der kleine bitemporale Dm des Kopfes in den Engpaß der Conj. vera hineingebracht.

Veit-Smelliescher Handgriff:

Zweck: Der **im** Becken, und zwar schon auf Beckenboden stehende Kopf soll **aus** dem Becken **heraus**geleitet werden. Teil der Manualhilfe.
Ausführung: Der meist in einem schrägen Dm stehende Kopf wird in den **geraden** gedreht und zugleich **gebeugt** (entsprechend dem normalen Geburtsmechanismus!) usw. s. S. 206.

3. Kind halb geboren, Kopf tritt nicht ins Becken ein, Rücken hinten, Kinn vorn, hinter der Symphyse oder dem horizontalen Schambeinast hängengeblieben (verhakt)

Bei diesem seltenen Zusammentreffen der beiden ungünstigsten BEL-Komplikationen: Kopf über dem Becken, Rücken hinten, ist das Kind in der Regel verloren. Versuchen kann man

zwei Methoden: **die Zange am nachfolgenden Kopf oder den umgekehrten Prager Handgriff.**

1. Methode: **Die Zange am nachfolgenden Kopf.** Ausführung s. S. 375.

Da der Kopf in diesem Falle noch über dem BE steht, kann es sich nur um einen hohen Zangenversuch handeln.

2. Methode: **Umgekehrter Prager Handgriff.**

Da man bei dieser Situation an den Mund nicht herankommen kann, müssen beide Hände außerhalb des Kopfes angreifen. Die dem Rücken entsprechende Hand geht von hinten her an die Schultern heran und umfaßt diese gabelförmig wie beim umgekehrten VEIT-SMELLIEschen Handgriff mit Zeige- und Mittelfinger. Die andere Hand erfaßt die Füße in der Knöchelgegend. Zunächst das Kind an den Schultern und Füßen kräftig nach abwärts ziehen, bis die Nackenhaargrenze sichtbar wird. Sodann soll man mit beiden Händen die Füße erfassen, den kräftigen Zug nach abwärts noch verstärken (Abb. 287) und dann den ganzen Kindskörper ruckartig mit einem Schwung (Abb. 288) im Bogen auf den Bauch der

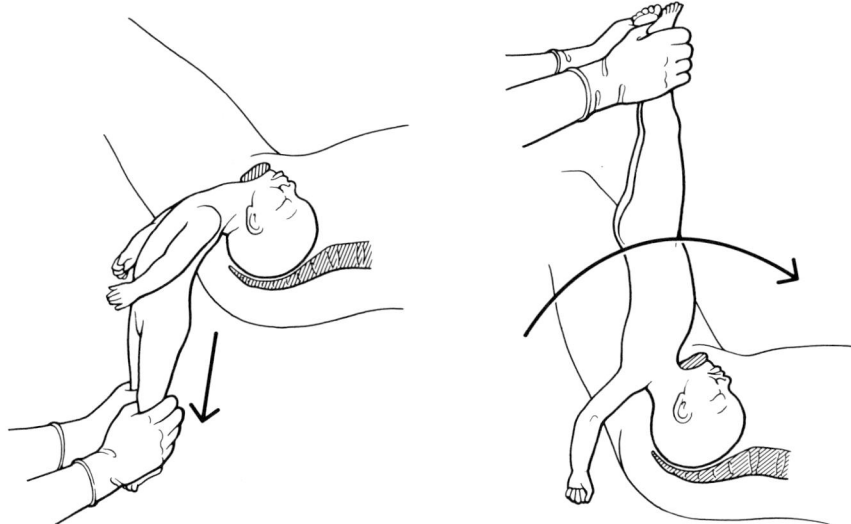

Abb. 287 u. 288   Umgekehrter Prager Handgriff.

Mutter umlegen (= Schleuderbewegung), wobei sich das Kinn von der Symphyse abhakt, frei kommt und der Kopf plötzlich in der Vulva erscheint. Die Folge ist meist ein DR III, wenn man nicht einen ausgiebigen Scheiden-Dammschnitt gemacht hat. Bevor man den Prager Handgriff mit Schwung ausübt, versuche man, ob man das Kinn nicht durch **anhaltendes, kräftiges Ziehen** bei gleichzeitigem **Kristellern langsam** hinter der Symphyse wegziehen kann. – Der umgekehrte Prager Handgriff paßt in unsere neuzeitliche Geburtshilfe nicht mehr hinein. Er darf nur in ganz seltenen Ausnahmefällen als letzter Versuch angewandt werden.

Der Inhalt der folgenden Tabelle ist sehr wichtig und daher genau einzuprägen:

Behandlung der Schwierigkeiten bei der Entwicklung des nachfolgenden Kopfes

	Rücken **vorn**	Rücken **hinten**
Kopf **im** Becken	**Veit-Smelliescher Handgriff**	**Umgekehrter Veit-Smelliescher Handgriff**
Kopf **über** dem Becken	**Wiegand-Martin-v. Winckelscher Handgriff**	**Zange am nachfolgenden Kopf** oder **Umgekehrter Prager Handgriff**

Nach jeder Extraktion, bei der der Kopfeintritt in das Becken Schwierigkeiten machte, muß die **Uterushöhle ausgetastet** werden.

8.7 Querlage (QuL)

Definition: QuL = jede Kindslage, bei der die Achse des Kindes die der Mutter in einem rechten oder spitzen Winkel (= Schräglage, Schieflage) schneidet. Der geringste Grad der Schräglage ist der abgewichene Kopf.

Einteilung: Man unterscheidet
nach der Lage des **Kopfes:**
  Kopf links = **I. QuL**
  Kopf rechts = **II. QuL**
nach der Stellung des **Rückens**
  Rücken vorn   = **dorsoanteriore QuL** (am häufigsten)
  Rücken hinten   = **dorsoposteriore QuL**
  Rücken funduswärts = dorsosuperiore QuL
  Rücken beckenwärts = dorsoinferiore QuL.
Viel häufiger sind Übergangsstellungen zwischen diesen Hauptstellungen.
Häufigkeit: QuL machen etwa **1%** aller Geburten aus.
Vorkommen: zu etwa **75%** bei **Mehr**gebärenden,
            zu etwa **25%** bei **Erst**gebärenden

Ätiologie: QuL finden sich
1. bei (abnorm) großer Bewegungsmöglichkeit des Kindes:
Mehr- und Vielgebärende (Uteruswand und Bauchdecken schlaff und nachgiebig, 40% aller Entstehungsursachen), Frühgeburten (kleine Frucht bei verhältnismäßig großer Fruchtwassermenge), Hydramnion, totes Kind, zweiter Zwilling.
2. bei Hindernissen für die normale Einstellung in den BE:
  a) Enges Becken. **Bei jeder QuL, bes. bei Erstgebärenden, an enges Becken denken!**
  b) Placenta praevia.
  c) Zwillinge.
  d) Anomalien des Uterus (z. B. Uterus arcuatus, Myom des Uterus).
  Prognose: Über zwei Dinge muß man sich bei der Übernahme jeder Querlagengeburt klar sein:

- **Jede Querlage ist eine gebärunfähige, absolut ungünstige Lage, da nur ein in Längslage liegendes Kind spontan geboren werden kann.**
- Jede Gebärende, die ihr Kind nicht von selbst zur Welt bringen kann, muß zugrunde gehen, wenn ihr nicht geholfen wird. **Deswegen bedeutet jede nicht erkannte oder sich selbst überlassene Querlage den sicheren Tod für Mutter und Kind.** Die Mutter und damit das Kind gehen infolge **Uterusruptur** oder an **Sepsis** zugrunde, wenn nicht rechtzeitig und richtig eingegriffen wird. **Das Kind ist bei der QuL allein schon durch die falsche Lage gefährdet, auch schon in den letzten Wochen der Schwangerschaft** (s. unten).

Darüber muß also Klarheit herrschen: Auch ohne daß im Augenblick eine akute Gefährdung von Mutter und Kind zu bestehen braucht, muß bei jeder Querlage

8 Pathologie der Geburt

einmal in ihrem Verlauf nach den geltenden geburtshilflichen Regeln aktiv eingegriffen werden, d. h. die Querlage wird entweder durch **Wendung** in eine Längslage umgewandelt, oder es wird eine **Sektio** ausgeführt.

Mortalität

der **Mütter**: 1%,

der **Kinder**: Sie hängt entscheidend ab von dem angewandten Entbindungsverfahren. Bei der alten klassischen Methode (Wendung und Extraktion) ist die kindliche Mortalität erschreckend hoch. Deswegen bevorzugt man heute bei bestimmten Indikationen (S. 398) die Schnittentbindung, wodurch die kindliche Mortalität auf 5-7% gesenkt werden kann.

- **Jede Querlage ist an sich – früher oder später – eine Indikation zu einem Eingriff. Geburt ohne Kunsthilfe ist bei Querlage nicht möglich.**

Von dieser Regel gibt es zwei seltene Ausnahmen:

1. die **Selbstwendung** und
2. die **Selbstentwicklung** (Evolutio spontanea), d. h. die **spontane** Entwicklung einer Querlage. Beides sind Ereignisse von so seltenem Vorkommen, **daß damit in der Praxis niemals gerechnet werden darf.** Man unterscheidet

drei Arten der Selbstentwicklung

- nach DOUGLAS (1819): Der Kopf bleibt **über** der Symphyse hängen, der Hals (= Hypomochlion) steht **hinter** der Symphyse, und eine Schulter wird durch die Wehenkraft **unter** die Symphyse gedrückt (Abb. 289). Der übrige Körper, also der Rumpf mit den Beinen, wird aus der Kreuzbeinhöhle heraus an der unter der Symphyse stehenden Schulter vorbei aus dem Becken herausgetrieben. Zum Schluß folgen Schultern und Kopf. Charakteristisch ist, daß die Abknickung bei dem DOUGLASschen Modus im **oberen** Teil der Wirbelsäule liegt.
- nach DENMAN (1785): Eine Schulter wird seitlich auf eine Beckenschaufel gedrückt, steht also nicht unter, sondern **hinter** der Symphyse. Der Kopf steht noch **höher** seitlich. Der Unterschied gegenüber dem DOUGLASschen Modus besteht vor allem auch darin, daß bei diesem die Abknickung im **oberen** Teil der Wirbelsäule liegt, während beim DENMANschen Modus der **untere** Teil, meist die Lendenwirbelsäule, am stärksten abgeknickt ist. Unter Höhertreten der Schulter werden Steiß und Beine des Kindes gewissermaßen unter der oberen Rumpfhälfte her herausgepreßt.
- **Geburt conduplicato corpore,** Geburt mit gedoppeltem Körper (J. G. ROEDERER, 1756): Das Kind wird wie ein Taschenmesser zusammengeklappt und unter Beibehaltung dieser Haltung (geschlossenes Taschenmesser) herausgepreßt. Die stärkste Abknickung liegt in der **Brustwirbelsäule**. Der Kopf des Kindes wird dabei tief in seinen Bauch hineingepreßt (Abb. 290).

Eine solche spontane Geburt stellt bei Querlagen, wie gesagt, eine **sehr große Ausnahme** dar. Sie kommt nur bei sehr kleinen Kindern (Zwilling, Frühgeburt) oder mazerierten Früchten vor und setzt sehr kräftige Wehen und ein weites Bekken voraus.

8.7 Querlage (QuL) 387

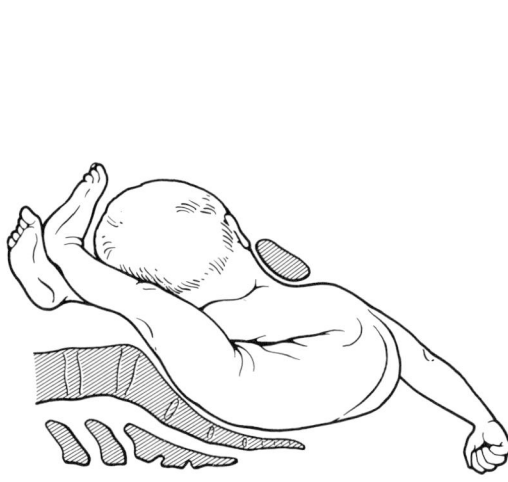
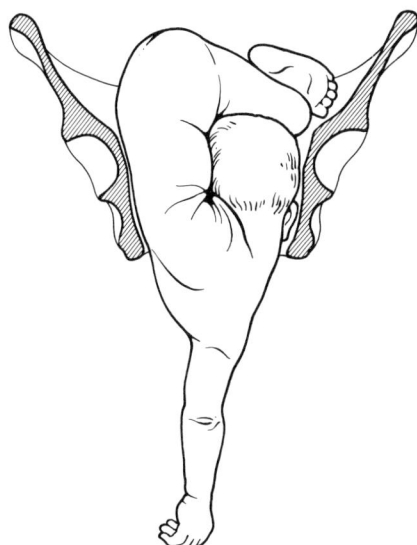

Abb. 289   Selbstentwicklung nach Douglas.

Abb. 290   Geburt conduplicato corpore (nach Stoeckel).

Verlauf der Querlagengeburt in drei Phasen

Den Verlauf der Querlagengeburt teile ich aus praktischen und pädagogischen Gründen in drei verschiedene Phasen ein, die sich durch eine sehr verschieden große Gefährlichkeit für Mutter und Kind unterscheiden. Diese drei Phasen muß man genau kennen, wenn man nicht grobe Fehler machen will.

1. Phase = Zeit der **stehenden** Blase	**Gefahrenfreie Phase für die Mutter** **Gefahrenphase für das Kind**
2. Phase = Beginn mit dem **Blasensprung**	**Gefahrenphase für Mutter und Kind**
3. Phase = Beginn in dem Augenblick, in dem der **Muttermund vollständig** wird	**Katastrophenphase für Mutter und Kind**

1. Phase = Zeit der stehenden Blase
Warum ist die Mutter in der Phase 1 nicht in Gefahr?

Weil die größte Gefahr bei der Querlage, die Schultereinkeilung, erst **nach dem Blasensprung** beginnen kann. Erst dann kann der vorliegende Teil, nämlich die **Schulter,** ins Becken eintreten, in ihm tiefer treten und schließlich, wenn nicht

388 8 Pathologie der Geburt

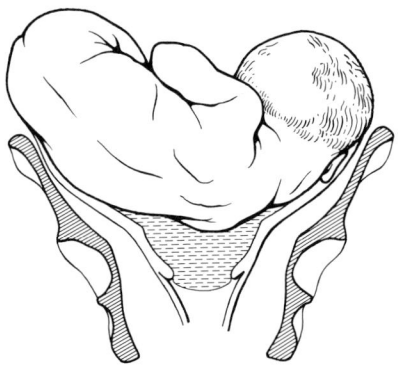

Abb. 291   I. Dorsoanteriore Querlage bei stehender Blase (nach BUMM).

rechtzeitig sachgemäße Hilfe kommt, durch reflektorisch verstärkte Wehen in das kleine Becken hineingetrieben und dort so fest **eingekeilt** werden, daß man sie nun nicht mehr zurück- und hinausschieben kann. Es ist dann jener Zustand eingetreten, den man als **verschleppte Querlage** bezeichnet, ein Zustand, aus dem heraus in jedem Augenblick die Katastrophe, die Ruptur der Uteruswand (= sehr oft gleichbedeutend mit dem **Tod der Mutter**) erfolgen kann. **Den Eintritt der Schulter ins Becken vermeiden heißt also, die Hauptgefahr bei der Querlage vermeiden.**

Solange die Blase steht, „schwebt" die Schulter über dem Eingang zum (kleinen) Becken (Abb. 291). Die stehende Blase hindert also die Schulter daran, ins Becken einzutreten. Es kann sich somit in **dieser** Phase eine Verschleppung nicht einmal anbahnen. Also:

> **Solange die Blase steht, ist bei der Querlage für die Mutter noch keine direkte Gefahr vorhanden!**

Demnach muß die erste Frage zur Klarstellung der Situation bei einer Querlage lauten: **Steht die Blase noch oder ist sie schon gesprungen?**

Inwiefern ist aber das Kind in der Phase 1 schon in Gefahr?

Es ist eine wichtige Erfahrungstatsache, daß die Querlagen**kinder** auch in der Phase 1 schon sehr gefährdet sind. Sie können auch bei stehender Blase und sogar vor Wehenbeginn leicht absterben.

Offenbar genügt schon die quere Verziehung des Uterus und die damit verbundene **ungünstige Hämodynamik der Plazenta,** um das Kind erheblich zu gefährden.

Überwachung des gefährdeten Kindes: S. 397

Untersuchung in der Phase 1

Es muß bei der Untersuchung und auch sonst in der Phase 1 unter allen Umständen alles vermieden werden, was die Blase eröffnen könnte. Je länger sie erhalten

8.7 Querlage (QuL)

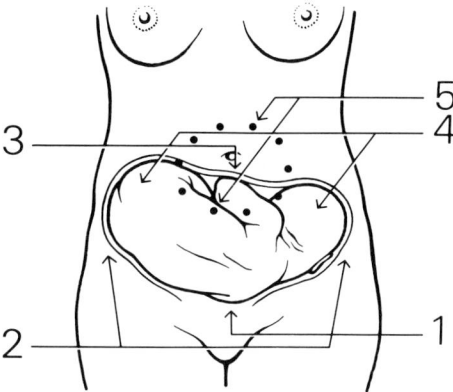

Abb. 292   Die 5 Kennzeichen der Querlage bei der äußeren Untersuchung.

werden kann, um so länger ist die Kreißende mit Querlage noch außerhalb der Gefahrenphase. Mit dem Blasensprung kommt die Kreißende schlagartig in die Gefahrenphase. Deswegen soll – wenn irgend möglich – in der Phase 1 auch die vaginale Untersuchung vermieden werden und die Diagnose der Querlage möglichst allein durch äußere Handgriffe gestellt werden. Denn die vaginale Untersuchung, selbst wenn sie vorsichtig und zart ausgeführt wird, birgt die Gefahr der Blaseneröffnung in sich. Man beschränke sich daher möglichst auf die äußere Untersuchung mit den

5 Kennzeichen der Querlage (Abb. 292):
1. Fehlen eines vorangehenden Teils.

Versucht man, mit einer Hand oberhalb der Symphyse den vorangehenden Teil zu fassen (**= 3. LEOPOLDscher Handgriff**), so fällt sofort auf, daß das „Kopfgefühl" fehlt, man fühlt überhaupt keinen vorangehenden großen Kindsteil. Dasselbe gilt auch für den **4. LEOPOLDschen Handgriff**: Drängt man mit den Fingerspitzen der flach auf die Bauchdecken gelegten Hände langsam in die Tiefe, so ist dort von einem Kopf oder Steiß nichts zu fühlen.

Das Leitsymptom der Querlage ist der leere Beckeneingang!

2. Leib mehr queroval als längsoval ausgedehnt.
3. Der Fundus uteri steht auffallend tief, manchmal nur wenig über Nabelhöhe.
4. Auf beiden Seiten des querovalen Uterus fühlt man **große Teile**, auf der einen den Kopf, auf der anderen den Steiß.
5. Herztöne: am deutlichsten meist in der nächsten Umgebung des Nabels.

In vielen Fällen genügt die äußere Betrachtung und Abtastung des Leibes, um die Querlage zu erkennen. Die

Ultraschalluntersuchung

sichert die Diagnose und vermittelt die exakte Einteilung (Kopf! Rücken!).

390   8 Pathologie der Geburt

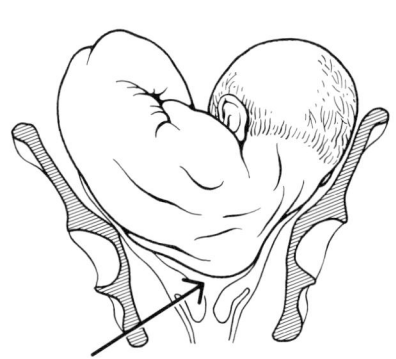 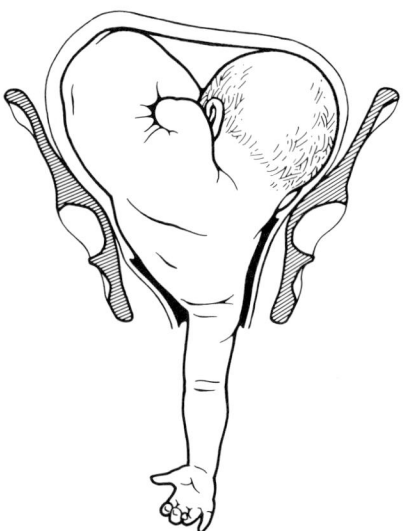

Abb. 293   I. Querlage, Blase vorzeitig gesprungen, **Hauptgefahr**: eine Schulter senkt sich in das kleine Becken (Pfeil!).

Abb. 294   Armvorfall bei I. Querlage.

2. Phase = Gefahrenphase:
Beginn mit dem Augenblick des Blasensprungs
Mit dem Blasensprung (Abb. 293) setzen bei der Querlage die Möglichkeiten für Komplikationen mit einem Schlage gehäuft ein:
1. **Die Hauptgefahr: die Schultereinkeilung.** Solange die Blase steht, kann die Schulter nicht ins Becken eintreten: die Schulterspitze schwebt über dem Beckeneingang (Abb. 293). Mit dem Blasensprung fließt das Fruchtwasser ab, und die dem BE nahestehende Schulter wird gegen das kleine Becken hin und schließlich, wenn nichts dagegen unternommen wird, in dieses hineingedrückt (Abb. 293, Pfeil!). Der Blasensprung ist also der Augenblick, von dem ab sich der gefürchtete Endzustand, das katastrophale Ereignis der eingekeilten Schulter (Abb. 293), also der verschleppten Querlage, anbahnt.
2. **Schlechte HT, Absterben des Kindes:** Fraglos wird die Hämodynamik der Plazenta nach dem Wasserabfluß beim Blasensprung noch stärker gestört, woraus sich das gar nicht seltene Sterben der Querlagenkinder unter diesen Umständen erklärt.
3. **Der Vorfall eines Armes** (Abb. 294):
   Daß der vorn liegende Arm sich nach dem Blasensprung in den Halskanal oder in die Scheide herabsenkt, also vorfällt, ist bei der Querlage ein sehr häufiges Ereignis (20–30%), dem zunächst keine allzu große Bedeutung beigemessen wird. Der Armvorfall stellt aber immerhin eine gewisse Gefahr dar und sogar in

doppelter Beziehung. Einmal dadurch, daß die Schulter durch den Arm als Führungsachse schneller in den Geburtskanal hineinzentriert wird. Das gefürchtete Ereignis der Schultereinkeilung ins Becken kann also durch den Armvorfall vorbereitet und beschleunigt werden. Andererseits wird das Kind aber dann in unmittelbare Gefahr gebracht, wenn

4. **neben dem Arm die Nabelschnur vorfällt:** Der Vorfall der Nabelschnur allein ist bei Querlagen genau wie der Armvorfall etwas Häufiges und kommt in etwa 10–20% der Fälle vor. Der Nabelschnurvorfall bei QuL ist aber kein so alarmierendes Ereignis wie bei der Schädellage, da die vorgefallene Nabelschnur zunächst nicht komprimiert wird. Fällt aber neben der Nabelschnur ein Arm vor oder senkt sich die Schulter gegen den Beckeneingang, so kommt es unweigerlich zur Abquetschung der Nabelschnur und damit zur akuten Lebensgefahr für das Kind.
5. **Erschwerung der Wendung.**
6. **Die aufsteigende Infektion,** die jeder vor- und frühzeitige Blasensprung bei länger andauernder Geburt mit sich bringt, wird hier an die letzte Stelle gesetzt, weil bei der Querlage die mechanischen Gefahren zunächst durchaus im Vordergrund stehen.

Untersuchung in der Phase 2

Vaginale Untersuchung: Nach Blasensprung ist die **zweifelsfreie, ganz sichere** Feststellung der Muttermundsgröße, vor allem die Frage, ob er **vollständig** erweitert ist oder nicht, von entscheidender Bedeutung (s. S. 394). Sobald die Blase springt, ist **vaginal** festzustellen:
- die **Weite des Muttermundes,**
- die **Lage des Kopfes,**
- die **Lage des Rückens,**
- ob **ein Arm oder ein Fuß im Begriff ist, vorzufallen,**
- ob **die Nabelschnur zu tasten ist,** ob also mit einem Nabelschnurvorfall zu rechnen ist,
- ob die Ursache für die Querlage festzustellen ist.

Genaueste Diagnose ist jetzt entscheidend wichtig!

Einzelheiten zur vaginalen Untersuchung

- **Querlagen ohne Armvorfall**

Bei QuL ohne Armvorfall ergibt sich die genaue Lagebestimmung der QuL aus der Lagebestimmung des Kopfes und der des Rückens.

392 8 Pathologie der Geburt

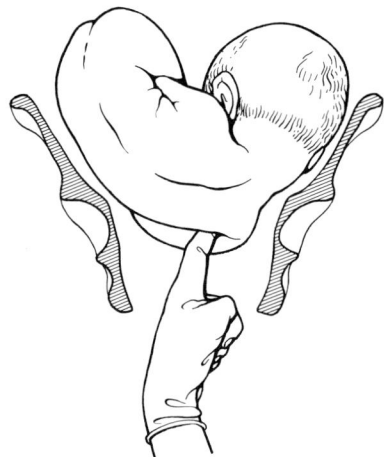

Abb. 295 Lagebestimmung des Kopfes durch Betastung der Achselhöhle: Die Achselhöhle ist nach der Seite geschlossen, auf der der Kopf liegt.

1. **Lagebestimmung des Kopfes:** Sie ergibt sich aus der Betastung der Achselhöhle (Abb. 295): **Die Achselhöhle ist nach der Seite geschlossen, auf der der Kopf liegt,** also:
Achselhöhle nach **links** geschlossen (Abb. 296 u. 298) = **I.** Querlage,
Achselhöhle nach **rechts** geschlossen (Abb. 297 u. 299) = **II.** Querlage.
2. **Lagebestimmung des Rückens:** Abtasten des Rumpfes vor und hinter der Achselhöhle:
bei **dorsoanterioren** Lagen (Abb. 296 u. 297)
fühlt man vorn ein Schulterblatt und die Dornfortsätze der Wirbelsäule,
bei **dorsoposterioren** Lagen (Abb. 298 u. 299)
fühlt man vorn Rippenbogen, Schlüsselbein, Bauchwand und Ansatz der Nabelschnur.

Es ist zwar etwas schülerhaft, aber trotzdem sehr zu empfehlen, sich selbst im Uterus liegend vorzustellen. Mit dieser Vorstellung werden auch die folgenden schematischen Zusammenstellungen klarer, die sich nicht nur im Phantomkurs, sondern auch in der Praxis bewährt haben.

Schema zu Querlagen ohne Armvorfall:

Achselhöhle schließt sich	Man tastet **vorn**	Abb.	Diagnose
nach links	Schulterblatt, Dornfortsätze	296	**I. dorsoanteriore** QuL
nach rechts		297	**II. dorsoanteriore** QuL
nach links	Schlüsselbein, Rippen, Rippenbogen, Bauchwand, Nabelschnuransatz	298	**I. dorsoposteriore** QuL
nach rechts		299	**II. dorsoposteriore** QuL

8.7 Querlage (QuL)   393

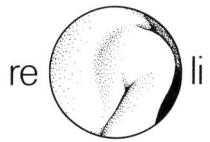

Abb. 296 Achselhöhle nach links geschlossen, Rücken vorn. Diagnose: **I. dorsoanteriore Querlage.**

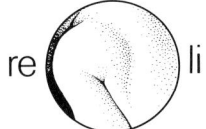

Abb. 297 Achselhöhle nach rechts geschlossen, Rücken vorn. Diagnose: **II. dorsoanteriore Querlage.**

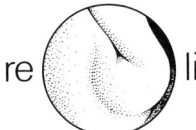

Abb. 298 Achselhöhle nach links geschlossen, Rücken hinten. Diagnose: **I. dorsoposteriore Querlage.**

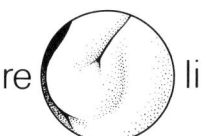

Abb. 299 Achselhöhle nach rechts geschlossen, Rücken hinten. Diagnose: **II. dorsoposteriore Querlage.**

- **Querlagen mit Armvorfall**

Ist bei der QuL ein **Arm vorgefallen,** so ist die Lagebestimmung wesentlich leichter. Beachte: **Arm niemals zurückzustopfen versuchen! Arm sofort anschlingen!** Bei vorgefallenem Arm ergibt sich die genaue Lagebestimmung der QuL aus der Seitenbestimmung des Armes und aus der Lagebestimmung des Kopfes.

Seitenbestimmung des vorgefallenen Armes (abgesehen von ganz seltenen Fällen kann nur der Arm vorfallen, dessen Schulter vorliegt): Paßt beim Handgeben die vorgefallene Hand zur Hand des Untersuchers, so sind die Hände gleichnamig und umgekehrt. Besser ist folgende **Regel:** Handinnenfläche der vorgefallenen Hand nach vorn drehen; zeigt dann der Daumen nach der rechten Seite der Mutter, so ist der vorgefallene Arm der rechte und umgekehrt (siehe Abb. 300).

Wir kennen vier praktische Möglichkeiten der QuL, nämlich

die **I.** dorso**anteriore** und die **I.** dorso**posteriore** QuL,

die **II.** dorso**anteriore** und die **II.** dorso**posteriore** QuL.

Ist der vorgefallene Arm bestimmt worden, so bleiben von diesen vier praktischen Möglichkeiten nur noch zwei übrig, denn (das macht man sich am besten an Hand der Abb. 300–303 klar)

der **rechte** Arm kann nur vorfallen

bei **I.** dorso**anteriorer** QuL (Abb. 300)

und bei **II.** dorso**posteriorer** QuL (Abb. 301),

der **linke** Arm kann nur vorfallen

bei **I.** dorso**posteriorer** QuL (Abb. 302)

und bei **II.** dorso**anteriorer** QuL (Abb. 303).

Welche von diesen **zwei** Möglichkeiten bei einem Armvorfall vorliegt, ergibt die Lagebestimmung des Kopfes durch vaginale Feststellung der Richtung des Achselschlusses.

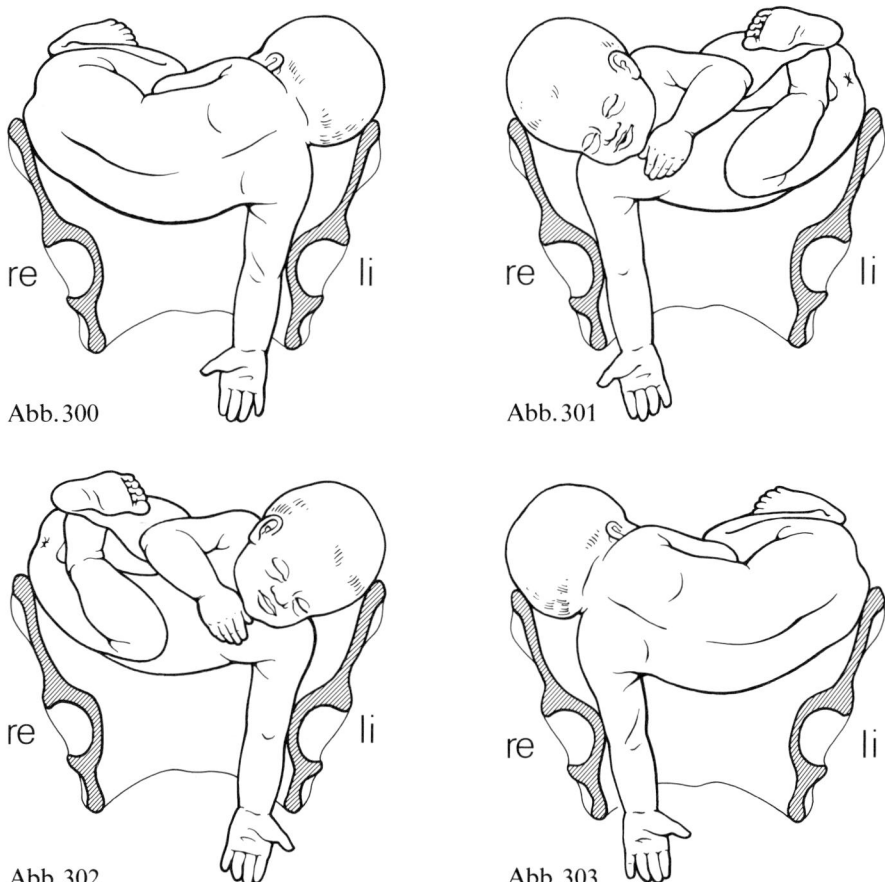

Abb. 300–303 Lagebestimmung der Querlage durch Seitenbestimmung des vorgefallenen Armes und durch Lagebestimmung des Kopfes.

Schema zu Querlagen mit Armvorfall:

Vorgefallen	Achselhöhle schließt sich	Abb.	Diagnose
rechter Arm	nach links	300	**I.** dors**o**anteriore QuL
	nach rechts	301	**II.** dors**o**posteriore QuL
linker Arm	nach links	302	**I.** dors**o**posteriore QuL
	nach rechts	303	**II.** dors**o**anteriore QuL

3. Phase = Katastrophenphase:
Beginnt in dem Augenblick, in dem der Muttermund vollständig eröffnet ist. Es ist allgemein anerkannt, daß der Blasensprung bei der Querlage ein sehr entscheidender Moment ist (= Beginn der Gefahrenphase). **Ein wichtiger Augenblick im Ver-**

lauf der Querlage ist auch derjenige, in dem der Muttermund vollständig wird. Das Vollständigwerden des Muttermundes bedeutet den Übergang der Eröffnungsperiode in die Austreibungsperiode, zugleich aber auch – und das ist nachdrücklichst einzuprägen – den **Übergang der Gefahrenphase in die Katastrophenphase.** Während der Eröffnungsperiode kann sich nach Blasensprung wohl eine Verschleppung anbahnen, sie bildet sich aber in dieser Periode so gut wie niemals aus. Zur endgültigen Einkeilung der Schulter und damit zur Verschleppung kommt es erst in der Austreibungsperiode, d. h. also nach Vollständigwerden des Muttermundes. Und das Wichtigste: Mit dem Vollständigwerden des Muttermundes kann die Verschleppung „mit Riesenschritten" vorangehen; sie kann sich in wenigen Minuten ausbilden.

Man muß aber auch aussprechen, daß manchmal mehrere und sogar viele Stunden zwischen dem Vollständigsein des Mm und dem endgültigen Einkeilen der Schulter, also der Verschleppung, vergehen können. Der Grund ist immer der, daß die einkeilenden Wehen noch nicht eingesetzt haben.

Mit jeder einkeilenden Wehe zieht sich der Uterus enger und fester um das Kind zusammen. Die Muskulatur schiebt sich ineinander, verstärkt dadurch die Wanddicke des Fundus (Pfeil 1, Abb. 304) und vermindert die des unteren Uterinsegments (Pfeil 2). Das Kind, das zum großen Teil in diesem mehr und mehr überdehnten Durchtrittsschlauch sitzt (Pfeil 2!), wird in seiner ungünstigen Zwangslage nicht nur festgehalten, indem Kopf und Steiß seitlich gegen die Beckenschaufeln gepreßt werden, sondern es kommt mit jeder weiteren Wehe zu einer **Abknickung der Fruchtachse,** und zwar meist in der am leichtesten verbiegbaren Halswirbelsäule. Das Tiefertreten der Schultern bewirkt reflektorisch eine Verstärkung der Wehen, es kommt zu immer heftigeren Wehen, die sich allmählich zu fast pausenlos auftretenden **Krampfwehen** und schließlich zum **Tetanus uteri** (pausenlose, heftigste Dauerkontraktionen) steigern. Diese Krampfwehen keilen die vorangehende Schulter so tief in das kleine Becken ein, daß sie mit keinem Mittel mehr herausgeschoben werden kann.

Damit ist der Endzustand jeder unbehandelten oder falsch behandelten QuL eingetreten, die

verschleppte Querlage

hat sich ausgebildet (Abb. 304).

Unter verschleppter Querlage verstehen wir den lebensgefährlichen Endzustand einer falsch oder gar nicht behandelten Querlage, bei der das Kind von dem längs und quer stark überdehnten unteren Uterinsegment so fest umklammert wird, daß die geringste Bewegung des Kindes durch die Hand des Arztes zur Zerreißung des Uterus führen muß.

Untersuchung in der Phase 3
Ob eine Verschleppung nur eingeleitet ist, ob der Uterus noch auf die einkeilenden Wehen gewissermaßen wartet oder ob eine QuL schon als ausgesprochen ver-

396 8 Pathologie der Geburt

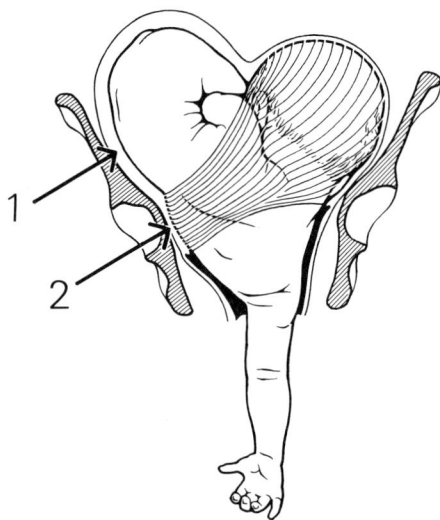

Abb. 304 I. Verschleppte Querlage mit Vorfall des rechten Armes. Das untere Uterinsegment ist zirkulär und longitudinal stärkstens gedehnt **(2)** und steht kurz vor der Zerreißung. Der Hohlmuskel des Korpus ist maximal kontrahiert **(1)** und hat sich hoch über dem Kindskörper zurückgezogen.

schleppt bezeichnet werden muß, läßt sich in manchen Fällen durchaus nicht so ohne weiteres sagen.

Die entscheidende Frage ist die, ob Zeichen einer drohenden Uterusruptur vorhanden sind oder nicht. Sind sie vorhanden, so ist die Situation eindeutig klar. Ist die Schultereinkeilung noch nicht hochgradig, so können alle Zeichen zunächst noch fehlen. Aber auch dann kann die Situation schon so verfahren sein, daß der Zustand einer Verschleppung gleichgesetzt werden muß. In solchen Fällen gibt allein die vaginale Untersuchung möglichst in Periduralanästhesie oder Vollnarkose Auskunft. Man muß dann aber ganz besonders vorsichtig und mit zartester Hand untersuchen. Brüsk und grob durchgeführte Untersuchungen haben in solchen Fällen mehr als einmal eine Uterusruptur zur Folge gehabt. Man darf versuchen, die Schulter mit ganz sanftem Druck etwas nach oben zu drängen. Nur dadurch allein kann man feststellen, ob sich die Schulter vielleicht noch ganz langsam nach oben schieben läßt oder ob sie schon mit aller Gewalt in den Beckeneingang hineingepreßt wird, ob also ein schlaffes Anschmiegen vorliegt oder die QuL endgültig verschleppt ist.

Kennzeichen der verschleppten Querlage bei der vaginalen Untersuchung: Es liegt immer dann eine verschleppte QuL vor, wenn die Schulter „federnd" dem BE aufgepreßt ist und sich diese nicht mehr hochdrängen läßt.

Tastet man die **Nabelschnur**, so ist sehr darauf zu achten, ob sie noch **pulsiert**. Bei verschleppter Querlage sind die Kinder nicht selten geschädigt oder schon tot.

Behandlung der Querlage

Allgemeines

> Jede Frau mit Kind in Querlage gehört grundsätzlich in die Klinik! Sofortige Einweisung in die Klinik, möglichst schon 2-3 Wochen vor dem Geburtstermin!

Die Begründung für diese strikte Forderung ist die erschreckend hohe **kindliche Mortalität** und die ebenfalls **hohe Mortalität der Querlagen-Mütter** bei der nichtklinischen Behandlung der Querlagen.

Die hohe Gefährdung des Kindes ist vor allem dadurch gegeben, daß Querlagen oft mit einer **chronischen Plazentarinsuffizienz** einhergehen. Ursache ist wahrscheinlich die gestörte Hämodynamik als Folge der ungünstigen Lage von Plazenta und Fet. Besonders beim Einsetzen der uterinen Kontraktionen, aber auch nach dem bei QuL so häufigen vor- oder frühzeitigen Blasensprung kann die mangelhafte plazentare Austauschleistung akut absinken und zum **intrauterinen Tod** des Kindes führen.

Eine Verbesserung kann nur erzielt werden
- durch eine **sorgfältige Kontrolle des Feten** in den **letzten Wochen** der Schwangerschaft und
- durch eine **großzügigste Indikation zur Schnittentbindung.**

Das ist also der Sinn der **obligatorischen Früheinweisung** aller Querlagen in die **Klinik**: Die Garantie für die Kontrolle der Querlage in den letzten Wochen der Schwangerschaft und während des Geburtsablaufs mit der Möglichkeit, beim Auftreten von **Komplikationen** (Unregelmäßigwerden der Herztöne oder hypoxiesuspekte Herzfrequenzmuster, vor- und frühzeitiger Blasensprung) den **vaginalen** Weg **sofort** aufgeben und unter möglichst **guten Vorbedingungen** den **Kaiserschnitt** ausführen zu können.

Es kommt somit darauf an, daß
Querlagen
frühzeitig erkannt werden, damit sie
frühzeitig in die **Klinik** eingewiesen werden können, nämlich etwa 2-3 Wochen vor dem Geburtstermin und mit noch stehender Blase.

Behandlung der Querlage in der Klinik
1. Behandlung vor Geburtsbeginn: Überwachung des Kindes
Bei der 2-3 Wochen vor Wehenbeginn zur Beobachtung eingelieferten Schwangeren mit Querlage sind täglich Kardiotokogramme anzufertigen (s. S. 71).

Außerdem sollte etwa 3 Wochen vor dem Termin der **Versuch der äußeren Wendung mit Tokolyse** gemacht werden (s. S. 344).

8 Pathologie der Geburt

2. Behandlung bei Geburtsbeginn
Hat die äußere Wendung keinen Erfolg, so stehen zwei Methoden zur Wahl:
- abdominale Sektio,
- vaginale Entbindung = Entbindung durch Wendung und Extraktion.

Welcher Weg im Einzelfall in der Klinik gewählt wird, hängt vom Befund und Verlauf ab.

Behandlung der Querlage durch abdominale Sektio
Es ist unstrittig, daß durch eine großzügige Indikation der Schnittentbindung die kindliche und mütterliche Mortalität der früheren Querlagen-Behandlung auf ein Minimum gesenkt werden konnte. Deswegen ist bei der Aufnahme einer Querlage die erste Frage die, ob eine Sektio angezeigt ist oder nicht.

> **Indikationen zur primären Sektio bei Querlage:**
> 1. **Suspekte oder pathologische Herzfrequenzmuster** im Kardiotokogramm **vor Beginn der Geburt oder während der Geburt.**
> 2. **Zeichen der Plazentarinsuffizienz.**
> 3. **Vorzeitiger und frühzeitiger Blasensprung** (bei wenig erweitertem Muttermund).
> 4. **Nabelschnurvorfall** oder **Armvorfall.**
> 5. **Erstgebärende.**
> 6. **Zusätzliche Komplikationen**
>   a) Placenta praevia
>   b) Enges Becken
>   c) Ungünstig verlaufene vorangegangene Geburten, bes. vorangegangene Sektio
>   d) Übertragung
>   e) Dringender Kinderwunsch
>   f) Drohende Uterusruptur u. a.

- Will man bei Querlage auf eine **Sektio verzichten,** so ist mit Nachdruck zu betonen, daß der **vaginale Weg** (= Wendung und Extraktion) für Mutter und Kind meist **beträchtlich gefährlich** ist.

Behandlung der Querlage auf vaginalem Weg
Die Sektio wird bei Querlage dagegen nicht ausgeführt, sondern es wird auch in der Klinik vaginal entbunden,
1. bei **totem Kind**
2. bei **Frühgeburt,** bei der das geschätzte Geburtsgewicht unter (etwa) 700 g liegt,
3. beim zweiten **Zwilling**
vorausgesetzt, daß nicht **zusätzliche** Indikationen zur Sektio bestehen (s. oben, Indikationen, Punkt 6) oder im Verlauf der Geburt entstehen.

Geburtsleitung bei vaginaler Entbindung der Querlage in der Klinik

Phase 1 (=Stehende Blase): Es kommt darauf an, alles zu tun, um den Blasensprung möglichst lange hinauszuschieben, und zwar möglichst so lange, bis der Muttermund vollständig eröffnet ist. Begründung:

Die **stehende Blase** garantiert den Schutz vor dem Tiefertreten der Schulter. Ferner: Die bis zur Vollständigkeit des Mm stehend erhaltene Blase ist für die **Wendung** am günstigsten. Ein früher Blasensprung **verschlechtert die Aussichten für die Wendung** (s.u.).

Solange die Fruchtblase steht und der Muttermund nicht vollständig ist, wird bei der Querlage nicht eingegriffen, sondern abgewartet!

Maßnahmen zur Verhinderung des frühzeitigen Blasensprungs

Strengste Bettruhe mit Hochlagerung des Beckens. Sind die Wehen kräftig, so ist es zweckmäßig, die Frau dabei auf die Seite zu lagern. Das kann man tun, ohne dabei die Beckenhochlagerung aufzugeben. Wenn keine oder nur schwache Wehen vorhanden sind, größte Vorsicht und Zurückhaltung mit Wehenmitteln. Da bei der Querlage ein vorangehender Teil fehlt, wirkt sich der volle Wehendruck ungeschwächt auf den unteren Blasenpol aus. Somit kommt es schon bei mittelstarken Wehen leicht zum gefürchteten Blasensprung, lange bevor der Mm vollständig eröffnet ist.

Bei Querlagen möglichst überhaupt keine medikamentösen Wehenmittel geben!

Das Ziel ist, den Muttermund vollständig geöffnet zu bekommen, ohne daß die Blase springt. Ist der Muttermund vollständig oder (bei Mehrgebärenden) fast vollständig, so wird die Blase gesprengt und sofort die Wendung (S. 503) und anschließend die Extraktion (S. 363) ausgeführt. Im Anschluß daran wird die **Plazenta stets manuell gelöst,** da in jedem Falle einer Wendung und Extraktion die Uterushöhle und ganz besonders das untere Uterinsegment gründlich auf einen Riß abgetastet werden müssen.

Phase 2: (= Gesprungene Blase): Der Blasensprung macht eine **sofortige vaginale Untersuchung** notwendig (S. 391). Ist der Mm nur wenig eröffnet, so ist damit eine strikte Indikation zur Ausführung der Sektio gegeben (S. 398). Ist der Mm vollständig eröffnet, so wird gewendet und dann – nach einer Pause – extrahiert.

Phase 3 (= Verschleppte Querlage): Steht es einwandfrei fest, daß es sich um eine **verschleppte** Querlage handelt, so muß **sofort** und so **schonend** wie möglich in Vollnarkose entbunden werden. Die Zeit bis zur Operation sollte durch eine **hochdosierte intravenöse Tokolyse** mit Betamimetika (Fenoterol, Partusisten®) überbrückt werden.

> **Jeder Versuch einer Wendung bei verschleppter Querlage ist ein schwerer Kunstfehler!**

Vorgehen:
1. Bei **lebendem** und nicht geschädigtem Kind wird die **Sektio** ausgeführt, sofern die **Vorbedingungen** erfüllt sind.
2. Bei **totem** oder **geschädigtem** Kind wird je nach Geburtssituation die **Dekapitation** oder die **Embryotomie** ausgeführt.

Vor allem anderen wird sofort mit der **Narkose** begonnen, wenn das nicht schon vor der Untersuchung geschehen ist.

> **Nach jedem Eingriff bei Querlage taste man den Uterus aus!**

8.8 Intrauteriner Fruchttod

in der zweiten Hälfte der Schwangerschaft
Vorkommen: bei rd. 1% aller Schwangeren.
Ursachen: vorzeitige Plazentalösung, Gestose, Diabetes mellitus, Nabelschnurvorfall, Morbus haemolyticus fetalis, Übertragung, Mißbildungen u.a.

Die Ursache des intrauterinen Fruchttodes insbesondere bei Gestosen (S.96) und Übertragung (S.137) ist die Hypoxämie **(Plazentainsuffizienz).**

> Die Mehrzahl der toten Kinder (90%) wird innerhalb von 14 Tagen nach dem intrauterinen Fruchttod spontan geboren.

Diagnose:
Zeichen, die für das Absterben des Kindes sprechen:
subjektiv: Kindsbewegungen werden nicht mehr gefühlt;
objektiv:
1. fehlende HT,
2. keine Kindsbewegungen mehr zu fühlen,
3. **ultrasonographisch fehlende Herzaktionen,** fehlende Kindsbewegungen und fehlende Atemexkursionen
4. **röntgenologische** Zeichen.

Die im Uterus abgestorbene und zurückgehaltene Frucht macht einen Prozeß durch, den wir als

Mazeration

bezeichnen.

8.8 Intrauteriner Fruchttod

Unter Mazeration versteht man die **intrauterine Autolyse** der Frucht. Sie wird hervorgerufen durch **Enzyme an der Körperoberfläche** und durch die im entleerten Mekonium enthaltenen gallensauren Seifen. Die Mazeration ist ein rein **aseptischer** Vorgang, der mit bakterieller Fäulnis nichts zu tun hat. Man unterscheidet:

Mazeration 1. Grades: Die Haut ist grau-weiß, die Nabelschnur ist meist grünlich imbibiert.

Mazeration 2. Grades: Die Haut hebt sich in Blasen ab und wird in Fetzen abgestoßen (innerhalb von 1–3 Tagen nach dem Absterben).

Mazeration 3. Grades: Der Fet sieht infolge der eingetretenen Hämolyse schmutzig graubraun aus. Die Gelenke haben ihre Festigkeit verloren, sind schlaff und schlottrig. Der Schädel ist infolge Lösung der Knochenverbindung unregelmäßig zusammengesunken. Die Haut ist welk, der Fet im ganzen geschrumpft, das Gewicht erheblich geringer. (Die volle Entwicklung des 3. Grades der Mazeration erfordert ungefähr 3–4 Wochen intrauterinen Zurückbleibens der Frucht.)

Die sichere Bestimmung der Zeit des Fruchttodes aus dem Grad der Mazeration ist nicht möglich, da sie verschieden schnell eintritt (RUNGE).

Zeichen für die schon eingetretene Mazeration: Das Fruchtwasser ist **fleischwasserfarben** verfärbt (Auslaugung des Blutfarbstoffes), die Schädelknochen schlottern bei vaginaler Untersuchung.

Ferner sind die folgenden **röntgenologischen Zeichen,** bekannt, wobei diese im wesentlichen aber nur den Wahrscheinlichkeitsschluß auf den Fruchttod zulassen.

Vorbedingungen: Die Aufnahmen müssen bei stehender Blase und bei Fehlen von Wehen gemacht werden, da bei gesprungener Blase und Wehen und beginnender Konfiguration des Kopfes das gleiche Bild bei **lebenden** Kindern gefunden wird.

1. **Schädelsymptome:**
   - SPALDINGsches Zeichen: dachziegelartige Übereinanderlagerung der Schädelknochen
   - **Stufenbildung an den Scheitelbeinen,**
   - **Klingelbeutelform** des Schädels,
   - „**Heiligenschein**", auch als „halo effect" bezeichnet, kommt durch eine Hohlraum- bzw. Spaltbildung zwischen dem subkutanen Fettgewebe der Kopfschwarte und den darunter liegenden Schädelknochen zustande und läßt sich vom 7. Schwangerschaftsmonat ab, doch frühestens 48 Stunden nach dem Tode der Frucht, nachweisen. Je länger der Tod zurückliegt, um so deutlicher ist dieses Zeichen.

2. **Wirbelsäulensymptome** (nach KIRCHHOFF = Spätzeichen, da erst nach 12–14 Tagen zu beobachten):
   - **abnorm starke Krümmung** (kommt allerdings gelegentlich auch bei lebendem normalen Kind vor),
   - **gibbusartige Abknickung,**
   - **Wendehals nach** SCHMIEMANN = Torsion der Wirbelsäule, ist gelegentlich auch bei lebenden Kindern beobachtet worden.

3. **Extremitätensymptome:** Der „Knochensalat" (GAUSS und SCHMIEMANN) = regellose Anordnung der Extremitätenknochen (verdächtig, aber nicht sicher beweisend).

Mit der Röntgendiagnostik allein kann und soll man kein totes Kind diagnostizieren. Keines der genannten Zeichen hat absolute Beweiskraft. Jedoch kommt besonders den Schädelsymptomen eine große diagnostische Bedeutung zu.

8 Pathologie der Geburt

Die Komplikation bei abgestorbener Frucht
= Blutung infolge Fibrinogenmangel

Die Meinung, daß ein totes Kind die Mutter nicht in Gefahr bringt, ist nicht richtig. Aus der Erfahrung wissen wir:

Bei abgestorbenen Früchten kann es zu schweren Blutungen infolge von Fibrinogenmangel kommen.

Es ist klar geworden, daß es sich bei diesen Blutungen um **Gerinnungsstörungen** handelt. Thromboplastisches Dezidua- oder Plazentamaterial gelangt in den Kreislauf der Mutter, aktiviert das Gerinnungssystem und braucht das Fibrinogen des mütterlichen Blutes mehr oder weniger auf, wodurch das Blut ungerinnbar wird.

Derartige Störungen treten aber erfahrungsgemäß erst dann auf, wenn die abgestorbene Frucht **länger als 3-4 Wochen im Uterus zurückgehalten** wird. Daher gilt:

> **Beim intrauterinen Fruchttod soll man mit der Geburtseinleitung nicht länger als etwa 2 Wochen nach dem Absterben der Frucht warten! Wartet man länger, so droht die Gefahr schwerer Blutungen infolge Fibrinogenmangels.**

Längeres Abwarten würde auch eine zu große **seelische** Belastung für die Mutter bedeuten.

Alle Maßnahmen zur Entwicklung eines toten Kindes sind in der **Klinik** vorzunehmen.

Über die **Prophylaxe** von **Blutungen** infolge Fibrinogenmangel s. S. 577, über die **Behandlung** s. S. 581.

Praktisches Vorgehen, wenn es nach 2 Wochen
nicht zur Spontangeburt gekommen ist

Für die Fälle **bis 28. Schwangerschaftswoche**: siehe Missed abortion S. 541. Für die Fälle **jenseits der 28. Schwangerschaftswoche**: Geburtseinleitung (S. 282) mit der i. v. Oxytozin-Dauertropfinfusion oder Prostaglandin-Infusion (s. S. 280).

Unter der Geburt sterbende Kinder soll man möglichst spontan ausstoßen lassen. Beim Einschneiden des Kopfes kann man den Kopf des Kindes perforieren, desgleichen bei Beckenendlagen, bevor man bei Ausführung der Manualhilfe zur Kopfentwicklung ansetzt. Bei hochgradiger Wehenschwäche kommt für Schädellagen das Ansetzen des Vakuumextraktors oder der Kopfschwartenzange in Frage.

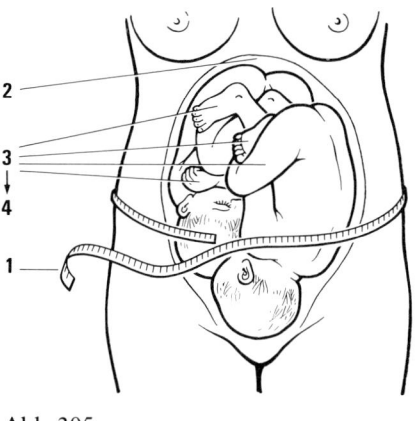
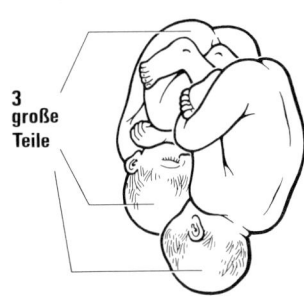

Abb. 305   Abb. 306

8.9 Zwillinge (= Gemini)

Häufigkeit: Auf 80–90 Geburten kommt eine Zwillingsgeburt.

Verdachtszeichen (Abb. 305 und 306)
1. **Leibesumfang auffallend groß** im Vergleich zur Schwangerschaftsdauer, am Ende der Schwangerschaft über **100 cm**. Differentialdiagnose: ein großes Kind, Hydramnion.
2. **Sehr hoch stehender Fundus** bedeutet einen besonderen Hinweis, wenn man einen großen Teil des vorangehenden Kindes schon im BE tasten kann.
3. **Fühlen von vielen kleinen Teilen** seitlich links und rechts, oben und unten.
4. **Viele lebhafte Kindsbewegungen** gleichzeitig an verschiedenen Stellen des Bauches.
5. Das Abtasten von **drei großen Teilen,** meist **zwei Köpfen** und einem **Steiß** (Abb. 306).

Diagnose: Ultrasonographischer Nachweis von zwei Feten.

Die Lage der Zwillinge zueinander ergibt sich aus den Abb. 307 (in abgerundeten Prozentzahlen).

Differentialdiagnose: ein großes Kind (bei großem Kind in der ersten Hälfte der Schwangerschaft an Blasenmole, in der zweiten Hälfte der Schwangerschaft an Zwillinge und Hydramnion denken!); **Hydramnion;** hochstehender Fundus infolge **engen Beckens** oder **Placenta praevia** (totalis).

Schwangerschaft: Infolge der mechanischen und funktionellen Mehrbelastung kommt es bei Zwillingsmüttern viel häufiger und meist in einem viel stärkeren Grade zu **Schwangerschaftsbeschwerden** (Kurzatmigkeit infolge Zwerchfellhochstandes, starke Varizenbildung u.a.) und Gestosen (Hyperemesis, Ödeme, Präeklampsie und Eklampsie). Häufige Schwangerschaftsuntersuchungen sind daher dringend erforderlich!

404 8 Pathologie der Geburt

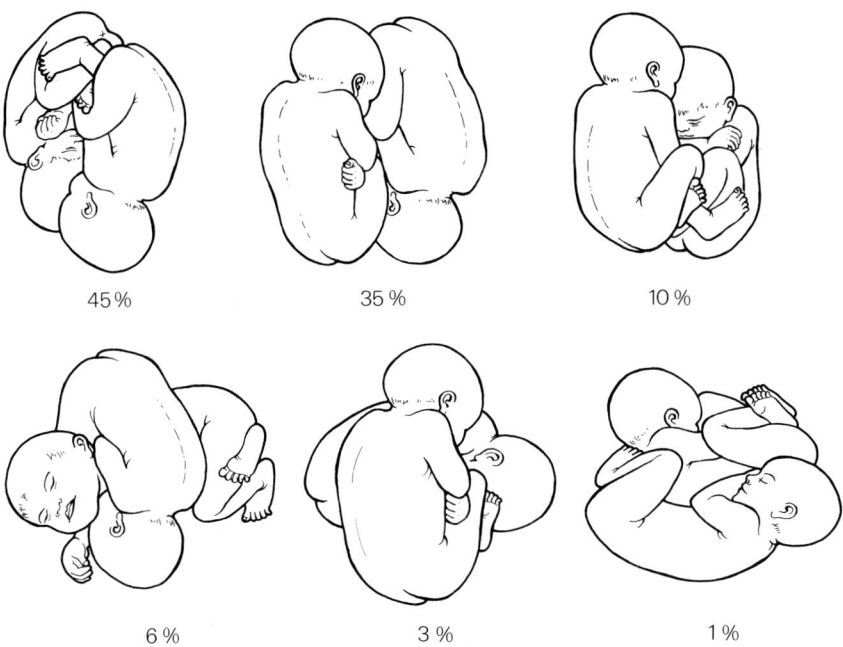

45 %   35 %   10 %

6 %   3 %   1 %

Abb. 307 Die Lage der Zwillinge zueinander.

Geburtsverlauf

In ungefähr der Hälfte aller Fälle verlaufen Zwillingsgeburten spontan und normal.

Zwilling I
Eröffnungsperiode: Meist verlängert infolge mäßiger Wehen = typische primäre Wehenschwäche infolge Überdehnung der Uterusmuskulatur. Behandlung s. S. 278. Geburtsdauer daher häufig verlängert!
  Austreibungsperiode: Verläuft meist kürzer als normal (kleine Frucht!). Nach der Geburt des Zwillings I tritt eine

Wehenpause

von 20–30 Minuten, selten länger als eine Stunde, ein.

Zwilling II
Meist beginnen die Wehen schon 20–30 Minuten nach Geburt des ersten Zwillings wieder von neuem, und die zweite Blase stellt sich. Eine Eröffnungsperiode gibt es

nicht, da der Mm nach Geburt des I. Zwillings weit geöffnet ist. Sobald die Blase springt, wird der Zwilling II mit wenigen kräftigen Preßwehen geboren.

Nachgeburtsperiode: Erst nach Ausstoßung beider Früchte kommt es zur Geburt ihrer Nachgeburtsteile. Infolge der Überdehnung des Uterus sind **Atonien häufig** (s. unten).

Komplikationen des Geburtsverlaufs.
Komplikationen sind häufig und charakteristisch. Sie werden in der Hauptsache durch zwei Faktoren bedingt:
- **Abnorme Lage und Haltung der Kinder** (vgl. Abb. 307).
- **Starke Überdehnung des Uterusmuskels.**

Durch die **abnorme Lage oder Haltung** eines oder beider Kinder, insbesondere durch ihre gegenseitige Behinderung an der Einstellung, steht der tiefstehende Teil des vorangehenden Zwillings oft noch hoch über dem BE, so daß das untere Uterinsegment nach unten nicht richtig abgeschlossen ist. Die notwendige Folge ist der **vorzeitige Blasensprung**, ein für die Zwillingsgeburt charakteristisches Ereignis, das sehr häufig 8–14 Tage und früher vor dem eigentlichen Geburtstermin auftritt. Dadurch kommt es als weitere Folge zu der ebenso kennzeichnenden **Frühgeburt bei Zwillingen.** Nach v. MIKULICZ-RADECKI beginnen 35% aller Zwillingsgeburten mit vorzeitigem Blasensprung. Bei vorzeitigem Blasensprung und einem das untere Uterinsegment nicht gut abschließenden kleinen Kopf oder Steiß kann es leicht zum **Nabelschnurvorfall** kommen. Behandlung s. S. 414. **Verhakung der Zwillinge,** s. S. 406.

Häufige Folgen der **Überdehnung des Uterus:**
- **Primäre Wehenschwäche,** charakteristisch für den ganzen Verlauf der Eröffnungsperiode.
- **Lange Geburtsdauer,** die häufig zu beobachten ist. Gefahren: steigende Infektionsgefahr für die Mutter (Temperatursteigerung, Fieber), Drucksymptome (Kompression der Beckenorgane: Vulvaödem, blutiger Harn), Erschöpfung der Mutter.
- **Gefahr der vorzeitigen Lösung der Plazenta des zweiten Zwillings nach Geburt des ersten Zwillings = Hypoxämie des zweiten Zwillings.**

Nach der Geburt des ersten Zwillings fällt die überdehnte Uteruswand zusammen, ihre Außen- und Innenwandfläche verkleinern sich. Dadurch verkleinert sich auch der Teil der Innenwand, an dem die Plazenten haften. Da außerdem der Gegendruck durch den ersten Zwilling fehlt, kommt es nicht selten zur Ablösung der ersten Plazenta, wodurch auch manchmal ein Teil der zweiten Plazenta vorzeitig mitgelöst wird.

- **Atonie des Uterus in der Nachgeburtsperiode** (s. S. 594) als Folge der Überdehnung des Uterus.

Geburtsleitung

Geburt des ersten Zwillings

Durch genaue äußere und vaginale Untersuchung sowie durch Ultraschalluntersuchung werden zunächst Lage und Haltung des vorangehenden Zwillings festgestellt. Liegt er in **Längslage,** so gilt der Grundsatz:
Konservative Geburtsleitung!

Simultane Kardiotokographie beider Zwillinge!

Die häufige primäre Wehenschwäche wird in der üblichen Weise behandelt (S. 276).

> **Die Zwillingsgeburt soll, wenn irgend möglich, spontan ablaufen! Das Vorhandensein von Zwillingen ist keine Indikation zu einem Eingriff!**

In einem Teil der Fälle findet sich der vorangehende Zwilling in **Beckenendlage,** in einem kleinen Prozentsatz in **Querlage.** In diesen Fällen wird nach den Regeln der Geburtsleitung für BEL bzw. QuL vorgegangen.

Tritt eine Indikation zur **operativen** Entbindung des vorangehenden Zwillings auf, so sollte man folgendermaßen handeln: Bei operativer Entbindung des ersten Zwillings ist anschließend in derselben Narkose auch der zweite Zwilling operativ zu entwickeln. Diese Regel gilt vor allem deswegen, weil der zweite Zwilling erfahrungsgemäß häufig dann operativ entbunden werden muß, wenn der erste **operativ** entbunden wurde. Auf diese Weise wird der Mutter eine Narkose erspart.

Nach der operativen Entbindung des ersten Zwillings ist eine kurze **Pause** einzuschieben, bevor mit der Entwicklung des zweiten begonnen wird. Damit wird dem überdehnten und schnell entleerten Uterus etwas Zeit gelassen, sich zusammenzuziehen und sich der Entleerung anzupassen.

Beachte:

> **Die Nabelschnur des ersten Kindes muß auch zum Uterus hin gut abgebunden werden!**

Bei eineiigen Zwillingen können Anastomosen der Plazentagefäße bestehen. Würde das plazentare Ende der ersten Schnur nicht fest unterbunden, so könnte sich der zweite Zwilling durch die Nabelschnur des ersten verbluten. Ob eineiige oder zweieiige Zwillinge vorliegen, kann man vorher nicht wissen.

Verhakung: Daß ein Kind das andere am Austritt hindert, ist in verschiedenster Weise möglich, kommt aber in Wirklichkeit doch sehr selten vor. Eine

typische Verhakung

liegt beispielsweise vor, wenn Zwilling I sich in Beckenendlage und Zwilling II in Schädellage befinden. Die Entwicklung der Beckenendlage kann zuerst spontan vor sich gehen, kann dann aber bald nach Sichtbarwerden des Steißes zum Stillstand kommen. Die Ultraschalluntersuchung zeigt als Ursache eine Verhakung der Köpfe. Der Kopf II steht im Becken und hindert den Kopf I am Eintritt ins Becken. Es gelingt nach einigen Schwierigkeiten, beide Köpfe nach oben zu schieben und danach Kopf I an Kopf II vorbeizuleiten.

Geburt des zweiten Zwillings
In den 60iger Jahren wurde die vorher konservative Geburtsleitung des 2. Zwillings **zunehmend aktiver,** vor allem unter dem Eindruck der Untersuchungen über den Zusammenhang zwischen der Zeitspanne zwischen 1. und 2. Zwilling und der Azidoserate des 2. Zwillings. Es war anerkannt, den zweiten Zwilling schnell zu entwickeln und zwar sowohl im Interesse des Kindes (Hypoxiegefahr) als auch im Interesse der Mutter (Infektionsgefahr: lange Geburtsdauer, offene Geburtswege).

Die relativ **hohe Mortalitätsziffer des 2. Zwillings** kann dadurch vermindert werden, daß er relativ **schnell** nach Geburt des ersten Zwillings geboren wird.

Wie hat man nach Geburt des ersten Zwillings vorzugehen?
Wurde der 1. Zwilling operativ in Vollnarkose geboren, so wird der 2. Zwilling sofort anschließend in derselben Narkose ebenfalls operativ entwickelt (auch wenn er in Längslage liegt). Vorgehen s. unten. Das gilt nur, wenn der 1. Zwilling in Vollnarkose und nicht z. B. in Pudendusanästhesie operativ entwickelt wurde.

Wurde der **1. Zwilling spontan** geboren, so geht man folgendermaßen vor: sorgfältige Kontrolle der Herztöne bzw. möglichst **lückenlose Kardiotokographie.** Denn nach Geburt des 1. Zwillings bestehen für den 2. Zwilling zwei große Gefahren, nämlich die der vorzeitigen Lösung seiner Plazenta (Hinweis: Verstärkte Blutung aus der Scheide! Akute Bradykardie!) sowie die der Nabelschnurkomplikationen.

- **Vorgehen bei Längslagen**

Ergibt die äußere Untersuchung, daß der 2. Zwilling in Längslage liegt, so geht man folgendermaßen vor: Sofort Beginn mit intravenöser Oxytozin-Dauertropfinfusion. Bei den ersten Wehen tritt meist der vorangehende Teil in das Becken ein. Nun wird die Blase vaginal eröffnet, gleichgültig ob eine Schädel- oder eine Beckenendlage vorliegt.

Natürlich ist dabei die Gefahr des Nabelschnurvorfalls groß. Die Gefahr des Nabelschnurvorfalls kann man auf ein Minimum reduzieren, wenn man das Fruchtwasser nicht im Schwall sondern durch eine oder mehrere punktförmige Öffnungen ablaufen läßt. Das erreicht man dadurch, daß man die mit Spekula eingestellte Fruchtblase mit einer armierten Kanüle an einer oder mehreren Stellen punktiert.

Diese Regeln gelten für Fälle mit normalem CTG. Werden **pathologische Herzfre-**

quenzmuster registriert (oder schlechte Herztöne auskultiert), so muß die Geburt des 2. Zwillings **unverzüglich operativ** beendet werden.

Ist der 2. Zwilling innerhalb einer **halben Stunde** nach Blaseneröffnung nicht spontan geboren worden und sind die Herzfrequenzmuster in Ordnung, dann stellt sich die Frage, ob **man sich abwartend verhalten oder operativ vorgehen soll**. Sind zu dieser Zeit Kopf bzw. Steiß schon tief ins Becken eingetreten und besteht auf Grund eines guten Geburtsfortschrittes begründete Aussicht, daß das Kind mit den nächsten Wehen, d.h. in etwa 20-30 Minuten geboren werden kann, so wird abgewartet. **Andernfalls wird die Geburt operativ beendet.**

Vorgehen bei operativer Geburtsbeendigung
- **Schädellage:** Keine hohe Zange! Keine innere Wendung! Wenn auch die Wendung beim 2. Zwilling besonders leicht geht, so bleibt sie doch eine gefährliche Operation für die Mutter. Sondern entweder
  Vakuumextraktion: Bei hochstehendem Kopf wird dieser vorher in den Beckeneingang gebracht; oder
  Spiegelentbindung: Man setzt zwei breite und lange BUMMsche Spiegel vorn und hinten in die Scheide ein, kristellert kräftig, und innerhalb kürzester Zeit rutscht der 2. Zwilling – gleichgültig ob Kopf oder Steiß vorangehen – aus der Scheide heraus. Eine ganz ausgezeichnete und sehr zu empfehlende Methode.
- **Beckenendlage: Spiegelentbindung** (s. o.) oder
  Manuelle Extraktion, bei der einfachen Steißlage mit hochstehendem Steiß am heruntergeholten Fuß, bei der Fußlage am vorangehenden Fuß bzw. an den Füßen.
- **Vorgehen bei der Querlage**
  Ergibt die äußere Untersuchung nach Geburt des 1. Zwillings, daß der 2. Zwilling in Querlage liegt, so gibt es zwei Möglichkeiten des Vorgehens:
  1. **Versuch der äußeren Wendung.** Sie gelingt beim 2. Zwilling oft und leicht mit wenigen äußeren Handgriffen. Anschließend Wehenmittel, Blase sprengen und Vorgehen wie oben (S. 407) beschrieben.
  2. Oder: Gelingt die äußere Wendung nicht, so wird in Narkose sofort die **kombinierte = innere Wendung auf den Fuß** und anschließend die **manuelle Extraktion** ausgeführt.

Nachgeburtsperiode
Bei den Zwillingen haben wir nicht nur mit Gefahren und Komplikationen in der Schwangerschaft, der Eröffnungs- und Austreibungsperiode, sondern ganz besonders auch in der Nachgeburtsperiode zu rechnen. Und zwar ist in diesem Falle der Vorgang der Plazentaablösung nicht nur für die Mutter, sondern auch für das Kind mit Gefahren verbunden.

So gut wie immer geht die Lösung der Plazenta für beide Früchte gemeinsam nach Geburt des 2. Zwillings vor sich.

Daß nach der Geburt des 1. Zwillings die zugehörige Plazenta schon vor der Geburt des 2. Zwillings **ausgestoßen** wird, ist sehr selten. Voraussetzung ist dabei, daß die Nidationsstellen vollständig getrennt und außerdem weit voneinander entfernt liegen.

Alle Komplikationen und Gefahren **für die Mutter** in der NGP ergeben sich daraus, daß der Uterus **überdehnt und übermüdet** ist:

Der Ablösungsmechanismus dauert länger, die Lösung ist also verzögert,
die Lösungsblutung ist so gut wie immer verstärkt,
Retention von Plazentateilen ist häufig.

Am gefährlichsten ist aber die schwere atonische Blutung nach Ausstoßung der Plazenta (S. 594).

Die Neigung zur Erschlaffung des Uterus und damit die Gefahr der schweren Atonie ist besonders groß, wenn beide Kinder operativ, also schnell geboren wurden.

Um allen diesen Komplikationen vorzubeugen, gibt man unmittelbar nach Geburt des 2. Zwillings eine **Oxytozin-Schnellinfusion**, um der Atonie des überdehnten Uterus entgegenzuwirken.

Mit Nachdruck sei darauf hingewiesen, daß Nachgeburtsdefekte bei der Zwillingsgeburt häufiger als bei der Einlingsgeburt vorkommen, daß also Plazenta und Eihäute in diesem Fall ganz besonders sorgfältig kontrolliert werden müssen.

Atoniegefahr besteht noch über mehrere Stunden nach vollständiger Ausstoßung der Plazenta bzw. Plazenten. Während der ganzen Zeit sorgfältige Uteruskontrolle! Gefahr der „Spätatonie"!

Wie unterscheidet man

Eineiige und zweieiige Zwillinge (Zw.)?

Man unterscheidet **eineiige** = erbgleiche Zwillinge und **zweieiige** = erbungleiche Zwillinge. Eineiige Zwillinge entstehen, indem **1** Samenfaden **1** Eizelle (die sich dann in 2 gleiche Embryonalanlagen teilt) befruchtet, zweieiige, indem **2** Samenfäden **2** Eizellen befruchten. Eineiige Zwillinge können nur **gleichgeschlechtig**, zweieiige Zwillinge können **gleich-** oder **verschiedengeschlechtig** sein.

Für die praktische Unterscheidung zwischen ein- und zweieiigen Zwillingen gilt folgendes:
1. Zwillinge mit **einem gemeinsamen Chorion** (Abb. 308) und mit Gefäßverbindungen der Plazenten sind stets **eineiig** und somit **erbgleich**, also natürlich auch stets **gleichgeschlechtig**.

Ob diese beiden eineiigen Zwillinge mit dem gemeinsamen Chorion getrennt in zwei Amnien oder nicht getrennt in einem gemeinsamen Amnion liegen, ist diagnostisch ohne Bedeutung. Somit: Zw., die nur durch **2 Eihäute** (= 2 Amnien = Abb. 308) oder durch gar keine Eihäute getrennt sind, sind stets **eineiig**.

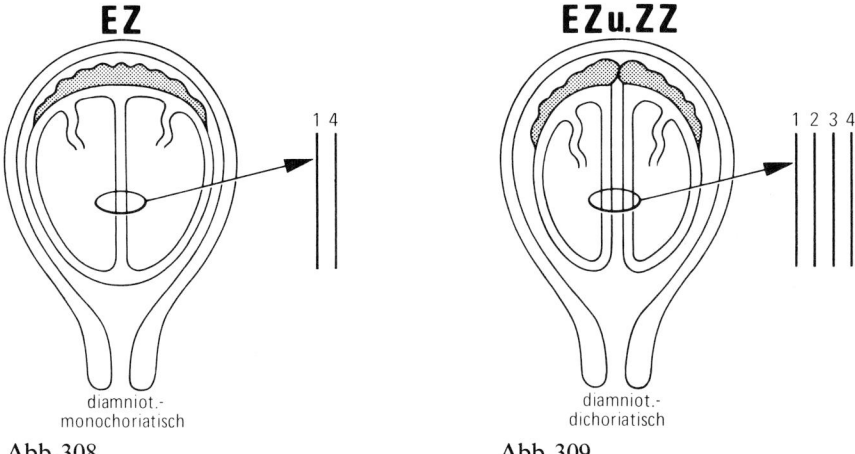

Abb. 308   Abb. 309

Abb. 308 = **1 Chorion** (1 oder 2 Amnien), nur **1 Möglichkeit: Ein**eiige Zwillinge (stets gleichgeschlechtig)

Abb. 309 = **2 Chorien** (2 Amnien), **2 Möglichkeiten:** a) **Verschiedengeschlechtige** Zwillinge = **Zwei**eiige Zwillinge, b) **Gleichgeschlechtige** Zwillinge, können sein **ein**eiige Zw. oder **zwei**eiige Zw. Entscheidung: **Blutfaktorenuntersuchung** und **Ähnlichkeitsdiagnose.**

2. Zwillinge mit **zwei Chorien** (= **4 Eihäute** als Trennwand = Abb. 309) können sowohl **eineiig** als auch **zweieiig** sein. Sind sie
   a) **ungleichen Geschlechts,** so sind sie selbstverständlich **zweieiig.**
   b) Sind sie **gleichen Geschlechts,** so gibt es in diesem einen Falle **zwei Möglichkeiten:** sie können sowohl **ein-** als auch **zweieiig** sein.

8.10 Nabelschnurvorliegen

Definition: Nabelschnurvorliegen = Fühlen der Nabelschnur bei **stehender Blase** vor oder neben dem vorangehenden Kindsteil (Abb. 310).
Bedeutung: Das Vorliegen der Nabelschnur ist die Vorstufe des besonders bei Kopflagen früher oder später sehr gefährlich werdenden Nabelschnurvorfalls. Solange die Nabelschnur nur vorliegt, wird sie meist nicht gedrückt. Das Nabelschnurvorliegen macht daher nur selten Erscheinungen.
Vorgehen: Alle zu treffenden Maßnahmen haben den Zweck, den Blasensprung, durch den es zum Nabelschnurvorfall käme, hinauszuschieben, und zwar so lange, bis der Mm vollständig ist. Außerdem soll versucht werden, die Nabelschnur zum Zurückziehen zu bringen. Das geschieht durch
1. **Beckenhochlagerung** (Unterschieben von zwei Keilkissen), damit die vorliegende Schlinge zurückschlüpfen kann. Noch besser ist dazu die Knie-Ellenbogenlagerung geeignet. Danach

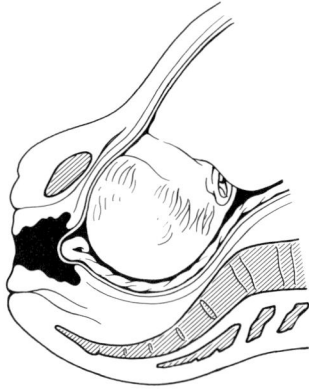

Abb. 310 Vorliegen der Nabelschnur.

2. **Seitenlagerung:** Die Kreißende wird mit erhöhtem Becken **auf die der Nabelschnur entgegengesetzte Seite** gelagert. Liegt z. B. die Nabelschnur **links** neben dem nach **rechts** abgewichenen Kopf vor, so wird die Kreißende in Beckenhochlagerung auf die **rechte** Seite gelagert. Durch die Beckenhochlagerung kann die Schlinge zurückschlüpfen, durch die rechte Seitenlagerung wird der Kopf gegen die linke Beckenseite gedrückt und verschließt die Lücke. (Der Kopf macht stets die Bewegung des Steißes in entgegengesetzter Richtung mit.)
3. Die Maßnahmen sind durch eine **intravenöse Tokolyse** zu unterstützen.
4. **Sorgfältige Kontrolle des Kardiotokogramms!** Sollten die Herzfrequenzmuster schon bei vorliegender Nabelschnur pathologisch werden, so wird so vorgegangen, als wenn die Nabelschnur vorgefallen wäre (S. 414).

Ist der Mm vollständig, so wird die Blase vaginal gesprengt. Technik S. 282. Gleichzeitig läßt man von der Hebamme den Kopf von außen kräftig in das Becken hineindrücken (Abb. 419). Fühlt man die Schlinge beim Sprengen der Blase noch vorliegen, so muß man versuchen, den Kopf hochzuschieben und die Schnur an dem Kopf vorbei nach oben zu schieben. Gelingt dies, so wird abgewartet.

Fällt dagegen die Nabelschnur vor, so richte man sich nach den auf S. 414 gegebenen Regeln.

8.11 Nabelschnurvorfall

Definition: Nabelschnur**vorfall:** Bei **gesprungener** Blase fühlt man die Nabelschnur vor oder neben dem vorangehenden Teil (Abb. 311).
Ursache: Die Nabelschnur kann nur dann vorfallen, wenn eine **Lücke** zwischen der Beckenwand und dem vorangehenden Kindsteil vorhanden ist. Je größer die Lücke ist, um so leichter kann die Schnur vorfallen. Ursachen von seiten der **Mutter:** enges Becken oder sehr weites Becken; von seiten des **Kindes:** Querlage,

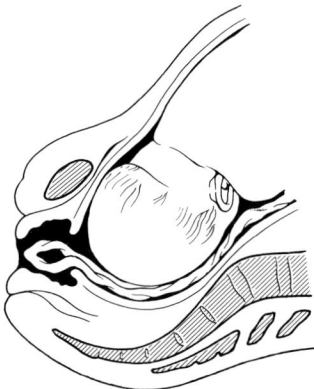

Abb. 311   Vorfall der Nabelschnur

Schräglage, Beckenendlage, Frühgeburt, Zwillinge, Hydramnion, vorzeitiger Blasensprung, zu lange Nabelschnur, Tiefliegen der Nabelschnur, z. B. bei Plac. praevia und tiefem Sitz der Plazenta.

Häufigkeit: 3–7 mal auf 1000 Geburten = 0,3–0,7%, also relativ selten.

- **Vorkommen:** Der Nabelschnurvorfall ist
- am häufigsten bei **Querlagen,**
- **häufig** bei **Fußlagen,**
- **weniger häufig** bei **Steißlagen,**
- am seltensten bei **Kopflagen.**

Bei **Kopflagen** kommt es zum Nabelschnurvorfall nur
- bei seitlich abgewichenem Kopf,
- bei hochstehendem Kopf in der Eröffnungsperiode,
- bei Deflexionshaltung im BE,

am häufigsten hervorgerufen durch ein **Mißverhältnis zwischen kindlichem Kopf und mütterlichem Becken.**

Bedeutung: Der Nabelschnurvorfall ist stets ein Ereignis mit ungünstiger Prognose für das Kind: **Mortalität der Kinder rd. 2%!** In der **Wehe** muß die Nabelschnur zwischen dem vorangehenden Teil, z. B. dem Kopf, und der Beckenwand zusammengedrückt werden. Die Blutzirkulation in den Nabelschnurgefäßen wird dadurch zunächst vorübergehend beeinträchtigt. Nach und nach, mit dem Tiefertreten des vorangehenden Teils, kommt es zur **dauernden Kompression** der Nabelschnur und damit zur völligen Unterbrechung der Blutzufuhr. **Das Kind muß ersticken, wenn nicht innerhalb weniger Minuten die Kompression behoben wird.** Die Gefahr für das Kind ist aber bei den verschiedenen Lagen sehr verschieden groß:

Die durch den Nabelschnurvorfall hervorgerufene Gefahr ist
am größten bei Kopflagen,
weniger groß bei Beckenendlagen, besonders bei **Fußlagen,**
relativ gering bei **Querlagen.**

Bei **Kopflagen** ist die Gefahr am größten. Fast immer kommt es **sofort** nach dem

Vorfall der Nabelschnur zur Kompression in dem engen Spalt zwischen den harten Knochenteilen von Kopf und Becken. Neben dem weichen **Steiß** kann die Nabelschnur unter Umständen längere Zeit liegenbleiben, ehe es zur völligen Kompression kommt; das gilt noch mehr für die **Fußlage.** Bei der **Querlage** ist der Nabelschnurvorfall so lange eine relativ harmlose Komplikation, wie nicht auch noch ein Arm vorfällt, die Schulter tiefer tritt und die Schnur zudrückt (S. 391).

Zeitpunkt des Vorfalls: In den meisten Fällen geht dem Nabelschnurvorfall ein **Vorliegen** der Schnur voraus. Im Augenblick des Blasensprungs schwemmt das Fruchtwasser die Nabelschnur durch die Lücke zwischen vorangehendem Teil und Beckenwand herunter.

An Nabelschnurvorfall ist stets zu denken, wenn unmittelbar nach dem Blasensprung oder der Blaseneröffnung pathologische Herzfrequenzmuster auftreten.

Unterschied zwischen Erst- und Mehrgebärenden: Bei Mehrgebärenden ist der Nabelschnurvorfall 4-6mal häufiger als bei der Erstgebärenden, da bei ersteren der Abschluß des unteren Uterinsegementes zu Beginn der Geburt weniger dicht ist.

Auch ohne Nabelschnurvorfall kommt es häufig leicht nach dem Blasensprung bzw. der Blaseneröffnung zu einer Bradykardie. Der plötzliche Abfluß einer größeren Fruchtwassermenge führt zu einer erheblichen Verkleinerung des Uterusraumes und zu Änderungen des intrauterinen Druckes. Die Folge ist eine geänderte Hämodynamik der Uteroplazentargefäße, die sich aber rasch wieder ausgleicht, so daß die hierdurch bedingte Bradykardie nur vorübergehend zu beobachten ist.

Besteht Verdacht auf Nabelschnurvorfall, so muß **sofort vaginal** untersucht werden, wodurch man stets genauen Aufschluß darüber bekommt, ob die Nabelschnur vorgefallen ist oder nicht. Die Nabelschnur kann man mit keinem anderen Organ verwechseln: man fühlt einen kleinfingerdicken, rundlichen, glatten Strang. Oft kommt man beim Untersuchen nur an eine Kuppe der Schnur heran, ein anderes Mal fühlt man eine oder mehrere Schlingen, oder man sieht sogar die ganze Nabelschnur aus der Scheide heraushängen. Wenn **Pulsation** vorhanden ist, so fühlt man sie deutlich.

Prophylaxe: Wenn man einen Nabelschnurvorfall verhindern will, darf man **niemals die Blase sprengen bei**
- engem Becken und hochstehendem Kopf (Steiß),
- noch nicht ins Becken eingetretenem vorangehenden Teil,
- Querlage, bevor der Mm vollständig ist,
- Schräglage des Kindes (besonders zu fürchten ist die Steißschieflage):

Die Bauchseite des Kindes ist dem BE zugekehrt, wodurch die Nabelschnur über dem Mm zu liegen kommt. Wenn man eine Beckenend-Schräglage diagnostiziert, muß man an diese Möglichkeit stets denken, auch wenn man die Nabelschnur nicht vorliegen fühlt.

Niemals einen bei Querlage vorgefallenen Arm reponieren wollen, weil bei dieser Manipulation die Nabelschnur leicht vorfällt.

Behandlung des Nabelschnurvorfalls
Vorbedingung: genaueste vaginale Untersuchung!

Jeder Nabelschnurvorfall zwingt zur **schnellsten Geburtsbeendigung**. Die Zeit bis zum Operationsbeginn wird durch eine intravenöse Tokolyse überbrückt.

Das Allerwichtigste ist, sich schnell und gründlich zu orientieren über

Weite des Muttermundes,
Kardiotokogramm,
Kindslage,
Höhenstand des vorangehenden Teils,
Beckenverhältnisse.

> **Pulsiert die Nabelschnur schon lange nicht mehr, so wird bei Längslagen abgewartet und die Austreibung des toten Kindes den Naturkräften überlassen!**

Was hat die Hebamme bei Nabelschnurvorfall bis zum Eintreffen des Arztes zu tun?

Bei **hochstehendem** Kopf wird die Frau sofort in **Knie-Ellenbogenlage** gebracht oder mit Hilfe mehrerer Keilkissen eine steile **Beckenhochlagerung** hergestellt und jegliches **Pressen vermieden.**

Beim Stand des Kopfes **auf BB** ist ein Nabelschnurvorfall sehr selten. Die Hebamme sorgt dafür, daß die Kreißende **mit aller Kraft mitpreßt,** um einen möglichst raschen Austritt des Kindes zu erzielen.

Vorgehen bei den verschiedenen Lagen
Der Nabelschnurvorfall ist eines der großen, ganz plötzlich auftretenden Ereignisse in der Geburtshilfe. Seine **Behandlung erfordert schnellsten Entschluß und zielsicheres Handeln.**
- Schädellagen

Die Art des Vorgehens hängt in erster Linie von der **Weite des Muttermundes** ab, nämlich, ob er noch nicht vollständig eröffnet oder ob er schon vollständig eröffnet ist.

> **Mm nicht vollständig eröffnet:** stets abdominale **Sektio** = Verfahren der Wahl. Niemals eine Reposition versuchen!

Unter allen Behandlungsmethoden beim Nabelschnurvorfall ist die **Sektio** mit der **geringsten kindlichen Mortalität** belastet. Die Sektio ist die einzige Behandlungsmethode des Nabelschnurvorfalls, die einen einigermaßen sicheren Erfolg verspricht.

Mm vollständig eröffnet: vaginalen Weg erwägen!
Tiefstehender Kopf: Vakuumextraktion oder Zange. **Niemals eine Reposition versuchen!**
Ausnahme: Hochstehender Kopf: Abdominale Sektio. In **Sonderfällen** (z. B. bei Mehrgebärenden) Hineindrücken des Kopfes ins Becken,
Vakuumextraktion
oder Wendung mit Extraktion.

Bei **hochstehendem Kopf** ist heute sicherlich die schonendste Entwicklung durch die **abdominale Sektio**. Voraussetzung ist natürlich, daß die Nabelschnur noch pulsiert und alles – vom Entschluß bis zum Schnitt – sehr, sehr schnell geht. Während der Vorbereitung, die nur wenige Minuten dauern darf, ist der Kopf **von der Scheide aus mit sterilen Handschuhen hochzuschieben und bis zum Beginn der Sektio hochzuhalten. Dabei ständige Herzfrequenzregistrierung!** Außerdem ist eine intravenöse Tokolyse zur Überbrückung der Zeit bis zum Operationsbeginn durchzuführen. Nur wenn die unverzügliche Entwicklung durch Sektio nicht möglich ist, versucht man am besten, zuerst (bs. bei Mehrgebärenden) den Kopf mit den Händen (nach HOFMEIER) in das Becken hineinzupressen und das Kind mit Hilfe der Vakuumextraktion in möglichst kurzer Zeit zu entwickeln. Dieses Vorgehen kann man durch gleichzeitiges Spiegeln sehr unterstützen: Man setzt vorn und hinten in die Scheide je einen großen breiten BUMMschen Spiegel ein und führt die beiden Spiegel im Weichteilrohr so hoch wie möglich hinauf. Zieht man jetzt bei jedem wehensynchronen Zug an dem Vakuumextraktor die beiden Spiegel kräftig auseinander, so werden dadurch die Weichteilwiderstände vor dem Kopf weggeräumt (**=Spiegelentbindung**), wodurch der Kopf viel leichter herunterkommt. Wenn bei einer Erstgebärenden mit hochstehendem Kopf und vollständig erweitertem Mm das Hineindrücken des Kopfes nach HOFMEIER nicht gelingt, so ist schnellstens die Sektio auszuführen.

Zur **Wendung und Extraktion**: Dieses Vorgehen ist heute nur in ganz besonderen Situationen (z. B. beim zweiten Zwilling) zu erwägen. Bevor man sich zur Wendung entschließt, muß man sich unter allen Umständen darüber klar werden, ob das Becken nicht zu eng ist, ob also eine Extraktion nach Wendung überhaupt möglich ist. Bei geringstem Zweifel ist schnellstens der Entschluß zur Sektio zu fassen.

Wer bei Kopflage wendet, um anschließend zu extrahieren, und erst **nach** Ausführung der Wendung entdeckt, daß die Extraktion wegen Beckenverengung nicht möglich ist, hat die Mutter völlig unnütz in Gefahr gebracht. Für das Kind bleibt nur noch die Perforation übrig.

Von Wendung und Extraktion wird beim Nabelschnurvorfall Erstgebärender dringend abgeraten.

- **Beckenendlagen**

Bei Beckenendlagen bringt der Vorfall der Nabelschnur noch lange nicht immer sofort einen schädlichen Druck auf die Schnur mit sich. Trotzdem empfiehlt es sich aber, sofort zu handeln, auch wenn das Kardiotokogramm noch nicht verändert ist.

Mm vollständig erweitert
oder
Mm nicht vollständig erweitert: **stets Sektio = Verfahren der Wahl!**

- **Querlagen**

Bei QuL ist der Nabelschnurvorfall eine häufige Komplikation beim Blasensprung und kurz danach, da das untere Uterinsegment zu Beginn der Geburt überhaupt keinen Abschluß hat. Der Nabelschnurvorfall ist hier zunächst kein so alarmierendes Ereignis wie bei der Kopflage, aber nur so lange nicht, wie diese nicht durch eine ebenfalls vorgefallene Extremität komprimiert wird:

Nabelschnur- und Armvorfall machen den Nabelschnurvorfall bei Querlage genau so gefährlich wie bei Schädellage!

Über das Vorgehen siehe unter Querlage, S. 397.

8.12 Vorliegen und Vorfall eines Armes

Definition: Wie beim Nabelschnurvorfall (S. 411) unterscheidet man
Armvorliegen = bei **stehender** Blase
Armvorfall = bei **gesprungener** Blase
Man fühlt den Arm (oder die Hand) vor oder neben dem vorangehenden Teil.

Vorkommen: bei **Kopflagen mit engem Becken,** weil der Kopf dabei seitlich abweicht oder im Bereich des BE hochsteht und so eine **Lücke** zwischen Kopf und Uteruswand entsteht, durch die der Arm durchrutschen kann:

Armvorliegen und Armvorfall bei Kopflagen weisen auf eine Lageanomalie mit oder ohne enges Becken hin!

bei **Gesichtslagen,** weil dabei die Brust des Kindes der vorderen seitlichen Uteruswand eng anliegt, wodurch die Arme gegen den BE abgedrängt werden können;

bei **Querlagen,** weil infolge Fehlens eines vorangehenden Teils der BE frei liegt;

bei **Hydramnion,** weil das Kind bei Hydramnion stets schlecht eingestellt ist und die kleinen Teile in „Froschhaltung" ausgestreckt hält, wodurch beim Blasensprung ein Arm durch das in großem Schwall herausströmende Fruchtwasser mit herausgespült werden kann.

Armvorliegen bei Kopflagen (Abb. 312)
Armvorfall ist bei Kopflagen ein ziemlich seltenes Ereignis. Daß man aber bei stehender Blase eine Hand oder einen Arm neben dem Kopf **vorliegen** fühlt, kann

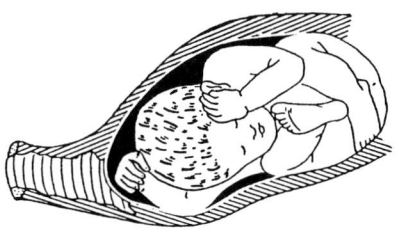 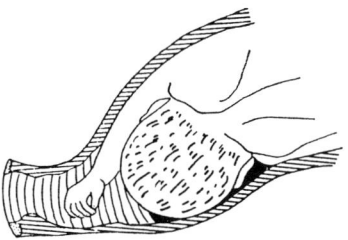

Abb. 312 Vorliegen des rechten Armes bei II. Kopflage.

Abb. 313 Vorfall des rechten Armes bei I. Kopflage.

man, wenn man viel untersucht, gar nicht so selten erleben. Der Ablauf der Geburt wird dadurch im allgemeinen nicht gestört. Bei Tiefertreten des Kopfes zieht sich die Hand bzw. der Arm meist von selbst zurück. Manchmal wird eine Hand auch neben dem Kopf geboren, ohne daß der Geburtsverlauf dadurch beeinflußt wurde. Für alle Fälle empfiehlt sich beim Armvorliegen, dem immerhin **drohenden Armvorfall** durch 1. **Beckenhochlagerung** und 2. **Seitenlagerung** vorzubeugen:

> **Bei Vorliegen eines Armes lagert man das Becken hoch und auf die dem vorliegenden Arm entgegengesetzte Seite.**

Durch die Beckenhochlagerung wird der zwischen Beckenwand und Kopf eingeklemmte Arm frei und kann sich funduswärts zurückziehen. Durch die Lagerung der Frau auf die entgegengesetzte Seite wird der Kopf auf den BE zentriert und verschließt die Lücke. Ist dies ohne Erfolg, mache man den Versuch mit einer Lagerung auf die dem vorliegenden Arm gleiche Seite.

Armvorfall bei Kopflagen (Abb. 313)
Man unterscheidet

den **unvollkommenen Armvorfall = Handvorfall**: neben dem Kopf ist nur die Hand zu fühlen, und
den **vollkommenen Armvorfall**: der ganze Arm geht dem Kopf voraus.

1. **Unvollkommener Armvorfall = Handvorfall**: er ist praktisch ebenso belanglos wie das Vorliegen eines Armes bei Kopflage, da der Verlauf der Geburt in den allermeisten Fällen normal weitergeht.
   Behandlung wie beim Armvorliegen.
2. **Vollkommener Armvorfall** (Abb. 313) bei Kopflage ist dagegen für Mutter und Kind ein sehr gefährliches, glücklicherweise auch seltenes Ereignis. Bei kleinen Kindern und Frühgeburten verläuft die Geburt allerdings manchmal normal. Das ist jedoch die **Ausnahme,** mit der man nicht rechnen darf.

8 Pathologie der Geburt

Das, was Mutter und Kind in Gefahr bringt, ist der drohende Geburtsstillstand (Rupturgefahr), für den es zwei Möglichkeiten gibt:

Entweder: der vorgefallene Arm verhindert den Kopfeintritt ins Becken. Der vorgefallene Arm, der sich so gut wie nie spontan zurückzieht, hindert den Kopf daran, ins Becken einzutreten. Der Kopf bleibt über dem Becken stehen oder er weicht nach der einen oder anderen Seite auf die Beckenschaufel ab (= drohender Nabelschnurvorfall). Das gilt schon für ein normales Becken, ganz besonders aber für ein **enges Becken!** Der Armvorfall ist aber gerade eine Komplikation des engen Beckens!

Oder: der vorgefallene Arm verhindert den Kopfdurchtritt durchs Becken. Es kommt also noch zum Geburtsstillstand, wenn der Kopf schon neben dem Arm (und mit dem Arm) ins Becken eingetreten ist. Der Arm liegt dann unverrückbar neben bzw. vor dem Kopf, eingequetscht zwischen Kopf und Beckenwand. Der Kopf, dessen Umfang durch den Arm sehr vergrößert ist, hat sich völlig „festgefahren", er kann sich weder tief beugen noch drehen, er kann sich überhaupt nicht bewegen. Auch jetzt kann noch eine Ruptur eintreten.

Der vorgefallene Arm bei Kopflage kann also in jedem Fall (auch bei **normalem** Becken und sowohl bei einem Kopf **über** als auch **im** Becken) **zu einem unüberwindlichen Hindernis werden = Gefahr der Uterusruptur. Jeder Armvorfall muß daher beseitigt werden.**

Es gibt **3 Möglichkeiten,** bei denen die **Geburt** des Kindes **trotz Armvorfall spontan** ablaufen kann, nämlich
a) wenn der Arm klein ist (= Frühgeburt),
b) wenn der Arm weich und zusammendrückbar ist (= Totgeburt),
c) wenn ein normal großer Arm in der Ausbuchtung der hinteren Beckenwand neben dem Promontorium zu liegen kommt.

Behandlung des Armvorfalls bei Kopflagen
Wenn auch der Armvorfall bei Kopflage ein seltenes Ereignis ist, **muß man unbedingt darauf vorbereitet sein** und sofort wissen, was man zu tun hat. Grundsätzlich wird man versuchen, die Geburt **vaginal** zu Ende zu führen.

Behandlungsschema: Armvorfall bei Kopflagen
● **Kopf noch nicht ins Becken eingetreten, steht beweglich über BE. Der vorgefallene Arm verhindert den Kopfeintritt.**
1. Vorgehen bei **vollständigem Mm:**
   a) Methode der Wahl: **Reposition** (s. u.), HOFMEIERsche Impression, Wehenmittel, evtl. **Kopfschwartenzange.**
   b) bei Nichtgelingen der Reposition: **Sektio.**

2. Vorgehen bei **nicht vollständigem Mm** (= wenig eröffnetem Mm):
Ausgesprochen ungünstige Geburtssituation. Repositionsversuche haben wenig Aussicht auf Erfolg. Die Methode der Wahl ist hier die abdominale **Sektio**. Das Vorliegen eines engen Beckens, eine Hauptursache des Armvorfalls bei Kopflagen, bedeutet eine Zusatzindikation.

- **Kopf ins Becken eingetreten. Der vorgefallene Arm verhindert den Kopfdurchtritt.**

Zunächst **abwarten**! Häufig vaginal untersuchen, ob der Kopf nicht doch spontan langsam tiefer kommt. Ist das der Fall, weiter abwarten, da die Vakuumextraktion unter diesen Umständen alles andere als leicht ist. Sobald die Wehen nachlassen, in vorsichtiger Dosierung **Wehenmittel** geben. Dabei genaueste Kontrolle des Uterus: **Gefahr der Uterusruptur!**

Erst eingreifen, wenn die Geburt wirklich still steht. Jetzt in Vollnarkose **Reposition** und Vakuumextraktion. Gelingt die Reposition nicht, so muß die VE bei vorgefallenem Arm ausgeführt werden.

Technik der Reposition: Ist die Kreißende kooperativ, so kann man versuchen, die Reposition ohne Narkose in **Knie-Ellenbogen-Lage** auszuführen. Durch die steile Beckenhochlagerung (mit mehreren Kissen) senken sich Uterus und Kind in einem solchen Maße gegen das Zwerchfell, daß jeder, der eine Reposition kleiner Teile bei dieser Lagerung zum ersten Male ausführt, überrascht ist, wie beweglich dadurch Kopf und Arm gemacht werden.

Die Reposition eines Armes in Knie-Ellenbogen-Lage glückt viel häufiger, als man annehmen möchte.

Mit der **ganzen Hand** in den Uterus eingehen, und zwar mit der Hand, die der **Bauchseite** des Kindes entspricht. Vorgefallenen Arm fassen und ihn mit 4 Fingern ganz langsam am Kopf vorbei bis **über den Hals des Kindes hinauf** zurückschieben. Nach Reposition des Armes diesen in seiner Lage halten (die Geburtshelferhand

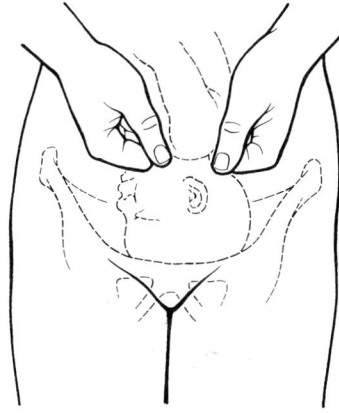

Abb. 314 HOFMEIERsche Impression.

bleibt dabei immer im Uterus) und die Frau ganz langsam in ihre alte Lage zurückbringen. **Dann läßt man den Kopf von außen in den BE hineinpressen (= HOFMEIERsche Impression, Abb. 314).** Da der Arm jetzt nicht mehr vorfallen kann, geht die Geburtshelferhand jetzt aus dem Uterus heraus. **Wehenmittel** geben und evtl. den **Vakuumextraktor** ansetzen.

Armvorfall bei Querlagen s. S. 393

8.13 Hydramnion

Definition: Krankhafte Vermehrung der Fruchtwassermenge. Die normale Fruchtwassermenge beträgt am Geburtstermin 0,5–1 Liter.

Bezeichnung der Fruchtwassermenge

0,5–1 l	normal
1½–2 l	„reichlich" oder „viel" Fruchtwasser
über 2 l	**Hydramnion** oder Polyhydramnion
unter 100 ml	Oligohydramnion

Fruchtwassermenge bei Hydramnion: Sie kann sehr hohe Werte annehmen. Gewöhnlich beträgt die Fruchtwassermenge bei Hydramnion 3–4 Liter. Fälle, bei denen 8, 10 und mehr Liter beschrieben werden, sind die „Literaturfälle"; sie sind in der Minderzahl.

Untersuchungsbefunde beim Hydramnion
Kurz zusammengefaßt kann man sagen, daß das Hydramnion durch fünf typische klinische Zeichen charakterisiert ist:

> **5 klinische Hauptsymptome des Hydramnions:**
> 1. Der Bauch ist übermäßig ausgedehnt und kuglig,
> 2. der Uterus ist prall gespannt, daher derb und hart,
> 3. der Uterus ist fluktuierend,
> 4. die Frucht ist auffallend leicht und frei beweglich,
> 5. die HT sind schlecht oder gar nicht zu hören.

Heute wird die Diagnose relativ früh (d. h. bevor die klinischen Symptome auffällig werden) meist bei der **Ultraschalluntersuchung** gestellt, über die ultrasonographische Mengenschätzung des Fruchtwassers s. S. 138.

Differentialdiagnose: Immer denken an: Ovarialzyste, Aszites, übermäßig gefüllte Harnblase, Hydronephrose und Meteorismus.

Prognose: 1. Für die Mutter: Das chronische Hydramnion bedeutet für die Mutter keine ernsthafte Gefahr. Gefährlich ist für die Mutter dagegen das akute Hydramnion (s. unten).

2. Für das Kind: Besondere Gefährdung während des Geburtsverlaufes durch **regelwidrige Einstellung, Vorfall der Nabelschnur und kleiner Teile.** Bestimmt wird die kindliche Prognose durch das sehr häufige Vorkommen von **kindlichen Mißbildungen** (20-40%) beim Hydramnion. Auch kommt ein Hydramnion nicht selten bei Zwillingen vor. **Man muß bei Hydramnion stets nach Mißbildungen fahnden!**

Akutes Hydramnion: Gewöhnlich ist das Hydramnion eine chronisch verlaufende Erkrankung, und die Zunahme der Fruchtwassermenge bedeutet in den allermeisten Fällen nur eine geringe Beeinträchtigung des subjektiven Befindens der Schwangeren. In seltenen Fällen nimmt die Fruchtwassermenge auffallend schnell in wenigen Tagen zu, und es treten ebenso schnell alarmierende Symptome auf. Man spricht dann von einem **akuten Hydramnion.** Das akute Hydramnion tritt nie vor der 12. Schwangerschaftswoche, gewöhnlich zwischen der 16. und 24. Schwangerschaftswoche auf. Die plötzliche Vergrößerung des Uterus läßt ein klinisches Bild in Erscheinung treten, das **schnell bedrohlich** wird. Der Bauch ist übermäßig ausgedehnt, in ausgesprochenem Gegensatz zum Alter der Schwangerschaft. Es treten schnell hochgradige **Kompressionserscheinungen** auf. Der ganze Bauch ist druckschmerzhaft, besondere Schmerzzentren sind die Nieren- und Leistengegenden. Stuhl und Winde gehen nicht ab, es kommt zum Zustand des **Subileus** und **Ileus.** Es kann ferner zur Oligurie und zur Proteinurie kommen. Nicht selten beobachtet man Kreislaufschock, sodann Zyanose, Dyspnoe und Lungenödem (als Zeichen der Herzdekompensation). Die unteren Extremitäten und der Unterbauch sind ödematös. Die Frau leidet an Atemnot und heftigen Leibschmerzen, sie ist ängstlich, erregt und schlaflos.

Ätiologie des Hydramnions: Über das Zustandekommen des Hydramnions ist wenig bekannt. Ein Hydramnion entsteht entweder durch zu starke Sekretion des Amnionepithels oder zu geringe Resorption von Fruchtwasser. Das Amnion zeigt beim Hydramnion weder histologische noch chemische Veränderungen. Die Resorption des Fruchtwassers erfolgt zumindest zu einem Teil ohne Frage durch den Feten, der das Fruchtwasser trinkt und in seinem Darm resorbiert.
- **Mütterliche Ursachen:** Bei Diabetes mellitus, Syphilis und Nephritis der Mutter wird nicht selten ein Hydramnion beobachtet.

Bei jedem Hydramnion muß nach einem **Diabetes** der Mutter gefahndet werden.

- **Kindliche Ursachen:** Hier sind vor allem diejenigen fetalen **Mißbildungen** zu nennen, bei denen die Feten kein Fruchtwasser trinken können (Anenzephalus, Spina bifida, Ösophagusatresie, Wolfsrachen, Mundteratom u.a.). Dadurch wird der Schluckakt und damit ein Weg der Resorption zentral oder mechanisch mehr oder weniger beeinträch-

tigt. Auch kongenitale fetale Herz- und Nierenschäden können eine ursächliche Rolle spielen.
- **Plazentare Ursachen:** Beim **Chorangiom** kann es aus ungeklärten Gründen zum Hydramnion kommen; dabei sind Hydramnion, Chorangiom und Gestose der Mutter häufig vergesellschaftet.

Geburtsverlauf: Bei den gemäßigten Formen des Hydramnions ist der Geburtsverlauf normal, bei stärkerer Entwicklung ist er kompliziert. Die Geburt beginnt häufig vor dem Termin. Kennzeichnend ist eine **primäre Wehenschwäche** infolge des durch die Überdehnung hervorgerufenen Spannungszustandes des Uterus. Da der Uterus sich zwischen den Wehen nicht ausruhen kann, verläuft die ganze **Eröffnungsperiode sehr verzögert.** Beim Blasensprung wird sich derjenige Teil des vorher mehr oder weniger frei schwimmenden Kindes einstellen, der dem BE gerade am nächsten steht. So kommt es zur Ausbildung von Beckenend-, Schräg- oder Querlagen. Das Herunterspülen der Nabelschnur beim Blasensprung durch das herausströmende Fruchtwasser sowie der Vorfall kleiner Teile sind häufige Ereignisse. Nach dem Blasensprung gehen der weitere Verlauf und die Austreibung oft überraschend schnell vor sich, sofern das Kind in Längslage eingestellt war. In der Nachgeburtsperiode muß man immer atonische Blutungen erwarten.

Therapie

Bei geringen Graden von Hydramnion ist keine Behandlung notwendig. Ist eine **Mißbildung** ultrasonographisch nachgewiesen, so wird die Geburt sofort eingeleitet, Technik s. S. 282. Ist das nicht der Fall und ein **Grundleiden** der Mutter festgestellt (Diabetes), so wird dieses behandelt. Kommt es zur Geburt, so ist die Geburtsleitung konservativ. Wehenmittel sind kaum zu entbehren. **Beim Blasensprung muß man auf den Vorfall der Nabelschnur gefaßt sein.** Ebenso sind Störungen der Nachgeburtsperiode zu erwarten.

Bei einem akuten Hydramnion und bei einem chronischen, das der Mutter durch Atemnot, ernste Verdrängungserscheinungen usw. größere Beschwerden macht, muß unter Umständen in der Schwangerschaft punktiert werden. Man punktiert **transabdominal** nach Ultraschall-Lokalisation von Fet und Plazenta mit einer möglichst dünnen Nadel, evtl. auch Einlegen eines dünnen sterilen Schlauches. Ganz langsam in kleinen Portionen (½ Liter) ablassen, dann kommt die Geburt nicht in Gang; evtl. ist eine intravenöse Tokolyse indiziert.

Die Hydramnionpunktion bringt **kurzfristig** der Mutter eine Erleichterung; **langfristig** ist keine Besserung des Verlaufes zu erreichen.

8.14 Enges Becken

Die Erfahrung zeigt, daß eine häufige Ursache regelwidriger Geburten die Schwierigkeiten beim Durchtritt des Kopfes durch das Becken sind, kurz gesagt, das, was man als enges Becken bezeichnet.

Beim Nachweis des zu engen Beckens unterscheidet man die **anatomische** und die **funktionelle Diagnostik.**

Die

Anatomische Diagnostik des engen Beckens

ergibt sich aus
der äußeren Beckenmessung, besser -schätzung (S. 58),
der Betrachtung der MICHAELISschen Raute (S. 38),
der inneren Untersuchung und Austastung (S. 202)
und unter Umständen der Bestimmung der Conjugata diagonalis bzw. Conj. vera durch vaginale Untersuchung (S. 63)
sowie (in besonderen Einzelfällen) der röntgenologischen Beckenmessung.

Die anatomische Diagnostik eines Beckens, also die Bestimmung von Form und Grad der Verengung, kann im Gegensatz zur funktionellen jederzeit, also außerhalb wie innerhalb der Schwangerschaft und unter der Geburt, vorgenommen werden.

Funktionelle Diagnostik des engen Beckens = indirekte Diagnostik

Darunter versteht man im Gegensatz zur „direkten", anatomischen (= „beckenmessenden") Methode die **Diagnostik auf Grund der Beobachtung des Geburtsverlaufes,** also die Untersuchung, ob und in welcher Weise sich der Kopf bei Weheneinwirkung in das Becken einpaßt. Funktionelle Diagnostik betreiben heißt unter der Geburt die Frage beantworten: **Geht dieser Kopf in dieses Becken hinein?**

Dabei kommt es durchaus nicht nur, wie der Anfänger glauben könnte, auf das **Becken** an, sondern ebensosehr auf den **Kopf** (seine **Größe, Einstellung, Haltung, Verformbarkeit**), sodann ganz besonders auch auf die Kraft der **Wehen.** Durch ein anatomisch verengtes Becken kann z. B. ein kleiner Kopf ohne Schwierigkeiten hindurchgehen, ebenso unter Umständen auch noch ein normal großer Kopf, wenn er sich unter der Wehenkraft gut anpaßt, sich gut modellieren oder, wie wir sagen, gut **„konfigurieren"** läßt. Daraus folgt also die wichtige Tatsache, daß das anatomisch verengte Becken kein funktionell zu enges Becken zu sein braucht. Auch muß es jedem klar sein, daß ein normal weites Becken für einen großen und harten, d. h. nicht anpassungsfähigen Kopf als „eng" bezeichnet werden muß. Aus dieser Tatsache folgt ferner, daß ein funktionell „zu enges" Becken durchaus kein anatomisch „zu enges" Becken zu sein braucht. Allgemein gilt:

8 Pathologie der Geburt

Enges Becken = jedes Mißverhältnis zwischen Kopf und Becken!

Für die Ausführung der funktionellen Diagnostik des engen Beckens sind zunächst **zwei Grundsätze** auszusprechen, die zu den wichtigsten und bedeutungsvollsten der ganzen Geburtshilfe gehören. Wir nennen sie

Die beiden diagnostischen Hauptsätze für das enge Becken.
- Für Erstgebärende: Steht bei einer Erstgebärenden der Kopf im Beginn der Geburt – dasselbe gilt auch für die letzten 2–3 Wochen vor der Geburt – **noch hoch und beweglich über dem BE** (anstatt, wie es sein sollte, schon tief im Becken) **und läßt er sich auch nicht durch energischen Druck von oben tief in das Becken hineinschieben, so liegt ein enges Becken vor.**
- Für Mehrgebärende: Steht bei einer Mehrgebärenden nach vollständiger Eröffnung des Mm und nach Blasensprung der Kopf noch hoch und beweglich über dem BE und läßt er sich auch nicht durch energischen Druck von oben tief in das Becken hineinschieben, so liegt ein enges Becken vor.

Eigentlich ist mit diesen beiden einfachen Hauptsätzen schon alles gesagt, was man über die funktionelle Diagnostik des engen Beckens wissen muß. **Das Erkennen des engen Beckens unter der Geburt ist bei Beachtung dieser Grundsätze so einfach geworden, daß kein Arzt und keine Hebamme heute noch ein enges Becken unter der Geburt übersehen dürfen.**
Die praktische

Ausführung der funktionellen Diagnostik des engen Beckens

ist ebenso einfach und besteht in der Anwendung von drei Handgriffen.
1. **Haupthandgriff = IV. LEOPOLDscher Handgriff:**
Über die große Bedeutung dieses Handgriffs ist schon (S. 49) gesprochen worden. Mit keinem anderen Handgriff kann man von außen so gut abtasten, wie tief der Kopf **im** Becken steht und wie er in ihm tiefer tritt.
2. **Haupthandgriff = V. LEOPOLDscher Handgriff oder ZANGEMEISTERscher Handgriff** (Abb. 315) = Handgriff zur Feststellung, ob der „**Kopf nach vorn überragt**":
Man stellt sich z. B. rechts neben die horizontal gelagerte Frau und legt die eine Hand (= „Symphysenhand") flach auf die Symphyse, die andere Hand (= „Kopfhand") flach auf den oberhalb der Symphyse stehenden Kopf (Abb. 315). Dann ergeben sich drei Möglichkeiten:
- **Die Kopfhand liegt etwa fingerbreit tiefer als die Symphysenhand = kein Mißverhältnis, kein enges Becken** (Abb. 316).
- **Beide Hände liegen gleich hoch** (Abb. 317) = **Mißverhältnis, mäßig verengtes Becken,** bei guter Wehenkraft und günstiger Kopfeinstellung ist eine Spontangeburt wahrscheinlich. **Entscheidung ist erst nach Blasensprung möglich. Mit einer Spontangeburt ist jedoch nicht zu rechnen, wenn sich dieser Befund bei guten Wehen nach Blasensprung nicht ändert.**

8.14 Enges Becken 425

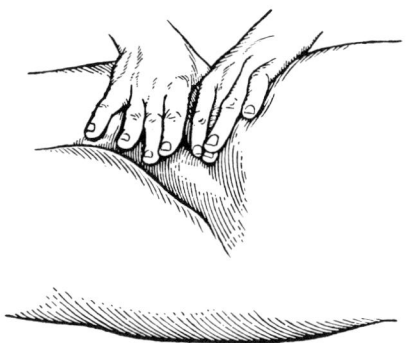

Abb. 315   V. LEOPOLDscher oder ZANGEMEISTERscher Handgriff: In dem gezeigten Fall liegen **beide Hände gleich hoch,** es ist also ein deutliches **Mißverhältnis** zwischen Kopf und Becken vorhanden.

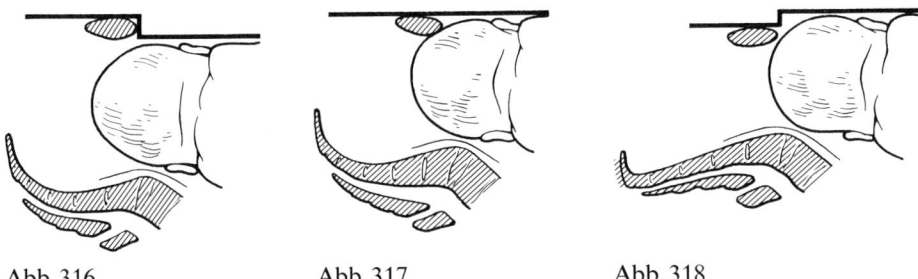

Abb. 316   Abb. 317   Abb. 318

Abb. 316   Die Symphyse überragt den im BE fixierten Kopf, der Kopf **paßt** ins Becken, **kein** Mißverhältnis, **kein** enges Becken.

Abb. 317   Kopf und Symphyse liegen in einer Ebene, der Kopf „schneidet ab": **Mißverhältnis mäßigen Grades.** Gute Wehen machen bei günstiger Einstellung Spontangeburt möglich bis wahrscheinlich.

Abb. 318   Der Kopf überragt die Symphyse: **erhebliches** bis **hochgradiges Mißverhältnis.** Ungünstige Prognose.

- **Die Kopfhand überragt die Symphysenhand = Kopf überragt die Symphyse = erhebliches bis hochgradiges Mißverhältnis** (Abb. 318). Mit dem Eintritt des Kopfes in das Becken ist nicht zu rechnen. Das gilt auch schon, wenn der Kopf nur in geringem Grade überragt.

Der Kopf überragt die Symphyse.
- wenn das Becken verengt ist oder
- wenn der Kopf zu groß ist oder
- wenn der Kopf falsch eingestellt ist oder eine falsche Haltung hat oder
- wenn irgendein Umstand den Kopf nicht ins Becken eintreten läßt (Hydrozephalus, vorliegender Arm, Tumor des Beckens, Ovars oder Uterus).

3. Haupthandgriff = kombinierter äußerlich-vaginaler Handgriff:
Der linke Zeigefinger untersucht vaginal, die rechte Hand geht von außen an den Kopf heran. Wenn die äußere Hand den Kopf hin- und herbewegt und ihn zugleich dem inneren Finger entgegendrückt, so hat man einen unmittelbaren Eindruck von dem Höhenstand des Kopfes, seiner Größe, **Einpaßbarkeit ins Becken** usw.

Es gibt nicht nur eine funktionelle Diagnostik, es gibt auch eine

funktionelle Anamnese,

die für die Prognose beim engen Becken von größter Bedeutung ist:
  Verlauf früherer Geburten bei Mehrgebärenden mit **engem** Becken!
  War bei früheren Geburten eine **Sektio** erforderlich?
  Hat die Kreißende **schwere** Geburten, vielleicht mit **toten** Kindern, durchgemacht?
  Oder ist die Kreißende **trotz** ihres engen Beckens **normal** entbunden worden?
  Von der Beantwortung dieser Fragen hängt die Prognose bei Mehrgebärenden wesentlich ab.

Die wichtigsten Formen des engen Beckens

1. Das allgemein (gleichmäßig) verengte Becken,
2. das platte oder geradverengte Becken,
3. das allgemein verengte, platte Becken,
4. das schräg verengte Becken,
5. das Trichterbecken.

1. Allgemein (gleichmäßig) verengtes Becken

Definition: Wie der Name sagt, handelt es sich um ein enges Becken, das in **allen** Durchmessern **aller** Ebenen gleichmäßig verengt ist. Es unterscheidet sich vom normalen Becken gar nicht in der Form, sondern nur durch die kleineren Maße, es ist einfach eine verkleinerte Form des normalen Beckens, ein „Miniaturbecken" (BUMM). Allerdings ist der Schambogen spitzwinklig anstatt normalerweise rechtwinklig.

> **Allgemein verengtes Becken = gleichmäßige Verkürzung aller Durchmesser in allen Ebenen.**

Zur Diagnostik:
MICHAELISsche Raute: Sie hat beim allgemein verengten Becken eine **schmale**, oben und unten **spitz** zulaufende Form.

Schambogenwinkel:
normales Becken = Schambogen **recht**winklig
allgemein verengtes Becken = Schambogen **spitz**winklig.

Beckenmaße (Beispiele)	Sp.	Cr.	Tr.	Ext.
normales Becken	26	29	32	20
allgemein verengtes Becken	23	26	29	19

> **Drei Kennzeichen des allgemein verengten Beckens:**
> - **Gleichmäßige Verkürzung aller Durchmesser in allen Ebenen,**
> - **Schambogen: spitzwinklig,**
> - **Raute: schmal, oben und unten spitzwinklig zulaufend.**

Vorkommen: Die Trägerinnen des allgemein verengten Beckens sind meist kleine, zierliche Frauen, jedoch kann man auch bei mittelgroßen, zarten Frauen diese Form des verengten Beckens beobachten. Häufig findet man, daß bei diesem Becken die Genitalorgane unterentwickelt sind, was unter der Geburt oft in einer **Wehenschwäche** zum Ausdruck kommt.

Formen:
a) gleichmäßig allgemein verengtes Becken,
b) infantiles Becken,
c) Zwergbecken, höchster Grad des allgemein verengten Beckens.

Geburtsmechanismus beim allgemein verengten Becken
Die Natur kennt zwei Mittel zur Anpassung des Kopfes an die Raumbeschränkung des allgemein verengten Beckens.
1. Typische Haltung und Einstellung des Kopfes
Der Eintritt in das allgemein verengte Becken wird dadurch erreicht, daß der Kopf **schon im BE** eine

höchstgradige Beugehaltung (Abb. 319)

annimmt. Diese extreme Beugehaltung bringt den Kopf in eine für das allgemein verengte Becken denkbar günstige „spitze" Einstellung, die sog. ROEDERERsche Einstellung (Abb. 319). Da der Kopf sich schon **im BE** hochgradig beugt, wird die

kleine Fontanelle schon im BE zur Leitstelle,

ganz im Gegensatz zur normalen Geburt, bei der die kleine Fontanelle im BE links oder rechts **seitlich** steht und erst dann zur Leitstelle wird, wenn der Kopf in die Beckenhöhle eingetreten ist. Beim allgemein verengten Becken wird die kleine Fontanelle niemals seitlich getastet, sondern bei **günstiger** Einstellung **immer, auch schon im BE, in der Mitte,** d.h. zentriert in der Führungslinie. Sie ist in allen Etagen

428 8 Pathologie der Geburt

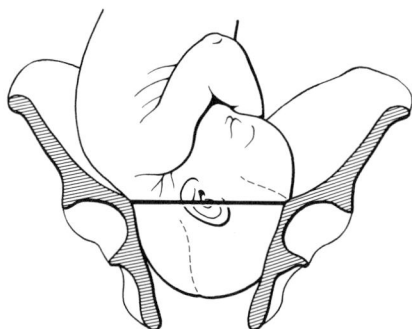

Abb. 319 Typische, günstige Haltung des Kopfes beim allgemein verengten Becken: höchstgradige Beugehaltung = ROEDERERsche Einstellung.

des Geburtskanals die Leitstelle, d. h. sie ist während der ganzen Geburt stets der tiefste Punkt des Kopfes. Die Pfeilnaht steht dabei nicht im queren, sondern meist in einem schrägen Durchmesser.

So wird der lang eingestellte Kopf durch die in allen Ebenen gleichmäßig bestehenden Widerstände des verengten Beckenraumes mit vorangehendem, tief gebeugtem Hinterhaupt langsam hindurchgeschoben. Nur auf diese Weise ist es möglich, daß der Kopf alle Engen dieses Beckens stets mit seinem **kleinsten Umfang** passiert. Die Einpassung des Kopfes mit einem möglichst **kleinen** und zugleich **runden** Querschnitt ist deswegen die beste, weil sich beim allgemein verengten Becken die Beckenräume der kreisrunden Form nähern. **Jede andere Einstellung des Kopfes als die durch maximale Beugehaltung des Kopfes schon im BE bedingte „spitze" Einstellung ist daher weniger günstig.** So sind z. B. Streckhaltungen beim allgemein verengten Becken ausgesprochen ungünstig.

2. Typische Verformung des Kopfes: Auswalzung in die Länge

Durch ein in allen Maßen verkleinertes Becken kann nur ein Kopf hindurchgeschoben werden, der auch in allen entsprechenden Maßen verkleinert worden ist. Da das allgemein verengte Becken im geraden, schrägen und queren Durchmesser gleichermaßen verengt ist, muß ein normal großer Kopf, der in dieses Becken eingepaßt werden soll, auch gleicherweise in allen diesen Durchmessern eine Verkürzung erfahren, d. h. er muß in allen seinen Durchmessern zusammengepreßt werden außer in einem, dem **Höhendurchmesser**. Die günstige Art der Anpassung durch Konfiguration des Kopfes besteht also in einer Verkürzung aller Durchmesser auf Kosten des Höhendurchmessers, d. h. also in einer **Auswalzung** des Kopfes, wobei die Scheitelbeine übereinander geschoben werden. Die Längsachse des Kopfes ist die einzige, die größer wird: Der Kopf wird dadurch in das allgemein verengte Becken eingepaßt, daß er **in die Länge gezogen wird.** Durch diese Auswalzung wird der Kopf**eintritt** ins Becken und der Kopf**durchtritt** bis BB ermöglicht. Der Kopf**austritt** im Bogen um die Symphyse herum wird dagegen durch diese Längenausziehung sehr erschwert.

Zusammenfassend kann man also sagen:

> **Anpassungsmechanismus des Kopfes beim allgemein verengten Becken:**
> 1. **Typische Haltung und Einstellung (Abb. 319)**
>   = extreme **Beuge**haltung,
>   = „**spitze**" Einstellung (ergibt denkbar **kleinsten** und zugleich **runden** Querschnitt),
>   = ROEDERERsche Einstellung.
> 2. **Typische Verformung = Auswalzung des Kopfes in die Länge**, wobei die **Scheitelbeine übereinandergeschoben** werden
>   = Verkürzung aller Breitendurchmesser auf Kosten des Höhendurchmessers (bedeutet Verkleinerung des Querschnitts).

2. Plattes oder geradverengtes Becken

Definition: Ein typisches plattes bzw. platt-rachitisches Becken liegt vor, wenn die Verengung einzig und allein in der Verkürzung des geraden Durchmessers des Beckeneinganges, also der Conjugata vera, besteht.

> **Das platt-rachitische Becken ist also lediglich in einem einzigen Abschnitt des knöchernen Beckens verengt, nämlich dem Beckeneingang, und dieser wiederum nur in einem einzigen Maße, nämlich dem geraden Durchmesser.**

Formen:

a) platt-rachitisches Becken,
b) einfach plattes Becken,
c) Wirbelgleitbecken = **spondylolisthetisches Becken,** σπόνδυλος Wirbel, ὀλίσθησις das Ausgleiten, KILIAN (1854), selten: Abrutschen des 5. Lendenwirbels vom Kreuzbein (oder des 4. Lendenwirbels vom 5.) in den BE hinein, wodurch der BE im geraden Durchmesser verengt wird. (Ätiologie: degenerative Knochenprozesse oder Anlageanomalie.)

Bau des platt-rachitischen Beckens: In der Abb. 320 ist die Form des normalen Beckens (von oben gesehen) gestrichelt, die des platt-rachitischen Beckens ausgezogen gezeichnet. Durch den rachitischen Krankheitsprozeß ist das Kreuzbein eingesunken (siehe die Pfeile!). Infolgedessen springt das **Promontorium** mehr oder weniger weit in den freien Raum des kleinen Beckens vor (Abb. 320), wodurch als einziges Maß der gerade oder Längsdurchmesser des Beckeneingangs, die Conj. vera, verkürzt wird. Gleichzeitig kommt es zu einem weiten Auseinanderweichen der Darmbeinschaufeln und damit auch der Sitzbeinhöcker. Infolgedessen verläuft der **Schambogen** nicht rechtwinklig wie beim normalen Becken, sondern

430 8 Pathologie der Geburt

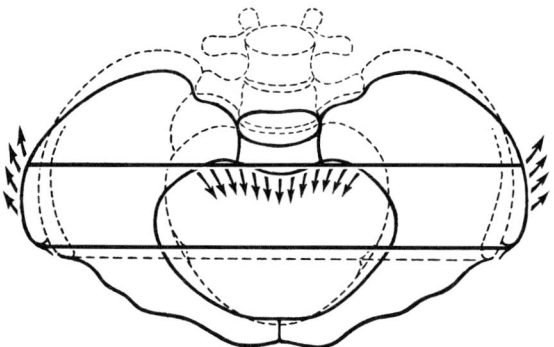

Abb. 320 Vergleich eines normalen Beckens (gestrichelt) mit einem platt-rachitischen (ausgezogen).

stumpfwinklig. Der Becken**ausgang** ist also im Gegensatz zum geradverengten Beckeneingang **auffallend weit**. Dazu kommt eine **Abflachung** des **Kreuzbeins** und eine recht- bis spitzwinklige **Abknickung** des **Steißbeins**; beides ist rektal stets gut zu fühlen. – Das platt-rachitische Becken ist die Folge einer Wachstumsstörung (Rachitis) und somit eine Belastungsdeformität.

Fünf Kennzeichen des platt-rachitischen Beckens:
- **Beckeneingang: Verkürzung des geraden Durchmessers,**
- **Beckenausgang: Auffallende Weite in allen Durchmessern,**
- **Schambogen: Stumpfwinklig,**
- **Raute: Drachenförmig abgeflacht,**
- **Abflachung des Kreuzbeins und Abknickung des Steißbeins.**

Die Weite des Beckenausganges kommt im Geburtsverlauf beim platt-rachitischen Becken meist deutlich zum Ausdruck. Hat der Kopf sich einmal durch den Engpaß des Beckeneinganges hindurchgequält – was stets längere Zeit in Anspruch nimmt –, so verläuft die Geburt danach stets auffallend schnell, jedenfalls viel schneller als bei einem normal gebauten Becken. Nach langsamer Überwindung des Beckeneinganges genügen oft schon wenige Wehen, und das Kind ist spontan geboren.

Die oben beschriebene Verschiebung der Beckenform beim platt-rachitischen Becken kommt in charakteristischer Weise auch in den **Beckenmaßen** zum Ausdruck. Das sind zwar nur äußerliche, aber doch sehr typische Kennzeichen dieser wichtigen Beckenanomalie.

	Sp.	Cr.	Tr.	Ext.
Beispiel eines **normalen** Beckens	26	29	32	20
Beispiel eines **platt-rachitischen** Beckens	**26**	**26,5**	31	**17**

Also:

> Beim platt-rachitischen Becken ist die Differenz zwischen der Distantia spinarum und der Distantia cristarum stets kleiner als normal. Oft sind die beiden Maße gleich; manchmal ist die Distantia spinarum sogar größer als die Distantia cristarum.

Auf die große Bedeutung der MICHAELISschen **Raute** wurde schon hingewiesen (S. 38). Das obere Dreieck der Raute ist abgeflacht oder fehlt vollkommen.

Unterschiede gegenüber dem Bau des allgemein verengten Beckens:
Art der Verengerung:

platt-rachitisches Becken	**Gerad**verengerung, und zwar nur im Beckeneingang
allgemein verengtes Becken	Verengerung **aller** 3 Dm in **allen** Ebenen

MICHAELISsche Raute:

platt-rachitisches Becken	Raute hat Drachen- oder **Windvogelform**
allgemein verengtes Becken	Raute hat eine **schmale,** oben und unten **spitz** zulaufende Form

Schambogenwinkel:

normales Becken	Schambogen rechtwinklig
platt-rachitisches Becken	Schambogen **stumpf**winklig
allgemein verengtes Becken	Schambogen **spitz**winklig

Beckenmaße (Beispiele)	Sp.	Cr.	Tr.	Ext.
normales Becken	26	29	32	20
platt-rachitisches Becken	26	27	31	18
allgemein verengtes Becken	22	25	28	19

Geburtsmechanismus beim platt-rachitischen Becken
Beim normalen Becken geht das Tiefertreten des Kopfes unter Beugung vor sich. Untersuchen wir also eine normale Geburt beim **Eintritt** des Kopfes in das Becken, so kommt man vaginal zunächst an das Vorderhaupt, also an die Gegend der Scheitelbeine, dann aber (beim Tiefertreten) bald an das Hinterhaupt und die **kleine Fontanelle,** die sich in das Becken hineinsenkt.

Ganz anders beim platt-rachitischen Becken:

> **Anpassungsmechanismus des Kopfes beim platt-rachitischen Becken:**
> - **Senkung der großen Fontanelle, also des Vorderhauptes,**
> - **Vorder- (oder Hinter-)scheitelbeineinstellung,**
> - **Umformung des Kopfes durch Übereinanderschieben der Scheitelbeine.**

8 Pathologie der Geburt

- **Senkung der großen Fontanelle, also des Vorderhauptes**

Zur Überwindung des Engpasses: Promontorium – Symphysenhinterwand senkt sich der Kopf so, daß jetzt das schmale **Vorderhaupt** in den Engpaß hineinkommt, der Kopf schiebt sich also mit seiner „Schmalseite" durch die enge Stelle hindurch, während das breitere Hinterhaupt sich gut in einen der weiten Seitenteile des Beckenrahmens einpaßt. War schon vorher eine Beugehaltung vorhanden, so geht der Kopf jetzt also in eine **Streckhaltung** über, wodurch die eben beschriebene höchst zweckmäßige Einstellung zustande kommt. Der Effekt ist also der: An Stelle des breiten **biparietalen** Kopfdurchmessers ($=9\frac{1}{2}$ cm), der sonst den geraden Durchmesser passiert, kommt jetzt der weitaus schmalere **bitemporale** Durchmesser ($=8$ cm!) in den Engpaß zu liegen. Bei einer nicht zu hochgradigen Verkürzung des geraden Durchmessers (Conj. vera bis 8 und 8½ cm) kann der BE schon allein durch dieses einfache Hineinsenken des schmalen Vorderhauptes in die Enge überwunden werden. Es spricht daher für eine nicht sehr hochgradige Verengerung, wenn man bei Untersuchung eines platt-rachitischen Beckens die **große** Fontanelle tiefstehend im BE findet, wobei die kleine Fontanelle in derselben Höhe oder höher steht.

- **Vorder- und Hinterscheitelbeineinstellung**

Bei Untersuchung höhergradiger Verengerungen wird man immer fühlen, daß der Finger in der Führungslinie gar nicht an die Pfeilnaht, sondern an die Fläche eines **Scheitelbeins** kommt, dessen Wölbung man abtasten kann. Die quergestellte Pfeilnaht fühlt man dann meist dem **Kreuzbein**, manchmal aber auch der **Schamfuge genähert**. Die Pfeilnaht steht also nicht **synklitisch** (= in der Führungslinie), sondern **asynklitisch** (= außerhalb der Führungslinie). Als führender Teil hat sich ein Scheitelbein eingestellt (Abb. 321 und 322). Ist es das vordere, so sprechen wir von

Vorderscheitelbeineinstellung
= verstärkter vorderer Asynklitismus
= verstärkte NAEGELEsche Obliquität.

Auch bei normaler Geburt findet man häufig die Pfeilnaht für kurze Zeit etwas mehr zum Kreuzbein verlaufend, also asynklitisch eingestellt (S. 206), was man als

physiologischen vorderen Asynklitismus
= NAEGELEsche Obliquität

bezeichnet.

Bei der **Vorder**scheitelbeineinstellung fühlt man nach Blasensprung und längerer Geburtsdauer auf dem
vorderen Scheitelbein fast stets eine große **Kopfgeschwulst**,
hinteren Scheitelbein häufig eine „löffel- oder rinnenförmige" **Impression**.

In weitaus selteneren Fällen tastet man die querverlaufende Pfeilnaht der **Schamfuge genähert**, d. h. das hintere Scheitelbein hat sich in die Führungslinie eingestellt, ist zum führenden Teil geworden:

8.14 Enges Becken   433

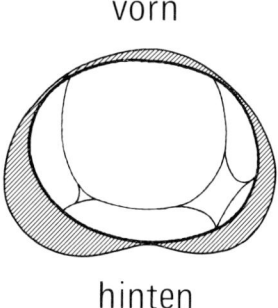
Abb. 321   Vorderscheitelbeineinstellung.

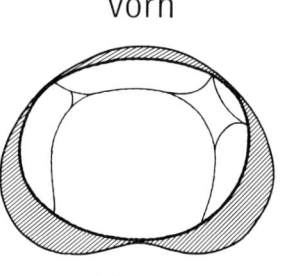
Abb. 322   Hinterscheitelbeineinstellung.

= Hinterscheitelbeineinstellung (Abb. 322)
= verstärkter hinterer Asynklitismus
= verstärkte LITZMANNsche Obliquität.

Auch die Hinterscheitelbeineinstellung kommt in leichter Form als physiologische Einstellung vor, und zwar während der Schwangerschaft und im Geburtsbeginn, besonders bei Erstgebärenden. Sie wird dann als

**regelrechter hinterer Asynklitismus
= LITZMANNsche Obliquität**

bezeichnet.

Man hat diesen Vorgang der Scheitelbeineinstellung, der eine Anpassung des Kopfes an die Beckenform darstellt, mit Recht als

„Knopflochmechanismus" (Abb. 323)

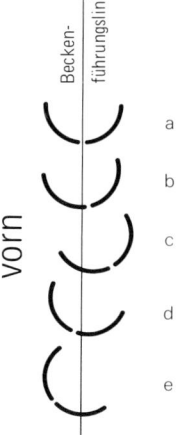

Abb. 323   Schema des Knopflochmechanismus.

bezeichnet. Man kann auch sagen, daß der Kopf, um den lediglich im geraden Durchmesser verengten BE passieren zu können, gewissermaßen in zwei Hälften zerlegt wird, die, gegeneinander verschoben, den Engpaß des geraden Durchmessers im Beckeneingang leichter – die eine Kopfhälfte nach der anderen – passieren können, als wenn der Kopf mit seinem ganzen Umfang auf einmal durch den BE hindurchtreten muß.

- **Umformung des Kopfes**

Die Scheitelbeine werden aber nicht nur schräg gestellt und in der Höhe gegeneinander verschoben, sondern es wird dabei das **höher** stehende Scheitelbein mehr oder weniger weit auf die Innenfläche des tiefer stehenden geschoben. Dadurch wird der quere Durchmesser des Kopfes in hohem Maße verkleinert, und zwar um so mehr, je leichter die Kopfknochen konfigurierbar sind und je stärker die Triebkraft der **Wehen** ist. Bei der häufigen Vorderscheitelbeineinstellung z. B. wird das hintere Scheitelbein, das stets höher steht, auf die Innenfläche des tiefer stehenden vorderen Scheitelbeins geschoben (Abb. 324). Den Niveauunterschied kann man oft als **Stufe** tasten. Bei einiger Übung kann man auch schon fühlen, ob die Scheitelbeine überhaupt die Neigung zeigen, sich übereinanderzuschieben. Merke:

Übereinanderschieben der beiden Scheitelbeine = Verkleinerung des queren Kopfdurchmessers!

Durch den Grad des Übereinanderschiebens der beiden Scheitelbeine ist zugleich ein **tastbares Maß für die Konfiguration** gegeben. Je mehr sie sich übereinanderschieben, je mehr also die quergestellte Pfeilnaht promontoriumwärts wandert, um so mehr verkleinert sich der quere Durchmesser des Kopfes, um so größer ist die Aussicht, daß der Kopf die Enge durch Anpassung überwinden wird (Abb. 324).

Es ist aber von größter Wichtigkeit zu wissen, daß zwischen der häufigen Vorderscheitelbeineinstellung und der seltenen Hinterscheitelbeineinstellung ein großer Unterschied in bezug auf die Prognose der Geburt besteht.

Auch die **Hinterscheitelbeineinstellung** stellt einen Versuch der Natur zur Einpassung des verhältnismäßig großen Kopfes in den im geraden Durchmesser verengten BE dar, ein Versuch, der aber stets wirkungslos ist und zum **Geburtsstillstand** führt. Grund: Führt das vordere Scheitelbein (Abb. 325), so sieht sein freier Rand zur Kreuzbeinhöhle, also nach hinten; es hat dadurch bei weiterer Vorwärtsbewegung nach unten und hinten volle Bewegungsfreiheit. Bei der Hinterscheitelbeineinstellung dagegen stößt der freie Rand des Scheitelbeins beim Tiefertreten gegen die Hinterwand der Symphyse und dann der Schambeine (Abb. 326), wodurch jede Weiterbewegung unmöglich gemacht wird. Außerdem setzt sich die hintere Schulter des Kindes auf das Promontorium auf und bleibt dort hängen. Der Kopf weicht nach vorn ab und überragt die Symphyse. Also

Hinterscheitelbeineinstellung = gebärunfähige Lage

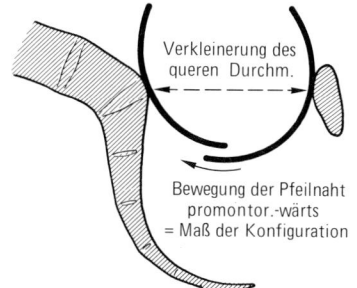

Abb. 324 Anpassung des Kopfes durch Vorderscheitelbeineinstellung und Übereinanderschieben der Scheitelbeine.

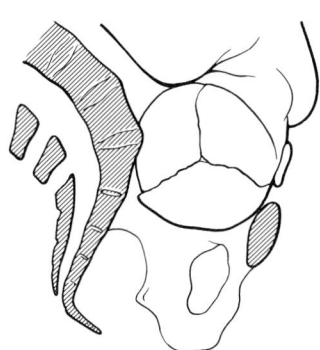

Abb. 325 Vorderscheitelbeineinstellung.

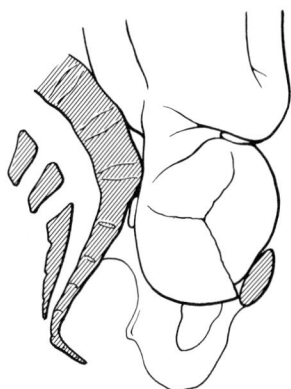

Abb. 326 Geburtsstillstand bei Hinterscheitelbeineinstellung.

Unterschied im Geburtsverlauf gegenüber dem allgemein verengten Becken. Hat beim **platt-rachitischen Becken** der Kopf einmal den nur im geraden Durchmesser verengten Beckeneingang überwunden, so „fällt" der Kopf in das Becken hinein, und der weitere Verlauf geht wegen der Weite des Beckenausgangs meist ungewöhnlich schnell vor sich. Allerdings kommt es auch beim platten Becken gelegentlich zum **Geburtsstillstand auf BB.** Der vom Zwang des Engpasses im BE befreite, auf BB „fallende" Kopf kommt hier in der gleichen Haltung und Stellung an, die er beim „Durchzwängen" im BE hatte, nämlich mit **querstehender Pfeilnaht** und in leichter Streckhaltung. Liegt nun ein plattes Becken mit abgeflachter Kreuzbeinfläche vor, also **ohne Kreuzbeinhöhlung,** so fehlt dem Kopf der zur Ausführung der **2. Drehung** (über einen schrägen in den geraden Durchmesser) notwendige Raum, es **fehlt der Drehraum.** Aus einer sonst nur vorübergehend angenommenen Haltung und Stellung wird jetzt ein **typischer tiefer Querstand** mit **Geburtsstillstand auf BB.** Beim **allgemein verengten Becken** sind dagegen in allen

Etagen des verengten Beckens ungefähr gleich große Widerstände zu überwinden. Auch nach Überwindung des Beckeneinganges dauert die Geburt daher immer noch eine verhältnismäßig sehr lange Zeit. Eine charakteristische Komplikation gerade des allgemein verengten Beckens ist daher die **sekundäre Wehenschwäche** (= Ermüdungswehenschwäche).

> **Unterschied im Geburtsverlauf:**
> **Platt-rachitisches Becken:**
> **schwieriger Eintritt**, dann **rascher Durchtritt** und schnelle Geburtsbeendigung. Gelegentlich aber tiefer **Querstand** mit **Geburtsstillstand**.
> **Allgemein verengtes Becken:**
> **schwieriger Eintritt, schwieriger Durchtritt, schwieriger Austritt** (spitzwinkliger Schambogen, lang ausgezogener Kopf.)

3. Das allgemein verengte, platte Becken

Sowohl das allgemein verengte wie das platte Becken sind häufig, sie stellen überhaupt die häufigsten Formen der Verengerung dar. Deshalb sieht man auch nicht selten Kombinationen dieser beiden Becken, wobei einmal die eine, ein anderes Mal die andere Form überwiegt. Man sagt dann: „**allgemein verengtes Becken, außerdem platt verengt**" und „**plattes Becken, außerdem allgemein verengt**". Die Kopfeinstellung kann in jedem Falle nur mehr oder weniger ungünstig sein. Senkt sich das Vorderhaupt, so ist das günstig für das platte und ungünstig für das allgemein verengte Becken; beugt sich der Kopf stark, so gilt das Umgekehrte. In leichteren Fällen, die die Mehrzahl ausmachen, überwindet der Kopf durch Formanpassung, Ausgleichs- und Hilfsbewegungen die vorgefundene Form des Beckens.

4. Das schräg verengte Becken

Asymmetrie und Verengerung des Beckens, die sehr verschiedene Ursachen haben können: Koxitis (koxalgisches Becken), Skoliose oder Lordoskoliose (skoliotisch schräg verengtes Becken), Rachitis, Luxation. Besondere Form: NAGELEsches Becken (1838): ankylotisch schräg verengtes Becken; Fehlen eines Kreuzbeinflügels (infolge fehlender Knochenkernanlage), Bildung einer Ankylose (Gelenkversteifung) des einen Iliosakralgelenks. Das NAEGELEsche Becken ist sehr selten.

5. Das Trichterbecken = das im BA verengte Becken

Die Trichterbecken stellen eine Gruppe von Becken dar, die, wie der Name schon sagt, lediglich im Becken**ausgang** verengt sind. Die Genese ist sehr verschieden. Es gibt sowohl angeborene als auch erworbene Trichterbecken. Zu den angeborenen gehören die Trichterbecken der Frauen von virilem Habitus, zu den erworbenen

8.14 Enges Becken

z. B. die **kyphotischen** Trichterbecken. Hochgradige Trichterbecken sind sehr selten, geringgradigen begegnet man häufig.

Der **Geburtsverlauf** entspricht der Lage der räumlichen Verengerung:

leichter Eintritt und
schneller Durchtritt

des Kopfes durch das Becken. Die Schwierigkeiten beginnen, wenn der Kopf auf BB angekommen ist. Hier tritt gewöhnlich eine der drei folgenden Regelwidrigkeiten auf:

Ausbleiben der Rotation des Hinterhauptes,
Entwicklung einer Vorderhauptslage,
Entwicklung eines tiefen Querstandes.

Komplikationen während des Geburtsverlaufs beim engen Becken

1. Vor- oder frühzeitiger Blasensprung

Beim normalen Becken schließt der Kopf das Becken dicht ab, er wirkt also als Kugelventil (Abb. 327). Beim engen Becken besteht seitlich vom Kopf (Abb. 328), z. B. beim platten Becken zwischen Stirn und hinterer Beckenwand (Abb. 329), ein gefährlicher freier Raum. Das Vorwasser (in der Frucht- oder Eiblase vor dem Kopf), das im normalen Fall durch den Kopf vollkommen von der Hauptmasse des Fruchtwassers abgetrennt ist, steht jetzt in dauernder, freier Verbindung mit diesem. Mit jeder neuen Wehe wird eine größere Fruchtwassermenge am Kopf vorbei in die Fruchtblase hineingetrieben. Da der Wehendruck sich somit **unmit-**

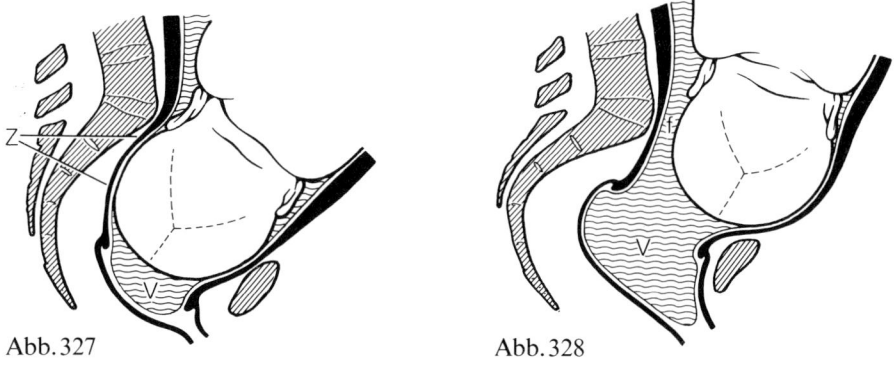

Abb. 327   Abb. 328

Abb. 327 Ventilwirkung des Kopfes bei **normalem** Becken (nach BUMM), Z = Zervix, V = Vorwasser.

Abb. 328 Beim **engen** Becken steht das Vorwasser (V) in freier Verbindung mit dem Fruchtwasser in der Gebärmutterhöhle. Der gefährliche freie Raum (f) wird hier bei **über** dem Becken stehenden Kopf demonstriert.

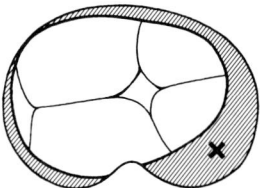

Abb. 329   Der gefährliche freie Raum (×) besteht auch noch bei eintretendem Kopf.

telbar auf das Vorwasser und die Fruchtblase überträgt, wird diese zuerst prall vorgewölbt, dann wurstförmig ausgezogen und dadurch so überdehnt, daß es zum vor- oder frühzeitigen Blasensprung kommt. – Folge: Punkt 2 und 3 (s. u.).

2. Nabelschnurvorfall

Ein besonders gefährlicher und gefürchteter Augenblick ist der Blasensprung. Die Nabelschnurschlinge, die schon vorher vorlag, wird jetzt mit dem herausströmenden Fruchtwasser mitgerissen und durch den freien Spalt in die Scheide und dann nach außen geschwemmt: Sie fällt heraus und liegt als Schlinge in der Scheide oder vor der Vulva.

Bei jedem engen Becken an die Möglichkeit des Nabelschnurvorfalls denken, solange der Kopf noch nicht tief und fest im Becken steht!

Über die Behandlung des Nabelschnurvorfalls s. S. 414.

3. Armvorfall.

Auch dieses für das enge Becken charakteristische Ereignis tritt meist beim Fruchtwasserabfluß auf. Über diese Störung s. S. 416.

4. Wehenschwäche

a) weil der vorangehende Teil beim engen Becken gar nicht oder nur sehr langsam tiefer tritt und dadurch der **Druck auf die Zervikalganglien fehlt**;
b) weil die Wand des **unteren Uterinsegments** zwischen Kopf und Becken mehr oder weniger fest eingeklemmt wird und dadurch die notwendige Ausziehung (S. 192) nur erschwert möglich ist;
c) weil – bei bestehender **Rachitis** – häufig eine Schwäche sowohl der Uterusmuskulatur als auch der Bauchmuskulatur vorliegt.

Die Eröffnungsperiode verläuft beim engen Becken stets stark verzögert!

Wir kommen jetzt zu einer der schwierigsten Fragen in der Behandlung des engen Beckens. Wir haben gesehen: Bei einem engen Becken 3. und 4. Grades sowie 1. und 2. Grades mit Komplikationen wird **primär** die **Sektio** ausgeführt. Im Gegensatz dazu wird bei einem engen Becken 2. Grades ohne Komplikationen (und erst recht 1. Grades ohne Komplikationen) zunächst **abgewartet**. Man tut das in der Hoffnung, den **vaginalen** Entbindungsweg gehen zu können. Tritt der Kopf ins Becken ein, so hat die abwartende Behandlung Erfolg gehabt. Tritt der Kopf aber nicht ein, so muß noch jetzt die **Sektio** (= sekundäre Sektio) ausgeführt werden.

Die schwierige Frage ist nun die:
Wie lange Zeit soll man sich **abwartend** verhalten, wenn der Kopf trotz der konservativen Maßnahmen (S. 443) **nicht** ins Becken eintritt? Nach wie langer Zeit abwartender Geburtsbeobachtung darf oder muß man bei nicht eintretendem Kopf den Entschluß fassen, den zunächst versuchten **vaginalen Weg aufzugeben** und die **Sektio** auszuführen?

Aus der Erfahrung der klinischen Geburtshilfe ergibt sich folgende Regel über die

> **Wartezeit bei abwartender Behandlung, wenn der Kopf nicht ins Becken eintritt:**
> Sind nach Blasensprung und vollständiger Eröffnung des Muttermundes bei regelmäßigen Wehen 2-3 Stunden vergangen, ohne daß der Kopf ins Becken eingetreten ist, so wird die abwartende Behandlung aufgegeben und die Sektio ausgeführt.

Diese genannte Wartezeit gilt aber nur,
1. wenn es **Mutter und Kind gut geht,**
2. wenn **Einstellung und Haltung des Kopfes günstig** sind, wenn also beim allgemein verengten Becken sich der Kopf in tiefer Beugung (= ROEDERERsche Einstellung) und beim platten Becken z. B. in vorderer Scheitelbeineinstellung findet (S. 427 u. 432). Stellt sich der Kopf **ungünstig** ein (z. B. in **Hinterscheitelbeineinstellung**), so hat **weiteres Abwarten gar keinen Zweck** mehr,
3. wenn **keine Gewebsschädigungen** der Mutter nachweisbar sind, die beim engen Becken zum **sofortigen** operativen Eingreifen zwingen:
- **Urinverhaltung durch Abquetschung des Blasenhalses,**
- **blutiger Urin infolge Gewebsquetschung der Blase,**
- **zunehmendes Ödem oder sogar Abquetschung der (vorderen) Muttermundslippe,**
- **Ausziehung des unteren Uterinsegments = steigender Kontraktionsring, besonders wenn er rasch in oder über Nabelhöhe ansteigt = drohende Uterusruptur.**

8.15 Langes Becken

Bei einer Kreißenden, bei der die äußeren Beckenmaße und die Form der MICHAELISschen Raute **keinen Hinweis auf ein enges Becken** geben, wird unter der Geburt festgestellt, daß der **normal große Kopf** trotz guter Wehen nicht ins Becken hineingeht, daß also ein **Mißverhältnis zwischen Kopf und Becken** besteht. In allen Fällen, in denen unter der Geburt ein Mißverhältnis zwischen Kopf und Becken deutlich wird, ohne daß die Beckenmaße und die Raute vom Normalen abweichen, muß man an ein „Langes Becken" (LB) (KIRCHHOFF) denken, bes. dann, wenn eine hintere Scheitelbeineinstellung oder ein hoher Geradstand festgestellt wird.

Ätiologie: Für das LB gibt es **2 ätiologische Faktoren**, die meist gemeinsam, gelegentlich aber auch allein, beim Zustandekommen des LB ursächlich beteiligt sind.

1. ätiologischer Faktor = das „stehengebliebene" Becken

Langes Becken = Stehenbleiben des Beckens auf einer frühen, d. h. Neugeborenen-Entwicklungsstufe.

Das **neugeborene** Kind besitzt ein Becken, das **alle Kennzeichen des LB** hat (fehlende Kreuzbeinhöhle, hochstehendes Promontorium, steiler Beckeneingang). KIRCHHOFF hat nun nachgewiesen, daß dieses für das Neugeborene physiologische Becken in der Entwicklung bis zur **Pubertät** erhalten bleibt und sich dann in einer relativ kurzen Zeit zum echten weiblichen Becken durch **Tiefertreten des Promontoriums** und Ausbildung der **Kreuzbeinhöhle** umbildet.

2. ätiologischer Faktor = der „Übergangswirbel"

Langes Becken = Normales Becken + „Übergangswirbel"

Ein „Übergangswirbel" ist das Ergebnis einer „Assimilation". Unter Assimilation versteht man die anatomische und funktionelle Angleichung eines Wirbels an den benachbarten Wirbelsäulenabschnitt. Die „Übergangswirbel", die uns in der Geburtshilfe interessieren, sind die an der Grenze zwischen Kreuzbein und Lendenwirbelsäule.

In diesem Falle wird also der knöcherne Geburtsweg durch das Hinzutreten eines 6. Wirbels, eines „Übergangswirbels", zum Kreuzbein **verlängert,** und zwar je nach Stellung dieses Wirbels um 2–3 cm, wodurch es dann auch zu einem „Langen" Becken kommt.

Da die Verlängerung dieses Beckens durch Assimilation eines Wirbels zustande kommt, d. h. durch Hinzutreten eines angeglichenen Wirbels, wird dieses Lange Becken auch als **Assimilationsbecken** bezeichnet.

Das Lange Becken kann also sowohl durch Stehenbleiben auf einer frühen Entwicklungsstufe als auch – isoliert und in Kombination – durch Assimilation entstehen.

Vor allem ist es die noch zu besprechende Gruppe III (Kanalbecken), die auf Grund dieser beiden sich addierenden oder, besser gesagt, potenzierenden Faktoren zustande kommt (s. u.).

Es gibt verschiedene Formmöglichkeiten des Langen Beckens. KIRCHHOFF unterscheidet in der Hauptsache **3 Gruppen:**

Einteilung des Langen Beckens (nach KIRCHHOFF)
Gruppe 1: Übergangsbecken.
Gruppe 2: Assimilationsbecken mit erhaltener Kreuzbeinform.
Gruppe 3: Assimilationskanalbecken mit 6 Kreuzbeinwirbeln und fehlender Kreuzbeinhöhlung = Kanalbecken.

Gruppe 1 = Das Übergangsbecken (Abb. 331)

Das Übergangsbecken unterscheidet sich von einem normalen Becken lediglich durch das Vorhandensein eines **lumbosakralen Übergangswirbels** (4). Dieser Wirbel ist aber nicht – wie bei der Gruppe 2 – mit dem Kreuzbeinverband innig verbunden, sondern er nimmt eine „Interimsstellung" zwischen der Lumbal- und Sakralwirbelsäule ein.

Nur wenn seine Achse mit der des 1. Kreuzbeinwirbels zusammenfällt, kommt es funktionell zu einer Verlängerung des knöchernen Geburtskanals. Damit ist ein **Hochstand des Promontoriums** verbunden. Oft findet man diesen Übergangswirbel etwas nach hinten abgeknickt, wodurch es zur Bildung von 2 Promontorien kommt (Abb. 331): das **Promontorium I** (1) wird durch den oberen Rand des Übergangswirbels (4), das **Promontorium II** (2) durch die Oberkante des 1. Kreuzbeinwirbels gebildet = **doppeltes Promontorium**. Das Promontorium I steht gewöhnlich hoch, wodurch die Beckeneingangsebene sehr steil verläuft (3). Die Achse des Übergangswirbels in Abb. 331 fällt fast mit der des 1. Kreuzbeinwirbels zusammen. Der Übergangswirbel ist aber noch nicht voll sakralisiert, denn dann wäre er zum 1. Kreuzbeinwirbel geworden und sein oberer ventraler Rand bildete das einzige Promontorium. Der dann zum 2. Kreuzbeinwirbel herabgesetzte eigentliche 1. Kreuzbeinwirbel würde kein II. Promontorium mehr bilden, sondern sich nur noch an der Bildung der Kreuzbeinhöhlung beteiligen.

Kennzeichen des Übergangsbeckens (Abb. 331)
- **Verlängerung des knöchernen Geburtskanals** mit **Promontoriumhochstand** und **sehr steil verlaufender Beckeneingangsebene**; gleichzeitig häufig
- **doppeltes Promontorium.**

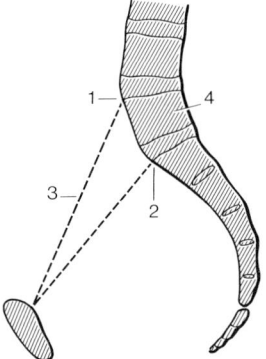

Abb. 331 Übergangsbecken (nach KIRCHHOFF), 1 Promontorium I = oberer Rand des Übergangswirbels, 2 Promontorium II = oberer Rand des 1. Kreuzbeinwirbels, 3 steile Beckeneingangsebene, 4 Übergangswirbel.

Für das Übergangsbecken ist also kennzeichnend, daß nur der Beckeneingang pathologisch verändert ist, er ist ausgesprochen „deformiert". Der übrige Geburtsweg ist dagegen normal gestaltet. Je mehr die Längsachse des Übergangswirbels mit der des 1. Sakralwirbels zusammenfällt, je mehr also dieser Wirbel anatomisch und funktionell dem Kreuzbein zugehört, umso mehr nähert sich das Becken der Gruppe I dem Becken der

Gruppe 2 = Assimilationsbecken mit erhaltener Kreuzbeinform (Abb. 332)
Zu dieser Gruppe gehören diejenigen Becken, bei denen der Übergangswirbel völlig in dem Kreuzbeinverband aufgegangen ist, das **Becken** aber **im übrigen normal** gebaut ist.

Daraus ergeben sich folgende

Kennzeichen der Gruppe 2 = Assimilationsbecken mit erhaltener Kreuzbeinform (Abb. 332)
- **Die einzige Anomalie besteht darin, daß der Übergangswirbel ganz in den Kreuzbeinverband übergegangen ist.**
- Dadurch wird der Kreuzbeinwirbel, der eigentlich der erste Kreuzbeinwirbel ist, zum zweiten Kreuzbeinwirbel. – Das Becken zeigt im übrigen eine normale Gestalt, insbes. die normale Kreuzbeinhöhlung. Es ist nur auffallend lang. Daraus ergibt sich ein
- **ungewöhnlicher Hochstand des einen Promontoriums,** wodurch
- **die Beckeneingangsebene sehr steil** gestellt wird.
Infolge der völligen Verschmelzung und Einfügung des Übergangswirbels in das Kreuzbein gibt es hier niemals ein 2. Promontorium, sondern immer nur **ein** Promontorium, und dieses bildet mit der Symphyse die engste Stelle des Beckens. Die sich bei diesem Becken ergebenden **sehr zahlreichen geburtshilflichen Komplikationen** kommen zum größten Teil auf das Konto des Punktes **4,** nämlich der ungewöhnlich **steil verlaufenden Beckeneingangsebene.**

Gruppe 3 = Assimilationskanalbecken mit fehlender Kreuzbeinhöhlung = Kanalbecken (Abb. 333)
Wie schon gesagt (s. o.) kommt dieses Becken fast ausschließlich auf Grund zweier sich addierender oder besser sich potenzierender Faktoren zustande, nämlich dem Stehenbleiben auf einer frühen, d. h. embryonalen Entwicklungsstufe in Kombination mit der Assimilation eines Lendenwirbels zum Kreuzbein. Beim Kanalbecken ist das ganze Kreuzbein fast vollständig gestreckt. Die Kreuzbeinhöhlung und damit auch das „Knie", die „Kurve" des Geburtskanals, fehlen fast völlig. Der knöcherne Geburtsweg vom Beckeneingang bis zum Beckenboden ist dadurch zu einem gleichmäßig geformten Rohr, zu einem **an allen Stellen gleichmäßig weiten „Kanal"** geworden, daher der Name **„Assimilations-Kanalbecken",** kurz auch „Kanalbecken" genannt.

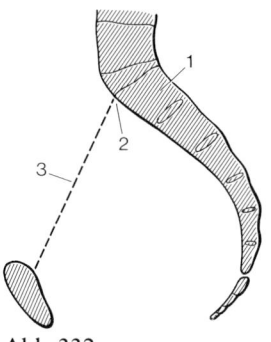 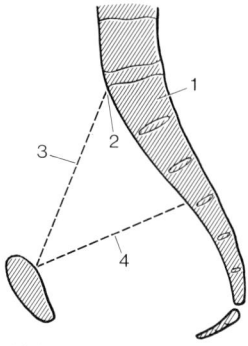

Abb. 332   Abb. 333

Abb. 332 Lernschema zum Assimilationsbecken mit erhaltener Kreuzbeinform (nach KIRCHHOFF), 1 Übergangswirbel in den Kreuzbeinverband einbezogen, 2 Hochstand des Promontorium, 3 steile Beckeneingangsebene.

Abb. 333 Lernschema zum Kanalbecken (nach KIRCHHOFF), 1 Übergangswirbel in den Kreuzbeinverband einbezogen, 2 Hochstand des Promontorium, 3 steile Beckeneingangsebene, 4 Verbindungslinie zwischen Symphyse und 2./3. Kreuzbeinwirbel (= conj. vera II).

Kennzeichen des Kanalbeckens (Abb. 333)
- Der Übergangswirbel ist auch hier ganz in den Kreuzbeinverband übergegangen.
- **Die Kreuzbeinhöhlung fehlt. Der ganze Geburtsweg ist eine gerade verlaufende, gleichmäßig weite Röhre.**
- **Auffallender Hochstand des Promontoriums.**
  Daraus ergibt sich:
- Die BE-Ebene ist sehr steil gestellt, ferner
  Conj. vera länger als normal,
  häufig: längsovaler BE (s. unten).
- **Engste Stelle** des Beckens ist nicht die Verbindung zwischen Promontorium und innerem Symphysenrand (Conj. vera I). Die engste Stelle liegt weit unterhalb des Promontoriums, es ist etwa die Verbindungslinie zwischen Symphyse und der Vereinigung des 2. und 3. Sakralwirbels (= Conj. vera II).
  Die engste Stelle liegt nicht selten (Conj. vera II) **unter dem Maß eines normalen Beckeneinganges,** so daß zu den genannten Anomalien noch die der Beckenverengung im geraden Durchmesser hinzukommt.

Geburtsmechanismus beim Langen Becken
Nach KIRCHHOFF sind es im wesentlichen 3 Momente, die den normalen Geburtsverlauf beim Langen Becken stören können und die beobachteten Regelwidrigkeiten erklären:
1. Störungsmoment: Verlängerung des knöchernen Beckens um 1 Wirbelkörper und – dadurch bedingt – Höhertreten des Promontoriums. Dieses 1. Störungs-

moment betrifft nur den Beckeneingangsraum, in dem beim Langen Becken am häufigsten Geburtskomplikationen auftreten. Beim **normalen Becken** wird der Kopf durch einen besonderen Mechanismus vom Becken eingefangen: Der Kopf stößt mit einem Scheitelbein gegen das Promontorium und wird dadurch auf der einen Seite zurückgehalten. Die Halswirbelsäule kommt infolgedessen in eine leichte Lateralflexion mit bauchdeckenwärts gerichteter Konvexität, wodurch die Schädelachse senkrecht auf die Beckeneingangsebene eingestellt wird. Beim **Langen Becken** kann dieser Einfangmechanismus nicht funktionieren. Aus einem einfachen Grunde: Der Kopf hat gar keine Möglichkeit mehr, das Promontorium als Prellbock zu benutzen, um sich in das Becken hineinzukippen. Und zwar deswegen nicht, weil das Promontorium beim Langen Becken sehr hoch steht. Anders ausgedrückt: Zu einem Zeitpunkt, bevor der Einfangmechanismus einzusetzen und abzulaufen hat, steht das pathologisch hochstehende Promontorium schon viel zu hoch über dem (in normaler Höhe stehenden) Kopf (Abb. 334), um noch als Prellbock dienen zu können. Der Kopf wird mit seiner Hauptmasse schon **unterhalb** des Promontoriums beim Auftreten der ersten Eröffnungswehen gegen die Symphyse gepreßt. Diese dient ihm als Prellbock, hier wird der Kopf zum erstenmal abgebremst und reitet nun in klassischer **hinterer Scheitelbeineinstellung** auf der Symphyse (=Geburtsstillstand) (Abb. 334). **Bei der äußeren Untersuchung hat man jetzt den deutlichen Eindruck eines Mißverhältnisses zwischen Kopf und Becken, allerdings ohne äußere Hinweise auf ein enges Becken.** Gerade deswegen muß man an ein Langes Becken als Ursache denken. Die endgültige Entscheidung bringt das **seitliche** Röntgenbild.

Ist es dem Kopf doch gelungen, trotz des „deformierten" Beckeneinganges (=1. Störungsmoment) in den Beckeneingangsraum einzutreten, so droht ihm das

2. Störungsmoment: Bildung einer „engsten Stelle" unterhalb der Conj. vera, häufig erkennbar als doppeltes Promontorium (Ursache ist der assimilierte Wirbel, der eine Übergangsstellung und häufig ein geringes Zurücktreten aufweist).

Diese mögliche Schwierigkeit zeigt die Abb. 335.

3. Störungsmoment: Kanalförmiger Verlauf des knöchernen Geburtsweges, bedingt durch verminderte oder aufgehobene Kreuzbeinhöhlung.

Das Vorhandensein einer gut ausgebildeten Kreuzbeinhöhlung ist die Voraussetzung dafür, daß der Kopf 1.) seine 2. Drehung, also die Drehung vom queren über den schrägen in den geraden Durchmesser in Beckenmitte, ausführen kann und daß er 2.) sich im Bogen um die Symphyse herum bewegen, also seine 3. Drehung machen kann. Fehlt die Kreuzbeinhöhlung, so kann die 2. Drehung infolge Raummangels nicht ausgeführt werden: **es fehlt der zum Drehen in Beckenmitte notwendige Raum, es fehlt der „Drehraum".** Der Kopf ist also gezwungen, den ganzen Geburtsweg vom BE bis zum BB mit querstehender Pfeilnaht zurückzulegen (Abb. 335).

Meist wird der Kopf in diesem engen Kanal schon in Beckenmitte festgehalten, so daß die Drehung des Kopfes vom queren über den schrägen Durchmesser in Beckenmitte ausbleibt, also ein

8.15 Langes Becken

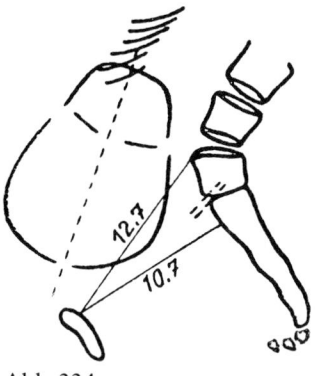
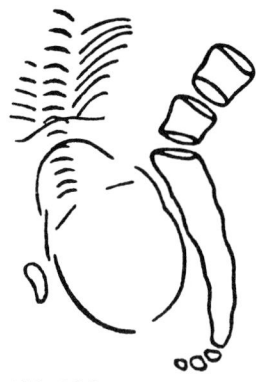

Abb. 334   Abb. 335

Abb. 334 1. und 2. Störungsmoment: Der Kopf findet keinen Auffangmechanismus und die engste Stelle ist unterhalb der Conjugata vera.

Abb. 335 3. Störungsmoment: Der kanalförmige Geburtsweg muß vom kindlichen Kopf bis auf BB mit vollkommen querstehender Pfeilnaht passiert werden.

typischer Querstand in Beckenmitte mit Geburtsstillstand

gefunden wird.

Kommt der Kopf mit querstehender Pfeilnaht bis auf **Beckenboden,** dann ergibt sich bei diesem typischen „**tiefen Querstand**" der 2. Nachteil des Fehlens der Kreuzbeinhöhle. Die normale Austrittsbewegung, also die Bewegung des Kopfes im Bogen um die Symphyse herum (= 3. Drehung), ist normalerweise eine reine Deflexionsbewegung. Ihre Ausführung setzt eine **richtige Ausgangsstellung** des Kopfes voraus, nämlich den Verlauf der Pfeilnaht im **geraden** Durchmesser. In unserem Falle steht aber der Kopf im **queren** Durchmesser. Dadurch ist die Entwicklung des Kopfes um die Symphyse herum (abgesehen von Ausnahmen) spontan nicht möglich. Es ist also nicht nur der „Drehraum" durch das Fehlen der Kreuzbeinhöhle deformiert, sondern auch der „Deflexionsraum", also das Knie des Geburtskanals.

Auf Grund der schon oben beschriebenen Entwicklungsstörung (= Stehenbleiben des Beckens auf der Neugeborenenstufe) wird beim Langen Becken besonders häufig die Kombination mit einem **längsovalen = anthropoiden Becken** gefunden. (Nur durch Röntgensitzaufnahmen des Beckeneingangs feststellbar!). Hierdurch kann es zu weiteren Komplikationen in Form von Einstellungs-, Lage- und Haltungsregelwidrigkeiten, nämlich zu einer hinteren Hinterhauptslage und einem „hohem Geradstand" (S. 290) kommen.

Zur Klinik des langen Beckens

Es wurde schon mehrfach gesagt: An die Möglichkeit eines Langen Beckens ist besonders dann zu denken, wenn
1. der Kopf **trotz guter Wehentätigkeit** und **trotz normalen Befundes** beweglich über

454   8 Pathologie der Geburt

dem BE stehenbleibt und die äußeren Beckenmaße und die Raute kein enges Becken erkennen lassen. Dabei ist es meist so, daß

2. der **Kopf die Symphyse überragt**, was durch den 5. Leopoldschen Handgriff (= ZANGEMEISTERscher Handgriff) leicht festgestellt werden kann.

Überragen des Kopfes über die Symphyse bei normalen Beckenmaßen ist besonders verdächtig auf ein „Langes Becken".

3. Da der Kopf unter diesen Umständen auf der Symphyse reitet, kommt es zur klassischen **„Hinteren Scheitelbeineinstellung"**: Bei vaginaler Untersuchung steht die Pfeilnaht ganz nahe an der Symphyse.

Gedächtnisregel:
- **Normale Beckenmaße**
- **Kopf überragt die Symphyse**
- **Innere Untersuchung:**
  hintere Scheitelbeineinstellung
  oder **hoher Geradstand**

} = **Langes Becken**

Die praktische Bedeutung des Langen Beckens ergibt sich daraus, daß 40% aller „Mißverhältnisse", also aller „engen Becken", durch Lange Becken verursacht sind.

Die Diagnose kann allein durch eine **seitliche Röntgenaufnahme** gesichert werden.

Mit einer Spontangeburt ist nur in etwa 50% der Fälle von Langem Becken zu rechnen.

8.16 Hydrozephalus, Wasserkopf

Definition: Abnorme Vergrößerung des Schädels bis zu Mannskopfgröße, bedingt durch abnorme Ansammlung von Zerebrospinalflüssigkeit (bis zu mehreren Litern).

Zwei Formen:
 Hydrocephalus internus: Gewöhnliche Art des Hydrozephalus, Ansammlung der Flüssigkeit in den mächtig erweiterten Hirnhöhlen.
 Hydrocephalus externus: Ansammlung der Flüssigkeit an der Oberfläche des Gehirns zwischen den Hirnhäuten; sehr selten.
 Häufigkeit: Auf etwa 1000 Geburten kommt ein Hydrozephalus.
 Ätiologie: Bisher noch nicht geklärt. Eine Ursache ist sicher die **Toxoplasmose**. Die intrauterine Infektion führt beim Feten zu einer Enzephalo-Meningo-Myelitis. Daraus resul-

8.16 Hydrozephalus, Wasserkopf 455

tieren eine Reihe von Mißbildungen, darunter auch der Hydrozephalus. Gleichzeitiges Vorkommen anderer Mißbildungen (Klumpfüße, Spina bifida, Zystenniere) wird in etwa der Hälfte aller Fälle festgestellt.

Vorkommende Lagen: Der Hydrozephalus kommt vor
als Kopflage: in etwa ⅔ der Fälle,
als BEL: in etwa ⅓ der Fälle,
als Quer- und Schräglage: selten.

Geburtshilfliche Bedeutung und Prognose: Häufigste (rd. 20%) und zugleich gefährlichste aller fetalen Mißbildungen. Jeder große und mittelgroße Hydrozephalus bedeutet eine Geburtsunmöglichkeit: Es besteht ein ausgesprochenes Mißverhältnis zwischen Kopf und Becken, der Kopf kann trotz bester Wehen nicht in das Becken eintreten. Die notwendige Folge ist die übermäßige Ausziehung des unteren Uterinsegments und - wenn keine Hilfe kommt - die **Uterusruptur** oder die **Sepsis**, also **ausgesprochene Lebensgefahr** für die kreißende Frau.

Die Uterusruptur bei Hydrozephalus kommt verhältnismäßig häufig vor!

Untersuchungsbefund, Diagnose: Beim Hydrozephalus hängt das Schicksal der Mutter von zwei Dingen entscheidend ab:
- von der rechtzeitigen Erkennung und
- von der richtigen Behandlung.

Wegen der außerordentlich großen Gefahr für Leben und Gesundheit der Mutter muß gefordert werden, daß der **Hydrozephalus möglichst schon in der Schwangerschaft erkannt** werden muß.

Heute führt die routinemäßige

Ultraschalldiagnostik

in der Schwangerschaft zur vorgeburtlichen Diagnose des Hydrozephalus. Die starke Zunahme des biparietalen Durchmessers jenseits der 20. Schwangerschaftswoche bei normalen anderen fetalen Maßen fällt bei den Kontrollen auf. Außerdem sind die Ventrikeldurchmesser bestimmbar; bei Ventrikelerweiterungen muß **nach begleitenden Mißbildungen (z. B. Spaltbildungen der Wirbelsäule)** gefahndet werden.

Tastbefund bei der vaginalen Untersuchung
Vier charakteristische Kennzeichen (Abb. 336)
1. Klaffende Nähte und abnorm weite Fontanellen.
2. Dünne, nachgiebige, weiche Schädelknochen.
3. Pergamentknistern der Schädelknochen bei der Betastung.
4. Abnorme Beweglichkeit der Knochenränder in der Wehenpause oder (bei sehr großem Hydrozephalus): Gefühl einer prall gefüllten, fluktuierenden Zyste.

Dieses Gefühl hat man besonders dann, wenn die große Fontanelle im Bereich des Mm steht. Es ist dann manchmal sogar bei noch wenig erweitertem Mm

456 8 Pathologie der Geburt

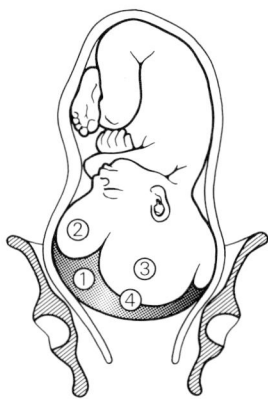

Abb. 336 Hydrozephalus, 1 klaffende Nähte und weite Fontanellen, 2 weiche Schädelknochen, 3 Pergamentknistern der Schädelknochen, 4 bewegliche Knochenränder.

schwer zu entscheiden, ob man die große Fontanelle oder die Fruchtblase tastet. Bei abgestorbener Frucht kann man die ganz weichen und dünnen Schädelknochen in weiten Grenzen hin und her „schwappen" lassen.

Bei **Beckenendlagen** wird der Hydrozephalus klinisch leicht übersehen, da der große Kopf in dem weiten Fundusteil der Gebärmutterhöhle sich dem Auge wie auch oft den tastenden Händen entzieht. Zu einer ziemlich plötzlichen Erkenntnis eines Hydrozephalus kam man früher bei BEL meist erst dann, wenn der Rumpf geboren war und die übliche Manualhilfe auffallende Schwierigkeiten machte, weil der Kopf stecken blieb. In solchen Fällen hatte man sofort mit dem Extraktionsversuch aufzuhören und mit der Hand auf den Bauch der Mutter zu fassen! Oberhalb der Symphyse fühlte man dann den großen Kopf, der fest auf dem Beckeneingang saß.

Differentialdiagnose: Verwechseln kann man den Hydrozephalus bei der vaginalen Untersuchung mit der Fruchtblase und mit dem Steiß, beides aber wohl nur im ersten Augenblick des Untersuchens oder bei wenig erweitertem Mm. Die langen, scharfen Knochenränder, die auch eine noch so klaffende Naht begrenzen, lassen wohl immer die richtige Diagnose stellen.

Eine Schädellage, bei der ein **normal** großer Kopf derartig über dem BE prominiert wie beim Hydrozephalus, gibt es nicht. Auch den überstehenden Kopf bei der **Hinterscheitelbeineinstellung** oder im Beginn der **Gesichtslagen-** und **Stirnlagengeburt** wird man durch Abtasten und Umfassen ohne große Schwierigkeiten als einen normal großen Kopf erkennen können.

Geburtsverlauf bei ausgeprägtem Hydrozephalus

Ein großer und mittelgroßer Hydrozephalus am Termin kann auch bei besten Wehen naturgemäß nicht oder nur mit einem kleinen Segment ins Becken eintreten. Infolge der Überdehnung des Uterus ist es zunächst oft so, daß die Wehen über mehrere Tage nicht recht in

Gang kommen (= **primäre Wehenschwäche**). Sind dann die Wehen endlich kräftig, so sind sie **auffallend schmerzhaft**. Gleichzeitig ist auch die Bauchgegend **oberhalb der Symphyse** mehr oder weniger **druckschmerzhaft**: Das untere Uterinsegment ist stark über dem Hydrozephalus ausgezogen und wird sowohl in der Länge als auch in der Breite überspannt. Trotz bester Wehen kein Geburtsfortschritt. Wird die Geburt nicht operativ beendet, so kommt es zur Ruptur oder zur Sepsis.

Für die **Uterusruptur bei Hydrozephalus** sind zwei Beobachtungen sehr bedeutsam:
- Jeder Erfahrene weiß, daß gerade beim Hydrozephalus (aber auch unter anderen Umständen) die Ruptur sehr **plötzlich** eintreten kann, **ohne** daß vorher die Warnzeichen der drohenden Uterusruptur aufgetreten sind; ferner
- daß gerade beim Hydrozephalus die Ruptur auch schon dann auftreten kann, **wenn der Muttermund noch lange nicht vollständig eröffnet** ist. (Erfahrungsgemäß tritt im allgemeinen eine Ruptur der Gebärmutter erst nach vollständiger Eröffnung des Mm auf.)

Bei der Ruptur beobachtet man sowohl Längs- als auch Querrisse, was man sich bei der Art der kugelförmigen Auftreibung und Überdehnung des unteren Uterinsegments gut erklären kann.

Für jeden Fall von Hydrozephalus gilt:

Hydrozephalus = höchste Gefahr für die Mutter!

Prognostisch besteht ein beachtlicher Unterschied zwischen dem Hydrozephalus bei Kopflagen und dem bei Beckenendlagen: Hydrozephalus bei Kopflagen ist wesentlich gefährlicher als bei BEL. **Der vorangehende Hydrozephalus liegt schon in der Schwangerschaft im unteren Uterinsegment und überdehnt dieses. Die Gefahr der Uterusruptur ist schon mit dem Beginn der allerersten Eröffnungswehen vorhanden.** Da der Kopf bei einem großen Hydrozephalus sich nicht von der Stelle rühren kann, leistet beim vorangehenden Hydrozephalus jede Wehe von der ersten bis zur letzten eine völlig vergebliche Arbeit. Mit jeder Wehe erhöht sich die gefährliche Ausziehung des unteren Uterinsegments und bringt die Kreißende der Katastrophe näher. Dagegen läuft bei BEL die Geburt ohne Schwierigkeiten bis zur Geburt der Schultern ab. Der nachfolgende Kopf bleibt über dem BE hängen, und die Überdehnung des unteren Uterinsegments beginnt erst von diesem Augenblick an, also im allerletzten Abschnitt der Austreibungsperiode. Dazu kommt, daß bei BEL die Gefahr der Ruptur durch den Hydrozephalus auch schon deswegen nie so groß ist wie bei Schädellage, weil sie erst nach Ausstoßung des Rumpfes beginnt, also bei einem wesentlich kleineren Uterusinhalt. Die Frühdiagnose des Hydrozephalus ist also besonders wichtig bei vorangehendem Hydrozephalus, da hierbei die Gefahr der Ruptur schon in der Eröffnungsperiode vorhanden ist.

Komplikationen: Die wichtigsten Komplikationen ergeben sich aus der Überdehnung des Uterus, nämlich
1. die frühzeitige Wehenschwäche,
2. die atonische Nachblutung und
3. die **Uterusruptur.**

Behandlung bei ausgeprägtem Hydrozephalus

Es kommt darauf an, die Mutter so schnell wie möglich aus der ihr drohenden großen Gefahr zu befreien. Die einzig mögliche Behandlung ist das Ablassen des Liquors auf vaginalem Wege. Das geschieht durch Perforation des Schädels (S. 521) mit dem Perforatorium. Ist die einzige Vorbedingung, der für 2 Finger durchgängige Mm (S. 522), nicht erfüllt, so punktiert man den Schädel mit langer Punktionskanüle durch den Mm hindurch und saugt die Flüssigkeit ab. In Ausnahmefällen ist die Punktion der Ventrikel auch transabdominal möglich.

Mit der leicht durchzuführenden Perforation ist eigentlich alles getan, worauf es ankommt: Das Hindernis ist weggeräumt, die Kreißende ist mit einem Schlage aus dem Gefahrenbereich heraus, die Geburt kann spontan ablaufen.

In der Klinik wird man jedoch bei vollständigem Mm die **Extraktion** anschließen, da die Kreißende von der langen, vergeblichen Wehenarbeit erschöpft zu sein pflegt. Am einfachsten extrahiert man den zu einem schlaffen Sack zusammengefallenen Hydrozephalus **mit der Hand,** indem man kräftig an den Knochenteilen zieht. Gelingt das auch nach Unterstützung durch kräftigen Druck von oben nicht, so faßt man den Kopf mit **Krallenzangen** oder der **BOERschen Knochenzange.** Man kann auch einen **spitzen Haken** fest in die Schädelbasis einsetzen und daran ziehen oder auch die Kraniotraxie mit dem **Kranioklasten** ausführen. Die dünnen, weichen Knochen des Hydrozephalus eignen sich allerdings für das Ansetzen des Kranioklasten nicht gut; die Blätter des Kranioklasten müssen das Gesicht oder die Hinterhauptschuppe zwischen sich fassen.

Bei der BEL perforiert man den **nachfolgenden Kopf** durch die Hinterhauptschuppe oder das Foramen occipitale magnum (S. 395).

Nach erfolgter Ausstoßung bzw. Extraktion ist anschließend sofort die **Plazenta manuell zu lösen,** da nach Perforation und Geburt eines Hydrozephalus unter allen Umständen eine **Austastung der Gebärmutter** durchgeführt werden muß. Jeder Hydrozephalus, der ein Geburtshindernis darstellt, der also den Kopf nicht in den BE eintreten läßt, bringt die Gefahr einer Gebärmutterzerreißung mit sich. Erschwerend für die Beurteilung der Situation ist, daß gerade beim Hydrozephalus die Ruptur **ohne die Warnsignale der drohenden Ruptur** eintreten kann. Es ist auch bekannt genug, daß beim Hydrozephalus die **Ruptur** selbst ohne die klassischen Zeichen (S. 466) auftreten kann (sog. stille Ruptur). Insbesondere kann die eingetretene Ruptur deswegen für einige Zeit nicht bemerkt worden sein, weil sie an der narkotisierten Frau während der Manipulationen des Operateurs auftrat (vergeblicher Versuch der Manualhilfe).

Behandlung bei mäßigem Hydrozephalus

Seit Intensivierung der pränatalen Diagnostik hat sich die Problematik beim Hydrozephalus etwas verschoben; meist ist das Management bei wenig ausgeprägten Formen zu bedenken. In solchen Fällen ohne weitere begleitende Mißbildungen, deren neurochirurgische Behandlung möglich und erfolgreich ist, ist die Prognose besser: Viele Kinder nehmen eine normale körperliche und geistige Entwicklung.

In der **Spätschwangerschaft** wird die **termingerechte Geburt** angestrebt:
Bei geringer Progredienz der Ventrikelerweiterung,
bei Verdacht auf begleitende Mißbildungen.

Zeigen die ultrasonographischen Kontrollen eine **Zunahme der Ventrikelerweiterung,** so ist die **frühzeitige Einleitung der Geburt** zu überlegen:
um einen vaginalen Geburtsweg **noch** zu ermöglichen und
um **noch** einen günstigen Zeitpunkt für eine neurochirurgische Behandlung zu erreichen.

Die Erfahrungen mit der antenatalen symptomatischen Punktion der Hirnventrikel oder **der antenatalen Behandlung des Hydrozephalus** durch Einbau von Shunts oder Schrauben sind bisher nicht ausreichend, um Empfehlungen zu geben.

8.17 Uterusruptur = Gebärmutterzerreißung

Häufigkeit: Etwa 1 Fall auf 1500 Geburten.
Einteilung:
- **nach dem Sitz des Risses** (Abb. 337): Zerreißung im Bereich des Korpus, des **unteren Uterinsegments,** der Zervix; auch das Abreißen der Zervix vom Scheidenrohr = **Kolp(ap)orrhexis,** Scheidenabriß, wird zur Uterusruptur gerechnet. Die Rupturen im **unteren Uterinsegment,** dem dünnsten und am meisten ausgezogenen Teil des Uterus, werden als **klassische Rupturen** bezeichnet.
- **nach der Ursache:** Zwei Hauptgruppen: Ruptur vorwiegend infolge **Überdehnung,** Ruptur vorwiegend infolge **Wandschädigung.** Bei jeder der zwei Gruppen spielen aber beide Faktoren, d.h. sowohl die Überdehnung als auch die Wandschädigung, eine Rolle.

Überdehnungsruptur = Riß der Uteruswand vorwiegend infolge **Überdehnung.**
Vorkommen:
1. bei einem **schwer oder gar nicht zu überwindenden Geburtshindernis = Austreibungshindernis:**
   a) **Enges Becken** = Mißverhältnis zwischen Kopf und Becken.
   b) **Geburtsunmögliche Lagen und Einstellungen des Kindes:**
      1. Querlage,
      2. Hinterscheitelbeineinstellung,
      3. mentoposteriore Gesichtslage,
      4. nasoposteriore Stirnlage,
      5. bestehenbleibender hoher Geradstand.
   c) **Mißbildungen des Kindes,** am häufigsten der **Hydrozephalus.**
   d) **Verlegung des Geburtskanals durch einen Tumor:** Ovarialtumor, Beckentumor.
   e) **Unnachgiebige Weichteile** (selten): Kollumkarzinom, Conglutinatio orificii externi (Verklebung der Eihäute mit der Zervixwand).

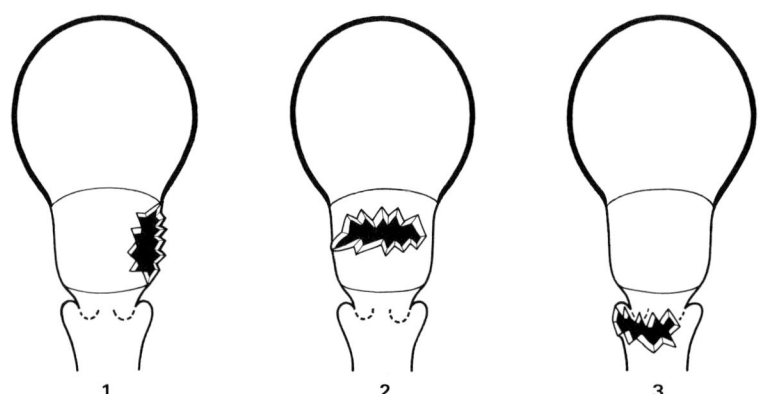

Abb. 337 Uterusrupturen im Bereich des unteren Uterinsegmentes als Längs- (1) oder Querruptur (2) - sowie in Form der Kolporrhexis (3).

2. bei der **violenten Ruptur,** s. S. 461.
3. bei unsachgemäßer **intravenöser Verabreichung von Wehenmitteln,** solange das Kind noch in utero ist.

Vorkommen der Überdehnungsruptur bei einem nicht zu überwindenden Austreibungshindernis: Ausschlaggebend für das Zustandekommen dieser Ruptur sind **vorausgegangene Geburten.** Das ergibt sich daraus, daß sie

> zu 94% bei **Mehr**gebärenden,
> zu 6% bei **Erst**gebärenden

vorkommt, und zwar besonders dann, wenn ein **enges Becken** besteht (Überdehnung → Gewebsquetschung → Narbenbildung bei der 1. Entbindung, Zerreißung aber erst bei einer der späteren Entbindungen), die **Kinder** besonders **groß** sind oder die **Geburten rasch aufeinander folgten** (= „Ermüdungsfaktor").

Zustandekommen der Uterusruptur bei einem nicht zu überwindenden Austreibungshindernis

Die Arbeitsleistung der Muskulatur des Corpus uteri ist unter der Geburt in jedem Falle auf ein einziges Ziel gerichtet: **Austreibung des Kindes aus der Gebärmutterhöhle unter allen Umständen,** gleichgültig, ob die Widerstände im Geburtsweg normal, erhöht oder - und darauf kommt es hier an - unüberwindlich sind; gleichgültig, ob die Muskelkontraktionen der sinnvollen Austreibung des Kindes durch den normalen Geburtskanal dienen oder zur zerstörenden, sinnlosen Selbstzerreißung der Gebärmutter führen.

Je größer der Widerstand, um so größer wird die Arbeitsleistung und damit die Kontraktionskraft der Uterusmuskulatur. Mit der Zunahme des Widerstandes nehmen also die Kraft und die Zahl der Wehen zu. Ist der Widerstand unüberwindlich (z. B. großer Hydrozephalus, verschleppte Querlage), der normale Geburtsweg also verlegt, so ist eine normale Austreibung des Kindes nicht möglich. Bei unüberwindlichem Widerstand wird die Kraft der Wehen noch stärker, die Pausen zwischen den Wehen werden immer kürzer. Das Kind wird dabei zum größten Teil in das untere Uterinsegment hineingetrieben. Das untere Uterinsegment wird dadurch mehr und mehr ausgezogen, überdehnt. Die an sich dünne Wand dieses Dehnungsschlauches wird mit jeder neuen Wehe immer noch dünner. Schließlich kommt es zum Wehensturm, zu fast pausenlos auftretenden Krampfwehen und dann zum **Tetanus uteri** (heftigste Dauerkontraktionen ohne Pause). Die Grenze der Haltbarkeit des dünnen unteren Uterinsegments wird dabei verhältnismäßig bald erreicht und - bei einer der nächsten Wehen überschritten; es kommt zur Katastrophe der Gebärmutterzerreißung im unteren Uterinsegment.

> **Jedes Geburtshindernis kann zur Ursache einer Ruptur werden.**

Will man die Ursachen der Uterusruptur bei einem Austreibungshindernis auf eine ganz kurze Formel bringen, so kann man sagen:

Unüberwindliches Geburtshindernis
+ Wehensturm
= **Uterusruptur**

Narbenruptur = Zerreißung der Gebärmutterwand im Bereich einer Narbe als Folge einer früher einmal **(Anamnese!) gesetzten Wandschädigung,** manchmal schon bei normaler Anspannung der Uterusmuskulatur in der Schwangerschaft, meist aber bei Dehnung unter der Geburt. **Vorkommen:** Es handelt sich
a) entweder um das Aufplatzen schlecht geheilter Narben, insbes. nach **Sectio** caesarea (seit der Längsschnitt durch das Korpus bzw. durch das untere Uterinsegment durch den Querschnitt im unteren Uterinsegment ersetzt worden ist, ist diese Art der Ruptur sehr viel seltener geworden); ferner um Narben nach perforierenden Verletzungen der Uteruswand (nach **Abruptionen, Abortausräumungen**), ferner nach tiefen **Myomenukleationen,** plastischen Operationen am Uterus u. ä.

b) oder um das Aufplatzen narbiger Wandteile nach **entzündlich-destruktiven** Prozessen (z. B. nach schwerer Endo-Myometritis bei septischem Abort).

Die häufigsten aller Rupturen sind heute die Narbenrupturen.

- nach den wirksam gewesenen Kräften:
  1. **Spontanruptur:** Die Ruptur ist allein durch **Wehen,** also die natürlichen Geburtskräfte, bewirkt worden.
  2. **Violente = traumatische Ruptur:** Die Ruptur wird nicht durch Wehenkräfte bewirkt, sondern der **Operateur** ist es, der bei Ausführung einer geburtshilflichen Operation den Riß setzt.
- nach der Mitbeteiligung des Bauchfells:
  1. **Inkomplette Uterusruptur** (Abb. 338) = unvollständige Gebärmutterzerreißung: Zerreißung der Uteruswand **ohne** Zerreißung des Bauchfells, also Riß auf einer Seite des unteren Uterinsegments ins Parametrium, evtl. auch ins Parakolpium. Hierbei also **keine Eröffnung der Bauchhöhle.** Solange das Bauchfell nicht mit einreißt, kommt es zur Bildung eines wachsenden „Tumors" meist auf einer Seite neben dem Uterus = **subperitoneales Hämatom,** indem die hier herausquellenden Blutmassen die Blätter des Lig. latum entfalten und emporheben.
  2. **Komplette Uterusruptur** (Abb. 338) = vollständige Gebärmutterzerreißung: Zerreißung aller Schichten des überdehnten Abschnittes, einschließlich des Bauchfells; **mit Eröffnung der Bauchhöhle.** Klaffender Riß zwischen dem Cavum uteri und der freien Bauchhöhle. In den Bauchraum gelangen:
     1. das **Blut** der Aa. uterinae,
     2. das infizierte Fruchtwasser = die **Infektion,**
     3. evtl. das Kind und
     4. die Plazenta.

In den weitaus meisten Fällen tritt der Riß seitlich auf, wodurch die **A. uterina** mit verletzt wird.

Zwischen den Rupturen infolge eines Austreibungshindernisses und den sehr viel häufigeren Narbenrupturen besteht ein entscheidender klinischer **Unterschied.**

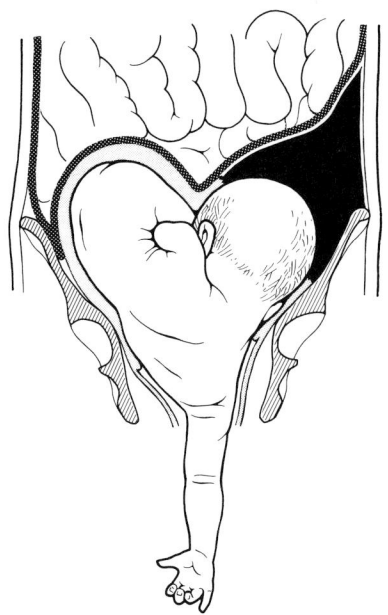 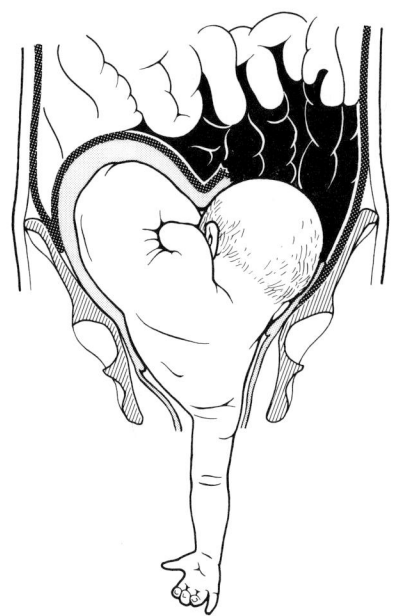

Abb. 338 Inkomplette Uterusruptur.   Abb. 339 Komplette Uterusruptur.

Bei der Ruptur infolge **Austreibungshindernis** treten längere Zeit (nicht selten viele Stunden) **vor** dem Ereignis der eigentlichen Ruptur **alarmierende Warnsignale** (= Zeichen der **drohenden** Uterusruptur) auf, die unübersehbar anzeigen, daß es bald zur Ruptur kommen wird.

Dagegen verlaufen die Narbenrupturen in sehr vielen Fällen ohne oder fast ohne derartige Warnsignale, bei ihnen kommt es oft ohne den geringsten klinischen Hinweis auf das Herannahen der Katastrophe ganz überraschend und unmittelbar zur Ruptur.

Es ist daher praktisch sehr wichtig, die Rupturen nach diesem Gesichtspunkt einzuteilen in
- Rupturen **mit** vorhergehenden Warnsignalen und
- Rupturen **ohne** diese alarmierenden Signale.

Rupturen mit vorhergehenden Warnsignalen
= Zeichen der **drohenden** Uterusruptur

Das sind diejenigen Überdehnungsrupturen, bei denen die Ruptur als Folge eines unüberwindlichen **Austreibungshindernisses** auftritt (S. 459, eine Ausnahme: Ruptur bei Hydrozephalus, s. S. 457).

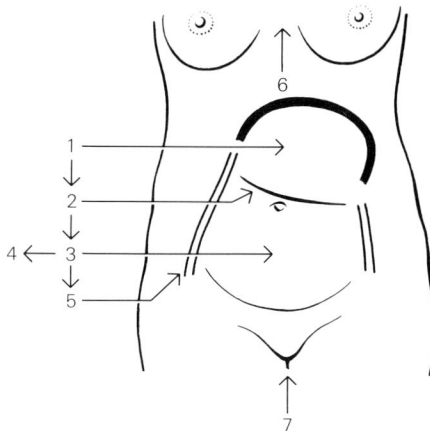

Abb. 340   Lernschema zur **drohenden** Uterusruptur beim Vorliegen eines **Austreibungshindernisses** (Erklärung der einzelnen Punkte in der nebenstehenden Übersicht).

Die Zeichen der drohenden Uterusruptur
beim Vorliegen eines **Austreibungshindernisses (Abb. 340):**
1. **Auffallende Zunahme der Wehentätigkeit bis zum Wehensturm: Fast pausenlos folgt eine Wehe auf die andere,** so daß der Uterus schließlich dauernd kontrahiert ist (Wehensturm, höchster Grad: Tetanus uteri = **Krampfwehen** = Dauerkontraktion = der Uterus ist **dauernd hart**). Der Uteruskörper ist dabei maximal retrahiert. Folgen: die Punkte 2–5 und 7.
2. **Erkennbarwerden** und **Hochsteigen des Retraktionsringes** (BANDL' Kontraktionsring, BANDL' Furche = obere Grenze des unteren Uterinsegments) **in Nabelhöhe und darüber.** Mit zunehmender Ausziehung des unteren Uterinsegments steigt der Kontraktionsring als eine meist etwas schräg verlaufende Furche in die Höhe. Die Ruptur steht unmittelbar bevor, wenn die Furche in kurzer Zeit bis oder über Nabelhöhe steigt. Bei Erstgebärenden tritt allerdings die Ruptur nicht so rasch ein wie bei Mehrgebärenden.
3. **Auffallende Druckempfindlichkeit und Spannung der Gegend zwischen Nabel und Symphyse** (= Überdehnung des unteren Uterinsegments), zuerst nur während der Wehen, später auch in der Wehenpause zu beobachten. Diese Schmerzen werden durch eine Periduralanästhesie **nicht** gemildert. Infolgedessen
4. **Wehenschmerzen, die unerträglich sind: „als ob innen etwas zerreißen wollte".**
5. **Drahtartige Spannung eines oder beider Ligamenta teretia** (= Chordae uteroinguinales) infolge Überdehnung. Dieses Zeichen kann man viel besser **fühlen** als sehen. – Bei der verschleppten Querlage ist das runde Mutterband stets auf der Seite stärker angespannt, auf der der Kopf liegt. Beim Darüberstreichen über die Kopfgegend besonders gut unter der Bauchdecke zu fühlen.

6. **Gesichtsausdruck:** gequält, ängstlich bis zur **Todesangst.** – Die **Kreißende jammert, ist sehr unruhig** und **blaß.** – **Puls:** beschleunigt, oft flatternd.
7. **Vaginale Untersuchung** (wenn nicht anders möglich, in Narkose): **Der vorangehende Teil (Kopf, Schulter) ist dem BE „federnd" aufgepreßt.** Der Kopf zeigt stets eine **sehr große Kopfgeschwulst.** – Ist der Muttermund noch nicht vollständig eröffnet, so tastet man die Muttermundränder infolge Einklemmung und Ödembildung als **dick-wulstige Kissen.**

Die Zeichen der drohenden Uterusruptur sind bei allen Zerreißungen der Gebärmutterwand infolge eines Austreibungshindernisses unübersehbar deutlich mit einer klassischen **Ausnahme:** Das ist die Uterusruptur bei **vorangehendem Hydrozephalus,** die meist ohne die erkennbaren Warnzeichen der drohenden Uterusruptur verläuft. (Bei vorangehendem großen Hydrozephalus ist das untere Uterinsegment bereits in der Schwangerschaft überdehnt. Die Gefahr der Ruptur ist schon beim Einsetzen der allerersten leichten Wehen vorhanden, s. S. 455).

Vorgehen bei drohender Uterusruptur

Bei drohender Uterusruptur muß sofort in tiefster Narkose und so schonend wie möglich entbunden werden!

Bis zu dem Augenblick der operativen Entwicklung müssen sofort die Krampfwehen ausgeschaltet werden. Das Mittel der Wahl hierzu: **intravenöse Tokolyse mit Fenoterol (Partusisten®).**

Es muß, wie gesagt, **sofort** entbunden werden, und zwar so, daß das aufs höchste angespannte papierdünne untere Uterinsegment dabei nicht einreißt. Das kann nur durch ein Operationsverfahren erreicht werden, bei dem die **bestehende Lage des Kindes auch nicht im mindesten verändert** wird. Von vornherein ist also jedes Entbindungsverfahren ausgeschlossen, bei dem das engstens umklammerte Kind ausgedehntere Bewegungen machen müßte. Es ist daher dringendst vor allen **gewagten Entbindungsversuchen** zu warnen.

Gröbste Kunstfehler sind
der **Zangenversuch** bei Unmöglichkeit des Kopfeintritts, insbesondere beim Hydrozephalus,
der **Wendungsversuch** bei Unmöglichkeit des Kopfeintritts,
der **Wendungsversuch** bei verschleppter Querlage.

Notwendige Folge: **violente Uterusruptur** = gewaltsame Zerreißung der Gebärmutter bei einer und als Folge einer **geburtshilflichen Operation,** wobei die Tatsache der dabei aufgetretenen Ruptur zugleich untrüglich beweist, daß diese Operation entweder falsch angesetzt oder falsch durchgeführt war.

Operatives Vorgehen in der Klinik
- **Totes Kind**

Bei Schädellagen: Perforation des Kopfes (S. 521) und Herausziehen des Kindes mit dem Kranioklasten (= Kraniotraxie, S. 524).

Bei Querlagen: Da man das Kind bei drohender Uterusruptur auf keinen Fall wenden darf, kann man es auch nicht als Ganzes herausholen; das Kind muß in zwei oder mehr Teile zerlegt und jeder Teil einzeln nacheinander herausgeholt werden. Das Kind muß also durchschnitten werden. Das geschieht an der Stelle, an die man am besten heran kann. Das ist entweder (meistens) der Hals oder (seltener) der Rumpf:

Durchschneidung am Hals = **Dekapitation** (S. 519),
Durchschneidung am Rumpf = **Embryotomie** (S. 520),
mit Morcellement = **Dissectio fetus.**

Nach jedem der genannten Eingriffe ist eine **Kavumrevision** (= „Nachtastung") wegen der Gefahr der **violenten** Uterusruptur unumgänglich notwendig (s. S. 461).
- **Lebendes Kind**

Abgesehen von einigen Fällen mit Hydrozephalus (s. S. 454) oder Fällen mit schwerer Mißbildung wird die Schnittentbindung ausgeführt, die auch beim toten Kind zu verantworten ist (Umgehung der eingreifenden Zerstückelung, bessere Kontrolle des Uterus).

Rupturen, die oft ohne vorhergehende alarmierende Warnsignale (d. h. ohne Zeichen der drohenden Uterusruptur, S. 563) auftreten
1. **Narbenrupturen.**
   Wichtigste Gruppe! Narben im Uterus können schon bei normaler Wehentätigkeit reißen, ja (selten) sogar schon in der Schwangerschaft infolge der Anspannung der Gebärmuttermuskulatur. Daß dies ohne die Warnzeichen der drohenden Ruptur vor sich geht, ist leicht zu erklären: Die klassischen Zeichen der drohenden Ruptur (S. 463) kommen durch die **Behinderung der Austreibung** zustande, die bei den **Narben**rupturen völlig **fehlt**.
2. Ruptur infolge **Hydrozephalus.**
3. Ruptur infolge **überdosierter intravenös verabreichter Wehenmittel.**
4. **Violente Uterusruptur** (Kreißende in Narkose!).

Eingetretene Uterusruptur

Die beiden

großen Gefahren der Uterusruptur sind

- die **Sofortgefahr** = die **Verblutung,**
- die **Spätgefahr** = **Peritonitis** durch das infizierte Fruchtwasser (eine komplette Ruptur vorausgesetzt).

8 Pathologie der Geburt

> **Die Zeichen der eingetretenen Uterusruptur**
> 1. **Schlagartiges Aufhören der Wehen** = sicherstes Zeichen und deswegen besonders charakteristisch, weil die Wehen vorher auffallend häufig und ungewöhnlich kräftig waren.
> 2. **Rupturschmerz:** Die Frau schreit laut auf, sie hat das Gefühl, daß „etwas in ihrem Bauch gerissen" sei.
> 3. **Kollaps und Anämie** als Folge der schweren inneren Blutung: kleiner frequenter Puls, blasses, ausgesprochen verfallenes Aussehen, kalter Schweiß auf der Stirn, große Unruhe, zunehmende Atemnot, Lufthunger.
> 4. Bei der kompletten Ruptur kann das Kind in die freie Bauchhöhle eintreten, so daß man **dicht unter den Bauchdecken Kindsteile** durchtasten kann.
> 5. Meist **blutet** es aus der **Scheide.**
> 6. **Vaginale Untersuchung:** Der vorangehende Teil (Kopf, Schulter), der vorher dem BE fest aufgepreßt oder in den BE eingekeilt war, ist jetzt **beweglich** und fast frei verschieblich geworden.

Das sind die klassischen Zeichen der **eingetretenen** Ruptur. Für den weniger Erfahrenen ist es nun sehr wichtig zu wissen, daß eine große Anzahl von Rupturen mit weitaus geringeren, gelegentlich fast gar keinen, jedenfalls kaum auffallenden Zeichen einhergeht. Diese Rupturen werden als

Stille Rupturen

bezeichnet. In erster Linie sind es die **Narbenrupturen,** die als stille Rupturen verlaufen, besonders dann, wenn es sich um **inkomplette** Rupturen handelt. Von diesen Narbenrupturen hörten wir oben schon (S. 461), daß bei ihnen die Zerreißung sehr plötzlich und **ohne Warnzeichen** der **drohenden** Ruptur eintreten kann. Wir müssen jetzt hinzufügen, daß bei denselben Narbenrupturen auch der **Vorgang der Ruptur** selbst **ohne** (oder fast ohne) **Symptome** verlaufen kann und daß darüber hinaus auch die **eingetretene Ruptur** eine ganze Zeitlang **ohne Symptome** bleiben kann: Die Wehentätigkeit hört meist nicht schlagartig auf, sondern läßt ganz langsam nach. Ein Schmerz wird überhaupt nicht verspürt, eine Blutung nach außen tritt nicht auf, und oft erst nach Stunden, wenn die Zeichen der inneren Blutung (verfallenes Aussehen, kleiner, schneller Puls) deutlich sind, wird der Verdacht der Gebärmutterzerreißung ausgesprochen.

Der Akt der Ruptur kann sich zu Beginn auch der sorgfältigsten Beobachtung entziehen.

K. H. BRUNTSCH und F. LÜBKE weisen darauf hin, daß besonders bei den stillen Rupturen, also insbesondere den inkompletten Narbenrupturen, häufig **Nachgeburtsstörungen** auftreten, und zwar durch **adhärente Plazenta** oder **Nachblutung** nach Spontangeburt der Plazenta. Es wird mit Recht die Forderung aufgestellt, bei

8.17 Uterusruptur

länger dauernden Atonien, die durch die übliche Maßnahmen nur vorübergehend zu beherrschen sind, eine **Austastung** des Uterus vorzunehmen.

Aber auch als **komplette** Rupturen verlaufen die **Narben**rupturen meist nicht so dramatisch wie die Rupturen infolge Austreibungswiderstandes. Im Vordergrund stehen hier

Schmerzen und **Kollaps**.

Der für die Kreißende überraschend auftretende Schmerz wird oft nicht sehr stark empfunden, bleibt meist aber über viele Stunden bestehen und nimmt dabei an Stärke zu. So gut wie immer bestehen **Druckschmerz** und starke **Abwehrspannung** im ganzen Bauchbereich. Nicht selten kann man auch Kindsteile durch die Bauchdecken durchtasten.

Der Kollaps ist die Folge der inneren Blutung. Merke:

> **Jeder plötzliche Kollaps unter der Geburt sowohl in der Eröffnungs- als auch in der Austreibungsperiode ist höchst verdächtig auf eine Narbenruptur.**

Jeder gewissenhafte Arzt, der eine Ruptur nicht übersehen will, muß folgenden Rat befolgen:

Grundsätzlich immer nachtasten nach jedem Eingriff, bei dem mit Instrumenten oder Händen oberhalb des inneren Muttermundes gearbeitet wurde.

Es wird also **immer nachgetastet nach jedem größeren geburtshilflichen Eingriff, insbesondere nach folgenden Operationen:**

nach jeder (kombinierten = inneren) **Wendung**. (Die Rupturgefahr ist bei der Wendung am allergrößten. Die Wendung wird dadurch zur gefährlichsten Operation für die Mutter!),

nach jeder **Zange, Dekapitation** oder **Embryotomie**,

nach jeder **manuellen Extraktion**,

nach jeder Art der **Manualhilfe**, die **Schwierigkeiten** machte, besonders wenn der Kopf noch **oberhalb** des kleinen Beckens stand,

nach jeder **Perforation**, wenn der Kopf noch nicht tief im Becken stand (besonders wichtig bei **Hydrozephalus!**).

Nach jeder dieser Operationen ist auch die **Zervix** mit großen Spiegeln einzustellen und zu kontrollieren.

Vorgehen bei eingetretener Ruptur

Jede eingetretene Ruptur des Uterus bedeutet für die Frau den **Verblutungstod** oder **Tod durch Infektion** (Peritonitis, Sepsis), wenn sie nicht entbunden und sachgerecht behandelt wird.

Behandlung
Bei erfolgter Ruptur **niemals vaginal** vorgehen! **Nicht abwarten,** sondern ausnahmslos **sofort laparotomieren, auch in Fällen,** die **hoffnungslos** erscheinen! Die Situation des **Kindes,** ob es lebt oder tot ist, ob es noch im Uterus ist oder schon in der freien Bauchhöhle liegt, ist **völlig gleichgültig.** – Am besten macht man einen langen Unterbauch-Medianschnitt: Alles muß sehr, sehr schnell gehen! Schnelle Entfernung des Kindes und der Nachgeburt. Dann vor allem für **gute Übersicht** sorgen! Schnelle und sichere Blutstillung! Bei der **kompletten** Ruptur ist die Methode der Wahl (je nach Sitz des Risses) die totale Uterusexstirpation. Nur in seltenen Fällen wird man mit der Rupturnaht auskommen. Es ist eine alte Erfahrung, daß die **Blutstillung** bei Rupturoperationen oft **schwierig** ist, besonders wenn es zur Bildung großer Hämatome gekommen ist. Nicht mit Umstechungen an der Uterina aufhalten, wenn man damit nicht zum Ziel kommt, sondern die **A. hypogastrica** der betr. Seite aufsuchen, abklemmen und mit Seide unterbinden!

Da man bei einer **inkompletten** Ruptur die Möglichkeit einer kompletten Ruptur nie ganz sicher ausschließen kann, so ist es auch in diesen Fällen besser zu laparotomieren. Abgesehen von kleinen, nicht zerfetzten Uterusverletzungen ist es auch hier sicherer, den Uterus abzusetzen.

9 Geburtshilfliche Operationen

9.1 Indikationen für die operative Entbindung

Wenn man bei einer geburtshilflichen Situation davon spricht, daß eine „strenge Indikation" vorliegt, so ist damit gesagt, daß in diesem Fall eine dringende Anzeige zur Beendigung der Geburt durch künstliche, d.h. operative Entbindung vorliegt.

Die **Indikation** ist immer das erste, was geklärt werden muß.

An zweiter Stelle steht die Frage, **welche Art von Operation** anzuwenden ist, um die Geburt künstlich zu beenden.

Jede der geburtshilflichen Operationen hat ihre ganz bestimmten **Vorbedingungen.** Nur dann kann eine bestimmte Operation zur Anwendung kommen, wenn die für sie geltenden Vorbedingungen voll erfüllt sind.

Die Frage der Durchführung eines operativen Eingriffs hängt in der Geburtshilfe also stets von zwei Hauptpunkten ab, von der **Indikation** und den erfüllten **Vorbedingungen:**

Die Indikation gibt die **Begründung** und den **Entschluß zur Operation,** die bei der jeweils vorliegenden geburtshilflichen Situation **erfüllten Vorbedingungen** bestimmen die **Art der Operation.**

Bei einer gegebenen Indikation, nehmen wir einmal eine Eklampsie an, entscheidet über das „Wie" des Vorgehens der augenblickliche Stand der Geburt, also der zuletzt erhobene Befund. In dem einen Fall (Kopf in der Tiefe sichtbar) kann die Geburt durch eine einfache **Episiotomie** beendet werden, in einem anderen (Kopf auf BB, Mm vollständig) durch **Vakuumextraktor** oder **Zange,** in einem dritten (hochstehender Kopf, Erstgebärende, keimfreies Genitale) käme die **abdominale Schnittentbindung** in Frage. Also: eine Indikation zur Beendigung der Geburt, die Eklampsie, und je nach vorliegender geburtshilflicher Situation und den damit erfüllten Vorbedingungen drei verschiedene Möglichkeiten des Vorgehens.

Im Grunde genommen gibt es in der Geburtshilfe nicht viele Indikationen, sondern eigentlich nur zwei:

> **Es gibt nur zwei Indikationen in der Geburtshilfe:**
> **1. Gefahr für die Mutter!   2. Gefahr für das Kind!**

Die Indikation für einen geburtshilflichen Eingriff ergibt sich aus einer Komplikation während der Schwangerschaft, unter der Geburt oder in der Plazentarperiode. Dabei betrifft die Gefährdung entweder das Kind allein (z.B. bei Plazentarinsuffizienz, Nabelschnurvorfall) oder Mutter und Kind (z.B. bei Gestosen) oder die Mutter allein (z.B. bei verstärkten Blutungen in der Plazentarperiode). Heute steht die Gefährdung des Kindes im Vordergrund (s. Risikofälle, S.69). Die Gefährdung der Mutter spielt auf Grund der Erkenntnisse und Erfahrungen in den letzten Jahrzehnten eine geringere Rolle.

Mit der größten Gewissenhaftigkeit sollte sich besonders der junge Geburtshelfer vor dem Entschluß zu einem Eingriff die folgenden Fragen beantworten:

Muß ich operieren?
Darf ich operieren?
Kann ich operieren?

- Ist die festgestellte Komplikation wirklich derartig bedrohlich, daß sie **unbedingt** ein Eingreifen erforderlich macht? Man muß in der Geburtshilfe viel wissen, um wenig zu tun.
- Wenn die Kreißende **deine Frau** wäre, würdest du dann auch eingreifen?
- Muß der Eingriff, wenn schon indiziert, unbedingt **sofort** ausgeführt werden? Wenn nicht, so empfiehlt es sich oft noch etwas abzuwarten. Die höchste Tugend des Geburtshelfers ist die Geduld. Die Geduld darf aber auch nicht zu weit gehen: **Man soll nichts „riskieren".**
- Sind die **Vorbedingungen** für die beabsichtigte Operation wirklich **alle** voll erfüllt?
- Sind alle **vier Geburtsfaktoren:**

    Kind, Becken, Wehen und Muttermundserweiterung

    genügend beachtet und bewertet worden, ist ferner auch der **Allgemeinzustand** der Kreißenden richtig eingeschätzt worden?
- Besitzt der **Operateur** auch die **genügende Übung** und **Erfahrung**, um den beabsichtigten Eingriff mit Erfolg für Mutter und Kind durchzuführen? Denn das ist neben der Verletzung der Asepsis und Antisepsis

> **das Schlimmste:**
> **sich an Operationen heranzuwagen,**
> **die man nicht voll und ganz beherrscht!**

Aus der großen Zahl der Krankheitszustände, die eine Indikation bedeuten können, seien hier nur die folgenden stichwortartig aufgeführt:

Gruppe 1 der Indikationen: Gefahren für die Mutter
1. Starke Blutungen. Häufigste Ursachen:
Verstärkte Blutungen in der Plazentarperiode (S. 584),
Placenta praevia (S. 562),
Vorzeitige Lösung (der normal sitzenden Plazenta) (S. 573),
Uterusruptur (S. 459).
2. Erkrankungen der Mutter:
Spätgestose (S. 96), Herzklappenfehler (Mitralstenose!), Herzmuskelschwäche (Dekompensation?), Diabetes mellitus, Pyelonephritis, Nephrose, Infektionskrankheiten (Pneumonie, fieberhafte Grippe, Tbc. usw.).

3. Beginnende **Infektion**. Kennzeichen: Temperatur über 38,5 °C, Pulsbeschleunigung.
4. **Quetschung der mütterlichen Weichteile** (Mißverhältnis zwischen Kopf und Becken) (S. 439).
5. **Übermäßig lange dauernde Geburt.**

Gruppe 2 der Indikationen: Gefahren für das Kind
1. Fetale **Azidose** (S. 230)
2. Akute **Bradykardie** bei auf Beckenboden stehendem Kopf
3. **Pathologisches CTG bei geschlossenem Mm.**
4. **Übermäßig lange dauernde Geburt** (S. 284)
5. **Nabelschnurvorfall** (bei lebendem Kind) (S. 411)
6. **Blutung** der Insertio velamentosa (S. 582).

Zwei Begriffe bedürfen noch der Erläuterung, nämlich die der **absoluten** und der **relativen** Indikation.

Absolute Indikation bedeutet, daß eine sofortige Beendigung der Geburt notwendig ist; z. B. bei einer schweren fetalen Azidose.

Relative Indikationen sind solche, bei denen ein Eingreifen im Augenblick zwar noch nicht notwendig ist, bei denen aber auf Grund geburtshilflicher Erfahrung vorausgesagt werden kann, daß bei weiterem Abwarten eine Verschlechterung der Situation eintreten wird.

Es gibt außerdem noch **falsche** oder **verfälschte** Indikationen: Zeitmangel des Arztes oder der Hebamme, Drängen der Angehörigen oder unärztliche merkantile Einstellung. Sie sind niemals Indikationen zur Geburtsbeendigung.

9.2 Vorbereitung zu geburtshilflichen Operationen

Die wichtigste Vorbereitung ist das richtige Verhalten des Geburtshelfers in seiner täglichen Praxis, d.h. die gewissenhafte und ununterbrochene Beachtung der Grundsätze der **Noninfektion**:

Eitrige Wunden,
Wundsekrete,
eitrige Verbände,
infektiöse Prozesse,
infizierte Instrumente,   **niemals ohne Handschuhe berühren!!**
den kleinsten Furunkel,
die winzigste eitrige Pustel,
die kleinste eiternde Wunde

472 9 Geburtshilfliche Operationen

Der Operateur
Ringe, Armbänder und dergleichen sind vor der Desinfektion abzulegen.

Die Kreißende
1. **Lagerung**: Zur vaginalen Untersuchung und zur Episiotomie kann die Kreißende in Längslage liegen bleiben. Für alle anderen Eingriffe ist die Querbettlagerung erforderlich. Das Gesäß muß die Bettkante stets etwas überragen.

2. **Schmerzstillung**: Für kleinere geburtshilfliche Eingriffe wie Episiotomie oder Beckenausgangszange sind die Infiltrationsanästhesien oder Pudendusanästhesien (s.S.243) gut geeignet. Für die Vakuumextraktion oder schwerere Zangenextraktionen bietet sich die Periduralanästhesie (s.S.242) an. In seltenen Fällen ist für operative Maßnahmen (z. B. kombinierte Wendung und Extraktion des 2. Zwillings) eine Vollnarkose notwendig.

3. **Desinfektion der äußeren Genitalien**: a) **Schamhaare**: Soll nur vaginal untersucht werden, so genügt das Kürzen der Schamhaare in der Umgebung der Vulva mit steriler Schere. Vor Operationen sollen die Schamhaare der Vulva möglichst **rasiert** werden. (Aber niemals, ohne vorher genügend einzuseifen!) Stets von vorn nach hinten rasieren, niemals umgekehrt.

b) Gründliches **Abwaschen** der äußeren Genitalien **von vorn nach hinten** mit warmem Wasser und Seife. After stets zuletzt und ganz gesondert abwaschen.

c) **Abspülen** mit ½%iger Sagrotanlösung oder PVP-Jod-Lösung.

Sehr zu beachten: Auch in den allereiligsten Fällen, z.B. bei sehr schlechten Herztönen oder bei Nabelschnurvorfall, muß wenigstens eine ganz kurze Desinfektion der äußeren Genitalien vorgenommen werden! So eilig ist es nie, daß man nicht noch eben die äußeren Genitalien schnell abseifen und abspülen kann.

4. **Entleerung der Blase**: Muß unter allen Umständen vor jedem geburtshilflichen Eingriff geschehen, und zwar mit dem Katheter. Das gilt ganz besonders für die Zangenoperation:

> **Zu jeder Zangenoperation gehören stets zwei Instrumente:**
> **1. der Katheter und**
> **2. die Zange!**

9.3 Episiotomie

Definition: Epíseion (gr.) die Scham, témno (gr.) ich schneide. Scheidendammschnitt: glatter Entspannungsschnitt zur Erweiterung des Scheideneingangs, meist vorbeugend zur Entlastung ausgeführt, um Zerreißung und Überdehnung des Dammes, der Scheide, insbesondere aber der Muskeln und Faszien des Beckenbodenverschlusses zu vermeiden. Somit:

9.3 Episiotomie

Episiotomie = Beckenbodenschutz!

Anwendung: Früher lediglich angewandt, um einen drohenden Damm-(Haut-)riß und den Dammriß III. Grades zu vermeiden. Heute eine viel weitergehende Anzeigenstellung: Das Ziel ist der Schutz des Beckenbodens, das heißt die Vermeidung von Überdehnungen und Zerreißungen der tiefen Beckenbodenmuskulatur, insbesondere der Levatorenschenkel:

> **Die beste und sicherste Vorbeugung gegen den Prolaps** ist die **früh angelegte, genügend lang geschnittene** und außerdem gut **genähte Episiotomie.**

Die Episiotomie wird angewandt bei Gefährdung der tiefen Beckenbodenmuskulatur und des Dammes, insbesondere also bei **operativen Eingriffen**: bei Zangenoperationen, bei Vakuumextraktionen, ganzer Extraktion, Manualhilfe, insbesondere bei Erstgebärenden, sodann aber auch als selbständige Operation bei Geburten, die bis dahin als Spontangeburten gelaufen waren:
- Bei sehr **straffen Weichteilen** (Sportlerinnen, alte Erstgebärende),
- **ungünstiger Durchtrittsebene** des Kopfes (Deflexionslagen),
- **spitzem Schambogen** (ungünstige Einpassung des Kopfes, ungünstige Austrittsbewegung),
- **zu großem Kopf:** daß ein Damm im Begriff steht, sehr bald zu reißen, erkennt man am Blaßwerden des übermäßig angespannten Dammes,
- zur **Geburtsbeschleunigung:** beim ein- bzw. durchschneidenden Kopf und hypoxiesuspekten Herzfrequenzmustern.

Zeitpunkt bei Operationen: vor oder während Operation, bei Spontangeburten: wenn der Kopf im Ein- bzw. Durchschneiden ist, und zwar stets auf der Höhe einer Wehe.

Zwei Arten der Episiotomie: laterale und **mediane** Episiotomie.

1. **Die laterale Episiotomie:** Üblicherweise macht man etwa 1 cm entfernt von der Mittellinie an der hinteren Kommissur (Frenulum) mit einer großen, geraden Schere einen Schnitt (Abb. 341) in Richtung auf das Tuber ossis ischii. Bessere Hei-

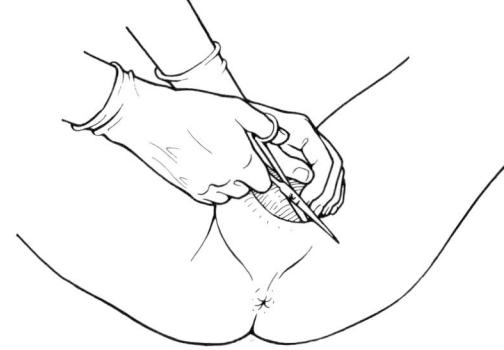

Abb. 341 Laterale Episiotomie.

474 9 Geburtshilfliche Operationen

lungsverhältnisse ergeben sich, wenn man die Schere direkt an der hinteren Kommissur **(mediolaterale Episiotomie)** ansetzt und so schneidet, daß das Tuber ossis ischii etwas oberhalb der verlängert gedachten Schnittlinie liegt. Steht man auf der rechten Seite der Frau (Dammschutz), so schneidet man nach **links**, steht man zwischen den Beinen der Frau **(operativer Eingriff)** oder auf der linken Seite der Frau, so schneidet man nach **rechts** hinüber. Die Länge des Schnittes muß man dem Bedarf anpassen; **ein Schnitt unter 3–4 cm Länge hat keinen Zweck.** Ist der Schnitt zu kurz, so reißt er weiter oder es tritt an anderer Stelle ein Riß auf. Sieht man, daß der erste Schnitt nicht ausreicht, so wird er verlängert.

Sehr wichtig die **Scherenhaltung**: Die Flächen der Branchen müssen stets **genau im rechten Winkel zum Gewebe** gehalten werden (Abb. 341). Andernfalls wird das Gewebe schräg durchschnitten, was sowohl für die Naht als auch für die Heilung sehr ungünstig ist.

> **Zwei wichtige Dinge bei der lateralen Episiotomie:** die **Richtung**: auf das **Tuber ossis ischii,** die **Scherenhaltung: rechtwinklig** zum Gewebe!

Anatomie: Bei der lateralen Episiotomie wird der M. bulbocavernosus (s. Abb. auf S. 473) quer durchtrennt.

2. Die mediane Episiotomie: Von der hinteren Kommissur ausgehend wird der Schnitt genau in der Mittellinie in Richtung auf den After angelegt. Der mediane Schnitt darf **höchstens bis auf 1½–2 cm an die Afteröffnung herangehen** (Abb. 342).

Vorteil: Einfachere Nahttechnik, bessere Heilung (da bessere Gefäßversorgung), postpartal geringere Beschwerden.

Nachteil: Große **Gefahr des Weiterreißens zum DR III.** Anfänger sollten daher laterale Episiotomien ausführen.

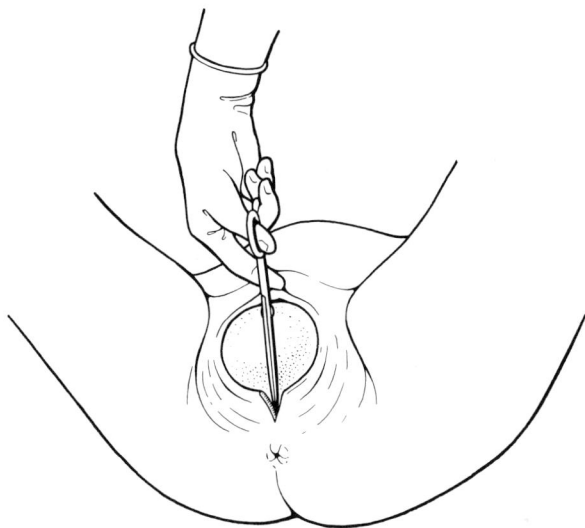

Abb. 342 Mediane Episiotomie.

Welche Art der Episiotomie ist zu bevorzugen?
Zu empfehlen ist

bei **Spontan**geburten die **mediane**,
bei **operativen** Eingriffen die **laterale** Episiotomie.

Anatomie: Bei der medianen Episiotomie werden ebenfalls Fasern des M. bulbocavernosus durchschnitten, jedoch nicht quer wie bei der lateralen Episiotomie, sondern mehr schräg. Der Schnitt liegt fast im Verlauf der zum Centrum tendineum ziehenden Muskelfasern (vgl. Abb. 92, S. 188).

Naht der Episiotomiewunde
In Peridural-, Pudendus- oder Infiltrationsanästhesie wird nach Geburt der Plazenta die Episiotomie sofort genäht. Strengste Asepsis! Energische Reinigung des Dammes mit 0,5%iger Sagrotanlösung.
Wie die Abb. 344 zeigt, hat die Episiotomiewunde infolge des Auseinanderweichens der Wundränder eine rhombusähnliche Form.

1. After abdecken: Mit zwei Backhausklemmen ein steriles Tuch von links nach rechts so ausspannen, daß der After verschwindet. Die Abdeckung des Afters ist außerordentlich wichtig, wenn man eine gute Wundheilung haben will. Man muß sich aber immer der großen Gefahr bewußt sein, die eine Berührung des Fadens mit dem After und dessen Umgebung mit sich bringt. Der Faden muß dann stets so gehalten und geführt werden, daß er den After und Umgebung unter keinen Umständen berührt.

2. Wundgebiet gut zugänglich machen.
Übersicht ist die Hauptsache! Am besten schiebt man einen sterilen Tampon, z. B. in Form eines fest zugeknoteten Beutels, in dem sich einige Tupfer befinden (sog. „Mops" oder „Maus"), hoch in die Scheide (Aufspreizung der Scheide; ferner wird das aus dem Uterus fließende Blut abgefangen). Sehr zu empfehlen ist auch ein sogenannter **Vulvasprezer**, z. B. nach RICHTER.

3. Innersten, das heißt obersten Wundwinkel aufsuchen!

4. Etwa vorhandene **spritzende Gefäße** (selten!) müssen mit Kocherklemmen gefaßt und umstochen werden. Gute Heilung kann man nur erwarten, wenn die Wundflächen bluttrocken sind. Episiotomiewunden bluten manchmal, Dammrisse selten.

5. Erste Naht an den innersten Wundwinkel legen!
Womit wird genäht?
Genäht wird mit einem HEGARschen Nadelhalter und (abgesehen von der Haut) mit runder Nadel, und zwar

Scheidennähte mit **Katgut Nr. 1**,
versenkte **(tiefe) Dammnähte** mit **Katgut Nr. 1**,
Hautnähte mit **Katgut Nr. 0**

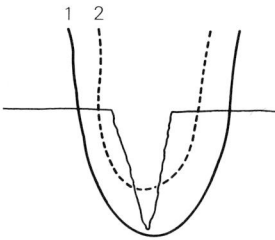

Abb. 343   Fadenführung bei der Naht. 1 = richtig, 2 = falsch.

Wie wird genäht?
Es kommt vor allem darauf an, daß keine Wundtaschen entstehen. Wenn man die Nadel so führt, wie es Abb. 343 zeigt, dann bekommt man mit Sicherheit eine mehr oder weniger große Wundtasche, in der sich Blut und Wundsekret und später Lochialsekret sammeln. Die Infektion besorgt der durchgeführte Faden!

Die Nadel muß so geführt werden, daß sie die ganze Tiefe der Wunde umkreist (s. Abb. 343).

Schema der Nahtfolge (Knopfnähte):
1. Scheidennaht (Abb. 344)
Die Ein- und Ausstiche sind aus Abb. 344 ersichtlich. Obersten Wundwinkel in der Scheide aufsuchen. Erste Naht in diesen Wundwinkel legen. Weiter Einzelnähte in Abständen von etwa ¾ cm bis zum Frenulum. Immer gut **tupfen,** damit die zusammenkommenden Wundflächen möglichst **trocken** sind.

Bei der **Scheidennaht** wird der Nadelhalter stets parallel der Scheidenhaut, also etwa **waagerecht,** gehalten.

> **Scheidennaht:**
> **Nadelhalter stets waagerecht halten!**

2. Tiefe Dammnaht (Abb. 345)
Zwei bis vier tiefe (versenkte) Katgutnähte durch die Muskulatur. Beim Anlegen der Naht den linken Wundrand mit der Pinzette anheben und mit mittelgroßer Nadel ganz dicht unter ihm einstechen, dann weitgreifend in die Tiefe gehen und auf der anderen Seite (auch hier den Wundrand anheben) dicht unter dem Wundrand herauskommen. Je näher man am Wundrand herauskommt, um so besser kommen die Wundflächen zusammen. **Niemals aber darf man bei versenkten Nähten den Wundrand oder die Haut selbst mitfassen.** Auch hier wieder so nähen, daß **keine Hohlräume** entstehen. Die Nadel muß stets am tiefsten Punkt der Wunde vorbeigeführt werden. Dabei darf aber auf keinen Fall das **Rektum** mitgefaßt werden. Nadelhalter hier im Gegensatz zur Scheidennaht **senkrecht** halten.

9.4 Dammrisse = Scheidendammrisse   477

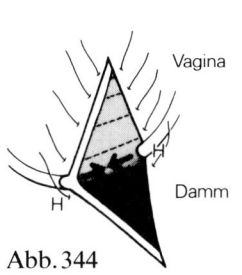 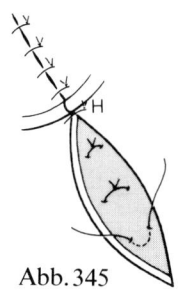 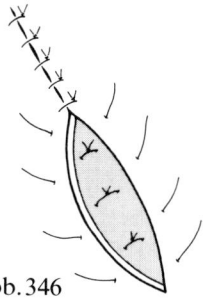

Abb. 344   Abb. 345   Abb. 346

Abb. 344 Naht der Episiotomie: Scheidennaht, H = Hymenalrand.

Abb. 345 Naht der Episiotomie: Tiefe Dammnaht.

Abb. 346 Naht der Episiotomie: Hautnaht.

> **Dammnaht:**
> **Nadelhalter stets senkrecht halten!**

Die **versenkten** Fäden werden chirurgisch geknotet. Dann wird außerdem noch ein weiterer Knoten daraufgesetzt. Danach kann man nämlich ohne Gefahr den Faden ganz **kurz** abschneiden, was bei tiefen Nähten für die Wundheilung von Wichtigkeit ist.

Hat man bei einer Naht – das gilt besonders für die tiefe Dammnaht – Befürchtungen, den Mastdarm anzustechen, dann ist folgender „Kniff" zu empfehlen: Man bereitet sich 2–3 Nadeln vor und geht mit dem behandschuhten, gut angefeuchteten linken Zeigefinger in den Mastdarm ein. Mit dem Nadelhalter in der rechten Hand legt man nun über dem Zeigefinger der linken Hand 1–2–3 Nähte, bis man aus der „Gefahrenzone" heraus ist. **Handschuhwechsel!** Danach erst knoten.

3. Hautnaht (Abb. 346)
Von oben nach unten nähen. Nadelhalter auch hier **senkrecht** halten!

4. Zum Schluß nicht vergessen, den **Tupfer aus der Scheide** zu entfernen.

9.4 Dammrisse = Scheidendammrisse
(Vgl. Rißblutung, S. 599)

Definition: Unter einem Dammriß versteht man eine bei Spontangeburt oder bei operativer Entbindung entstandene, mehr oder weniger tiefe und lange Zerreißung des Scheidenrohres, der Dammhaut und der Damm- und Beckenbodenmuskulatur. Richtiger ist die Bezeichnung Scheidendammriß.

Häufigkeit: Kommt bei 20-25% aller Geburten ohne Episiotomie vor (STOEKKEL), bei Erstgebärenden naturgemäß häufiger als bei Mehrgebärenden.

Einteilung: Man unterscheidet einen

Dammriß I. Grades: Kurzer Riß in der Scheidenschleimhaut, oberflächlicher Riß des Dammes bis höchstens zur Mitte des Dammes.

Dammriß II. Grades: Der Riß geht bis an den M. sphincter ani externus heran, die Damm-Muskulatur ist mit eingerissen. Der M. sphincter ani externus ist intakt.

Dammriß III. Grades = Totaler oder **kompletter Dammriß:** Auch die Ringfasern des M. sphincter ani externus sind mit durchgerissen, ein Teil des Mastdarmes kann mit eingerissen sein. Der DR III ist eine der unangenehmsten Dammverletzungen.

Allgemeines zur Dammnaht

Jeder Dammriß (DR) sollte genäht und nicht geklammert werden. Auch bei einem DR I. Grades, wenn nicht gerade nur das Frenulum eingerissen ist, ist die Naht besser als das Klammern. Denn auch zu einem kleinen „Damm"riß gehört ein Scheidenriß. Klammert man den Damm, so bleibt die Scheidenwunde offen. In ihr sammelt sich Blut und Lochialsekret, wodurch die Wunde infiziert wird. Später bildet sich dort eine bleibende schwielige Vertiefung.

Bei der Dammnaht kommt es in der Hauptsache darauf an, die zerrissenen Teile durch Nähte genau so aneinanderzubringen, wie sie vorher lagen.

Vorbereitung:
1. Zeitpunkt: Bei Spontangeburten soll man abwarten, bis die Nachgeburt geboren ist. Ist die Frau noch von einem vorhergegangenen Eingriff in Narkose, so wird die Narkose ausgenutzt und sofort genäht. Ist man im Anschluß an die Geburt nicht gleich in der Lage, den Damm zu nähen, so kann man ohne Gefahr damit etwas warten. Man soll aber, wenn eben möglich, **nie länger als ½-1 Stunde** bis zur Naht vergehen lassen.
2. Schmerzstillung: Ausführung stets nach lokaler Anästhesie, Leitungsanästhesie oder Vollnarkose.
3. After abdecken.
4. Wundgebiet gut zugänglich machen (S. 475). **Übersicht ist die Hauptsache!**
5. Womit wird genäht? (s. S. 476). Genäht wird mit Katgut (s. S. 475).

Naht des Dammrisses I. Grades

Sie besteht aus der Scheidennaht und der eigentlichen Dammnaht.

1. Scheidennaht: s. die Scheidennaht der Episiotomiewunde, S. 476. Ist die Columna rugarum auf beiden Seiten abgerissen, so muß sie nach beiden Seiten hin mit je einer Reihe von Einzelnähten vernäht werden.

2. Dammnaht: Beim DR 1. Grades sind nur zwei bis vier **durchgreifende** Nähte von der Haut aus erforderlich. Man sticht auf der **Haut,** wenige Millimeter vom Wundrand entfernt, ein, geht weitgreifend in die Tiefe und kommt an entsprechender Stelle der Haut wieder heraus. Auf das richtige Halten des Nadelhalters achten: Nadelhalter bei der **Dammnaht senkrecht** halten!

Naht des Dammrisses II. Grades

Drei Teile: 1. Scheidennaht. 2. Tiefe Dammnaht. 3. Hautnaht.
    1. Scheidennaht: wie bei der Episiotomiewunde, S. 476.
    2. Tiefe Dammnaht: wie bei der Episiotomiewunde, S. 476.
    3. Dammhautnaht: Einige oberflächliche Katgut-Knopfnähte zum Wundverschluß und zur Adaptierung der Haut.
    Anatomie: Die beim DR II sichtbar werdende längs verlaufende Muskulatur gehört dem dicken **M. bulbocavernosus** an, die darunterliegende quer verlaufende dem **M. transversus perinei profundus** (Abb. 92). Seitlich verlaufende Risse gehen bis in den zarten **M. transversus** perinei superficialis hinein. Viel seltener sind Einrisse oder Zerreißungen **vorderer Levatorteile** (Vorkommen z. B. bei Hinterer Hinterhauptslage, Vorderhauptslage, Stirnlage, Gesichtslage und beim allgemein verengten Becken infolge des spitzen Schambogens).

Naht des Dammrisses III. Grades

Vorgehen:
1. Aufsuchen der Sphinkterenden.
2. Naht des Mastdarmes.
Handschuhwechsel! Instrumentenwechsel!
3. Naht des Sphinkters.
4. Naht der Beckenbodenmuskulatur.
5. Scheiden- und Dammnähte wie beim DR II.
    1. Aufsuchen der Sphinkterenden. Die Enden des durchgerissenen Sphinkters weichen meist weit zurück. Sie wieder aufzufinden, ist für den Anfänger oft nicht leicht. Man hüte sich aber davor, einfach irgend etwas mehr oder weniger Sphinkterähnliches zusammenzunähen. Prägt man sich genau ein, wo man die Muskelenden zu suchen hat, so muß auch der Anfänger sie finden:

> **Die Sphinkterenden hat man unmittelbar unter der Haut zu suchen, und zwar da, wo die radiär gefaltete Haut der Afterumgebung an die Wundränder stößt.**

Jedes Sphinkterende wird zunächst mit einer **Péanklemme** zart gefaßt und vorgezogen.

480   9 Geburtshilfliche Operationen

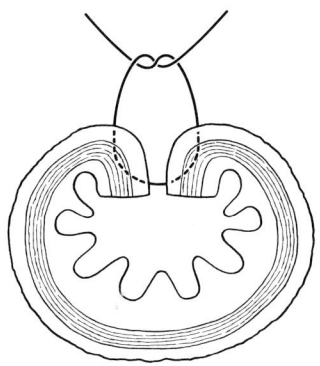 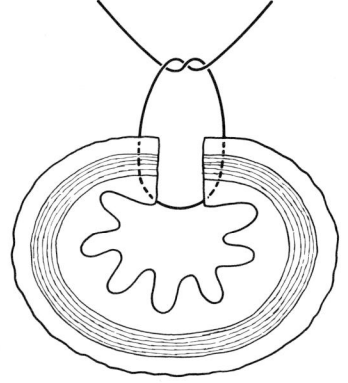

Abb. 347 und 348   Mastdarmnaht (nach MARTIUS). Schleimhaut **nicht** mitfassen!

2. Naht des Mastdarms: Ist der Darm mit verletzt, so wird dieser jetzt zuerst genäht. Durch Anziehen der beiden Péanklemmen, also der Sphinkterenden, nähern sich die Wundränder des Mastdarms, die Wunde wird schlitzförmig. Der Verschluß des Mastdarmrisses mit dünnen Katgut-Einzelnähten ist jetzt nicht schwierig. Nähte ziemlich eng setzen. Die Schleimhaut darf man **auf keinen Fall** mitfassen. Das erreicht man, wenn man das perirektale Bindegewebe „dos à dos" zusammennäht, s. die Abb. 347 und 348.

3. Naht des Sphinkters: Handschuhwechsel, Instrumentenwechsel! Abdecken des Afters, Vorziehen der beiden Stümpfe des Sphincter ani an den Klemmen und Vereinigung durch zwei kräftige Katgutnähte.

4. Naht der Beckenbodenmuskulatur: Über die Mastdarmnahtreihe wird nun eine Reihe von Einzelnähten durch die Beckenbodenmuskulatur gelegt. Damit ist aus dem DR III ein DR II geworden.

5. Scheiden- und Dammnähte wie beim DR II.

Anatomie: Wie beim DR II, nur daß hier in jedem Fall auch noch der Sphincter ani externus, in manchen Fällen auch die vordere Wand des Mastdarms, mit durchgerissen ist.

Nachbehandlung der Dammrisse
Bei den DR I. und II. Grades ist eine besondere Nachbehandlung nicht erforderlich. Ob sie gut heilen oder nicht, hängt ab
1. von der **Dammnaht** (Naht„technik"),
2. von dem **Lochialfluß**. Stauungen des Wochenbettflusses sind zu vermeiden. Stets ist für guten, nicht übelriechenden Lochialfluß zu sorgen!

Nachbehandlung des DR III. Grades
Im Wochenbett grundsätzlich flüssige Kost: übliche Getränke, dünne Suppen, Bouillon mit Ei, helles oder dunkles Bier. Ab Ende der 1. Woche breiige Kost bis

zum Abheilen. Die großzügige Gabe von Abführmitteln gibt den Patientinnen insofern eine große Erleichterung, als sie bedeutend weniger Kraft zum Herausdrücken des Stuhles aufzuwenden brauchen. Das ist für die junge Narbe nur von Vorteil.

Wer jeden Morgen bei der Wöchnerinnenvisite die Beine breit spreizen läßt, um neugierig zu sehen „ob es auch gut heilt", kann kaum gute Heilungsergebnisse erwarten. Wöchnerinnen mit Scheidendammnähten eines DR III. Grades sollen möglichst beim Gehen nur kleine Schritte machen. Außerdem kann man im Bett niemals die Heilung einer Scheiden-Dammwunde richtig beurteilen. Jede Wochenbettgymnastik, bei der die Beine bewegt werden, ist bei Vorliegen eines Dammrisses III. Grades selbstverständlich in den ersten 5-6 Tagen untersagt.

Bei Sekundärheilung die Frau nicht vor 3-4 Monaten zur Plastik bestellen.

9.5 Klitoris- und Labienrisse

Klitorisrisse bluten immer ziemlich stark (Einriß des Crus clitoridis). Vor allem aber steht die Blutung nie von selbst. Blutende Stelle mit Kocherklemme fassen. Vorsicht wegen der Harnröhre! Tiefgreifende Umstechung ober- und unterhalb der Klemme.

Labienrisse und -abschürfungen sind ohne besondere Bedeutung. Sie werden mit Einzelknopfnähten genäht (Katgut).

9.6 Tiefer Scheidendammschnitt
= Scheiden-Damm-Beckenbodenschnitt
= Dührssen-Schuchardt-Schnitt

Definition: Seitlich angelegter, ausgedehnter Schnitt durch Scheide, Vulvaring und Damm, der so tief geführt wird, daß auch die tiefe Beckenbodenmuskulatur mit gespalten wird. Hilfsschnitt bei großen geburtshilflichen Eingriffen zur Aufhebung des Beckenbodenwiderstandes.
  Bedeutung:
  - Verkürzung des Geburtskanals auf die Hälfte,
  - Wegfall der Krümmung (des Knies) des Geburtskanals,
  - Erweiterung der Scheide auf das Doppelte.

Der außerordentliche Vorteil dieses einfachen Schnittes ist, daß durch ihn der Geburtskanal also kurz und weit wird.

Anwendung: In der heutigen Geburtshilfe ist es nicht häufig notwendig, einen tiefen Scheidendammschnitt auszuführen. Früher sollte bei engen Weichteilverhältnissen, vor allem bei Erstgebärenden, insbesondere bei alten Erstgebärenden, und wenn die Entwicklung des noch hochstehenden vorangehenden Kindsteils durch die Scheide nicht zu umgehen war und möglichst schnell durchgeführt werden sollte, der tiefe Scheidendammschnitt durchgeführt werden, d. h. bei der Wendung und Extraktion aus Quer- oder Kopflage bei Erstgebärenden, bei der manuellen Extraktion reiner Steißlagen, besonders bei Erstgebärenden (s. u.); oder bei schwierigen Zangenextraktionen, bei der Embryotomie.

Ausführung: Der Schnitt wird stets links angelegt. Wichtig ist zunächst das kräftige Anspannen des linken seitlichen Scheiden- und Dammteils. Hat man niemanden zur Hilfe, so spannt man sich das Gewebe mit dem zweiten und dritten Finger der linken Hand selbst an. Ist Assistenz vorhanden, so hakt der Operateur den Zeigefinger seiner linken Hand in der Gegend der hinteren Kommissur in die Scheide und läßt den Assistenten mit seinem rechten Zeigefinger seitlich einhaken und kräftig nach auswärts ziehen.

Nun werden mit einem scharfen und nicht zu kleinen Messer Scheide, Damm und Beckenboden mit 3-4 langen, zügigen Schnitten von innen nach außen gespalten. Man beginnt im mittleren Teil der Scheide links seitlich von der Columna rugarum durchtrennt dann den Vulvaring etwa 2-3 cm links von der hinteren Kommissur und geht in **geradem** Schnitt weiter in Richtung auf die Gegend zwischen Tuber ossis ischii und After, oder im flachen **Bogenschnitt** zwei Finger breit am After vorbei.

Beim Anlegen dieses langen und tiefen Scheidendammschnittes besteht eine **Gefahr,** nämlich die der **Verletzung des Mastdarmes.** Dieser Gefahr kann man mit Sicherheit begegnen, wenn der Operateur mit seinem Finger in der Scheide den Mastdarm energisch aus der Schnittlinie wegschiebt.

Anatomie: Der Schnitt geht durch Vaginalhaut und Haut, den M. bulbocavernosus, den M. transversus perinei profundus und einen mehr oder weniger großen Teil des M. levator ani.

Naht: Zur Naht läßt man sich zweckmäßig die große Wunde mit zwei eingesetzten Kugelzangen breit auseinander halten. Die Blutung ist meist nicht besonders stark. Einige blutende Gefäße werden nach Entwicklung des Kindes abgeklemmt und umstochen. Die Naht ist einfach. Eine Reihe von versenkten Katgutnähten für die Tiefe mit sehr großer Nadel. Dann weiter wie bei einer Episiotomie. Allerdings ist sehr zu beachten, daß man auch beim Nähen und zwar beim Legen der tiefen, versenkten Nähte den **Mastdarm sehr leicht mitfassen und verletzen** kann. Das dem Mastdarm aufliegende Gewebe muß daher ganz flach und tangential gefaßt werden. Zum Schluß Kontrolle des Mastdarms durch Einführen des Fingers.

9.7 Zangenoperation
(Kopf auf BB oder im BA, Pfeilnaht gerade)

Das Instrument: Die in der Praxis am meisten gebrauchte Zange ist die deutsche Zange nach NAEGELE. Ihr Bau ergibt sich aus den Abb. 349 bis 353.

Aufgabe der Zange: Die Zange ist ein reines Zuginstrument. Ein gewisser Druck auf den Kopf läßt sich auch bei vorschriftsmäßigem Einlegen nicht vermeiden und führt gelegentlich zu Schädigungen des Kindes.

Niemals aber darf die Zange absichtlich zur Kompression des Schädels benutzt werden: es ist ein Kunstfehler, einen mit seinem größten Umfang noch **über** dem BE stehenden, also noch nicht konfigurierten Kopf mit der Zange erst komprimieren und dann in das Becken hineinziehen zu wollen.

9.7 Zangenoperation

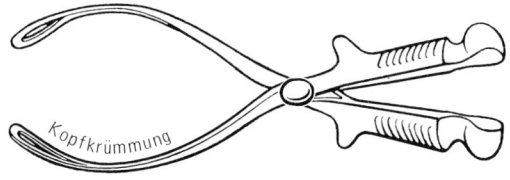

Abb. 349   NAEGELEsche Zange (von oben).

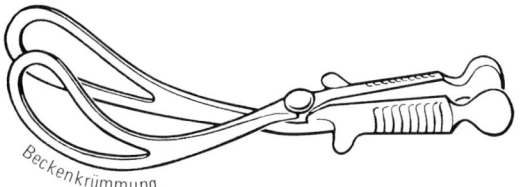

Abb. 350   NAEGELEsche Zange (von der Seite).

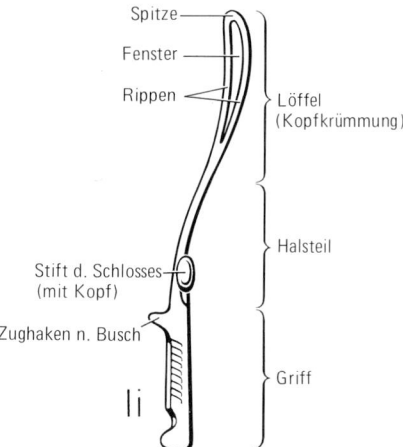

Abb. 351   Der linke Löffel und seine Teile.

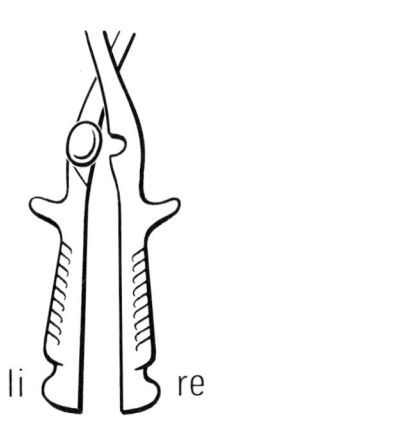

Abb. 352   Das Schloß der Zange besteht aus Stift und Knopf des linken Löffels und dem Ausschnitt des rechten Löffels.

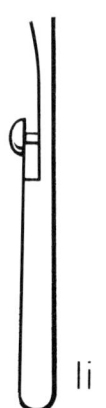

Abb. 353   Schloßteil des linken Löffels.

Zwei Fragen: Es empfiehlt sich, sich vor jeder Zangenoperation zwei Fragen vorzulegen:

1. Ist die Zange nötig? Das ist die Frage nach der **Indikation** zum Eingriff. Sie muß streng geprüft und klar beantwortet werden. Siehe hierzu: Indikationen für die operative Entbindung, S. 470.

2. Ist die Zange möglich? Das ist die Frage nach den **Vorbedingungen,** die erfüllt sein müssen, wenn eine Geburt durch die Zange beendet werden soll.

6 Vorbedingungen für die Zange

3 mütterliche
- **Der Mm muß vollständig eröffnet sein.**
- Der Beckenausgang darf nicht zu eng sein.
- Die Blase muß gesprungen sein.

3 kindliche
- **Der Kopf muß zangengerecht stehen.**
- Der Kopf darf nicht zu groß und nicht zu klein sein.
- Das Kind muß leben.

Diese Vorbedingungen sind in der Austreibungsperiode sämtlich erfüllt bzw. erfüllbar, sofern das Kind lebt.

- **Der Mm muß vollständig eröffnet sein**

Eine Zange durch einen nicht vollständig erweiterten Mm hindurch anlegen zu wollen und dann unbesorgt zu ziehen, das bringt nur ein völlig Unerfahrener oder Gewissenloser fertig. Tiefgehende Risse der Zervix mit lebensgefährlichen Blutungen, Aufreißen der Parametrien, Zerreißen der Uteringefäße sind die sichere Folge. Ist der Mm nicht vollständig, so wartet man ab, bis er vollständig geworden ist. Drängt der Eingriff, so kann man den sich öffnenden Mm unter Umständen durch Inzisionen auf Vollständigkeit erweitern. Fühlt man aber nur einen schmalen Saum, so gelingt es häufig, diesen mit der Hand durch zarten Nachdruck über den Kopf zurückzuschieben.

Man lasse sich aber niemals dazu verleiten, eine Zange bei nicht vollständig eröffnetem Muttermund anlegen zu wollen. Daß der Mm vollständig eröffnet sein muß, ist die erste und wichtigste aller Vorbedingungen zur Zange!

- **Der Beckenausgang darf nicht verengt sein**

In der Hauptsache denkt man dabei an den verengten Beckenausgang beim allgemein verengten Becken (= **spitzer Schambogenwinkel**), ferner an das seltene Trichterbecken mit seinem typisch verengten BA.

- **Die Blase muß gesprungen sein**

Sind alle anderen Vorbedingungen erfüllt und nur die Blase noch nicht gesprungen, so wird sie mit der Kugelzange beim Vorwölben in der Wehe gesprengt. Würde man die Blasensprengung unterlassen, so würde bei Ausführung der Zange die Plazenta abgelöst werden (= mechanische vorzeitige Lösung, starke Blutung!).

- **Der Kopf muß zangengerecht stehen**

Zangengerecht stehen im weitesten Sinne des Wortes heißt: Der Kopf muß mindestens so tief im Becken stehen, daß er **mit seinem größten Umfang die Terminallinie passiert hat.** Der Kopf steht dann „tief und fest im BE". Die an diesem Kopf ausgeführte Zange nennen wir die **hohe Zange.** Sie wird heute nicht mehr durchgeführt. In der heutigen Geburtshilfe steht der Kopf erst dann zangengerecht, wenn **der Kopf mindestens in BM steht.** Dabei ist besonders auf die **Geburtsgeschwulst** zu achten. Diese täuscht leicht einen Tiefstand des Kopfes vor! Die Geburtsgeschwulst muß bei der Höhenbestimmung des Kopfes in Abzug gebracht werden.

Niemals aber darf man eine Zange dazu benutzen, einen **über** dem Becken stehenden Kopf in das Becken hineinziehen zu wollen; die Zange hat lediglich die Aufgabe, den **im** Becken stehenden Kopf aus dem Becken herauszuholen.

- **Der Kopf darf nicht zu groß und nicht zu klein sein**

Wer einmal in die Lage kommt, bei einer **Frühgeburt** wegen irgendeiner Indikation die Zange anlegen zu müssen, der wird zu seiner Überraschung sehen, daß die Zange von dem zu kleinen Kopf leicht abgleitet, weil die Kopfkrümmung der Zange für einen normal großen Kopf gebaut ist. Noch eindrucksvoller erlebt man das bei einem **Anenzephalus**: der Schädel ist hierbei so klein, daß er in der geschlossenen Zange überhaupt nicht fixiert werden kann. Auch an einen zu großen Kopf (**Hydrozephalus**) kann man eine Zange nicht anlegen.

- **Das Kind muß leben**

Jede Zangenentbindung ist mit mehr oder weniger großen Gefahren auch für die Mutter verbunden (s. S. 496). Ist das Kind tot und liegt eine Indikation zur Geburtsbeendigung vor, so wird man daher die für die Mutter weniger gefährliche Operation als die Zange zur Anwendung bringen, nämlich die Vakuumextraktion (s. S. 498), in seltenen Fällen auch die **Perforation** mit anschließender **Kraniotraxie** (S. 521).

Grundregeln für das Anlegen der Zange

1. Regel: Fassen und Führen der Löffel

Kennzeichen des **linken** Löffels: er trägt den **Stift** und den **Knopf** des Schlosses (Abb. 351).

Kennzeichen des **rechten** Löffels: er trägt den **Ausschnitt** des Schlosses (Abb. 352).

Man faßt den **linken Löffel**	Man faßt den **rechten Löffel**
mit der **linken Hand**	mit der **rechten Hand**
und bringt ihn in die **linke Seite**	und bringt ihn in die **rechte Seite**
der Mutter.	der Mutter.

2. Regel: Der linke Löffel wird stets zuerst eingeführt

Der rechte Löffel wird stets als zweiter und **über** dem linken eingelegt, da sich die Zange sonst nicht schließen läßt.

3. Regel: Anlegen der Zange an den Kopf

Die Zange wird stets **quer an den Kopf** angelegt (Abb. 354 und 355), das heißt der (quere) Durchmesser der Zangenlöffel (Abb. 356 und 357) muß senkrecht auf dem Längsdurchmesser des Kopfes stehen (Abb. 357, Pfeilnaht).

Um diese Regel in der Praxis durchzuführen, muß man wissen, welcher Durchmesser bei den einzelnen Lagen der **Längsdurchmesser** des Kopfes ist. Der Längsdurchmesser des Kopfes wird dargestellt bei Hinterhaupts- und Vorderhauptsla-

486 9 Geburtshilfliche Operationen

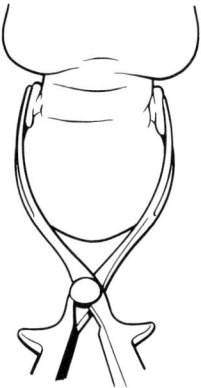
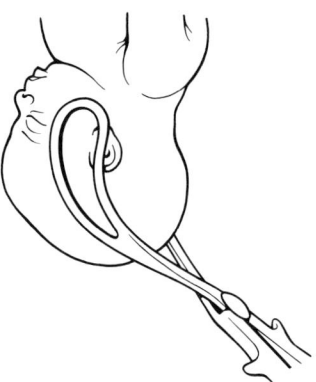

Abb. 354 Die Zange wird stets quer an den Kopf gelegt (abgesehen von einer Ausnahme, s. S. 487).

Abb. 355 Quer angelegte Zange von der Seite gesehen.

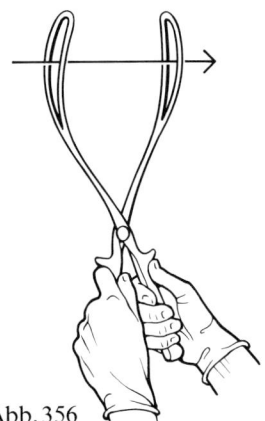
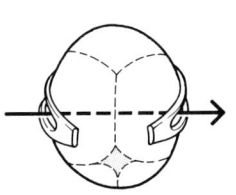

Abb. 356
Abb. 357

Abb. 356 Querer Durchmesser (→) der Zange.

Abb. 357 Der (quere) Durchmesser der Zange (gestrichelter Pfeil) muß stets senkrecht auf dem Längsdurchmesser des Kopfes (Pfeilnaht) stehen.

gen durch die Pfeilnaht, bei Stirnlagen durch die Stirnnaht, bei Gesichtslagen durch die Gesichtslinie.

Der (quere) Zangendurchmesser hat also zu stehen (in der Praxis sagt man kurz: „die Zange liegt")
bei normaler **Hinterhauptslage**   senkrecht zur Pfeilnaht,
bei **Hinterer Hinterhauptslage**   senkrecht zur Pfeilnaht,
bei **Vorderhauptslage**   senkrecht zur Pfeilnaht,
(bei **Stirnlage**)   (senkrecht zur Stirnnaht),
bei **Gesichtslage**   senkrecht zur Gesichtslinie.

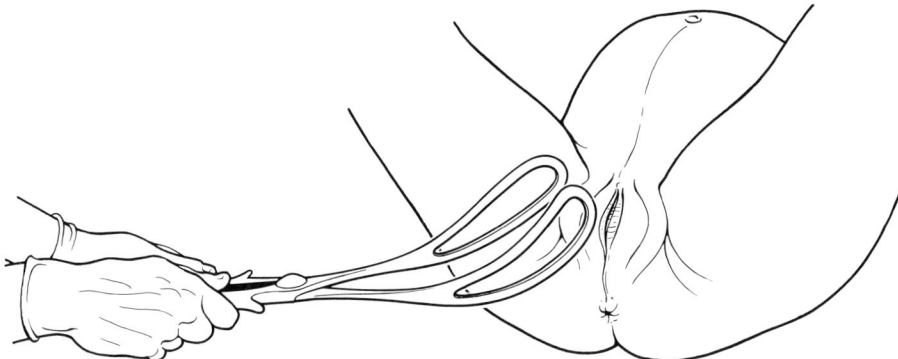

Abb. 358   Hinhalten der Zange.

Von dieser Regel, daß die Zange den Kopf stets quer fassen muß, gibt es nur eine, allerdings sehr wichtige **Ausnahme:** die Zange bei **tiefem Querstand** (siehe S. 285). In diesem einen Falle wird die Zange schräg an den Kopf gelegt.

4. Regel: Hinhalten der Zange (Abb. 358)
Bevor die Zange angelegt wird, hält man sie geschlossen vor die gelagerte Frau hin (Abb. 358), und zwar so, wie sie nachher am Kopf liegen soll. Dabei muß

die **linke** Hand   den **linken** Griff,
die **rechte** Hand   den **rechten** Griff fassen

und die **Zangenspitze stets auf die Leitstelle (Führungsstelle, führender Teil) gerichtet sein.** Von dieser Regel gibt es keine Ausnahme.

Will man diese Regel praktisch anwenden, so muß man natürlich wissen, welche Stelle am Kopf bei den einzelnen Lagen die Leitstelle ist. Die Leitstelle bei den Hinterhauptslagen ist die kleine Fontanelle, bei der Vorderhauptslage die große Fontanelle, bei der Stirnlage die Nasenwurzel oder kurz die Stirn, bei der Gesichtslage das Kinn.

Die **Spitze der Zange** muß also gerichtet sein:	
bei normaler **Hinterhauptslage**	auf die **kleine Fontanelle,**
bei **Hinterer Hinterhauptslage**	auf die **kleine Fontanelle** bis **Scheitelgegend,**
bei **Vorderhauptslage**	auf die **große Fontanelle,**
bei **Stirnlage**	auf die Nasenwurzel oder **Stirn,**
bei **Gesichtslage**	auf das **Kinn.**

Die Beckenkrümmung der Zange ist entsprechend der Krümmung der Beckenführungslinie zu halten, also mit der Konkavität nach oben (Abb. 358).

Auf das richtige Hinhalten vor dem Anlegen muß größter Wert gelegt werden. Welchen Vorteil es hat, wenn dabei verlangt wird, daß die linke Hand am linken

488   9 Geburtshilfliche Operationen

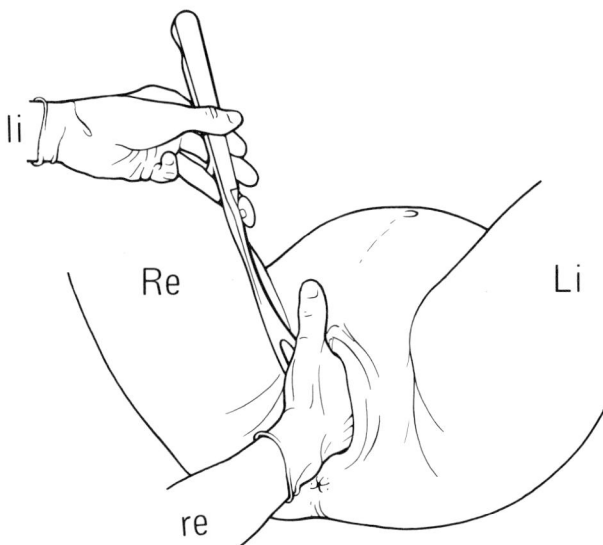

Abb. 359   Einführen des ersten = linken Löffels.

und die rechte Hand am rechten Griff zu liegen hat, ergibt sich erst später beim Schrägstand des Kopfes.

5. Regel: Schutz der Weichteile.
Zum Schutz der mütterlichen Weichteile vor Verletzungen gehen vor Einführung der Zange mindestens zwei, am besten aber vier Finger (Finger 2–5 = halbe Hand) in die Scheide ein. Die Finger müssen sich möglichst tief zwischen Kopf und Scheide einschieben. Der Daumen bleibt draußen und wird rechtwinklig abduziert gehalten (Abb. 359).

Bei Einführung des **linken** Löffels gehen die Finger der **rechten** Hand, bei Einführung des **rechten** Löffels gehen die Finger der **linken** Hand zum Schutz in die Scheide ein. **Die schützende Hand darf auf keinen Fall die Scheide verlassen, solange der Löffel noch gleitet!** Sie darf erst dann entfernt werden, wenn der Löffel endgültig und richtig an seinem Platz liegt.

6. Regel: Einführen des ersten = linken Löffels (Abb. 359)
Der zuerst einzuführende linke Löffel wird mit Daumen und Zeigefinger der linken Hand am äußersten Ende des Griffes so gefaßt, „als wenn man ihn fallen lassen wollte", und dann **senkrecht pendelnd** vor die Vulva gehalten. Der abduzierte Daumen der rechten Hand setzt sich gegen die hintere Rippe des Löffels (Abb. 359) und läßt ihn ohne jede Gewalt, lediglich durch schiebenden Druck auf die Rippe, in die Scheide zwischen Kopf und schützender Innenhand hineingleiten. Die linke Hand am Griff hat den Löffel nur **zart** zu führen, und zwar so, daß er in der Führungslinie in das Becken hineingleitet. Das wird dadurch erreicht,

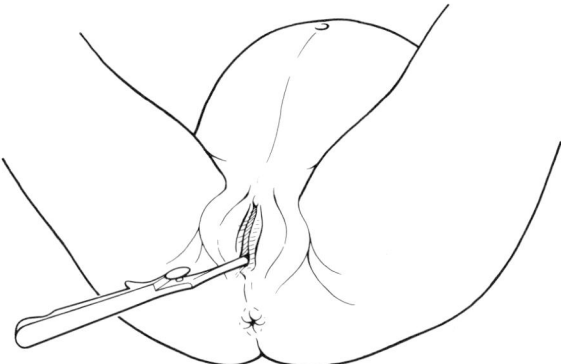

Abb. 360   Der linke Löffel ist richtig angelegt.

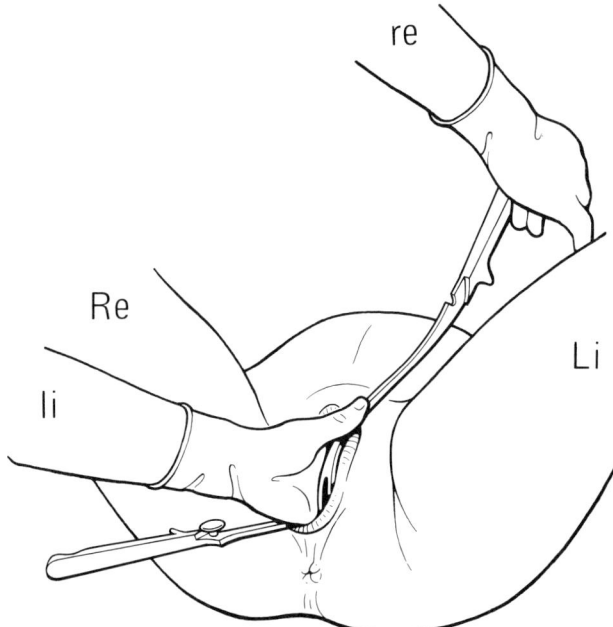

Abb. 361   Einlegen des zweiten = rechten Löffels.

daß der Griff langsam **gesenkt** (nicht gestoßen!) und gleichzeitig **in Richtung auf den rechten Oberschenkel der Mutter** hin bewegt wird.

Beim Einführen des Löffels darf niemals in irgendeiner Weise Gewalt angewandt werden. Zart wie eine Sonde muß man den Löffel gleiten lassen! Niemals den Löffel in die Scheide hineinpressen! Bei richtiger Führung muß der Löffel wie von selbst in die Scheide hineingleiten.

7. Regel: Einführen des zweiten = rechten Löffels (Abb. 361)
Jetzt wird der rechte Löffel in entsprechender Weise über dem linken Löffel eingeführt. Senken des Griffs und Hinführen zum linken Oberschenkel der Mutter.

490 9 Geburtshilfliche Operationen

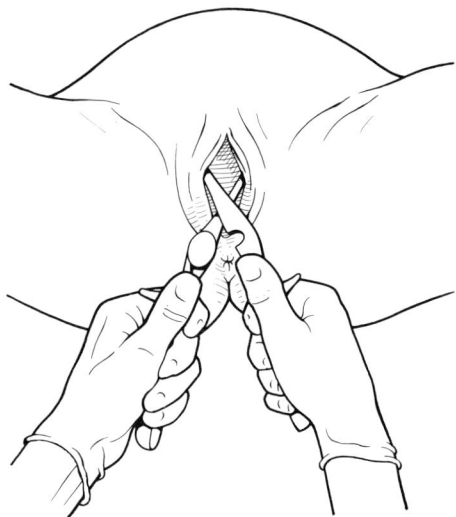

Abb. 362 Schließen der Zange.

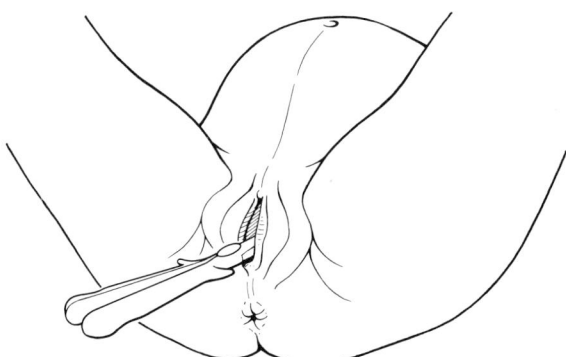

Abb. 363 Die richtig angelegte, geschlossene Zange. Die Griffe zeigen in die Richtung, in der gezogen werden muß.

8. Regel: Schließen der Zange und Nachtasten (Abb. 362 u. 363)
Die beiden gekreuzt übereinanderliegenden und bis auf den Damm gesenkten Löffel werden mit leicht schiebenden Bewegungen geschlossen. Die Zange läßt sich nur dann schließen, wenn der rechte Löffel über dem linken Löffel liegt.

Schwierigkeiten beim Schließen der Zange:
   1. Die Löffel werfen sich, das heißt sie stehen nicht in einer Ebene, sondern schräg zueinander. **Abhilfe:** Die Hände umfassen die Griffe und führen die Bewegung des „Brotbrechens" aus.
   2. Der Stift kann nicht in den Ausschnitt gebracht werden, und zwar weil der eine Löffel höher steht als der andere. **Abhilfe:** Vorsichtiges Höherschieben des zu tief

stehenden Löffels nach Eingehen der deckenden Hand in die Scheide. Mißlingt dies, so führt nur das Herausnehmen und Wiedereinlegen eines oder beider Löffel zum Ziel.

3. Die Zange kann nicht geschlossen werden, weil der rechte Löffel zuerst eingeführt wurde. **Abhilfe:** Abnehmen des rechten Löffels und Wiedereinführen **über** dem linken Löffel.

Nach dem Schließen der Zange muß sofort nachgetastet werden!

Eine Hand hält die Zange, die andere geht in die Scheide ein und vergewissert sich,
- ob beide Zangenlöffel dem Kopf richtig anliegen und
- ob keine Weichteile, insbesondere nicht die Zervix oder Teile der Scheide oder der äußeren Genitalien, von der Zange mitgefaßt sind.

Grundregeln für die Extraktion

1. Regel: Fassen der Zange bei der Extraktion (Abb. 364)
Die **linke** Hand umfaßt **von oben her** die Griffe,
die **rechte** Hand legt sich mit dem 2. und 3. Finger **über die** BUSCHschen **Haken.**
Der Zeigefinger der linken Hand schiebt sich in den klaffenden Spalt zwischen die beiden Zangengriffe, um einen Überdruck auf den Kopf zu vermeiden.
Wechsel dieser Händestellung s. S. 492, 2b.
Bei Gesichtslage wird die Zange anders gefaßt (S. 322).

2. Regel: Zugrichtung bei der Extraktion
Mit der Zange muß stets der natürliche Geburtsmechanismus nachgeahmt werden. Die genaue Kenntnis der Mechanik der betreffenden Geburt, insbesondere das vollständige Vertrautsein mit dem **Austrittsmechanismus** der betreffenden Kopflage, ist daher die wichtigste Voraussetzung für das richtige Handhaben der Zange. Im allgemeinen kann man folgende Regeln aufstellen:
1. Es wird zunächst in Richtung der Griffe gezogen! (Abb. 363 und 364).

Es wird also in **die** Richtung gezogen, in die die Griffe nach richtigem Anlegen der Zange zeigen, und **zwar so lange, bis die Leitstelle** (= führender Teil) **in der Vulva sichtbar wird,**
das heißt also, bis
bei normaler **Hinterhauptslage**	die **kleine Fontanelle**,
bei **Hinterer Hinterhauptslage**	die **kleine Fontanelle – Scheitelgegend**,
bei **Vorderhauptslage**	die **große Fontanelle**,
bei **Stirnlage**	die **Stirn**,
bei **Gesichtslage**	das **Kinn** in der **Vulva** erscheint.

492 9 Geburtshilfliche Operationen

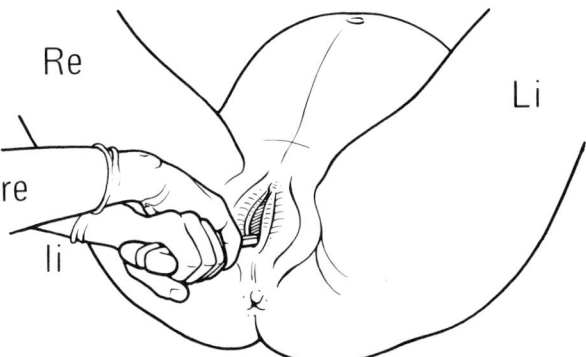

Abb. 364 Fassen der Zange: Die linke Hand umfaßt von oben her die Griffe, die rechte Hand legt sich darüber und greift mit dem 2. und 3. Finger über die BUSCHschen Haken. In Abb. 364 vergißt der Operateur aber, den Zeigefinger zwischen die Griffe zu stecken!

2. Jetzt Stellungswechsel und Handwechsel:
   a) Stellungswechsel = Linksum machen und zur Seite treten (Abb. 365).
   b) Handwechsel: Jetzt überläßt man die **Zange** der **rechten Hand allein**, die **linke** Hand muß frei sein, sie geht an den **Damm,** um den jetzt notwendigen **Dammschutz** auszuführen. Die rechte Hand faßt aber die Zange jetzt anders, nämlich **quer,** aber nicht an den Griffen, sondern **quer über dem Schloß** (Abb. 365), und zwar so, daß Zeigefinger und Daumen oberhalb, die Finger 3-5 unterhalb der Zughaken liegen. Grund: kleinerer Hebelarm, erwünschte geringere Kraftauswirkung. Dieser Wechsel der Hände ist jetzt erforderlich, weil in dem Augenblick, in dem die Leitstelle in der Vulva erscheint (s. o.) der Drehpunkt (Hypomochlion, Stemmpunkt) der betreffenden Kopflage am Symphysenunterrand angekommen ist, jetzt also die **Rotation** um die Symphyse herum und damit auch bald der **Dammschutz** beginnen müssen.

Diese **Drehpunkte** sind:	
bei der	
normalen Hinterhauptslage:	**Nackenhaargrenze**
Hinteren Hinterhauptslage:	**große Fontanelle – Stirnhaargrenze**
Vorderhauptslage:	**Stirnhaargrenze** (und etwas unterhalb)
Stirnlage:	meistens **Oberkiefer**
Gesichtslage:	**Zungenbein**

Nach Stellungs- und Handwechsel wird überhaupt nicht mehr an der Zange gezogen, sondern sie wird nur noch **gehoben:** die rechte Hand **hebt** jetzt die Zangengriffe und bewegt sie **ganz, ganz langsam und sehr vorsichtig** auf einem Kreisbogen bis zur Senkrechten und noch darüber hinaus in Richtung auf den Bauch der Mutter (Abb. 365). Auf diese Weise wird der Kopf im Bogen um die Symphyse herumge-

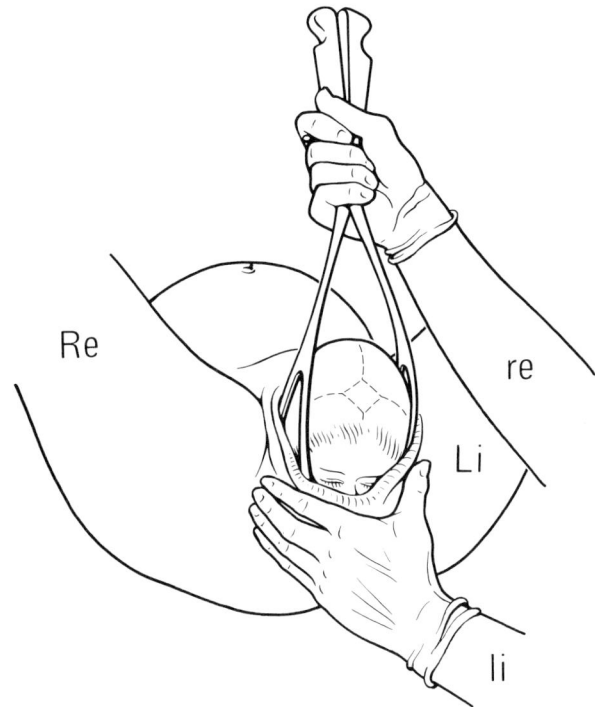

Abb. 365 Stellungswechsel (= linksum machen) und Handwechsel (= die rechte Hand bleibt allein an der Zange, linke Hand an den Damm). Heben der Griffe! Nicht mehr ziehen!

führt, also das Knie des Geburtskanals überwunden. Die Bewegung muß deswegen so langsam und vorsichtig ausgeführt werden, **weil in diesen Augenblicken der Damm seine größte Anspannung aushalten muß.**

Das sind also **die beiden Hauptbewegungen** bei jeder Zangenoperation:
1. **Ziehen in Richtung der Griffe,** bis der jeweilige **Drehpunkt** am Symphysenunterrand angekommen ist. Kennzeichen hierfür: **Leitstelle in der Vulva sichtbar.**
2. **Heben der Griffe,** um den Kopf um die Symphyse herum rotieren lassen zu können.

Ist der Kopf ganz geboren, so werden die Zangenlöffel abgenommen. Anschließend folgt die Weiterentwicklung des Kindes wie bei der Spontangeburt (S. 254).

Zange bei schrägstehendem Kopf

In einem schrägen Durchmesser wird der Kopf in BM oder (nicht selten) auch noch auf BB gefunden. Der Kopf steht entweder im I. schrägen Durchmesser (Pfeilnaht von links vorn nach rechts hinten, Abb. 366) oder im II. schrägen Durchmesser (Pfeilnaht von rechts vorn nach links hinten, Abb. 368).

Auch in diesem Fall wird wie immer (abgesehen von einer Ausnahme: s. unten) die Zange **quer** an den Kopf gelegt. Die Löffel (genauer: ihr **querer** Durchmesser) kommen dadurch in einen schrägen Durchmesser des Beckens zu liegen, und zwar in den der Pfeilnaht entgegengesetzten schrägen Durchmesser. Es ist somit notwendig, den einen der beiden Zangenlöffel beim Anlegen nach seitlich vorn, den anderen in die entgegengesetzt liegende Kreuzbeinhöhlung zu bringen. Stets wird auch hier der linke Löffel zuerst eingeführt.

1. Fall: Pfeilnaht im I. schrägen Durchmesser, kleine Fontanelle links vorn (Abb. 366)

Hinhalten der geschlossenen Zange: die Spitze hat nach links vorn auf die kleine Fontanelle zu zeigen. Hält man die Zange im übrigen so hin, wie sie nachher am Kopf zu liegen hat, so sieht man, daß der eine Löffel nach links **hinten** und der andere nach rechts **vorn** zu liegen kommen muß. Welcher von den beiden Löffeln die eine oder andere Lage einnehmen muß, kann man ohne weiteres ablesen, wenn man die Zangengriffe richtig (S. 487) erfaßt: der nach links hinten kommende Löffel ist von der linken Hand gefaßt, ist also der linke Löffel. Entsprechend ist der nach rechts vorn kommende Löffel der rechte Löffel. Diese Überlegung ist praktisch sehr wichtig! Auch der Erfahrene scheut sich nicht, sie anzustellen.

Den nach hinten kommenden Löffel - in diesem Fall ist es der linke Löffel, der nach links hinten kommt - führt man ohne jede Schwierigkeit wie immer in die Scheide ein.

Etwas Besonderes ist das Einführen des vorderen Löffels, in diesem Falle des rechten Löffels, der nach rechts vorn kommen muß (Abb. 366). Das Besondere dabei ist, daß man diesen Löffel nicht direkt dorthin, wohin er gehört, nämlich nach vorn, einführen kann. Der schräg nach vorn gehörende Löffel kann deswegen nicht an Ort und Stelle eingeführt werden, weil es da an dem notwendigen Platz fehlt. Das gilt sowohl für die rechte als auch für die linke Seite: in beiden Fällen ist es der absteigende Schambeinast, der den direkten Weg nach vorn versperrt. In jedem Falle muß daher der **Löffel, der vorn liegen soll, erst wie sonst nach der üblichen Technik hinten, also kreuzbeinhöhlenwärts, in die Scheide eingeführt und dann nach vorn gebracht werden.** Dieses „Nachvornbringen" des Zangenlöffels nennt man das „**Wandernlassen**" des Löffels.

Wandern muß stets der Löffel, der nach vorn kommt!

In unserem Falle muß also der rechte Löffel wandern. Dann wird er zunächst wie immer nach rechts hinten in die Kreuzbeinhöhle eingeführt. Sobald er richtig hinten im Weichteilrohr dem Kopf anliegt, wird die bisherige schreibfederartige Haltung des Griffes aufgegeben: **der Griff wird von jetzt ab wie ein „Schläger" fest in die volle Hand genommen.** Jetzt beginnt das **Wandernlassen** (Abb. 367), an dem beide Hände in gleichem Maße mitwirken. Die **äußere** Hand, in diesem Falle die

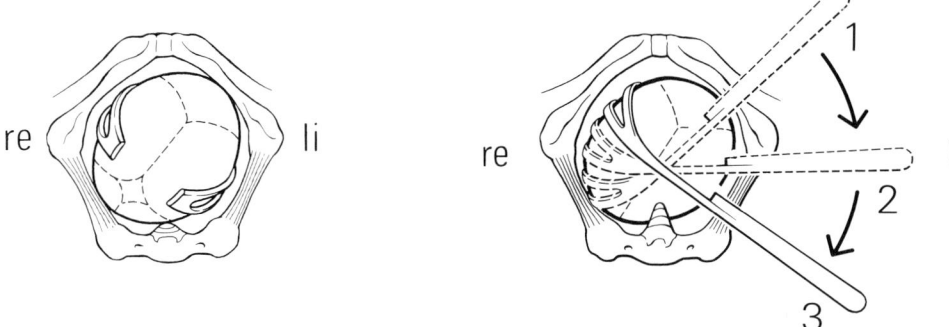

Abb. 366 Pfeilnaht im I. schrägen Durchmesser, Zange wird im II. schrägen Durchmesser angelegt.

Abb. 367 Wandernlassen des rechten Löffels.

rechte, **senkt** den Griff und führt den Löffel gleichzeitig derart herum, daß das Blatt unmittelbar am Kopf von rechts hinten nach rechts vorn verschoben wird (Abb. 367). **Von größter Wichtigkeit ist dabei die dauernde Mitwirkung der inneren (in diesem Falle linken) Hand:** Sie hat nicht nur wie sonst das Löffelblatt dauernd zu decken (damit es nicht zu schweren Weichteilverletzungen kommt), sondern sie muß auch das Blatt des Löffels aktiv von innen her erfassen und es in bogenförmiger Bewegung am Kopf mit nach vorn bringen helfen. Dadurch wird die äußere Hand sehr wesentlich unterstützt.

Wer die innere Hand nicht aktiv mitwirken läßt, macht sich das Wandernlassen unnötig schwerer.

Liegt der vordere Löffel richtig an seinem Platz, so wird die Zange geschlossen. Jetzt wird **gründlich nachgetastet,** ob die Zange richtig liegt und dann mit der Extraktion begonnen. Gezogen wird wie üblich dahin, wohin die Griffe zeigen! Beim Schrägstand des Kopfes muß aber nicht nur gezogen, sondern gleichzeitig auch gedreht werden, wohlgemerkt: gleichzeitig!

Niemals mit der Zange eine drehende Bewegung machen, ohne gleichzeitig zu ziehen!

Gedreht werden muß in jedem Falle so, daß die seitlich stehende kleine Fontanelle nach vorn kommt, in unserem Falle (Abb. 367) also entgegen dem Uhrzeigersinn. Dann weiter in der üblichen Technik.

Zu den beiden **Hauptbewegungen** der Zangenoperation, die wir bisher gelernt haben (S. 493), dem **Ziehen in Richtung der Griffe** und dem **Heben der Griffe**, kommt jetzt also eine dritte Bewegung: das **Ziehen mit gleichzeitigem Drehen**.

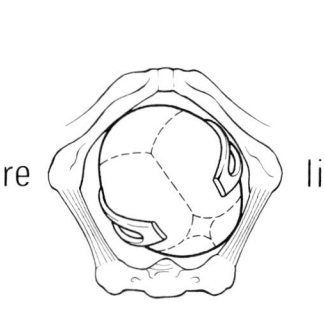 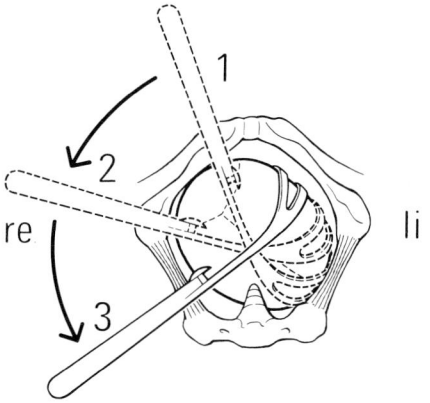

Abb. 368 Pfeilnaht im II. schrägen Durchmesser, Zange wird im I. schrägen Durchmesser angelegt.

Abb. 369 Wandernlassen des linken Löffels.

2. Fall: Pfeilnaht im II. schrägen Durchmesser, kleine Fontanelle rechts vorn
(Abb. 368)
Anlegen der Zange im I. schrägen Durchmesser (Abb. 369): Linker Löffel kommt nach vorn links, rechter Löffel nach hinten rechts. Wandern muß also der linke Löffel (Abb. 368). Der linke Löffel wird wie immer auch hier zuerst eingelegt. Beim Ziehen muß gleichzeitig im Sinne des Uhrzeigers gedreht werden.

Gefahren und Prognose der Zangenoperation

Damit sind die ganz groben technischen Regeln der Zangenkunst angesprochen. Um sie zu lernen und zu üben, genügen wenige Stunden am Phantom. Ganz anders steht es mit der Zangenoperation in der Praxis. Auch der erfahrenste Operateur kann nicht immer verhindern, daß bei der Zangenoperation Verletzungen entstehen. Es liegt im Wesen dieser Operation, daß nicht selten sogar bei einem Mindestaufwand an Kraft Verletzungen auftreten. Niemand kann mit der Zange die gegebenen Hindernisse derartig schonend umgehen wie die Natur beim normalen Geburtsablauf, auch wenn er noch so angepaßt elastisch zu arbeiten versteht. Die Verletzung als **Eintrittspforte** für krankmachende Keime bedeutet eine hohe **Infektionsgefahr.**

Sowohl der **Mutter** als auch dem **Kinde** drohen bei der Zangenoperation erhebliche Schädigungen und Verletzungen.

Die Verletzungen und damit die Infektionsgefahr werden um so größer sein, je weniger geübt die Hand des Operateurs und je schwieriger die Zange ist. **Die Prognose für Mutter und Kind hängt bei der Zangenoperation vor allem anderen von der**

Erfahrung des Operateurs, von seinem Geschick und seiner Technik ab sowie besonders auch von seinen **diagnostischen Fähigkeiten** bezüglich

des Höhenstandes des Kopfes,
seiner Haltung und Einstellung,
der Größe des Mm,
des Zustandes der Weichteile, und vor allem auch
des Befindens von Mutter und Kind.

Eine Zange machen heißt den natürlichen Geburtsmechanismus nachahmen. Wie kann man das, wenn man sich keineswegs darüber klar ist, was überhaupt vorliegt: eine normale Hinterhauptslage, eine hintere Hinterhauptslage, eine Vorderhauptslage oder noch etwas anderes. Daraus folgt weiter, daß niemand sich an eine Zangenoperation heranwagen darf, der nicht mit dem Geburtsmechanismus (mindestens mit der **Austrittsbewegung**) aller nur möglichen Schädellagen **vertraut** ist. Wer z. B. eine Vorderhauptslage wie eine normale Hinterhauptslage behandeln wollte, würde die allergrößten Schwierigkeiten bei der Entwicklung mit der Zange haben und vor allem mit Sicherheit größten Schaden anrichten.

Beim **Ziehen** wird oft der Fehler gemacht, daß die linke Hand, die die Zangengriffe geschlossen hält, die Zange zu stark zudrückt, wodurch der empfindliche Kopf des Kindes schwer geschädigt werden kann. Druck ist unvermeidlich, sonst würde der Kopf nicht folgen können. Der Druck muß aber so gering wie möglich gehalten werden, ohne daß dabei die Zange abgleitet. Denn jeglicher Überdruck ist für das Kind lebensgefährlich (Tentoriumriß, intrakranielle Blutung, Schädelfraktur). **Nach dem Schließen der Zange klafft bei normaler Kopfgröße und richtig angelegter Zange zwischen den Griffen ein mehr oder weniger weiter Spalt, den man beim Ziehen durch einen zwischen die Griffe gesteckten Finger oder durch ein eingelegtes Tuch offen erhalten muß.**

Die Regeln, in welcher Richtung gezogen werden muß, liegen fest (s. o.). Darüber hinaus ist es Sache des Gefühls, die Richtung des geringsten Widerstandes herauszufinden, in die die Griffe gebracht werden müssen. Der Umfang der Gewebszerreißung mütterlicher Weichteile hängt im wesentlichen von der Art des Zuges ab.

Jeder Zug ist langsam und in größter Ruhe auszuführen! Vor allem: Während der Wehe ziehen! Nach jedem Zug eine Pause machen!

Solange keine Veranlassung zu besonderer Eile vorliegt, wird im Tempo der Preßwehen gezogen! Dabei sind die Pausen besonders dringend erforderlich. Einmal, um die Dehnung der Weichteile natürlicher vor sich gehen zu lassen. Dann aber auch, um den Zangendruck auf den kindlichen Schädel zu mildern. In der Pause werden deshalb auch die Löffel im Schloß etwas auseinandergeschoben.

Ganz besonders langsam und vorsichtig muß man den Kopf beim Herumheben um die Symphyse, also beim Einschneiden und Durchschneiden, dirigieren (Abb. 365). Die Entwicklung über den Damm soll einige **Minuten** dauern. Dadurch wird auch der Dammschutz wesentlich erleichtert.

Die hauptsächlichsten Verletzungen der **Mutter** sind Weichteilverletzungen: **Dammrisse, Längsrisse** im **Scheidenrohr** (besonders wenn der Kopf gedreht werden mußte), Risse der **Klitoris, Zervixrisse** (meist vom freien Rand der Zervix ausgehend), Einriß oder Abriß eines **Levatorschenkels** (auch bei unverletzter Scheidenwand). Daher:

> **Nach jeder Zangenoperation ist die Scheide mit großen Spiegeln einzustellen und außerdem der äußere Muttermund rundherum durch Fassen mit Kugelzangen auf Einrisse abzusuchen!**

Seltener sind Verletzungen der Blase (Blasenscheidenfisteln) und des Mastdarmes (Mastdarmscheidenfisteln).

Die häufigsten Zangenverletzungen des **Kindes** sind **Abschürfungen** der Haut, **Quetschungen, Hämatome, Nervenlähmungen** (besonders des N. facialis, gute Prognose), ferner **Schädelfrakturen,** die häufig mit Zerreißungen der Venensinus einhergehen. Zu den allerhäufigsten Verletzungen gehören die **Tentoriumrisse,** wobei es durch Zerreißung von Venen (besonders der V. cerebri) oder von Sinus (Sin. transversus, Sin. petrosus superior) zu Blutungen in der hinteren Schädelhöhle kommt (Tod durch Kompression der Medulla oblongata).

9.8 Vakuumextraktion (VE)

Der Vakuumextraktor ist ein geburtshilfliches Gerät zur Entwicklung des kindlichen Kopfes (MALMSTRÖM 1954). EVELBAUER (Braunschweig) hat das Verdienst, die Methode in Deutschland eingeführt zu haben.

Instrumentarium: Der Hauptbestandteil ist die flache, metallene **Saugglocke,** die in drei verschiedenen Größen geliefert wird (33, 42 und 49 mm Durchmesser). Die Saugglocke wird auf die Kopfschwarte des kindlichen Schädels gesetzt. Mit Hilfe eines Schlauchsystems, einer Vakuumflasche und einer Pumpe wird die Luft langsam aus der Saugglocke herausgepumpt, wodurch die Glocke nach etwa 2–3 Minuten fest am Kopf des Kindes haftet. Der jeweilig erzeugte Unterdruck kann an einem Manometer abgelesen und reguliert werden. Die in der Saugglocke erzeugte Saugwirkung führt zur Bildung einer **Kopfgeschwulst,** deren Größe der der Saugglocke entspricht.

Bei der Extraktion des kindlichen Kopfes erfaßt zwar die Hand den zum Saugnapf führenden Schlauch, die eigentliche Zugkraft wird aber nicht auf den Schlauch, sondern auf eine in ihm laufende Zugkette übertragen, die im Innern der Saugglocke durch eine Platte befestigt ist. – Ist der Kopf entwickelt, so wird das Vakuum durch Öffnen eines Ventils aufgehoben und die Saugglocke abgenommen. – Saugglocke, Schlauch und Zugkette lassen sich sterilisieren.

Ähnlich wie bei der Zangenentbindung muß man sich bei der Vakuumextraktion zwei Fragen stellen:

1. Ist die Vakuumextraktion **nötig?** Das ist die Frage nach der Indikation, s. S. 469.
2. Ist die Vakuumextraktion **möglich?** Das ist die Frage nach den Vorbedingungen.

> **5 Vorbedingungen für die Vakuumextraktion**
> 3 mütterliche
> - Der **Muttermund muß vollständig** eröffnet sein.
> - **Beckeneingang** und -ausgang dürfen **nicht zu eng** sein.
> - Die **Blase muß gesprungen** sein.
>
> 2 kindliche
> - Der Kopf muß **vakuumgerecht** stehen.
> - An dem vorangehenden Teil muß eine **Vakuumglocke anlegbar** sein.

- **Der Muttermund muß vollständig eröffnet sein.**

In der Regel muß der Muttermund vollständig eröffnet sein. Nur in Ausnahmefällen wird man beim bis auf einen Saum vollständig eröffneten Muttermund eine Vakuumextraktion durchführen. Diesen schmalen Saum wird man während des ersten Versuches leicht zurückschieben können.

- **Beckeneingang und -ausgang dürfen nicht zu eng sein.**

Vor allem bei einer Vakuumextraktion aus Beckeneingang muß man sicher sein, daß es sich nicht um ein Mißverhältnis zwischen kindlichem Kopf und mütterlichem Becken handelt. Auf jeden Fall muß man bei einem ersten Zug einer Vakuumextraktion **(Probezug)** feststellen, ob der Kopf in das Becken eintritt und ob er der Vakuumextraktion folgt. Der Operateur muß erkennen, wenn der Kopf dem Zug nicht folgt und muß dann die Vakuumextraktion **abbrechen** und eine abdominale Schnittentbindung durchführen. Beim verengten Beckenausgang muß man an das **Trichterbecken** als Sonderform des engen Beckens und an den **spitzen Schambogenwinkel** denken.

- **Die Blase muß gesprungen sein.**

Ist diese Vorbedingung nicht erfüllt, so wird die Blase vor der Vakuumextraktion eröffnet, s. S. 282.

- **Der Kopf muß vakuumgerecht stehen.**

Hinter der Vorbedingung steht die Frage nach dem **Höhenstand des Kopfes** (s. Höhendiagnose, S. 216). Im Gegensatz zur Zangenextraktion ist eine Vakuumextraktion des Kopfes vom Beckeneingang auch in der heutigen Geburtshilfe eine zulässige vaginal-operative Entbindungsmethode, vor allem beim Geburtsstillstand im Beckeneingang.

> Allerdings ist die intrauterine Azidose eine Kontraindikation für eine Vakuumextraktion von Beckeneingang.

- **An dem vorangehenden Teil muß eine Vakuumextraktionsglocke anlegbar sein.**

Hier muß an den Kopf eines Anenzephalus gedacht werden oder an eine Gesichtslage, bei der die Vakuumextraktion ebenfalls nicht möglich ist.

Technik der Vakuumextraktion

Die Kreißende liegt auf dem Halbbett oder auf dem Operationsstuhl in üblicher Steinschnittlage. Der Geburtshelfer sitzt vor der Kreißenden. Die Vakuumextraktion von Beckenausgang oder Beckenboden kann – wenn es notwendig ist – ohne Anästhesie durchgeführt werden. Für schwierigere Vakuumextraktionen – auch von Beckenmitte – ist eine Leitungsanästhesie (Periduralanästhesie) sehr zu empfehlen.

Die Saugglocke wird möglichst so auf die Leitstelle des kindlichen Kopfes gesetzt, daß der kleine **Metalldorn** auf der Saugglocke der **Leitstelle** entspricht. Die Glocke wird dann dem Kopf leicht angedrückt, wobei man sich davon überzeugen muß, daß **weder Muttermundskanten noch Scheidengewebe mitgefaßt** sind. Jetzt wird die Vakuumpumpe in Betrieb gesetzt und möglichst **langsam** eine künstliche Kopfgeschwulst gebildet. Diese soll zum Schluß die ganze Saugglocke ausfüllen = Voraussetzung für den festen Halt der Glocke am Kopf. Man erzeugt zunächst ein Vakuum von **0,3 kg/cm^2**, und dann nach einer Pause von **2–3 Minuten** und Kontrolle, ob kein Mm- oder Scheidengewebe mitgefaßt worden ist, bis auf **0,8–0,9 kg/cm^2**.

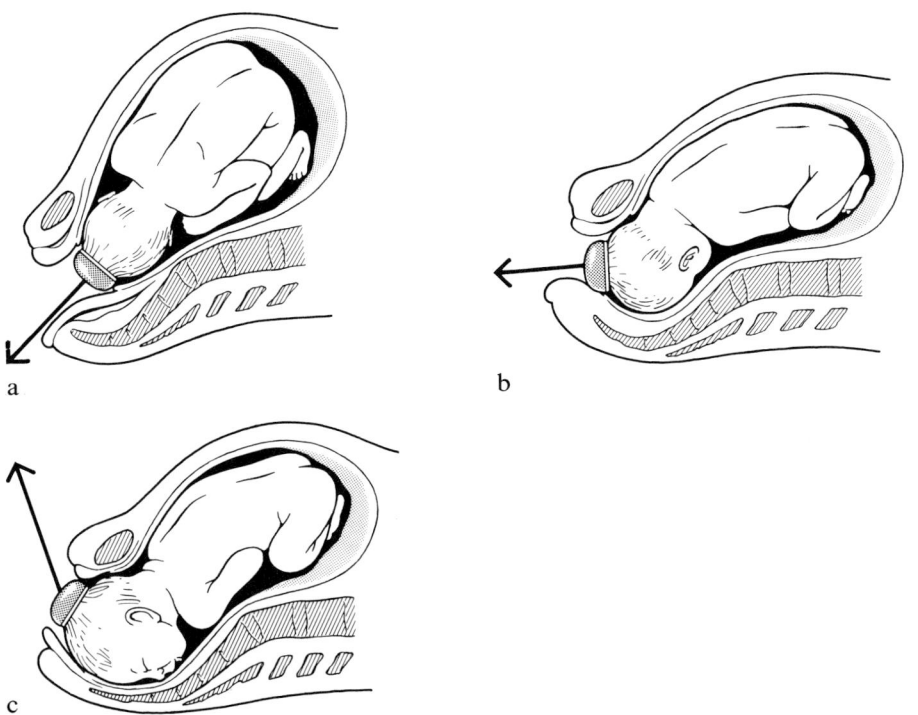

Abb. 370 a–c Schematische Darstellung der Anwendungsmöglichkeiten des Vakuumextraktors.

Gezogen wird nur in der Wehe, also **wehensynchron,** mit ansteigender und dann wieder nachlassender Kraft. Die Zugrichtung muß der Beckenachse entsprechen (Abb. 370 a–c). In der Wehenpause läßt man das Instrument los.

Durch den Druck auf die Zervikalganglien und den Reflex vom Mm aus werden die Wehen stärker bzw. kommen wieder.

Die maximal anzusetzende Kraft muß erst durch Übung „erfühlt" und der Kopf **ganz langsam** entwickelt werden. Fühlt man, daß die Saugglocke abreißen will, so muß man **sofort mit der Zugkraft nachlassen,** und die Glocke saugt sich wieder an. – Die Glocke reißt übrigens auch dann ab, wenn man in der **falschen Richtung,** also abweichend von der Führungslinie, zieht.

Ist die Saugglocke abgerissen, so muß man sie neu ansetzen. Das macht zwar keine Schwierigkeiten, hat aber den Nachteil, daß es dadurch zu plötzlichen intrakraniellen Druckschwankungen (BREHM) kommt, die ein Gefahrenmoment darstellen; abgesehen davon entstehen leicht Hautabschürfungen am Kopf des Kindes.

Es bilden sich am Kopf des Kindes manchmal **beträchtliche Kopfgeschwulste,** die im ersten Augenblick manchmal furchterregend aussehen, innerhalb von 12–24 Stunden zurückgehen, ohne nachteilige Folgen zu hinterlassen. Zu den beschriebenen schweren Abschürfungen am kindlichen Kopf kommt es vor allem dann, wenn die Dauer der Vakuumextraktion lang ist und die Vakuumextraktion als **Dauerzug** ausgeführt wurde.

Man kann versuchen, eine noch erforderliche Rotation des Kopfes durch Drehen an der Glocke zu erzielen. Meist ist es erfolgreicher, die Glocke exzentrisch anzulegen und dann damit den Kopf in die gewünschte Rotationsrichtung zu ziehen. Häufig wird der tiefertretende bzw. -gezogene Kopf – zum Teil erst auf dem Beckenboden – seine Drehung nachholen.

Nach der Entwicklung des Kopfes wird die Vakuumpumpe abgestellt. Während der Entwicklung des Rumpfes tritt der Druckausgleich ein, und die Glocke fällt von selbst ab bzw. kann leicht abgenommen werden.

Die Frage nach der

Wahl zwischen Zangen- und Vakuumextraktion
ist nicht allgemeingültig zu beantworten, da prospektive Studien zu dieser Frage fehlen. Es wurde schon auf die verschiedenen Gefahren der Zangen- und Vakuumextraktion hingewiesen (s. S. 496). Die Einschätzung dieser Gefahren haben in den geburtshilflichen Schulen zu verschieden häufigen Anwendungen und zu unterschiedlicher Vertrautheit mit den Operationsverfahren geführt.

Zusammenfassend kann man sagen:

Zangenextraktion
Gefahren für die Mutter: Weichteilverletzungen

Gefahren für das Kind: Weichteilverletzungen,
　　　　　　　　　　　Zangenmarken,
　　　　　　　　　　　Nervenläsionen,
　　　　　　　　　　　intrakranielle Blutungen,
　　　　　　　　　　　Schädelfrakturen.

Vakuumextraktion
Gefahren für die Mutter: keine
Gefahren für das Kind: Kephalhämatom,
　　　　　　　　　　　intrakranielle Druckschwankungen,
　　　　　　　　　　　Retinablutungen,
　　　　　　　　　　　intrakranielle Blutungen,
　　　　　　　　　　　Schädelfrakturen.

Zur Verringerung der Gefahren entspricht folgendes Schema weitgehend heutiger Praxis:

	Zange wird bevorzugt	Vakuumextraktor wird bevorzugt
Kopf BB, Pfeilnaht gerade	+	
Kopf BB, fetale Indikation	+	
untergewichtiges Kind	+	
Kopf BB, Pfeilnaht schräg oder quer		+
Kopf oberhalb BB		+

Für die Entwicklung von **BB** scheinen Zange und Vakuumextraktor – v. a. bei gerader Pfeilnaht – gleichwertige Instrumente zu sein. Hier wird man die Entscheidung von der Dringlichkeit der Indikation und von der persönlichen Erfahrung abhängig machen. Bei der Entwicklung aus **BM** hat Wulf darauf hingewiesen, daß die Vakuumextraktion günstiger sei als die Zangenentwicklung. Dabei spiele eine besondere Rolle, daß dem Kopf nicht eine Rotation aufgezwungen würde, sondern daß der Kopf frei nach den jeweiligen Raumverhältnissen rotieren könne. Weiterhin günstig ist die Tatsache, daß der Vakuumextraktor keinen zusätzlichen Raumbedarf wie die Zange erfordert.

9.9 Wendung

Definition: Wendung = künstliche Umdrehung des Kindes im Uterus, meist zur Umwandlung einer ungünstigen Kindslage in eine günstigere.

9.9 Wendung

Einteilung der Wendungsoperationen
Man unterscheidet je nach der Lage, aus der gewendet wird:

- **Wendung aus Querlage,**
- **Wendung aus Kopflage,**
- **Wendung aus Beckenendlage**

Wendung aus Querlage

Sie kann einmal durch rein äußere Handgriffe vorgenommen werden =

1. Äußere Wendung aus Querlage (S. 504)

Viel häufiger wird die Wendung aus Querlage durch äußere und innere Handgriffe ausgeführt. Diese Art der Wendung wird im Gegensatz zur äußeren Wendung als

2. Kombinierte oder innere Wendung aus Querlage (S. 505) oder genauer **Wendung aus Querlage durch innere und äußere Handgriffe**

bezeichnet. Gewendet wird in diesem Fall stets auf einen oder beide Füße. Die kombinierte Wendung wird möglichst dann ausgeführt, wenn der Mm vollständig ist, um die Extraktion anschließen zu können. Ist man unter besonderen Umständen gezwungen, bei nicht vollständigem Mm zu wenden, so geschieht dies durch die

Zweifingerwendung nach BRAXTON HICKS (S. 515)
= **Kombinierte oder innere Wendung bei noch nicht vollständig erweitertem Mm = Vorzeitige Wendung,**

wobei die beiden eingeführten Finger unter Mithilfe der äußeren Hand einen Fuß aufsuchen und herunterholen.

Wendung aus Kopflage (S. 515)

Diese wird **nur** mit äußeren und inneren Handgriffen vorgenommen. Es gibt daher nur eine

Kombinierte oder **innere Wendung aus Kopflage,** genauer **Wendung aus Kopflage durch innere und äußere Handgriffe.**

Auch bei dieser kombinierten Wendung wird stets auf einen oder beide Füße gewendet. Ist man bei Kopflage gezwungen, bei nicht vollständigem Mm innerlich zu wenden, so führt man wie unter denselben Verhältnissen bei der Querlage die

Zweifingerwendung nach Braxton Hicks (S. 515)

aus.

Merke schon hier:

Die Wendung ist die gefährlichste Operation für die Mutter!

Wendung aus Beckenendlage (S. 344)

Äußere Wendung aus Quer- und Schräglage
Definition: Drehung des Kindes aus Quer- und Schräglage in Längslage allein durch äußere Handgriffe, damit das Kind spontan geboren werden kann. **Größter Vorteil:** eine für die Mutter wenig gefährliche Methode, da nicht innerlich eingegangen wird.

Vorbedingung: Das Kind muß sich leicht drehen lassen.

Die Blase muß also möglichst noch stehen. Wenn die Blase erst vor kurzem gesprungen ist, läßt sich die äußere Wendung manchmal auch noch ausführen. Bei Mehrgebärenden mit schlaffen Bauchdecken ist das Kind viel leichter durch äußere Handgriffe drehbar als bei Erstgebärenden. Dicke Bauchdecken oder Hydramnion können eine äußere Wendung unmöglich machen.

Günstigster Zeitpunkt: Am Ende der Schwangerschaft z. B. in der 38. Schwangerschaftswoche oder im Beginn der Geburt (Eröffnungsperiode) bei stehender Blase. Vor Durchführung der Wendung sollte man durch ein Kardiotokogramm das fetale Wohlbefinden prüfen. Bei einem pathologischen CTG sollte man keine Wendung ausführen.

Ausführung
In der Regel wendet man auf den **Kopf**. Man wendet deswegen auf den Kopf,
1. weil die Kopflage die Lage mit den günstigsten Geburtsaussichten für Mutter und Kind ist,
2. weil sich bei der äußeren Wendung der Kopf viel leichter fassen und bewegen läßt als der Steiß.

Technik: Von außen her durch die Bauchdecken hindurch mit der einen Hand den Kopf, mit der anderen den Steiß umfassen und langsam den Kopf beckenwärts, den Steiß funduswärts schieben.

Die Erfolgsrate der Wendung aus QuL auf den Kopf läßt sich durch eine **hochdosierte intravenöse Tokolyse** von etwa 10 min vor Wendung bis zur abgeschlossenen Wendung ganz wesentlich steigern.

Während der Geburt kann man nur in der Wehenpause wenden. Bei Auftreten einer Wehe den Kopf in der schon erreichten Stellung festhalten, bis die Wehe vorbei ist.

Sicherung der Längslage nach Wendung während der Geburt: Nach erfolgter Wendung sollte die Rückwendung des vorangehenden Teiles des in Längslage gebrachten Kindes über dem BE möglichst durch Lagerung verhindert werden. Die Frau ist stets auf die Seite zu lagern, und zwar auf die Seite, auf der sich der jetzt über dem BE befindliche Teil vorher befand, d. h.

Lagerung der Frau auf die Seite, nach welcher der vorangehende Teil abgewichen war.

Ein weiteres Mittel zur Fixation des eingestellten Kopfes ist die **Eröffnung der Blase**. In diesem Stadium ist dann die Eröffnung der Blase ein unter Umständen angebrachtes Mittel, den Kopf über und im BE besser einzustellen. Nach Abfluß des Fruchtwassers muß, besonders wenn die Wehen gut sind, der Kopf dem BE näher kommen und sich schließlich dem BE fest aufsetzen.

Kombinierte oder innere Wendung aus Querlage (QuL)

Definition: Drehung des Kindes durch innere und äußere Handgriffe zur Umwandlung der gebärunfähigen Quer- oder Schräglage in eine Längslage, und zwar in eine Beckenendlage. Die so hergestellte BEL ist entweder eine unvollkommene Fußlage (Wendung auf einen Fuß) oder eine vollkommene Fußlage (Wendung auf beide Füße). Es wird also stets auf einen Fuß oder beide Füße gewendet.

Indikation: Die Querlage an sich ist eine Indikation zur Wendung, und zwar zur kombinierten Wendung, wenn sich die äußere Wendung nicht durchführen läßt.

Wer Fehler und Gefahren bei der Wendung vermeiden will, halte sich strikt an die

Vorbedingungen:
1. Der Mm muß mindestens für zwei Finger durchgängig sein.
2. Das Kind muß genügend drehfähig sein.
3. Das Becken darf nicht zu eng sein.

Daß das zu wendende Kind leben soll, ist keine Vorbedingung für die Wendung aus QuL, wohl aber für die Wendung aus Kopflage (s. S. 515). Auch das tote Kind in QuL soll durch Wendung (und Extraktion) entwickelt werden, vorausgesetzt, daß die Wendung **möglich ist** und auf **einfache Weise** durchgeführt werden kann. Selbstverständlich darf beim toten genau so wie beim lebenden Kind nur dann gewendet werden, wenn **keine Kontraindikationen** vorliegen (verschleppte QuL, Fieber). In diesen Fällen muß das tote Kind zerstückelt werden. Begründung s. S. 506.

Zu 1. Je größer der Mm, um so leichter die Wendung. Soll, wie in den meisten Fällen beabsichtigt ist, anschließend an die Wendung **extrahiert** werden (Begründung s. S. 506), so muß der Mm vollständig eröffnet sein. Die Wendung bei vollständig erweitertem Mm wird als **rechtzeitige** Wendung bezeichnet.

Zur Feststellung, ob der Mm bei QuL mit gesprungener Blase vollständig ist oder nicht, bedarf es bei der Querlage einer besonderen Technik. Die Größenbestimmung des Mm durch einfaches Abtasten führt hier nicht immer zum Ziel. Es ist eine alte Erfahrung, daß bei QuL nach Blasensprung der Mm häufig deutlich kleiner wird als er vorher war. Er fällt infolge des sanften Anschmiegens der Gebärmutterwand zusammen, vor allem aber auch deswegen, weil der Kopf, der den äußeren Mm sonst aufgespannt hält, nicht vorangeht.

Mit anderen Worten: Bei der vaginalen Untersuchung einer QuL mit gesprungener Blase fühlt man nicht selten, daß die Zervix mit dem wenig erweiterten Mm schlaff in die Scheide hineinhängt. Man hat dann den Eindruck, daß der äußere Mm nicht vollständig ist. In Wirklichkeit ist er aber oft doch vollständig erweitert. Davon kann man sich leicht mit der

Fingerspreizprobe

überzeugen.

Man nimmt den Mm-Saum auf die Spitzen sämtlicher fünf Finger, spreizt die Finger auseinander, soweit es nur geht. Läßt sich der Mm ohne Widerstand am Muttermundsaum auseinanderdrängen und weit aufstellen, so ist der Mm praktisch **vollständig**. Die Spitzen der gespreizten Finger berühren dann die Beckenwand beiderseits.

Zu 2. Die **Drehfähigkeit** des Kindes im Uterus hängt vor allem ab vom Gehalt der Gebärmutter an Fruchtwasser. Die Drehfähigkeit ist am größten bei stehender Blase, sie ist um so geringer, je länger der Blasensprung zurückliegt. Bei verschleppter QuL ist ein Kind überhaupt nicht mehr drehfähig. Schon der Versuch einer Wendung bei verschleppter QuL kann zur **Uterusruptur** und damit zum raschen **Verblutungstode der Mutter** führen.

Die Wendung ist eine der gefährlichsten Operationen für die Mutter! Bei verschleppter Querlage niemals eine Wendung versuchen!

Zu 3. Ist man in bezug auf das Becken im Zweifel, so bestimmt man mit raschem Griff die **Conj. diagonalis** (s. S. 63), die mindestens **12,5 cm** lang sein muß, wenn man ein Kind mit einem normal großen Kopf extrahieren will.

Wenn man gewendet hat und dann nicht extrahieren kann, weil ein Mißverhältnis zwischen Kopf und Becken besteht, so bleibt nur noch die Perforation des nachfolgenden Kopfes übrig.

Wäre das Becken vor Ausführung der Wendung genauer untersucht worden, so hätte sich wahrscheinlich eine Indikation zur Sektio ergeben.

Etwas anderes ist es natürlich, wenn die Wendung als Notoperation ausgeführt und von vornherein auf die Extraktion eines lebenden Kindes verzichtet wurde.

Bezüglich Diagnose der QuL und der verschleppten QuL s. S. 388 u. 395.

Zur Frage: **Totes Kind und Wendung**: Bei der Querlage ist eine einfach durchzuführende Wendung für die Mutter weit weniger gefährlich und für den Operateur technisch wesentlich leichter auszuführen als eine Zerstückelung (Dekapitation,

Embryotomie). Bei der QuL ist und bleibt – auch bei totem Kind – die Wendung das einfachste Verfahren, die Frau aus der ihr drohenden Lebensgefahr herauszubringen. Hinzu kommt der Umstand, daß jede QuL an sich die Geradrichtung der Frucht verlangt. Anders liegen die Verhältnisse bei totem Kind und **Schädel**lage (s. S. 402).

Zeitpunkt der Wendung: Am günstigsten ist es, die Wendung auszuführen

bei vollständigem Mm und
bei stehender Blase;
bei vollständigem Mm, weil das Kind nur dann sofort anschließend extrahiert werden kann. Wie schon gesagt, sind die **Lebensaussichten des Kindes** weitaus besser, wenn die Extraktion sogleich an die Wendung angeschlossen werden kann;

Zur Wendung mit anschließender Extraktion gehört unbedingt ein vollständiger Muttermund!

bei stehender Blase, weil dann die Beweglichkeit und damit die Drehfähigkeit des Kindes am größten sind. Ob und wie ein Kind bei gesprungener Blase drehfähig ist, läßt sich von außen schwer beurteilen; man muß es versuchen. **Es ist eine uralte Erfahrung, daß die Ergebnisse der Wendungsoperation von dem Zeitpunkt des Blasensprunges abhängig sind.**

Ausführung der kombinierten oder inneren Wendung aus Querlage
Keine innere Wendung ohne Leitungsanästhesie oder Vollnarkose! Völlige Entspannung der Gebärmutter und der Bauchdecken ist unbedingt notwendig. Würde man ohne Anästhesie wenden, so würde die Frau pressen, und es würde zur Auslösung von Wehen kommen, wodurch die Wendung sehr erschwert, ja unmöglich würde. Außerdem könnte bei diesem Vorgehen ein Arm oder die Nabelschnur vorfallen.

Sorgfältige äußere Untersuchung und Diagnosestellung sind von größter Wichtigkeit. Wenn man nicht weiß, auf welcher Seite die **Beine** (Steiß) liegen, kann man auch nicht die richtige Hand zum Wenden auswählen.

Lagerung der Kreißenden: Die Wendung wird in **Rückenlage** der Kreißenden vorgenommen, jedenfalls wird sie stets in Rückenlage begonnen. Kommt man während der Operation zu der Feststellung, daß es bei dieser Lagerung unmöglich ist, an die Füße heranzukommen, so läßt man in **Seitenlagerung** umlagern, und zwar auf die Seite, auf der sich der Steiß befindet. Die Umlagerung muß von der Hebamme ausgeführt werden. Die Hand des Operateurs bleibt dabei im Uterus. Die Hebamme hebt das eine Bein der Kreißenden über den Kopf des Operateurs.

Noch etwas sehr Wichtiges: auf den **Bauch** der Kreißenden gehört ein **steriles Tuch!** Die äußere Hand darf sich bei der Wendung auf keinen Fall unsteril machen. Gar nicht selten kommt es bei der Wendung zu Schwierigkeiten. Dann muß unter Umständen die außen arbeitende Hand zur inneren Hand gemacht werden

508 9 Geburtshilfliche Operationen

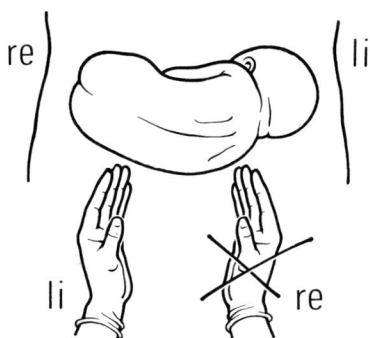

Abb. 371 Linke Querlage:
Die **linke** Hand geht ein!

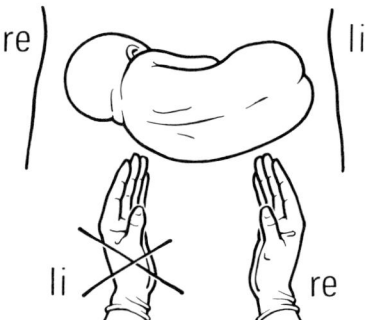

Abb. 372 Rechte Querlage:
Die **rechte** Hand geht ein!

(Handgriff der JUST. SIEGEMUNDIN, S. 514). Das ist aber nicht möglich, wenn sie vorher auf den unsterilen Bauch gefaßt hat.
   Wahl der inneren Hand:

> **Man führt stets die Hand in den Uterus ein, die dem Beckenende (= den Füßen) des Kindes entspricht,**
> die Hand also, die den Füßen unmittelbar gegenüberliegt,

d. h. bei **I.** oder **linker** Querlage
   (Kopf links, Steiß rechts)   die **linke** Hand (Abb. 371),
bei **II.** oder **rechter** Querlage
   (Kopf rechts, Steiß links)   die **rechte** Hand (Abb. 372).

Wahl des Fußes, auf den gewendet werden soll:

> Man wendet bei **dorsoanteriorer** Querlage auf den **unteren** Fuß, bei **dorsoposteriorer** Querlage auf beide Füße.

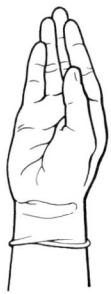

Abb. 373 Konische Haltung der „inneren" Hand beim Eingehen.

Die Hauptsache ist:

Jede Wendung ist mit ganz langsamen und ruhigen Bewegungen auszuführen!

Dabei ist die innere Uterus**wand** möglichst wenig zu berühren; es kann sonst zur Auslösung von Wehen oder zur Ausbildung eines inneren Schnürringes kommen, wodurch die Beweglichkeit des Kindes natürlich sehr beeinträchtigt wird. Bester Rat in solchen Fällen: **Ruhig und regungslos abwarten!**

Die innere Wendung aus Querlage wird ausgeführt in drei Phasen:

Tempo I:	**Tempo II:**	**Tempo III:**
Beide Hände am Kopfende!	**Beide Hände am Steiß!**	**Äußere Hand wieder am Kopf! Innere Hand am Fuß!**

Tempo I = Beide Hände am Kopfende: Hochdrängen von Kopf und Schulter! (Abb. 374).
Zweck: **Freimachen des Beckeneinganges,** d.h. Zurückschieben des vorliegenden Teils, also der Schulter vom Beckeneingang, um mit der Hand überhaupt in die Gebärmutterhöhle hineinkommen zu können. Dazu drängt die äußere Hand den Kopf von der Beckenschaufel nach oben weg, also funduswärts. Die innere Hand ist mit konisch zusammengelegten Fingern (Abb. 373) unter Drehbewegungen in den Uterus eingeführt worden und schiebt die Schulter nach oben in dieselbe Richtung, in die der Kopf von außen weggeschoben wird. Die Schulter steht nämlich gewöhnlich auf dem BE und versperrt den Eingang und damit den freien Zugang zum Innern der Gebärmutterhöhle. Macht das Hochdrängen der Schulter

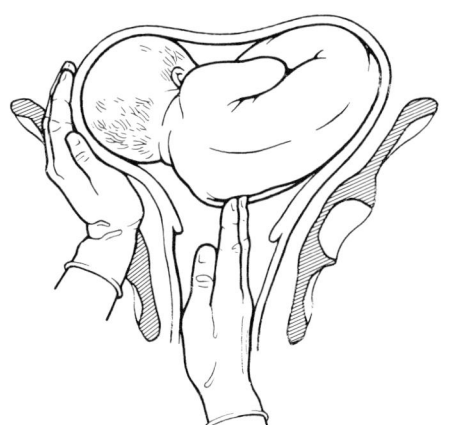

Abb. 374 Wendung aus Querlage: Tempo I = Beide Hände am Kopfende!

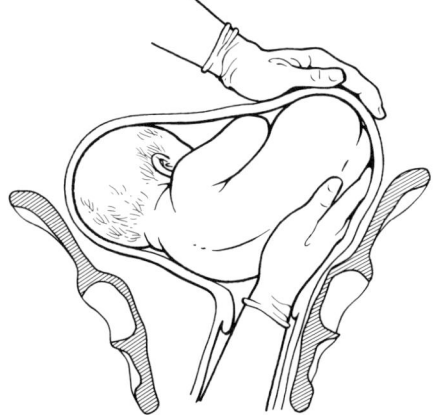

Abb. 375 Wendung aus Querlage: Tempo II = Beide Hände am Steiß!

Schwierigkeiten, so ist es sehr zweckmäßig, die Kreißende in **Beckenhochlagerung** zu bringen.

Noch etwas: Bei diesem ersten Einführen der Hand in den Uterus wird selbst in guter Anästhesie manchmal eine Wehe erzeugt. Das muß man wissen und das einzig Richtige tun: mit der Hand unbeweglich im Uterus bleiben und ganz ruhig abwarten, bis die Wehe vorbei ist.

Tempo II = Beide Hände am Steiß: Fassen des Fußes (Abb. 375).
Bei diesem Akt der Wendung kommt man am schnellsten zum Ziel, nämlich an den gesuchten Fuß, wenn man **ganz langsam, vorsichtig** und mit sehr betonter Ruhe vorgeht. **Zum Fuß- oder Füßeaufsuchen muß und kann man sich Zeit lassen, ohne dabei Mutter oder Kind in Gefahr zu bringen.** – Zunächst einmal muß jetzt die äußere Hand den Steiß kräftig beckenwärts der inneren Hand entgegenschieben. Dann erst, nicht früher, tastet sich die innere Hand von der Schulter aus **an der Seitenkante des Kindes entlang** bis an den Steiß heran, der ihr von der äußeren Hand entgegengeschoben wird. **Die innere Hand tastet sich vom Steiß zum Oberschenkel, vom Oberschenkel zum Fuß bzw. den Füßen.** Fassen des Fußes bzw. der Füße, aber zunächst noch nicht daran ziehen!

Das Erkennen eines Fußes ist gar nicht so leicht, wenn man ihn mit der tastenden Hand aus vier Extremitäten, die auf engem Raum zusammengedrängt liegen, heraussuchen soll. Merke: Die Füße liegen

bei **dorsoanteriorer**   QuL   meist **hinten,**
bei **dorsoposteriorer**   QuL   meist **vorn,** gekreuzt auf dem Bauche des Kindes.

Die Beine können aber auch **gestreckt** sein, dann muß man sie in der Nähe des **Kopfes** suchen. Wichtig ist in jedem Falle eine genaue Diagnosestellung des Kopfes und Rückens vor Beginn der Operation, evtl. mit Hilfe der Ultraschalldiagnostik.

Vorsicht! Nicht eine Hand fassen! Genau abtasten, ob man Hand oder Fuß gefaßt hat!

Hält man sich streng an die Regel, mit der inneren Hand immer an der Flanke des Kindes entlang bis zum Steiß zu tasten, so kommt man gar nicht an eine Hand heran.

Die äußere Hand ist bei der Wendung genau so wichtig wie die innere Hand. Jeder Akt beginnt stets mit der äußeren Hand. Von dem richtigen Zusammenarbeiten beider Hände hängt der Erfolg der Wendung ab!

Das Verfahren, sich von der Seitenkante des Kindes über Steiß, Ober- und Unterschenkel bis an den Fuß heranzutasten, ist da sicherste Vorgehen, um an den Fuß heranzukommen und eine Verwechslung zwischen Fuß und Hand zu vermeiden. Leider kann man es nicht immer anwenden, denn es verlangt Bewegungsfreiheit

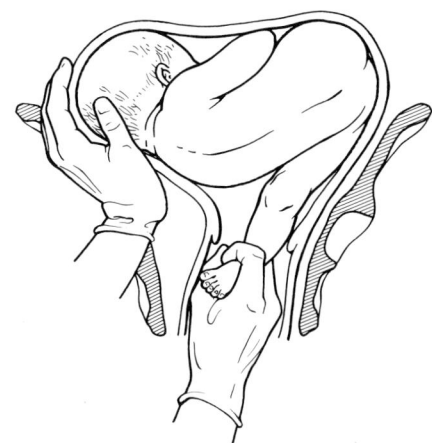

Abb. 376 Wendung aus Querlage: Tempo III = Äußere Hand wieder am Kopf. Innere Hand am Fuß!

für die im Uterus arbeitende Hand, die z. B. kurze Zeit nach dem Blasensprung immer vorhanden ist. Liegt aber der Blasensprung längere Zeit zurück, hat sich die Wand der Gebärmutter schon eng um das Kind herumgelegt, hat schon – und das ist besonders wichtig – eine **größere Anzahl von Wehen nach dem Blasensprung auf den Uterus eingewirkt,** so ist es ausgeschlossen, auf diesem Wege an den Fuß heranzukommen. Es bleibt nur übrig, nach genauester äußerer und innerer Diagnosestellung direkt an den Fuß heranzugehen, sich also auf dem kürzesten Wege von der vorliegenden Schulter auf den Bauch des Kindes zu tasten und von da in die Richtung, in der die Füße auf Grund der Lagediagnose liegen müßten. Daß man bei diesem Verfahren einen Fuß viel leichter mit einer Hand verwechseln kann als mit der erstgenannten Methode, ist sicher.

Tempo III = Äußere Hand wieder am Kopf! Innere Hand am Fuß! (Abb. 376).

Beginn der **eigentlichen Wendung:** Wieder beginnt zunächst die äußere Hand: sie geht jetzt wieder an den immer noch seitlich stehenden Kopf zurück und schiebt ihn nach oben **(= funduswärts). Danach** erst, wenn man deutlich fühlt, wie der Kopf dem Druck und Schub nach oben folgt – nicht aber zugleich oder sogar vorher – wird der von der inneren Hand gefaßte Fuß (bzw. die Füße) langsam und vorsichtig nach unten gezogen und herausgeleitet. **Niemals umgekehrt erst den Fuß herausziehen und dann erst den Kopf nach oben drängen wollen,** weil bei derartigem Vorgehen die Wendung nicht gelingen kann.

Die Wendung ist beendet, wenn man den Kopf im Fundus fühlt und das Knie in der Vulva erscheint und darin bleibt!

Wenn das vor die Vulva gebrachte Knie nicht vor der Vulva bleibt, sondern sich nach Loslassen wieder nach oben zurückzieht, so kann das nur daran liegen, daß der Kopf noch nicht richtig im Fundus angekommen, die Wendung also nur scheinbar vollendet ist. Man muß dann dafür sorgen, daß der Kopf in den Fundus gebracht wird. Am besten wendet man in einem solchen Falle den Handgriff der JUSTINE SIEGEMUNDIN (s. u.) an.

Ein Arm ist vorgefallen: Hierfür gilt folgender wichtiger Grundsatz:

> **Vorgefallenen Arm niemals reponieren!**
> **Arm anschlingen und locker halten lassen!**

Die Reposition wäre völlig sinnlos und außerdem gefährlich.

Sehr wichtig ist es, den angeschlungenen Arm von einer Hilfskraft ganz **locker** halten zu lassen. Wird die Schlinge zu sehr angespannt, so kann man den Kopf natürlich nicht in den Fundus bringen.

Wahl einer falschen Hand: Merkt man nach dem Eingehen, daß man infolge falscher Diagnosestellung die falsche Hand eingeführt hat, so wird sie nicht zurückgezogen, sondern man versucht, die Wendung mit dieser Hand auszuführen. Wechsel der Hände würde eine Erhöhung der Infektionsgefahr bedeuten. Kommt man aber gar nicht zum Ziel, so müssen die Hände gewechselt werden.

Wahl eines falschen Fußes: Man mache sich zunächst folgendes zur Unterscheidung des unteren und oberen Fußes klar. Beim unteren Fuß sieht, wenn man den Fuß schon etwas angezogen hat, die kleine Zehe zum Mm, die große zum Kreuzbein, umgekehrt beim oberen Fuß. **Dem Ungeübten sei empfohlen, froh zu sein, überhaupt einen Fuß gefunden zu haben, und die Wendung auf diesen Fuß auszuführen.** Der Geübte wird sich in Ruhe den richtigen Fuß suchen und dann auf diesen oder auf beide Füße wenden. Handelt es sich um eine schwierige Wendung, so wird jeder auf den Fuß wenden, den er gerade fassen kann.

In den meisten Fällen wird die Wendung bei vollständig erweitertem Mm vorgenommen, um die ganze Extraktion anschließen zu können. Bei diesem Vorgehen ist sehr zu beachten, daß eine **Pause zwischen Wendung und Extraktion** eingeschoben werden muß. Dabei muß der herunter geholte Fuß völlig losgelassen werden. Der Operateur spült sich die Hände in der Desinfektionslösung ab und wartet unter Beobachtung des Kardiotokogramms ab.

Das Einschieben dieser **Pause** ist von sehr großer Wichtigkeit. Nur sehr Unerfahrene werden nach der Wendung, ohne den Fuß loszulassen, gleich zur Extraktion übergehen.

> **Zwischen Wendung und Extraktion muß unbedingt eine Pause von etwa 2–3 Minuten eingeschoben werden!**

Durch das völlige Loslassen des Fußes und das Einschieben dieser **Pause** erreicht man zweierlei:
1. Die durch die Wendung aus ihrer normalen Haltung herausgebrachten Arme und der Kopf haben genügend Zeit, wieder in ihre physiologische Haltung zurückzufinden. Extrahiert man nach der Wendung sogleich in einem Zuge weiter, so schlagen sich die Arme leicht hoch und die Entwicklung der Arme und des Kopfes wird schwierig.
2. Man muß dem Kinde nach der Wendung Zeit lassen, sich zu „erholen".

- **Die Wendung gelingt nicht! Was nun?**
Zwei Hilfsmittel:

1. Herabholen des zweiten Fußes, wenn die Wendung bisher mit einem Fuß versucht wurde. Auf das „Warum?" hört man manchmal, daß man an zwei Füßen besser ziehen könne als an einem Fuß. Das ist nicht richtig. Den bei der Wendung notwendigen Zug kann man genau so gut an einem wie an zwei Füßen ausüben. Die Gründe dafür, daß nach Herabholen des 2. Fußes die Wendung wesentlich leichter „geht", sind ganz andere:

a) **Das Volumen des 2. Beines fällt fort.** Der Inhalt der Gebärmutterhöhle wird kleiner, die zurückbleibenden Teile dadurch beweglicher, die Umdrehung des Kindes also erleichtert.

b) **Das 2. Bein in situ bedeutet für den Kindskörper eine ausgesprochene Schienung,** insbesondere dann, wenn es gestreckt liegt. Fällt nach Herabholen des 2. Beines diese Schienung fort, so läßt sich der Rumpf viel stärker und leichter zusammenbiegen. Diese größere Zusammenbiegbarkeit ist aber sehr wesentlich, weil dadurch die Wendung sehr erleichtert wird.

Die **Technik** des Herabholens des 2. Fußes kann Schwierigkeiten machen. Deswegen ist zu beachten: Anschlingen des 1. Beines und locker halten lassen. Dann geht man an diesem Bein in die Höhe, und zwar, das ist sehr wichtig, stets an der **Innenseite!** Auf diese Weise kommt man mit Sicherheit an die Genitalien und damit leicht an das andere Bein heran. Sobald der zweite Fuß herausgeleitet ist, wird auch er mit einer Wendungsschlinge angeschlungen.

2. Gedoppelter Handgriff der JUSTINE SIEGEMUNDIN (Chur-Brandenburgische Hof-Wehe-Mutter, beschrieben in ihrem Hebammenlehrbuch, Berlin, 1690): Häufig „geht" die Wendung deswegen nicht, weil die **äußere** Hand nicht imstande war, den seitlich sitzenden **Kopf beweglich zu machen und in den Fundus zu bringen.** Der sehr bemerkenswerte Grundgedanke des heute noch sehr wichtigen Handgriffs ist der: **Was von außen nicht geht, geht bestimmt von innen.** Das Wesen des Handgriffes der SIEGEMUNDIN besteht also darin, daß die vorher äußere Hand (der es nicht gelang, den Kopf von den Bauchdecken her in den Fundus hinein zu bringen) jetzt in den Uterus hineingeht und nun von **innen** her **direkt** gegen den Kopf drückt, wodurch er so gut wie immer ohne Schwierigkeiten in den Fundus geschoben werden kann. Die Durchführung dieses Vorgehens stößt nun deswegen auf Schwierigkeiten, weil sich **schon eine Hand im Uterus** befindet, nämlich die eigentliche „innere"

514   9 Geburtshilfliche Operationen

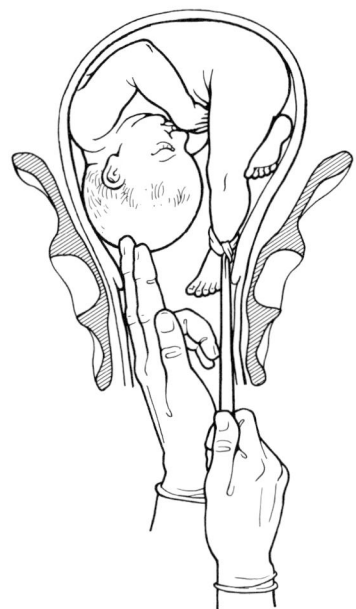

Abb. 376 Handgriff der JUSTINE SIEGE-MUNDIN (1690).

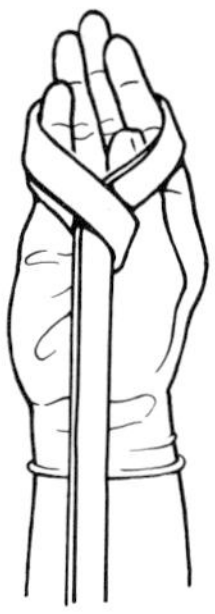

Abb. 377 Vorbereitung der Wendungsschlinge.

Hand, die an den Füßen zieht, und **zwei** Hände zugleich natürlich nicht in das Uterusinnere hinein können. Die Lösung des Problems besteht nun darin, daß die eine Hand, und zwar die, die an den Füßen zog, durch eine an dem Fuß bzw. den Füßen befestigte und nach außen herausgeleitete Wendungsschlinge ersetzt wird: an ihr zieht jetzt diese vorher innere Hand, wodurch sie gewissermaßen zu einer „indirekten" inneren Hand wird. Jetzt kann die äußere Hand ohne Schwierigkeiten in die Uterushöhle eingehen und den Kopf funduswärts schieben.

Ausführung (Abb. 376): An dem bis in den Scheideneingang vorgezogenen vorderen Fuß (bzw. an beiden Füßen) befestigt man eine Wendungsschlinge, an der die bisher am Fuß direkt ziehende „innere" Hand nun außen zieht. Die bisher äußere Hand wird durch die Scheide in den Uterus eingeführt. Sie drängt den Kopf kräftig funduswärts. Folgt der Kopf, dann zieht jetzt die andere Hand an der Schlinge, die Wendung gelingt auf jeden Fall, wenn nicht ausnahmsweise eine Besonderheit (Mißbildung) vorliegt.

Die obige Darstellung der „Wendung aus Querlage" hat einen vollständigen oder fast vollständigen Mm zur Voraussetzung. Besitzt der Mm jedoch nur das in den Vorbedingungen geforderte Mindestmaß, also eine Durchgängigkeit für nur zwei Finger, und ist die Ausführung der inneren Wendung dringend indiziert, so wird sie in technisch etwas anderer Form als **Zweifingerwendung nach BRAXTON HICKS** durchgeführt.

Zweifingerwendung nach BRAXTON HICKS
= Wendung bei noch nicht vollständig erweitertem Mm
= Vorzeitige Wendung

Definition: Technische Unterart der „kombinierten = inneren Wendung aus Querlage" (S. 509) sowie der „kombinierten oder inneren Wendung aus Kopflage" (S. 515) für den Fall, daß der Mm **nicht für die ganze Hand** durchgängig ist; dadurch unterscheidend gekennzeichnet, daß hier nicht mit der ganzen Hand, sondern nur mit 2 Fingern im Inneren des Uterus gearbeitet wird.

Je größer der Mm, um so leichter geht die Wendung bzw. das Herunterholen eines Fußes. Ist der Mm nur für einen Finger durchgängig, so kann man trotzdem die „Zweifinger"-Wendung ausführen, indem man zuerst mit einem Finger eingeht, die Öffnung langsam weitet und den zweiten Finger vorsichtig nachschiebt. Alter Grundsatz: Ein für einen Finger durchgängiger Mm kann stets auch für den zweiten Finger durchgängig gemacht werden. Hat man zwei Finger im Uterus, dann muß es auch gelingen, an einen Fuß heranzukommen.

Indikationen:
- Bei Kopflagen: Hier kommen alle Indikationen der kombinierten oder inneren Wendung bei Kopflage (S. 515) in Frage, bei denen man nicht bis zur vollständigen Eröffnung des Mm warten kann. Vgl. **Placenta praevia, S. 571.**
- Bei Querlagen: Diejenigen Querlagen, die ausnahmsweise bei nicht vollständigem Mm gewendet werden müssen.

Ausführung: In die **Scheide** mit der **ganzen** Hand, in den Uterus nur mit **Zeige- und Mittelfinger** eingehen. **Viel wichtiger als die beiden innen arbeitenden Finger ist hier die äußere Hand:** Sie drückt den Uterus zunächst kräftig beckenwärts, sonst können die inneren Finger überhaupt nicht an einen Fuß herankommen. Den von den inneren Fingern gefaßten kleinen Teil genau abtasten: Verwechslung von Fuß mit Hand wäre hier besonders unangenehm. – **Die eigentliche Wendung wird bei der Zweifingerwendung von der äußeren Hand praktisch allein ausgeführt.** Die inneren Finger haben ihre Aufgabe zunächst erfüllt, wenn sie einen Fuß gefaßt haben und ihn festhalten. Die äußere Hand drängt nun den Kopf langsam funduswärts und führt damit die Wendung aus. Die inneren Finger, die den Fuß zunächst nur etwas angezogen hielten, leiten ihn jetzt vorsichtig heraus. **Niemals extrahieren!** Anschlingen des Fußes und Belastung (1–2 Pfund).

Kombinierte = Innere Wendung aus Kopflage

Definition: Drehung des Kindes durch äußere und innere Handgriffe zur Umwandlung einer Kopflage in die andere Art der Längslage, die Beckenendlage.

Indikation: Die kombinierte oder innere Wendung aus Kopflage ist indiziert, wenn die Geburt beendet werden muß, die Vorbedingungen für die Zangenoperation noch nicht erfüllt sind und eine Schnittentbindung aus irgendeinem Grunde (z. B. nicht erfüllte Vorbedingungen) nicht in Frage kommt.

Für jede kombinierte Wendung wurde schon oben ein wichtiger Grundsatz aufgestellt: **Das gewendete Kind hat nur dann gute Lebensaussichten, wenn es anschließend sogleich – nach einer Pause – extrahiert werden kann. Das ist aber nur möglich, wenn man mit der Wendung bis zur vollständigen Eröffnung des Muttermundes wartet.**

Man wartet also mit der Ausführung der Wendung möglichst so lange, bis der Mm vollständig ist. Ist das nicht möglich (pathologisches CTG), so kann man evtl. mit Inzisionen des Mm zum Ziel kommen. Das wird bei Mehrgebärenden, bei denen der Mm schon etwa handtellergroß ist, nicht besonders schwierig sein. Bei Erstgebärenden ist die Wendung und Extraktion wegen der unvorbereiteten Weichteile stets eine sehr schwere Operation, die der Erfahrene möglichst zu umgehen versucht.

Bezüglich der an die Wendung anzuschließenden Extraktion gibt es eine sehr wichtige **Ausnahme:**

Im Anschluß an die Wendung bei Placenta praevia darf niemals extrahiert werden, auch dann auf keinen Fall, wenn der Mm vollständig ist!

Sogar bei Spontanausstoßung kommen bei Placenta praevia Zervixrisse vor. Deswegen empfiehlt es sich, nach Ausstoßung des Kindes stets den **Mm mit großen Spiegeln einzustellen.**

Vorbedingungen:
- **Der Mm muß mindestens für 2 Finger durchgängig sein.**

  Je größer der Mm, um so leichter die Wendung. Bei vollständigem Mm – aber auch nur dann – kann das Kind anschließend an die Wendung extrahiert werden. Ist der Mm nur für 2 Finger durchgängig, so wird die Wendung als **Zweifingerwendung nach** BRAXTON HICKS ausgeführt (S. 515).
- **Der Kopf muß beweglich über BE** oder

  beweglich im BE oder

  jedenfalls so hoch stehen, daß man ihn in tiefer Narkose noch beweglich machen, d. h. ihn

  aus dem kleinen Becken hinausschieben kann.
- **Das Kind muß drehfähig sein.**
- **Das Becken darf nicht zu eng sein,**

das heißt, es darf zwischen dem Kind und dem Becken kein solches Mißverhältnis bestehen, daß sich nach der Wendung die Extraktion des Kindes als nicht möglich erweist.
- **Das Kind muß leben.**

  Im Gegensatz zur Querlage (s. S. 505) darf die Wendung bei Kopflage nur bei **lebendem** Kind ausgeführt werden. Bei **abgestorbenem** Kind wird der Schädel **perforiert,** weil die Perforation für die Mutter weitaus schonender ist als die Wendung aus Kopflage. Eine Ausnahme: Wendung bei Placenta praevia, die als lebensrettender Eingriff auch bei totem Kind ausgeführt werden muß. Die

Ausführung

der kombinierten = inneren Wendung bei Kopflage ist ganz ähnlich wie die kombinierte = innere Wendung aus Querlage (S. 505), nur daß das Kind hier nicht um

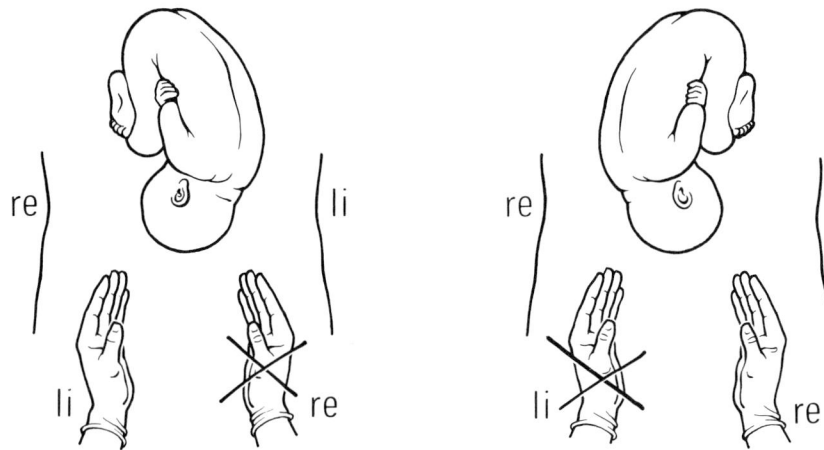

Abb. 378 Wahl der Hand bei **I.** Kopflage. Abb. 379 Wahl der Hand bei **II.** Kopflage.

90°, sondern um 180° gedreht werden muß, weshalb die Wendung aus Kopflage wesentlich schwieriger ist. Sie wird in Vollnarkose zur Ausschaltung der Bauchpresse durchgeführt.

Wahl der inneren Hand: Man geht stets mit der Hand ein, mit der man am bequemsten an die Füße herankommt:

Man führt stets die Hand in den Uterus ein, die den Füßen (also der Bauchseite) des Kindes entspricht,

das heißt also:

bei **I.** oder **linker** Kopflage die **linke** Hand (Abb. 378),
bei **II.** oder **rechter** Kopflage die **rechte** Hand (Abb. 379).

Wahl des Fußes, auf den gewendet wird:

Bei Kopflage wendet man stets auf den vorderen Fuß oder auf beide Füße.

Man wendet deswegen auf den vorderen Fuß, 1. weil die anschließend auszuführende Extraktion am vorliegenden vorderen Fuß technisch leichter ist, 2. weil der (stets tiefer stehende) vordere Fuß leichter zu erreichen ist, 3. weil dadurch der Rücken nach vorn kommt und so die Möglichkeit des Anstemmens der vorderen Hüfte gegen die Symphyse wie auch das Verhaken des Kinns hinter der Symphyse verhindert wird.

Es faßt also

bei **I.** Kopflage die **linke** Hand den **rechten** Fuß (Abb. 378),
bei **II.** Kopflage die **rechte** Hand den **linken** Fuß (Abb. 379).

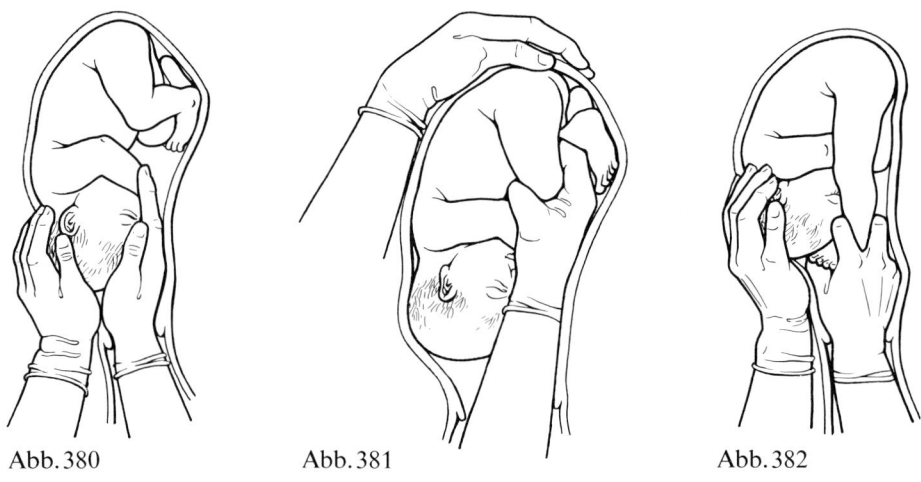

Abb. 380   Tempo I = Beide Hände am Kopfende.

Abb. 381   Tempo II = Beide Hände am Steiß; in der Abbildung hat die innere Hand schon das vordere Bein gefaßt.

Abb. 382   Tempo III = Äußere Hand am Kopf! Innere Hand am Fuß!

Die Wendung wird ausgeführt in drei Tempi:

Tempo I = Beide Hände am Kopfende! (Abb. 380).
Äußere und innere Hand drängen den Kopf vom BE weg, so daß die innere Hand ganz in den Uterus eingeführt werden kann. Der Kopf wird auf eine Beckenschaufel gedrängt, und zwar auf diejenige, die dem Rücken des Kindes entspricht.

Dabei ist die Uterus**wand** möglichst wenig zu berühren! Grund: Gefahr der Auslösung von Wehen oder Ausbildung eines inneren Schnürringes.

Tempo II = Beide Hände am Steiß! (Abb. 381).
Die äußere Hand drückt den Steiß kräftig zum BE hin, der inneren Hand entgegen. Die innere Hand **hält sich stets am Kind,** sie tastet sich an der vorderen Rumpfkante entlang zum Steiß und von da am vorderen Oberschenkel herunter bis zum vorderen Fuß. Befolgt man diesen Rat, so wird man immer sicher zum Ziel, nämlich zum vorderen Fuß kommen. Fassen des vorderen Fußes.

Vorsicht: Nicht eine Hand fassen! Genau abtasten, ob man Hand oder Fuß gefaßt hat!

Cave Verwechslung von **Knie** und **Ellenbogen.** Knie: rund, mit beweglicher Patella; Ellenbogen: spitz. Viel sicherer ist die Orientierung am Fuß bzw. an der Hand.

Tempo III = Äußere Hand am Kopf! – Innere Hand am Fuß! (Abb. 382).
Nach diesen vorbereitenden Handgriffen kann nun die eigentliche Wendung des Kindes ausgeführt werden.

Stets mit der äußeren Hand beginnen: sie stemmt sich von außen durch die Bauchdecken hindurch gegen den Kopf und drängt ihn langsam von der Beckenschaufel weg funduswärts. Das muß gelingen! Erst wenn man fühlt, daß der Kopf dem Druck von außen langsam folgt, wird jetzt – **und niemals früher** – mit der inneren Hand am gefaßten Fuß gezogen und der Fuß herausgeleitet.

Die Wendung ist noch nicht beendet, wenn das Knie in der Vulva sichtbar ist, sondern erst dann, wenn man auch den Kopf im **Fundus** fühlt, oder, wie man auch sagen kann:

> Die Wendung ist beendet, wenn das Knie in der Vulva erscheint und **darin bleibt.**

Bleibt das Knie nicht in der Vulva, sondern zieht es sich wieder zurück, dann ist auch der Kopf noch nicht richtig im Fundus angekommen. Um ihn vollständig dahin zu bringen, werden dieselben beiden Hilfsmittel wie bei der kombinierten = inneren Wendung aus Querlage (s. S. 505) angewandt:

1. **Herabholen des zweiten Fußes,**
2. **Gedoppelter Handgriff der** JUSTINE SIEGEMUNDIN.

Wendet man auf den vorderen Fuß, so wird dadurch hergestellt

aus der I. Kopflage   eine II. unvollkommene Fußlage,
aus der II. Kopflage   eine I. unvollkommene Fußlage,

in beiden Fällen mit vorliegendem vorderem Fuß.

9.10 Zerstückelnde Operationen

Dekapitation = operative Trennung des Kopfes vom Rumpf

Indikation: verschleppte Querlage.
Vorbedingung:
- Mm muß möglichst handtellergroß sein,
- Conj. vera nicht unter 6 cm, d.h. das Becken darf nicht so verengt sein, daß die Entwicklung des abgetrennten Kopfes nicht möglich ist.

Dekapitation mit der großen SIEBOLDschen **Dekapitationsschere** (Abb. 383)
Technik:
Tempo I: Subkutanes Knopfloch. Der Assistent zieht kräftig an dem vorgefallenen Arm nach unten und der dem Kopf entgegengesetzten Seite, um so das Kind gut zu fixieren und den Hals möglichst weit herauszubekommen. Der Operateur geht mit **Zeige- und Mittelfinger** der linken Hand um den Hals des Kindes herum und schützt so die Weichteile (Blase!). Die rechte Hand macht mit der großen SIEBOLDschen Schere jetzt einen Schnitt von **1-2 cm** Länge in die Haut des Halses und führt dann die Schere geschlossen in das „Knopfloch" ein.

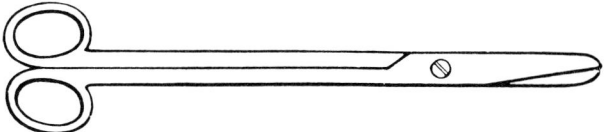

Abb. 383   SIEBOLDsche Schere.

Je nach Lage des Kopfes ist es durchaus nicht immer ganz leicht (und manchmal sogar unmöglich), an den Hals heranzukommen. Eine gute Anästhesie (Vollnarkose!) und kräftiges Vorziehen des Halses mit der linken Hand erleichtern das Arbeiten sehr.

Tempo II: Durchschneiden der Halswirbelsäule. Die eingeführte Schere wird jetzt geöffnet, und mit kleinen Schlägen werden die Muskeln schrittweise und langsam durchtrennt. Man kommt sehr bald an die Halswirbelsäule, wobei immer sehr darauf geachtet werden muß, daß die Schere **unter der Haut** bleibt, die Haut des Halses also an gar keiner Stelle irgendwie verletzt wird. **Dauernder Weichteilschutz durch die linke Hand!** Die beiden Finger der linken Hand müssen jede, auch die kleinste Bewegung der Scherenbranchen decken! Die Durchschneidung der Halswirbelsäule ist durchaus nicht immer so einfach, da man mit der Schere manchmal blind auf einen Wirbelkörper oder -bogen einschneidet, ohne in den günstigen Zwischenraum zwischen zwei Wirbeln kommen zu können. Mit dem Finger wird öfter die Tiefe und das Fortschreiten des Schnittes geprüft.

Tempo III: Weitere Durchschneidung der Weichteile. Wenn die Wirbelsäule durchschnitten ist, schneidet man mit der Schere gegen die hakenförmig gekrümmten Finger sehr vorsichtig die Haut- und Weichteilbrücke durch, die den Kopf noch mit dem Rumpf verbindet.

Tempo IV: Extraktion des Rumpfes und des Kopfes. Stets wird der Rumpf zuerst herausgezogen, und zwar ganz langsam und vorsichtig am vorgefallenen Arm (Abb. 384). Darauf achten, daß scharfe Knochenränder und -splitter nicht die Weichteile der Mutter verletzen. Der Kopf wird stets nachher herausgeholt.

Der Zeigefinger oder ein Haken wird in den Mund eingehakt (Abb. 385). Entwicklung evtl. durch den WIEGAND-MARTIN-V. WINCKELschen und danach den VEIT-SMELLIEschen Handgriff. Wenn nötig, werden zwei oder drei Klemmen mit scharfen Krallen an dem Halsstumpf angesetzt, um das Herausziehen zu erleichtern. Unter Umständen muß man auch den Kopf perforieren. In jedem Fall muß dabei der Kopf kräftig von außen her fixiert und dann vulvawärts gedrückt werden (Abb. 385).

Bei engem Becken oder stark gespanntem unteren Uterinsegment führt man stets die **Perforation** des Kopfes aus.

Im Anschluß an jede Dekapitation wird stets die Nachgeburt manuell gelöst, weil nach jeder Zerstückelung Uterus und Scheide ausgetastet werden müssen.

Nach jeder Dekapitation sind Uterus und Scheide auszutasten!

Insbesondere ist das untere Uterinsegment peinlichst genau zu kontrollieren. Eine evtl. aufgetretene **Rupturstelle ist auf der Kopfseite zu vermuten**, also:

bei **I.** Querlage **links,**
bei **II.** Querlage **rechts.**

Nicht vergessen zu

katheterisieren!

Bei blutigem Harn zunächst Dauerkatheter einführen.

9.10 Zerstückelnde Operationen   521

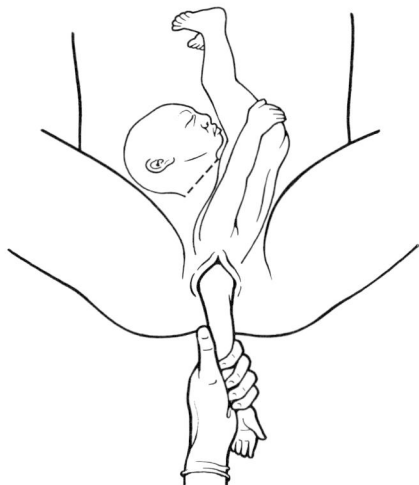
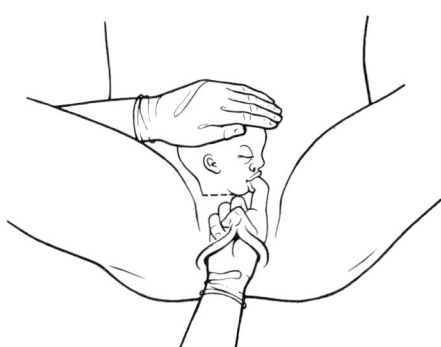

Abb. 384 Nach der Dekapitation wird stets der Rumpf zuerst extrahiert.

Abb. 385 Danach wird der Kopf herausgezogen. Kräftiger Druck von oben!

Embryotomie (= Dissectio fetus)
In seltenen Fällen liegt bei einer verschleppten Querlage der Hals so hoch, daß man trotz aller Bemühungen nicht herankommen kann. Dann bleibt nichts anderes übrig, als auf die Dekapitation

= Embryotomia cervicalis

zu verzichten und eine

Embryotomia thoracalis
= Embryotomie (im engeren Sinne)

also eine Durchschneidung der Wirbelsäule an anderer Stelle, meist im Brustabschnitt, vorzunehmen.

Technik:
Mit großen Spiegeln den im Mm stehenden Kindsteil einstellen. Vorgefallenen Arm kräftig anziehen lassen. Abtasten des vorliegenden Teils. Möglichst in der Nähe der Wirbelsäule mit kräftiger Schere ein Loch einschneiden.

Vorgehen nach STOECKEL: Die Ränder des Loches werden mit kräftigen COLLINschen Klemmen möglichst breit gefaßt, kräftig auseinander gezerrt und **stark nach abwärts** gezogen. Nach der **Wirbelsäule** tasten und schrittweise auf sie zuschneiden. Die bei der Eröffnung der Brust oder Bauchhöhle vorfallenden Eingeweide werden entfernt, weil sie sonst stören. Durchtrennung der Wirbelsäule zwischen zwei Wirbeln. Durchtrennung der restlichen Weichteile. Zuerst die Steißhälfte (mit Hilfe von Faßzangen oder an einem Fuß) extrahieren, danach die Kopfhälfte (am Arm). Manuelle Lösung der Nachgeburt. **Nach jeder zerstückelnden Operation sind Uterus und Scheide auszutasten. Katheterisieren** nicht vergessen!

Peforation und Kraniotraxie
Perforation: Durchbohrung des kindlichen Schädels, damit das Gehirn austreten kann.

522 9 Geburtshilfliche Operationen

Zweck: Verkleinerung des kindlichen Schädels, des größten Teils des Kindskörpers, um ihm danach den Durchtritt durch den Geburtskanal zu erleichtern oder überhaupt möglich zu machen.

Kraniotraxie: Extraktion des Kindes am perforierten kindlichen Kopf.

Indikationen:
I. Perforation des toten Kindes
1. bei unüberwindlichem Mißverhältnis zwischen Kopf und Geburtskanal:

a) enges Becken,
b) abnorme Größe des Kopfes, insbes. bei Hydrozephalus,
c) ungünstige Kopfeinstellung (Hinterscheitelbeineinstellung, Gesichtslagen mit nach hinten gerichtetem Kinn u. ä.),
d) wegverlegende Tumoren.

also wegen **drohender Uterusruptur!**

2. zur Weichteilschonung:
unnachgiebiger Beckenboden infolge Weichteilwiderstandes, narbige Zervix, narbiger Damm;
bei der Notwendigkeit einer schnellen Geburtsbeendigung (z. B. eklamptischer Anfall, Fieber über 39°, vorzeitige Lösung u. a.).

II. Perforation des lebenden Kindes
Kommt viel seltener vor. Es sind dies die Fälle, in denen das mütterliche Leben in Konkurrenz mit dem kindlichen Leben tritt, d. h. in denen der **einzige Weg zur Erhaltung des Lebens der Mutter die Opferung des Kindes** ist. In der **Klinik** wird nur in sehr seltenen Fällen die Perforation am lebenden Kind ausgeführt. Die häufigste Indikation ist der sicher festgestellte Hydrozephalus (s. S. 454).

Der erfahrene Geburtshelfer, der sich nach gewissenhafter Prüfung aller Umstände zur Perforation eines lebenden Kindes entschließen muß, hat juristisch nichts zu befürchten, „wenn es sich um eine gegenwärtige, nicht anders abwendbare Gefahr für die Schwangere handelt und der Wille der Schwangeren der Perforation nicht entgegensteht" (EBERMAYER).

Vorbedingungen für die Perforation
1. Der Muttermund muß gut für **zwei Finger durchgängig** sein.

Gelegentlich hört man die Meinung, eine Perforation verlange einen vollständig eröffneten Muttermund. Das ist falsch. Nicht die Ausführung der Perforation, wohl aber die der Kraniotraxie verlangt einen weiter geöffneten Muttermund. **Daß der Mm nicht vollständig eröffnet ist, kann also niemals eine Gegenindikation der Perforation sein.**

2. Das Becken darf nicht absolut verengt sein, d. h. die Conjugata vera darf **nicht unter 6 cm** sein, da sonst die Entwicklung auch eines zerstückelten Kindes nicht möglich ist (S. 442). Derartige Becken sind aber sehr selten.

Daß das Kind **tot** ist, ist **keine** Vorbedingung (s. o.).

Ausführung der Perforation in 4 Tempi
Tempo 1: Kopf von außen gut fixieren lassen
Das Allerwichtigste bei der Perforation ist, daß der Kopf von außen gut fixiert wird. Den Kopf von außen nicht kräftig in das Becken hineindrücken zu lassen, ist ein denkbar **grober Fehler.** Durch die Fixation wird verhindert, daß der Kopf beim Eindrücken des Perforatoriums zurückweicht, besonders aber daß das Perforatorium beim Anstechen des Kopfes ausrutscht und z. B. in die Blase fährt. Die Fixation des Kopfes ist so wichtig, daß man mit einiger Übertreibung sagen kann: Nicht derjenige perforiert den Schädel, der von unten ein

spitzes Instrument in den Schädel hineinstößt, sondern derjenige, der den Schädel von oben kräftig in das Becken hineindrückt, bis die Perforation ganz beendet ist. Nach richtiger Anleitung ist jede Hebamme imstande, den Kopf von oben so zu fixieren, daß er von unten gefahrlos angebohrt werden kann.

Den Kopf von außen nicht gut fixieren zu lassen, ist bei der Perforation ein grober Fehler.

Tempo 2: Einführen der linken Hand zum Aufsuchen der zu perforierenden Stelle
Bei hochstehendem Kopf ist dieser schwer zu erreichen. Die linke Hand muß dann ziemlich hoch eindringen, um an den Kopf heranzukommen. Abtasten von Pfeilnaht und Fontanellen. Ich empfehle, die Perforation in einer Naht oder in einer Fontanelle vorzunehmen. Wenn irgend möglich, führe man die ganze Operation unter Leitung des Auges aus (Einstellung mit großen BUMMschen Spiegeln).

Tempo 3: Perforation des Kopfes
Am besten benutzt man dazu das scherenförmige **Perforatorium** von SMELLIE (Schneide innen) (Abb. 386) oder das von NAEGELE (Schneide außen). Das Perforatorium wird fest in die rechte Hand genommen, während die linke Hand sich zum Schutz des Gewebes rinnenförmig um das Instrument legt. Sehr vorsichtiges und **ganz langsames** Einführen des Perforatoriums mit stark **gesenktem Griff** unter dem Schutze der linken Hand in die Scheide, Ansetzen der Spitze des Instrumentes auf die Kopfhaut über der Stelle, die man perforieren will. Die Achse des Perforatoriums muß **senkrecht** zum Kopf stehen (Abb. 387). **Von diesem Augenblick an ist die energische Fixation des Schädels von außen oben von größter Wichtigkeit.** Jetzt wird die Spitze des Perforatoriums **vorsichtig und mit betonter Langsamkeit in die Kopfschwarte** hineingesenkt. Dazu ist ein gewisser Druck mit gehemmter Kraft notwendig. Ist das geschehen, so hat man deutlich das Gefühl, daß die Spitze des Instrumentes sich **in der Galea gefangen hat**. Sie kann jetzt nicht mehr zur Blase oder zum Mastdarm ausweichen. Und erst jetzt, wenn dieses Gefühl einwandfrei vorhanden ist, darf man mit einem kräftigen, anschwellenden Druck bei gleichzeitiger kurzer Drehung des Instruments die aufgesuchte Stelle des kindlichen Schädels durchbohren. Dabei ist immer darauf zu achten, daß das Perforatorium **senkrecht zum Kopf** gehalten wird, so lange, bis das Instrument tief im Schädel sitzt und nicht mehr abrutschen kann. Jetzt die linke Hand aus der Scheide herausnehmen, mit beiden Händen die Griffe fassen, spreizen und wieder schließen (Abb. 388). Drehen des Instrumentes um 90°, nochmaliges Spreizen und Schließen des Perforatoriums. Damit ist die Perforation beendet. Das Instrument wird geschlossen und herausgezogen.

Tempo 4: Loslösen und Zerwühlen der Gehirnmasse mit einer Kornzange, Ausspülen!
Mit dem Rücklaufkatheter nach BOZEMAN-FRITSCH kann das Abfließen des Gehirns durch Ausspülen mit abgekochtem Wasser beschleunigt werden.

Ist der Schädel richtig perforiert und ist das Gehirn abgeflossen, so ist die Operation beendet und ihr Ziel erreicht, nämlich die Abwendung einer akuten Gefahr für die Mutter.

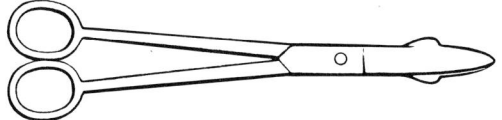

Abb. 386   Perforatorium nach SMELLIE (= Schneide innen).

524 9 Geburtshilfliche Operationen

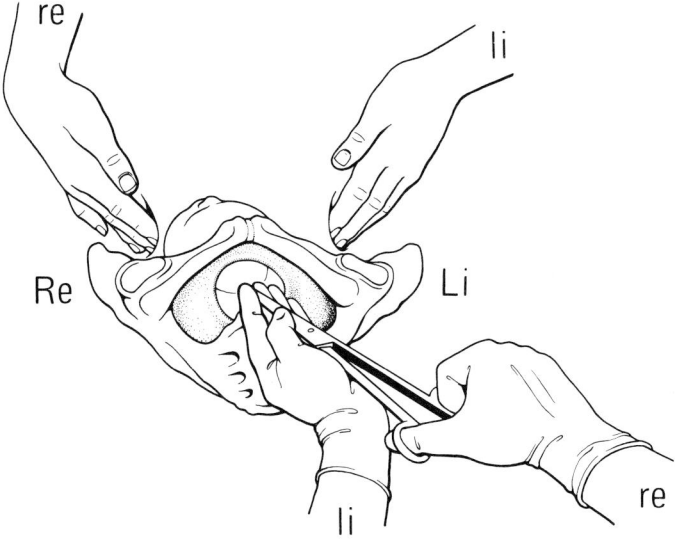

Abb. 387   Perforation des Kopfes (I) (nach STOECKEL).

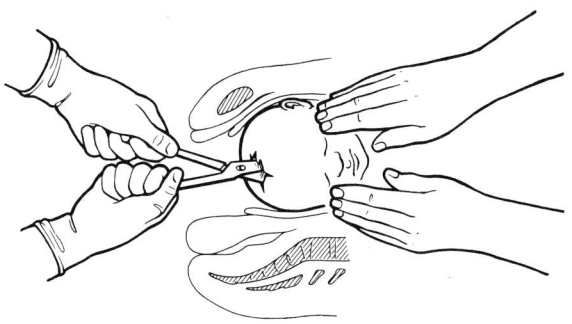

Abb. 388   Perforation des Kopfes (II).

Das sei weniger erfahrenen Ärzten noch einmal eindringlich gesagt: **Die Perforation ist es, die die Mutter aus der Gefahr befreit, nicht die Kraniotraxie.** Zwar schließt man häufig die Kraniotraxie an die Perforation an, aber das Entscheidende, das allein die Rettung des mütterlichen Lebens ausmacht, ist die Perforation.

Es muß zugegeben werden, daß die Kraniotraxie ein wesentlich schwierigerer Eingriff ist. Deswegen empfehle ich dem Ungeübten, allerdings nur diesem, an die Perforation, **die er unter allen Umständen ausführen können muß,** die Kraniotraxie nicht anzuschließen, sondern die Spontangeburt abzuwarten. Bei einigermaßen guten Wehen wird der enthirnte und zusammengedrückte Kopf im allgemeinen schnell geboren. Die

Kraniotraxie = Kompression und Extraktion des perforierten Schädels mit dem Kranioklasten = Kranioklasie

Vorbedingungen:
- Der Muttermund muß mindestens **kleinhandtellergroß** sein.

9.10 Zerstückelnde Operationen

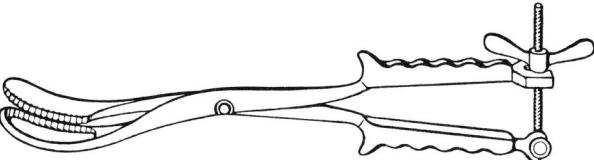

Abb. 389 Kranioklast nach BRAUN.

- Die Conj. vera des Beckens darf nicht unter 6 cm sein.

Ausführung:
Am einfachsten mit dem **Kranioklasten** von BRAUN, der aus zwei Teilen besteht (Abb. 389):

einem **massiven** Teil mit rauh geriffelter Oberfläche = **inneres Blatt**
und einem **gefensterten**, glatten Teil = **äußeres Blatt**.

Vor dem Einführen des Instrumentes mache man sich noch einmal klar, wie die beiden Enden der Blätter ineinandergreifen (Abb. 389). Sodann orientiere man sich genau, auf welcher Seite das Gesicht bzw. das Hinterhaupt liegt, denn: wer das **Abgleiten** oder **Abreißen** des Kranioklasten vermeiden will, merke sich die alte Regel:

> Am sichersten liegt der Kranioklast dann, wenn die Blätter das Gesicht oder die Hinterhauptschuppe zwischen sich fassen.

Zu **vermeiden** sind besonders die **Scheitelbeine,** die leicht ausreißen. Am günstigsten ist es, die Blätter über das **Gesicht** fassen zu lassen. Die einzelnen Gesichtsknochen setzen dem Ausreißen den größten Widerstand entgegen; sie lockern sich zwar alle ein wenig, reißen aber nicht so leicht aus. Jedenfalls ist die Festigkeit der Hinterhauptschuppe geringer.

Ausführung der Kraniotraxie in 6 Tempi

Tempo 1: Einführen des inneren Blattes. Zuerst wird stets das innere, massive Blatt eingeführt (Abb. 390). Das Blatt wird durch die Perforationsöffnung so tief wie möglich in den Kopf hineingeschoben, und zwar gleich schon in die Richtung des Schädelteils, der gefaßt werden soll. Hierbei ist, genau wie bei der Perforation, das Fixieren des Kopfes von oben mit beiden Händen die Hauptsache.

Tempo 2: Einführen des äußeren, gefensterten Blattes (Abb. 391). Dazu müssen die Hände, die den Kopf von oben fixieren, ihn **loslassen,** sonst kann man das zweite Blatt nicht richtig und nicht genügend hoch einführen. Das Blatt muß soweit wie nur möglich über das Gesicht herübergeschoben werden. Die 2. (= innere) Hand deckt das Blatt und leitet seine Spitze zum Gesicht hin. – Während des Tempo 2 muß eine Hilfsperson das innere Blatt halten, sonst fällt es heraus.

Tempo 3: Zusammenlegen der Blätter im Schloß. Jetzt werden die Blätter zunächst lose im Schloß zusammengelegt, die Flügelschraube angelegt und vorerst locker angezogen. Je weiter danach die beiden Handgriffe auseinanderstehen, um so mehr ist gefaßt, um so besser liegt also der Kraniotraktor. Das „Zusammenlegen im Schloß" ist nicht wie bei der Zange gleichbedeutend mit dem Schließen des Instruments. Das eigentliche Schließen erfolgt beim Kranioklasten erst durch das feste Zusammenschrauben (Tempo 5).

Tempo 4: Nachtasten. Diesen wichtigen Akt darf man niemals vergessen. Man muß sich

526   9 Geburtshilfliche Operationen

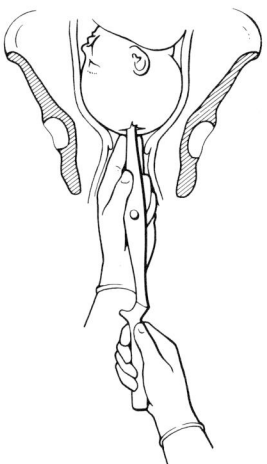 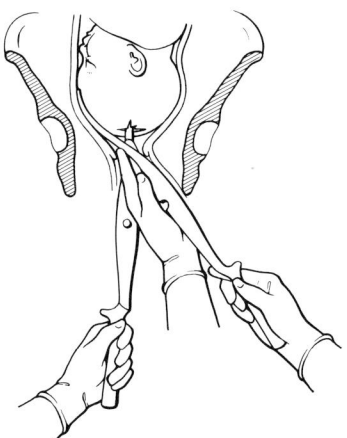

Abb. 390   Kraniotraxie (Tempo 1): Einführen des inneren, massiven Blattes, so hoch wie möglich, Kopf von oben gut fixieren lassen!

Abb. 391   Kraniotraxie (Tempo 2): Einführen des äußeren Blattes. Möglichst weit über das **Gesicht** herüberschieben! Bei diesem Akt den Kopf nicht fixieren, sondern **loslassen**!

sorgfältig davon überzeugen, daß das innere Blatt so tief wie möglich im Schädel liegt und das **äußere Blatt nicht etwa einen Teil des Muttermundes oder der Scheide mitgefaßt hat.**

Merke also: das Nachtasten erfolgt
bei der Zange **nach** dem Schließen,
beim Kranioklasten **vor** dem Schließen.

Tempo 5: Schließen = Zusammenschrauben. Mit Hilfe der Schraube und Flügelmutter wird der Kranioklast mit **größter, äußerster Kraft so fest wie möglich** zusammengeschraubt (Abb. 392), damit er nicht abgleiten kann.

Nach dem Zusammenschrauben taste man der Sicherheit halber noch einmal nach.

Tempo 6: Ziehen (Abb. 393): Jetzt **langsam, ganz langsam** ziehen! **Zugrichtung** entsprechend der Beckenachse:

erst steil nach abwärts,
danach mehr zur Horizontalen hin,
dann mehr und mehr nach aufwärts,
schließlich steil senkrecht nach oben ziehen.

> Einfacher:
> **Immer in die Richtung ziehen,**
> **in die die Griffe des Kranioklasten zeigen!**

Nochmals: Sehr langsam und vorsichtig ziehen! **Keinerlei Verletzungen setzen!** Auf keinen Fall den Damm einreißen lassen! Dammschutz! **Möglichst keine Episiotomie machen!** Das ist ja gerade der Sinn dieser Operation: das **tote Kind zu entwickeln, ohne der Mutter auch nur im geringsten zu schaden!**

Der Mm braucht für die Ausführung der Kraniotraxie (lt. Vorbedingungen) nur

kleinhandtellergroß

9.10 Zerstückelnde Operationen 527

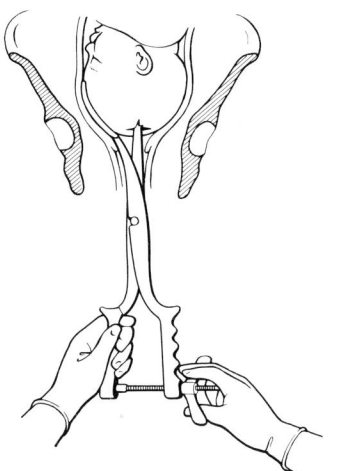

Abb. 392 Kraniotraxie (Tempo 5): Verschrauben der beiden Blätter so fest wie nur eben möglich.

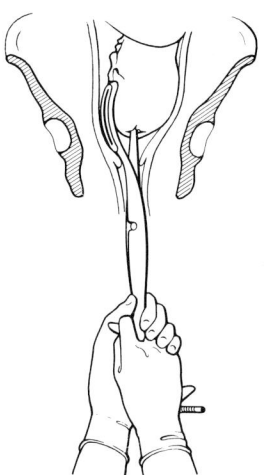

Abb. 393 Kraniotraxie (Tempo 6): Nach nochmaligem Nachtasten **langsam** ziehen, und zwar in die Richtung, in die die Griffe des Kranioklasten zeigen.

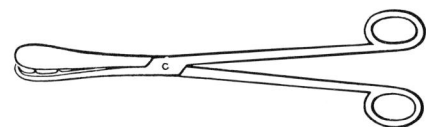

Abb. 394 BOERSCHE Knochenzange.

zu sein. Es kann also bei unvorsichtigem Vorgehen leicht zum Einreißen der Zervix kommen, was unter allen Umständen vermieden werden muß, also:

> **Je kleiner der Mm, um so langsamer muß gezogen werden.**

Nach jedem Zug geht eine Hand zur Kontrolle in die Scheide. Fühlt man, daß die Muttermundsränder zu stark angespannt sind, so darf man auf keinen Fall einfach weiterziehen! Abwarten, Kopf eine Zeitlang in derselben Stellung stehenlassen, ehe man weiter extrahiert. Auf scharfe Knochenkanten und -splitter achten! Mit den Fingern decken oder mit der Boerschen Knochenzange (Abb. 394) abtragen.

Bei mazerierten Kindern gelingt es oft nicht, den Kranioklasten anzulegen, bzw. der Knochen reißt aus. In diesem Falle legt man 2–3 kräftige Faßzangen (am besten COLLINsche Klemmen) an den Schädel und extrahiert damit. Auch die BOERsche Knochenzange eignet sich gut zum Fassen und Extrahieren.

Nach der Extraktion **sorgfältige Austastung der Uterushöhle und Besichtigung** (große Spiegel, gute Beleuchtung) von Damm, Scheide und **Muttermundrand.** Katheterisieren!

528 9 Geburtshilfliche Operationen

Entwicklung der Schultern großer Kinder bei der Kraniotraxie

1. Handtuch-Handgriff nach A. DÖDERLEIN: Bei großen Kindern macht die Extraktion des Rumpfes oft Schwierigkeiten. Auch bei sehr starkem Zug des Kopfes senkrecht nach unten gelingt es manchmal nicht, die Schultern zu entwickeln. In solchen Fällen empfiehlt es sich, ein zusammengefaltetes Handtuch fest um den Hals des Kindes zu knoten und daran einen Assistenten kräftig nach abwärts ziehen zu lassen. Gelingt die Entwicklung der vorderen Schulter auch damit nicht, so muß die

2. Kleidotomie = Durchschneidung des (vorderen) Schlüsselbeines ausgeführt werden. Der Kopf wird dazu kräftig nach abwärts gezogen und mit der SIEBOLDschen Schere ein Loch von etwa 1–2 cm Länge in die Haut des Halses (in der Nähe des Schlüsselbeines) eingeschnitten. Die Schere wird geschlossen eingeführt und subkutan bis an die Klavikula vorgeschoben. Durchschneiden des Schlüsselbeins mit der Schere. Die linke Hand liegt dabei dauernd zwischen Scheidenwand und Schlüsselbein zum Schutz der mütterlichen Weichteile.

3. Abschneiden des Kopfes: Macht die Kleidotomie Schwierigkeiten oder kommt man mit ihr nicht zum Ziel, so **schneidet man** kurzentschlossen **den Kopf ab** (A. DÖDERLEIN, HAMMERSCHLAG u. a.) **und holt den hinteren Arm herunter.** Nach Abschneiden des Kopfes kommt man auch bei sehr großem Kind erstaunlich leicht an den hinteren Arm heran. Es folgt die **Extraktion am hinteren Arm.** Dieser Weg gelingt **ausnahmslos.**

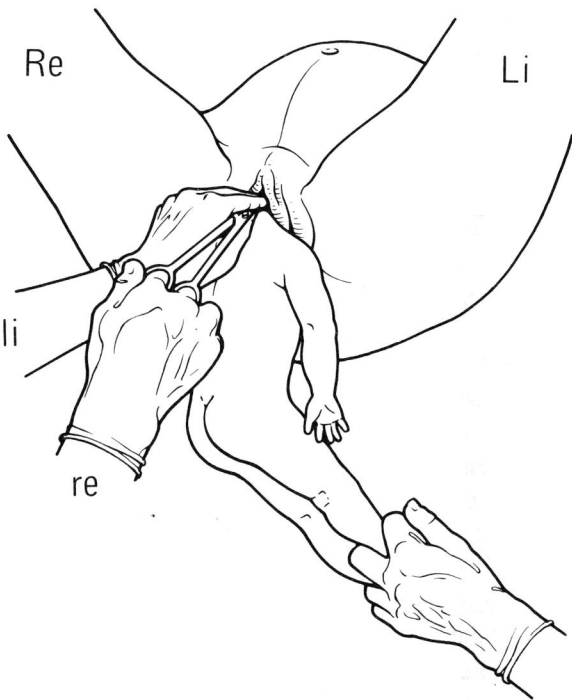

Abb. 395 Perforation des nachfolgenden Kopfes.

Perforation des nachfolgenden Kopfes (Abb. 395)

Bleibt bei Beckenendlage der nachfolgende Kopf aus irgendeinem Grund (enges Becken, Hydrozephalus u. a.) über dem BE hängen, so geht das Kind zugrunde, wenn der WIEGAND-MARTIN-v. WINCKELsche Handgriff (S. 381) nicht bald zum Ziel führt. Bei einem Kopf, der nicht ins Becken eintreten kann, ist die Perforation am nachfolgenden Kopf vorzunehmen, ein wegen der dicken Weichteile des Halses technisch manchmal gar nicht so einfacher Eingriff.

Es gibt zwei Möglichkeiten, je nachdem ob das **Hinterhaupt** oder das **Kinn hinter der Symphyse** steht.

1. Hinterhaupt hinter der Symphyse: Das Kind an den Füßen energisch nach abwärts ziehen. Dann sucht man sich den **hinteren Rand** des **M. sternocleidomastoideus** auf. Von diesem hinteren Rand aus stößt man das Perforatorium in schräger Richtung durch die Weichteile gegen die Schädelbasis vor. Dann zieht man das Perforatorium zunächst zurück und geht mit dem **Finger** in den so geschaffenen Weichteilkanal ein. Der Finger wird gegen die Stelle vorgeschoben, an der die Wirbelsäule gegen die Schädelbasis stößt. Es kommt darauf an, genau den **Spalt zwischen Atlas und Schädelbasis** herauszutasten. In diesen Spalt muß das Perforatorium mit gehemmter Kraft eingestoßen werden. Dabei wird eine membranöse Bandverbindung (Membranae atlanto-occipitales posteriores) durchstoßen. Nach einigen hebelnden Bewegungen mit dem Perforatorium liegt das **Foramen occipitale** frei. Das Gehirn kann frei austreten. Durch Rührbewegungen mit einer eingeführten Kornzange kann man das Abfließen des Gehirns beschleunigen. Dann folgt die **Extraktion** des zusammengefallenen Kopfes am Rumpf.

2. Das Kinn steht hinter der Symphyse: In diesem Falle durchstößt man die **Schädelbasis** vom **Mundboden** aus. Zum Mundboden gelangt man, indem man das Perforatorium vorn am Hals ansetzt und in die Weichteile **zwischen den Unterkieferästen** in Richtung auf den Mundboden ein- und damit die Schädelbasis durchstößt.

10 Blutungen in der Schwangerschaft und während der Geburt

Übersicht

Erste Hälfte der Schwangerschaft:
Abort, S. 531
Blasenmole, S. 545
Chorionepitheliom, S. 549
Extrauteringravidität, S. 551
Zervixkarzinom

Zweite Hälfte der Schwangerschaft:
Placenta praevia, S. 562
Vorzeitige Lösung der richtig sitzenden Plazenta, S. 573
Variköse Blutungen
Zervixkarzinom

Während der Geburt:

1. Eröffnungsperiode:
Placenta praevia, S. 562
Tiefer Sitz der Plazenta, S. 564
Vorzeitige Lösung der richtig sitzenden Plazenta, S. 573
Randsinusblutung, S. 567
Uterusruptur, S. 459. Die Uterusruptur ist in der Eröffnungsperiode selten, kommt aber z. B. bei Hydrozephalus (s. S. 454) vor.

2. Austreibungsperiode:
Uterusruptur, S. 459
Rißblutung, S. 599
Labienriß, S. 599
Klitorisriß, S. 599
Insertio velamentosa, S. 582
Scheidendammriß, S. 599
Zervixriß, S. 600

3. Nachgeburtsperiode:
Atonische Nachgeburtsblutung, S. 592
Fibrinogenmangelblutungen, S. 598

Außerdem kommen vor
Fibrinogenmangelbutungen: Blutungen, die auf einem erworbenen **Fibrinogenmangel,** also einer Gerinnungsstörung, beruhen (s. S. 598). Sie kommen in der Geburtshilfe vor

1. bei vorzeitiger **Lösung der normal sitzenden Plazenta** (S. 577),
2. bei **retinierter, toter Frucht** (S. 402),
3. bei **Aborten** (Endotoxinschock) (S. 543),
4. bei **Fruchtwasserembolie** (= meist (?) tödliche Lungenembolie bei einer Gebärenden durch Fruchtwasserbestandteile). Behandlung von Gerinnungsstörungen bei Fruchtwasserembolie S. 580,
5. bei **starken Blutungen** beliebiger Ursache.

10.1 Fehlgeburt = Abortus

Unter einer Fehlgeburt (Abortus) verstehen wir die vorzeitige Beendigung der Schwangerschaft durch Ausstoßen einer toten Frucht innerhalb der ersten 28 Wochen bzw. mit einem Geburtsgewicht ≤ 1000 g. Der Fet ist im 7. Monat 34 cm lang und außerhalb der Gebärmutter gewöhnlich noch nicht lebensfähig.

Ein Fet von 1000 g Geburtsgewicht und darunter gilt aber nur dann als Fehlgeburt, wenn er totgeboren ist; **lebt er** (Nachweis des Herzschlages oder des Pulsierens der Nabelschnur oder der natürlichen Lungenatmung), so wird er zu den **Frühgeborenen** gerechnet und muß als Lebendgeborenes dem Standesamt gemeldet werden (also auch dann, wenn er noch nicht 1000 g wiegt).

Ursachen der Aborte

Wir unterscheiden:
1. **Spontanaborte:** Beendigung der Schwangerschaft aus **natürlichen** Ursachen (Erkrankungen des Eies, des Uterus oder der Mutter).
2. **Artefizieller Abort** = therapeutischer Abort = Abruptio = Schwangerschaftsabbruch:
   Künstliche (häufig instrumentelle) Beendigung der Schwangerschaft.

Nach dem gültigen Strafrecht (StGB § 218; Neufassung 1976) ist ein **Schwangerschaftsabbruch bei bestimmten Voraussetzungen straffrei:**
- **medizinische** Indikation: Gefahr für Leben und Gesundheit der Schwangeren
- **eugenische** (kindliche) Indikation: bei vermutlicher Schädigung des Kindes infolge Erbanlage oder schädlichen Einflüssen
- **ethische** (kriminologische) Indikation: Schwangerschaft Folge einer Vergewaltigung
- **Notlagenindikation:** bei Gefahr einer schwerwiegenden, unzumutbaren und anderweitig nicht behebbaren Notlage der Schwangeren.

Bei der medizinischen Indikation ist die Beendigung zu jedem Zeitpunkt der Schwangerschaft möglich, bei der eugenischen bis zur 24. Schwangerschaftswoche post menstruationem, bei den anderen Indikationen bis zur 14. Schwangerschaftswoche post menstruationem.

Ursachen der Spontanaborte

Man unterscheidet zwei große Ursachengruppen, die **ovulären** und die **mütterlichen** Ursachen.

Ovuläre = ovulogene = im Ei gelegene Ursachen
Entwicklungsstörungen der Frucht (**Abortiveier** = Molen) gehören zu den allerhäufigsten Ursachen des Spontanaborts. Bei Spontanaborten finden sich in über 50(-70)% der Fälle Abortiveier, d.h. Schwangerschaftsprodukte, die nicht entwicklungsfähig sind.

Jedem zweiten Spontanabort liegt ein nicht entwicklungsfähiges Schwangerschaftsprodukt zugrunde!

Sie kommen zustande
1. durch **chromosomale Anomalien**, die durch Verteilungsfehler bei der Reifeteilung der Eizelle zustande kommen. Etwa die Hälfte aller Abortiveier haben solche zytogenetischen Ursachen. **Mit zunehmendem Schwangerschaftsalter nimmt die Chromosomenanomalie als Abortursache an Bedeutung ab** (Abb. 396);

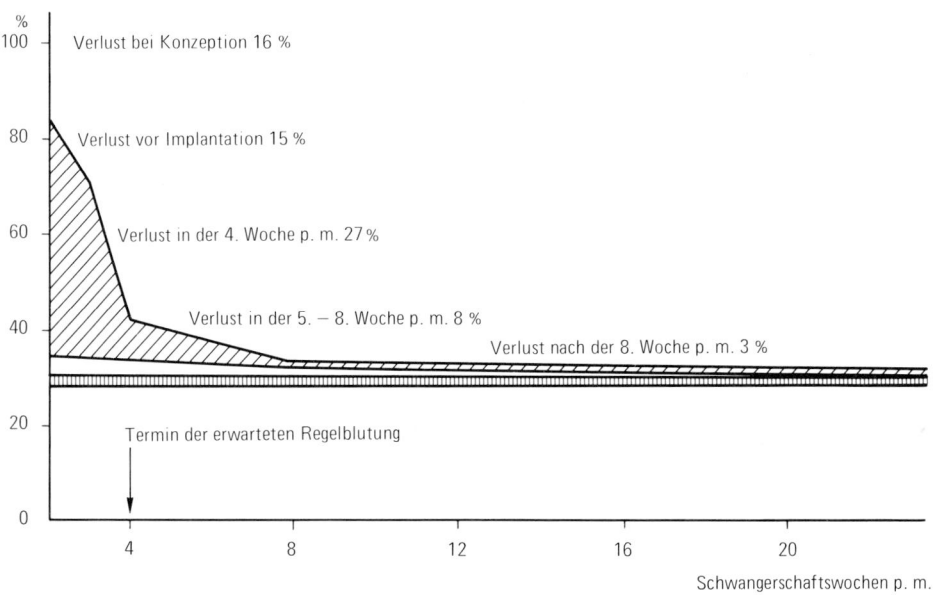

Abb. 396 Schicksal der befruchteten Eizellen (nach WITSCHI, 1969).

2. durch **exogene Faktoren**: Intoxikationen, Strahlenschäden u. a.

Die Molen werden nach BAYER eingeteilt in
- **Embryonalmolen**: Die Embryonalanlage ist mißgebildet oder verkümmert.
- **Windmolen** (Windeier): Die Embryonalanlage fehlt vollkommen.
- **Blutmolen**: Beim Absterben der Embryonalanlage kommt es nach Ablösung der Chorionhülle von ihrer Haftfläche zu einer Umblutung und später zu einer völligen Durchblutung der ganzen Embryonalanlage.
- **Fleischmolen**: Blutmolen, deren Hämoglobin ausgelaugt und deren Inhalt organisiert worden ist.
- **BREUSsche Hämatommole**: Partielle Hämatombildung zwischen Chorion und Dezidua (subchoriales Hämatom), wodurch die Amnionhöhle nach innen vorgewölbt wird.
- **Blasenmole** (s. S. 545).

Aus dem oben Gesagten folgt, daß über die **Hälfte aller Spontanaborte therapeutisch überhaupt nicht beeinflußbar** ist. Aber: Trotz dieser schlechten Therapieaussichten muß bei Kinderwunsch und bei nachgewiesener intakter Schwangerschaft jeder drohende oder habituelle Abort behandelt werden.

Mütterliche Abortursachen

1. Lokale Ursachen an den Genitalorganen

a) **Behinderung des Uteruswachstums und Raummangel**: Hypoplasie des Uterus (mangelnde Dehnungs- und Anpassungsfähigkeit des Uterus an die wachsende Frucht). Retroflexio uteri. Zustand nach operativer Ventrofixation, Mißbildungen, Myoma uteri. Kleinere subseröse Myome stören eine Schwangerschaft im allgemeinen nicht.

b) **Mangelhafter Schutz des unteren Eipols**: Fehlender mechanischer Schutz z. B. bei größeren Zervixrissen und bei Insuffizienz der Zervix als Verschlußapparat.

2. Hormonale Störungen. Hier wird in erster Linie eine Unterproduktion des Protektorhormons der Schwangerschaft, des **Progesterons** angenommen (vgl. hierzu S. 13). Das Progesteron des Ovars, also des Corpus luteum graviditatis, benötigt die Frucht wahrscheinlich nur in den ersten 4–6 Wochen. Schon vom 2. Schwangerschaftsmonat an bilden die Chorionepithelien der Plazenta verhältnismäßig große Mengen Progesteron. Das Progesteron ist ein für die Schwangerschaft unbedingt notwendiges Hormon, ganz besonders in den ersten Tagen (Bildung der Dezidua, Einlagerung von Glukosacchariden in das Endometrium, Eieinnistung und Plazentaentwicklung). Dagegen ist die Wirkung auf die Uterusmotilität umstritten.
– Es bestehen auch Beziehungen zwischen Schilddrüsenfunktionsstörungen und der Abortentstehung.

3. Fieberhafte Erkrankungen der Mutter. Sie sind meist durch akute Infektionskrankheiten bedingt. **Jede hochfieberhafte Krankheit kann zur Abortursache werden** und zwar aus folgenden Gründen:

a) **Anregung des Wehenzentrums** durch hohes Fieber. Es kommt zu Wehen, die das Ei ausstoßen.
b) **Schädigung des Eibettes,** wenn die Erreger der mütterlichen Infektion in das plazentare Gewebe eindringen.
c) **Schädigung der Frucht,** wenn die Erreger der Infektion oder deren Toxine (Diphtherie) aus der infizierten Plazenta in die Frucht eindringen. Die Frucht stirbt ab und wird ausgestoßen.
4. **Chronische Infektionskrankheiten.** Die **Syphilis** kommt ätiologisch nur für den **Spätabort** in Frage. Die diaplazentare Infektion durch **Tuberkulose** ist extrem selten.
5. **Vitaminmangel.** Eine Rolle spielen hier in der Hauptsache die Hypo- und Avitaminosen A, B, C, E und K. Die Ernährung Schwangerer muß von Beginn an optimal **vitaminreich** sein. Es kommt sonst neben **Aborten** zu **Frühgeburten** und **Mißbildungen** (Augen, Ohren, Mund, Nase u. a.), wie in Tierversuchen und am Menschen beobachtet wurde.
6. **Antigen-Antikörperreaktionen** (unverträgliche Blutgruppenbeschaffenheit). Die Frage, ob ein Zusammenhang zwischen Rh-Unverträglichkeit der Eltern und Abort, insbesondere habituellem Abort, besteht, ist umstritten (vgl. S. 140). Aus Arbeiten von PETTER sowie HOFFBAUER geht hervor, daß **bei sensibilisierten Frauen, die Antikörper bilden, Neigung zu Fehlgeburten besteht.** Bei Betrachtung der Gesamtheit der Fälle glauben wir auf Grund eigener klinischer Erfahrungen aber, daß dieser ätiologische Faktor keine sehr große Rolle spielt.
7. **Traumen** spielen als Aborturache eine untergeordnete Rolle. Schwerste Verletzungen bei Unfällen, die mit Frakturen und Commotio einhergehen, lassen die Schwangerschaft meist unberührt. Selbst nach Uterussondierungen und Hysterosalpingographien können Schwangerschaften ungestört weitergehen. Um so öfter wird das Trauma fälschlicherweise als Ursache von Frauen angegeben, die eine Abtreibung durchgemacht haben.
8. **Psychische Traumen.** Seelische Traumen, Erschütterungen und Erregungen sind schon seit langem als auslösende Ursachen eines Abortes anerkannt.

Mechanismus und Verlauf des Aborts

Wir müssen zwischen dem **ein-** und **zweizeitig** verlaufenden Abort unterscheiden. Die Art, nach der der Abort abläuft, hängt vom Zeitpunkt des Aborteintritts ab.

1. Einzeitig verlaufender Abort = Frühabort (bis 12. Woche) = Abortus completus
Einzeitig verläuft der Abort gewöhnlich dann, wenn er **innerhalb der ersten drei Monate** vor sich geht. Während dieser Zeit ist das Ei noch eine kompakte Masse und ringsherum mehr oder weniger von Zotten besetzt = Chorion villosum (Puderquastenform, noch keine Differenzierung in Chorion frondosum und Chorion laeve). Treten Wehen auf, so lösen sich die um diese Zeit noch wenig fest in der

Dezidua verankerten Zotten nur allzu leicht ab, und das Ei wird meist **in toto** (d. h. der Embryo im Amnionsack mit Chorionhülle) ausgestoßen = **einzeitiger Abort** = **Abortus completus** (Abb. 397). Vom ersten Anfang an bis zum Ende, also bis zur vollständigen Ausstoßung des Uterusinhaltes, muß es bei diesem Verlauf des Abortes nach außen bluten. Da noch die ganze Oberfläche des Chorions rundherum Zotten trägt, finden sich entsprechend auch überall rundherum intervillöse Räume. Es gibt keine Stelle um das Ei herum, die sich ohne Eröffnung von Bluträumen ablösen könnte. Das gilt auch für den unteren Eipol, also den Bereich des inneren Muttermundes, an dem die Ablösung meist beginnt. Das erste Symptom der Eiausstoßung muß hier also die **Blutung** sein.

Die gewöhnliche Art der Ausstoßung bei diesen Frühaborten, d. h. den Aborten in den ersten 3 Monaten, ist also die einzeitige Ausstoßung des ganzen Eies = Abortus completus (Abb. 397).

Dies gilt in erster Linie für Spontanaborte.

Es kommt aber auch **in den drei ersten Monaten** gelegentlich vor, daß zunächst der Embryo allein oder mit nur einem Teil des Amnions und Chorions zur Ausstoßung kommt, so daß also die Eihüllen oder ein Teil von ihnen in der Uterushöhle zurückbleiben und erst später ausgestoßen werden = **Abortus incompletus**. In diesem Falle blutet es so lange, bis der größte Teil der Reste ausgestoßen ist.

Wir halten also fest, daß auch der Frühabort zweizeitig verlaufen kann, was wir gewöhnlich nur bei den Spätaborten (s. u.) sehen.

2. Zweizeitig verlaufender Abort = Spätabort (13.–28. Woche) = Abortus incompletus

Mit der vollständigen Ausbildung der Plazenta in der 16.–20. Woche erreicht das Ei „Geburtsfähigkeit". Etwa vom Ende des 3. Monats ab pflegt der Abort (= Spät-

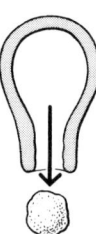

Abb. 397 Einzeitiger Abort.

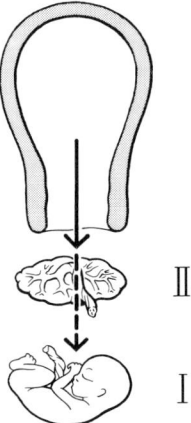

Abb. 398 Zweizeitiger Abort.

abort) zweizeitig vor sich zu gehen, also ähnlich wie eine Geburt abzulaufen: Wehen, Blasensprung, Fruchtwasserabgang, Eröffnungs- und Austreibungsperiode, Geburt des Feten, Pause, Geburt der Plazenta (Abb. 398). Die ersten Symptome des Spätaborts sind also **Wehen** und **Fruchtwasserabgang.**

Gang der Untersuchung beim Abort

Aufnahme der **Anamnese** unter besonderer Berücksichtigung der **letzten Regel** und etwa aufgetretener **Blutungen.** Insbesondere auch nach subjektiven Erscheinungen fragen, die auf eine mögliche **Extrauteringravidität** hinweisen (plötzlicher, kolikartiger Schmerz, Schwarzwerden vor den Augen, Schwindelgefühl, Festhaltenmüssen).

Als erste Handlung – noch vor der Untersuchung – muß die **Temperatur** gemessen werden! Bei einer Temperatur **von 38° an** wird der Abort als **fieberhaft, über 39°** mit **septischen** Erscheinungen als **septischer Abort** bezeichnet.

Die **Untersuchung** wird mit beiden Händen und mit **sterilen** Handschuhen vorgenommen. Es ist festzustellen,

ob der **äußere Mm** geschlossen oder geöffnet ist (bei Mehrgebärenden ist ein klaffender äußerer Mm ein normaler Befund),

ob der **Zervikalkanal** eingängig oder sogar durchgängig ist,

ob der **innere Mm** auch geöffnet ist,

ob man im **Zervikalkanal** Eiteile fühlt,

die **Größe, Lage** und **Haltung** sowie insbesondere, die **Konsistenz** des **Uterus.** Ist der Uterus **retroflektiert,** so ist das besonders zu vermerken und sehr zu beachten,

ob die **Adnexe** beiderseits einen normalen oder krankhaften Tastbefund (strangartig verdickt, tumorös geschwollen, druckschmerzhaft) zeigen,

ob desgleichen die **Parametrien,** insbesondere seitlich und hinten, frei oder infiltriert sind, ob man im **Douglas**'schen Raum teigig weiche (retrouterines Hämatom, **Extrauteringravidität**) oder tumoröse Massen (tiefgeschlagener Adnextumor, schwangere Tube?) tasten kann.

Findet sich an den Adnexen oder in den Parametrien ein **entzündlicher** Befund, so spricht man von einem **komplizierten Abort** im Gegensatz zum **nicht komplizierten Abort,** wenn diese Erscheinungen fehlen. Die Bezeichnungen kompliziert und nicht kompliziert beziehen sich also nur auf das Vorhandensein oder Nichtvorhandensein **entzündlicher** Befunde in der Umgebung des Uterus. Besteht **Fieber,** so muß das noch besonders zum Ausdruck gebracht werden. Es gibt demnach fieberfreie und fieberhafte unkomplizierte sowie fieberfreie und fieberhafte komplizierte Aborte.

Eine wichtige Stelle im Untersuchungsgang beim Abort nimmt die

Ultraschalluntersuchung

ein, da sie die Frage nach der **intakten Schwangerschaft** (fetale Lebenszeichen) beantwortet. Daneben tritt die Bedeutung der HCG-Bestimmung weit zurück; normale HCG-Spiegel im Serum erlauben eine bessere prognostische Aussage als erniedrigte HCG-Werte, s. S. 87.

Ganz besondere Beachtung ist der Menge und dem Tempo der **Blutung** zu schenken. Sorgfältige Spiegeleinstellung! Insbesondere ist auch nach Verletzung an der Portio, am Scheidenrohr, ganz besonders auch im hinteren Scheidengewölbe, zu suchen.

Blutbild machen lassen. Bei erhöhter Temperatur und entzündlichem Blutbild sollte man bei dringlicher Kürettage nur unter **perioperativem Antibiotikaschutz** kürettieren.

Klinik des Aborts

Fieberfreier, unkomplizierter Abort = Temp. bis 37,9°, Adnexe u. Parametrien ohne entzündlichen Befund

> Wichtig: Abortfälle, die fieberfrei in die Klinik hereinkommen, hatten **oft vorher zu Hause Fieber und Schüttelfrost!** Das muß anamnestisch genau geklärt und im Krankenblatt vermerkt werden!

1. Abortus completus = vollständiger Abort

Fet und Plazenta sind ausgestoßen. Halskanal stets vollständig eröffnet, nicht selten schon wieder zusammengefallen.

Die Unterscheidung, ob der Uterusinhalt vollständig oder nur z. T. ausgestoßen ist, ob es sich also um einen Abortus **completus** oder einen Abortus **incompletus** handelt, ist oft gar nicht leicht.

Kennzeichen des Abortus completus:
- **Sicherstes Zeichen:** Nachweis des vollständig ausgestoßenen Eies.
- **Aufhören der Blutung** bei raschem Kleinerwerden des Uterus.
- Die **Größe des Uterus** ist bei der Untersuchung auffallend viel kleiner als diejenige, die er nach dem angegebenen Schwangerschaftsalter haben müßte. Nicht selten tastet man den Uterus fast normal groß.
- Läßt sich eine **digitale Austastung** durchführen, so findet man im Halskanal und in der Uterushöhle höchstens noch kleine Reste von Eiteilen.

Behandlung des Abortus completus

Grundsätzlich wird bei jedem Abort, der nicht mehr aufzuhalten ist, **bis zur 20. Schwangerschaftswoche das Kavum ausgekratzt.**

Jenseits dieses Schwangerschaftsalters ist eine Kürettage nur dann notwendig, wenn die zu besichtigende Plazenta nicht vollständig ist.

Die Ausräumung der Reste wird mit der **stumpfen** Kürette vorgenommen. Reste, die sich damit nicht von der Wand ablösen lassen, müssen in vorsichtigster und zartester Weise ausnahmsweise mit der scharfen Kürette angegangen werden. Bei nicht ausreichend eröffnetem Muttermund empfiehlt sich die Saugkürettage, da sich häufig dadurch die gewaltsame Eröffnung der Zervix vermeiden läßt.

Wer keine Übung hat, sollte ab der 10. bis 12. Woche die Reste **mit dem Finger** ablösen. Frühe Aborte können nur instrumentell, also mit der Kürette, ausgeräumt werden. Relativ geringe Perforationsgefahr, da die Uteruswand zu dieser Zeit relativ dick ist.

Eine Dilatation des Zervixkanals (ZK), die beim A. completus stets spielend gelingt, ist nur bei A. compl. bis zur 8.–9. Woche nötig (bis Hegar 12 oder 13). Später ist sie bei einem kompletten A. meist nicht mehr nötig.

2. Abortus incompletus = unvollständiger Abort

Fet abgegangen, Plazenta noch in utero, manchmal sind auch schon Stücke der Plazenta bzw. des Chorions abgegangen. Der Halskanal ist also mehr oder weniger erweitert. Eine Dilatation ist nur für die frühen Wochen erforderlich.
Da die

Behandlung des Abortus incompletus

viel gefährlicher u. schwieriger als die des A. completus ist, beachte man für die notwendige Ausräumung den folgenden Grundsatz: Ab der 12. Schwangerschaftswoche darf erst dann mit Instrumenten eingegangen werden, wenn die Plazenta oder ihr größter Teil ausgestoßen ist. **Größte Perforations- u. Blutungsgefahr!!**

Man geht folgendermaßen vor: Wird die Plazenta nicht spontan ausgestoßen, dann muß die Plazenta digital gelöst und herausbefördert werden.

(Sollte der Halskanal für den Finger noch nicht ganz durchgängig sein, so wird bis Hegar 18–22 dilatiert). Die Herausbeförderung der Reste geschieht mit der großen stumpfen Kürette. Je später ein Abort auftritt, um so weniger ist die rein instrumentelle Ausräumung angebracht.

3. Abortus incipiens = beginnender Abort, im Gang befindlicher, nicht mehr aufzuhaltender Abort

Stärkere Blutungen u. Wehen, Zervikalkanal (ZK) und innerer Mm im Begriff aufzugehen oder schon mehr oder weniger geöffnet.

> **Ergibt der Befund eine Verkürzung der Zervix mit Eröffnung des inneren Muttermundes u. ist der untere Eipol in den Halskanal eingetreten, so ist der Abort nicht mehr aufzuhalten. Es liegt jetzt ein in Gang befindlicher Abort vor.**

Bestehen Zweifel über die Diagnose, so wird zunächst so wie beim A. imm. behandelt. Ist der A. nicht mehr aufzuhalten, so gilt folgendes **Vorgehen beim Abortus incipiens bis etwa zur 8.–9. Woche:** Unterstützung der im Gang befindlichen, aber verzögerten Spontanausstoßung. Frühe Aborte können nur instrumentell mit der Kürette ausgeräumt werden. Vorher Dilatation bis Hegar 12 oder 13.

Geringe Perforationsgefahr beim Kürettieren, da die Uteruswand zu dieser Zeit relativ dick ist. – Ragt die Fruchtanlage schon aus dem Halskanal heraus, so wird es nach Spiegeleinstellung der Portio mit der WINTER-Abortzange gefaßt u. herausgezogen. **Nachkürettage** zur Entfernung von Zottenresten u. Dezidua.

Vorgehen bei Abortus incipiens von etwa der 8.–9. Woche an:
Es ist einer der wichtigsten Grundsätze der A.-Behandlung, daß man an inzipiente Aborte von etwa der 8.–9. Woche an möglichst so lange nicht mit Instrumenten herangeht, bis Fet und Plazenta, **mindestens aber der Fet, ausgestoßen** sind, bis also aus dem A. incip. ein A. compl. bzw. incompl. geworden ist.

Je weiter die Schwangerschaft fortgeschritten ist, um so **schwieriger** (Kopf des Feten reißt leicht ab) u. **gefährlicher** (starke **Blutungen,** beängstigend **dünne** u. **weiche** Gebärmutterwand) ist die Entfernung der Frucht. Die Kürette „verliert sich" in der weiten Gebärmutterhöhle. Sehr große **Perforationsgefahr!**

Erlaubt der Blutverlust, das Ausstoßen des Feten abzuwarten, ist während dieser Zeit eine

intramurale Prostaglandingabe

zur Zervixreifung angezeigt:
In die vordere und hintere Muttermundslippe (d. h. bei 12 und 6 Uhr) werden etwa 1 cm tief jeweils 12,5 µg Sulproston (Nalador®) gespritzt.

Während dieses Vorgehens kommt es meist zur Austreibung des Feten. Anschließend an die Ausstoßung wird so vorgegangen, wie oben beim A. completus bzw. incompletus beschrieben.

Nach der Ausstoßung Entfernung von Resten durch Nachkürettage.

Bei sehr starken, **lebensbedrohlichen** Blutungen kann man unter Umständen die medikamentöse Ausstoßung nicht abwarten und ist ausnahmsweise gezwungen, nach Erweiterung durch Hegarstifte sofort mit Kürette und Abortzange einzugreifen.

4. Abortus imminens = drohende Fehlgeburt
Befund: Leichte Blutungen oder Wehen oder beides bei geschlossenem Zervikalkanal. In den frühen Schwangerschaftswochen finden sich als Äquivalent der Wehen häufig unklare Kreuz- und Unterleibsschmerzen.

Der **ultrasonographische Nachweis** einer intakten Gravidität muß **unverzüglich** nach der klinischen Diagnose eines Abortus imminens geführt werden. Es ist etwa ab der 6. Schwangerschaftswoche meist möglich, die Fruchtanlage zu messen und den Feten bzw. seine Herzaktionen nachzuweisen.

Prognose: Da zwischen dem Umfang der Zottenablösung und der Stärke und Dauer der Blutung eine Beziehung besteht, so ist die Art der Blutung natürlich ein prognostischer Faktor. Andererseits ist eine einmalige, auch stärkere Blutung durchaus noch nicht entscheidend. Blutungen, die nicht vom Arzt selbst beobachtet worden sind, können nicht ohne weiteres in Betracht gezogen werden. Schon deswegen gehört jeder Abortus imminens in klinische Beobachtung.

Die **Prognose** wird **ungünstig,**
- wenn die **Blutungen über 2-3 Wochen** anhalten,
- wenn **Wehen** auftreten und diese in immer kürzeren Abständen und schließlich regelmäßig kommen,
- wenn bei der Ultraschalluntersuchung ein **mangelhaftes Wachstum des Fruchtsackes** oder **fehlender Nachweis der embryonalen Bewegungen und Herzaktionen** auffällt,
- wenn die Ergebnisse der **quantitativen HCG-Bestimmungen** unter dem Normbereich liegen.

Behandlung des Abortus imminens

Das Allerwichtigste ist die Einhaltung **absoluter Bettruhe,** möglichst in der **Klinik.** Zu keiner Verrichtung aufstehen lassen! Koitusverbot! Vorsichtigste und zarteste Untersuchung. Nicht öfter als in Abständen von 10-12 Tagen untersuchen. Keine Eisblase (Kälte bewirkt Erregungen der Uterusmuskulatur). Aus dem gleichen Grunde keine Wärmeapplikation. Keine drastischen Abführmittel! Der Stuhlgang ist durch milde Abführmittel (z. B. Agiolax®) in Gang zu halten.

Eine medikamentöse Behandlung mit **Betamimetika,** u.a. bei wehenartigen Schmerzen, wird heute auch in der Frühschwangerschaft empfohlen.

Dosierung: 4-6-8 mal 1 Tabl. 0,5 mg Fenoterol (Partusisten®) täglich, individuelle Dosierung nach Bedarf.

Der Nutzen von **Steroidgaben** beim drohenden Abort ist nicht überzeugend bewiesen; die Indikation wird heute kritisch gesehen. Ebenso ist Zurückhaltung bei **Diazepam-Gaben** zu empfehlen.

5. Abortus habitualis = habitueller Abort

Definition: Man spricht vom habituellen Abort, wenn bei einer Frau **drei oder mehr spontane Fehlgeburten aufeinander folgen,** also bei **gehäuftem Auftreten von Aborten bei derselben Frau.** Es wird allgemein angenommen, daß die Ursache für die Entstehung gehäufter Fehlgeburten bei einer Frau jedesmal dieselbe ist. - Man unterscheide den **habituellen Frühabort** (bis zur 12. Schwangerschaftswoche) und den **habituellen Spätabort** (jenseits der 12. Schwangerschaftswoche).

Ursachen: Sie sind mannigfaltig und oft schwer zu erklären.

Die Ursachen der **habituellen Frühaborte** sind zu 40–70% **Abortiveier** (S. 532), also Fehlbildungen des Embryos mit oder ohne degenerative Veränderungen des Throphoblasten. Diese Fälle sind keiner Behandlung zugängig.

Als weitere Ursachen der habituellen Aborte werden diskutiert:
a) Pathologisch-anatomische Veränderungen des Uterus (Myome, Polypen, fixierte Retroflexio, Zervixriß u. a.),
b) Anomalien des Uterus (Hypoplasie, Ut. arcuatus, bicornis, subseptus),
c) Funktionelle Veränderungen: Die sog. **Zervixinsuffizienz** = Unfähigkeit des oberen Zervixabschnittes, vielleicht auch des unteren Uterinsegments, während der Schwangerschaft verschlossen zu bleiben,
d) Verschiedenes. **Toxoplasmose** (S. 169), Lues, Listeriose (S. 164), Leptospira canicola (und auch andere diaplazentare Infektionen), aszendierende Infektionen des unteren Eipols von der Scheide ausgehend.

Behandlung des Abortus habitualis
Ursache soweit wie möglich klären. Behandlung des Grundleidens, Beseitigung der lokalen Veränderungen. Im übrigen: **Absolute Bettruhe** über längere Zeit, möglichst in der **Klinik**. Jegliches Trauma fernhalten. Koitusverbot.

Prophylaktische und medikamentöse Therapie, beispielsweise mit wehenhemmenden Medikamenten, wird heute beim habituellen Abort nicht empfohlen. Eine Therapie mit Fenoterol (Partusisten®) ist dann zu beginnen, wenn die Schwangere wehenartige Schmerzen angibt.

Manchmal wird in solchen Fällen durch eine **anamnestisch indizierte (= prophylaktische) Cerclage** (s. S. 131) die Prognose der Schwangerschaft gebessert. Jedoch sind Indikation und Ergebnisse dieses Vorgehens umstritten.

Unter **Cerclage** verstehen wir den operativen Verschluß der Zervix durch Knüpfung eines Faszienstreifens nach Abpräparieren der Blase (SHIRODKAR) oder viel einfacher und daher heute bevorzugt nach MCDONALD, wobei eine Tabaksbeutelnaht mit einem Seidenfaden um die Zervix gelegt wird. Entfernung des Fadens meist problemlos ohne Narkose in der 38. Woche.

6. Missed abortion = abgestorbene, verhaltene Fehlgeburt
Definition: Unter Missed abortion versteht man eine **Fehlgeburt,** bei der die Frucht abgestorben und mehrere Wochen im Uterus zurückgehalten wurde.

Diagnostik: An Missed abortion muß man denken, **wenn zwischen den Angaben der Frau, insbesondere zwischen der von ihr angegebenen letzten Regel und der getasteten Uterusgröße ein auffallendes Mißverhältnis besteht.**

Diagnostische Hilfsmittel
1. Ultraschalldiagnostik: Von der 6.–10. Schwangerschaftswoche lassen sich das Fehlen der kindlichen Extremitätenbewegungen und der Herzaktionen mit hoher Sicherheit nachweisen.

2. **Hormonuntersuchungen:** die abfallende Tendenz bei Verlaufskontrollen der HCG-Ausscheidung im Urin bzw. der HCG-Konzentrationen oder β-HCG-Konzentrationen im Blut sind in Zweifelsfällen hilfreiche Befunde; die Diagnose des Missed abortion wird heute mit der Ultraschalldiagnostik gestellt.

Komplikationen
Verbleibt eine abgestorbene Frucht **länger als 5 Wochen** im Uterus, so kommt es etwa in einem Viertel der Fälle zu **Gerinnungsstörungen = Dead fetus syndrome.** Als Folge können **lebensgefährliche Blutungen** auftreten. **Behandlung:** s. S. 580.

Therapie bei Missed abortion
1. **Medikamentöse Therapie.** Zur Ausstoßung des Schwangerschaftsproduktes werden vor allem die **Prostaglandine** eingesetzt.
   - **intramuskuläre Injektion** von 500 µg Sulproston (Nalador®), evtl. wird diese Gabe nach 4 Stunden wiederholt oder
   - **intravenöse Infusion** von 1000 µg Sulproston (Nalador®) in 1000 ml Lävulose während 10 Stunden.
2. **Aktive Therapie.** Führt die konservative Therapie nicht zum Erfolg, wird der Uterus instrumentell ausgeräumt, und zwar am besten **einzeitig.** Besonders gut eignet sich dazu die **Saugkürettage.**

Die Ausräumung bei Missed abortion ist **einer der gefährlichsten Eingriffe** der Abortbehandlung, und zwar
- wegen der gelegentlich infolge Gerinnungsstörung auftretenden lebensgefährlichen Blutungen, s. o.
- wegen der gefährlichen Brüchigkeit der Zervixwand.

Aus diesen Gründen müssen **alle Fälle von Missed abortion** ausnahmslos in der **Klinik** behandelt werden.

Fieberhafter Abort = infizierter Abort
Wir unterscheiden die folgenden Formen:

1. Unkomplizierter fieberhafter Abort
Abort mit Temperaturen zwischen 38 und 39° ohne weitere Komplikationen. Es handelt sich dabei um einen Abort mit **lokaler** Infektion = **Endometriuminfektion.** Keine Adnexbeteiligung, keine Peritonitis.

2. Komplizierter fieberhafter Abort
Die **Adnexe** sind mitbefallen (Druckschmerz), es besteht eine lokale Peritonitis (Pelveoperitonitis) oder eine generalisierte Peritonitis. Kann mit nur gering erhöhten Temperaturen einhergehen, meist besteht aber hohes Fieber.
Behandlung zu 1. und 2.: Wenn die Stärke der Blutung es zuläßt konservative Therapie (Antibiotika!) bis die Patientin fieberfrei ist, danach Kürettage.

3. Septischer Abort

Abort mit Allgemeininfektion und der großen Gefahr eines

Endotoxinschocks = bakteriellen Schocks = septischen Schocks

Der Endotoxinschock ist ein schweres lebensbedrohendes Krankheitsbild. Es entsteht durch massive Einschwemmung von bakteriellen Toxinen in die mütterliche Blutbahn. Es kommt am **häufigsten** beim **fieberhaften Abort** vor, ferner auch – allerdings sehr viel seltener – bei vorzeitigem Blasensprung mit Fieber (Amnioninfektionssyndrom) und bei Pyelonephritis gravidarum.

Erreger: Bei den Toxinen, die in die mütterliche Blutbahn eingeschwemmt werden und dadurch den Schock auslösen, handelt es sich überwiegend um Endotoxine gramnegativer Erreger (meist Escherichia coli, Bact. clostridium perfringens).

Häufigkeit: Bei etwa 5% aller fieberhaften Fehlgeburten ist mit dem Auftreten von hypotonen Zuständen zu rechnen, dem häufig allerersten Symptom eines schweren Schocks. Es besteht der Eindruck, daß der Endotoxinschock an Häufigkeit zunimmt.

Mortalität: Die **konsequente Intensivbehandlung bei fieberhaftem Abort** hat die Mortalität des Endotoxinschocks auf **unter 10%** gesenkt. Das Auftreten von Schocksymptomen beim fieberhaften Abort zeigt aber eine lebensgefährliche Entwicklung.

Pathogenese: Die in das Blut der Schwangeren eingeschwemmten bakteriellen Endotoxine bewirken in der terminalen Strombahn eine **disseminierte intravaskuläre Gerinnung** (DIG), wodurch es zur Verlegung der Endstrombahn und damit zur Gewebsschädigung zahlreicher Organe (Niere, Lunge, ZNS, Muskeln) kommt. Gelingt es nicht, die gestörte Mikrozirkulation schnell wieder in Gang zu bringen, so entstehen in diesen Organen infolge Hypoxie diffuse Gewebsnekrosen, also irreversible Organschädigungen.

Niere: Ist eine größere Anzahl von Glomerulum-Kapillaren betroffen, so kommt es zum **akuten Nierenversagen ("Schockniere")**. Klinische Zeichen: **Oligurie, Anurie,** seltener **Polyurie**. Bei Defektheilung der betroffenen Nierenrindenabschnitte kann eine **chronische Niereninsuffizienz** entstehen. **Lunge:** Es entsteht ein **interstitielles Lungenödem ("Schocklunge")**, das von einer intraalveolären Exsudation gefolgt sein kann. Das Ödem führt zur Gasdiffusionsstörung, damit zur respiratorischen Insuffizienz. **ZNS:** Vielfache pathologische Veränderungen in der Hirnsubstanz und in den Meningen (Ödem, Meningoenzephalitis). **Muskulatur:** Zerfall des Muskelgewebes. Folgen an der **Extremitätenmuskulatur:** Spontanschmerzen, Konsistenzerhöhung und Druckschmerz, am **Herzmuskel:** Myokardinsuffizienz mit **Tachykardie, Anstieg des zentralen Venendrucks** und **Absinken des arteriellen Drucks.**

Die **lokale** Folge der ungenügenden kapillären Durchströmung ist vor allem die schwere **Gewebsschädigung** lebenswichtiger Organe, die **allgemeine** Folge ist der **Schock (Endotoxinschock).**

Ist die intravasale Gerinnung generalisiert, so kann sie zum Verbrauch von plasmatischen Gerinnungsfaktoren (Fibrinogen, Faktor V und Faktor VIII) = **Verbrauchskoagulopathie** (S. 577) führen.

Symptomatologie und Verlauf des Endotoxinschocks beim Abort
Ausgangssituation: Infizierter Abort, Fieber. Genitale: meist nur etwas putrider Fluor, mäßiger Druckschmerz an Uterus und Adnexen. Hinweisende Zeichen auf den **Übergang in den Endotoxinschock:** Blutdruckabfall, Fieber von 39° und darüber, Fieberanstieg nach Schüttelfrost, gelegentlich auch Untertemperatur.

Wichtigste Leitsymptome des Endotoxinschocks
Bewußtseinstrübungen, Unruhe, Nackensteifigkeit, Meningitis, Paresen (Funktionsstörungen des ZNS). **Tachypnoe,** kompensatorische Hyperventilation, respiratorische Insuffizienz (Funktionsstörung der Lunge). **Oligurie** bis **Anurie** als Hauptzeichen des akuten Nierenversagens, „Schockniere", gelegentlich kommt auch primär Polyurie vor. **Tachykardie** und **Hypotonie** (infolge verminderten Blutrückstroms zum Herzen). **Schmerzen in den Extremitätenmuskeln,** nicht selten heftig. Konsistenz der Extremitätenmuskeln erhöht, Druckschmerz (Funktionsstörung der Muskulatur). Gelegentlich unklare **Schmerzen im Bauch. Hämorrhagische Hautnekrosen** im Bereich des Nasenrückens, der Stirn- und Wangenhaut.

Veränderungen am **Gerinnungssystem: Thrombozytopenie** und **Mangel** an plasmatischen **Gerinnungsfaktoren** als Folge der Thrombozytenaggregation und Aktivierung des plasmatischen Gerinnungssystems.

Zu pathologischen Blutungen auf Grund **gesteigerter fibrinolytischer Aktivität** (S. 577) kommt es beim Endotoxinschock nur selten, da ein Überschießen dieser Reaktion kaum vorkommt.

Prophylaxe des Endotoxinschocks
Wegen der sehr schlechten Prognose des Endotoxinschocks muß alles getan werden, damit erhöht **schockgefährdete Frauen mit septischen Aborten** (Temperaturen über 39°, mit oder ohne Schüttelfrost) **prophylaktisch intensiv betreut** werden.
- **Venöser Zugang und Volumenzufuhr,** Plasmaersatzlösungen, zentraler Venendruck < 14 cm H_2O!
- **Ventilationskontrolle,** Blutgasanalysen! evtl. Sauerstoffzufuhr
- Kontrolle des **Säure-Basen-Haushaltes,** Korrektur einer metabolischen Azidose
- **Antikoagulantientherapie** mit Heparin (Liquemin®) 1000 IE/Stunde, Dauertropfinfusion
- **Antibiotikatherapie** entweder entsprechend Erreger- und Resistenzbestimmung oder bei unbekanntem Erreger Mezlozillin (Baypen®) 3 × 2 g i.v./die und Metronidazol (Clont®) 3 × 500 mg i.v./die

- **Entleerung des Uterus** durch Ausstoßung des Schwangerschaftsproduktes mit Hilfe der Prostaglandine (intravenöse Zufuhr von Sulproston (Nalador®), Dosierung 1 bis 8 µg/min).

Während der Prophylaxe sind laufend zu überwachen die **rektalen** Temperaturen, die **Urinausscheidung** in stündlichen Abständen (Dauerkatheter), **Blutdruck** und **Pulsfrequenz** in halbstündigen Abständen, die **periphere Durchblutung,** der **zentrale Venendruck** (bei Patientinnen, die in erhöhtem Maße gefährdet sind), die **Wasserelektrolytbilanz und die harnpflichtigen Substanzen,** das **Gerinnungssystem** (Clot-Observation-Test, Thrombozytenzahl und Fibrinogenbestimmung).

Grundregeln der Therapie
- Schockbehandlung wie Volumenzufuhr und evtl. vasoaktive Medikamente: Dopamin (200 µg/min–600 µg/min) oder Noradrenalin (bis 100 µg/min).
- **Heparin:** wie bei Prophylaxe S. 544
- **Antibiotika:** s. o. Antibiotika sind möglichst erst **nach** der Heparinisierung zu geben. Man muß damit rechnen, daß das bakterizid wirkende Antibiotikum massive Mengen von Endotoxinen freisetzt. Daher muß die Heparinbehandlung, mit der die disseminierten intravasalen Gerinnungsvorgänge evtl. verhindert werden können, **vor** der Behandlung mit bakteriziden Antibiotika erfolgen.
- **Kortikosteroide: Prednison, Prednisolon** (5 mg pro kg Körpergewicht) alle 4 Stunden (Solu-Decortin H, Ultracorten H).
- **Behandlung der Niereninsuffizienz: Oligurie, Anurie, Polyurie** (S. 107).
- **Behandlung der Lungenfunktionsstörung:** S. 110
- **Beseitigung des Infektionsherdes.**
- **Entleerung des Uterus:** Vorgehen wie oben dargestellt. Spricht der Schockzustand unter dieser Behandlung innerhalb von 6–8 Stunden nicht eindeutig an, so ist die Entfernung des Infektionsherdes die einzig mögliche Maßnahme, um das Leben der Patientin zu erhalten. Ist der Zervikalkanal eröffnet, so wird die **Gebärmutterhöhle ausgeräumt.** Ist der Zervikalkanal geschlossen oder tritt nach der Kürettage keine deutliche Besserung ein, so muß die abdominale **Hysterektomie** erwogen werden.

10.2 Blasenmole (Traubenmole, Mola hydatidosa)

Definition: Die Blasenmole ist eine Erkrankung der Chorionzotten, und zwar handelt es sich dabei um eine **Entartung** der Zotten. Normalerweise treten die Zotten in Form sogenannter Zottenbäumchen mit sehr feinen, gleichmäßig dünnen Ästen auf, die untereinander und mit der Dezidua verankert sind. Das Wesen der Fehlbildung „Blasenmole" besteht nun darin, daß diese zarten Zottenäste sich **verdikken** und außerdem an zahlreichen Stellen **blasig aufgetrieben** werden (Abb. 399).

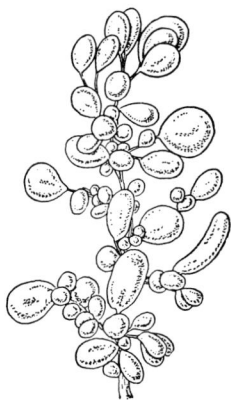

Abb. 399 Entartetes Zottenbäumchen bei Blasenmole.

Diese blasigen Auftreibungen sind verschieden dick, von Streichholzkopf- bis über Erbsengröße. Seltener haben sie die Größe von Weintrauben. Man spricht dann von **Traubenmole.**

Fast immer ist es so, daß bei dieser Krankheit der Plazenta die ganze Masse der Chorionzotten blasig entartet, viel seltener ist nur ein Teil von ihr befallen (**partielle** Blasenmole). Im typischen Fall ist der ganze Uterus mit den matschigen Massen dieser blasigen, wasserklaren Beeren angefüllt. In fortgeschrittenen Fällen findet man vom Fet nichts mehr. Er ist abgestorben, aufgelöst und danach resorbiert worden. Das ist leicht begreiflich, da die Plazenta so stark verändert wird, daß sie ihre Funktionen der Frucht gegenüber nicht mehr erfüllen kann.

Histologisches: Mikroskopisch findet man Veränderungen sowohl am Stroma als auch am Chorionepithel. Das **Stroma** nimmt Wasser auf, es quillt, wir sprechen von einer hydropischen Quellung. Das Stroma wird dabei in eine sulzige Masse umgewandelt und schließlich verflüssigt. Die Zellen des Stromas werden aufgelöst. Auch das **Epithel** (Synzytium und Langhanszellen) verändert sich in typischer Weise. Es zeigt:

  1. Mehr oder weniger hochgradige **Wucherung.**
  2. **Verlust der normalen Anordnung.**
  3. **Formveränderungen:** Größenveränderung und Vakuolenbildung.

Ätiologie: Ist weitgehend unbekannt. Es scheint sich um eine frühzeitige Entwicklungsstörung des Schwangerschaftsproduktes zu handeln.

Klinische Zeichen der Blasenmole

Die meisten klinischen Zeichen kann man am Schema der gesunden und entarteten Zotte (Abb. 400) ablesen:

10.2 Blasenmole

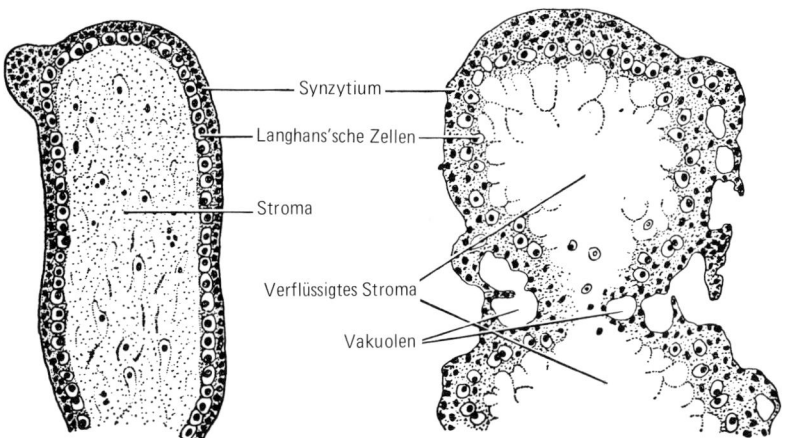

Abb. 400 Schema der gesunden (links) und entarteten Chorionzotte (rechts).

1. **Quellung** und **Wucherung** = Uterus auffallend weich und **größer,** als es der abgelaufenen Schwangerschaftszeit entspricht. Der Uterus „wächst" also zu schnell.

Ist der Uterus größer (Fundusstand), als es der abgelaufenen Schwangerschaftszeit entspricht (Regelanamnese), so weist das nachdrücklich auf Blasenmole hin.

2. **Zottenepithel für Stoffaustausch nicht mehr tauglich** = Fet geht zugrunde: keine fetalen Herztöne oder Bewegungen im

   Ultraschallbild

   nachweisbar; typisches „**Schneegestöber**" füllt im Ultraschallbild den Uterus aus.
3. Infolge Wucherung des Epithels wird die Produktion des gonadotropen Chorionhormons meist um ein **Vielfaches gesteigert.** Diesen Umstand benutzt man zur Klärung der Diagnose, indem man HCG serologisch (immunologisch) quantitativ bestimmt. **Mehrmals** stark erhöhte Werte (500 000 bis 1 Million IE und mehr) sprechen für Blasenmole.
4. Als Folge der Überproduktion von gonadotropem Chorionhormon kommt es im Eierstock (in 10% der Fälle) zur Bildung sogenannter **Luteinzysten.** Diese doppelseitigen **Ovarialzysten** können bis zur Größe von Kindsköpfen heranwachsen. Nach Entfernung der Blasenmole und Aufhören der gesteigerten Hormonproduktion **bilden sie sich (meist) spontan zurück.** Ein operatives Angehen solcher Zysten kommt nur dann in Frage, wenn sie innerhalb von 3-4 Monaten noch nicht verschwunden sind.
5. Vereinzelt kommt es zur **Ablösung** entarteter Zotten und damit zum **Abgang von** „**Bläschen**" aus dem Zervikalkanal.

6. **Blutung nach außen** infolge Ablösung entarteter Zotten.
7. **Auftreten ektoper chorionepithelialer Wucherungen:** erbs- bis kirschgroße **blaurote Knoten** in der Scheidenwand.

Beginn der klinischen Zeichen meist mit **Blutung,** die oft sehr stark ist. Manchmal gehen dabei **Bläschen** ab. Dann ist die Diagnose von vornherein klar.

Behandlung

Die Blasenmole bedeutet einen **Abort,** und sie ist auch grundsätzlich als solcher zu behandeln. Allerdings sind für die Blasenmole einige ganz besondere Regeln und Vorsichtsmaßnahmen zu beachten.
1. **Eine sofortige Ausräumung der Uterushöhle wird nur dann vorgenommen, wenn eine starke Blutung** dazu zwingt. Die Ausräumung ist bei Blasenmole deswegen so gefährlich, weil die Uteruswand ganz außergewöhnlich **weich** und daher die Perforationsgefahr entsprechend sehr groß ist. **Die Ausräumung bei Blasenmole ist ein lebensgefährlicher Eingriff.** Zwei große, akute Gefahren drohen der Patientin:
   a) die **Perforation** der **matschig-weichen,** stellenweise außerdem stark **verdünnten** Uteruswand,
   b) die **Verblutung** aus den klaffenden Gefäßen der überdehnten Uteruswand.
2. **Ergibt die Untersuchung, daß die Blasenmole schon in Ausstoßung begriffen ist, so ist das ein sehr günstiger Umstand, weil man die Kürettage zunächst umgehen kann.** Unterstützung der Spontanausstoßung durch Wehenmittel, heute vor allem mit **Prostaglandinen** (intravenöse Zufuhr von Sulproston, Dosierung s. S. 545).
3. Ist eine sofortige Ausräumung notwendig, so wird sie zunächst stets **mit dem Finger** und nicht mit der Kürette vorgenommen. Ist der Halskanal noch nicht genügend erweitert, so wird (sehr vorsichtig) mit Hegarstiften etwas über Zeigefingerweite dilatiert. Ausnahmslos muß **nachkürettiert** werden. Zurückbleiben von chorialem Zellmaterial bewirkt **Blutungen** und wochenlange **Hormonausscheidung** mit Verdacht auf **Chorionepitheliose.**

Die Erfahrung hat gezeigt: Durchschnittlich 3 Wochen nach Entfernung der Blasenmole sind die immunologischen Teste negativ. Patientinnen mit einer gutartigen Mole haben längstens 6 Wochen einen positiven HCG-Befund.

Zur Verminderung der denkbar größten Perforationsgefahr gibt man vor Ausräumung 1 Amp. Syntometrin i.v. Danach treten eine merkliche Verkleinerung des Uterus und Verdickung seiner Wand ein. Nun wird mit WINTERscher Abortzange und der großen BUMMschen Kürette **so vorsichtig und so langsam wie möglich** ausgeräumt (!!). Danach müssen die Wände des Uterus mit einer scharfen (!!) großen Kürette **noch vorsichtiger** und **noch langsamer** abgekratzt werden, um möglichst kein choriales Gewebe zurückzulassen. 1 ml Methergin i. m.

> **Die Ausräumung einer Blasenmole mit der Kürette ist die allergefährlichste Kürettage, die es gibt.**

4. Gelegentlich sind die Blutungen bei Blasenmole so stark, daß eine geradezu lebensbedrohliche Situation vorliegt. In solchen Fällen ist als einfachste und schnellste Methode die **Hysterotomia** vaginalis anterior (vaginaler Kaiserschnitt) zu empfehlen.
5. Besteht nur eine ganz leichte Blutung, und ist die Diagnose Blasenmole durch das Ultraschallbild gesichert worden, befindet sich also **die ganze Masse der Blasenmole noch in utero,** so ist die Methode der Wahl selbstverständlich die **medikamentöse Austreibung mit Wehenmitteln.** Eine Nachkürettage ist stets erforderlich.

Neben den beiden unmittelbaren akuten Gefahren bei der Ausräumung, der Gefahr der **Perforation** und der **Verblutung,** droht der Blasenmolenträgerin noch eine weitere große Gefahr, nämlich die **krebsige Entartung** der Blasenmolenreste, d. h. die Umwandlung in ein **Chorionepitheliom** (S. 550). Daraus ergibt sich die ernste **Verpflichtung einer strengen Überwachung aller Blasenmolenpatientinnen** für längere Zeit nach der Entlassung.

Auf das Vorhandensein eines **Chorionepithelioms** weisen ganz bestimmte Symptome hin. Es sind die folgenden **drei**:
1. **Abnorme Blutungen,** und zwar
   a) unregelmäßiges Weiterbluten nach Blasenmolenausräumung,
   b) erneutes Einsetzen von Blutungen, nachdem es längere Zeit nicht geblutet hatte,
2. **Größenzunahme des Uterus,**
3. **Die HCG-Bestimmungen bleiben positiv oder werden wieder positiv.**

Bei jeder Blasenmolenpatientin muß nach Entlassung wöchentlich einmal eine klinische Untersuchung und eine HCG-Kontrolle (quantitativ) ausgeführt werden. Ist der Befund 8 Wochen nach Entfernung der Blasenmole noch positiv, so ist eine eingehende klinische Kontrolle (Lungentomographie, Hirn- und Leberszintigraphie, bei path. gynäkologischem Befund Nachkürettage) notwendig.

Chorionepitheliose (Invasive Blasenmole, penetrierende Blasenmole, destruierende Blasenmole, Chorionadenoma destruens).

Mit diesen Namen bezeichnet man eine eigenartige Form der Trophoblasterkrankung, die sich von der Blasenmole durch eine weitaus größere Invasionskraft auszeichnet, ohne dabei einen bösartigen Charakter zu haben. Es sind Trophoblastneubildungen, die **über die Dezidua invasiv hinauswuchern,** in die **Blutbahn einbrechen** und auch **Fernmetastasen** setzen (Lungen, Knoten in der Scheide u. a.), wobei die Metastasen die auffällige Eigenschaft besitzen, **rückbildungsfähig** zu sein: Sie heilen durch bindegewebige Organisation aus und werden daher als „gutartige" Metastasen bezeichnet. In diesem einen Punkt unterscheiden sie sich klinisch von einem **Chorionkarzinom** (= Chorionepithelioma malignum).

Sonst haben die Chorionepitheliosen eine ganz ähnliche Symptomatik wie die **Chorionkarzinome**, mit dem Unterschied, daß die Chorionepitheliosen klinisch gutartig verlaufen. – Die histologische Unterscheidung zwischen Chorionepitheliose und Chorionkarzinom ist meist schwierig.

Therapie der Chorionepitheliose
Die Chorionepitheliose wird genauso behandelt wie das Chorionkarzinom s.u., vor allem deswegen, weil eine frühzeitige Unterscheidung nicht möglich ist.

Chorionkarzinom = Chorionepithelioma malignum

Das Chorionkarzinom, die krebsige Wucherung chorialer Zellen, ist eine seltene, **sehr bösartige** Geschwulst mit einem charakteristischen foudroyanten Verlauf.

Während man bei der Chorionepitheliose die Struktur der Zotten immerhin noch in einem Teil des epithelialen Tumors erhalten oder angedeutet findet, besteht das Chorionkarzinom aus anaplastischen Zellen.

Vorkommen des Chorionkarzinoms: Es findet sich
in **50**% der Fälle im Anschluß an eine **Blasenmole,**
in 25% der Fälle **während** oder **nach** einer **normalen Schwangerschaft,**
in 25% der Fälle nach einem **Abort** oder einer **Extrauteringravidität.**
Besonders gefährdet sind **Erst**gebärende und **ältere Schwangere.**

Symptome: Auf die Möglichkeit einer Wucherung von Chorionzellen nach Art des Chorionkarzinoms oder einer Chorionepitheliosis weisen vor allem **drei** Symptome hin:
1. **Abnorme Blutungen** aus dem Uterus, und zwar
    a) unregelmäßiges Weiterbluten nach Blasenmolen- oder Abortausräumung; Blutungen im Wochenbett, die **lange anhalten** und auf die übliche Therapie nicht ansprechen. Verstärkend für den Verdacht ist auffallend schlechtes Aussehen und Verschlechterung des Allgemeinzustandes. Verdächtig sind auch **Plazentarpolypen,** sowohl im Wochenbett als auch beim Abort.
    b) **Erneutes Einsetzen von Blutungen,** nachdem es bei den genannten Zuständen längere Zeit nicht geblutet hat.
2. **Uterus:** meist weich, groß bzw. wenig zurückgebildet.
3. Die **Choriongonadotropin-Kontrollen** (S. 87) zeigen abnorm hohe Werte sowohl bei Fällen von Chorionkarzinom als auch von Chorionepitheliose (um das Eintausend- bis Zehntausendfache vermehrt).

Als charakteristische Symptome können ferner auftreten
Lungenmetastasen (häufig): Kurzatmigkeit und blutiger Auswurf
Metastasen in der Scheidenwand (häufig) und

Metastasen an der Vulva, in beiden Fällen als blau-rötliche-blau-schwarze Knoten, die zum Zerfall mit Blutungen neigen.
Durchbruch des Tumors durch die Uteruswand: Blutungen in die freie Bauchhöhle, evtl. mit Schock.
Eierstockgeschwülste in Form der **Luteinzysten** als Folge der Stimulierung der von der Geschwulst gebildeten Gonadotropine.
Diagnostik: die wichtigsten diagnostischen Mittel sind die Bestimmung der **HCG-Spiegel im Serum oder Urin** (s. 87) und die diagnostische **Abrasio.**

Therapie des Chorionkarzinoms und der Chorionepitheliose

Die Behandlung der Wahl sowohl beim Chorionkarzinom als auch bei der Chorionepitheliose ist heute die Behandlung mit **Zytostatika.** Die **Uterusexstirpation** wird heute nur noch in Ausnahmefällen ausgeführt, in denen eine besondere Indikation dazu vorliegt, z. B. starke Blutungen.

Ein speziell gegen Throphoblastgewebe wirksames Zytostatikum ist z. B. der Folsäureantagonist **Methotrexat.**

> **Dosierung von Methotrexat:** Die Tagesdosis von **15–25 mg** wird oral, i.v. oder i.m. über 5 Tage verabreicht = eine „Stoßkur". Gesamtdosis einer Stoßkur somit 75–125 mg. Der Maßstab für den Erfolg der Therapie ist der Abfall der HCG-Ausscheidung. Nach den Erfahrungen von HERTZ ist die Behandlung mit Stoßkuren solange fortzusetzen, bis die Urin-Gonadotropin-Ausscheidung normal ist, was nach etwa 5–6 Kuren der Fall ist.
> **Der Abstand zwischen zwei Stoßkuren soll je nach Befinden der Patienten 7–15–20 Tage betragen.** Je früher die Diagnose gestellt und mit der Chemotherapie begonnen werden kann, um so sicherer geht die Rückbildung der Prozesse vor sich.

Leider bringt die Behandlung mit Methotrexat sehr **erhebliche toxische Reaktionen** mit sich: Leuko- und Thrombopenie, Schleimhautulzerationen im Mund-Rachenraum (Stomatitis, Gingivitis), Erbrechen, Diarrhoe, Ikterus sowie eine Blockierung der tubulären Sekretion der Nieren. Laufende Kontrolle des Blutbildes ist unbedingt erforderlich! Eine **Überwachung der Serumkonzentration** zur Vermeidung toxischer Serumkonzentrationen ist heute möglich und empfehlenswert. Als wirksames Antidot bei toxischen Reaktionen der Methotrexat-Therapie wird aktive Folsäure in Form von Leucoverin (1 Amp. = 1 ml = 3 mg) verabreicht.
Dosierung von Leucoverin: Beginn mit tägl. 1–2 ml (= 3–6 mg) i.m., je nach Schwere der Erscheinungen.
Nachuntersuchung: Regelmäßige klinische Untersuchungen und Kontrollen des Gonadotropinspiegels nach der Entlassung sind zur möglichst frühzeitigen Erfassung einer Reaktivierung des Prozesses entscheidend wichtig.

10.3 Extrauteringravidität

Definition: Unter Extrauteringravidität versteht man jede außerhalb des Uterus zur Entwicklung kommende Schwangerschaft = **ektopische** Schwangerschaft. Die weitaus häufigste Form ist die Schwangerschaft im Eileiter (99%!) = **Eileiter-** oder **Tubenschwangerschaft = Tubengravidität = Tubargravidität** (Abb. 401).

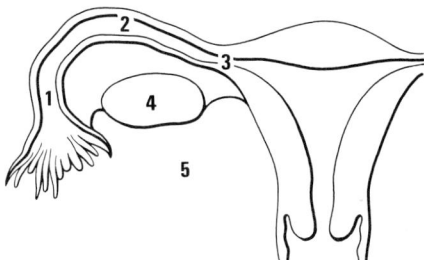

Abb. 401 Von **100** ektopischen Schwangerschaften haben **99** ihren Sitz in der Tube und zwar meist im **ampullären Teil** (1), seltener im **isthmischen Teil** (2), ganz selten im **intramuralen** (= interstitiellen) Teil (3). Noch viel seltener sind die Ovarialgravidität (4) und die Abdominalgravidität (5).

Ovarialgravidität: Befruchtung des Eies z. B. im gesprungenen Eifollikel und Ansiedlung und Entwicklung dortselbst unter Zerstörung des Corpus luteum.
Abdominalgravidität = Peritonealgravidität: Primäre Implantation (d. h. nicht vorher in Tube, Ovar usw.) irgendwo auf dem Peritoneum (meist im Douglasschen Raum) und Entwicklung dortselbst.

Im folgenden ist nur von der Tubengravidität die Rede.

Jede Extrauteringravidität bedeutet für die Frau ein **lebensbedrohliches** Ereignis. Das mütterliche Leben ist in hohem Maße durch eine intraperitoneale Blutung und Verblutung gefährdet.

Ätiologie der Tubenschwangerschaft

Eine Schwangerschaft außerhalb der Gebärmutter wird dadurch möglich, daß das befruchtete Ei sich stets an der Stelle einbettet, an der es sich gerade dann befindet, wenn es seine **Nidationsfähigkeit = Implantationsfähigkeit** erlangt (etwa am 5.–6. Tag nach der Befruchtung).

> **Die 2 Ursachen für das Zustandekommen der Tubengravidität:**
> 1. **Hindernisse in der Eileitungsbahn** = Das Ei wird auf seinem Wege zum Uterus aufgehalten.
> 2. **Gestörte Tubenperistaltik**

ad 1. Hindernisse in der Eileitungsbahn.
Hauptursache ist die **Entzündung der Tube = Salpingitis**, und zwar die abgelaufene Salpingitis. Es kommt dabei zu 2 verschiedenen Veränderungen:
a) **Verklebung der Schleimhautfalten zu einem Netz**, in dessen Maschen das wandernde befruchtete Ei hängenbleibt; bes. im weiten = **ampullären** Tubenteil.
b) Bis tief in die Muskulatur hineingehende **taschenartige Aussparungen** und **blindsackartige kleine Höhlen** der Tubenwand (Folgen ausgeheilter Abszesse) bes. im engen = isthmischen Tubenteil.

Derartige Veränderungen kommen bes. vor nach **gonorrhoischen Salpingitiden**, nach fieberhaften **Aborten** und nach **puerperalen (= Wochenbett-)Entzündungen**.

Außer Entzündungen kann auch die **Endometriose** des intramuralen Tubenabschnittes zu Verengungen und zu einem Labyrinth von Nebengängen führen.

Operationen am Uterus (Ventrofixation) können zur Verlegung des Tubenweges durch Abknickung führen.

ad. 2. Gestörte Tubenperistaltik.
Hauptursache ist die **Ovarialinsuffizienz** mit den kennzeichnenden langen, englumigen und muskelschwachen (hypoplastischen = infantilen) Tuben mit lückenhaftem Flimmerbesatz, die den Eitransport sehr erschweren (Tubenperistaltik als Hauptvoraussetzung für den Eitransport). Dazu kommt, daß die hypoplastische Tube einer aszendierenden Infektion (Salpingitis) viel leichter erliegt als die normale, funktionstüchtige Tube.

Die lang über einem **Ovarialtumor** ausgezogene Tube beeinträchtigt ebenfalls den Eitransport (längerer Anmarschweg, Lumenverkleinerung, Unmöglichkeit der Peristaltik).

Heute wird die Störung der Tubenperistaltik bei **Intrauterinspiralen** als Ursache häufigerer Tubargraviditäten angenommen.

Pathologische Anatomie

Für den Ablauf und den Ausgang der Tubenschwangerschaft gibt es

Drei Möglichkeiten:
- **den Tubenabort,**
- **die Tubenruptur,**
- Austragung der Tubenschwangerschaft (selten, wird hier nicht besprochen).

Ob die Tubenschwangerschaft als Tubenabort oder als Tubenruptur verläuft, hängt wesentlich, wenn auch nicht ausschließlich, davon ab, **in welchem Teil der Tube** die Einnistung der Fruchtanlage erfolgt.

Einnistung
1. im weiten = **ampullären** Teil führt gewöhnlich zum **Tubenabort** (Abb. 402),
2. im engen Teil der Tube, also im **isthmischen** oder (selten) im intramuralen (= interstitiellen) Teil führt gewöhnlich zur **Tubenruptur** (Abb. 403)

Der Tubenabort
Der Tubenabort ist der typische Ausgang der Tubengravidität, wenn die befruchtete Eizelle in ihrem Bestreben, in den Uterus zu wandern, schon in den verklebten Schleimhautfalten des **ampullären** Tubenteils hängenbleibt. In diesem weiten Teil der Tube, in dem **viel Platz zur Ausdehnung der Fruchtanlage zur Tubenlichtung** hin besteht, nistet sich die Frucht so ein (Abb. 403), daß ein Teil in der Muskelwand der Tube sitzt, der andere aber in das Tubenlumen hineinragt. **Dieses Eibett ist in jeder Beziehung untauglich, so daß sie langsam zugrunde gehen muß.** Nach einem Prozeß über mehrere Wochen reißt schließlich die zum Tubeninnern hin gelegene dünne Schleimhautkapsel auf =

Innerer Fruchtkapselaufbruch = Tubenabort.

554   10 Blutungen

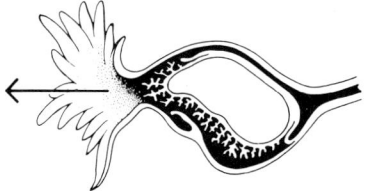
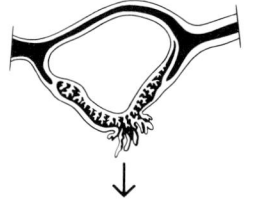

Abb. 402   Tubenabort.   Abb. 403   Tubenruptur.

Es kommt zu **wehenartigen Kontraktionen der Tube,** wodurch die Fruchtanlage abgelöst und unter Blutungen durch die aufgeweitete Tube in Richtung auf das Ostium abdominale getrieben wird. **Die Fruchtanlage geht also beim Tubenabort denselben Weg zurück, auf dem es in die Tube hineingelangt ist.** Das geht naturgemäß langsam und in Schüben vor sich.

Der **Tubenabort** ist die häufigste Form der Tubengravidität, er ist **etwa 6-10 mal so häufig wie die Tubenruptur.**

Die Tubenruptur
Wenn das uteruswärts wandernde befruchtete Ei im Netz verklebter Schleimhautfalten oder in einem blindsackartigen Gang der Tubenwand im Bereich des **isthmischen** = engen Teils der Tube steckenbleibt, so ist der Ausgang der Tubenschwangerschaft gewöhnlich die **Tubenruptur** (Abb. 403). Das Entscheidende ist dabei, **daß sich die Entwicklung der Frucht hier hauptsächlich innerhalb der Wand abspielt.** Der Trophoblast bzw. die Zotten fressen sich mit Hilfe ihrer proteolytischen Fermente durch die ganze Muskularis und auch die Serosa hindurch, wodurch die Tubenwand (= „Fruchtkapsel") zur freien Bauchhöhle hin, also nach **außen,** in Form eines oder mehrerer **Löcher aufgebrochen** wird =

Äußerer Fruchtkapselaufbruch = Tubenruptur.

Dabei kommt es stets zur Eröffnung von **größeren,** in der Wand verlaufenden **Gefäßen.** Da diese Gefäße zum Stromgebiet der **A. ovarica** (= Ast der **Aorta**) gehören, also unter sehr hohem Druck stehen, muß es bei jeder Tubenruptur in dem Augenblick, in dem auch die **Tubenserosa durchnagt** ist, zu einer **sehr starken, plötzlich auftretenden arteriellen Blutung in die freie Bauchhöhle** kommen. Jeder Erfahrene weiß, daß dabei in kurzer Zeit (20-40 min.) 1-2 Liter Blut in die freie Bauchhöhle fließen können.

Rupturblutungen sind stets in höchstem Maße lebensbedrohlich! Nicht selten erfolgt der Verblutungstod in wenigen Minuten!

Ein Teil des ausströmenden Blutes sackt gerinnend in den Douglasschen Raum ab = **retrouterine Hämatozele** und ist dort, wie beim Tubenabort, als weicher, teigiger Tumor von der Scheide aus zu tasten und zu punktieren.

Klinik der Tubenschwangerschaft

Die Symptome einer Tubenschwangerschaft können so in die Augen fallend sein, daß ein Student die Diagnose stellen kann und andererseits so schwierig, daß ein erfahrener Klinikchef die Zeit von Wochen vergehen lassen muß, bis Klarheit geschaffen ist. – Es hat sich klinisch als zweckmäßig erwiesen, **3 Stadien** zu unterscheiden:

1. **Stadium** (noch intakte Tubenschwangerschaft) = **symptomloses Stadium.**
2. **Stadium** (Embryonalanlage in der Tube absterbend oder tot, Blutung **in** die Tube) = **symptomarmes Stadium.**
3. **Stadium** (Blutung aus der Tube) = **Stadium des peritonealen Schocks und des Kollapses.**

1. **Stadium** (noch intakte Tubenschwangerschaft) = **symptomloses Stadium**
Hierhin gehören alle die Fälle, in denen sowohl die sich entwickelnde Frucht als auch die Tube noch völlig intakt sind. Die Einnistung des befruchteten Eies in der Tube verändert diese nach außen zunächst so wenig, daß bei einer Untersuchung in den ersten Wochen nichts auf Tubengravidität Verdächtiges zu tasten ist. Da die Regel einmal, seltener zweimal ausgeblieben ist, denkt man natürlich zunächst an eine (uterine) Schwangerschaft.

Obwohl das befruchtete Ei bei der ektopischen Schwangerschaft sein Ziel, den Uterus, nicht erreicht, zeigt dieser infolge **hormonaler Einwirkung** mehr oder weniger deutlich **Schwangerschaftsveränderungen**. In den meisten Fällen, aber **durchaus nicht immer,** wird der Uterus größer und weicher, obwohl er keine Frucht, sondern nur Dezidua enthält. Nur selten aber ist der Uterus so groß, wie es dem Schwangerschaftsmonat entspricht. **Stets wird seine Schleimhaut in eine regelrechte Dezidua umgewandelt.**

Für das **1. Stadium** der Tubenschwangerschaft gilt: Die **Diagnostik** einer Tubenschwangerschaft **in der allerersten Zeit** ihrer Entwicklung ist schwer, da die Tuben zunächst völlig unverändert getastet werden und auch keine anderen Hinweiszeichen vorhanden sind.

2. **Stadium** (Frucht in der Tube absterbend oder tot; Blutung **in** die Tube, noch keine Blutungen aus der Tube) = **symptomarmes Stadium.**
Erkennbar wird eine Tubenschwangerschaft überhaupt erst dann, wenn die Frucht abzusterben beginnt. Das ist in etwa 6-8 Wochen nach der letzten Regel der Fall. Jetzt treten erstmalig **hinweisende Symptome** auf: Vor allem **Blutungen** aus dem Uterus, zugleich meist aber auch **Schmerzen** auf einer Adnexseite. Man muß bei Aufnahme der Anamnese ein sehr feines Ohr für diese Angaben haben.

- **Die verdächtigen Blutungen:**
  Jede Frau im gebärfähigen Alter, deren **Regel ausgeblieben** ist und bei der

6-8 Wochen nach der letzten Regel
(= 2-4 Wochen nach der ausgebliebenen Regel)
Blutungen (meist Schmierblutungen)

auftreten, ist **höchst verdächtig auf eine Extrauteringravidität!** Erst in **zweiter Linie** ist an einen **Abort** zu denken!

Wie kommen diese uterinen Blutungen bei der Extrauteringravidität zustande?

Die **uterinen Blutungen** kommen **nur durch die Auflösung und Ausstoßung der Dezidua** aus dem Uterus zustande.

Mit dem langsamen Absterben der Frucht, etwa **6–8 Wochen nach der letzten Regel,** geht das **Corpus luteum graviditatis** zugrunde. Als Folge davon kommt es zum **Zerfall** und zur **Ausstoßung** der im Uterus aufgebauten **Dezidua**, was mit uterinen **Blutungen** einhergeht. Die uterinen Blutungen sind also **hormonal** bedingt.

Gewiß ist es richtig, daß es **nicht bei jeder Tubengravidität uterin bluten muß.** So verläuft bekanntlich die Tuben**ruptur** oft ohne die geringste uterine Blutung (S. 560) einfach deswegen, weil es hier oft zur Katastrophe, der Ruptur, kommt, bevor die Frucht abgestorben ist. **Beim Tubenabort ist es aber geradezu eine Seltenheit, wenn es nicht uterin blutet.** Manchmal handelt es sich nur um geringe kurzdauernde Blutungen oder blutig gefärbten Ausfluß, was von indolenten Frauen wenig beachtet wird. Wenn man sich genügend **intensiv** mit der **Anamnese** beschäftigt, wird man beim Tubenabort so gut wie immer uterine Blutungen feststellen können.

- **Die verdächtigen Schmerzen.**
  Sobald die Frauen mit Tubenschwangerschaft nach außen (= uterin) bluten, die Frucht in der Tube also abstirbt, treten gewöhnlich auch einseitige Schmerzen auf.

Ursache der Schmerzen ist zunächst die beginnende Ablösung, später werden sie durch die Kontraktionen der Tube verursacht, wenn die ampullenwärts getriebene Frucht das Tubenlumen aufweiten muß. Dementsprechend sind die Schmerzen einseitig und haben oft wehenartigen Charakter.

Bei dem **langsamen** Verlauf des Tuben**abortes** über Wochen kann es zu **mehreren solcher Schmerzattacken** kommen, zwischen denen längere oder kürzere schmerzfreie Intervalle liegen. Bei der außerordentlichen Häufigkeit der Adnexitis ist die Differentialdiagnose nicht leicht.

Derartige, sich wiederholende Schmerzattacken kommen gewöhnlich bei der Tuben**ruptur** nicht vor. Bei ihr kennen wir nur einen, allerdings sehr heftigen Schmerz, der im Augenblick der Ruptur, also im 3. Stadium (S. 555), aus voller Gesundheit heraus auftritt.

Der Untersuchungsbefund im 2. Stadium ergibt zunächst die Zeichen einer **intrauterinen Schwangerschaft** im 1.–2. Monat mit oft nur angedeuteter Lividität der Scheide, aufgelockertem, leicht vergrößertem Uterus usw. Die Auftreibung der schwangeren Tube ist auch in diesem Stadium zunächst (d. h. solange es noch nicht in die Tube hineinblutet) noch so gering, daß man sie **nur selten heraustasten** kann.

Stets sollte man darauf achten, ob **beim Bewegen des Uterus** ein **Adnexschmerz** auftritt. Dieser oft sehr deutliche „Schiebeschmerz der Portio" spricht für die Tubengravidität!

> **Die 2 Leitsymptome der Tubenschwangerschaft im 2. Stadium,** insbes. des **Tubenabortes** (Frucht in der Tube absterbend oder tot, Blutung in die Tube):
> **Ausbleiben der Regel** und danach
> - **Auftreten von Schmier-Dauerblutungen** oder anderen unregelmäßigen Blutungen meist **6–8 Wochen nach der letzten Regel.**
> - **Einseitige, oft wehenartige Schmerzen,** periodisch wiederkehrend.
>   Je länger die Tubenschwangerschaft besteht, um so eher ist es möglich, einen einseitigen, sich ziemlich schnell vergrößernden **Adnextumor (Hämatosalpinx)** herauszupalpieren.
> **Eine Konsequenz:**
> **Sofortige Klinikeinweisung wegen Verdacht auf Extrauteringravidität!**

Man muß erst älter werden, um es zu begreifen: Nichts ist für die frühe Erfassung der Tubenschwangerschaft so wichtig wie die sorgfältigste Erhebung der Anamnese, die – was die Blutung angeht – in allen Einzelheiten geradezu mit höchstgradiger Pedanterie aufgenommen werden muß.

Welche weiteren **diagnostischen Hilfsmittel** stehen uns zur Verfügung?
- Die HCG-Bestimmung
- die Ultraschalldiagnostik
- die Laparoskopie sowie die Douglaspunktion

HCG-Bestimmung: Die immunologischen Schwangerschaftsteste aus dem Schwangerenurin stellen für die Diagnose und Differentialdiagnose der Extrauteringravidität keine große Hilfe dar. Der positive Ausfall sagt nicht, ob die Schwangerschaft im Uterus oder in der Tube sitzt. Der negative Ausfall kann vorliegen, wenn es sich handelt um

a) eine ganz **junge** Tubengravidität. Grund: Die Teste werden frühestens 8–11 Tage nach dem erwarteten Beginn der (ausgebliebenen) Regel positiv;

b) eine im **Absterben begriffene** Tubengravidität. Grund: Die regressiven Veränderungen der Plazenta setzen bei der Tubengravidität meist früh ein. Entsprechend nimmt die Choriongonadotropinbildung frühzeitig ab, wodurch die immunologischen Schwangerschaftsteste negativ werden.

Daher ist heute der Verdacht auf eine Extrauteringravidität eine Indikation für die wesentlich empfindlichere Methode des **Beta-HCG-Nachweises im mütterlichen Blut,** der in jedem Fall den Nachweis einer Schwangerschaft wenige Tage nach Implantation ermöglicht.

Ultraschalldiagnostik: Die wichtigsten Ultraschallbefunde bei der Extrauterinschwangerschaft sind
- der **Ausschluß einer intrauterinen Schwangerschaft**
- die **Darstellung der** (intraperitonealen) **Blutansammlung** im Douglasschen Raum
- häufig (nicht immer!) ist der Nachweis der extrauterinen Fruchtanlage möglich.

Es ist darauf zu achten, daß die Ultraschalluntersuchung bei **voller Harnblase** durchgeführt werden sollte.

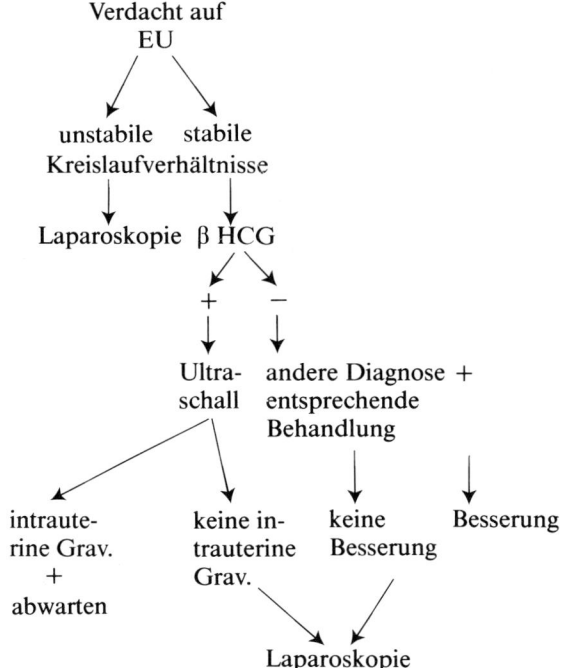

Abb. 403 Entscheidungsbaum zum diagnostischen Vorgehen bei Verdacht auf EU (sekundäre Amenorrhoe, Unterleibsbeschwerden, uterine Blutung, unklarer vaginaler Tastbefund).

Laparoskopie: Nach Anlegen eines Pneumoperitoneums mit etwa 3 l CO_2 werden durch eine eingeführte Optik die Tuben sowie die Ovarien inspiziert und die Diagnose „Extrauteringravidität" gesichert oder verworfen. Bei einer vermuteten Tubargravidität mit beginnenden oder manifesten Schocksymptomen als Ausdruck einer intraperitonealen Blutung ist die **Douglaspunktion** weniger aufwendig; wird bei dieser Punktion des Douglasschen Raumes vom hinteren Scheidengewölbe aus Blut gewonnen, so ist die Diagnose höchst wahrscheinlich; wird kein Blut aspiriert, so schließt das keine Extrauteringravidität aus.

Der Entscheidungsgang bei dem Verdacht auf extrauterine Schwangerschaft geht aus Abb. 403 hervor.

In Zweifelsfällen kann die **Abrasio** in die Diagnostik eingeschaltet werden. Sie ist angezeigt, wenn bei einer verdächtigen Anamnese die uterine Blutung (10–12–14 Tage) anhält und an den Adnexen (noch) kein hinweisender Tastbefund zu erheben sowie ein immunologischer Schwangerschaftstest negativ ist.

Histologische Diagnostik bei Verdacht auf Extrauteringravidität (= EU)
Die möglichen histologischen Ergebnisse:
1. Fetale Elemente und Dezidua: es liegt also ein **Abort** vor.

2. **Nur Dezidua, keine fetalen Elemente:** es kann sich handeln
   a) um einen **Abort,** bei dem die Frucht in toto ausgestoßen wurde,
   b) um eine **ektope** Schwangerschaft.

3. **Stadium** (Blutung aus der Tube in die freie Bauchhöhle) = **Stadium des peritonealen Schocks und des Kollapses** = **Stadium der alarmierenden Zeichen**

- **Tubenabort**

Entscheidend wichtig für das Verständnis des **klinischen Ablaufs** des Tubenabortes ist folgendes: Das aus der Tube sickernde Blut gelangt zum größten Teil nicht in die freie Bauchhöhle, sondern wird vorher **ab-** und **aufgefangen,** und zwar dadurch, daß es um das abdominale Tubenende herum zu einem tastbaren „**Bluttumor**", dem **peritubaren Hämatom** (Abb. 404), gerinnt. Eine solche Gerinnung ist natürlich nur bei einem langsam aus der Tube heraussickernden Blut möglich, nicht aber bei arteriell spritzenden Gefäßen, mit denen wir es bei der Tuben**ruptur** (S. 554) zu tun haben. – Durch immer neu sich anlegende geronnene Schichten kann ein peritubares Hämatom schnell faustgroß und auch größer werden. Infolge seiner Schwere **sinkt das peritubare Hämatom in den DOUGLASschen Raum hinein** (Abb. 404). Kleine Mengen von Blut fließen natürlich auch nebenher in den freien Bauchraum. Dieses Blut sammelt sich im Douglasschen Raum hinter dem Uterus. Hier gerinnt es und bildet zusammen mit dem dort befindlichen peritubaren Hämatom einen von der Scheide aus gut tastbaren, teigigen Bluttumor = **retrouterine Hämatozele** (Abb. 404).

Merke: Beim Tuben**abort** kommt es niemals zu einer plötzlichen starken arteriellen Blutung und Überflutung des ganzen Bauchraumes mit Blut wie bei der Tubenruptur (S. 556), sondern es handelt sich hier stets um eine in **Schüben** auftretende, **langsame Sickerblutung** aus intervillösen Räumen, wobei außerdem der **größere Teil der Blutung stets in Form 3 geschlossener „Bluttumoren"** (1. Hämatosalpinx, 2. peritubares Hämatom, 3. retrouterine Hämatozele, Abb. 404) **abgefangen und abgegrenzt** wird.

Leitsymptome des Tubenaborts im III. Stadium
(Der Tubenabort ist im Gang und es blutet aus der Tube in die Bauchhöhle)
1. Schmerzen a) auf einer **Adnexseite**
   b) am **After** und beim Abgang von **Blähungen.**
2. Mehrere typische „Schwächeanfälle" im Verlauf von Wochen. Bei jedem dieser Anfälle handelt es sich um einen **peritonealen Schock:** Plötzliches Schwächegefühl, blasses Gesicht, spitze Nase, kalter Schweiß auf der Stirn, schneller Puls; kommt zustande durch den Kontakt des ausfließenden Blutes mit dem Bauchfell.
3. Untersuchungsbefund: Allmähliche Ausbildung eines **peritubaren Hämatoms** und einer **retrouterinen Hämatozele.**
4. Es bestehen meist **Blutungen aus dem Uterus** wie im 2. Stadium (S. 555).

ad 1. Die **Schmerzen,** meist wehenartig, treten auf bei Tubenkontraktionen (S. 556) sowie auch bei der Bildung des peritubaren Hämatoms (Abb. 404). Das in den DOUGLAS heruntersinkende peritubare Hämatom macht als **retrouterine Hämatozele** sehr **charakteristische Be-**

560   10 Blutungen

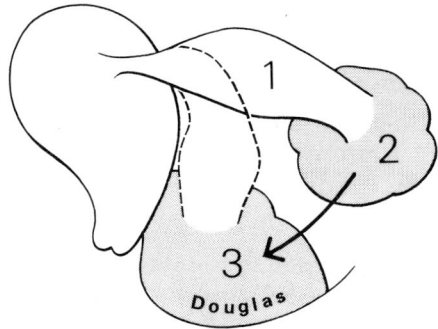

Abb. 404 Die 3 „Bluttumoren": 1 = Hämatosalpinx, 2 = peritubares Hämatom, 3 = retrouterine Hämatozele.

schwerden von seiten des **Mastdarmes**: **schmerzhafter Abgang von Blähungen, Ausstrahlungsschmerzen um den After herum** oder **Druckgefühl am After**.

ad 2. Sich in unregelmäßigen Abständen wiederholende „Schwächeanfälle" = **peritoneale Schocks**. Schon eine **kleine Blutmenge**, die neben dem peritubaren Hämatom in die Bauchhöhle tropft, kann einen kurzen **peritonealen Schock machen**, der beim ersten Male gar nicht besonders beeindruckend zu sein braucht: „Ich wollte mich gerade an den Tisch setzen, da bekam ich auf einmal unten links **Schmerzen**, mir wurde **schwindelig** und **schwarz vor Augen**." Das alles kann nach einem kleinen Blutungsschub aufs Bauchfell beim Tubarabort schnell vorübergehen, um sich in Abständen von Stunden oder Tagen oder sogar Wochen noch **ein oder mehrere Male zu wiederholen**. Bis dann eines Tages einmal ein größerer „Blutungsschub" aufs Bauchfell gelangt und der peritoneale Schock jetzt einen so bedrohlichen Eindruck (auffallend blasses Gesicht, fliegender Puls, Atemnot) macht, daß schnellstens ein Arzt herbeigeholt wird. – Auch beim Tubenabort können sich diese Erscheinungen eines schweren peritonealen Schocks bis zu einem Kollaps, zum Zusammenbruch des Kreislaufs steigern.

Diese **Schock- und Kollapszustände** treten also während dieser über viele Tage oder sogar Wochen gehenden protrahierten Endphase des Tubaraborts gewöhnlich **mehrere Male anfallsweise** auf, wobei der einzelne Anfall stets weit weniger beeindruckend ist, als der eine bei der Tubenruptur.

ad 3. **Untersuchungsbefund**: Die Palpation, die wegen der Abwehrspannung der Patientin oft schwierig ist, ergibt einen der drei „Bluttumoren" (Abb. 404). Ist es zunächst nur zur Ausbildung einer **Hämatosalpinx** (= „Bluttumor" Nr. 1) gekommen (Abb. 404), so fühlt man neben dem meist aufgelockerten und vergrößerten Uterus die Tube auf einer Seite mehr oder weniger verdickt. Hat sich schon ein **peritubares Hämatom** (= „Bluttumor" Nr. 2, Abb. 404) entwickelt, so tastet man am äußersten Tubenende eine weiche, teigige, diffuse Verdickung, die oft in ganz kurzer Zeit an Masse stark zunimmt und schnell Mannsfaustgröße erreichen und sogar überschreiten kann. Man muß ein besonderes Gefühl für die teigige Weiche dieses Tumors haben. Sind einige Schübe freien Blutes in den Bauchraum hineingeflossen oder hat sich das peritubare Hämatom in den Douglasschen Raum gesenkt, so findet man den Douglas mehr oder weniger vorgewölbt, und man tastet in ihm die Masse der teigig-weichen **retrouterinen Hämatozele** (= „Bluttumor" Nr. 3, Abb. 404). Bestehen jetzt noch Zweifel an der Diagnose, so können die **Laparoskopie oder Douglaspunktion** die Situation schnellstens klären.

Ganz anders der klinische Verlauf der Endphase bei der
- **Tubenruptur.**

Kein langsamer, schleichender Verlauf mit mehreren „Schwächezuständen" durch peritonealen Schock, sondern: **Aus vollstem Wohlbefinden heraus kommt es meist ohne das geringste vorherige Hinweissymptom** ganz **plötzlich** und **völlig unerwartet** zu **einem einzigen, ganz schweren Anfall,** dem höchst dramatischen Ereignis der **schlagartig einsetzenden Überflutung des ganzen Bauches mit Massen von Blut,** das frei aus der zernagten, durchlöcherten Tubenwand in den Bauchraum **hineinspritzt** und die Frau in die **akuteste Gefahr des Verblutungstodes** bringt. Die

Leitsymptome der Tubenruptur	
1. **Plötzlicher Schmerz** im Unterbauch 2. **Peritonealer Schock** (Blässe, kleiner Puls, Atemnot) 3. **Diffus empfindlicher Leib = akuter Bauch** 4. **Kollaps**	sind zwar gleich oder ähnlich denen in der Endphase des Tubenaborts, unterscheiden sich von diesen aber einmal dadurch, daß sie nur in Form **eines einzigen, denkbar schweren Anfalls** auftreten, ferner durch die **Plötzlichkeit ihres Auftretens aus vollstem Wohlbefinden heraus,** so daß sie geradezu **alarmierend** wirken!

Kurz: **Akuter Bauch mit ganz plötzlich auftretenden Zeichen der inneren Verblutung.**

ad 1. Schmerzen. Die Patientinnen können den Schmerzbeginn meist auf die Minute genau angeben. Sie berichten ferner, das Gefühl gehabt zu haben, daß „da innen im Bauch etwas zerrissen ist" und benennen meist auch die richtige Seite. **Der Schmerz ist so heftig, daß die Frauen oft nicht richtig durchatmen können.** Manchmal wird auch angegeben, daß der Schmerz im Oberbauch unter dem Rippenbogen oder in einer Schulter oder Oberarm besonders stark zu fühlen war. Es handelt sich dabei um eine **Phrenikusreizung:** Beim Vordringen größerer Blutmengen wird bei der **liegenden** Patientin das Zwerchfell erreicht und dadurch das „**Phrenikussymptom**" ausgelöst (= „**Schulterschmerz, Oberarmschmerz**").

ad 2. Peritonealer Schock. In einer einzigen Minute verwandelt sich das vorher völlig normal und gut durchblutet aussehende Gesicht der Patientin und nimmt eine höchstgradige, geradezu **erschreckende Blässe** an, die für die Tubenruptur als **pathognomonisch** bezeichnet werden muß. Der fliegende Puls, der manchmal schon bei ganz kurzer Beobachtung deutlich kleiner wird, kann in kurzer Zeit ganz verschwinden. Stets besteht **erhebliche Atemnot,** die sich schnell zu einem „Ringen nach Luft" steigern kann.

ad 3. Akuter Bauch. Sekunden nach der Ruptur zeigt der ganze Leib schon eine ganz auffallende diffuse Empfindlichkeit. Sehr bald ist der **ganze Bauch so gespannt und tut so weh, daß man ihn an keiner Stelle auch nur leicht berühren kann,** ohne intensivste Schmerzen bei der Patientin auszulösen = „**akuter Bauch**". Nur sofortige und schnellste Kliniküberweisung und sofortige Laparotomie vermögen noch eine Katastrophe abzuwenden.

Die **Diagnostik der Tubenruptur** ist nach eingetretener Ruptur einfach. Die alarmierenden Symptome des akuten Krankheitsbildes, insbesondere das Bild des akuten Bauches, können eigentlich nicht übersehen werden.

562   10 Blutungen

Zusammenfassung der **Hauptsymptome der Tubenschwangerschaft**

	Tubenabort	**Tubenruptur**
1. Stadium: Frucht und Tube intakt	**Gar keine Symptome**	**Gar keine Symptome**
2. Stadium: Absterbende oder tote Frucht, evtl. Blutung in die Tube = Hämatosalpinx	**Uterine Blutung** 6–8 Wochen nach der letzten Regel Einseitige, oft wehenartige **Schmerzen** im Unterbauch Tubenverdickung meist noch nicht tastbar, wird erst tastbar, wenn sich eine Hämatosalpinx ausbildet	**Gar keine Symptome** (Wichtig: Es gibt bei der Tubenruptur meist kein „2. Stadium". Die uterinen Blutungen fehlen oft, weil es zur Ruptur kommt, bevor die Frucht abgestorben ist)
3. Stadium: Blutung aus der Tube in die Bauchhöhle	**Mehrere typische „Schwächeanfälle"** im Verlauf von Wochen (= peritoneale Schocks) Typischer **Untersuchungsbefund**: Ganz allmähliche Ausbildung eines **peritubaren Hämatoms** und einer **retrouterinen Hämatozele**	**Ein einziger schwerster Anfall** (= peritonealer Schock + Kollaps), der **ganz plötzlich aus vollstem Wohlbefinden heraus** auftritt Kurz: **Akuter Bauch** mit ganz plötzlich auftretenden Zeichen der **inneren Blutung!**

Die **Behandlung der Extrauteringravidität**

ist in jedem Falle die Operation. Die schwangere Tube wird meist abgesetzt und das Ovar, wenn möglich, erhalten. Möglichst alles Blut aus dem Bauch entfernen. Gefahr der Verwachsungen! In manchen Fällen ist der Erhalt der (schwangeren) Tube mit **mikro-chirurgischen Operations-Verfahren** möglich.

10.4 Placenta praevia

Normalerweise sitzt die Plazenta hoch im Fundus an der Vorder- oder Hinterwand des Uteruskörpers. Bei der Placenta praevia hat die Plazenta einen **ortsfremden** und damit **falschen** Sitz. Wir finden sie bei dieser Anomalie tief unten im Uterus eingepflanzt. Dabei bedeckt ein mehr oder weniger großer Teil der Plazentafläche die Innenwand des **unteren Uterinsegments**. Die Öffnung des inneren Muttermundes wird dadurch von der Plazenta ganz oder teilweise bedeckt (Abb. 409 + 410) oder aber auch nicht erreicht (Abb. 411 + 412). In extremen Fällen ist die Plazenta bis in den Zervikalkanal hinein eingepflanzt.

Bei der Placenta praevia sitzt die Plazenta also so, daß sie scheidenwärts teilweise oder ganz **vor** dem vorangehenden Teil des Kindes liegt: Sie geht dem Kinde

10.4 Placenta praevia

voraus, sie ist eine Placenta **praevia** (praevius, -a, -um vorausgehend). Dadurch verlegt sie dem Kinde je nach dem Grade des Vorliegens mehr oder weniger den Weg nach außen. Die größte Gefahr der Placenta praevia besteht aber darin, daß sie sich meist schon in den **letzten Monaten der Schwangerschaft,** spätestens aber **beim Geburtsbeginn, ablöst,** wodurch es zu **Blutungen** kommt:

Sitzt die Plazenta regelrecht, also im **Fundus**bereich, so kommt es unter normalen Umständen während der Schwangerschaft und der Geburt des Kindes **nicht eher** zur Ablösung der Plazenta, **bis das Kind geboren ist.** Sitzt dagegen ein größerer oder kleinerer Teil der Planzentafläche regelwidrig auf der Innenwand des unteren Uterinsegments, so sitzt dieser Teil in dem Bereich des Uterus, der schon bei den **allerersten und schwächsten Wehen gedehnt** wird, der also in die Länge gezogen und verdünnt wird. (Ganz im Gegensatz zum Korpusteil des Uterus, dessen Wände sich bei jeder Wehe zusammenziehen!) Da der auf dem unteren Uterinsegment haftende Teil der Plazentafläche der Dehnung seiner Unterlage nicht folgen kann, wird diesem Plazentateil somit von den ersten Wehen an „der Boden unter den Füßen" weggezogen. Dadurch muß es schon in der Schwangerschaft, spätestens in der Eröffnungsperiode unter der Geburt zur **Ablösung dieses Teiles der Plazenta** kommen. Die Folge sind **Blutungen im Bereich des abgelösten Lappens,** weil die Zotten in diesem Bereich aus der Decidua basalis herausgezogen und damit die intervillösen Räume eröffnet werden. Es fließt also **mütterliches Blut.** Nicht selten kommt es bei der Ablösung des Plazentalappens aber auch zur Zerreißung von Gefäßen im Bereich des kindlichen Teiles der Plazenta (Zottengefäße, größere Plazentagefäße). Dann fließt auch **kindliches Blut** (Nachweis von fetalem Hämoglobin und fetalen Erythrozyten). Da mit Verstärkung der Wehen ein immer größerer Flächenteil der Plazenta von der Innenwand des unteren Uterinsegments weggezogen wird, gilt:

Werden die Wehen besser und schreitet die Eröffnung des Mm fort, dann muß auch die Präviablutung stärker werden. Dadurch wird die Placenta praevia eine der denkbar schwersten Geburtskomplikationen.

Die Diagnose Placenta praevia bedeutet größte Gefahr des Verblutungstodes für Mutter und Kind!

Eine Blutung in den letzten Monaten der Schwangerschaft oder spätestens zu Beginn der Geburt (Beginn vor dem Blasensprung) ist mit hoher Wahrscheinlichkeit eine Blutung wegen Placenta praevia oder wegen vorzeitiger Lösung der normal sitzenden Plazenta (S. 573). **In beiden Fällen besteht ausgesprochene Lebensgefahr für Mutter und Kind.**

Das Kind kann bei Placenta praevia auch bluten!

Das Kind kann sogar so stark bluten, daß es sich **verblutet**. Ein Teil der kindlichen Todesfälle bei Placenta praevia ist auf **Verblutung des Kindes** zurückzuführen. Bekannt ist auch der

posthämorrhagische Schock der Neugeborenen

(Blässe, fehlende Atmung, Bradykardie), der durch diese Blutung ausgelöst werden kann. Dieser Schock wurde zuerst bei Placenta praevia beschrieben. Er kommt auch bei anderen Zuständen vor (vorzeitige Lösung der normal sitzenden Plazenta, Gefäßzerreißung bei Insertio velamentosa u. a.). Dieser Schock macht eine **sofortige Bluttransfusion** beim Kinde unmittelbar nach der Geburt notwendig.

Man unterscheidet allgemein

Vier Grade der Placenta praevia:

1. **Placenta praevia totalis:** Der innere Mm ist von der Plazenta vollständig bedeckt (Abb. 405 und 409). – Liegt hierbei die Mitte der Plazenta über dem inneren Mm – was man natürlich erst nach der Geburt feststellen kann – so spricht man von **Placenta praevia centralis.**
2. **Placenta praevia partialis** (= lateralis): Der innere Mm ist von der Plazenta nur teilweise bedeckt (Abb. 406 und 410).
3. **Placenta praevia marginalis:** Der untere Rand der Plazenta erreicht den inneren Mm oder überragt ihn mit einem kleinen Segment (Abb. 407 und 411).
4. **Tiefer Sitz der Plazenta:** Der Teil der Plazenta, der im unteren Uterinsegment sitzt, reicht mit seinem unteren Rand nicht an den inneren Mm heran (Abb. 412).

Es ist klar, daß die Überdeckung des inneren Mm mit Plazentagewebe um so größer wird, je weiter der Mm sich öffnet. Deshalb hält man sich bei allen Aussagen über den Grad der Placenta praevia am besten an das Übereinkommen, daß der Grad der Überdeckung auf einen Mm von 3-4 cm Weite bezogen werden soll.

Klinik der Placenta praevia
Vorkommen: Bei Mehr- und Vielgebärenden, besonders bei schnell aufeinanderfolgenden Geburten bzw. Kürettagen; weniger häufig bei Erstgebärenden.
   Häufigkeit: Auf etwa 200 Geburten kommt ein Fall von Placenta praevia.
   Ätiologie: Über die Entstehung der Placenta praevia ist nicht viel Sicheres bekannt. Einigkeit besteht darüber, daß die im folgenden unter 1. und 2. genannten Ursachen die Hauptrolle spielen.
1. Der wichtigste ätiologische Hinweis ist die allgemein bekannte Tatsache, daß sich die Placenta praevia in der Hauptsache bei **Mehr-** und **Viel**gebärenden findet.
   Das erklärt sich aus folgenden Umständen:
   a) Die Plazenta der Mehrgebärenden ist **größer** als die der Erstgebärenden.
   b) Die unter 2) genannten Schädigungen der Gebärmutterschleimhaut finden sich bes. bei Mehr- und Vielgebärenden. Die dort genannten atrophischen Veränderungen der Schleimhaut treten besonders nach schnell aufeinanderfolgenden Geburten auf.
2. **Schädigungen des Endometriums:** Entzündungen, also Endometritis corporis, gehäufte Aborte und Kürettagen, atrophische Veränderungen der Schleimhaut als Folge schnell

10.4 Placenta praevia 565

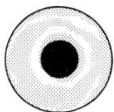
Abb. 405
Plac. praevia totalis.

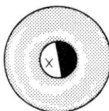
Abb. 406
Plac. praevia partialis,
X = freiliegende Eihaut.

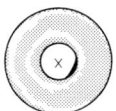
Abb. 407
Plac. praevia marginalis.

(Diese Diagnosen beziehen sich auf einen Muttermund von 3-4 cm Durchmesser).

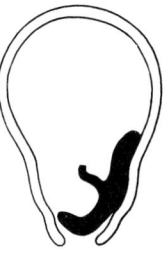
Total
Abb. 409
Placenta praevia totalis[1].

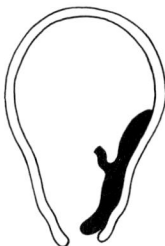
Partial
Abb. 410
Placenta praevia partialis
(= lateralis).

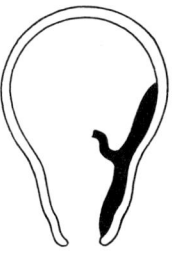
Marginal
Abb. 411
Placenta praevia marginalis.

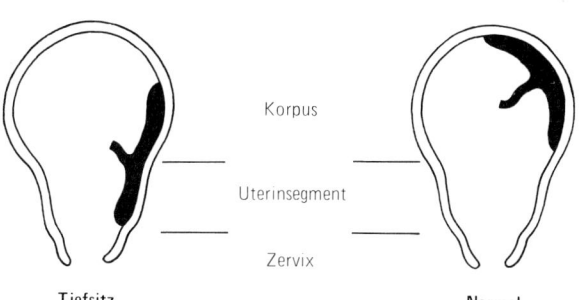

Tiefsitz
Abb. 412
„Tiefer Sitz" der Plazenta.

Normal
Abb. 408
Normaler Sitz der Plazenta.

aufeinanderfolgender Geburten, ferner auch nach Narben bes. nach vorangegangener Sektio. Diese Schädigungen verschlechtern vor allem die Durchblutung der betroffenen Schleimhautabschnitte und vermindern dadurch in hohem Maße die Ernährungsmöglichkeiten für die Frucht. Sie nistet sich daher nicht im oberen Teil der Korpushöhle ein, sondern **weicht nach unten in den Bereich des unteren Uterinsegments aus.**
3. Die Frucht siedelt sich primär im unteren Uterinsegment anstatt in der Korpusschleimhaut an. Diese „primäre Isthmusplazenta" ist selten.

---

[1] Bei den Placenta praevia-Abbildungen ist das Kind der besseren Übersicht wegen nicht eingezeichnet worden.

Symptome:
1. **Blutungen = Kardinalsymptom,** und zwar Blutungen in den letzten Monaten der Schwangerschaft, spätestens während der Geburt. Die Blutung bei Pl. pr. beginnt **stets vor** dem Blasensprung. Nach dem Blasensprung einsetzende Blutungen sind keine Placenta praevia-Blutungen.
2. **Häufig regelwidrige Lagen.** Das Plazentakissen nimmt einen mehr oder weniger großen Teil des Beckeneingangsraumes ein. Dadurch wird die regelrechte Einstellung des Kopfes verhindert: regelwidrige Schädellagen, Schräglagen, Querlagen, Beckenendlagen finden sich bei Placenta praevia ungewöhnlich häufig.
3. **Primäre Wehenschwäche,** da kein Druck auf die Zervikalganglien ausgeübt wird.
4. **Atonische Nachgeburtsblutungen,** s. S. 592.

Zu den **Blutungen in der Schwangerschaft:** Die ersten Blutungen treten gewöhnlich nicht vor dem 7. Schwangerschaftsmonat auf. Die Präviablutungen treten meist ohne sichtbare Ursachen und ohne spürbare Wehen, oft in völliger Ruhelage, nachts während des Schlafes oder auch am Tage beim Umhergehen auf. Gelegentlich geben die Frauen auch an, vor Beginn der Blutungen leichte Wehen gehabt zu haben. Die erste Blutung, die meist leicht ist, bedeutet stets eine eindringliche Warnung. Manchmal ist die Blutung auch schon beim erstenmal stark, sie ist aber niemals gleich lebensgefährlich, wenn sie auch einen bedrohlichen Eindruck machen kann.

Diese erste Blutung wird daher auch als

Warn- oder Ansageblutung

bezeichnet.

Die weiteren Blutungen in der Schwangerschaft treten ganz verschieden auf, gewöhnlich in Abständen von Tagen und Wochen. Ihre Stärke ist sehr verschieden und kann nie im voraus beurteilt werden. Auf eine ganz geringe Blutung kann ganz unverhofft eine außerordentlich schwere Blutung folgen, die das Leben der Frau und des Kindes in größte Gefahr bringt. Im allgemeinen nimmt die Stärke der Blutungen von Mal zu Mal zu, die Anämie der Frau kann schon in der Schwangerschaft bedrohlich werden. Auch häufige kleine Blutungen sind gefährlich.

Zu den **Blutungen im Beginn der Geburt:** Nach einem äußerlich vollkommen ungestörten Verlauf der Schwangerschaft kann die erste Blutung auch erst während der Eröffnungsperiode beim Einsetzen der ersten Eröffnungswehen auftreten. Diese Blutung ist gewöhnlich stark, oft außerordentlich stark mit ausgesprochen bedrohlichem Charakter. Wird nicht sofort sachgemäß gehandelt, kann sie für Frau **und** Kind den Tod bedeuten.

Differentialdiagnose: Etwa 70–80% aller Blutungen in der 2. Hälfte der Schwangerschaft sind durch eine Placenta praevia bedingt. In etwa 20–30% der Fälle kommt eine andere Blutungsquelle in Frage; nämlich (Abb. 414):
- **Vorzeitige Lösung der richtig sitzenden Plazenta** (s. S. 573).
- **Zervixkarzinom:** Wird durch die in der Klinik obligatorische Spekulumuntersuchung (s. S. 569, Anweisungen für den klinischen Assistenten) ausgeschlossen!

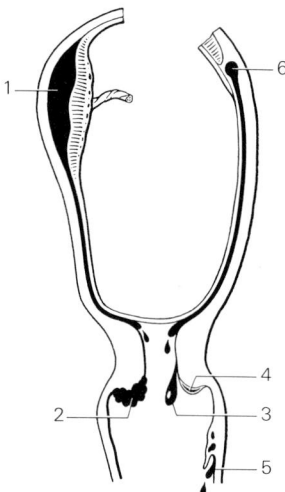

Abb. 414 Die 6 wichtigsten Blutungsquellen am Ende der Schwangerschaft **außer** der Placenta praevia, 1 vorzeitige Lösung der Plazenta, 2 Zervixkarzinom, 3 Muttermundspolyp, 4 Portioerosion, 5 variköse Blutung, 6 Randsinusblutung.

- **Muttermundspolyp**
- **Portioerosion**
- **Variköse Blutungen**

Auch das Vorliegen dieser Blutungen wird durch die obligatorische Spiegeleinstellung (S. 569) geklärt.

Blutungen aus Scheidenvarizen oder aus Varizen des äußeren Genitales (bes. der Klitorisgegend). Nie zu verkennen, da es stets zu **abnorm starken Blutungen** kommt. Einstellen mit großen Spiegeln, Übersicht ist hier alles, Tupfen mit großen Tupfern oder Bauchtüchern. Dann **oberhalb und unterhalb** der blutenden Stelle umstechen.

- **Randsinusblutungen** (Zerreißung des Sinus circularis placentae),
  die auch bei richtig sitzenden Plazenten vorkommen.

Zusammenfassung der

Gefahren der Placenta praevia

Gefahren für die **Mutter**:
1. Schwere Blutung→Verblutung
2. Infektion→Sepsis
3. Luftembolie (selten!)→Tod

Mütterliche Mortalität erhöht, bei Nutzung aller klinischen Möglichkeiten unter 1%.

Gefahren für das **Kind**:
1. **Hypoxie:** Durch Ablösung der Plazenta von ihrer Unterlage kommt es zu einer Verkleinerung ihrer Haftfläche und dadurch zu einer evtl. erheblichen Verminderung der Sauerstoffzufuhr.
2. **Posthämorrhagischer Schock**
3. **Verblutungstod:** Verblutung des Kindes infolge Zerreißung von Zottengefäßen oder großer Plazentagefäße bei Ablösung der Plazenta.

Kindliche Mortalität: Früher 30–75%, heute (bei häufigerer Anwendung der **Schnittentbindung**) 5%, also immer noch sehr hoch!

Diagnostik und Behandlung der Placenta praevia

Behandlung in der Klinik
Dem Anfänger muß zunächst mit Nachdruck gesagt werden:

> **Die Placenta praevia ist durchaus nicht ohne weiteres eine Indikation zur Sektio!**

Die Erfahrung hat gezeigt, daß Placenta-praevia-Fälle auch ohne stärkere Blutung und ganz spontan verlaufen können. Etwa 30–40% aller Fälle von Placenta praevia können daher entweder mit **vaginalen** Methoden oder sogar **ohne jeden Eingriff** entbunden werden. Allerdings muß im Interesse des mütterlichen Lebens, vor allem aber auch aus kindlicher Indikation in mindestens 60–70% der Fälle von Placenta praevia die **Sectio caesarea** ausgeführt werden.

Entscheidend dafür, **ob, wann** und **wie** eingegriffen werden muß, sind der vorangegangene Blutverlust, die Stärke der augenblicklichen Blutung, insbes. aber auch der Grad der Praevia (s. u.) und der Zustand von Mutter und Kind.

Anweisungen für den klinischen Assistenten

- **Vorgehen bei schwachen Blutungen**

> **Allererste und wichtigste Maßnahmen** nach Aufnahme der blutenden Frau in die Klinik: **Bestimmung der Blutgruppe** (was eigentlich in der Schwangerenberatung geschehen sein sollte!) und Bereitstellung von **gruppengleichen ausgekreuzten Blutkonserven!**

Zwei wichtige Punkte für die

Konservative = exspektative Behandlung von Schwangeren mit Präviaverdacht

1. Strenge Bettruhe,
2. Medikamentöse Ruhigstellung des Uterus.

Ziel der Behandlung: Vermeidung schwerer Blutungen vor allem auch, um die Schwangerschaft im Interesse des Kindes möglichst nahe an den Geburtstermin heranzubringen!

Zu 1. Strenge Bettruhe. Blutige Vorlagen zur Visite aufbewahren, damit sich der Arzt ein Bild von der Stärke der Blutung machen kann. – Sorgsame Beobachtung, Blutbild, laufende Hb-Kontrollen. Sinkt das Hb unter 9 g%, so sind Anämiebehandlung und Bluttransfusionen notwendig. Kontrolle der Kardiotokogramme.

Zu 2. Medikamentöse Ruhigstellung des Uterus. Es kommt darauf an, die Schwangerschaftswehen und damit neue Blutungen mindestens so lange zu vermeiden, bis das Kind lebensfähig ist; **intravenöse Tokolyse** mit Fenoterol (Partusisten®); eine **lungenreifefördernde Behandlung** mit 4 × 4 mg Betamethason (Celestan®) i. m. ist zu überlegen.

Ganz besonders ist zu beachten:
Niemals rektal untersuchen,
niemals vaginal untersuchen,
wohl aber **Portio und Scheide mit Spiegeln einstellen!** Diese

Spiegeleinstellung

wird mit **sterilen** Spiegeln auf dem gynäkologischen Stuhl ausgeführt. Dabei werden lediglich die sterilen Spiegel, **nicht aber die Finger** in die Scheide eingeführt!

Fragestellung, die allein durch das **Auge** beantwortet wird: Wie weit ist der Mm? **Blutet es aus dem Mm oder aus einer anderen Stelle** (s. S. 566)? Sieht man im Mm Plazentagewebe? Ist also eine Placenta praevia die Ursache der Blutung? Kann man etwas über den Grad der Pl. pr. aussagen? Ein ganz besonders wichtiger Zweck dieser Untersuchung ist es, ein **Zervixkarzinom** auszuschließen.

Außer dieser Spiegeleinstellung wird nach Aufnahme der Schwangeren eine **Ultraschalluntersuchung** durchgeführt, um 1. den **Sitz der Plazenta** zu lokalisieren (was schon in der Schwangerenberatung erfolgt sein sollte) und 2. ein **retroplazentares Hämatom** auszuschließen (s. S. 573).

● **Vorgehen bei stärkerer Blutung**

Wird die Frau mit einer stärkeren Blutung eingeliefert oder kommt es während des Klinikaufenthaltes zu einer stärkeren Blutung, so muß **sofort vaginal** untersucht und anschließend **eingegriffen** werden. Eine vaginale Untersuchung wird auch dann notwendig, wenn trotz konservativer Maßnahmen eine leichtere Blutung über **längere Zeit** andauert.

Für diese vaginale Untersuchung muß gefordert werden:
1. Die Untersuchung darf **nur im Operationssaal** und in **vollständiger Operationsbereitschaft** vorgenommen werden.
2. Niemals darf die Untersuchung einer Frau mit Präviaverdacht begonnen werden, bevor nicht **alle Vorbereitungen zur sofortigen Durchführung** einer

Bluttransfusion

mit **gruppengleichem Blut** beendet sind! Die **Blutkonserve** muß **greifbar** bereit stehen! Die **Kreuzprobe** muß **durchgeführt** sein.!
3. Alle Beteiligten müssen **äußerlich** und **innerlich** darauf eingestellt sein, **in wenigen Augenblicken mit der Schnittentbindung zu beginnen!**

Bei jeder vaginalen Untersuchung einer Frau mit Präviaverdacht **muß** damit gerechnet werden, daß schlagartig eine massive **Stromblutung** auftritt. Diese Blutung verlangt ein **sofortiges** operatives Eingreifen, meist eine **Sektio** (s. unten). Daher müssen alle Vorbereitungen getroffen werden, um mit einer Sektio **sofort** beginnen zu können.

Zur vaginalen Untersuchung in Operationsbereitschaft
Zuerst Spiegeleinstellung. Danach wird mit leichtester Hand und so zart wie möglich **vaginal** untersucht.

Zwei Möglichkeiten:
1. Mm geöffnet, Zervikalkanal, soweit noch vorhanden, für mindestens 1-2 Finger bequem durchgängig.
2. Mm geschlossen oder fast geschlossen (selten).

ad 1. In 80-90% der Fälle von Blutungen bei Placenta praevia ist der äußere Mm nach unserer Erfahrung mehr oder weniger weit geöffnet und der noch stehende Teil des Halskanals auffallend leicht für den Finger durchgängig. Man kommt also ohne Schwierigkeiten an den inneren Mm heran. Es ist festzustellen: Größe des äußeren und des inneren Mm, ob eine Placenta praevia vorliegt oder nicht; wenn ja, welchen Grades. Eine der wichtigsten Fragen: Kommt man im Bereich des Mm an irgendeiner Stelle an die **Fruchtblase** heran oder nicht? Bei dieser Entscheidung kann die **Amnioskopie** hilfreich sein. Mit ihr ist die Frage klärbar, ob eine Blaseneröffnung möglich ist oder nicht. Handelt es sich um eine **Placenta praevia**, so fühlt man im inneren Mm zwischen Finger und vorangehendem Teil das charakteristische **schwammartige** Plazentagewebe oder wenigstens ein nicht glattes, sondern **filziges** bis **rauhes** kissenartiges Gewebe. Es ist entweder im ganzen Umkreis der Öffnung oder nur in Form eines überhängenden Lappens zu fühlen.

Achtung! Häufiger Irrtum: Verwechslung eines **Blut**klumpens mit der vorliegenden Plazenta! Das bedeutet die Verwechslung der Placenta praevia mit der vorzeitigen Lösung! Merke: Die mütterliche Oberfläche der Plazenta hat eine charakteristische **rauhe** Oberfläche, Blutkoagula fühlen sich ganz **glatt** an!

ad 2. Der Mm ist noch fast geschlossen oder nur wenig geöffnet. Bei diesem Befund **sollte darauf verzichtet werden, mit dem Finger in den Zervikalkanal** einzugehen!

Niemals darf man bei Placenta praevia-Verdacht einen halbwegs geschlossenen Muttermund mit dem Finger „aufbohren" wollen, nur um zu einer Diagnose zu kommen!

Die Entscheidung darüber, **wie** man vorzugehen hat, bei welchem Vorgehen die Aussichten für Mutter und Kind die besten sind, hängt von der festzustellenden **Geburtssituation beim Einsetzen der behandlungsbedürftigen Blutung** ab, wobei es bei der Frage

Sektio oder keine Sektio?

im einzelnen stets auf die folgenden fünf Punkte ankommt:
1. **Blutung:** sehr stark, stark, mäßig, gering?
2. **Muttermund:** geschlossen, nur wenig eröffnet, 3-5 cm weit, noch weiter?
3. **Grad der Placenta praevia:** Pl. pr. marginalis, partialis, totalis?

4. Fruchtblase: Steht sie noch, ist sie gesprungen?
5. Kind: lebt und ist lebensfähig; ist abgestorben; lebt, ist aber nicht lebensfähig.

Bei **starker Blutung** und wenig **eröffnetem Mm** wird man ohne Rücksicht auf den Umfang der vorliegenden Plazenta sofort die **Sectio abdominalis** ausführen, sofern das **Kind lebt** und **lebensfähig** ist und die Vorbedingungen für die abdominale Sektio erfüllt sind. Bei lebensbedrohlichen Blutungen der Mutter und wenig eröffnetem Muttermund wird auch bei **nicht lebensfähigem** oder **totem Kind** durch **Sektio** entbunden.

Bei der **Pl. pr. totalis** gibt es in der Klinik überhaupt keinen anderen Weg als die Sektio.

Vaginales Vorgehen = Blase eröffnen!

Wenn die **Blase steht** und es sich um eine **geringere** oder **mittelstarke Blutung** bei einer **Schädellage** handelt, wenn der äußere **Mm mindestens etwa 5 cm weit** ist und man **im Bereich des Mm an die Blase herankommt** (also bei Placenta praevia **partialis** und **marginalis**, niemals bei Placenta praevia totalis), so wird man **vaginal** vorzugehen versuchen:

In **Operationsbereitschaft** die **Blase** eröffnen, den **Kopf ins Becken hineindrücken** und **Wehenmittel geben** (= Trias des Handelns).

Durch den denkbar einfachen Eingriff des Blaseneröffnens und der Kopfeinleitung kann man häufig auch **stärkere Blutungen sofort zum Stillstand** und die Geburt außerdem gut in Gang bringen. Diese frappante Wirkung beruht darauf, daß der Kopf nach Ablassen des Vorwassers sofort tiefer rückt und den gelösten Plazentalappen gegen die Innenwand des unteren Uterinsegments andrückt. Man wird bei Placenta praevia dann **vaginal** entbinden, wenn dieser Weg **möglich** ist und das **Risiko für Mutter und Kind dadurch nicht vergrößert** wird. – Gelingt die Blaseneröffnung, so wartet man eine Zeitlang im **Operationssaal** und in **Operationsbereitschaft** die Wirkung der vaginalen Blutstillung ab. Steht die Blutung bei diesem Vorgehen nicht, so wird die Sektio ausgeführt.

Technik in drei Akten:
1. **Blase eröffnen,** und zwar hier ausnahmslos **unter amnioskopischer Sicht.** Denn bei Pl. pr. handelt es sich stets um einen **hoch**stehenden Teil, es droht also stets der Vorfall der Nabelschnur. Sehr wichtig ist folgendes: Die Blase darf man bei Pl. pr. **niemals durch Druck mit dem Finger** sprengen, sondern man muß dazu stets ein **Instrument** (Kugelzange, Pinzette) benutzen. Durch den Finger würden mit Sicherheit weitere Anteile der Plazenta abgelöst werden.
2. **Kopf einleiten:** Während der Geburtshelfer die Blase sprengt, läßt er die Hebamme den Kopf von oben her mit beiden Händen kräftig ins Becken drücken. Bei fettleibigen Frauen kommt man mit dem **Kristellern** besser zum Ziel.
3. **Wehenmittel** verabreichen, wenn die Frau keine oder nicht genügende Wehen hat. Erst hierdurch kommt die notwendige vis a tergo zustande.

Die Beachtung dieser drei Punkte ist von größter Wichtigkeit!

> In der **Klinik** gibt es heute zur Behandlung der **stärker blutenden** Placenta praevia nur **zwei** Möglichkeiten:
> Entweder **Blaseneröffnung** oder **Sektio**!

Wendungsverfahren oder **Herunterholen eines Fußes** (bei BEL) kommen heute in der **Klinik** als Behandlung der Pl. pr. wegen der hohen **kindlichen** Sterblichkeit nur noch in Frage bei totem oder nicht lebensfähigem Kind, also vor der 24. Schwangerschaftswoche. Die **Kopfschwartenzange** wird in der Klinik mehr und mehr durch den **Vakuumextraktor** (S. 498) ersetzt.

Zusammenfassung der klinischen Placenta praevia-Therapie

> Bei allen **starken Blutungen (schweren Anämien)** und **geschlossenem** oder **wenig eröffnetem Mm** sowie bei **Pl. pr. totalis**
> **sofortige Sektio**

Die (abdominale) Sektio ist unter diesen Umständen das einzige Verfahren, mit dem die Gefahren für Mutter und Kind sicher und schnell beseitigt werden.

> Bei **mäßigen** (aber zum Abwarten zu starken) **Blutungen** bei Placenta praevia **marginalis** und **partialis** und einem **mindestens etwa 5 cm weiten Mm,**
> **ferner** auch bei **nicht lebensfähigen, lebensschwachen** oder **toten Kindern** (sofern der Zustand der Mutter nicht bedrohlich ist)
> **vaginale Blutstillung**
> (Blaseneröffnung, Kopfeinleitung, Wehenmittel, Spontangeburt).

Unter Umständen (starke Blutungen, hochgradige Anämie) muß aber auch bei **totem,** lebensschwachem oder lebensunfähigem Kinde die **Sektio** ausgeführt werden. Entscheidend ist dabei allein der Zustand der Mutter.

Nachgeburtsperiode bei Placenta praevia
Mit der Geburt des Kindes ist die Blutungsgefahr bei Pl. pr. noch nicht vorüber. In der Nachgeburtsperiode sind größere Blutungen geradezu charakteristisch. Die Nachgeburtsperiode ist daher sehr genau zu überwachen.

> **Bei der Praevia ist die Geburt des Kindes der Beginn einer neuen Gefahrenperiode: der Nachgeburtsperiode!**

Bei vaginaler Entbindung wird die Blutstillung durch Andrücken des abgelösten Plazentalappens erreicht. Ist das Kind geboren, so hört die Kompression auf. Der Lappen löst sich wieder von der Haftfläche ab, und es muß von neuem zu Blutungen kommen. Außerdem ist beim unteren Uterinsegment, also gerade der Stelle, aus der die Blutung bei Pl. pr. stammt, die durch Kontraktion der Gebärmutterwand bedingte Blutstillung am schwächsten. Deswegen besteht **auch nach Sektio** und vollständiger Entfernung der Plazenta erhebliche Blutungsgefahr.

10.5 Vorzeitige Lösung der normal sitzenden Plazenta (VL) (= Abruptio placentae = Ablatio placentae)

Definition: Teilweise oder vollständige **Ablösung** der **normal** (d. h. im Bereich des **Fundus** an der Vorder- oder Hinterwand) sitzenden Plazenta von ihrer Haftfläche **vor** der Geburt des Kindes (Abb. 415), und zwar entweder während der letzten Monate der Schwangerschaft oder unter der Geburt (meist in der Eröffnungszeit), wodurch es zu Blutungen aus mütterlichen und nicht selten auch aus kindlichen Gefäßen im Bereich der Haftfläche und damit zur Bildung eines retroplazentaren Hämatoms kommt.

Es ist wichtig, bei der Definition der VL zu betonen, daß es sich dabei um eine **normal** sitzende Plazenta handelt, im Gegensatz zur Placenta praevia, die sich auch vorzeitig löst, aber **falsch** sitzt und bei der der falsche Sitz die Ursache der vorzeitigen Lösung ist.

Ursachen: In einem hohen Prozentsatz der Fälle (50–70%) nicht zu klären. **Für den Rest (30–50%) kommen in Frage:**
- **Gestose**

mit erhöhtem Blutdruck, Ödemen und Eiweiß im Urin, ferner chronische Nierenerkrankungen, hochgradige Hyperemesis. Die Folge davon sind toxische Vorgänge auf **neurokapillärem** Gebiet mit dem Endeffekt, daß **Kapillaren** und **kleine Gefäße** an der Plazentahaftstelle **zerreißen** oder ihre **Wand durchlässig** wird, wodurch

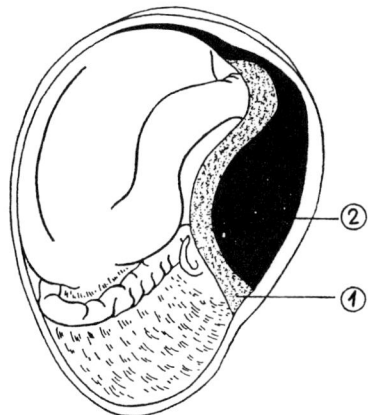

Abb. 415 Vorzeitige Lösung der Plazenta (nach R. Wilson). 1 = Vollständig abgelöste Plazenta. 2 = Retroplazentares Hämatom.

es zu Blutungen zwischen Uteruswand und Plazentahaftstelle und damit zur VL kommt. „Das Drama spielt sich im Gebiet der Kapillaren ab" (COUVELAIRE).
- **Mechanische Ursachen** = exogene Faktoren,
vor allem **Traumen** (Fall auf den Unterleib, Stoß u. a.), ferner **zu kurze Nabelschnur** (→Zerrung an der Plazenta) u. a. werden heute nur noch, abgesehen von Ausnahmefällen, als **auslösende** Momente angesehen.

Mechanisch bedingt sind aber zweifellos die Fälle von **zu starker Retraktion des Uterus nach schneller Herabsetzung des Uterus-Innendrucks**: nach Blasensprung bei Hydramnion sowie nach Geburt des ersten Zwillings. Folge: rasche Verkleinerung der Plazentahaftstelle, wodurch es leicht zur Ablösung eines Teils der Plazenta bzw. der zum zweiten Zwilling gehörenden Plazenta kommen kann.

Prognose: Die VL ist stets ein sehr gefährliches Ereignis, wenn es sich um Ablösung eines größeren Bezirks (⅓ und mehr) handelt. Die Mutter kann an innerer Blutung zugrunde gehen, wenn nicht rasch Hilfe kommt. Das Kind ist in schweren Fällen so gut wie immer verloren. **Ursachen: a) Sauerstoffmangel** (schon eine **Ablösung von ¼ der Plazentahaftfläche tötet das Kind**). **b) Verblutung.**

> **Die Gefahr für die Mutter ist bei vorzeitiger Plazentalösung groß, für das Kind ist sie in schweren Fällen unabwendbar. Die kindliche Mortalität beträgt 70-90%!**

Häufigkeit: Schwere Fälle mit den klassischen Symptomen (s. u.) sind selten (2‰-5‰). Leichte Fälle und solche, die ganz symptomlos verlaufen, die man also überhaupt erst nach der Geburt der Plazenta erkennt (s. u.), kommen in etwa ½-1% vor.

Herkunft des Blutes: Die Blutung beginnt mit der Ablösung der Plazenta von ihrer Haftfläche. Das Blut stammt in der Hauptsache aus kleinen **mütterlichen** Gefäßen. In einem gewissen Prozentsatz findet man eine Beimengung **kindlichen** Blutes. Je stärker die Blutung, um so größer ist die abgelöste Fläche.

Zwei mögliche Richtungen der Blutung:
- **Blutung nach innen:** Das ausgeflossene Blut sammelt sich in dem Raum zwischen den abgelösten Bezirken der Plazenta und der Uterusinnenwand an. Bildung eines Blutergusses hinter der Plazenta, genauer zwischen Plazenta und Uterusinnenwand (Abb. 416) =
  retroplanzentares Hämatom.
  Das ist der Fall, wenn die Ablösung mehr in der Mitte der Plazenta stattfindet.
- **Blutung nach innen und nach außen:** Nur möglich, wenn nicht oder nicht nur zentrale Partien, sondern auch ein Teil des Plazentarandes abgelöst wurde. Das Blut bahnt sich einen Weg zwischen den Eihäuten und der Uterusinnenwand und fließt durch den Zervikalkanal und die Scheide nach außen (Abb. 416). Blutungen nach außen kommen in etwa 80% der Fälle von VL vor, jedoch sind diese Blutungen meist nur gering.

> **Bei der vorzeitigen Lösung ist die wahrnehmbare Blutung aus der Scheide niemals ein Maßstab für den gesamten Blutverlust.**
> **Die Blutung bei VL ist vor allem eine innere Blutung.**

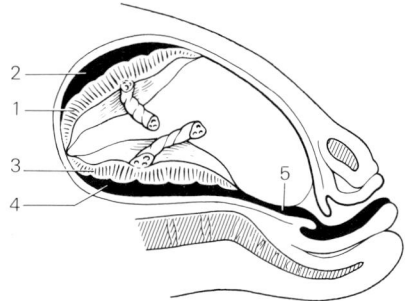

Abb. 416 Vorzeitige Lösung. Zentral abgelöste Plazenta (1) mit retroplazentarem Hämatom (2). Zentral und am Rande abgelöste Plazenta (3) mit retroplazentarem Hämatom (4) und Blutung nach außen (5).

Typische Symptome eines schweren Falls von VL

Die VL kann plötzlich ohne irgendein **vorhergehendes** klinisch faßbares Zeichen auftreten. In etwa einem Drittel der Fälle gehen der VL die Zeichen der Gestose (s. S. 96) voraus.

- **Subjektive Symptome:**
  1. Allererstes Symptom ist sehr häufig der **Schmerz**. Die Patientinnen geben an, vor allen anderen Erscheinungen einen heftigen, ganz plötzlich auftretenden Schmerz im Unterleib verspürt zu haben. Der Schmerz wird oft als **stich**artig bezeichnet.
  2. Anschließend werden die Patientinnen ziemlich schnell von einem **allgemeinen Unwohlsein,** verbunden mit Angstgefühl, Schwindel, Schwarzwerden vor den Augen, Atemnot, Ohnmacht befallen. Manchmal wird auch über Völlegefühl und Spannung im Leib geklagt.
  3. Die Schwangere fühlt oft keine **Kindsbewegungen** mehr.
- **Objektive Symptome bei schweren Fällen:**
  1. **Blutung.** Die Blutung aus der Scheide nach außen ist das am häufigsten gefundene Symptom. Allerdings ist sie auch in den meisten schweren Fällen gering. Starke Blutungen nach außen sind bei VL überhaupt selten. In 20–30% der Fälle blutet die Frau gar nicht nach außen, sondern nur nach innen zwischen Uteruswand und Plazenta.
  2. **Schock.** Auffallende **Blässe des Gesichts,** farblose Lippen, ausgeblutete Hände, schneller, leicht unterdrückbarer Puls, Blutdruckabfall. Besonders, die oft beängstigend schnell auftretende und rasch zunehmende **Gesichtsblässe** weist schon von Anfang an auf die Schwere des Krankheitsbildes hin. Ursache ist sicher nicht nur die Anämie, es handelt sich vor allem um eine **Schock**wirkung. Sofort Schockbehandlung (S. 580), **Hb** bestimmen. **Blutgruppe** und **Rh-Faktor** sollten schon in der Schwangerenberatung bestimmt worden sein! Untersuchung auf Fibrinogenmangel (s. S. 578)!

> In den meisten schweren Fällen steht der geringe Blutverlust nach außen in einem krassen Gegensatz zu der hochgradigen Blässe des Gesichts, die vor allem durch den Schock bedingt ist.

In rascher Folge stellen sich jetzt die weiteren Symptome ein:
3. **Der Uterus fühlt sich auffallend gespannt bis hart an** (l'utérus en bois, der „Holzuterus"), als ob er in einem Zustand der Dauerkontraktion wäre (auch wenn gar keine Wehen vorhanden sind). In Wirklichkeit ist die starke Spannung eine Folge des wachsenden Blutergusses zwischen Uteruswand und Plazenta.
4. **Der Uterus ist sehr druckempfindlich,** oft so stark, daß schon der Versuch, äußerlich zu untersuchen, aufgegeben werden muß. Manchmal ist schon leichte Berührung schmerzhaft. Ursache: Überdehnung des Perimetriums (Uterusserosa). Die Punkte 3 und 4 machen eine Verwechslung mit der **Uterusruptur** möglich.
5. Im **Kardiotokogramm** sind mehr oder weniger stark ausgeprägte Hypoxie-Zeichen vorhanden oder fetale Herzaktionen fehlen.
6. Bei der **Ultraschalluntersuchung** wird ein retroplazentares Hämatom dargestellt. Dies gelingt vor allem bei Vorderwandplazenten, nicht immer bei Hinterwandplazenten.

Alle diese Erscheinungen können völlig fehlen oder sind nur angedeutet vorhanden, wenn die Ablösung nur geringfügig ist. In solchen Fällen wird die VL erst nach Geburt der Nachgeburt erkannt: im Bereich der vorzeitig abgelösten Stelle ist die Plazenta napfförmig eingedellt. In der Delle stecken festhaftende, geronnene Blutklumpen. Diese leichten Fälle finden sich relativ häufig, schwere Fälle von VL sind selten.

Differentialdiagnose: Es gibt mittelschwere Fälle mit Blutungen nach außen, bei denen man an Blutungen aus anderer Ursache denken muß, in erster Linie an die **Placenta praevia** (bei Pl.pr. fehlt der Schmerz und die Spannung des Uterus), ferner auch an alle unter Placenta praevia (S. 566) angegebenen möglichen Blutungsursachen, sodann auch an die **Uterusruptur.**

COUVELAIRE-**Syndrom** (1911) = **Apoplexia uteri**
Bei schweren Fällen von VL kommt es nicht nur zur Bildung eines umgrenzten retroplazentaren Hämatoms, sondern gleichzeitig auch zu **Blutungen innerhalb der Muskelwand** des Uteruskörpers (=**Apoplexia uteroplacentaris**), die schwerste Veränderungen des Myometriums zur Folge haben. Es kommt zur Aufsplitterung der Muskelfasern und zur Degeneration von Muskelzellen. Die Blutung kann durch die Serosa hindurch in die freie Bauchhöhle dringen (Erscheinungen des **akuten Bauches**).

Das Corpus uteri zeigt beim COUVELAIRE-Syndrom im Bereich der Serosa eine charakteristische **dunkelblaurote** bis **schwärzliche Verfärbung,** die Couvelaire mit dem Aussehen eines stielgedrehten, hämorrhagisch infarzierten Ovarialkystoms verglich. Das Krankheitsbild geht mit einem **schweren Schockzustand** (mit Oligurie und Anurie) einher. Es wird heute angenommen, daß die Ursache dieses Syndroms eine **diffuse Gefäßwandschädigung** mit einer (zunächst) lokal begrenzten (Uterus!) **Störung des Blutstillungsmechanismus** ist. Diese Störungen können aber auch über den Uterus hinaus die **übrigen Genitalorgane** erfassen (Blutungen in das lockere parametrane Beckenzellgewebe bis zum Nierenlager hinauf = **Apoplexia uteroparametrica,** uteropelvica). In ganz schweren Fällen können diese Gefäßwand- und Gerinnungsstörungen sogar **universell** auftreten, wobei es dann zu Blutungen in Schleimhäute, Leber, Nieren, Magen und andere Organe kommen kann.

Gerinnungsstörung bei VL

Den Gerinnungsstörungen (= Hämostasestörungen, Koagulopathien), die bei der VL und verschiedenen anderen Komplikationen in der Schwangerschaft und unter der Geburt vorkommen (S. 543, 598), liegt das gleiche **zweiphasische** Geschehen zugrunde:

1. Phase: In der **terminalen Strombahn** (Gefäßstrecke: Arteriolen→Kapillaren→Venolen) kommt es zur **Gerinnselbildung:** Fibrinogen fällt zu Fibrin aus, wobei die korpuskulären Blutelemente in das Fasernetz des Fibrins eingeschlossen werden = Phase erhöhter Gerinnbarkeit, **disseminierte intravaskuläre Gerinnung (DIG).** Folge: Die kapilläre Durchströmung wird ungenügend, da die terminale Strombahn durch Gerinnsel mehr oder weniger verstopft ist. Diese Phase ist meist von kurzer Dauer. Wegen des Verbrauchs von Fibrinogen (→Fibrin) und anderer Gerinnungsfaktoren bezeichnet man die 1. Phase auch als „**Verbrauchskoagulopathie**".

Die Verlegung der terminalen Strombahn bedeutet eine Störung bzw. die Aufhebung der Mikrozirkulation. Es kommt infolge Hypoxie und metabolischer Azidose zu funktionellen und schließlich zu anatomischen Gewebsschädigungen innerhalb zahlreicher innerer Organe (Niere, Leber, Lunge, Hirn, Milz u. a.) und bei längerer Dauer zu irreparablen Veränderungen (Gewebsnekrosen). In dieser Phase der Gerinnungsstörungen sind es also die **lebensbedrohenden Gewebsschädigungen innerer Organe und nicht Blutungen,** die das Krankheitsbild kennzeichnen. In schweren Fällen von VL können alle inneren Organe durch Hypoxie geschädigt sein. Klinisch steht die Nierenschädigung mit Oligurie-Anurie (akutes Nierenversagen→Schock) meist im Vordergrund.

Die allgemeine Folge der ungenügenden kapillären Durchströmung ist der **Schock.**

2. Phase: Phase der reparativen Gegenregulation = **fibrinolytische Phase:** Der Organismus ist imstande, die Fibringerinnsel in der terminalen Strombahn durch gesteigerte fibrinolytische Aktivität wieder aufzulösen. Die verstopfte Gefäßstrecke Arteriolen→Kapillaren→Venolen wird wieder eröffnet, die Mikrozirkulation kommt wieder in Gang. Gewebsschäden können sich evtl. wieder zurückbilden. Dieser fibrinolytische Prozeß, der zunächst als Schutzmechanismus des Körpers aufzufassen ist, **kann über das Ziel hinausschießen,** so daß der größte Teil des vorhandenen Fibrins und auch des Fibrinogens zerstört wird. Der Fibrinogenspiegel sinkt mehr oder weniger hochgradig ab: **fibrinolytisches Syndrom, Defibrinierungssyndrom.** Durch den Mangel an Fibrinogen im zirkulierenden Blut der Mutter

= **Hypo- bzw. Afibrinogenämie**

kommt es dann infolge Ungerinnbarkeit des Blutes zu **pathologischen Blutungen** aus der Wundfläche des Uterus. Diese Blutungen sind nicht selten lebensbedrohlich.

Die Ursachen der Gerinnungsstörung bei der VL
sind nicht geklärt. Drei Möglichkeiten werden diskutiert (nach KUHN und GRAEFF):
1. **Infusion von „thromboplastischem Material" aus dem Cavum uteri in die mütterliche Zirkulation**
   Plazenta und Dezidua gehören zu den Geweben, die reich an gerinnungsaktiven Substanzen („Thromboplastin") sind. Bei der Ablösung der Plazenta von ihrer Haftstelle werden diese Substanzen frei und gelangen in die mütterliche Blutbahn, wo sie proteolytisch spaltend auf das Fibrinogenmolekül einwirken. Die entstehenden Fibrinmonomere (= Bausteine des Fibrins) fangen sich in der engen terminalen Strombahn.
2. **Lokaler Verbrauch von Gerinnungsfaktoren im retroplazentaren Hämatom**
   Die Ungerinnbarkeit des mütterlichen Blutes wird dadurch erklärt, daß die Gerinnungsfaktoren im retroplazentaren Hämatom verbraucht werden. Die disseminierte intravaskuläre Gerinnung mit gesteigerter fibrinolytischer Aktivität wird durch diese Vorstellung nicht erklärt.
3. **Die Gerinnungsstörung als Ursache des retroplazentaren Hämatoms**
   Es wird angenommen, daß die disseminierte intravaskuläre Gerinnung mit gesteigerter fibrinolytischer Aktivität der **primäre** Vorgang ist, der die vorzeitige Ablösung der Plazenta zur Folge hat.

Feststellung des Fibrinogenmangels
Es ist durchaus nicht so, daß es bei jeder VL zu einer Fibrinogenmangelblutung kommt. Bedrohliche Gerinnungsstörungen zeigen sich erst dann, wenn der **Fibrinogengehalt unter 100 mg%** absinkt. (Der Fibrinogengehalt des Blutplasmas beträgt in der Schwangerschaft 400–600 mg%.)

Bei allen Patientinnen, die mit Verdacht auf VL eingeliefert werden, müssen daher **Gerinnungsbestimmungen** durchgeführt werden, um die Ungerinnbarkeit des Blutes so früh wie möglich zu erkennen. Genaue Laboratoriumsbestimmungen dauern viel zu lange. In der akuten Situation ist der einfache **Clot observation test** hilfreich: Einige Milliliter Blut (aus der Kubitalvene oder des aus der Scheide fließenden Blutes) in ein Reagenzglas bringen. Man beobachtet mit der Uhr, wann das Blut gerinnt (Normalzeit bei unbehandeltem Blut eines gesunden Menschen 6–15 min). Mit dem Test soll festgestellt werden,
a) ob das Blut gerinnt oder nicht gerinnt. Gerinnt es nicht, so liegt eine **Afibrinogenämie** vor,
b) ob das Blut, nachdem es gerann, innerhalb etwa einer Stunde wieder aufgelöst wird. Ist dies der Fall, so liegt eine **gesteigerte fibrinolytische Aktivität** vor.

Fibrinogen-, Thrombozyten- und Thrombinzeitbestimmungen erlauben einen groben Überblick über die Gerinnungsverhältnisse; sie müssen während des klinischen Verlaufes wiederholt durchgeführt werden.

Behandlung der vorzeitigen Lösung

Rein geburtshilfliche Behandlung
Ziel: Schnelle und zugleich schonende Entbindung. Dabei geht man davon aus, daß, je länger der Zustand dauert,
- die ablösende Fläche sich vergrößert,
- die Blutung zunimmt, die Frau in den Schockzustand kommt,
- die Hypofibrinogenämie sich ausbildet oder sich verstärkt.

Eine für die Entscheidung über die Geburtsleitung wichtige Frage ist die **nach dem Leben und dem Zustand des Kindes.**

Lebt das Kind beim Verdacht auf eine vorzeitige Lösung der Plazenta und bestehen Überlebenschancen (Schätzgewicht! Schwangerschaftsalter!) ist eine

sofortige abdominale Schnittentbindung

angezeigt.

Lebt das Kind nicht mehr oder besteht bei lebendem Kind nicht die geringste Überlebenschance, ist eine

vaginale Geburt unbedingt

anzustreben. Eine Sektio in dieser Situation aus mütterlicher Indikation läßt sich meist vermeiden.

Die wichtigste geburtshilfliche Maßnahme ist die Blasensprengung.
Sobald die Diagnose VL gestellt ist, wird zunächst einmal die Blase eröffnet, der Mm gedehnt und ein Oxytozin-Dauertropf angelegt. Evtl. Kopfschwartenzange oder Vakuumextraktor ansetzen.

Die Blasensprengung wird in jedem Fall

ohne Rücksicht auf den Kopfstand und
ohne Rücksicht auf die Mm-Größe durchgeführt.

In jedem Fall einer VL sind während der Geburt eine **Intensivüberwachung**
- Blutdruckkontrolle
- Urinausscheidung
- Gerinnungswerte
- Blutgasanalyse

und evtl. eine **Schockbehandlung** sowie eine **Therapie der Koagulopathie** notwendig.

Eine **Zeitgrenze** für die Geburtsdauer bei vaginaler Geburtsleitung ist nicht allgemein gültig festzustellen; alle geburtshilflichen Maßnahmen richten sich auf eine rasche vaginale Entbindung.

Zur Frage der
Hysterektomie bei Vorzeitiger Lösung

Das Absetzen des Uterus bei der VL ist nur selten notwendig. Es gibt dafür **nur eine Indikation:** die schwere **Atonie** des Uterus.

Wenn der Uterus nach Geburt des Kindes atonisch ist und trotz Anwendung aller üblichen Mittel **atonisch bleibt,** dann muß er abgesetzt werden. Das gilt sowohl für die Entbindung durch Sektio als auch für die auf vaginalem Wege. Es sei besonders betont, daß die Verfärbung des Uterus beim COUVELAIRE-Syndrom (S. 576), auch wenn sie sehr ausgedehnt ist, durchaus noch keine Indikation zum Absetzen der Gebärmutter ist. Lediglich dann, wenn die Uterusmuskulatur von hineingepreßten Erythrozytenmassen so durchsetzt ist, daß sie sich nicht mehr kontrahieren kann, soll der Uterus abgesetzt werden.

Schockbehandlung
Die Erfahrung hat gelehrt, daß es zu den schweren Fällen von Gerinnungsstörung besonders dann kommt, wenn man die Schockbehandlung nicht energisch genug betreibt.

Vorgehen:
Als erstes schnell Blut zur **Blutgruppenbestimmung** und **Kreuzprobe.** Danach sofort **Dauertropf** und Venenkatheter anlegen. Das Allerwichtigste bei der Schockbehandlung der VL ist der möglichst rasche intravenöse Volumenersatz mit Plasmaersatzmitteln (z. B. Haemaccel) oder fresh frozen plasma bis genügend blutgruppengleiches, gekreuztes Blut bereit steht: Dann sofort Bluttransfusion mit diesem Blut. Es soll möglichst nur Frischblut transfundiert werden, weil es intakte Thrombozyten enthält!

Mit Kortikoiden ist man heute bei der Schockbehandlung sehr zurückhaltend. Sie werden nur bei schweren Schockzuständen gegeben und erst dann, wenn man mit den oben genannten Maßnahmen nicht zum Ziel kommt.
Über das Vorgehen bei
Störung der **Nierenfunktion**
(drohende Niereninsuffizienz) ⎫
Störung des **Säure-Basen-Haushalts** ⎬ s. S. 107, 110
Ventilationsstörungen ⎭

Für die Dosierung aller Maßnahmen ist allein ihre Wirkung ausschlaggebend: Ansteigen des Blutdrucks, Absinken der Pulsfrequenz, rosige Peripherie, Warmwerden des Gesichts. Entscheidend wichtig ist die **Urinmenge!** Daher Dauerkatheter einlegen!

Der Schock darf erst dann als **bekämpft** gelten, wenn **mindestens 30–40 ml Harn in der Stunde** gemessen werden!

Behandlung der Gerinnungsstörung
Bei den auf Gerinnungsstörung beruhenden Blutungen in der Geburtshilfe gelingt die Aufhebung der Gerinnungsstörung und damit die Stillung der Blutung am sichersten, wenn man von der **Fibrinolyse als Ursache des Fibrinogenmangels** ausgeht (S. 577).

1. Ersatz des zerstörten Fibrinogens
Die Zuführung von

3–6(–10) g Humanfibrinogen (Behring) als i. v. Infusion

ist nach heutiger Auffassung unbedingt notwendig. Human-Fibrinogen sollte in jeder geburtshilflichen Abteilung bereitgehalten werden.

Die Fibrinogen-Trockenampullen bedürfen einer Lösungszeit in physiologischer Kochsalzlösung von etwa 15 Minuten. Die Auflösung kann man beschleunigen, indem man die Trockenampullen in ein Wasserbad von 37 °C stellt. Fibrinogen läßt man schnell einlaufen.

2. Hemmung der Fibrinolyse

Trasylol, ein Proteinasen-Inhibitor **oder**
AMCHA (Aminomethylcyclohexancarbonsäure).

Präparate: Anvitoff®, Ugurol®. Die genannten Präparate stoppen die Fibrino- und Fibrinogenolyse und stillen dadurch die bedrohliche Blutung.

Während in der einen Armvene die Transfusion läuft, gibt man in den anderen Arm zunächst eine **Injektion** von

200 000 E Trasylol i. v.,

um schnell einen möglichst hohen Initialspiegel zu erreichen. Anschließend an die Injektion folgt eine genügend hoch dosierte **Dauertropf-Infusion von Trasylol:** 100 000 E/Stunde über mehrere Stunden, bis die Blutung sicher steht.

AMCHA-Präparate kann man zusätzlich zu Trasylol injizieren. Von **Anvitoff** bzw. **Ugurol** gibt man mehrmals am Tage i. v. Injektionen von 500 mg.

Kommt es bei einem Fall von VL zu starker Blutung und erlauben die Umstände keine Fibrinogenbestimmung und auch nicht (wie oft) den exakten Nachweis einer pathologischen fibrinolytischen Aktivität, so soll man das Programm **ohne Bestimmungen** ablaufen lassen. Starke Blutungen bei VL beruhen meist auf einer Fibrinolyse.

Da eine Hämostasestörung jederzeit plötzlich auftreten kann, müssen die folgenden Medikamente in genügender Menge in jedem **Kreißsaal griffbereit** stehen:

Trasylol: mindestens 10 Amp. zu je 100 000 E
AMCHA: mindestens 5 g
Humanfibrinogen: 10 g

10.6 Insertio velamentosa (I. v.)

Definition: Häutiger Ansatz der Nabelschnur. Die Nabelschnur setzt nicht unmittelbar an der Plazenta an, sondern endet entfernt vom Rande der Plazenta zwischen den Eihäuten. An irgendeiner Stelle der Eihäute teilt sich die Nabelschnur auf, und ihre drei Gefäße (eine Vene, zwei Arterien) verlaufen frei zwischen Amnion und Chorion in mehrfachen Verzweigungen zur Plazenta.

Folgende Arten des Nabelschnuransatzes werden unterschieden:

Nabelschnuransatz an der Plazenta:	Bezeichnung:	
in der Mitte	Insertio centralis	
außerhalb der Mitte	Insertio lateralis	**Normal**
am Rande	Insertio marginalis	
außerhalb, in den Eihäuten	**Insertio velamentosa. Regelwidrig und sehr gefährlich für das Kind!**	

Klinische Bedeutung erhält die I. v. erst dann, wenn die frei und ungeschützt zwischen den Eihäuten verlaufenden Nabelschnurgefäße in den Bereich des Mm kommen oder wenn sie von einem Teil des Kindes, meist dem vorangehenden Teil, gegen die Beckenwand abgequetscht werden. Die I. v. bringt also mit sich.
1. **Verblutung des Kindes,** wenn beim Blasensprung ein größeres Gefäß aufgerissen wird; das Kind stirbt dann meist sehr schnell ab.
2. **Sauerstoffmangel des Kindes,** wenn ein frei verlaufendes Gefäß komprimiert wird.

> **Zwei große Gefahren für das Kind:**
> **1. Verblutung,**
> **2. Sauerstoffmangel.**

Beide Ereignisse kommen aber relativ selten vor, obwohl die I. v. an der geborenen Plazenta gar nicht so selten zu beobachten ist.

Die Gefahren der I. v. betreffen also stets nur das **Kind,** in keiner Weise die Mutter; das aus der Scheide fließende Blut stammt nur aus dem kindlichen Kreislauf.

Diagnose: Nur in seltenen Fällen wird die I. v. vor dem Blasensprung diagnostiziert werden. Die Kennzeichen der I. v. sind:

Vor dem Blasensprung:
  Das Fühlen von pulsierenden Gefäßen in den Eihäuten im Bereich des mehr oder weniger weit eröffneten Mm. – Dazu kommt
  variable Dezelerationen im Kardiotokogramm, wenn der vorangehende Teil tiefer tritt und die frei in den Eihäuten verlaufenden Gefäße komprimiert werden.

Beim Blasensprung:
Plötzliches Auftreten einer **Blutung im Augenblick des Blasensprungs.**

Die zwei charakteristischen, beim Blasensprung gleichzeitig auftretenden **Kennzeichen der Insertio velamentosa sind also:**

1. **Blutung** und
2. **plötzliches Auftreten von schweren variablen Dezelerationen im Kardiotokogramm.**

Differentialdiagnose:

Placenta praevia oder tiefer Sitz: Kommen gar nicht in Betracht. In diesen Fällen besteht die **Blutung vor dem Blasensprung,** im Augenblick des Blasensprungs hört sie oft schlagartig auf. Bei der I. v. beginnt sie ja gerade mit dem Blasensprung.

Vorzeitige Lösung: Kommt auch nicht in Frage. Die VL tritt mit allen Zeichen einer schweren inneren Blutung auf, bei der I. v. ist der **Allgemeinzustand der Mutter völlig unbeeinträchtigt,** aber es blutet stark nach außen.

In Frage käme höchstens die seltene Randsinusblutung bei normal sitzender Plazenta (S. 567).

Behandlung

Ziel: Es muß so **rasch** und so **schonend** wie möglich entbunden werden; rasch, weil das Kind in größter Lebensgefahr ist, schonend, weil der Gesundheitszustand der Mutter in gar keiner Weise geschädigt oder in Gefahr ist und jeder Eingriff des Kindes wegen erfolgt. Sind die Vorbedingungen für die **vaginale** Entbindung somit **erfüllt,** so wird man in den allermeisten Fällen von I. v.-Blutung die **Geburt vaginal beenden** können. Also:

Bei tiefstehendem Kopf Zange bzw. Vakuumextraktion.

Bei nicht erfüllten Vorbedingungen für die vaginale Entbindung: abdominale Schnittentbindung

Bemerkung: Voraussetzung dabei ist, daß das Kind **lebt** und **lebensfähig** ist und die Operation in wenigen Minuten nach dem Einsetzen der Blutung begonnen werden kann.

Hat man, was selten ist, die Diagnose vor dem Blasensprung gestellt und ist das Kardiotokogramm gut, so kann man abwarten. Das gefahrbringende Ereignis des Blasensprungs muß möglichst so lange hinausgeschoben werden, bis der Mm vollständig ist.

10.7 Verstärkte Blutungen in der Nachgeburtsperiode

Definition: Verstärkte Nachgeburtsblutung = jede während der Nachgeburtsperiode sowie 2–4 Stunden nach der Geburt auftretende Blutung über 500 ml. Der physiologische = normale Blutverlust in der Nachgeburtsperiode beträgt 200–300, höchstens 500 ml.
  Ursache: Entweder
1. **Verstärkte Blutung** aus der **Haftstelle der Plazenta**, d.h. aus den großen, klaffenden uteroplazentaren Gefäßen der Haftstelle bei unvollständiger oder nach vollständiger Lösung der Plazenta = Nachgeburtsblutung im engeren Sinne.
2. **Rißblutung** (evtl. zugleich mit atonischer Blutung), s. S. 599 oder
3. **Blutung infolge Gerinnungsstörung** = Hypo- oder **Afibrinogenämie**, s. S. 598.

Wird man zu einer Nachgeburtsblutung gerufen, so ist die **erste** und **allerwichtigste Frage** die: **Blutet es, weil hier ein Riß,** damit ist in erster Linie ein Zervixriß gemeint, **oder weil eine verstärkte Blutung aus der Haftstelle,** meist eine **Atonie, vorliegt?** Ist ein Riß ausgeschlossen (s. Differentialdiagnose), so ist die **zweitwichtigste Frage: Ist die Plazenta noch im Uterus oder ist sie bereits geboren?** Stets ist aber auch daran zu denken, daß eine **Afibrinogenämie** (S. 598) vorliegen kann. Je nach dem angetroffenen Zustand ist die Behandlung verschieden.
  Differentialdiagnose zwischen verstärkter Blutung aus der Plazentahaftstelle (häufig!) und Rißblutung (selten!):

Verstärkte Blutung aus der Plazentahaftstelle bei unvollständiger oder nach vollständiger Lösung der Plazenta	Rißblutung = Blutung aus verletzten Weichteilen (**Zervix-,** Klitoris- und Labienriß, seltener Episiotomiewunde oder isolierter Scheidenriß, ganz selten blutender Dammriß)
1. Uterus **schlaff, weich, groß,** oft abnorm groß und hochstehend;	1. Uterus **hart, fest kontrahiert, klein;**
2. Die Blutung aus der Scheide setzt erst **einige Minuten nach der Geburt** des Kindes ein, da zunächst die Uterushöhle mehr oder weniger voll läuft. Erst danach beginnt es, nach außen aus der Scheide zu bluten, und zwar fließt das Blut nicht kontinuierlich, sondern wird schubweise im „Schwall" aus der Scheide ausgestoßen.	2. Die Blutung aus der Scheide setzt **sofort** nach Geburt des Kindes ein: Es blutet kontinuierlich (nicht „im Schwall") aus der Scheide! Spekulumeinstellung: Riß suchen (s. unten und S. 569)!

3. Ist der **Uterus schlaff,**

so wird er nach Massage oder nach Wehenmitteln **nicht oder nur langsam hart.** In diesem Falle liegt mit Sicherheit eine atonische Blutung aus der Haftstelle der Plazenta vor, wobei aber das gleichzeitige Bestehen einer Rißblutung möglich ist.

so wird er nach Massage oder nach Wehenmitteln **sofort hart,** während die Blutung **nicht** aufhört.

Eine **Rißblutung** muß unter allen Umständen mit Sicherheit ausgeschlossen werden. In jedem Verdachtsfalle genaue Kontrolle des Mm (S. 569).
Nicht selten blutet es aus der Plazentastelle **und** aus einem Riß!
Unter verstärkten Nachgeburtsblutungen **im engeren Sinne** verstehen wir verstärkte Blutungen aus der Plazentahaftstelle im Gegensatz zu den Rißblutungen. In diesem Kapitel sprechen wir nur von den verstärkten Nachgeburtsblutungen im engeren Sinne. Die Rißblutungen sind auf S. 599 besprochen.
Verstärkte Blutungen in der Plazentarperiode vor oder nach Ausstoßung der Plazenta stellen heute die häufigste mütterliche Todesursache dar. Sie sind mit Recht von allen Geburtshelfern gefürchtet. Ein höchst bedeutsamer Fortschritt in der Bekämpfung der verstärkten Nachgeburtsblutungen ist die Einführung der medikamentösen Prophylaxe.

Medikamentöse Prophylaxe in der Nachgeburtsperiode

Darunter versteht man folgendes: In dem Augenblick, in dem der vorangehende Kopf durchschneidet oder die Schultern durchtreten bzw. der nachfolgende Kopf bei der Beckenendlage durchschneidet, wird ein Kontraktionsmittel gespritzt.
Ergebnis: Geringerer Blutverlust,
        schnellerer Ablauf der Nachgeburtsperiode.
Dabei unterscheidet man eine generelle und eine gezielte Prophylaxe.
Generelle Prophylaxe: Prophylaktische Verabreichung von Wehenmitteln ausnahmslos bei **jeder** Geburt.
Gezielte Prophylaxe: Prophylaktische Verabreichung von Wehenmitteln nur beim Vorliegen bestimmter **Indikationen.**
Die Meinungen über die generelle Prophylaxe sind nicht einheitlich, sie wird von vielen als unphysiologisch abgelehnt. Die gezielte Prophylaxe wird auch von den Gegnern der generellen Prophylaxe allgemein anerkannt und hat sich hervorragend bewährt.
Die **gezielte** prophylaktische Verabreichung von Wehenmitteln beim Durchschneiden des Kopfes ist immer dann angezeigt, wenn auf Grund der **Anamnese,** des **Befundes** oder des **Geburtsverlaufes mit einer atonischen Blutung in der Nachgeburtsperiode zu rechnen ist.** Eine Reihe wichtiger Beispiele ist in der folgenden Übersicht zusammengestellt.

Indikationen für die gezielte Prophylaxe in der Nachgeburtsperiode
I. Indikationen auf Grund der Anamnese:
- Verstärkte Lösungsblutungen oder atonische Nachblutungen bei früheren Geburten,
- Vielgebärende,
- schnell aufeinanderfolgende Geburten,
- Übertragungen,
- vorausgegangene Sektio,
- gehäufte Aborte.

Schwangere mit schweren **Nachgeburtsblutungen** in der Anamnese dürfen nur in der **Klinik** entbunden werden!

II. Indikationen auf Grund des Befundes und des Geburtsverlaufes:
- der **zu schnell entleerte** Uterus: nach operativen Entbindungen, insbesondere nach Sektio, Zange und Wendungen mit Extraktionen; ferner auch nach Vakuumextraktion;
- der **überdehnte** Uterus: bei Zwillingen, Hydramnion, ganz besonders bei großen und schweren Kindern;
- der **übermüdete** Uterus: nach Überwindung eines Mißverhältnisses zwischen Kopf und Becken, nach langdauernder Geburt;
- der **erschlaffte** Uterus: nach langdauernden Narkosen, nach zu reichlich und zu kurz vor Beginn der Nachgeburtsperiode verabfolgten spasmolytischen Mitteln;
- der **wehenschwache** Uterus: nach primärer oder sekundärer Wehenschwäche, nach jeder Oxytozin-Dauertropfinfusion;
- der **geschwulstig** veränderte Uterus: bei Uterus myomatosus, Endometriose der Gebärmutter;
- der **mißgebildete** Uterus: Uterus arcuatus, septus usw.

Die bei der **medikamentösen Prophylaxe** in der Nachgeburtsperiode verwendeten

Wehenmittel und ihre Applikationsart:

1. **Methergin:** ½-1 ml = 0,1-0,2 mg Methergin **intravenös.**
2. **Oxytozin:** Syntocinon in Form der **intravenösen Dauertropfinfusion,** wenn dieser bereits unter der Geburt lief (s. unten).
3. **Methergin + Oxytozin** in geeigneter Kombination (z. B. Syntometrin) als **intramuskuläre** Injektion (S. 259).

zu 2) Medikamentöse Prophylaxe in der Nachgeburtsperiode mit der intravenösen

Oxytozin-Dauertropfinfusion

10.7 Verstärkte Blutungen in der Nachgeburtsperiode

Wenn eine Oxytozin-Dauertropfinfusion unter der Geburt erforderlich war, dann wird dieser Dauertropf auch zur gezielten Prophylaxe in der Nachgeburtsperiode benutzt: Man braucht nur in dem Augenblick, in dem das Kind geboren ist, die Dosierung der Dauertropfinfusion auf etwa 1000 ml/h so lange zu erhöhen, bis die ganze Nachgeburtsperiode abgeschlossen ist, d.h. bis die Plazenta gelöst, ausgestoßen und für vollständig erklärt ist.

Es empfiehlt sich aber, die Kanüle des Wehentropfes auch noch über die Zeit der Nachgeburtsperiode hinaus liegen zu lassen, und zwar aus verschiedenen Gründen: Setzt z.B. nach vollständiger Ausstoßung der Plazenta plötzlich eine **starke atonische Nachblutung** ein, dann ist es sehr wichtig, sofort einen Zugang zum Kreislauf zu haben! **Liegt aber die Kanüle schon in der Vene, dann spart man kostbare Minuten!** Man kann sofort das notwendige Methergin (0,2 mg = 1 ml) intravenös injizieren, vorausgesetzt, daß die Nachgeburt vollständig war.

Weiterer Vorteil: Ist die Plazenta nicht vollständig und eine Nachtastung erforderlich, oder ist ein Dammriß zu nähen, so kann man das Narkotikum sofort durch die in der Vene liegende Kanüle injizieren.

zu 3) Medikamentöse Prophylaxe in der Nachgeburtsperiode durch

intramuskuläre Injektion von Syntometrin

Um die medikamentöse Prophylaxe in der Nachgeburtsperiode auch **intramuskulär** mit etwa dem gleichen Effekt wie bei der intravenösen Verabfolgung eines Wehenmittels zu erreichen, gibt man **Syntometrin**. Es enthält in 1 Ampulle (= 1 ml) 5 VE Syntocinon und 0,5 mg Methergin. Durch diese Kombination ist es möglich, auch bei **intramuskulärer** Injektion

einen **raschen** Wirkungs**eintritt** (etwa 2½ Minuten) und
eine **lange** Wirkungs**dauer** (mehrere Stunden)

zu erzielen.

> **Die Mehrzahl der lebensbedrohlichen Blutungen in der Nachgeburtsperiode wird vermieden, wenn man bei den oben angegebenen Indikationen eine gezielte Prophylaxe betreibt!**

Bei den **verstärkten Nachgeburtsblutungen** im engeren Sinne, d.h. den **verstärkten Blutungen aus der Plazentahaftstelle** unterscheiden wir:

- Verstärkte Nachgeburtsblutungen **vor** Ausstoßung der Plazenta.
- Nachgeburtsblutungen **nach** Ausstoßung der Plazenta (S. 592).

Verstärkte Nachgeburtsblutungen vor Ausstoßung der Plazenta = Verstärkte Lösungsblutungen

Wird die Plazenta aus irgendeinem Grunde nur zu einem Teil = **partiell** von ihrer Haftfläche abgelöst, so kommt es meist zu verstärkten Lösungsblutungen. Es blutet aus einem Teil der Haftfläche, von dem die Plazenta abgelöst wurde. Die

588   10 Blutungen

Ursachen für das Ausbleiben der Plazentalösung

sind entweder **funktionell** oder **pathologisch-anatomisch**, d.h. durch einen pathologischen Bau der Haftstelle bedingt.

Funktionelle Ursachen

1. **Hauptursache:** Es besteht eine mangelhafte Kontraktionsfähigkeit der Uterusmuskulatur = **Atonie** des Uterus. Daher kann man die verstärkten Lösungsblutungen auch als

   Atonische Blutungen vor Ausstoßung der Plazenta

   bezeichnen. Die aus **funktionellen** Gründen sich nicht lösende Plazenta wird als

   Placenta adhaerens (Abb. 417)

   bezeichnet.

2. **Die Plazenta bietet a) nach Sitz, b) nach Form und c) nach Größe keine ausreichende Angriffsfläche für die Nachgeburtswehen:**

   zu a) „**Tubeneckenplazenta**". Die Plazenta sitzt in einer Tubenecke und ist daher den Nachgeburtswehen nicht genügend zugänglich;

   zu b) z.B. die ganz niedrige und flache **Placenta membranacea** und die Plazenta, bei der die mittleren Partien verödet sind: **Placenta anularis** (Ring- oder Gürtelplazenta);

   zu c) abnorm **kleine** Plazenten.

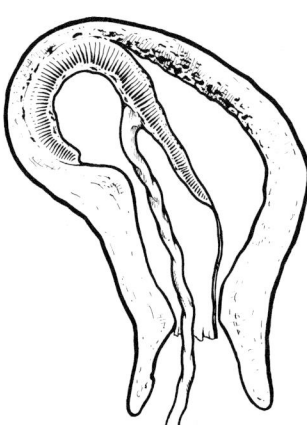

Abb. 417 Placenta adhaerens; **häufig!**

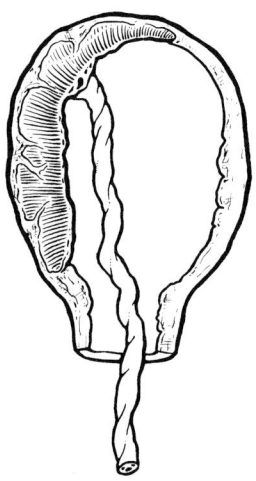

Abb. 418 Placenta accreta bzw. increta (nach WILLSON); **sehr selten!**

Anatomisch-pathologische Ursachen

Die wichtigste hierher gehörende Ursache ist die **Placenta accreta** oder **increta** (Abb. 418): Die Plazenta ist an ihrer Haftstelle **angewachsen**. Fehlen der Spongiosa und Kompakta, also der ganzen Decidua basalis, so daß die Chorionzotten unmittelbar mit der Muskulatur der Uteruswand fest verwachsen **(accreta)** oder in die Muskulatur hineingewachsen **(increta)** sind. Urs.: Funktionsminderwertigkeit des „Mutterbodens": Schädigungen der Uterusschleimhaut in früherer Zeit, insbesondere solche, die zu einer Atrophie des Endometriums führen: Endometritis, fieberhafte Fehlgeburt, fieberhaftes Wochenbett, zu energische Kürettage oder Ätzung, Narben z. B. nach Sektio. **Die echte Pl. accreta ist dadurch gekennzeichnet, daß sie sich überhaupt nicht löst.**

Behandlungsprogramm
Verstärkte Nachgeburtsblutung vor Ausstoßung der Plazenta = Verstärkte Lösungsblutung

1. **Wehenmittel intravenös:** 3 VE Syntocinon oder 0,5–1 ml Methergin i. v., zugleich	Dazu möglichst gleich **Dauerkanüle** benutzen und anschließend **Plasmaexpander** infundieren.
2. **Harnblase mit Katheter entleeren** **Leichte Massage des Uterus:** Reiben mit den Fingerspitzen **Eisblase**	} Hebamme

Wenn Plazenta gelöst: Sofort mit dem CREDÉschen Handgriff exprimieren.
Wenn Plazenta nicht gelöst: **Vorbereitung zur manuellen Lösung** (Querbett, Desinfektion usw.), inzwischen

3. **CREDÉscher Handgriff ohne Narkose;** wenn erfolglos:	**Bluttransfusion**
4. **CREDÉscher Handgriff in Narkose** = letzter Versuch von außen! Wenn erfolglos:	wenn **Blutverlust** **1000 ml übersteigt!**
5. **Manuelle Lösung der Plazenta.**	

Zu 1) Welches Wehenmittel soll gegeben werden?

Oxytozin hat große Vorteile, solange die Plazenta noch nicht ausgestoßen ist. Mit dem Methergin, das zwar eine weitaus längere Wirkungsdauer als das Oxytozin hat, verbaut man sich unter Umständen das weitere Vorgehen. Nach Methergin kann es zu starken partiellen Uteruskontraktionen im Bereich des inneren Muttermundes kommen. Dadurch kann eine evtl. notwendige manuelle Plazentalösung erschwert werden. Weiter besteht die Gefahr, daß die inzwischen gelöste Plazenta inkarzeriert wird.

Am häufigsten ist ein größerer Blutverlust dadurch bedingt, daß das Wehenmittel zu spät injiziert wird, weil viel zuviel Zeit vergeht, bis der Arzt mit seiner Spritze ankommt.

10 Blutungen

Nach Verabfolgung der Wehenmittel sollte man die Verweilkanüle liegenlassen und eine Dauertropfinfusion mit 500–1000 ml eines Plasmaexpanders (Haemaccel u. a.) anlegen, um einem Volumenmangelschock der Patientin vorzubeugen. Die Dauertropfinfusion garantiert einen schnellen Zugang zum Kreislauf. Sie kann bei drohendem Schock (frequenter Puls, Blutdruckabfall usw.) auch als Schnellinfusion im Strahl einlaufen. Wartet man erst ab, bis die Frau im Schock ist, gelingt es viel schwerer, eine Vene zu punktieren.

Wenn der Blutverlust 1000 ml übersteigt, ist für gekreuztes, gruppen- und Rh-gleiches Blut zu sorgen. Bei etwas geringeren Blutverlusten ist die Zufuhr des gruppengleichen fresh-frozen-Plasma aus Gründen des Volumenersatzes und der Prophylaxe einer Gerinnungsstörung zu empfehlen.

zu 2) Entleerung der Harnblase: Eine volle Harnblase hemmt nicht nur die Eröffnungs- und Austreibungswehen, sondern auch die Nachgeburtswehen. Auch für die Nachgeburtsperiode gilt:

> **Volle Blase = Wehenbremse!**

Eine volle Blase kann außerdem die gelöste Plazenta im Uteruskavum zurückhalten. Solange die Plazenta noch im Uterus ist, darf die Blase nur mit dem **Katheter** entleert werden, sofern die Frau nicht spontan Wasser lassen kann. Das „Ausdrücken" der Blase regt Wehen an, fördert die partielle Ablösung und damit die **Blutung.**

Leichte Massage des Uterus: Die Massage muß mit ganz leichter Hand ausgeführt werden, jedes derbe Pressen oder grobe Drücken ist ein Fehler.

Sind die Lösungszeichen immer noch negativ, so wird jetzt mit den **Vorbereitungen zur manuellen Lösung** begonnen (Querbett, Desinfektion usw.).

zu 3) und 4) CREDÉscher Handgriff (Abb. 419) ohne und in Narkose: (Ausführung S. 591). Der CREDÉsche Handgriff ohne oder in Narkose muß mit ziemlicher Kraft ausgeübt werden, es soll aber auf keinen Fall gewalttätig gedrückt oder gequetscht werden. Übt man den Handgriff mit zu roher Kraft aus, so drohen zwei Gefahren: Erstens die Gefahr der **Uterusinversion,** insbesondere dann, wenn der Uterus vorher nicht zu kräftiger Kontraktion gebracht wurde.

Die andere Gefahr ist die, daß durch Druck und Quetschung des Muskelgewebes und der Dezidua Thromboplastin (also Thrombokinase) in den mütterlichen Kreislauf gelangt und daß es dadurch zu einer schweren **Gerinnungsstörung** kommt (S. 598).

Der CREDÈsche Handgriff besonders der in Narkose, wenn die Frau tief schläft und die Bauchdecken völlig entspannt sind, ist auch heute noch ein wertvolles Mittel, um die adhärente Plazenta zu lösen. – Hat man auch mit dem CREDÉschen Handgriff keinen Erfolg, so bleibt nichts anderes übrig, als die

manuelle Lösung der Plazenta

auszuführen und die Plazenta danach herauszubefördern.

10.7 Verstärkte Blutungen in der Nachgeburtsperiode 591

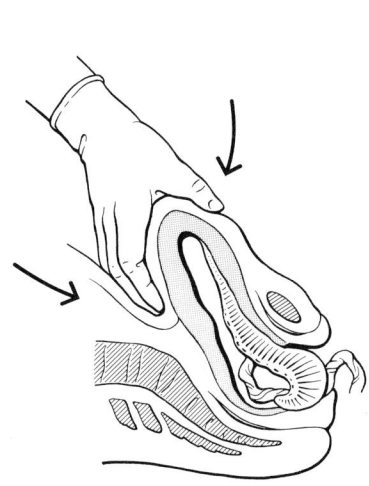

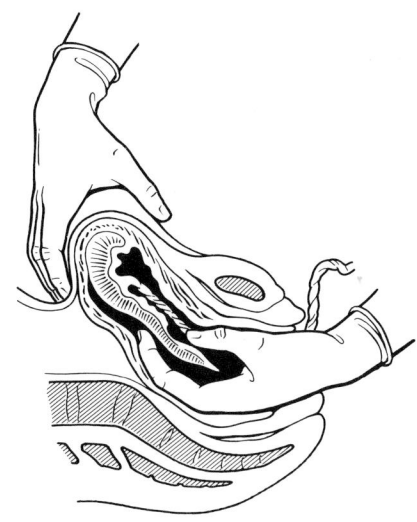

Abb. 419 CREDÉscher Handgriff.   Abb. 420 Manuelle Plazentalösung.

Ausführung in derselben Narkose unmittelbar im Anschluß an den erfolglosen CREDÉschen Handgriff in Narkose.

Ausführung: Es ist (dem Rechtshänder) zu empfehlen, mit der **linken** Hand einzugehen und die **rechte** Hand als **äußere** Hand zu verwenden. Die **größere** Kraft wird von der **äußeren** Hand verlangt, die der inneren den Uterus hinschieben und hinhalten muß (Abb. 420).

Stets beginnt die äußere (rechte) Hand: sie faßt über und hinter den Fundus und drückt den Uterus kräftig nach unten in das Becken hinein, und zwar möglichst so weit, daß der äußere Mm fast in der Vulva sichtbar wird. Jetzt erst, nicht früher, geht die innere (linke) Hand ein, und zwar möglichst ohne Berührung der Scheide unmittelbar in den äußeren Mm, indem die kurze Strecke: Vulva - Introitus - äußerer Muttermund durch große BUMMsche Spiegel entfaltet und dadurch überbrückt wird. Die äußere Hand kann jetzt einen Augenblick den Uterus loslassen und die außen heraushängende Nabelschnur straff anziehen, so daß die innere Hand an der gespannten Schnur entlang sich schnell bis zum Sitz der Nachgeburt hochtasten kann. Aufsuchen des abgelösten Randes der Nachgeburt. Die innere Hand dringt jetzt flach zwischen Plazenta und Uteruswand ein. Auf die richtige Schicht achten! Die äußere Hand schiebt der inneren mit ziemlicher Kraft den noch festsitzenden Teil der Plazenta entgegen, den dann die innere Hand am besten mit der **Kleinfingerseite** langsam und vorsichtig (cave Uterusperforation!) mit „**sägenden**" Bewegungen abschält. Die ganze Kraft muß von der äußeren Hand ausgehen. Die innere hat nur den richtigen „Spalt" zwischen Uteruswand und Plazenta zu suchen und die Plazenta gewissermaßen nur in Empfang zu nehmen. Auf Nichtbeachtung dieser Vorschrift beruhen die meisten Mißerfolge. Keine Plazentateile abreißen! **Nach Lösung der Plazenta geht die innere Hand noch nicht aus dem Uterus heraus.** Jetzt folgt erst die **Kontrolle der Haftfläche.** Zunächst wird die **abgelöste** Plazenta durch kräftigen Zug der äußeren Hand an der Nabelschnur aus Uterus und Scheide herausgezogen. Die innere Hand, **die ununterbrochen im Uterus bleibt,** kann sich jetzt frei bewegen und die Haftfläche noch einmal gründlich daraufhin abtasten, ob nicht doch noch ein Stück Plazenta zurückgeblieben ist.

Schwierigkeiten bei der manuellen Lösung der Plazenta

Die sehr seltene, echte **Placenta accreta** oder **increta** kann sich niemals spontan lösen. Die manuelle Lösung gelingt selbst unter Aufwendung von einiger Kraft **(Perforationsgefahr!)** nicht vollständig. Man erreicht wohl die Ablösung einiger Teile, andere dagegen sind derartig innig mit der Muskulatur verwachsen, daß man meist nicht weiter kommt. Bei diesen seltenen und schweren Fällen bleibt nichts anderes übrig, als den Uterus vaginal oder abdominal zu entfernen.

Krampf des inneren Muttermundes – Placenta incarcerata

Gelegentlich ist es bei der manuellen Lösung schwierig, in das Kavum hineinzukommen, weil ein Krampf des inneren Muttermundes den Eingang stark verengt. Man läßt dann am besten die Hand in der Scheide und wartet bei tiefer Narkose ab. Meist löst sich dann der Krampf nach einigen Minuten, und man findet dann die Plazenta nicht selten schon gelöst im Kavum liegen. Sie war „inkarzeriert"

= **Placenta incarcerata**

und konnte deswegen nicht ausgestoßen werden.

Nachgeburtsblutung nach Ausstoßung der Plazenta = atonische Nachblutung

Sorgfältige Kontrolle der Plazenta und der Eihäute **unmittelbar** nach der Geburt: Defekt der Plazenta? Nebenplazenta? (S. 265) Danach ist zu unterscheiden:

Atonische Nachblutung bei unvollständiger Plazenta
Atonische Nachblutung bei vollständiger Plazenta

- **Atonische Nachblutung bei unvollständiger Plazenta**
  Ursache der Blutung: Im Uteruskavum zurückgebliebene Plazentareste oder Nebenplazenten. Es kommt zur atonischen Nachblutung, weil die unter dem zurückgebliebenen Plazentagewebe gelegene Uterusmuskulatur sich nicht genügend kontrahieren kann.
  Jedes im Uterus zurückgebliebene Plazentastück von Bohnengröße an bedeutet Lebensgefahr, und zwar aus folgenden Gründen:
  1. **Atonische Nachblutung** sofort nach Ausstoßung der defekten Plazenta. Das ist die Blutung, von der wir in diesem Abschnitt sprechen wollen. Zurückgeblie-

10.7 Verstärkte Blutungen in der Nachgeburtsperiode

bene Plazentareste führen allerdings **selten** zu atonischen Nachblutungen, wohl aber häufig zu
2. **Blutungen im Wochenbett.** Plazentareste sind die weitaus häufigste Ursache aller Blutungen im Wochenbett (S. 645). Derartige Blutungen können sehr stark sein.
3. **Infektion (Sepsis!) im Wochenbett** (S. 628), die von einer Infektion des Plazentapolypen (totes Gewebe!) ausgeht.
4. Umwandlung des Plazentastückes in ein **Chorionepitheliom**, s. S. 549.

Therapie: Sofortige Nachtastung!

> **Fehlt ein etwa bohnengroßes Stück im Plazentagewebe oder finden sich abgerissene Gefäße am Rande der Plazenta oder in den Eihäuten, so muß unbedingt sofort nachgetastet werden!**

Genaueste Besichtigung der Plazenta und der Eihäute (S. 265) ist die wichtigste Voraussetzung für eine erfolgreiche Blutungsbekämpfung.

Abgerissene Gefäße in den Eihäuten und **am Rande der Plazenta** beweisen das Vorhandensein einer oder mehrerer **Nebenplazenten** (Placentae succenturiatae), die im Uterus zurückgeblieben sind. Nebenplazenten müssen **sofort** entfernt werden.

Insbesondere darf der Umstand, daß es **nicht blutet**, niemals eine Begründung dafür sein, eine indizierte Nachtastung zu unterlassen oder sie aufschieben zu wollen, bis es blutet.

> **Lieber einmal zu viel als einmal zu wenig nachtasten! Die Mortalität und Morbidität nach richtig ausgeführter Nachtastung sind heute fast Null,**

Eine Nachtastung, die als notwendig erkannt worden ist, muß unter allen Umständen **sofort** ausgeführt werden. Es gibt gar keinen Grund, eine nach obigem Grundsatz (ein über bohnengroßes Stück fehlt, abgerissene Gefäße in den Eihäuten!) unbedingt notwendige Nachtastung aufzuschieben. Jedes Abwarten verschlechtert die Situation.

Hat die soeben Entbundene **Fieber**, ist das Beantworten der Frage nach dem Nachtasten die Wahl zwischen zwei Übeln. Ist das Fehlen eines mindestens bohnengroßen Plazentastückes **sicher**, so ist selbst bei bereits bestehendem Fieber das Abwarten das Gefährlichere. Also: **Beim sicheren Fehlen eines mindestens bohnengroßen Plazentastückes wird auch bei Vorhandensein von Fieber der Uterus ausgetastet und eine Antibiotikabehandlung angeschlossen** (S. 635).

Der Wichtigkeit halber fasse ich im folgenden noch einmal die

Indikationsstellung zur Nachtastung

zusammen.

Eine Nachtastung ist **sofort** auszuführen,
- wenn ein Plazentadefekt von mindestens **Bohnengröße** vorhanden ist;

- wenn **vielleicht** ein etwa bohnengroßes Stück fehlt;
- wenn ein **Gefäß vom Plazentarand bis zum Eihautriß verläuft** und hier mit **offenem Lumen** endet (= Gefäß, das mit Sicherheit zu einer Nebenplazenta führte);
- bei jeder sich **bedrohlich verstärkenden Nachgeburtsblutung** (atonischen Blutung).

Es muß aber gleicherweise auch dann nachgetastet werden,
- wenn es **gar nicht blutet** und ein bohnengroßes Stück fehlt,
- wenn **Fieber** vorhanden ist und **mit Sicherheit** ein mindestens **bohnengroßes** Plazentastück fehlt.

Sind nach der Geburt der Plazenta mehr als 5–6 Stunden vergangen, so würde man nicht zur Nachtastung eingehen, wenn nicht eine starke Blutung dazu zwingt. – Die Morbidität solcher Fälle im Wochenbett ist erschreckend hoch.

Ausführung der Nachtastung: Vorgehen ähnlich wie bei der manuellen Lösung, S. 590. Macht die Entfernung mit dem Finger Schwierigkeiten, so ist die Ausschabung mit der großen BUMMschen **Kürette** zu empfehlen.

- **Atonische Nachblutung bei vollständiger Plazenta**

  Ursachen: Sie stimmen überein mit den Indikationen für die gezielte Prophylaxe (S. 586). Gar nicht selten erlebt man aber auch schwere atonische Nachblutungen bei Frauen, bei denen eine solche Blutung weder auf Grund der Anamnese noch des Befundes oder des Geburtsverlaufes zu erwarten war.

Behandlungsprogramm
Atonische Nachblutung bei vollständiger Plazenta

1. Wehenmittel intravenös: 1 ml Methergin i. v. (evtl. + 1 ml Neo-Gynergen i. m.), bei sehr starken Blutungen: 1 ml Syntometrin i. v.	Dazu möglichst gleich **Dauerkanüle** benutzen und anschließend **Plasmaexpander** infundieren.
2. Uterus ausdrücken Wehe anreiben, Eisblase Harnblase entleeren	Hebamme
3. Uterus halten und überwachen lassen Blutet es weiter:	Spekulumeinstellung! Zervixriß? Gerinnungsstörung?
4. Ausräumen der Blutkoagula, Nachtasten (stille Ruptur?) Evtl. Aortenkompression Evtl. intrauterine Spülung	**Bluttransfusion** wenn **Blutverlust 1000 ml übersteigt!**
5. Uteruskompression mit besonderen Handgriffen	
6. Bei Verdacht auf Gerinnungsstörung s. Behandlung S. 581.	

zu 1) Wehenmittel. Daß bei einer atonischen Blutung als erstes und so schnell wie möglich Wehenmittel intravenös gegeben werden müssen, haben wir schon oben betont (S. 589), alle dort aufgestellten Forderungen gelten auch hier. **Möglichst innerhalb von 20–30 Sekunden sollte die atonisch blutende Frau 1 ml Methergin oder 1 ml Syntometrin intravenös erhalten!** Bei schweren atonischen Blutungen ist die Gabe von 1 ml **Neo-Gynergen** intramuskulär angezeigt. Neo-Gynergen ist eine Kombination aus Ergotamin und Ergobasin, es vereinigt die lang andauernde Wirkung des Ergotamins (Gynergen) von 12–24 Stunden mit der schnellen Wirkung des Ergobasins, also des Methergins (= Methylergobasin). In schweren Fällen empfiehlt sich die Schnellinfusion einer **Oxytocinlösung** (10 E Oxytocin auf 500 ml Basislösung, Infusionsgeschwindigkeit 500 ml/h). Erfolgreich scheint auch die **Prostaglandin-Dauerinfusion** zu sein (Dosierung: 1–2 µg/min PGE_2; 5 mg Minprostin E_2 auf 1000 ml Basislösung, Infusionsgeschwindigkeit 60 ml/h).

Die häufigste Ursache für einen überdurchschnittlichen Blutverlust in der Nachgeburtsperiode ist das zu späte Injizieren von Wehenmitteln und die mangelhafte Überwachung des Uterus.

zu 2) Ausdrücken des Uterus, Wehe anreiben! Wenn sich die Metherginwirkung voll auf den Uterusmuskel auswirken soll, dann muß der Uterus leer sein:

Nur ein **vollständig leerer** Uterus kann sich **vollständig** zusammenziehen.

Daher muß zugleich mit der Injektion (oder kurz vorher) der Uterus kräftig mit dem CREDÉschen Handgriff **ausgedrückt** werden, um die Hauptmasse des Blutes, das sich im Uterus angesammelt hat, herauszudrücken. Anschließend wird durch nicht zu kräftiges **Reiben mit den Fingerspitzen** eine Wehe angeregt. Nicht kneten! Mit Kneten kann man keine Kontraktionen anregen.

zu 3) Halten des Uterus: Eine Hand umfaßt den Fundus uteri von oben her (Abb. 421): Daumen vorn, 4 Finger hinten und hält ihn fest. Voraussetzung für das Halten ist ein gut **kontrahierter** Uterus. Einen Uterus, dessen Kontraktion nicht befriedigend ist, halten lassen zu wollen, ist unsinnig. Deswegen steht im Schema das Halten **hinter** dem Ausdrücken des Uterus und dem Anreiben einer Wehe. Beim Halten wird der Uterus so festgehalten, daß er nicht von neuem vollblutet und nicht wieder hochsteigt. Dabei wird der **Kontraktionszustand** des Uterus **dauernd überwacht.** Es ist zu empfehlen, den Tonus des Uterus durch ganz vorsichtige **Streich- und Reibebewegungen** mit den Fingern zu unterstützen und aufrechtzuerhalten. Sobald man fühlt, daß der Uterus wieder weich und schlaff werden will, wird aus dem Halten ein kräftiges Zusammendrücken der Vorder- und Hinterwand des Uterus im Fundusbereich und ein energisches Hineinstauchen des Uterus ins Becken vulvawärts, um ein erneutes Vollaufen mit Blut zu verhindern. Blutet es weiter, so ist jetzt angebracht eine **Kontrolle, ob nicht eine andere Blutungsursache vorliegt.** Falls man nicht schon vorher einen **Zervixriß** (Spekulumeinstellung!) und eine **Gerinnungsstörung** (S. 598) als Blutungsursache ausgeschlossen

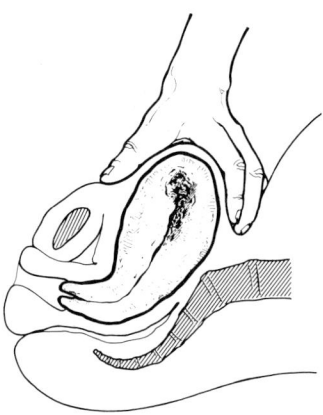
Abb. 421   Halten des Uterus.

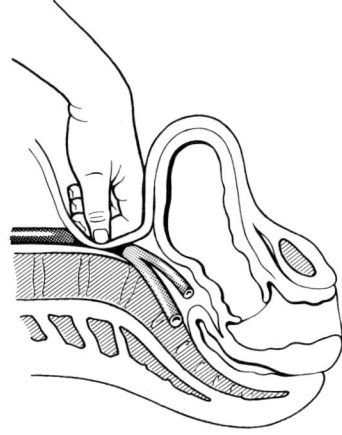
Abb. 422   Manuelle Aortenkompression.

hat, dann ist es jetzt höchste Zeit, es zu tun. Bei Blutungen in der Nachgeburtsperiode wird alles gar zu gern auf den Uterus geschoben und zu wenig daran gedacht, daß es auch noch andere Ursachen gibt.

zu 4) Ausräumen der Blutkoagula aus dem Uterus und Nachtasten

Sind die Maßnahmen 1–3 durchgeführt und blutet es weiter, dann ist das Ausräumen und Nachtasten des Uteruskavums **unumgänglich notwendig** geworden. Es hat einen dreifachen Zweck:

1. Ausräumen der Massen von großen weichen Blutkoageln, die das Kavum ausfüllen und eine Kontraktion des Uterus verhindern.
2. Nachtasten, ob **Koagel an der Wand haften** oder doch ein **Plazentarest** (obwohl die Plazenta vollständig erschien) zurückgeblieben ist. Auch wandständige Koagel verhindern die maximale Kontraktion des Uterus und können somit eine Blutungsursache sein.
3. Nachtasten, ob eine **Uterusruptur** vorhanden ist.

Ausführung der manuellen Ausräumung: Man geht (nach entsprechender Desinfektion) mit der Hand in die Uterushöhle ein, entfernt die Blutklumpen und die etwa vorhandenen Eihautreste. Danach wird die ganze Höhle sorgfältig in allen Teilen ausgetastet, um einen Riß auszuschließen.

Für den Effekt ist es entscheidend wichtig, daß unmittelbar im Anschluß an die Ausräumung die Uteruskompression (s. Punkt 5) vorgenommen wird: Es muß dafür gesorgt werden, daß die Wände des Uterus für längere Zeit (in schweren Fällen 1–2 Stunden) aufeinandergepreßt werden, damit es nicht von neuem in das Kavum hineinblutet.

Weitere Maßnahmen bei der atonischen Nachblutung:

Aortenkompression (Abb. 422). Hat man es mit einer hochgradigen atonischen Blutung zu tun, bei der der Uterus trotz aller Maßnahmen immer wieder schlaff, weich und kugelig wird, also voll Blut läuft, dann sollte man sich dieses einfachen Mittels erinnern und die

10.7 Verstärkte Blutungen in der Nachgeburtsperiode 597

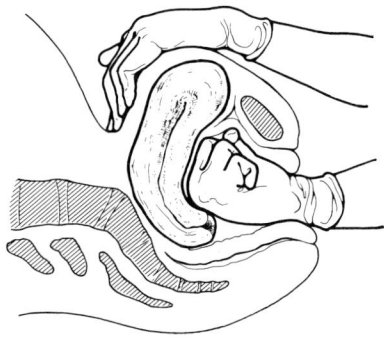

Abb. 423 HAMILTONscher Handgriff (sog. Punchingballhandgriff).

Aorta mit der Faust gegen die Wirbelsäule 15-20 Minuten abdrücken lassen. Die weiteren Maßnahmen können dann doch mit etwas größerer Ruhe durchgeführt werden.

zu 5) Uteruskompression durch besondere Handgriffe. Es gibt mehrere Handgriffe, mit denen man den entleerten Uterus über längere Zeit leer halten kann, z. B. den

HAMILTONschen Handgriff (Abb. 423).

Ausführung: Die äußere Hand drückt das Korpus von den Bauchdecken aus kräftig gegen die innere Hand. Die innere Hand steckt in der Scheide, wird zur Faust geballt und so gehalten, daß die Finger**knöchel** gegen die Vorderwand des Uterus gerichtet sind. Durch kräftigen Druck und Gegendruck der äußeren und der inneren Hand werden Vorder- und Hinterwand der Gebärmutter fest aufeinandergepreßt. Außerdem üben beide Hände gleichzeitig eine **leichte Massage des Uterus** aus, ohne dabei den Uterus aus dem festen Griff zu lassen. **Äußere Hand:** Die einzelnen Finger erteilen der Uterushinterwand leichte Schläge. **Innere Hand:** Die zur Faust geballte innere Hand wird in der Scheide langsam hin und her gedreht, so daß die Knöchel leicht an der Vorderwand massierend reiben. Auf diese Weise werden regelmäßige Nachwehen angeregt.

Der Effekt dieses Handgriffs besteht also darin, daß
1. es nicht mehr in den Uterus hineinbluten kann, weil
   a) Innenwand auf Innenwand liegt und
   b) die großen klaffenden utero-plazentaren Gefäße zugedrückt werden;
2. der Uterus durch leichte Massage von vorn und hinten zu Nachwehen angeregt wird, wobei die im Bereich der Haftfläche liegenden Muskelfasern die utero-plazentaren Gefäße durch Umschnürung zum Verschluß bringen.

Wenn der HAMILTONsche Handgriff genügend lange durchgeführt wird, führt er so gut wie immer zum Ziel. **Genügend lange heißt so lange, bis die komprimierenden Hände regelmäßige Nachwehen auftreten fühlen, was in schweren Fällen 1-2 Stunden dauern kann.**

Ein anderer empfehlenswerter Handgriff ist der **FRITSCHsche Handgriff**: Die linke Hand ergreift mit einem großen Bausch steriler Watte energisch die Schamlippen und drückt sie mit ganzer Kraft in die Vulva hinein. Die rechte Hand umfaßt den Uterus wie beim CREDÉschen Handgriff und preßt ihn so kräftig wie nur möglich gegen die linke Hand. Zweck: Verminderung des leeren Raumes in der Gebärmutter durch energische Kompression. Gleichzeitig Blutstillung durch Abknickung der Aa. uterinae.

Gerinnungsstörungen in der Nachgeburtsperiode (Akutes hämorrhagisches Syndrom = Koagulopathien)

Es gilt heute, daß bei mindestens 10-20% aller Nachgeburtsblutungen Gerinnungsstörungen eine Rolle spielen. Das Wesentliche dieser Gerinnungsstörungen ist die **Verminderung von Fibrinogen** im Blut. Daneben spielt auch der Mangel an Thrombozyten und der Ausfall bestimmter Gerinnungsfaktoren eine Rolle.

Die Fibrinogenverminderung kann dadurch zustande kommen (S. 578), daß das Fibrinogen in krankhafter Weise entweder verbraucht (Verbrauchstheorie) oder zerstört wird (Fibrinogenolyse, Fibrinolyse). In der Nachgeburtsperiode spielen beide Prozesse eine Rolle. Klinische Erfahrungen, insbesondere der therapeutische Erfolg der sogenannten **Fibrinolysehemmer (Trasylol, AMCHA, S. 581)**, lassen die Meinung aufkommen, daß die Fibrinogenolyse bzw. die Fibrinolyse in der Nachgeburtsperiode im Vordergrund steht.

Nach der Geburt besteht eine **verstärkte Tendenz** zur **Fibrinogenolyse** und **Fibrinolyse** und den dadurch bedingten **Gerinnungsstörungen**.

Fibrinolytische Prozesse kommen in der Nachgeburtsperiode dadurch zustande, daß die z. B. im Retroplazentarblut in großer Zahl vorhandenen Profibrinolysine (Plasminogen), also fibrinogen- und fibrinspaltende Enzyme, vor allem durch **Gewebsaktivatoren**, die sich massenhaft in der Uterusmuskulatur und in der Dezidua finden, aktiviert werden. Die Folge ist die proteolytische **Zerstörung** des Fibrinogen- bzw. Fibrinmoleküls im Blut, wodurch die Gerinnbarkeit des Blutes herabgesetzt und schließlich völlig aufgehoben wird. Intrauterine Eingriffe (manuelle Plazentalösung, Nachtastung usw.) scheinen die Aktivierung zu fördern.

Wir können in der Nachgeburtsperiode zwei verschiedene Gruppen von Gerinnungsstörungen unterscheiden.

Gruppe A. Schwere Gerinnungsstörung auf Grund einer hohen fibrinolytischen Aktivität: Das aus der Scheide fließende Blut gerinnt nicht (Fibrinogengehalt im Blut zwischen 50 mg% und 0).

Klinisch können diese Fälle sowohl in typischer Weise als unstillbare **Sickerblutung** als auch als **profuse Blutung** auftreten. Diese ganz schweren, ausgesprochen lebensgefährlichen Fälle sind selten. Behandlung wie bei der Vorzeitigen Lösung s. S. 581.

Gruppe B. Gerinnungsstörungen auf Grund einer fibrinolytischen Aktivität geringeren Grades: Das aus der Scheide fließende Blut gerinnt noch (Fibrinogengehalt noch um 200 mg%), **trotzdem liegt eine Gerinnungsstörung vor.**

Relativ häufig finden sich in der Nachgeburtsperiode leichtere Gerinnungsstörungen, d. h. Prozesse mit einem geringeren fibrinolytischen Aktivitätsgrad. Auch sie sind klinisch dadurch gekennzeichnet, daß die Blutung trotz Anwendung aller herkömmlichen Maßnahmen nicht steht. **Auf eine Gerinnungsstörung in der Nachgeburtsperiode sind alle diejenigen Fälle verdächtig, bei denen es nach Anwendung der herkömmlichen Mittel und nach Ausschluß eines Risses weiterblutet, ferner alle Fälle, bei denen der Blutverlust 1000 ml übersteigt, und zwar auch dann, wenn das ausfließende Blut zunächst noch gerinnt!** Verabreicht man bei diesen Fällen Fibrinolysehemmer (S. 581), so kommt die Blutung in einem hohen Prozentsatz der Fälle zum Stehen, ein Beweis dafür, daß ein fibrinolytisches Geschehen ursächlich beteiligt war.

In den letztgenannten Fällen (Gruppe B) liegen oft **lokale** fibrinolytische Prozesse an der Plazentahaftstelle im Uterus vor. Diese fibrinolytischen Prozesse können sich auf sehr verschiedene Weise auswirken. So kann z. B. die **Thrombusbildung** ganz **ausbleiben.** Ferner kann ein gebildeter Thrombus im Laufe des fibrinolytischen Geschehens wieder **aufgelöst** werden. Eine dritte Möglichkeit ist die, daß der gebildete Thrombus **nicht vollwertig** ist, daß sein Gerüst aus qualitativ minderwertigem Fibrin besteht. Ein solcher Thrombus, dessen Festigkeit stark herabgesetzt ist, kann ein Gefäß nicht fest verschließen.

10.8 Rißblutung

Definition: In der Nachgeburtsperiode auftretende Blutung, die im Gegensatz zu einer Blutung aus der Plazentahaftstelle (S. 257) aus zerrissenen Weichteilen stammt.

Ursache der Rißblutung kann sein

- **Zervixriß:** s. unten;
- **isolierter Scheidenriß:** auch hieraus kann es ziemlich stark bluten;
- **Dammriß** (S. 477): daß es aus diesem stark blutet, ist eine Ausnahme;
- **Klitorisriß** (S. 481): wenn der Schwellkörper der Klitoris eingerissen ist, kann es zu ziemlich starken Blutungen kommen.

Wenn man von einer Rißblutung im Gegensatz zu einer Blutung aus der Plazentahaftstelle (S. 257) spricht, so denkt man in erster Linie an einen stark blutenden **Zervixriß. Blutungen bei gut kontrahiertem Uterus sind Rißblutungen** (sofern keine **Afibrinogenämie** besteht). **Scheide und Zervix mit breiten Plattenspiegeln einstellen und mit Kugelzangen kontrollieren!**

Zervixriß

Definition: Am äußeren Muttermund beginnender, seitlich nach aufwärts verlaufender Riß der zu einem weiten Rohr gewordenen Zervix; kann bis zum inneren Muttermund reichen und führt bei Zerreißung des zervikalen Astes der A. uterina zu starken Blutungen. Ferner kommt es häufig zur weiten und tiefen Eröffnung des Parametriums. Die Zervixrisse sind deswegen mit Recht gefürchtet.

Diagnose: Starke Blutung post partum bei gut **kontrahiertem** Uterus und Fehlen von Afibrinogenämie. Nicht selten besteht aber gleichzeitig auch noch eine Atonie.

Vorkommen: Die hoch hinaufreichenden gefährlichen Zervixrisse entstehen fast nur gewaltsam, das heißt bei **zu früh, falsch oder schlecht ausgeführten operativen Entbindungen,** insbesondere nach **Wendung mit anschließender Extraktion** bei nicht vollständig eröffnetem Mm und nach **Zangenentbindungen;** hierbei ebenfalls dann, wenn der **Mm nicht vollständig** eröffnet war. Daher: Niemals mit der Zange oder an einem Fuß extrahieren, wenn der Mm nicht mit Sicherheit vollständig eröffnet ist! Der Vorsichtige merkt sich ferner folgenden Rat:

> **Nach jeder Wendung mit Extraktion und nach jeder Zangen- oder Vakuumextraktion des Kopfes aus BM oder höher muß die Zervix mit breiten Plattenspiegeln eingestellt und ringsherum auf einen Riß hin besichtigt werden!** Fassen der Mm-Lippen mit Kugelzangen. Kräftig nach unten ziehen und den Rand des Mm **Zentimeter für Zentimeter** genau nach Einrissen absuchen! Gleichzeitig muß auch die Scheide auf einen **isolierten** Scheidenriß hin kontrolliert werden.

Charakteristisch ist auch der Zervixriß bei einem immer noch vorkommenden groben Fehler: der **Extraktion** des Kindes bei **Placenta praevia** nach Wendung auf den Fuß, was auch bei vollständig eröffnetem Mm strengstens verboten ist.

Sitz: Meist seitlich, Verlauf longitudinal. Meist treten sie nur auf einer Seite, manchmal auch auf beiden Seiten auf.

Symptome: Es gibt nur ein Symptom: die **Blutung.** Gelegentlich zeigen aber auch lange, das heißt hoch hinaufreichende Zervixrisse nicht die geringste Blutung. Im Gegensatz dazu ist die Blutung stets sehr stark, wenn der zervikale Ast der Uterinarterie aufgerissen ist. Fehlt die Blutung, so werden Zervixrisse übersehen.

Spätblutung: 1. Spätblutung im **Wochenbett,** wenn die Rißblutung nach konservativen Maßnahmen stand und nicht genäht wurde.

2. Aufsteigende Infektion im **Wochenbett** durch Einwanderung von Keimen in die Blutbahn, ins Parametrium und Parakolpium. Auch der kleinste Zervixriß kann die Eintrittspforte für die tödliche Sepsis im Wochenbett sein. Zumindest bildet sich eine parametrane Infiltration aus, mit der die Frau jahrelang zu tun haben kann.

10.8 Rißblutung   601

Prophylaxe des Zervixrisses: Keine Extraktion am Beckenende und keine Zange oder Vakuumextraktion bei nicht völlig eröffnetem Muttermund! Bei noch nicht vollständigem Mm nicht pressen lassen!

Behandlung
Vor allem anderen ist zunächst einmal die Plazenta durch den CREDÉschen Handgriff herauszudrücken.

Naht des Zervixrisses
Blutleer nähen, daher **schnell nähen** – aber trotzdem **in Ruhe** und ohne jede Überstürzung oder Hast.

Zwei Handgriffe erleichtern die Naht des Zervixrisses:
1. **Uterus kräftig von oben her ins Becken hineindrücken lassen!**
2. Dann Einführen **breiter** (!) **Plattenspekula.** Der **äußere Muttermund** wird sofort sichtbar. Er wird mit COLLINklemmen gefaßt und kräftig vor die Vulva gezogen (Abb. 424).

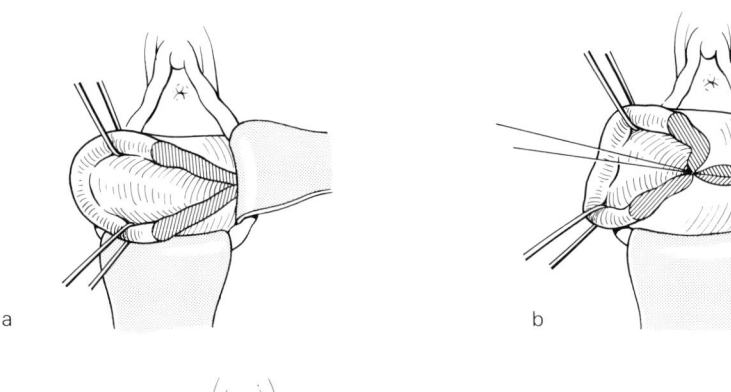
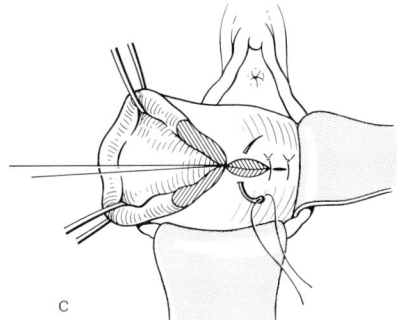

Abb. 424   Einstellung und Naht eines Zervixrisses.

Zur Nahttechnik
Keine Zeit verlieren mit großen Vorbereitungen! Nach Einstellung des Risses (Abb. 424a) braucht man jetzt nur noch Nadel, Nadelhalter, Katgut und Pinzette. Genäht wird mit kräftigen Katgutnähten und nicht zu großer Nadel. **Warnung vor einem Anfängerfehler:** Die erste Naht nie gleich an der höchsten Stelle des Wundwinkels anbringen wollen. Das geht nicht, jedenfalls nicht bei längeren Rissen. Keine Zeit mit solchen Experimenten verlieren! Sondern die erste Naht wird einfach an diejenige Stelle des Risses gelegt, die man gerade noch bequem erreichen kann, und zwar durchgreifend durch die ganze Dicke der Zervix hindurch (Abb. 424b). Möglichst viel Gewebe fassen. Faden knüpfen und an ihm den noch höher gelegenen Rißteil vorziehen, bis der **oberste Wundwinkel** sichtbar wird (Abb. 424c). Dieser muß unter allen Umständen erreicht werden, denn hier sitzt oft die **spritzende Arterie**, die **umstochen** werden **muß**. Jetzt Naht des Risses vom obersten Wundwinkel aus. **Immer runde, niemals scharfe Nadeln benutzen!** Sonst Gefahr der Verletzung weiterer Gefäße!

Geht der Riß über den inneren Mm hinaus, so muß **laparotomiert** werden.

Wochenbett und Neonatalperiode

11 Das normale Wochenbett

Wochenbett oder Puerperium nennt man die Zeit nach der Geburt, in der sich die durch Schwangerschaft und Geburt am Körper der Frau entstandenen Veränderungen wieder zurückbilden.

Das Wochenbett beginnt mit der Geburt der vollständigen Plazenta. Der Wiederherstellungs- und Heilungsprozeß nimmt etwa 6–8 Wochen in Anspruch. Untrennbar verbunden mit diesen Vorgängen sind zwei weitere: Die Brustdrüse nimmt ihre Tätigkeit auf, und die Eierstöcke treten wieder in ihre Funktion. Das Wochenbett ist somit durch vier nebeneinander laufende Vorgänge gekennzeichnet:
- Rückbildungsvorgänge
- Wundheilungsvorgänge
- Ingangkommen und Aufrechterhaltung der Laktation
- Wiederaufnahme der Ovarialtätigkeit

11.1 Rückbildungsvorgänge
Rückbildung = Involution

Die mütterlichen Organe, die in der Schwangerschaft und während der Geburt Veränderungen durchgemacht haben, werden auf ihre ursprüngliche Lage, Größe, Form und Beschaffenheit zurückgebildet. Allerdings entspricht der endgültige Rückbildungszustand durchaus nicht in jeder anatomischen und funktionellen Hinsicht den Verhältnissen vor der Schwangerschaft.

An welchen Organen spielt sich die Rückbildung ab?
1. **Am Genitaltrakt** und zwar am eindrucksvollsten am **Uterus.**
2. **In der Umgebung des Genitaltraktes:** Beckenboden, Bauchdecken, Beckengürtel, Blase, Darm.
3. **Außerhalb des Genitaltraktes**
   a) Tonuszunahme der Bauchmuskulatur und
   b) Rückbildung der Wassereinlagerung
   c) Alle Organe des weiblichen Organismus, deren Leistung auf die Schwangerschaft eingestellt war, stellen sich im Wochenbett wieder auf den nicht schwangeren Zustand ein.

Welche Vorgänge sind es, die die Rückbildungsvorgänge am Uterus auslösen und in Gang halten?

Es sind zwei Veränderungen, die

nach Ausstoßung der Plazenta

wirksam werden:
1. **Die Hormonversorgung des Uterus wird schlagartig so gut wie völlig ausgeschaltet.** Während der Schwangerschaft und der Entbindung haben die Plazentahormone die Funktion des Uterusmuskels optimal reguliert.
2. **Die Blutversorgung der Uterusmuskulatur wird zu einem großen Teil ausgeschaltet.** Die hierzu nötigen Kräfte sind **Kontraktionen** des Uterus im Wochenbett, die **Wochenbettwehen.**

Bei der Ausstoßung der Plazenta fallen die folgenden Plazentahormone völlig fort:
a) Das Choriongonadotropin (HCG),
b) das humane plazentare Laktogen (HPL),
c) die Gestagene und
d) die Östrogene.

Das HCG kann allerdings noch über Tage post partum in Mengen ausgeschieden werden, die eine positive Schwangerschaftsreaktion auslösen können (ZANDER).

Bei den

Wochenbettswehen

haben wir **drei Arten** zu unterscheiden:
1. Die Dauerkontraktion = „Tonische Retraktion"
2. Spontane rhythmische Kontraktionen = Nachwehen
3. Reizwehen (z. B. die Stillwehen)

1. Die Dauerkontraktion: Betastet man in den ersten Tagen des Wochenbettes den Uterus mit der Hand durch die Bauchdecke hindurch, so macht man eine auffallende Feststellung: Der Uterus fühlt sich dauernd ziemlich hart oder „gespannt" an. Ursache ist die Dauerkontraktion der Uterusmuskulatur, die in den ersten Stunden nach der Ausstoßung der Plazenta einsetzt und im Verlauf der ersten 4–5 Tage des Wochenbettes langsam nachläßt. Gleichzeitig mit dieser Dauerkontraktion treten

2. spontane rhythmische Kontraktionen = Nachwehen auf. Sie werden auf die Dauerkontraktion gewissermaßen aufgesetzt, „superponiert". Die Nachwehen beginnen wenige Stunden nach der Geburt und **hören am zweiten bis dritten Tag des Wochenbettes wieder auf.** Sie treten zunächst in kürzeren und dann in immer länger werdenden Abständen auf. Die Erstgebärende empfindet sie kaum. Bei der Mehrgebärenden sind die Nachwehen, die vom Rücken nach vorn ziehen, meist mit sehr unangenehmen Schmerzen verbunden. Die Nachwehen fördern die Verkürzung der Muskelfasern.

Mit dem Aufhören der Nachwehen am 2.–3. Wochenbettstag ist die **spontane rhythmische** Wehentätigkeit im Wochenbett beendet. Im weiteren Verlauf des

Wochenbettes treten nur dann noch rhythmische Wehen auf, wenn bestimmte **Reize** gesetzt werden (Stillen, Massage, Wehenmittel). Diese Wehen bezeichnet man daher als

3. Reizwehen

Reizwehen treten vor allem dann auf, wenn das Kind an die Brust gelegt wird und saugt. Diese Reizwehen bezeichnet man als

Laktations- oder Stillwehen.

Der Saugreiz an der Brustwarze führt zu einer vermehrten Ausschüttung des wehenerregenden **Oxytozins** aus dem HHL.

Was bewirken die Wochenbettwehen?
1. **Ausschaltung eines erheblichen Teils der Blutversorgung** des Uterusmuskels. Folge: **Uterusischämie = Kontraktionsischämie**: Ausgangspunkt für das Verständnis der Rückbildungsvorgänge am Uterus. Folge: **Degeneration und Autolyse der überflüssigen Muskelfasern** (Abbau als Folge der schlechten Ernährung).
2. **Blutstillung der Gebärmutterwunde**: Da sich in der Gebärmutterwand Gefäße und Muskelfasern kreuzen, führen die Muskelkontraktionen sowohl zu einer Abklemmung als auch zu einer Abknickung eines großen Teiles der Gefäße, sog. „lebende Ligatur". Der endgültige Verschluß zumindest der großen uteroplazentaren Gefäße erfolgt durch Thrombosierung.
3. Ausstoßung des **Wundsekretes = Lochien.**

Ergebnis: Die Gewichtsverminderung und Verkleinerung der Gebärmutter im Wochenbett ist in erster Linie die Folge der Rückbildung ihrer großen Muskelmasse (Abb. 425).

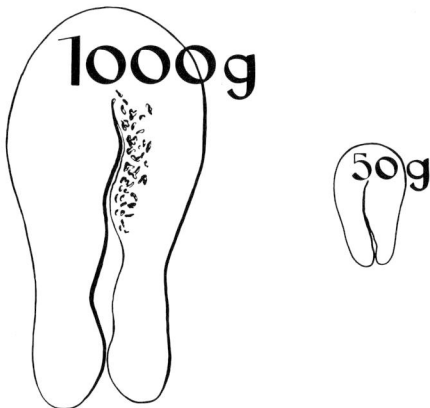

Abb. 425 Gewichtsverminderung und Verkleinerung der Gebärmutter im Wochenbett.

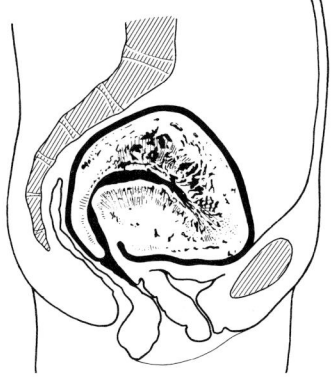 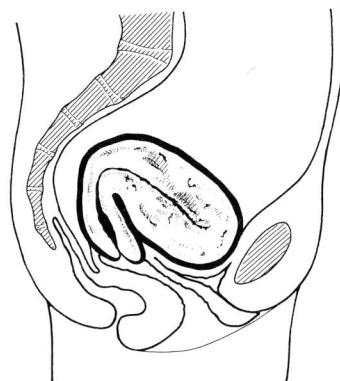

Abb. 426   Situs des puerperalen Uterus am 5. Wochenbettstag (nach REIST).

Abb. 427   Situs des puerperalen Uterus am 12. Wochenbettstag (Hyperanteflexionsstellung) (nach REIST).

Das **Gewicht des Uterus** beträgt
unmittelbar nach der Geburt: etwa **1000 Gramm**
nach Abschluß der Rückbildung: etwa **50–70 Gramm!**
(6–8 Wochen nach der Geburt)

Lage und Haltung der Gebärmutter im Wochenbett

Untersucht man den Uterus kurz nach der Geburt, so findet man ihn meist in **spitzwinkliger Anteflexion** (Abb. 426 u. 427) liegen: Die schwere Muskelmasse des Korpus ist gegen den schlaffen, faltigen Sack der Zervix ganz nach vorn übergekippt. Der Uterus ist in den ersten Tagen des Wochenbetts infolge der Schlaffheit des gesamten, stark gedehnten Halteapparates in weiten Grenzen beweglich. So darf es durchaus nicht überraschen, einige Tage später den vorher spitzwinklig anteflektiert liegenden Uterus, der inzwischen kleiner geworden ist, für kurze Zeit **retroflektiert** oder **retrovertiert** liegend zu finden.

Der Verschluß des Halskanals

geht auffallend rasch vor sich:
- 2. Wochenbettstag   Die Zervix beginnt sich herauszubilden.
- 3. Wochenbettstag   Die Portio ist schon zum großen Teil formiert und der Zervikalkanal weitgehend verengt.
- 8.–10. Wochenbettstag   **Innerer Muttermund:** Verschlossen, bzw. nur noch so weit geöffnet, daß der Sekretabfluß gewährleistet ist.
  Äußerer Muttermund: Fingerkuppe kann noch eingelegt werden, der Finger kann jedoch nicht weiter in den Halskanal nach oben dringen.

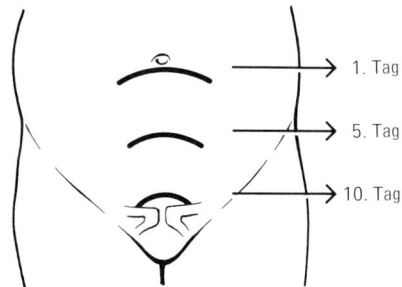

Abb. 428   Stand des Uterusfundus in den ersten Wochenbettstagen.

Nach der endgültigen Rückentwicklung zeigt die Portio eine mehr plumpe, zapfenartige Form. Der äußere Muttermund, der vor der ersten Geburt grübchenförmig war, formiert sich im Verlauf von etwa 4–5 Wochen zu einem queren Spalt. Erst jetzt kann man eigentlich von einem „**Muttermund**" und von „**Muttermundslippen**" sprechen, einem wahrscheinlichen Zeichen einer durchgemachten Schwangerschaft.

Stand des Uterusfundus in den ersten Wochenbettstagen (Abb. 428)

Unmittelbar nach Ausstoßung der Plazenta	etwa **in der Mitte zwischen Nabel und Symphyse**
Nach **24** Stunden	etwa in **Nabelhöhe** oder etwas darunter

(Ursachen: Nachlassen der Uteruskontraktion und Straffung des Beckenbodens im Verlauf des ersten Wochenbettstages)

In den nächsten 10 Tagen	täglich 1 Querfinger tiefer
am **5.** Wochenbettstag	etwa in der **Mitte** zwischen Nabel und Symphyse
am **10.** Wochenbettstag	etwa in Symphysenhöhe oder 1–2 Querfinger darüber

Am Ende der 2. Woche kann man den Uterus von der Bauchdecke aus nicht mehr fühlen.

11.2 Wundheilungsvorgänge im Wochenbett

Bei den Wunden des Genitaltraktes, die unter der Geburt entstanden sind, haben wir zu unterscheiden:

1. **die Uterusinnenfläche:** Die Innenfläche des puerperalen Uterus stellt in ihrer ganzen Ausdehnung eine einzige große Wundfläche dar = große **Höhlenwunde** im Uterusinneren (s. unten).
2. **Die Verletzungen des Durchtrittsschlauches,** also die kleinen Einrisse, Abschürfungen und Quetschungen am äußeren Muttermund, an der Scheide und am Damm.

Solche oberflächlichen Verletzungen finden sich nach jeder normalen Geburt. Sie heilen schnell durch Verklebung oder durch Granulation. Aber auch die Dammrisse und die Episiotomiewunden gehören hierher. Richtig versorgt und behandelt heilen auch diese Wunden auffallend schnell.

Zu 1) Heilung der großen physiologischen Wundfläche in der Uterushöhle
Das Verständnis für die Entstehung und Heilung der Uteruswundfläche ist klinisch praktisch sehr wichtig. Die große Höhlenwunde entsteht dadurch, daß die an der Innenfläche der Uterushöhle anhaftende Plazenta und die Eihäute sich ablösen. Diese Ablösung erfolgt in der tiefen Spongiosaschicht, d.h. nahe am Uterusmuskel. Nach der Ablösung liegt auf der ganzen Uterusinnenfläche die Dezidua frei. Unterbrochen wird diese große Wundfläche nur durch die Drüsen, die wie Inseln im Stroma der spongiösen Deziduaschicht stehen geblieben sind. Sieht man von diesen kleinen Epithelinseln ab, dann ist diese ganze Fläche ihres schützenden Epithels beraubt, sie ist eine **Wund**fläche.

Den Teil der Wundfläche, an dem die Plazenta gesessen hat, die Plazentahaftstelle, kann man leicht mit bloßem Auge erkennen. Sie ist in den ersten Tagen des Wochenbettes noch etwa handtellergroß. Im Gegensatz zu der ziemlich glatten Umgebung sieht ihre Fläche rauh, uneben und leicht höckrig aus. Das rührt her von den an der Haftstelle noch hängenden Gewebsresten, den Gefäßstümpfen, den Resten der Haftzotten und Plazentasepten und den stehengebliebenen Deziduafetzen. Aus einem Teil der Gefäße sehen knopfförmig hervorragende Thromben heraus. Wie schon gesagt, erfolgt der endgültige Verschluß der großen uteroplazentaren Gefäße durch Thromben.

Diese abgerissenen Gewebsreste, die sich in weit geringerem Maße auch im Bereich der abgelösten Eihaut finden, bleiben nicht genügend ernährt. Sie werden nekrotisch und halten die Wundheilung auf. Die eigentliche Heilung der großen Flächenwunde kann erst dann beginnen, wenn diese

Überreste abgeräumt

sind, d.h. wenn eine

Säuberung der Wunde

erfolgt ist. Dieses Abräumen geschieht durch

Einwanderung von Granulozyten, Lymphozyten und Phagozyten.

Diese werden in großen Mengen durch das Blut an die Wunde herangeführt. Sie sammeln sich unterhalb und innerhalb der abzuräumenden nekrotischen Gewebsteile zu Infiltraten. Die Gewebstrümmer werden enzymatisch angegriffen und zum größten Teil verflüssigt (s. Lochien, S. 611). Der stehenbleibende Teil bildet den Grundstock für das neue Endometrium. Die korpuskulären Blutbestandteile haben aber noch eine andere wichtige Aufgabe. Sie bilden zusammen mit Massen von Fibrin den

Wundschutzwall,

der sich bis tief in die bindegewebigen Septen der Uterusmuskulatur hinein erstreckt.

11.2 Wundheilungsvorgänge im Wochenbett

Dieser Schutzwall besitzt antibakterielle und antitoxische Kräfte. Sie sind es, die den ganzen Wundbereich gegen den Angriff von Bakterien abriegeln.

Der Schutzwall ist die **erste und wichtigste Schutzvorrichtung des Uterus zur Abwehr von Keimen.**

Die **zweite** Schutzvorrichtung ist die **Dauerkontraktion** (S. 606) der Uterusmuskulatur. Sie verkleinert die Wundfläche und wirkt dadurch mit beim Verschluß der Gefäße und Saftspalten, den Eintrittspforten für Bakterien.

Zwei Schutzvorrichtungen des puerperalen Uterus zur Keimabwehr:
- **Wundschutzwall**
- **Dauerkontraktion der Uterusmuskulatur.**

Ohne diese beiden Schutzvorrichtungen wäre die große Höhlenwunde im Uterusinnern eine offene Eintrittspforte für krankmachende Keime. Die

Wundheilung = Epithelisierung

und damit die Regeneration des Endometriums geht von den Epithelinseln, also von den Drüsenresten aus, die bei Ablösung der Plazenta und Eihäute stehengeblieben sind. Von diesen Inseln aus wächst das Epithel über die epithelentblößten Stromaflächen (= Wunde). Die Wundheilung ist beendet, wenn das ganze Stroma wieder mit Epithel bedeckt ist. Das ist etwa in der 4.–6. Wochenbettswoche der Fall.

Die Lochien = der Wochenfluß

sind das Sekret der großen Wunde in der Gebärmutterhöhle. Die Beschaffenheit der Lochien im Verlauf des Wochenbettes ergibt sich aus der folgenden Übersicht:

Farbe der Lochien = Spiegel der Gebärmutterwunde

Zeit	Farbe (Konsistenz)	Bezeichnung	Gebärmutterwunde
1.–6. Tag	rein blutig	**Lochia rubra, cruenta**	Blutstillung noch unvollkommen
Ende der 1. Woche	braunrot, bräunlich (dünnflüssig)	**Lochia fusca**	Zunehmende Gefäßdrosselung in der Uteruswand, Verschluß der utero-plazentaren Gefäßöffnungen durch Thromben. Lochienmenge geringer, Zumischung von Serum, Lymphe und Leukozyten
Ende der 2. Woche	schmutziggelb (rahmig)	**Lochia flava**	Abstoßung von nekrotischem, meist verflüssigtem Zellmaterial aller Art
Ende der 3. Woche	grauweiß (wässerig-serös)	**Lochia alba**	Zunehmende Wundepithelisierung, Lochienmenge wesentlich geringer
Nach 4–6 Wochen	Versiegen der Lochien		Wundheilung abgeschlossen

Abweichungen von diesen Angaben sind häufig. Insbesondere kann man auch bei gesunden Wöchnerinnen mehr oder weniger blutige Lochien weit über den 10. Wochenbettstag hinaus beobachten. Der Geruch der Lochien ist fade.

Durch die aufsteigenden Keime in das Cavum uteri sind die Lochien bakterienhaltig (Streptokokken, Staphylokokken, Escherichia coli und andere pyogene Keime). Die Lochien werden mit diesen Keimen massenhaft besiedelt. Die Keime vermehren sich vom 2.–3. Wochenbettstag an reichlich in den Lochien (E. PHILIPP).

Merke:

Die aus Zervix und Scheide ausfließenden Lochien sind hochinfektiös!

11.3 Laktation

Das Ingangkommen und die Aufrechterhaltung der Laktation ist ein komplexer Vorgang, der noch nicht in allen Einzelheiten geklärt ist. Man unterscheidet 5 Phasen:

- **Mammogenese:** Entwicklung und Aufbau der Milchdrüse zum funktionsfähigen Organ,
- **Laktogenese:** Vorbereitung der Milchdrüse zur Milchsekretion,
- **Galaktogenese:** Auslösung der Milchsekretion in den Drüsenzellen,
- **Galaktopoese:** Aufrechterhaltung der bestehenden Laktation,
- **Galaktokinese:** Entleerung der Milch.

1. **Mammogenese:** Entwicklung und Aufbau der Milchdrüse zum funktionsfähigen Organ, beginnend mit Einsetzen der Pubertät.

Nach allgemeiner Ansicht wird das Wachstum des Brustdrüsenkörpers durch die Steroidhormone des Eierstocks, Östrogene und Progesteron, gesteuert. Dabei bewirken die Östrogene die Proliferation der Milchgänge, Progesteron und Östrogene gemeinsam die Aussprossung der Drüsenalveolen und die Proliferation des milchbildenden Alveolarepithels.

2. **Laktogenese:** Vorbereitung der Milchdrüse in der Schwangerschaft auf ihre Funktion, die Milcherzeugung. Durch weiteres Wachstum des Brustdrüsenkörpers und Bildung neuer Läppchen nimmt das Volumen der Brust zu. Außerdem kommt es zur Differenzierung der Alveolarepithelzellen. Die Parenchymzunahme geschieht durch die gleichen Steroidhormone, die jetzt in weitaus größeren Mengen erst vom Corpus luteum graviditatis und danach von der Plazenta erzeugt werden. Die Drüsenzelldifferenzierung wird auf die rasche Sekretionszunahme des plazentaren HPL und des hypophysären Prolaktins zurückgeführt. Die Sekretion von Milch wird während der Schwangerschaft allerdings durch die plazentaren Steroidhormone noch gehemmt. Beim Ausdrücken der Brust lassen sich lediglich einige Tröpfchen **Kolostrum = Vormilch** gewinnen.

3. **Galaktogenese:** Milchbildung; Auslösung der Milchsekretion in den Drüsenzellen nach der Ausstoßung der Plazenta.

Mit der Geburt der Plazenta hört die Produktion der in der Schwangerschaft gebildeten Steroidhormone schlagartig auf, da die Ovarien ihre Tätigkeit erst langsam wieder aufnehmen. Der Wegfall des hemmenden Effektes hoher Östrogenspiegel auf die sekretorische

Leistung des Drüsenepithels ist der Vorgang, der am Drüsenepithel die Milchsekretion auslöst. Dieser Vorgang wird durch den physiologischen Saugreiz unterstützt; daher fördert das frühzeitige Anlegen des Säuglings die Milchsekretion, z.B. noch im Kreißsaal kurze Zeit nach der Geburt. Die Wirkung des Prolaktins zeigt sich klinisch oft erst am 3. Wochenbettstag, wenn der Milchfluß einsetzt (**"Milcheinschuß"**).

4. **Galaktopoese:** Aufrechterhaltung der bestehenden Laktation im Wochenbett.

Die Galaktogenese ist durch rein endokrine Faktoren bedingt, bei der Galaktopoese kommen jetzt noch **mechanische** und **neurale** Faktoren hinzu. Von größter Bedeutung ist **der Saugakt an der Brustwarze**. Durch ihn wird ein nervaler Reflex über die Hypophyse ausgelöst. Dieser bewirkt

a) das Ingangshalten der Prolaktinproduktion im HVL, wodurch das Drüsenepithel zu einer dauernden Milchsekretion angehalten wird,
b) eine vermehrte Oxytozinausschüttung aus dem HHL, welches die

5. **Galaktokinese** auslöst: Die Entleerung der Milch (milk let down effect). Das Oxytozin regt die Kontraktion der Myoepithelien der Alveolarwand sowie die der feineren Milchgänge an, die Milch wird also durch Muskelkontraktion ausgepreßt.

Ein erwünschter Nebeneffekt durch die vermehrte Oxytozinausschüttung während des Stillens besteht in den dadurch ausgelösten Uteruskontraktionen.

Das Stillen fördert die Rückbildung des Uterus!

Es muß der Mutter klar gemacht werden, daß das Stillen nicht nur ein großer Vorteil für ihr Kind, sondern auch für sie selbst ist.

Bei Frauen, die lange stillen, kann die Rückentwicklung über das Ziel hinausschießen: Der Uterus wird kleiner, als er vor der Schwangerschaft war

= **Laktationshyperinvolution.**

Sobald der Zyklus wieder in Gang kommt, wird die Hyperinvolution jedoch meist ausgeglichen.

- Von entscheidender Bedeutung für die Aufrechterhaltung der Milchsekretion sind der **Saugreiz** an der Brustwarze und die **Entleerung der Brust.**

Merke:
Wegfall des Saugreizes   führen zur **Atrophie** der Drüsen und damit zum **Auf-**
Nichtentleeren der Brust   **hören der Milchsekretion.**

Zusammensetzung der Milch (Tab. 7)
In den ersten Tagen der Laktation wird das **Kolostrum** (Abb. 429) abgesondert, etwa vom 4.–14. Tag nach der Geburt bildet sich die **Übergangsmilch** und ab 15. Tag etwa die **reife Frauenmilch** (Abb. 430) mit einer durchschnittlichen Stilleistung von 700 ml/pro Tag.

Das Kolostrum ist also im Vergleich zur reifen Frauenmilch reich an Eiweiß und Salzen.

Das Kolostrum ist mikroskopisch durch seine „Kolostrumkörperchen" gekennzeichnet; das sind Granulozyten und Lymphozyten, die mit größeren und kleine-

Tab. 7 Wesentliche Bestandteile von Frauen- und Kuhmilch im Vergleich (in g pro 100 ml).

	Eiweiß	Fett	Laktose	Mineralien	Cal.	Joule
Frauenmilch:						
Kolostrum	1,8	3,0	6,5	0,35	65	165
Übergangsmilch	1,5	3,8	6,5	0,25	70	290
(4.–14. Tag)						
reife Frauenmilch	1,3	4,0	6,0	0,23	70	295
Kuhmilch	3,5	4,0	4,5	0,7	70	290

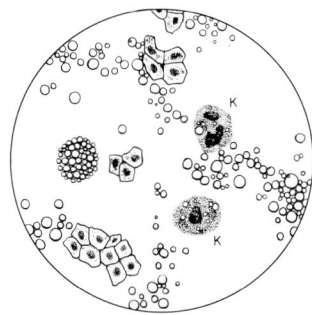

Abb. 429 Kolostrum = Vormilch (Mikropräparat), K = Kolostrumkörperchen.

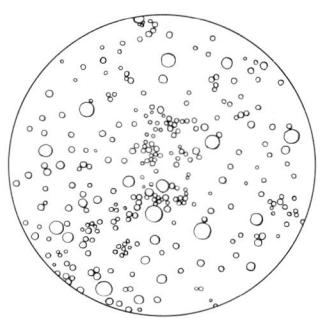

Abb. 430 Reife Frauenmilch mit größeren und kleineren Fetttröpfchen (Mikropräparat).

ren Fetttröpfchen beladen sind. Kolostrum wird etwa bis zum 4. Tag gebildet. Sein hoher Nährwert (Eiweiß, Mineralien!) sorgt dafür, daß die Gewichtsverluste des Neugeborenen in den ersten Tagen gering sind (im wesentlichen Wasserverlust).

Der Vergleich zwischen der **Frauenmilch,** der optimalen Säuglingsnahrung, und der **Kuhmilch** zeigt, daß die Frauenmilch einen höheren Gehalt an **Milchzucker,** die Kuhmilch einen höheren Gehalt an **Eiweiß** und **Salzen** hat. Der Fett- und Kaloriengehalt ist bei beiden Milchsorten ungefähr gleich.

11.4 Die Wiederaufnahme der Ovarialfunktion

Während der Schwangerschaft wird die Ausscheidung von gonadotropen Hormonen aus dem HVL durch die Steroidhormone (Östrogene und Progesteron) zunächst des Corpus luteum graviditatis des Eierstocks und später durch die Steroidhormone der Plazenta gebremst. Infolgedessen fallen während der Schwangerschaft Follikelreifung und Ovulation aus. Nach der Ausstoßung der Plazenta werden vorübergehend nur kleinste Mengen von Steroidhormonen gebildet („relative Steroidverarmung"), da die Ovarien die Hormonbildung noch nicht sogleich wieder aufnehmen. **Somit wird nach Fortfall der Plazenta die Bildung von gonadotropen Hormonen im HVL nicht mehr gehemmt.** Es werden wieder gonadotrope Hormone gebildet, **wodurch die Ovarialfunktion nach und nach in Gang kommt.**

> Das **erste Auftreten des Zyklus nach der Geburt** ist davon abhängig, wann die **Wechselbeziehungen zwischen dem HVL-Zwischenhirnsystem** und den **Ovarien** wieder aufgenommen werden.

Bei den **stillenden** Frauen kann man, was das Auftreten der ersten Blutung angeht, **drei Gruppen** unterscheiden:

1. Gruppe: Bei den meisten stillenden Frauen kommt es erst gegen **Ende der Stillzeit** oder erst **nach dem Abstillen** zum ersten Auftreten von Zyklen. Das Ausbleiben der Regelblutung während der Stillzeit bezeichnet man als

Laktationsamenorrhoe.

2. Gruppe: Bei einem kleineren Teil der stillenden Frauen tritt etwa 6–8 Wochen post partum **einmal** eine Blutung auf, wodurch die Laktationsamenorrhoe gewissermaßen unterbrochen wird. Diese Blutung verläuft meist ganz wie eine Regelblutung und wird von den Frauen auch als Regelblutung angesehen. Wie wir noch sehen werden, handelt es sich dabei aber nicht um eine echte Menstruationsblutung.

3. Gruppe: Viel seltener kommt es vor, daß bei stillenden Frauen nach einer Laktationsamenorrhoe von 6–8 Wochen **regelmäßig alle 4 Wochen** Blutungen auftreten.

Ganz allgemein gilt, daß es sich bei der **ersten** oder **den ersten** Blutungen post partum, ganz gleich, wann sie zeitlich auftreten, meist **nicht um echte Menstruationsblutungen** handelt, also nicht um Blutungen aus einem sekretorisch transformierten Endometrium nach Ovulation und Corpus luteum-Bildung. Diese ersten Blutungen, die die Frauen zwar für echte Regelblutungen halten, sind so gut wie immer **anovulatorische Blutungen,** d. h. Blutungen ohne vorhergegangenen Eisprung.

Bei den ersten Zyklen nach der Geburt verhält es sich ähnlich wie bei den ersten Zyklen der jungen Mädchen in der Pubertät. Der erste bzw. die ersten heranreifenden Follikel erreichen noch nicht die volle Ovulationsreife, es kommt **nicht** zu einer Ovulation. Dementsprechend wird das Endometrium nur proliferiert oder überproliferiert, jedoch nicht sekretorisch transformiert. Aus dieser Schleimhaut blutet es, wenn die Östrogenkonzentration im Blut nicht mehr ausreicht, um die im Endometrium entstandene Hyperplasie weiter aufrecht zu erhalten (relativer Östrogenmangel). Es liegt somit eine östrogene Abbruchblutung oder, wie man auch sagen kann, eine **anovulatorische Blutung** und keine echte Menstruationsblutung vor.

Wann die erste **Ovulation** und damit die erste **echte** Menstruation nach einer Geburt stattfindet, ist also individuell sehr verschieden und hängt von mannigfachen Faktoren ab, insbesondere von der **Dauer der Stilltätigkeit,** nicht zuletzt auch von dem **Gesundheitszustand** der Frau.

Bei **nicht stillenden Frauen** tritt die erste Blutung meist in der **5.–6. Woche post partum** auf. Auch hier gibt es große individuelle Unterschiede.

Stillen und Empfängnis: Obwohl die erste oder die ersten Periodenblutungen meist ohne Eisprung vor sich gehen und obwohl Frauen, die stillen, ihre erste Ovulation später haben als Frauen, die nicht stillen, kann es auch während der Stillzeit zur Bildung eines befruchtungsfähigen Eies kommen. **Das Stillen ist somit kein sicherer Schutz vor einer neuen Schwangerschaft.** Allerdings ist es ziemlich sicher, daß eine Empfängnis bis zum Ende der 6. Woche nicht möglich ist (J. ZANDER).

11.5 Klinik des Wochenbettes

Die Wochenbettvisite wird besonders von jungen Assistenten oft etwas oberflächlich „erledigt". Das ist nicht richtig und rächt sich eines Tages. Bei jeder Wochenbettvisite ist nach bestimmten Dingen zu fragen, und es sind bestimmte Dinge zu tun.

Fragen: Gut geschlafen? Bei sehr störenden Nachwehen: Azetylsalicylsäure, Fenoterol (Partusisten®, ½ Tbl.). **Schmerzen?** Kopfschmerzen in der **Stirn**gegend weisen spezifisch auf Lochialstauung, Schmerzen in der **Mitte** des Unterleibs auf Endometritis und Metritis, Schmerzen an den **Seiten** des Unterbauchs auf eine Adnexitis hin. Wasser gelassen? Blähungen abgegangen? – Unterhaltung über das Stillen.

Kurve betrachten: Puls? Temperatur? Uterusstand und Lochien müssen ebenfalls in den ersten 10 Tagen (= Klinisches Wochenbett) in die Kurve eingetragen werden.

> **Beim Wochenbett geht es in erster Linie um die Frage, ob die große Gebärmutterwunde einen normalen Heilungsablauf zeigt oder nicht.**

Der Puls im Wochenbett

Der Puls ist der prognostisch wichtigste Hinweis auf alle nur möglichen Störungen, die im Wochenbett auftreten können. Die **Pulsfrequenz** beträgt im Wochenbett normalerweise **60–80 Schläge/min.** Ausgesprochen bradykarde Pulse sind selten.

Merke:
Eine Temperaturerhöhung bei langsamem Puls hat eine weitaus geringere Bedeutung als eine Temperaturerhöhung bei frequentem Puls!

Temperatur im Wochenbett

Die **normale Temperatur** beträgt, axillar gemessen,

36,5–37,0°.

Ab **37,1–37,9°** sprechen wir auch im Wochenbett von **subfebrilen Temperaturen,** ab **38°** von **Fieber** im Wochenbett.

An diese Einteilung sollte man sich korrekt halten. Sieht man von dem Tag der Geburt und dem 1.(-2.) Wochenbettstag ab, so gilt:

> **Über 80% aller Wöchnerinnen haben normale Temperaturen.**

Subfebrile Temperaturen sind zu Beginn meist nicht eindeutig zu beurteilen, sie sind aber stets verdächtig auf eine **Endometritis** (s. S. 631), ohne daß man diese Diagnose sogleich aussprechen darf. **Auf keinen Fall sind subfebrile Temperaturen im Wochenbett als völlig normal anzusehen.** Sehr wahrscheinlich können sie zwar auch durch Resorption von Eiweiß, d.h. den Abbaustoffen, die beim Zerfall von Muskelfasern entstehen, hervorgerufen werden. **Man kann und darf aber subfebrile Temperaturen im Wochenbett nicht einfach auf die Wunde beziehen,** denn dann müßte jede Wöchnerin subfebrile Temperaturen haben, und das ist durchaus nicht der Fall (s.o.). Da man aber nicht sicher trennen kann, bei welcher Wöchnerin eine beginnende Endometritis vorliegt und bei welcher nicht, sollte man Wöchnerinnen mit subfebrilen Temperaturen jenseits des 2. Tages mit Kontraktionsmitteln behandeln, ihnen z.B. 2-3 mal tgl. 15 Tropfen Methergin® geben und sie gewissermaßen als „Risikofälle" ansehen, bes. dann, wenn die **Lochien übelriechend** sind und, wie so oft, die **Uterusrückbildung verzögert** ist.

Goldene Regel: Wöchnerinnen mit **subfebrilen** Temperaturen über den 2. Tag hinaus sollten präventiv mit **Kontraktionsmitteln** behandelt werden!

Temperaturen von 38° und darüber sind ein deutlicher Hinweis auf Regelwidrigkeiten. Selbstverständlich ist in erster Linie an **Puerperalfieber** (S. 628) zu denken, jedoch bedeutet nicht jedes Fieber im Wochenbett Puerperalfieber.

Merke: Fieber (ohne Schüttelfrost) in den ersten 2 Tagen post partum ist oft durch **extragenitale** Infektionen bedingt, z.B. durch eine Zystitis, Pyelonephritis, Bronchitis, Angina u.a.

Fieber vom 3.-4. Tag an hat als Ursache meist einen genitalen Prozeß, nach Häufigkeit: Endometritis (mit oder ohne Lochialstauung), Adnexitis, Parametritis, Puerperalsepsis.

Merke:
Der dritte Wochenbettstag ist oft ein kritischer Tag, denn eine Infektion, die während der Geburt erfolgt ist, macht am 3. Tag danach Fieber. Wurde sie früher gesetzt, so tritt das Fieber entsprechend früher ein.

Temperatursteigerungen im Wochenbett treten meist erst am **Spätnachmittag** oder am Abend auf. Die Temperatur muß daher nicht nur morgens, sondern vor allem zwischen 17 und 18 Uhr gemessen werden.

Kontrolle des Fundusstandes

Das eindrucksvollste Zeichen der Rückbildung im Wochenbett ist das Tieferrücken des Uterus von Tag zu Tag. Allerdings gibt es erhebliche individuelle Unterschiede.

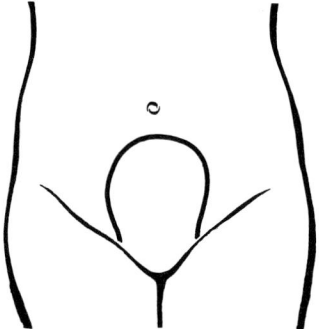 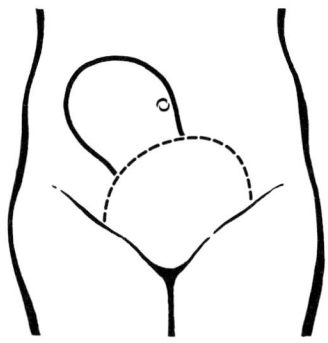

Abb. 431 Uterusstand im Wochenbett (2. Tag) bei leerer Blase.

Abb. 432 Vorgetäuschter Hochstand des Uterus im Wochenbett bei voller Blase.

Stand des Fundes in den ersten Wochenbettstagen: Siehe die Abb. 428 auf S. 609!

Bei der Beurteilung des Fundusstandes sind zu beachten:
Größe des Kindes! Zwillinge? Hydramnion? (Überdehnung des Uterusmuskels!) Lange Geburtsdauer? (Übermüdung des Uterusmuskels!)
Erstgebärende – Mehrgebärende?
Sektio? Bei Isthmusschnitt beobachtet man oft eine auffallend langsame Involution; auch nach anderen geburtshilflichen Operationen ist die Rückbildung oft verlangsamt.
Plazenta- oder Eihautreste? Endometritis?
Retroflexio uteri? (Lochialstauung!)
Unfähigkeit zu stillen? (Stillen fördert die Rückbildung!)

Häufigste Gründe für einen auffallend hohen Fundusstand:
1. **Volle Blase!** Die volle Blase hebt den Uterus hoch = vorgetäuschter Hochstand (Abb. 431 u. 432). Blase entleeren! Der Fundusstand darf nur bei entleerter Blase bestimmt werden!
2. **Schlechte Rückbildung = Mala involutio**

Lochienkontrolle

Aussehen und Geruch der mit Lochien (Wochenfluß) getränkten Vorlagen geben Auskunft über den **Stand der Wundheilung.**
Die mit Wochenfluß benutzten Vorlagen müssen mit größter Vorsicht behandelt werden:

Wochenfluß = infektiöses Wundsekret!
Weder vom Arzt noch von der Schwester oder Hebamme dürfen Vorlagen mit den Fingern angefaßt werden!

11.5 Klinik des Wochenbettes

Wochenbettvorlagen sind stets hoch infektiös! Für jede Wöchnerin kann eine Vorlagenpinzette vorhanden sein, die in einem Glas mit Desinfektionsflüssigkeit zu stehen hat. Beim Vorlegen, Wegnehmen, Vorzeigen und Sammeln sind die Vorlagen von Ärzten, Hebammen und Schwestern mit der Pinzette oder der behandschuhten Hand anzufassen.

Gebrauchte Vorlagen kommen direkt in den Abfalleimer. Niemals dürfen sie im Nachtgeschirr oder im Zimmer herumliegen.
Die sorgfältige

Beobachtung des **Pulses** und der **Temperatur,**
die Kontrolle des **Uterusstandes** und der **Lochien**

sind im Wochenbett deswegen so außerordentlich wichtig, weil man die Gebärmutterwunde nicht, wie z.B. eine äußerliche Wunde, direkt betrachten und beurteilen kann. Sicherste Zeichen für normale Wundheilung sind normaler Verlauf von Puls und Temperatur, sowie normale Lochien und normaler Fundusstand.

Harnentleerung im Frühwochenbett

(Frühwochenbett = erste 10-14 Tage des Wochenbettes): Wöchnerinnen erzeugen sehr viel Urin. In den ersten Tagen nach der Geburt setzt eine „Harnflut" ein. Das Wasser, das in der Schwangerschaft reichlich in die Gewebe eingelagert wurde, wird durch die Nieren jetzt wieder ausgeschieden (= „Entödemisierung" der Wöchnerin)

= **vermehrte Urinbildung im Frühwochenbett**

(täglich 2-4 l, bei Schwangerschaftshydrops bis zu 6 l täglich).

Andererseits ist in den ersten Tagen des Wochenbettes die Harnentleerung erfahrungsgemäß immer erschwert. Diese Tatsache darf aber nicht dazu führen, daß die Wöchnerinnen schon am ersten Wochenbettstage dauernd gedrängt werden, Wasser zu lassen. Tut man das, dann geht es nämlich überhaupt nicht. Zum ersten Wasserlassen soll man der Wöchnerin ruhig 6 Stunden nach der Geburt Zeit lassen. Erst wenn innerhalb dieser Zeit die Blase nicht entleert werden konnte, darf man von **Harnverhaltung im Wochenbett** (Ischuria puerperalis) sprechen. Jetzt muß etwas gegen diese Störung unternommen werden.

Zu den wichtigsten Aufgaben der Wochenbettpflege gehört die **Überwachung der regelmäßigen Blasenentleerung!**

Ursachen der Harnverhaltung im Wochenbett
a) Die Hauptursachen sind die **intra partum** entstandenen **Läsionen** an der Harnröhre und Blase. Sie entstehen dadurch, daß der ins Becken tretende Kopf diese Organe mit hohem Druck gegen die knöcherne Beckenwand quetscht. Es kommt zur Schleimhautschwellung (Ödem) des Blasenhalses und zu Blutextravasaten in der Blasenwand.

b) **Reflektorischer Sphinkterkrampf:** Er tritt auf, wenn die Frauen dauernd bedrängt werden, nun endlich Wasser zu lassen und wenn Harn mit Dammriß- oder Episiotomiewunden in Berührung kommt.
c) **Schwangerschafts- und Wochenbetthypotonie:** Der Tonus der Blasenwand ist von der Schwangerschaft her noch erheblich vermindert.
d) Viele Frauen können **in Rückenlage** kein Wasser lassen.

Gefahren der Harnverhaltung: Restharnbildung, Zystitis. Sogar Rupturen sind beschrieben worden. **Allgemeine Maßnahmen:** Man muß zunächst alles versuchen, um die Wöchnerin zum **spontanen Wasserlassen** zu bringen! Mit heißem Wasser gefülltes Steckbecken unterschieben, Thermophor auf die Blasengegend, Berieseln der Vulva mit warmer Kochsalzlösung, warme Sitzbäder, Leitungswasser laufen lassen, ganz sanftes Ausdrücken der Blase durch die Hand des Arztes.

Wichtigste Maßnahme: Die Wöchnerin früh aufstehen lassen und zur Toilette führen!

Medikamentöse Maßnahmen: Doryl® (2 mal täglich 1 ml i. m.). Für gute Rückbildung des Uterus sorgen (Methergin, 3 mal täglich 10–20 Tropfen), da sie die Blasenentleerung erleichtert:

Uteruskontraktion hat Blasenkontraktion zur Folge!

Wenn alle Maßnahmen versucht wurden und nicht zum Ziele führten, steht

an letzter Stelle evtl. auch wiederholt das Katheterisieren!

An allerletzter Stelle deswegen, weil dabei auch bei peinlichster Beobachtung der Vorschriften Keime in die Blase verschleppt werden!

Fast alle Zystitiden werden ankatheterisiert!

Mastdarmentleerung

Die Stuhlverstopfung im Wochenbett ist bis zu einem gewissen Grade als physiologisch anzusehen.

Ursachen: Der Tonus des Darmes ist von der Schwangerschaft her noch vermindert, der Darm ist „weitergestellt", Bauchdecken und Beckenboden sind erschlafft, der Darm ist infolge der Uterusentleerung verlagert.

Die Wochenbettsobstipation ist die Fortsetzung der Schwangerschaftsobstipation.

Spätestens am 3. Tag soll der erste Stuhlgang erfolgen. Danach ist mindestens jeden zweiten Tag für Stuhlgang zu sorgen.

Abführmittel im Wochenbett: Zum Ingangbringen des Stuhlganges gibt man am 2. Wochenbettstage abends z. B. Agarol® (1–2 Eßlöffel). Wenn am 3. Tag noch kein Erfolg: Darmeinlauf.

Drastika und **abführende Salzlösungen** (Karlsbader Salz) können im Wochenbett nicht angwandt werden, da sie Wasser entziehen und dadurch die Milchsekretion herabsetzen.

Ist der Stuhlgang einmal in Gang gebracht, so genügen zum Inganghalten meist 1 Eßlöffel Agarol® oder kleine Einläufe.

Dringend ist von Glyzerin-Einläufen abzuraten! Gefahr der **abnormen Vagusreizung** mit schweren **Schockzuständen!**

Gymnastik im Wochenbett

Die Gymnastik im Wochenbett hat sehr große Bedeutung: Straffung der Bauch- und Beckenbodenmuskulatur, Anregung des Kreislaufes, Vorbeugung gegen Vorfall- und Senkungsbeschwerden sowie Kreuz- und Rückenschmerzen. Mit der behutsamen Gymnastik kann bald nach der Entbindung angefangen werden. Dabei wird mit Übungen zur Anregung des Kreislaufes begonnen und die körperliche Belastung der Wöchnerin langsam gesteigert.

Man unterscheidet
- Übungen zur Anregung der **Blutzirkulation** in den Gliedmaßen,
- **Atemübungen,**
- Übungen für die **Beckenbodenmuskulatur,**
- Übungen für die **Bauchmuskulatur,**
- Übungen für die **Rückenmuskulatur.**

Die Gymnastik hat nur Sinn, wenn sie über die 6 Kliniktage hinaus **regelmäßig** jeden Morgen mindestens in den ersten 3–4 Monaten nach der Entbindung ausgeführt wird. **Das muß der Wöchnerin sehr nachdrücklich klargemacht werden.** Aus diesem Grunde muß auch dafür gesorgt werden, daß die Wöchnerin die wichtigsten Punkte des Programms allein auszuführen lernt.

Aufstehen im Wochenbett – Frühaufstehen

Das Frühaufstehen wurde schon 1878 von O. KÜSTNER und besonders von B. KRÖNIG empfohlen. Heute sind die

Vorteile des Frühaufstehens

allgemein anerkannt: Es ist eine wenn auch nicht sichere Prophylaxe gegen die Thrombose und Embolie, und es beschleunigt die Rückbildungsvorgänge; die Lochialstauungen sind seltener, das Wasserlassen geht leichter, die Darmtätigkeit, der Kreislauf und der Stoffwechsel werden angeregt. Darüber hinaus fördert das Frühaufstehen das Wohlbefinden, hebt die Stimmung und hat keine Nachteile.

Spätestens 6 Stunden nach der Entbindung steht die Wöchnerin das erste Mal kurz auf. Sie geht das erste Mal zum spontanen Urinlassen (in Begleitung einer Schwester) auf die Toilette.

> Wöchnerinnen mit **subfebrilen** Temperaturen sollte man nur zur Toilette aufstehen und im übrigen liegen lassen!

Entlassung aus der Klinik am Ende des klinischen Wochenbetts

I. Entlassungsuntersuchung
- Untersuchung der **Brüste** (stets zuerst!). Betrachtung der Warzen (Schrunden?) und der ganzen Brust (Rötung, Schwellung?), danach Betastung der Brust (Schmerzen? Umschriebener Schmerz an irgendeiner Stelle?).
- Bestimmung des **Fundusstandes** (S. 609) durch **äußere** Untersuchung.
- Betrachtung von Vulva und Damm bei den Wöchnerinnen mit **Nähten** nach Episiotomien und Dammrissen.

Eine **vaginale** Untersuchung wird nicht bei der routinemäßigen Entlassungsuntersuchung, sondern bei der Nachuntersuchung 6 Wochen später vorgenommen.

II. Beratung:
- **Blutungen:** Bei der stillenden Frau kommt die erste Blutung nicht vor der **6. bis 8. Woche** (s. S. 615), jede Blutung **vorher** ist keine „Regel", sondern eine **regelwidrige** Blutung und muß dem Arzt sofort gemeldet werden.
- **Brüste:** Die Wöchnerin ist vom Arzt ganz besonders darauf hinzuweisen, daß sie bei **allergeringsten Schmerzen** an der Brust, bei **leichtester Schwellung** oder (und) **geringster Rötung**, besonders bei **Temperaturanstieg** (aber auch ohne diesen!!) sofort einen **Arzt aufsuchen** muß! Nicht erst Hausmittel versuchen! Kostbarste Zeit geht dadurch verloren.

> Die **Brustentzündung im Wochenbett** (S. 652) ist eine **sehr angreifende, langwierige** und **gefährliche** Erkrankung, wenn nicht **sofort, richtig** und **energisch** gehandelt wird!

- **Jede Temperatursteigerung über 38°** ist zu melden!
- **Baden:** Zunächst nur abbrausen!
- **Geschlechtsverkehr** ab 6 Wochen post partum.
- **Neugeborenen-Basisuntersuchungen** (U_2) am 3.–10. Lebenstag oder – wenn diese Untersuchung schon vor Entlassung aus der Klinik durchgeführt worden ist – **Neugeborenen-Untersuchung** (U_3) während der 4.–6. Lebenswoche durch den Kinderarzt.
- Gespräch über das **Kind** und das **Stillen** (S. 623).

Das Stillen

Die Brusternährung ist für das Gedeihen der Kinder von ausschlaggebender Bedeutung. Sie ist mit allen Mitteln zu fördern. Voraussetzung für das Stillen ist die **Stillfähigkeit** der Mutter, die in über 90% vorhanden ist, wenn man die weitverbreiteten Bedenken und die fehlende Bereitschaft beseitigt. Geburtshelfer, Hebammen und Kinderkrankenschwestern können viel zur **Förderung des Stillwillens** beitragen. Die beste Gelegenheit für die Stillpropaganda ist die Zeit des Anlegens. Der Mutter ist immer wieder nachdrücklich folgendes zu sagen:
   Die Infektanfälligkeit der Brustkinder ist erheblich niedriger als die der Flaschenkinder, z.B. ist die Zahl von Darminfektionen, Dermatitiden, Rhinitiden, chronisch-pulmonalen Infekten und Allergien bei Brustkindern geringer. Brustkinder sind **gegenüber vielen Krankheiten widerstandsfähiger** als künstlich ernährte Kinder.

> Die Brustmilch ist die natürliche und damit beste Ernährung für ein Neugeborenes. Sie hat eine Zusammensetzung an Eiweiß, Fett, Kohlenhydraten und Salzen, die auch mit der teuersten künstlichen Ernährung nicht erreicht werden kann.

Vor jedem Anlegen müssen die Hände gründlich gewaschen werden! Nicht nur in der Klinik, sondern auch zu Hause! Fingernägel ganz kurz halten!
   Niemals mit dem Wochenfluß in Berührung kommen. Niemals die Gegend unterhalb des Nabels berühren! Nie an die unteren Partien des Hemdes kommen! Niemals eine Vorlage berühren! Niemals darf das, was „braun ist an der Brust", also die Warze und der Warzenhof, mit den Fingern berührt werden.
   Physiologie des Saugaktes: Das Kind erfaßt die Brustwarze mit dem Kiefer und durch luftdichtes Umfassen des Warzenhofes mit den Lippen. Durch Senken des Unterkiefers entsteht ein Unterdruck in der Mundhöhle des Kindes, durch den die Brustwarze in die Mundhöhle gesaugt wird. Durch Heben der Zunge wird die Brustwarze zwischen Zunge und Gaumen ausgedrückt. Dieser Vorgang wird durch den oxytozingesteuerten milk-let-down-Reflex (s. S. 613) unterstützt.

Stilltechnik: Vorbedingungen für eine richtige Stilltechnik ist eine gute Anleitung durch Schwester, Hebamme, Arzt oder erfahrene Bekannte. Vor jedem Anlegen werden die Brustwarzen und Umgebung mit Wasser gründlich gereinigt. Beim Halten des Kindes sollen es Mutter und Kind bequem haben (im Liegen oder Sitzen mit Unterstützung, sonst Rückenschmerzen). Besonders die Stillversuche in den ersten Tagen erfordern Geduld, bis der Säugling den ganzen Warzenhof mit dem Mund erfaßt und kräftig saugt. Für freie Nasenatmung des Kindes sorgen!
   Das Kind wird bei jeder Mahlzeit **an beide Brüste nacheinander** angelegt, wobei die zuerst angelegte Brust jeweils gewechselt wird. Diese wird dann leer getrunken, während die andere Brust meist nur teilweise entleert wird. Die Methode gewährt eine **optimale Milchproduktion.** Diese wird nämlich nicht nur durch die Entleerung der Brust stimuliert, sondern auch durch die Häufigkeit, mit der sie durch das Saugen des Kindes angeregt wird. Das Anlegen an nur einer Seite pro Mahl-

zeit führt selten zu ausreichender Milchproduktion. Die Hauptnahrungsmenge entnimmt das Kind aus der zuerst angelegten Brust, an der anderen Brust befriedigt es in der Hauptsache sein Saugbedürfnis und regt die Brüste zur Milchproduktion an.

Das Kind nicht zu lange anlegen! Das Kind soll während der 1.-3. Wochenbettstage nicht länger als 5 Minuten an jeder Brust saugen. In dieser Zeit bekommt das Kind 98% der Milchmenge. Es ist sinnlos, das Kind wegen des Restes weitere 10 Minuten saugen zu lassen. Das Kind während des Stillens nicht mit der Warze im Mund einschlafen lassen! **Auf diese Weise entstehen mit Sicherheit Schrunden an der Warze!**

Verhütung von Schrunden = Verhütung der Mastitis!

Später in der Stillzeit können die Anlegezeiten für jede Brust auf 10-15 Minuten verlängert werden.

Warzenpflege: Zur Verhütung von Rhagaden empfiehlt es sich, die Warzen während des Wochenbettes an der Luft trocknen zu lassen.

Sollten Schrunden aufgetreten sein, so empfiehlt sich das Bestreichen der Warzen mit einer Salbe (z. B. Dextromon®) nach jedem Anlegen. Vor jedem Stillen sind Salbenreste vorsichtig trocken abzutupfen.

Keine feuchten Verbände auf die Rhagaden (bewirken Mazeration).

Schrunden nicht anatmen! Gefahr der Mastitis! Zumindest bei Erkältung und in Grippezeiten hat die Mutter beim Stillen und Betreuen des Säuglings einen Mundschutz zu tragen.

- Bei tiefen, sehr schmerzhaften Schrunden setzt man das Kind für ein bis zwei Tage von der erkrankten Brust ab und läßt zu den Stillzeiten die Milch abpumpen.

Das **Auspressen mit der Hand** empfinden manche Frauen als angenehmer und wirkungsvoller, da die Frau hierbei selbst den Druck auf die Brustwarze kontrolliert. **Technik:** Die Brustwarze wird zwischen Daumen und Zeigefinger genommen, Zeigefinger unterhalb, Daumen oberhalb. Durch leichten Druck der beiden Finger auf die Brustwarze an ihrem Ansatz kann nun die Milch ausgepreßt werden. Mehrere pressende Bewegungen sind notwendig, bis die Milch heraustropft oder herausspritzt.

Das erste Anlegen des Neugeborenen an die Brust der Mutter sollte möglichst noch im Kreißsaal, innerhalb der ersten Stunde nach der Geburt, erfolgen. Früher hat man schematisch täglich 5 mal angelegt, jeweils im Abstand von 4 Stunden. Erstes Anlegen früh um 6.00 Uhr, danach um 10.00, 14.00, 18.00 Uhr, letztes abends um 22.00 Uhr. Nachtpause für Mutter und Kind = 8 Stunden. Diese

5 Mahlzeiten am Tage

sowie die Anlegezeiten wurden streng eingehalten.

Bei untergewichtigen und trinkschwachen Kindern wurde häufig die Zahl der Mahlzeiten auf 6 oder 7 am Tage mit einem Abstand von 3 Stunden erhöht.

Heute – vor allem in Kliniken, die Mutter und Kind zusammen unterbringen (rooming-in) – setzt sich das **Stillen ohne feste Anlegezeiten** durch, das

Stillen nach Bedarf (self demand feeding).

Das Rooming-in-System ermöglicht für Mutter und Kind ein gegenseitiges Beachten, Verstehen und Aufeinandereingehen. Dies bedeutet auch die jederzeitige Erfüllung des kindlichen Grundbedürfnisses nach Mutterkontakt und Nahrungszufuhr. Nach 4–6 Wochen pendelt sich das Kind spontan auf einen Tag-Nacht-Rhythmus ein, der etwa 5 Mahlzeiten in 4stündigem Abstand und eine Nachtpause beinhaltet. Zu frühzeitiges bzw. großzügiges Zufüttern stört die Entwicklung dieses spontanen Rhythmus und führt letztlich zum Rückgang der Milchsekretion.

Dauer des Stillens: Die Mutter soll ihr Kind mindestens 3 Monate stillen.

Tagestrinkmengen

1. Lebenstag: 50 g
2. Lebenstag: 100 g
3. Lebenstag: 100–150 g
4. Lebenstag: 150–210 g
5. Lebenstag: 200–280 g
6. Lebenstag: 250–350 g
7. Lebenstag: 300–420 g
8. Lebenstag: 350–490 g
9. Lebenstag: 400–560 g
10. Lebenstag: 450–630 g

Gewicht des Neugeborenen:
Regelmäßige Gewichtsabnahme in den ersten 3–5 Tagen, daher „**Physiologische Gewichtsabnahme**". Ursache: Flüssigkeitsverlust durch Urin- und Stuhlentleerung sowie durch Atmung und Abdunstung. Die Gewichtsabnahme soll nicht mehr als $^1/_{10}$ des Geburtsgewichts ausmachen. Anstieg der Gewichtskurve etwa ab 5. Tag. Das Geburtsgewicht wird zwischen dem 10. und 14. Tag wieder erreicht.

In einigen Fällen wird das Trinken erschwert (**Stillschwierigkeiten**) oder unmöglich gemacht (**Stillhindernisse**).

- **Stillschwierigkeiten**

1. von seiten der Mutter: Flach- und Hohlwarzen, Rhagaden, Mastitis, Hypogalaktie (Unergiebigkeit der Brüste, quantitativ ungenügende Milchsekretion tritt bisweilen konstitutionell auf, ist aber wesentlich häufiger durch fehlende Bereitschaft zum Stillen oder unsachgemäße Stilltechnik bedingt).

Es ist fraglich, ob es sicher wirkende Mittel zur Hebung der Milchproduktion gibt. Bei Milchstauung wird der **Syntocinon Nasenspray** (Sandoz) zur Anwendung empfohlen (Syntocinon = synthetisches Oxytozin): 5 Minuten vor dem Stillen oder Abpumpen wird Syntocinon in die Nasenhöhle gesprüht.

11 Das normale Wochenbett

> **Der beste Reiz zur Milchbildung ist die völlige Entleerung der Brust!**

2. von seiten des Kindes: Saug- oder Trinkschwäche, Schnupfen, angeborene Mißbildungen (Hasenscharte, Wolfsrachen, Lippen-, Kiefer- und Gaumenspalten).

- **Stillhindernisse**

1. von seiten der Mutter: Die Erkrankung der Mutter an **Tuberkulose** ist ein **absolutes Stillhindernis**, und zwar sowohl die offene als auch die geschlossene (s. unten). **Abstillen! Strenge räumliche Trennung** von Mutter und Kind bis das Kind den wirkungsvollen und unbedingt notwendigen **BCG-Schutz** hat = etwa **6–8 Wochen**. Geht man nicht so vor, dann drohen dem **Kind in einem für Tuberkulose besonders anfälligen Stadium zwei große Gefahren:**
- **Infektion durch die infizierte Milch,** die auch ohne tuberkulöse Erkrankung der Brustdrüse in 20% der Fälle Tuberkelbakterien enthält.
- **Gefahr der Tröpfcheninfektion. Man muß auch stets bedenken, daß die Schwangerschaft eine geschlossene Tuberkulose unbemerkt aktivieren kann!**

Bei **schweren, konsumierenden Krankheiten** der Mutter (Sepsis, Eklampsie, dekompensierter Herzfehler, Nieren- und Lebererkrankungen u. a.) ist das Kind von der Brust abzusetzen. Bezgl. **Mastitis** s. S. 655.

2. von seiten des Kindes:

> **Echte Stillhindernisse sind eine Rarität.**

Gerade für untergewichtige Kinder, aber auch für andere Neugeborene ist die Muttermilch aus oben dargestellten Gründen (s. S. 623) wichtig. Es ist also **in jedem Fall zu prüfen,** ob die Laktation durch Abpumpen nicht in Gang gehalten und die Milch dem Kind nicht mit der Flasche oder anderen Hilfsmaßnahmen (Magensonde u. a.) zugeführt werden kann.

Abstillen

Wird die Brust **nicht vollständig entleert** oder werden **die Abstände der Mahlzeiten verlängert,** so reduziert sich die sezernierte Milchmenge.

Primäres Abstillen: Hemmung der Laktation, bevor sie eingesetzt hat.
Sekundäres Abstillen: Unterdrückung einer bestehenden Laktation.
- **Physikalische Maßnahmen:** Kalte Brustumschläge, Brüste hochbinden, wenig trinken lassen, keine Suppen, kein Obst, kräftig abführen. Die physikalischen Methoden sind häufig nicht sehr effektiv. Zusätzlich kann man ein Diuretikum verabreichen, z. B. Lasix® 1 mal täglich eine Tablette zu 40 mg.

Ob die von der Mutter zugeführte **Flüssigkeitsmenge** einen Einfluß auf die sezernierte Milchmenge hat, ist umstritten. Während die Einschränkung der Flüssigkeitszufuhr als physikalische Methode des Abstillens eine alte klinische Maßnahme ist, konnten verschiedene Autoren nachweisen, daß die zugeführte Flüssigkeitsaufnahme nicht mit der sezernierten Milchmenge korreliert.

- **Medikamentöse Maßnahmen:** Zum medikamentösen Abstillen stehen heute die spezifischen **Hemmer der Prolaktinsekretion** Bromocriptin (Pravidel®) oder Lisurid (Dopergin®) zur Verfügung: 10–14 Tage 2 Tabl. Pravidel (2×5 mg) oder Dopergin (2×0.2 mg) pro Tag. Bei dieser effektiven Therapie sind physikalische Abstillmaßnahmen nicht mehr nötig.

Die früher verwandten **synthetischen Steroide** zum Abstillen sind heute gegenüber der Therapie mit Prolaktinhemmern ganz zurückgetreten. Üblich war die von SCHOLZ empfohlene einmalige Injektion einer Östrogen-Androgen-Kombination (Ablacton®) oder die orale Gabe von Quinestrol (Estrovis 4000®).

Diese Hormone müssen möglichst schnell nach der Geburt der Plazenta gegeben werden, haben häufiger Nebenwirkungen als die Prolaktinhemmer-Therapie (Wochenbettblutungen!) und sind im Hinblick auf die Laktationshemmung nicht so wirkungsvoll.

Beim Abstillen kann es zu einer schmerzhaften Stauung in den Brustdrüsen kommen. Zur Linderung der Beschwerden wird in diesen Tagen das Auflegen von Eisblasen – sonst keine weitere Zusatzbehandlung – empfohlen.

Nach **Fehlgeburten** höherer Schwangerschaftsmonate (jenseits der 12. Schwangerschaftswoche) sollte primär abgestillt werden, da es bei etwa 75% zu einem schmerzhaften Einschießen der Milch kommt.

12 Das pathologische Wochenbett

12.1 Puerperalfieber = Kindbett- oder Wochenbettfieber

Unter Puerperalfieber verstehen wir jeden fieberhaften Krankheitsprozeß im Wochenbett, der durch **Eindringen von pathogenen Bakterien in eine der Geburtswunden** entstanden ist.

Die Geburtswunden:

a) **Uteruskörper:** Die größte, gefährlichste und daher wichtigste Geburtswunde ist die Höhlenwunde des Uterus (S. 256) mit ihren weiten Blutgefäßen und Lymphräumen besonders an der Plazentahaftstelle.

b) **Weichteilschlauch:** Verletzungen des unteren Uterinsegments, des Zervikalkanals, der Scheide und der Vulva. Nicht eine einzige Geburt läuft ab, ohne daß kleine und kleinste Verletzungen an diesen Stellen entstehen. Scheiden-, Dammriß- und Episiotomiewunden bedeuten Rieseneintrittspforten für Bakterien.

In vielen Fällen wird der puerperale infektiöse Prozeß schon im Bereich dieser Wunden „abgeriegelt", also lokalisiert. In anderen Fällen wandern die pathogenen Keime von der infizierten Wunde aus auf verschiedenen Wegen in den Körper hinein.

Über die Ausbreitung der puerperalen Infektion

Kommt es zur Infektion einer Geburtswunde, z. B. des Endometriums, so gibt es zwei Möglichkeiten:

    I. Möglichkeit: Die Infektion **bleibt auf die Geburtswunde beschränkt,** die Infektion breitet sich nicht weiter aus = **lokal begrenzte Infektion im Wochenbett** (S. 630).

    II. Möglichkeit: Die Infektion bleibt nicht auf eine der Geburtswunden beschränkt. Von der befallenen Wunde, meist der **Plazentahaftstelle, wandern die Bakterien auf verschiedenen Wegen weiter in den Organismus.** Je nach dem Wege, den die fortschreitende Infektion dabei nimmt, unterscheidet man

Drei Wege der puerperalen Infektion:

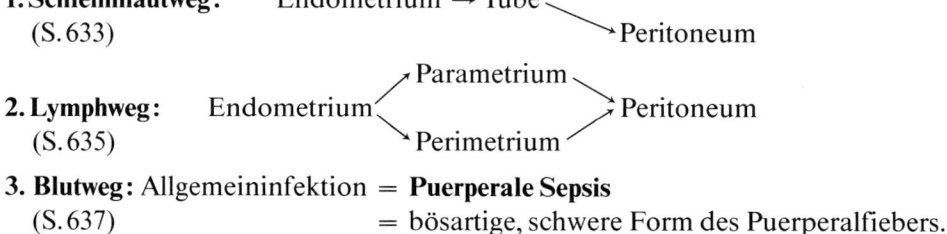

1. **Schleimhautweg:**   Endometrium → Tube ⟨ Ovar / Peritoneum
   (S. 633)

2. **Lymphweg:**   Endometrium ⟨ Parametrium / Perimetrium ⟩ Peritoneum
   (S. 635)

3. **Blutweg:** Allgemeininfektion = **Puerperale Sepsis**
   (S. 637)   = bösartige, schwere Form des Puerperalfiebers.

Die Frage, ob ein fieberhafter Prozeß im Wochenbett als Puerperalfieber zu bezeichnen ist oder nicht, hängt also keineswegs etwa von dem Schweregrad des Zustandes ab. Von Puerperalfieber muß immer dann gesprochen werden, wenn es sich um eine Infektion handelt, die von den **Geburtswunden** ausgeht. Alle anderen durch Infektion im Wochenbett auftretenden Krankheitsprozesse extragenitalen Ursprungs, z. B. die Mastitis puerperalis, die Zystitis, die Pyelonephritis sowie interkurrente Krankheiten wie Pneumonie, Angina usw. fallen unter die Rubrik „Fieber im Wochenbett" und dürfen nicht als „Puerperalfieber" bezeichnet werden.

Erreger des Puerperalfiebers: Aerobe Keime wie Escherichia coli, Proteus, Klebsiellen, Pseudomonas, Streptokokken, Staphylokokken. Anaerobe Keime wie Bakteroides, Clostridien, Peptostreptokokken. Bei den puerperalen Infektionen handelt es sich fast immer um eine **Mischinfektion.**

Über die Herkunft der Keime im Wochenbett

Für die Praxis ist am wichtigsten die Unterscheidung zwischen der exogenen und der endogenen Infektion.

1. Exogene Infektion = Fremdinfektion = Infektion mit **exogenen** Keimen. Das heißt: Die Keime am Handschuh des Geburtshelfers oder der Hebamme oder an Instrumenten sind es, die bei einer vaginalen Untersuchung oder einem Eingriff unter der Geburt oder im Wochenbett in die Geburtswege der Frau gebracht werden.
  Abhilfe: Beachtung der Noninfektion, der Desinfektionsvorschriften und der Sterilität der Instrumente!
2. Endogene Infektion = Infektion mit **endogenen** Keimen = Infektion mit Keimen der **Frau** selbst, d. h. mit Keimen, die bereits an der Vulva, in der Scheide oder an anderen Teilen des Körpers der Frau vorhanden sind. Hierbei gibt es 2 Möglichkeiten:
a) Spontaninfektion = Spontan aszendierende Infektion: Die endogenen Keime der Frau dringen ohne Berührung der Kreißenden oder Wöchnerin in die oberen zunächst keimfreien Abschnitte des Geburtskanals ein.
b) Artefizielle endogene Infektion: Die endogenen Keime der Frau werden durch einwandfrei sterilisierte Handschuhe oder Instrumente in die Gebärmutterhöhle verschleppt (vaginale Untersuchung, Austastung der Gebärmutterhöhle, geburtshilfliche Operationen mit Instrumenten).

Der

Verlauf der Puerperalinfektion

hängt ab von

3 Faktoren:

1. Von der Angriffskraft **(Virulenz)** der Bakterien.
2. Von der **allgemeinen Abwehrkraft** des befallenen Organismus: Langdauernde Geburten (= über 18 Std.!), hoher Blutverlust und operative Eingriffe erhöhen die Infektionsgefahr erheblich, weil sie eine Erschöpfung der Wöchnerin und eine Herabsetzung der allgemeinen Abwehrkraft zur Folge haben.
3. Von dem **Zeitpunkt der Infektion:** Kommt es bei einer spontan ablaufenden Geburt nach dem Blasensprung zu einer Aszension von infektiösen Keimen aus der Scheide, so dauert es häufig etwa 3 Tage, bis das Cavum uteri mit diesen Keimen besiedelt ist.

Geschichtliches

Solange Kinder geboren werden, solange gibt es mit großer Wahrscheinlichkeit auch schon Kindbettfieber. Viele der ältesten Schriftsteller (Hippokrates, Galen u.a.) erwähnen es. Als mörderische Seuche trat das Kindbettfieber aber erst seit Errichtung der Gebärhäuser und der Unterrichtung von Studenten am Gebärbett auf. Die ältesten Berichte über das Auftreten des Kindbettfiebers als schwerste Endemie stammen aus dem Hôtel Dieu in Paris, dem ältesten Gebärhaus der Welt.

Der Mann, dem das unsterbliche Verdienst gebührt, das Wesen des Kindbettfiebers richtig erkannt und damit den Weg zu seiner Verhütung gewiesen zu haben, ist Ignaz Philip SEMMELWEIS (1.7.1818 bis 13.8.1865). SEMMELWEIS lehrte und bewies als erster, daß das Kindbettfieber, wie wir es heute ausdrücken, durch Infektion übertragen wird. Er forderte auch schon die Isolierung infizierter Wöchnerinnen. Die von SEMMELWEIS angegebenen Chlorwaschungen der Hände und Instrumente hatten eine Verminderung der Müttersterblichkeit von 11,4 auf 1,27% zur Folge. Bei den damaligen Autoritäten (SCANZONI, VON SIEBOLD, SIMSON u.a.), an die er sich mit „Offenen Briefen" (1861) wandte, fand er allerdings fast nur Ablehnung. – Hauptschrift: „Die Ätiologie, der Begriff und die Prophylaxis des Kindbettfiebers" (1861). Erst, nachdem die bakteriologischen Untersuchungen von LISTER und PASTEUR die Richtigkeit der SEMMELWEISschen Lehre bewiesen, wurde ihr die gebührende Anerkennung in der ganzen Welt zuteil.

Klinik des Puerperalfiebers

Lokal begrenzte Infektionen im Wochenbett
(Die Infektion bleibt auf die Geburtswunden beschränkt)
• **Die Infektion der Wunden des Dammes und der Scheide**

Infizierte Wunden an diesen Stellen bekommt man heute verhältnismäßig selten zu sehen. Sowohl die kleinen Einrisse als auch die genähten Dammrisse und Episiotomiewunden pflegen nach wenigen Tagen reaktionslos abzuheilen.

Man muß ein Auge für das erste Zeichen haben, das die Infektion einer Geburtswunde, z.B. eines genähten Dammrisses anzeigt: Es ist die ödematöse **Schwellung** und **Rötung** der Wundränder. Bald kommt Eiter aus den Stichkanälen, die Fäden, die jetzt unter starker Spannung stehen, schneiden ein und durch: Die Naht geht auf, und die Wunde klafft. Die Wundflächen zeigen einen typischen schmierigen, grünlich-schmutzig-grauen Belag. Die Wunde ist zu einem „belegten" Geschwür, dem

Puerperalgeschwür

geworden.

Symptome: Bei größeren Puerperalgeschwüren kann die Vulva ödematös anschwellen, wodurch erhebliche Schmerzen entstehen. Bei Verhaltung des Wundsekretes kommt es zu Temperaturerhöhung und Fieber, gelegentlich auch zu einem Schüttelfrost. Beruhigend wirkt, daß der Puls kaum verändert ist.

Prognose: Die Puerperalulzera haben praktisch nur eine geringe Bedeutung.

Therapie: Hat man die Hoffnung, die Entzündung zu beherrschen, so sind zunächst feuchte Vorlagen mit Kamillen- oder Rivanollösung zu empfehlen. Schneiden die Fäden stark ein und gehen sie nicht spontan auf, so bleibt nichts anderes übrig, als sie zu entfernen. Das Sekret kann abfließen, die Beschwerden gehen schlagartig zurück. Täglich mehrfache Kamillen-Sitzbäder werden als wohltuend empfunden. Nach Reinigung der Wunde wird mit granulationsfördernden Maßnahmen die Sekundärheilung abgewartet. Bei großen klaffenden Damm- und Scheidenwunden ist die Sekundärnaht zu empfehlen.

- **Infektion der Uterushöhle = Endometritis puerperalis** (= weitaus **häufigste** Form des Wochenbettfiebers)

Die Keime sitzen in den überwiegenden leichten Fällen von Endometritis puerperalis auf und in den toten Gewebsresten, vor allem den stehengebliebenen Deziduafetzen oder evtl. vorhandenen Eihautfetzen. In anderen weniger häufigen Fällen handelt es sich um virulente Keime, die aktiv in das lebende Gewebe, also in die wunde Schleimhaut eindringen. In allen leichteren Fällen stoppt der Leukozytenwall die Angreifer ab. Dieser Schutzwall liegt in schwereren Fällen nur ausnahmsweise unmittelbar unter der Dezidua.

Vor den angreifenden virulenten Bakterien wird er tiefer ins Gewebe zurückverlegt und verläuft vorwiegend in den oberen **Muskel**schichten. Die „Endometritis" puerperalis ist dann meist eine Endo**myo**metritis puerperalis.

Symptome: Sie sind verschieden, je nach der Schwere der Infektion. Das Allgemeinbefinden ist meist nur wenig gestört. Zu den ersten klinischen Zeichen gehören **subfebrile Temperaturen.**

Goldene Regel: Bei **Wöchnerinnen mit subfebrilen Temperaturen** soll man **stets eine Endometritis annehmen** und sie entsprechend behandeln (s. unten).

Länger anhaltendes **Fieber** gehört nicht zum Krankheitsbild der leichteren Form der Endometritis. Meist sieht man nur eine plötzlich auftretende Fieberzacke (38-39°) am 3. oder 4. Wochenbettstag, das sog. „**Eintagsfieber**". Die **Lochien** werden durch die Keime zersetzt und sind daher über eine Reihe von Tagen **übelriechend** („stinkende Lochien"). Der Uterus zeigt meist das Bild der **Subinvolutio uteri**, der schlechten Rückbildung: Er ist relativ groß und weich, der Fundus steht höher als es dem Wochenbettstag entspricht. Betastet man den Uterus von den Bauchdecken aus, so gibt die Frau häufig einen Druckschmerz an den Uteruskanten an = **„Kantenschmerz"**. Nicht selten bestehen leichte **Blutungen**: Es sind meist schwache Blutungen, die mit Unterbrechungen auftreten.

Bei dieser leichten Form der Endometritis findet sich häufig eine Stauung des Wochenbettflusses, meist zwischen dem 4. und 7. Wochenbettstage

= **Lochialstauung = Lochiometra.**

Die Stauung kommt mechanisch dadurch zustande, daß der innere Muttermund durch Blutklumpen oder zurückgebliebene Eihautfetzen verlegt wird. Man muß aber auch daran denken, daß der Gebärmutterhals durch eine volle Blase, das gefüllte Rektum oder eine Retroflexio uteri abgeknickt sein kann. Hauptkennzeichen: Es werden zu wenig und dabei sehr übelriechende oder gar keine Lochien ausgeschieden. Die Wöchnerinnen klagen dann über einen charakteristischen **Stirnkopfschmerz** und etwas gestörtes Allgemeinbefinden.

Fassen wir noch einmal zusammen die

> **Symptome der Endometritis puerperalis**
> - **Subfebrile Temperaturen,**
> - **Übelriechende Lochien,** oft Lochialstauung,
> - **Subinvolutio uteri** (großer, weicher Uterus), Uterus druckschmerzhaft, bes. „Kantenschmerz",
> - Nicht selten leichte **Blutungen.**

Therapie der Endometritis puerperalis

Es hat sich in der klinischen Praxis sehr bewährt, bei jedem Fall von subfebriler Temperatur im Wochenbett jenseits des 2. Wochenbettstages sofort **Kontraktionsmittel** (3 mal 15 Tropfen Methergin) zu verabfolgen. Der Uterus wird gut kontrahiert gehalten und die Infektion, sofern sie vorliegt, wird an der Ausbreitung gehindert. Weiter ist es wichtig, für guten Stuhlgang und Blasenentleerung zu sorgen. **Hormontherapie:** Vielfach werden Östrogene empfohlen, z. B. Östradiolbenzoat (Progynon B oleosum, jeden 2. Tag 5 mg i. m., 3 bis 5 mal). Östrogene bewirken eine rasche Neuproliferation des Endometriums und wirken blutstillend. Die Milchleistung läßt vorübergehend nach.

Bei gleichzeitiger **Lochialstauung:** Feucht-warme Umschläge auf den Unterleib, dazu ein Spasmolytikum, um den Halskanal weit zu stellen (Buscopan-, Spasmo-Cibalgin-comp.-Supp. u. a.), anschließend Kontraktionsmittel (z. B. Methergin), um den Inhalt des Uterus herauszudrücken. Bei **Retroflexio uteri** läßt man die Wöchnerinnen sich dabei für einige Zeit **auf den Bauch legen.**

Wöchnerinnen mit Endometritis sollen **nicht aufstehen** und herumgehen, bevor die Temperatur wieder abgeklungen ist. Man soll sie als **„Risikofälle"** ansehen und sie möglichst wenig belasten. Solange die Temperatur noch subfebril ist, erlaube man ihnen nur, zur Toilette zu gehen. Geht man nicht so vor, so wird man erleben, daß ein Teil dieser Patientinnen nach 2-3 Tagen Fieber von 38° und darüber bekommt.

Was die **Prognose** der Endometritis puerperalis angeht, so sollte man sich trotz des meist gutartigen Verlaufes immer den alten Erfahrungssatz vor Augen halten:

> **Jede lokal begrenzte Wochenbettinfektion kann eine Etappe auf dem Wege zur Puerperalsepsis sein!**

Handelt es sich bei den Erregern um hochvirulente Keime, so kann uns die Endometritis auch als ein schweres Krankheitsbild mit septischen Temperaturen entgegentreten, das wir wegen seiner Gefährlichkeit als

septische Endometritis

bezeichnen. Auch dieses Krankheitsbild begann zunächst als lokal begrenzte Wochenbettinfektion. Das Auftreten septischer Temperaturen und das schwerkranke Aussehen der Patientin zeigt aber, daß hochvirulente Keime den Schutzwall durchbrochen haben und sich - wie wir später noch besprechen werden (S. 638) - ein bakterieller Gefäßherd, ein sog. „Sepsisherd" gebildet hat. Von ihm gelangen Bakterien dauernd oder schubweise in die Blutbahn. Jetzt ist die Wundinfektion nicht mehr auf die Eintrittswunde, das Endometrium, beschränkt (S. 660), jetzt liegt eine **Allgemeininfektion**, eine **Puerperalsepsis** (S. 637) vor, die schwerste Form des Wochenbettfiebers.

Sich ausbreitende Infektion im Wochenbett
- Ausbreitung auf dem Schleimhautweg, s. u.
- Ausbreitung auf dem Lymphweg, s. S. 635
- Ausbreitung auf dem Blutweg, s. S. 637

- Ausbreitung der Infektion auf dem Schleimhautweg.

Puerperale Adnexitis

Es ist nicht gerade selten, daß die krankmachenden Keime, die an der Uterusschleimhaut eine Endometritis hervorgerufen haben, in eine oder in beide Tuben aufsteigen. Die Erscheinungen, die die aszendierenden pathogenen Keime machen können, sind sehr verschieden.

Die leichteste Form ist die, bei der nur die innerste Schicht der Tube, die Tubenschleimhaut, entzündet ist, die

Endosalpingitis.

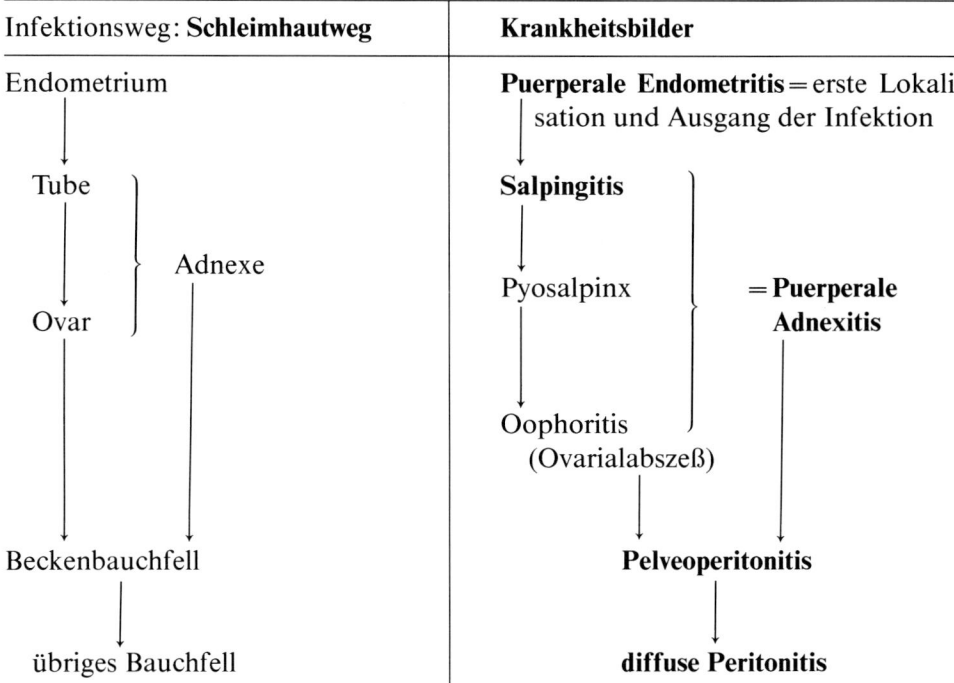

Bei stärker werdender Eiterung kann es leicht zur Zerstörung des Schleimhautepithels und zu Faltenverklebungen kommen. Greift die Entzündung auf die Muskularis und die Serosa der Tube über, so schwillt das Tubenrohr an und wird allmählich starr. Das Fimbrienende verklebt meist, und das mit pathogenen Keimen beladene Sekret kann nicht in die Bauchhöhle abfließen. Eine **natürliche Schutzmaßnahme**, die die Entstehung einer **Peritonitis verhindert.** Der fortschreitenden Infektion ist damit zunächst ein Halt geboten. Da das uterine Tubenende meist auch entzündlich verschlossen wird, staut sich das Sekret in der Tube zu einem mit Eiter gefüllten Tubensack

= **Pyosalpinx puerperalis.**

Bei massiver Infektion mit hochvirulenten Keimen fließt der Eiter mit den pathogenen Keimen durch das Tubenrohr auf das Bauchfell, ehe es zum Verschluß des abdominalen Tubenendes gekommen ist. Eine **lokal begrenzte** Bauchfellentzündung, eine

Beckenbauchfellentzündung = Pelveoperitonitis

ist die Folge. Zur Entwicklung einer **diffusen** Peritonitis kommt es unter diesen Umständen nur sehr selten. Eine Pelveoperitonitis kann aber auch dadurch entstehen, daß die pathogenen Keime einer Pyosalpinx die Tubenwand durchwandern, oder daß eine Pyosalpinx platzt. Bei schweren und langdauernden Prozessen greift die Entzündung in seltenen Fällen auch auf das mit der Tube meist breit verklebte Ovar über. Es kommt zu einer Oophoritis und evtl. zu einem

Ovarialabszeß.

Ein Ovarialabszeß verschlechtert die Prognose erheblich: Er kann platzen, und es kommt dann zu einer **diffusen Peritonitis.** Allerdings entwickelt sich ein Ovarialabszeß im Wochenbett nur selten. Und daß ein Ovarialabszeß im Wochenbett platzt, ist noch seltener.

Symptome: Den Übergang einer Endometritis puerperalis auf die Tuben kann man kaum übersehen. Die Patientin klagt plötzlich über ziehende und stechende Schmerzen meist zunächst auf einer Seite. Beim vorsichtigen Abtasten des Unterbauches ergibt sich eine ausgesprochene Druckempfindlichkeit. Nicht selten wird das Aufsteigen der Infektion in die Tube von einem plötzlichen Fieberanstieg begleitet. Das Allgemeinbefinden ist bei leichten Adnexreizungen nur wenig beeinträchtigt, doch kann es gelegentlich auch hierbei zu leichter Beckenbauchfellreizung (Übelkeit, Brechreiz) kommen. Eine schwere Form der Adnexitis puerperalis liegt vor, wenn sich ein Adnextumor ausbildet, also eine Pyosalpinx oder sogar ein Ovarialabszeß (selten). Das Beckenbauchfell ist hierbei stets beteiligt. Im **akuten Stadium stärkste Schmerzen im ganzen Unterbauch,** jede Berührung des Bauches tut weh. Die vaginale Untersuchung ist zunächst nicht durchführbar, sondern ist erst nach 1 bis 2 Tagen Bettruhe möglich. Brechreiz, Erbrechen, Nachlassen der Darmperistaltik, verhaltene Winde, Meteorismus, aufgetriebener Leib sind peritoneale Symptome. In solchen Fällen sind Einzelheiten erst nach 1 bis 2 Tagen durchzutasten. Abwarten! Keine Narkoseuntersuchung.

> Gefahr der **Perforation**
> einer Pyosalpinx oder eines Ovarialabszesses
> = **diffuse Peritonitis = höchste Lebensgefahr!**

Prognose: Stets mit **Vorsicht** zu stellen. Hängt davon ab, ob die Tuben allein ergriffen sind und der Prozeß sich hier lokalisiert oder ob das Beckenbauchfell (= Pelveoperitonitis) oder gar das übrige Peritoneum (= diffuse Peritonitis, stets höchste Lebensgefahr!!) mit ergriffen werden oder nicht.

Therapie der akuten puerperalen Adnexentzündung
Strengste Bettruhe, Eisblase (Harnblasengegend gut abdecken, Gefahr der Zystitis!) oder kalte feuchte Umschläge. Im akuten Stadium keine Wärme, keine Kurzwellen, keine Bäder! Stuhlgang regeln, reizlose Kost. Sobald auch nur geringe peritoneale Erscheinungen auftreten, ist **Klinikaufnahme** unbedingt notwendig. Bei peritonealen Erscheinungen vorübergehend Nahrungsverbot zur Herabsetzung der Darmperistaltik.

Medikamentös sofort (nach bakteriologischem Abstrich aus der Cervix bzw. Cavum uteri) Ampicillin Binotal®: 3 mal täglich 2 g i.v. oder Mezlocillin Baypen® 3 mal tägl. 2 g i.v. Bei Verdacht auf Übergang in Puerperalsepsis s. die Chemotherapie S. 642.

- **Ausbreitung der Infektion auf dem Lymphweg**
  (Saftspalten, Lymphgefäße)
  = **Myometritis → Parametritis puerperalis**

Gelegentlich gelingt es den Keimen, die den Schutzwall des Endometriums durchbrochen haben, in die reich verzweigten Lymphgefäße der Muskelwand und darüber hinaus in das Parametrium einzudringen. Es entstehen

zwei Krankheitsbilder:
1. die **Myometritis puerperalis,**
2. die **Parametritis puerperalis.**

Myometritis puerperalis

Das umschrieben befallene Muskelgewebe zeigt ein akut entzündliches Ödem und wird nach und nach nekrotisch. Durch Einschmelzung der mit Eiter gefüllten Lymphwege und der nekrotischen Muskelpartien kommt es zu kleineren und größeren Abszeßbildungen in der Muskelwand, den

puerperalen Uterusabszessen.

Selten wird ein umschriebener größerer Abschnitt der Uteruswand von seiner Umgebung losgetrennt und als Sequester durch die Scheide nach außen ausgestoßen. Man nennt diesen Prozeß

Metritis dissecans.

Parametritis puerperalis

Dringen pathogene Keime von einem infizierten Wandteil des Uterus (unterer Korpusabschnitt, Zervixwand) oder des oberen Scheidenteils in das Parametrium, so kommt es zu einer Parametritis (puerperalis). Wir verstehen darunter die **phlegmonöse** Entzündung des **extraperitoneal** gelegenen lockeren Bindegewebes. Die im Bereich des entzündeten parametranen Gewebes verlaufenden Venen werden infiziert und thrombosiert.

Besonders disponiert für parametrane Phlegmonen sind Frauen mit Zervixrissen, Drucknekrosen an der Zervix oder im Scheidengewölbe.

Für den

Verlauf der parametranen Entzündung

ergeben sich folgende Möglichkeiten: Das Exsudat kann
1. resorbiert oder
2. eitrig eingeschmolzen werden;
3. sich phlegmonös auf die verschiedenen zusammenhängenden Bindegewebsräume ausdehnen;
4. das entzündete Gewebe gangränös verjauchen.

Zu 1. **Resorption:** Das Exsudat wird abgegrenzt und resorbiert = der weitaus häufigste Ausgang einer Parametritis. Die Möglichkeit der Resorption besteht solange, wie noch keine Einschmelzung erfolgt ist.

Zu 2. **Einschmelzung = Abszedierung:** Wird nicht rechtzeitig inzidiert, so kommt es zum Durchbruch entweder in ein Hohlorgan (meist in das Rektum, weniger häufig in die Scheide, selten in die Blase) oder durch die Haut, meist oberhalb des Leistenbandes. Die Einschmelzung, der nach der Resorption zweitgünstigste Ausgang der Parametritis, ist selten im Vergleich zur Resorption.

Zu 3. **Das Exsudat breitet sich** auf die verschiedenen Bindegewebsräume **aus** und zwar

nach oben zur seitlichen Bauchwand, wobei es als teigige Anschwellung dicht **oberhalb des Leistenbandes** erscheint;
nach vorn zur Blase (Blasenbeschwerden!) oder sogar prävesikal ins Cavum RETZII (Spatium praevesicale), wo es dann an der vorderen Bauchwand als derber Tumor („Plastron abdominal") sichtbar werden kann (selten);

nach hinten zum Mastdarm hin (Tenesmen, Durchfälle!);
nach unten (selten) entlang der Vasa iliaca durch die Lacuna vasorum, wo es an der Innenseite des Oberschenkels als phlegmonöse Entzündung auftritt;
nach retroperitoneal: Über das parametrane Beckenbindegewebe hinaus kann die phlegmonöse Entzündung in das lockere retroperitoneale Bindegewebe weiterkriechen, in das der Ureter eingebettet ist und das von der Blase bis zur Niere reicht (selten).

Bei der Wochenbettparametritis finden wir das Exsudat weitaus am häufigsten **seitlich** vom Uterus bzw. der Zervix entwickelt, wobei besonders das vordere Blatt des Ligamentum latum abgehoben und nach oben verdrängt wird. Das Exsudat erreicht die Bauchwand in Höhe des Lig. inguinale. Ist das Exsudat einseitig ausgebildet, so wird der Uterus samt der Blase nach der anderen Seite hin verdrängt.

Symptome: Wenn bei einer Wöchnerin die Temperatur ansteigt, sollte man u. a. immer auch an die Ausbildung eines parametranen Exsudates denken, besonders wenn über **ausstrahlende Schmerzen in ein Bein** geklagt wird. Die Vermutung bestätigt sich, wenn man bei der vaginalen Untersuchung ein durckschmerzhaftes Infiltrat im Parametrium tastet. Die untrüglichen

---

Kennzeichen des parametranen Exsudats
sind die folgenden:
   Es reicht **eng an die Beckenwand** heran.
   Es ist nicht beweglich, sondern **völlig unverschieblich.**
   Es hat meist einen charakteristischen **keilartigen** Tastbefund.

Diese Zeichen muß man sich insbesondere zum Ausschluß der **intra**peritoneal gelegenen Pyosalpinx und des Pyovars merken.

Je nach dem Sitz des **para**metranen Exsudats werden Schmerzen und Druck **seitlich** vom Uterus mit **Ausstrahlung in ein Bein,** ferner besonders **Druck auf Blase** und **Mastdarm** angegeben, der sich kurz vor dem Durchbruch zu starkem Harndrang bzw. Darmtenesmen und Durchfall steigert. Gelegentlich treten **peritoneale Reizsymptome** (Übelkeit, Erbrechen, aufgetriebener Leib usw.) auf. Der klinische Verlauf ist verschieden. Meist ist er schleichend. In manchen Fällen ist er aber auch stürmisch und geht mit hohen Temperaturen und Schüttelfrösten einher. Temperaturabfall nach 1 bis 3 Wochen, manchmal aber auch sehr viel später.

Therapie der Parametritis puerperalis
Zunächst Behandlung wie bei Adnexentzündung (S. 635). Nach erfolgter Einschmelzung ist der Abszeß rechtzeitig und breit zu eröffnen, wonach schlagartig Besserung eintritt. Eine typische Stelle, an der der parametrane Abszeß dem Durchbruch entgegenreift, ist die Gegend oberhalb des Leistenbandes. Auch der Anfänger hat nichts zu befürchten, wenn er den sich mächtig vorwölbenden Abszeß ausgiebig mit dem Messer **spaltet.**

● **Ausbreitung der Infektion auf dem Blutweg = Puerperalsepsis**

= sog. echtes, schweres oder bösartiges Kindbettfieber
= Kindbettfieber in engerem Sinne

Definition der Puerperalsepsis in Anlehnung an SCHOTTMÜLLER (1914), HÖRING und POHLE (1981):

> Eine **Puerperalsepsis** liegt dann vor, wenn sich in Verbindung mit **Fehlgeburt oder Geburt** ein
> **Gefäßherd = Sepsisherd**
> innerhalb des Körpers gebildet hat, von dem aus **konstant** oder **kurzfristig-periodisch** pathogene Keime in den **Blutkreislauf** gelangen, und zwar derart, daß die klinischen **Folgen dieses Geschehens** – und **nicht** etwa diejenigen des **örtlichen** Prozesses **am Herd** – das Krankheitsbild auf die Dauer beherrschen.

Früher unterschied man **Sepsis** und **Pyämie**. Unter **Sepsis** verstand man eine ständige Bakteriämie, d. h. eine dauernde Keimabgabe in das strömende Blut hinein. Klinisch: Mehr oder minder ausgesprochene Continua der Fieberkurve ohne oder mit nur wenigen Schüttelfrösten. Der Begriff **Pyämie** war für das schubweise Auftreten von Keimen im Blut vorbehalten, was klinisch jedesmal durch Auftreten eines Schüttelfrostes in Erscheinung tritt. Bei der Pyämie wurde schon immer ein „Sepsisherd" als bakterieller Ausgangsherd angenommen, bei der Sepsis dagegen nicht. Da nach SCHOTTMÜLLER auch jeder Sepsis im alten Sinn ein Sepsisherd zugrunde liegt, hat man diese Unterteilung aufgegeben, zumal sie klinisch auch kaum durchführbar ist. **Heute sprechen wir nur noch von Sepsis,** also von otogener, anginöser und hier von puerperaler Sepsis, wobei für die Puerperalsepsis diejenige Definition gilt, die wir oben gegeben haben.

> Nach SCHOTTMÜLLER und BINGOLD unterscheidet man bei jeder
> **Sepsis**
> 1. die Eintrittspforte,
> 2. den primären Sepsisherd,
> 3. die sekundären Sepsisherde = die metastatische Keimabsiedelung.

Für die Puerperalsepsis gilt:

1. Eintrittspforte
Eintrittspforte kann jede Geburtswunde sein. Die weitaus häufigste Eintrittspforte ist die Plazentahaftstelle.

2. Primärer Sepsisherd
Nach SCHOTTMÜLLER findet sich bei der Puerperalsepsis der primäre Sepsisherd so gut wie immer in der Nähe der Eintrittspforte der Bakterien, also im Bereich der Uteruswand. In den weitaus meisten Fällen ist der primäre Sepsisherd eine **Thrombophlebitis** und zwar die Thrombophlebitis einer größeren Vene oder eines ganzen Venengebiets im Abflußbereich des Uterus.

Unteres Abflußgebiet: Zahlreiche Vv. uterinae → Vena iliaca interna
Oberes Abflußgebiet: Zahlreiche Venen → Vena ovarica.

Dieser entzündete Gefäßherd, der primäre Sepsisherd, kommt folgendermaßen zustande: Liegt eine Entzündung des Endo- und Myometriums mit hochvirulenten Bakterien vor, so besteht stets die Gefahr, daß auch die in dem entzündeten Gebiet verlaufenden Venen angegriffen werden. In den entzündeten Venen kommt es zur **Thrombose,** wenn diese nicht schon vorher bestand. Die Bakterien dringen in die Thromben ein und infizieren sie. Die mit hochvirulenten Bakterien beladenen Thromben, wir bezeichnen sie jetzt als **septische Thromben,** setzen sich in die peripheren Uterusvenen fort.

Die Gesamtheit dieser entzündeten Venen mit ihren infizierten Thromben stellen den

primären bakteriellen Gefäßherd = primären Sepsisherd

dar. Eine „Sepsis", in unserem Falle eine Puerperalsepsis, kommt dann zustande, wenn dieser primäre **Sepsisherd,** also die **Thrombophlebitis, Anschluß an die Blutbahn** bekommt.

Von den infizierten Pfröpfen wird der bakterienhaltige Eiter mit oder ohne kleinste Partikel des Thrombengewebes dauernd oder in Schüben an das strömende Blut abgegeben = bakterielle Embolie

= der bakterielle Gefäßherd = primäre Sepsisherd in Funktion.

Diese Keime sind es, die die schwere Allgemeininfektion auslösen und unterhalten, die wir als **Puerperalsepsis** bezeichnen.

Die **Lymphangitis** als **primärer Sepsisherd** ist im Vergleich zum thrombophlebitischen Sepsisherd sicher selten. Sie ist wenig durch einwandfreie pathologisch-anatomische Befunde zu belegen (W. SCHULTZ). Am ehesten kann man sich diese Pathogenese bei einem ausgedehnten phlegmonösen Prozeß, z. B. einer Parametritis vorstellen. Dabei besteht die Möglichkeit, daß aus den entzündeten Lymphbahnen und Lymphknoten pathogene Keime durch den **Ductus thoracicus** in die Blutbahn eingeschwemmt werden (WALTHARD).

3. Sekundäre Sepsisherde = metastatische Keimabsiedelungen

Wenn von einem primären bakteriellen Gefäßherd immer wieder pathogene Keime in die Blutbahn eingeschwemmt werden, so führt das zur Entstehung von

metastatischen Keimabsiedelungen.

Von jeder Keimabsiedelung können unabhängig vom primären Sepsisherd ebenfalls Bakterien in die Blutbahn eingeschwemmt werden. Damit werden metastatische Keimabsiedelungen zu **sekundären Sepsisherden.** Bei der Puerperalsepsis kommt es am häufigsten zu metastatischen Absiedelungen
1. in den **Lungen:** Lungenabszesse und Lungengangrän, nicht selten mit Empyembildung,
2. auf den **Herzklappen:** Endocarditis ulcerosa (septica).

Einen Bakterienherd an der Herzklappe findet man besonders bei solchen Frauen, die früher eine rheumatische Klappenerkrankung durchgemacht haben.

Wegen seiner Lage im **strömenden** Blut ist dieser sekundäre Sepsisherd von allergrößter Bedeutung. Auf der entzündeten Klappe finden sich ganze Rasen von Bakterien. Von hier werden, ganz abgesehen vom primären Bakterienherd, dauernd große Mengen von pathogenen Keimen in die Blutbahn abgegeben. Keine der anderen metastatischen Absiedelungen kann sich in gleichem Maße gefährlich auswirken.

> Bei rd. **20%** aller Fälle von **Puerperalsepsis** findet man einen **Bakterienherd am Endokard = Endocarditis septica.**

Damit wird die Puerperalsepsis mit dem Bakterienherd auf dem Endokard, also die **Endocarditis septica**, zur **zweitwichtigsten Form der Puerperalsepsis**. Sie hat eine ganz besonders schlechte Prognose. Außerdem besteht noch eine besondere Gefahr: Vom Endokard können sich **größere** Bakterienbröckel losreißen und große Extremitäten**arterien** völlig verschließen, wodurch es zur **Gangrän** des betreffenden Gliedes kommen muß.

Metastatische Keimabsiedelungen kommen ferner bevorzugt an folgenden Organen vor:

- **Eingeweide:** Metastatische Abszesse in Niere, Milz, Leber;
- **Gelenke:** Metastatische Arthritiden;
- **Muskulatur:** Metastatische Myositiden;
- **Knochenmark:** Metastatische Osteomyelitis;
- **Auge:** Metastasen in der Retina und Chorioidea, Panophthalmie (Abszeßbildung mit Zerstörung des ganzen Auges);
- **Haut:** Metastatische Exantheme, petechiale Blutungen, Abszesse in der Haut;
- **Nervensystem:** Gehirn (Hirnabszesse, eitrige Meningitis).

Symptome der Puerperalsepsis

1. Hohes Fieber (über 39 °C)
 a) meist in Form eines hohen **remittierenden** Fiebers mit täglich 1–2 und mehr **Schüttelfrösten** über mehrere Wochen (früher als pyämischer Fiebertyp bezeichnet) oder
 b) in Form einer mehr oder weniger als **Continua** verlaufenden Fieberkurve (seltener) ohne oder mit nur gelegentlichen Schüttelfrösten (früher als septischer Fiebertyp i.e.S. bezeichnet).
 c) **Uncharakteristischer Verlauf** der Fieberkurve. Intermittierendes und remittierendes Fieber (a) kann in eine Continua (b) übergehen.

In sehr seltenen Fällen ist der Angriff der dauernd in die Blutbahn eindringenden Keime so massiv, daß die Abwehrkräfte rasch erlahmen und die Frau in 2–3 Tagen, an denen die Kurve hohe Fieberzacken zeigt, ad exitum kommt

= foudroyante Sepsis.

Die Puerperalsepsis hat auch heute noch eine **beträchtliche Letalität,** die Angaben schwanken je nach Erreger zwischen **20 und 50%.**

2. Allgemeinerscheinungen: Bei der **beginnenden Sepsis** stehen die Temperaturerhöhungen ganz im Vordergrund; das subjektive Wohlbefinden und das rosige Aussehen der Wöchnerin sowie oft auch die antibiotische Therapie können die schwerwiegende Diagnose verschleiern.

Bei **fortgeschrittener Sepsis** kranker Gesichtsausdruck, stark beschleunigter, kleiner, weicher Puls. Bei 39-41 °C schwankt der Puls zwischen 130-160 Schlägen/min. Die Zunge wird trocken und rissig, die Atmung ist beschleunigt, in schweren Fällen ist sie fliegend. Die Frauen sind auffallend unruhig und werfen sich im Bett hin und her. Ihre Wangen sind livide, die Augen haben einen eigenartigen Glanz. Läßt die Herzkraft nach oder kommt es zum Schock, so nimmt die Kurzatmigkeit zu und die Frauen sehen blaß und zyanotisch aus. Bei jedem **Schüttelfrost,** dem Zeichen des Bakterieneinbruchs in die Blutbahn, besteht ein schweres Krankheitsgefühl. In schweren Fällen wechseln Benommenheit und delirante Zustände ab mit Euphorie, d.h. mit gehobener Stimmung und dem Gefühl subjektiven Wohlbefindens. **Die Euphorie darf den Unerfahrenen nicht über die Schwere der Krankheit hinwegtäuschen!**

Blutbild: Es besteht je nach Schwere des Falles häufig eine zunehmende hochgradige **Leukozytose** von 20-30 000 Leukozyten/cm^3 und eine starke **Linksverschiebung** sowie häufig eine starke **Anämie** mit Hb-Werten unter 9 g%. Manchmal ist im Frühstadium eine **Leukopenie** zu beobachten.

Gerinnungsstörung als Komplikation der Puerperalsepsis

Ein Frühsymptom der durch die Puerperalsepsis bedingten Gerinnungsstörung kann in manchen Fällen das **Absinken der Thrombozytenzahl** sein. Man erklärt sich diesen Thrombozytenabfall folgendermaßen: Das vor allem von Gram-negativen Keimen freigesetzte Endotoxin schädigt die Gefäßendothelzellen, wodurch die Basalmembran freigelegt wird. An diesen „verletzten" Stellen der Gefäßwand werden die Thrombozyten durch Adhäsion „verbraucht". Neben dem Abfall der Thrombozyten sind einige Gerinnungsfaktoren in erhöhter Konzentration im Plasma vorhanden, die zu einer Neigung zur verstärkten Gerinnung führen **(Hyperkoagulabilität).** Die Ursache dieser Veränderung ist nicht bekannt. Außerdem führt das Endotoxin zur Freisetzung von Gewebsthrombokinasen aus Monozyten. Und so kann es zur Präzipitation von Fibrin und damit zur **Mikrothrombosierung in der Kapillarperipherie** kommen, vor allem in Nieren und Lunge **(disseminierte intravaskuläre Gerinnung).** Wenn dabei der Verbrauch an Gerinnungsfaktoren die Resynthesekapazität übersteigt, kommt es zum Mangel an Gerinnungsfaktoren, der Verbrauchskoagulopathie. Zum septischen Geschehen treten dann noch schwere Blutungskomplikationen.

642   12 Das pathologische Wochenbett

Therapie der Puerperalsepsis

Die Therapie dieses schweren Krankheitsbildes erfordert die interdisziplinäre Zusammenarbeit des Geburtshelfers mit Intensivmedizinern und Mikrobiologen. Folgende Richtlinien gelten heute:

1. **Intensivmedizinische Maßnahmen,**
2. **Chemotherapie,**
3. **Chirurgische Therapie.**

zu 1: Intensivmedizinische Maßnahmen
a) **Intensivüberwachung** mit regelmäßiger Kontrolle von Körpertemperatur, Atmung, Blutdruck, Urinausscheidung über Urimeter; Laboruntersuchungen (Blutbild, Blutgase, Elektrolyte, Kreatinin, Harnstoff, Fibrinogen, Thrombozyten, Blutgerinnung u. a.).
b) **Venöse Infusionsmöglichkeiten,** möglichst zentraler Katheter – auch zur Messung des zentralvenösen Druckes (ZVD).
c) **Infusionsmaßnahmen**
   - Heparinlösung 10000 E/24 h;
   - fresh frozen plasma, bei Thrombozytopenie warmes Frischblut, evtl. Thrombozytenkonzentrat;
   - Hohe Dosen von Kortikosteroiden z. B. Solu-Decortin® oder Urbason® solubile in hohen (mindestens 40 mg i. v.) bis höchsten (100–200 mg tägl. i. v.) Dosen als Kurzzeitbehandlung; Zweck: Ausgleich des Defizits in der endokrinen Steuerung zur Schockbekämpfung
   - Humanalbumin® 2 × 250 ml/Tag (vor allem bei erniedrigter Gesamt-Eiweiß-Konzentration im Blut);
   - Immunglobuline, z. B. als Gamma Venin®, 0,5 ml/kg Körpergewicht i. v. wöchentlich; IgM 5–10 ml i. m. jeden 3. Tag;
   - bei Hypotonie und/oder Oligurie/Anurie Dopamin-Infusion, Dosierung etwa 200–350 µg/min je nach klinischem Erfolg.
d) Bei deutlicher **respiratorischer Insuffizienz** (z. B. kapillärer P_{O_2} bei Raumluftatmung < 60 mm Hg) Intubation und Beatmung mit positiv endexspiratorischem Druck (PEEP) von 4–10 cm H_2O.

zu 2: Chemotherapie
Die frühzeitig begonnene Antibiotikatherapie ist die wichtigste Waffe gegen die Puerperalsepsis.

> Je eher die Chemotherapie bei Frühsymptomen (Fieber!) beginnt, desto besser ist der Behandlungserfolg!!

Wegen der bei dieser Krankheit häufig anzutreffenden **Mischinfektionen** und der häufigen Antibiotikaresistenz der Keime ist bei diesem schweren Krankheitsbild eine Antibiotikawahl mit sehr breitem Wirkungsspektrum erforderlich.

Praktisches Vorgehen:
a) Vor Verabreichung eines Antibiotikums wird Blut entnommen, um den Erreger zu züchten und seine Empfindlichkeit gegen die einschlägigen Antibiotika zu testen. Ebenso wird ein bakteriologischer Abstrich aus der Cervix bzw. dem Cavum uteri durchgeführt.
b) Bis zum Vorliegen des Testergebnisses beginnt man **sofort** die bislang aussichtsreichste Behandlung:

> Mezlocillin intravenös (Baypen®)
> Dosierung: 3mal tägl. 5 g (= 1 Infusionsflasche)

Die Überwachung des Therapieerfolges dieser Antibiotikabehandlung besteht in der **Fiebermessung** und der **Kontrolle des weißen Blutbildes**. Zeigt die Fieberkurve bis zum 3. Tag der Antibiotika-Therapie mit Mezlocillin keinen Abfall, so empfiehlt sich die Kombinationsbehandlung mit Mezlocillin und mit dem gut gegen Anaerobier wirksamen Metronidazol 3×500 mg i.v. (z.B. Flagyl®, Clont®).

zu 3: Chirurgische Therapie
Indikationsstellung und Zeitpunkt von operativen Maßnahmen wie Laparotomie und **Hysterektomie zur Entfernung des bakteriellen Gefäßherdes** haben sich in den letzten Jahrzehnten gewandelt; teilweise ist die Meinung hierzu auch heute noch nicht einheitlich. Diese Unsicherheit führt bisweilen dazu, daß unter der konservativen Therapie der geeignete Zeitpunkt für operative Maßnahmen zu lange hinausgeschoben wird.

> **Ist bei schwerem Krankheitsbild etwa 6 Stunden nach Therapiebeginn keine Besserung der Schocksymptomatik zu verzeichnen, muß die Hysterektomie erwogen werden.**

Der Entschluß zur Hysterektomie ist – vor allem bei jungen Wöchnerinnen ohne abgeschlossene Familienplanung – schwerwiegend. Allgemein verbindliche Richtlinien zur Indikationsstellung sind nicht zu nennen. Die Indikation zum Eingriff ergibt sich aus dem klinischen Verlauf, der interdisziplinären Beratung und aus der Verantwortung sowie der Erfahrung des behandelnden Geburtshelfers.

Puerperale (diffuse) Peritonitis
Zu einer Entzündung des Bauchfells im Wochenbett kommt es immer dann, wenn infizierende Keime auf das Bauchfell gelangen. Dafür gibt es in der Hauptsache die folgenden Möglichkeiten:

1. Infektion auf dem **Schleimhautweg** (Tubenweg)
   a) Keimhaltiger Eiter fließt aus dem abdominalen Tubenende heraus.
   b) Die Keime eines Adnextumors durchwandern die Tubenwand.
   c) Platzen einer Pyosalpinx oder eines Pyovars.
2. Infektion auf dem **Lymphweg**
   Bei der „septischen" Endometritis (S. 633) besteht die Gefahr, daß pathogene Keime auf den zahlreichen Lymphspalten zwischen den Muskelfasern der Uteruswand bis zur Serosa wandern und durch die Serosa hindurch auf das Peritoneum vordringen (Durchwanderungsperitonitis). Bakterien, die eine solche Invasionskraft besitzen, erzeugen nicht nur eine **Pelveoperitonitis**, sondern es kommt zu einer schweren **diffusen** Peritonitis mit denkbar schlechter Prognose.
3. Infektion auf dem **Blutweg**
   Bei der eben beschriebenen schweren Durchwanderungsperitonitis über die Lymphspalten kommt es so gut wie immer auch zur Entzündung von Venen, zur Thrombophlebitis, und die hochvirulenten Keime – fast immer hämolysierende Streptokokken – können über die Blutbahn auf das Bauchfell gelangen. In diesem Fall ist die

   puerperale Peritonitis eine Teilerscheinung der puerperalen Allgemeininfektion.

Diese Peritonitis, die dadurch entsteht, daß im Wochenbett hochvirulente Keime aktiv auf dem Lymph- oder Blutwege in die Bauchhöhle einbrechen, gehört zu den **schwersten Formen der Peritonitis,** die es überhaupt gibt und die wir am allermeisten fürchten müssen. Glücklicherweise ist die diffuse Peritonitis im Wochenbett selten.

Die diffuse **Peritonitis im Wochenbett** ist ein **höchst gefährliches, sehr oft hoffnungsloses Krankheitsbild.** Ihre **Mortalität** ist **erschreckend hoch,** sie ist noch weit höher als die der chirurgischen Peritonitis.

Die Prognose, die immer schlecht ist, hängt in hohem Maße von der Virulenz und der Art der Keime ab.

Symptome der diffusen (puerperalen) Peritonitis
Das auffallendste Symptom jeder Peritonitis ist die **außergewöhnliche Schmerzhaftigkeit des ganzen Bauches,** die Empfindlichkeit gegen jede Berührung und Erschütterung, der Druck- und Loslaßschmerz. Es kommt anschließend schnell zu einer unwillkürlichen, reflektorischen Abwehrspannung der vorderen und seitlichen Bauchmuskeln = **Défense musculaire = Bauchdeckenspannung,** die sich zum **bretthartem Abdomen** steigern kann. (Durch die Anspannung der Muskulatur werden Verschiebungen der Serosa verhindert.) Sobald die Serosa der Darmschlingen infiziert und entzündet wird (meist zunächst im unteren Teil der Bauchhöhle), kommt es zur Lähmung dieser Schlingen (= **paralytischer Ileus,** toxisch bedingte Funktionslähmung). Folge: Verhaltung von Stuhl und Winden, Totenstille im Bauch, auch mit dem Stethoskop sind keine Darmgeräusche mehr zu hören. Weitere Folge: Gärung des gestauten Darminhalts im paralytischen Darm, führt zu **Meteorismus → aufgetriebener Leib,** Antiperistaltik der von der Infektion noch nicht erfaßten Darmschlingen im oberen Bauchraum, zu Aufstoßen (Singultus), Brechreiz und Erbrechen.

Bei der puerperalen Peritonitis diffusa bestehen im Anfang nicht selten Durchfälle bei leichtem Meteorismus.

Allgemeinsymptome: Schneller, weicher Puls, Fieber (oft nicht hoch), schweres subjektives Krankheitsgefühl, kalter Schweiß auf der Stirn, spitze, kalte Nase, ängstlicher, schwerkranker Gesichtsausdruck (Facies abdominalis hippocratica), Zunge trocken, borkig und rissig.

> Die **Therapie der diffusen puerperalen Peritonitis** ist ausnahmslos in jedem Fall die **Laparotomie,** und zwar **so früh wie möglich!**

Dabei soll der Eingriff so klein wie möglich gehalten werden. Aussaugen und Austupfen der Bauchhöhle. Große Spülung mit physiologischer Kochsalzlösung. Antibiotikalösung in die Bauchhöhle, Drainage, Dauertropf. **Chemotherapie:** S. 643. Bluttransfusionen, Serumelektrolyte überwachen, Kaliumchloridgaben, um das Kaliumdefizit auszugleichen. **Darmperistaltik** in Gang bringen. Dauerabsaugung des Mageninhaltes.

12.2 Blutungen im Wochenbett

Eine Einteilung der Blutungen im Wochenbett nach den Ursachen muß von anatomischen und histologischen Befunden ausgehen, wenn sie befriedigen soll.

In bezug auf die Ursachen der Blutung im Wochenbett kann man

4 Hauptgruppen

unterscheiden:

- Im Uterus zurückgebliebene **Plazentareste** bzw. **-polypen**
- **Endometritis puerperalis**

  verursachen zwei Drittel aller Blutungen im Wochenbett

- sog. **funktionelle Ursachen** = ein Drittel aller Blutungen im Wochenbett
- **Blutungen aus geburtshilflichen Rißwunden** im Wochenbett (selten)

BACHMEYER und STOLL haben in 343 Fällen von Blutungen im Wochenbett Gewebe für die histologische Untersuchung entnommen. In zwei Drittel dieser Fälle fanden sich **Rückstände von Schwangerschaftsprodukten** (Plazentareste, Eihäute, choriale Wanderzellen im Myometrium und Deziduareste) oder die Zeichen einer **puerperalen Endometritis.** Diese Ergebnisse erklären ohne weiteres die Ursache von Blutungen im Wochenbett. Das restliche Drittel zeigte keines dieser Merkmale. Bei diesen Fällen war also kein unmittelbarer kausaler Zusammenhang zwischen dem histologischen Ergebnis des Abradats und der aufgetretenen Wochenbettblutung festzustellen. In der Literatur werden diese Fälle vielfach als „**funktionelle Blutungen**" im Wochenbett bezeichnet. Blutungen aus geburtshilflichen Rißwunden im Wochenbett wurden von den genannten Autoren nicht berücksichtigt.

Beim Auftreten von Blutungen im Wochenbett ist also zuerst an einen im Uterus zurückgebliebenen Plazentarest bzw. Plazentapolypen und an eine Endometritis puerperalis zu denken!

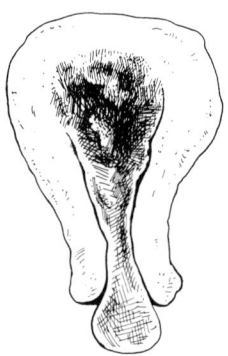

Abb. 433   Plazentapolyp = Plazentarest, um den sich geronnenes Blut in vielfacher Schicht wie ein fester Mantel herumgelegt hat.

- **Plazentarest und Plazentapolyp**

Ein Plaza**rest** ist ein Stück Plazenta, das nach unvollständiger Ausstoßung der Plazenta in der Uterushöhle zurückgeblieben ist.

Ein Plazenta**polyp** (Abb. 433) ist **ein** Plazentarest, um den sich geronnenes Blut in vielfacher Schicht wie ein fester Mantel herumgelegt hat. Größere Polypen regen Austreibungswehen an. Dabei wird der untere Pol in den Halskanal hineingetrieben. Der Halskanal wird eröffnet, und man kann dann den unteren Pol des Polypen mit dem Finger tasten.

Nach Einsetzen von Spekula kann man ihn nicht selten auch sehen.

Das Vorhandensein eines **Plazentarestes** bzw. **-polypen** hat stets **zwei Folgen**:
1. **Blutungen**
2. **Infektion**

Zu **1. Blutungen:** Sie kommen dadurch zustande, daß die Uteruswand gerade an der Stelle, an der der teils gelöste, teils noch nicht gelöste Plazentarest sitzt, sich **nicht maximal kontrahieren** kann. Daher werden die hier eröffneten Gefäße nicht verschlossen. Kennzeichnend für die

Blutung bei einem zurückgebliebenen Plazentastück

im Wochenbett ist:
1. Sie beginnt meist **am Ende der ersten** oder im **Verlauf der zweiten Woche,**
2. sie kommt meist unverhofft und ist von vornherein **sehr stark,** nicht selten **bedrohlich,**
3. Wehenmittel stillen die Blutung nur vorübergehend oder gar nicht.

Starke Blutungen im **Wochenbett** werden **fast stets** durch einen **Plazentarest** hervorgerufen.

Zu **2. Infektion:** Bei hoher Virulenz der Keime kommt es nicht nur zur Infektion des Plazentarestes (totes Gewebe!) und des umgebenden Endometriums sondern auch der darunter liegenden Muskelsubstanz. Es kommt also zu einer zunächst umschriebenen **Endo-Myometritis.** Auch die **Gefäßthromben** in diesem Bereich werden infektiös zersetzt.

Therapie
Die Therapie kann nur in der Entfernung des Plazentarestes bestehen.

Dieser Eingriff war früher einer der gefährlichsten in der Geburtshilfe. Bei der Ablösung des infizierten Plazentastückes wurden pathogene Keime in die Blutbahn „hineinmassiert". Die Folge war früher häufig eine **Sepsis,** die in einem erschreckend hohen Prozentsatz tödlich verlief (Mortalität 30–40%!). Der Plazentarest war der „Schrecken der Geburtshelfer". Mit der Einführung der Antibiotika ist diese Gefahr auf ein Minimum gesunken.

Heute wird bei Verdacht auf Plazentarest folgendermaßen vorgegangen:
1. Es wird **unter Antibiotikaschutz** von vaginal aus untersucht und die Gebärmutterhöhle mit dem Finger ausgetastet. Der erste, fast sichere Hinweis auf das Vorhandensein eines Plazentarestes ist der nicht geschlossene, sondern mehr oder weniger weit geöffnete Halskanal. Oft ist der Plazentarest schon im äußeren Muttermund oder im Halskanal zu tasten.
2. Der Plazentarest bzw. -polyp wird

    unter Antibiotikaschutz

    entfernt, und zwar digital oder mit einer großen, breiten Kürette. Dabei gelten folgende Grundsätze:
    a) Besteht **kein Fieber,** so entleert man den Uterus sofort.
        Zu der Frage, ob man den Plazentarest oder -polypen mit dem **Finger** oder mit der **Kürette** entfernen soll: Es gibt kaum Fälle, in denen sich das Plazentastück nicht sehr leicht mit dem Finger ablösen läßt. Die Benutzung einer Kürette ist nur dann zu empfehlen, wenn das Kavum nach Entfernung des Plazentastückes sich nicht glatt anfühlt.
    b) Besteht **Fieber, so wartet man zunächst unter Antibiotikaschutz das Absinken des Fiebers ab.** Frühestens 3 bis 4 Tage danach wird der Uterus dann ausgeräumt.
    c) Besteht **Fieber** und ist die **Blutung sehr stark,** so ist die **sofortige Entfernung** des Polypen das kleinere Übel.

Die Ausräumung der Gebärmutterhöhle bringt die Blutung so gut wie immer zum Stehen. Die Kürettage des puerperalen Uterus muß wegen der großen Perforationsgefahr **betont langsam** und **sehr vorsichtig** ausgeführt werden.

> Jeder Plazentarest macht eine Endo-Myometritis. In keinem Zustand in der Geburtshilfe ist die Uteruswand leichter perforierbar als bei einer Endo-Myometritis.

Jeder Plazentarest muß ausnahmslos **histologisch untersucht** werden, besonders auch deswegen, weil differentialdiagnostisch ein Chorionepitheliom (S.549) in Frage kommt.

Man muß immer wieder und mit Nachdruck darauf hinweisen, daß die beste **Prophylaxe** die sorgfältigste Kontrolle der Plazenta unmittelbar nach der Geburt ist. Vorgehen s. S. 265.

Gelegentlich machen **Deziduareste** dieselben Erscheinungen wie Plazentareste.

- **Puerperale Endometritis**

Sie ist die zweithäufigste Ursache der Blutungen im Wochenbett. Im Vergleich zum Plazentarest ist sie relativ harmlos.

Blutungstyp: Die Blutung tritt meist schon in den **ersten** Wochenbettstagen auf. Ihre Stärke schwankt, sie ist aber vorwiegend eine **schwache Blutung**. Sie kann über viele Tage **ohne Pause** anhalten, sie kann aber auch für Stunden und Tage unterbrochen sein. Das Krankheitsbild der Endometritis und ihre Therapie sind auf S. 632 beschrieben.

- **Funktionelle Blutungen im Wochenbett**

Unter dieser Bezeichnung fassen wir diejenigen Fälle zusammen, in denen weder Rückstände von Plazentaresten, noch eine puerperale Endometritis bzw. eine Rißwunde vorliegen. Hierher gehören:
a) **Blutungen als Folge einer glandulären Hyperplasie,** wie sie im Verlauf der ersten anovulatorischen Zyklen im Wochenbett vorkommen (S. 615).
b) **Wandveränderungen der Gefäße.** Es handelt sich im wesentlichen um eine hyaline Degeneration der Gefäßwände, wonach ein beim Selbststillungsmechanismus der Blutungen sonst beobachtetes Phänomen, das manschettenartige Einrollen der Gefäßwand, wegfällt (BACHMEYER u. STOLL).

- **Blutungen im Wochenbett aus Rißwunden**

Es kommt in seltenen Fällen vor, daß Rißwunden unter der Geburt bzw. im Anschluß an die Geburt nicht erkannt werden. Meist deswegen nicht, weil aus irgendeinem Grunde eine äußere oder innere Blutung nicht deutlich in Erscheinung trat. Die Hauptrolle spielen dabei nicht erkannte Zervixrisse und die stille Uterusruptur (S. 466).

12.3 Symphysenschaden

Vorbemerkung: Die Verbindungen des **Beckenringes** (Abb. 434), also der Symphysenknorpel und die Iliosakral„gelenke", stellen eine **funktionelle Einheit** dar (HASLHOFER). In der prägraviden Phase des Zyklus, besonders aber in der Schwangerschaft machen sie eine vor-

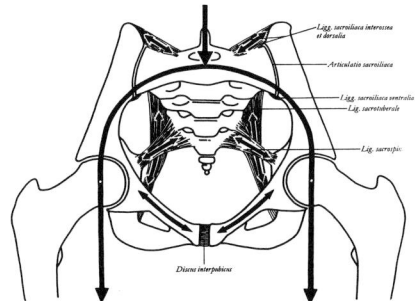

Abb. 434 Das Becken als statische Konstruktion. Frontalabschnitt in der Hüftgelenksebene. Fortleitung der Rumpflast auf die Femurköpfe. Zug- und Druckbelastung der Symphyse. Zugkräfte an den Bändern. Halbschematisch (aus WALDEYER, A.: Anatomie des Menschen. De Gruyter, Berlin 1962).

wiegend durch Östrogene bedingte **Auflockerung** durch, sie werden beweglicher = **physiologische Beckenauflockerung**. – Trotz dieser physiologischen Weitstellung des mütterlichen Beckenringes kommt es gar nicht selten schon in der Schwangerschaft, insbesondere aber unter der Geburt zu **Läsionen** dieser Becken„gelenke", besonders der Symphyse. Die Läsionen, die von KAMIETH und REINHARDT als **Beckenringlockerung** (Abb. 436) bezeichnet wurden, stellen, sofern sie einen gewissen Grad erreicht haben, ein **charakteristisches Krankheitsbild** dar. Den Geburtshelfer interessiert in erster Linie der **Symphysenschaden**.

Definition: Man unterscheidet heute die **Symphysenruptur** = Symphysenzerreißung (Abb. 435) und den „**Symphysenschaden**" (Abb. 435) im engeren Sinne andererseits.

Die **Symphysenruptur** wird fast immer durch ein schweres Geburts**trauma** (schwere Zangenentbindung, enges Becken) verursacht. Sie ist der schwerste Grad einer Symphysenschädigung. Schwere Geburtstraumen sind heute sehr selten. Dementsprechend sehen wir Symphysenrupturen nur sehr selten. Die Symphysenruptur wird heute dem sehr viel häufigeren Symphysenschaden **geringeren Grades**, kurz als „**Symphysenschaden**" bezeichnet, gegenübergestellt. Der Symphysenschaden, der zwar auch traumatisch bedingt sein kann (Überdehnung, kleinere Einrisse u. a.), hat in den weitaus meisten Fällen eine **funktionelle** Ursache.

Ein Symphysenschaden kann sowohl schon in der Schwangerschaft, als auch während der Geburt oder erst im Wochenbett in Erscheinung treten.

Der im Zusammenhang mit einer Geburt auftretende Symphysenschaden findet sich auffallenderweise vorwiegend bei ganz **spontan** abgelaufenen Geburten. Nur in 10% der Fälle konnte KRÄUBIG beim Symphysenschaden gewisse Geburtsschwierigkeiten nachweisen. Somit sind 90% der Symphysenschäden **funktionell** bedingt. Die funktionellen Schäden der Symphyse bieten mehr oder weniger dasselbe eindrucksvolle Krankheitsbild wie die traumatische Schädigung.

Häufigkeit: Übereinstimmend wird angegeben, daß die Zahl der Symphysenschäden in den letzten Jahren zugenommen hat. Insbesondere wird über die Zunahme der spontan entstandenen Symphysenschäden berichtet.

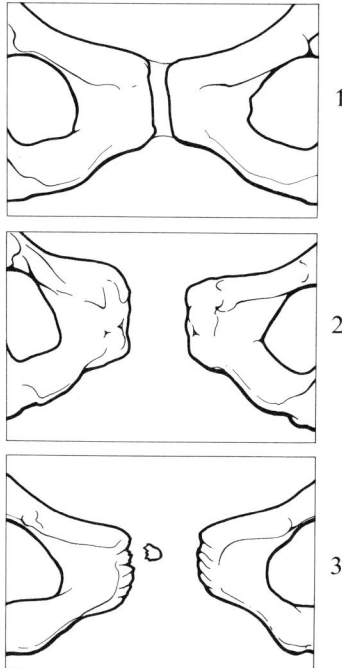

Abb. 435 Drei Fälle mit **relativ gleicher Symptomatik** der Symphyse. Röntgenaufnahmen im Wochenbett. 1) Symphysenschaden bei schmalem Symphysenspalt; 2) Symphysenschaden bei weitem Symphysenspalt (Symphysenruptur?); 3) Sehr weiter Symphysenspalt, abgerissenes Knochenfragment? Offensichtlich Symphysenruptur. Bei 2) und 3) ist auch ein ungleicher Schambeinstand als Zeichen der Beckenringlockerung und Dislokation sichtbar (nach KRÄUBIG).

Symptome: Das häufigste Symptom ist die **auffallende Schmerzhaftigkeit der Symphysengegend,** über die meist unmittelbar im Anschluß an die Geburt oder in den allerersten Wochenbettstagen geklagt wird. Der Symphysenschmerz verstärkt sich bei Bewegungen, beim Aufstehen, sowie bes. bei schwerem Heben und Tragen. Die Schmerzen strahlen oft in die Oberschenkel und in das Kreuzbein aus.

Auch unklare **Unterleibsschmerzen,** die in die Oberschenkel oder ins Kreuzbein ausstrahlen, weisen auf einen **Symphysenschaden** hin.

Bei Druck auf die Symphysengegend wird an einer ganz umschriebenen Stelle ein Schmerz angegeben. Das gleiche gilt meist auch für die Iliosakralfugen. Oft geben die Patientinnen an, **sich im Bett nicht auf die Seite lagern zu können.** Von jeher wurde auch darauf hingewiesen, daß in ausgeprägten Fällen die Beine abduziert und nach außen rotiert liegen. In schweren Fällen treten **Gehbeschwerden** auf: Watschelgang bis zur völligen Gehunfähigkeit.

Gar nicht selten sieht man eine Schwellung (Hämatom?) der Symphysenge-

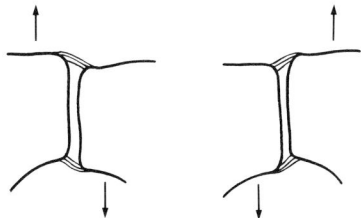

Abb. 436 Beckenringlockerung. Ungleicher Symphysenstand beim Wechsel des Standbeins (unter Benutzung von Röntgenbildern von KAMIETH u. REINHARDT, Fortschr. Röntgenstr. 83 (1955), aus KIRCHHOFF u. SCHMIDT-MATTHIESEN, in Schwalm-Döderlein. Klinik der Frauenheilkunde und Geburtshilfe, München-Berlin 1964, 2. Band).

gend. Stets sollte **vaginal** untersucht werden. Ein **retrosymphysäres Hämatom** tastet man als kissenartige Verdickung hinter der Symphyse. Oft bestehen Temperatur und Fieber, auch ohne daß ein vereitertes Hämatom dahinter steckt.

> Man denke immer daran, daß **Symphysenschäden** mit allen charakteristischen Symptomen auch schon in der **Schwangerschaft** vorkommen.

Über die Hälfte der von KRÄUBIG untersuchten Fälle klagte in den letzten Wochen oder Monaten der **Schwangerschaft** über vermehrte Kreuzschmerzen, Schmerzen im Becken und im Symphysenbereich, die in die Oberschenkel ausstrahlten, sowie über Gangstörungen (Unsicherheit beim Gehen, Schwierigkeiten beim Treppensteigen). Erste Erscheinungen in der Schwangerschaft (auch schon in der Frühschwangerschaft), die auf einen Symphysenschaden hinweisen, sind Klagen über „Müdigkeit und Ziehen in den Gliedern".

Röntgenuntersuchung (Abb. 436): Erweiterter Symphysenspalt und Dislokation der Schambeinäste (Stufenbildung, Abb. 436) sind charakteristische Befunde. Jedoch spricht ein normaler oder sogar enger Schambeinstand durchaus nicht gegen die Diagnose Symphysenschaden. Verminderte und vergrößerte Weite des Symphysenspaltes repräsentieren wahrscheinlich verschiedene Stadien der Lockerung (KIRCHHOFF/SCHMIDT-MATTHIESEN). Hauptzweck des Röntgenbildes ist der Ausschluß entzündlicher oder destruierender Knochenprozesse.

Prognose: Im allgemeinen gut. Als Komplikationen kommen Gehstörungen vor, die sich aber auch in schweren Fällen meist weitgehend zurückbilden.

Therapie des Symphysenschadens

Körperliche Schonung, symptomatische (analgetische) Behandlung, Fernhalten von Belastungen, keine Berufstätigkeit. Bei stärkeren Beschwerden eine feste **Leibbinde** mit seitlichen Stützpelotten, z. B. nach KOBES und GÖLKEL.

12.4 Mastitis puerperalis

Brustentzündung im Wochenbett

Die Mastitits puerperalis ist eine häufige Erkrankung der stillenden Wöchnerin. Nicht stillende Wöchnerinnen werden selten befallen.

Erreger: In über 90% der Fälle wird die Mastitis puerperalis durch den **Staphylococcus aureus haemolyticus** hervorgerufen.

Infektionswege der Keime zur Warze (Abb. 437)
Der Hauptweg bei der Übertragung der Staphylokokken ist der vom Nasen-Rachenraum des Pflegepersonals und der Mutter über den Nasen-Rachenraum des Kindes auf die mütterliche Brustwarze.

Die Mastitis wird also vor allem beim **Stillen** übertragen. Sie ist eine „Stillmastitis". Die Infektion durch die Lochien, also die Schmierinfektion, spielt bei der Mastitis puerperalis eine untergeordnete Rolle. Früher schrieb man diesem Infektionsweg eine große Bedeutung zu. Heute weiß man, daß im Lochialsekret nur in etwa 2% hämolysierende Staphylokokken vorhanden sind (ROEMER, KNÖRR u.a.).

- In rund **90**% aller Fälle ist die **Brustwarze** der Mutter **nach dem Stillen** mit **Staphylokokken** besiedelt.
-

Infektionswege innerhalb der Brust (Abb. 438 u. 439)
Innerhalb der Brust sind **2 Infektionswege** zu unterscheiden. Die Keime können eindringen
1. in das Bindegewebe (= Interstitium) zwischen den Drüsen
     = **interstitielle Mastitis** (Abb. 438)
     = extrakanalikuläre Mastitis.
   Voraussetzung für diesen Weg der Infektion sind kleinste **Gewebsdefekte** (Schrunden, Rhagaden, Fissuren) **der Brustwarze.** Von diesen kleinsten Verletzungen der Warze aus dringen die Keime auf dem **Lymphwege** in die Tiefe des **Bindegewebes** zwischen den Drüsen. Hier kommt es zu einer sich diffus ausbreitenden = phlegmonösen Entzündung.

Die **interstitielle,** d.h. lymphogene Mastitis ist die **häufigste** Form der Mastitis puerperalis.

Kriecht die lymphogene Entzündung dicht unter der Warzenhaut entlang, so entsteht der

subareoläre Abszeß (Abb. 438).

12.4 Mastitis puerperalis 653

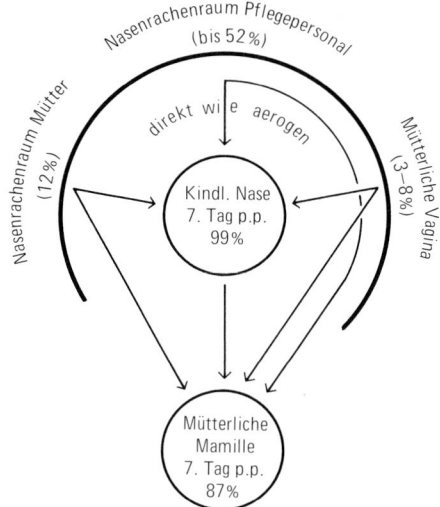

Abb. 437 Übertragung des Staphylococcus aureus haemolyticus (nach H. MUTH).

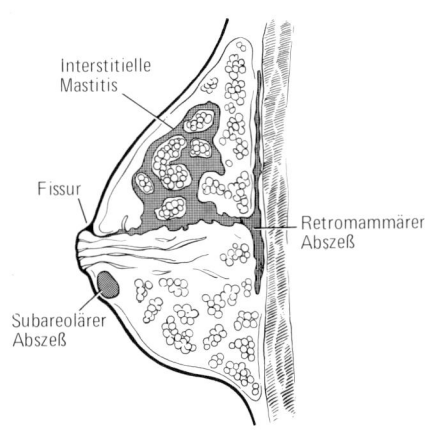 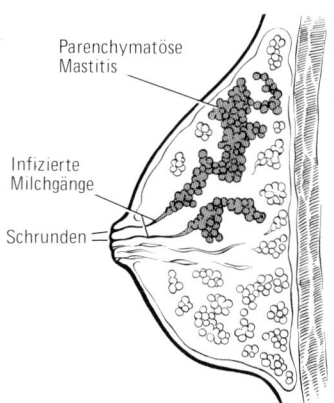

Abb. 438 Interstitielle eitrige Mastitis (Verbreitung der Infektion im Bindegewebe, ausgehend von Fissuren).

Abb. 439 Intrakanalikuläre = parenchymatöse Mastitis (Verbreitung der Infektion über die offenen Milchgänge in die Drüsenlappen).

Schiebt sich die Phlegmone durch das ganze Brustgewebe hindurch bis auf die Pektoralisfaszie, so kommt es zum

sub- oder **retromammären Abszeß** (Abb. 438).

Es gibt noch einen anderen Infektionsweg innerhalb der Brust. Die Keime können auch eindringen

2. in die offenen Milchgänge = Drüsengänge (Abb. 439)
= intrakanalikuläre Aszension.

Jede der 15 bis 20 Einzeldrüsen = Parenchym der Brust, hat einen besonderen Ausführungsgang. Es kommt zunächst zur Entzündung der Milchgänge (**= Galaktophoritis**) und danach zur Entzündung der Milchdrüsen, also des Parenchyms

= parenchymatöse Mastitis.

Da die Milch ein ausgezeichneter Nährboden für Keime ist, wird durch ungenügendes Entleeren der Brust das Wachstum der Keime begünstigt (Milchstauung vermeiden!).

Ob ein lymphogen-interstitieller oder ein intrakanalikulärer Infektionsweg vorliegt, ist praktisch ziemlich gleichgültig, denn bei jeder fortschreitenden Mastitis geht die eine Form in die andere über. Für die Therapie ist es auch ohne Bedeutung, welche der beiden Formen im Vordergrund steht.

Befallen wird in den meisten Fällen immer erst eine Brust und zwar bevorzugt ein **äußerer** Quadrant.

Symptome der Mastitis puerperalis

Die drei **ersten** Symptome der Mastitis sind

1. Schmerzen,	**Symptomentrias**
2. Fieber,	im Beginn der
3. Rötung der erkrankten Brust	**Mastitis puerperalis**

Zu 1. Schmerzen an einer umschriebenen Stelle einer Brust werden oft als allererstes und zunächst einziges Symptom geklagt. Dabei ist der Schmerz am Beginn meist nur angedeutet. Er wird oft nicht genügend beachtet oder falsch gedeutet.
Zu 2. Fieber. Es tritt oft nach dem Schmerzbeginn auf; gar nicht selten ist das Fieber allerdings auch das erste und zunächst einzige Symptom.
    Plötzlich auftretendes Fieber oder auch (seltener) langsam ansteigende Temperatur am Ende der ersten Woche und im Verlauf der zweiten Woche des Wochenbettes lassen den Erfahrenen zu allererst an eine beginnende Mastitis auch dann denken, wenn an der Brust noch keinerlei Veränderung festzustellen ist.
    Zu 3. Rötung. Das dritte Initialsymptom, die Rötung, tritt oft erst 12–14 Stunden nach Schmerzbeginn und Temperaturanstieg auf. Ein Quadrant einer Brust (am häufigsten der **obere äußere,** danach der untere äußere) zeigt eine Hautrötung und ist wärmer als die Umgebung. Bei der Betastung ist er meist auffallend schmerzhaft.

Die Rötung ist oft verbunden mit einer **Lymphangitis:** Bläulich-rote Lymphgefäße ziehen über den geröteten Quadranten zu den angeschwollenen Lymphknoten in der Achselhöhle.

Erfaßt man die Mastitis in der eben beschriebenen **Früh**phase und **beginnt sofort** konsequent mit der **Behandlung** (s. unten), so gelingt es in den weitaus meisten Fällen, die Entzündung zurückzubringen und die Infiltration und damit die **Abszedierung zu vermeiden.**

Andernfalls bildet sich im Verlauf von 2-3 Tagen an der geröteten, schmerzhaften Stelle ein nicht deutlich abgrenzbares derbes **Infiltrat** von etwa 2-3 cm Durchmesser. Die Brust erscheint jetzt deutlich **größer.** Die Betastung des Infiltrates ist außerordentlich **schmerzhaft.** Der infiltrierte Bezirk wird nach verschieden langer Zeit (mehrere Tage, eine Woche oder sogar mehrere Wochen) eingeschmolzen zu einem **fluktuierenden Abszeß.**

Therapie der Mastitis puerperalis

1. Die **laktationseinschränkende Behandlung.**
2. Die **antibiotische Behandlung.**
3. Die **resorptive Behandlung** mit physikalischen Mitteln.
4. Die **chirurgische Behandlung.**

zu 1.: Die **laktationseinschränkende Behandlung**
In der Frühphase der Mastitis wird unmittelbar nach Auftreten der ersten Symptome in niedriger Dosierung ein Prolaktinhemmer Bromocriptin (Pravidel®) oder Lisurid (Dopergin®) gegeben, z. B. ein- oder zweimal 1,25 mg Pravidel® (MÜHLENSTEDT und SCHNEIDER). Diese medikamentöse Therapie bezweckt eine Verminderung der Milchmenge und sollte durch die unten dargestellte resorptive Behandlung unterstützt werden. **Innerhalb von 12-24 Stunden kommt es bei dieser Therapie meist zur Entfieberung.** Auf weitere Maßnahmen kann dann meist verzichtet werden. Wichtig ist, darauf zu achten, daß die Brust während dieser Zeit gut entleert wird. Dieses Therapieschema erlaubt, die Laktation zu erhalten, und in den meisten Fällen gelingt es, die Wöchnerin zum Weiterstillen zu veranlassen.

zu 2.: **Antibiotische Behandlung**
Bessern sich die klinischen Symptome bei der laktationseinschränkenden Behandlung nicht innerhalb von 12-24 Stunden, so ist unter Fortführung der niedrig dosierten Prolaktinhemmerbehandlung (z. B. 1,25 bis 2,5 mg Pravidel® tägl.) über 3-4 Tage die antibiotische Therapie angezeigt (H. P. G. SCHNEIDER).

Es ist grundsätzlich zu empfehlen, eines derjenigen Penicillin-Derivate zu verabreichen, die von der Penicillinase nicht angegriffen werden. Von diesen sind die Präparate aus der

Oxacillin-Reihe = vollpenicillinasefeste Penicilline

am besten geeignet, weil man sie nicht nur parenteral geben, sondern auch oral einnehmen kann.

Die breitesten Erfahrungen liegen mit **Oxacillin** vor. **Dosierung** von Oxacillin (Präparate: Stapenor®, Cryptocillin®): 3mal täglich 1 g = 3 g, d. h. bei oraler Verabreichung: 4mal tgl. 3 Kapseln zu 0,25 g, bei intravenöser Injektion: 3mal tgl. 2 Flaschen zu 0,5 g.

Das **Dicloxacillin** erlaubt auf Grund seiner noch besseren Ausnutzung, vor allem bei oraler Gabe, eine niedrigere Dosierung. **Dosierung** von Dicloxacillin (Präparat: Dichlor-Stapenor®): 4mal täglich 0,5 g = 2 g, d.h. bei oraler Verabreichung: 4mal tgl. 2 Kapseln zu 0,25 g (etwa 1 Stunde vor den Mahlzeiten), bei intravenöser Injektion: 4mal tgl. 1 Flasche zu 0,5 g (Auflösung wie beim Oxacillin).

Bei Bedarf kann die Dosierung gesteigert werden. Vorher muß man sich aber durch Betrachtung und Betastung der Brust davon überzeugen, daß sich inzwischen nicht schon ein Infiltrat ausgebildet hat!

Zu 3. Resorptive Therapie mit physikalischen Mitteln
Leitsatz: Ruhigstellung der Brust und Kälteanwendung!
Indikation: Die resorptive Behandlung hat nur dann Zweck, wenn es sich um eine eben beginnende Brustentzündung bis zu ganz leichter Infiltration handelt, also um ein

eindeutiges Frühstadium.

Vorgehen: Befallene Brust hochbinden und zwar so, daß sie sich bei Bewegung der Patientin nicht mitbewegt. Kalte Alkoholumschläge, Eisblase, gut abführen, wenig trinken lassen, keine Suppen, kein Obst (= 98% Flüssigkeit!).

Kommt aber eine Patientin mit einer Mastitis zur Behandlung, bei der die Infiltration weit ausgedehnt oder die Einschmelzung schon begonnen hat, dann besteht keine Hoffnung mehr auf Resorption des Entzündungsherdes. Jetzt ist konsequent und energisch die Förderung der Einschmelzung zu betreiben, was am schnellsten durch

Wärmebehandlung

erreicht wird: Feuchtwarme Umschläge, Kataplasmen mit Leinsamen, Kurzwellen, Mikrowellen bis der ganze Prozeß eingeschmolzen ist und überall deutliche Fluktuation zeigt.
Zu 4. **Chirurgische Behandlung** = Inzision des Abszesses
Dringende Warnung:

> **Niemals inzidieren, bevor nicht das ganze Infiltrat eingeschmolzen ist und schwappend fluktuiert!**

Genauso falsch ist es aber, wenn mit der Inzision **zu lange gewartet wird,** da es dadurch zur Einschmelzung weiterer Gewebsanteile kommen muß.

Schnittführung bei der Inzision
1. **Radiäre Inzision** (Abb. 440). Die einfache Inzision wird stets radiär ausgeführt.

Bei querer Inzision kommt es zur Durchtrennung und Verletzung der Milchgänge (Gefahr der Verödung des Parenchyms, Entstehung von Milchgangfisteln und Milchzysten). **Die Länge des Schnittes wird allein durch die Größe des Abszesses bestimmt.** Nur bei ganz kleinen oberflächlichen Abszessen kommt man mit einer **Stichinzision** aus. Kosmetische Gesichtspunkte sind zu berücksichtigen, sie sind aber nicht ausschlaggebend. Der Schnitt soll nicht

12.4 Mastitis puerperalis

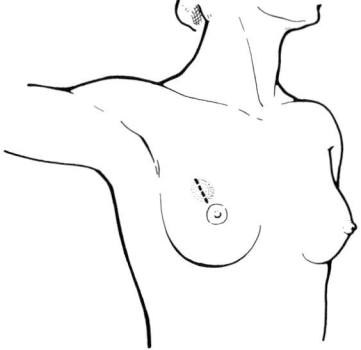

Abb. 440 Radiäre Inzision eines mastitischen Abszesses.

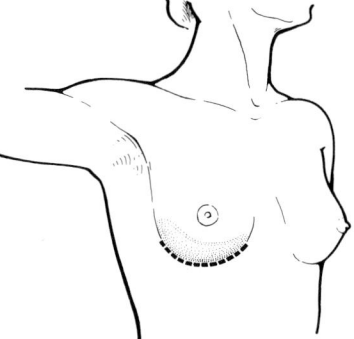

Abb. 441 BARDENHEUERsche Inzision = Hochklappen der Brust.

in den Warzenhof hineingehen. Vom gesunden Gewebe soll möglichst wenig geopfert werden.

2. BARDENHEUERsche Inzision = Hochklappen der Brust (Abb. 441).

Technik: Je nach Größe des Abszesses wird ein etwa 5–10 cm langer Bogenschnitt am unteren Rand der Mamma genau in der Falte gemacht. Spreizen der Wunde mit der Kornzange, Herstellen einer möglichst glatten Wundhöhle mit dem Finger. Auch Abszesse in den oberen Quadranten lassen sich mühelos erreichen. Gummilaschen mit einer Naht an der Umrandung des Schnittes fixieren.

Die **BARDENHEUERsche Inzision** ist angezeigt:
1. bei allen ausgedehnten Vereiterungen,
2. bei allen größeren Einzelabszessen, die im unteren äußeren oder inneren Quadranten liegen.
3. bei retromammären Abszessen.

Vorteile: Bester Abfluß, unauffällige Narbe, Wegfall weiterer Inzisionen, wenn der Bogenschnitt richtig angelegt wurde.

Jeder größere Abszeß verlangt am tiefsten Punkt der Höhle eine Gegeninzision! Drainieren mit Gummilasche! Laschen bzw. Drains erst dann entfernen, wenn die Sekretion fast ganz aufgehört hat.

Mit der Inzision allein ist es aber nicht getan:

Man muß anschließend klare Wundverhältnisse schaffen,

d.h. man muß mit dem Finger in die Abszeßhöhle eingehen und diese gründlich in ihrer ganzen Ausdehnung ausräumen. Dabei müssen noch stehende Gewebsbrücken durchtrennt und die Abszeßhöhle allseitig nach weichen Wandstellen abgetastet werden: Findet sich noch ein weiterer Abszeß, so wird er mit dem Finger von innen her eröffnet und ebenfalls ausgeräumt. Gegeninzision und Gummilasche durch beide Abszesse hindurch!

> **Die 3 größten Fehler** bei der Behandlung des **mastitischen Abszesses:**
> 1. Inzision, wenn noch nicht alles eingeschmolzen ist,
> 2. **zu kleine Schnitte** bei großen Abszessen!
> 3. **Unterlassen von Gegeninzisionen,** wo sie notwendig sind!

Inzidierte Mastitisabszesse haben ausgesprochene Neigung zu **Rezidiven.** Wer Rezidive vermeiden will, sollte sich vor diesen Fehlern hüten.
Über das

Abstillen bei Mastitis

gehen die Meinungen auseinander. In leichten Fällen (mastitische Reizung) weiterstillen lassen. Kommt es zur **Infiltration,** so empfiehlt es sich, abzustillen. **Die absolute Ruhigstellung der Brust ist jetzt das wichtigste.** Beim **Abszedieren** verbietet sich das Stillen von selbst, da in einzelnen Fällen tödliche Erkrankungen der Kinder durch eitrige Milch beschrieben worden sind. **Wichtiger Grundsatz:** Wird wegen Mastitis abgestillt, so darf auch an der gesunden Brust nicht mehr angelegt werden.
Technik des Abstillens: s. S. 626.

Die
Prophylaxe der Mastitis puerperalis
ist entscheidend wichtig. Sie muß auf **zwei Ziele** gerichtet sein:
1. auf die **Verhütung von Schrunden und Rhagaden,** Einzelheiten s. S. 624;
2. auf die **Bekämpfung des bakteriellen Hospitalismus** (= Durchseuchung der Klinik mit pathogenen Keimen), indem man sich bemüht, die Anstaltshygiene zu heben.

Im speziellen kommt es darauf an, den oben (S. 653) dargestellten Infektionsweg der Staphylokokken zu blockieren.

12.5 Beckenvenenthrombose (BVTh)

Definition und Folgen: Unter dieser Diagnose werden vorwiegend blande, d. h. nichtentzündliche, teilweise oder vollständige thrombotische Verschlüsse sowohl der V. iliaca int. und ihrer Zuflußgebiete, als auch solche der V. iliaca ext. verstanden. Thrombosen im Bereich der V. iliaca int. sind bei der klinischen Untersuchung nur schwer zu bestimmen und stellen daher nicht selten die Quelle schubweise verlaufender **Lungenembolien** dar (pulmonale Hypertonie, Cor matrum in der Schwangerschaft, Lungenembolie „aus heiterem Himmel" im Wochenbett). Thrombosen der V. iliaca ext. führen schnell zu **deszendierendem Thrombuswachstum** in die **V. femoralis** und sind an dem **Ödem** der betroffenen Extremität und an dem **typischen Druckschmerz** im Verlauf der großen Beingefäße leicht zu erkennen. Beide Formen neigen zur Aszension in die V. cava inferior. Die in die Thrombose einbezogenen Venenklappen werden innerhalb weniger Tage irreversibel geschädigt, so daß die konservativ „ausgeheilte", d. h. organisierte BVTh in der Regel zu Thrombosespätfolgen (**„postthrombotisches Syndrom"**) führt.

Es handelt sich dabei um ein vielschichtiges Erscheinungsbild chronisch venöser Insuffizienz, das von Fall zu Fall je nach Verlauf der Organisation der BVTh, ihrer Rezidivneigung und der Leistungsfähigkeit des venösen Umgehungskreislaufes verschiedene, auch gradweise unterscheidbare Zeichen in den Vordergrund treten läßt: Ödem, Stauungsflecken, sekundäres Lymphödem mit Induration, sekundäre Varikosis, trophische Störungen (Ulcera cruris).

Ätiologie und Pathogenese

1. **Einschwemmung von thromboplastinhaltigem Material in die mütterliche Blutbahn:** Aus Plazenta und Dezidua bei der normalen Plazentalösung, besonders aber bei mit Plazentatrauma verlaufender Nachgeburtsperiode, auch durch Übertritt geringer Mengen von Fruchtwasser in den mütterlichen Kreislauf während der Geburt. Folge: Einleitung der „viskösen Metamorphose" (LÜSCHER) der Thrombozyten.
2. **Eine Verlangsamung des venösen Rückstromes** aus den Beinen tritt bereits während der normalen Frühschwangerschaft auf (GOODRICH und WOOD) und kann nach der Geburt durch Bettruhe pathogenetische Bedeutung erlangen.
3. **Die Veränderung der Venenwand** tritt als ätiologisches Moment für die BVTh im Wochenbett zurück. Degenerative Venenwandveränderungen kommen jedoch bei der Schwangerschaftsvarikosis, die sich oft auch auf den Beckenvenenplexus erstreckt, vor.

Klinik

1. **Häufigkeit:**
2% (bei 15 986 Geburten) (LUDWIG). Tiefe Wochenbettthrombosen unter 10 839 Geburten 1,7% (STROBEL). Gesamtmorbidität thromboembolischer Komplikationen im Zusammenhang mit der Schwangerschaft, der Geburt und dem Wochenbett unter 134 701 Fällen: 1 bis 10%, darunter 82 Embolietodesfälle (0,5‰) (STAMM).
2. **Symptomatologie:**
    a) **Richtungsweisende Vorgeschichte** (Thrombosen in der Anamnese, Übergewichtigkeit, Gestosen, Varikosis, Plazentatrauma, operative Entbindung).
    b) **Allgemeine Zeichen:** Ansteigende Pulsfrequenz (MAHLERsches Zeichen) oft in Form des „Kletterpulses", Temperaturerhöhung (MICHAELISsches Zeichen), oft nur subfebril.
    Die Erhöhung der Blutkörperchensenkungsgeschwindigkeit und der Serumtransaminasen ist im Wochenbett vieldeutig.
    c) **Lokale Zeichen:** Unsymmetrischer Druckschmerz der Parametrien, Füllung der Hämorrhoidalvenen, evtl. Hämorrhoidalvenenthrombose, Füllung des

Umgehungskreislaufes (V. epigastrica superficialis), Spontan- und Druckschmerz in der Leistengegend und im Verlauf der großen Beingefäße bis zum Adduktorenkanal, Stauungsödem der betroffenen Extremität, Glanzhaut, evtl. Lividität. Spontanschmerz im Bein beim Husten, beim Aufblasen einer Blutdruckmanschette um den Oberschenkel (LOWENBERGsches Zeichen).
3. **Radiologische Diagnostik:** Beim Verdacht auf eine Beckenvenenthrombose ist eine **Phlebographie** indiziert, um den Thrombus nachzuweisen und gegebenenfalls zu lokalisieren, seine Ausdehnung zu bestimmen sowie evtl. sein Alter abschätzen zu können.

Therapie der Beckenvenenthrombose
Es ist falsch, sich bei der Diagnose Beckenvenenthrombose auf Bettruhe, Beinhochlagerung und feuchte Umschläge zu beschränken. Die moderne Behandlung der Beckenvenenthrombose besteht unter Umständen in der umgehenden **Thrombektomie** und in allen Fällen in der **gerinnungshemmenden Therapie** mit Heparin, tägl. 30 000 I.E. i.v., am besten zunächst als Dauertropfinfusion über einen Venenkatheter in die Vena cubitalis. Anschließend Cumarine (z.B. Marcumar®); dabei ist zu beachten, daß Cumarine in der Stillzeit kontraindiziert sind. Die Dauer der Behandlung mit oralen Antikoagulantien beträgt bis zu 2 Jahren.

Überwachung bei Heparintherapie (und Heparinoide): Plasmathrombinzeit (PTZ), vertretbar ist die Verlängerung der PTZ auf das Dreifache des Ausgangswertes. **Überwachung für Cumarin-Nachbehandlung:** Prothrombinzeit (Quick). **Antidot gegen Heparin:** Protaminsulfat 1% bzw. 5% (gegen Depot-Heparin). **Antidote gegen Cumarin:** Vitamin K_1.

Für die Behandlung der **Beckenvenenthrombose in der Schwangerschaft** gilt grundsätzlich dasselbe. Heparin stellt das Mittel der Wahl dar. Heparinoide oder Cumarine sollten jedoch in der Schwangerschaft nicht gegeben werden, da die Gefahr von fetalen Blutungen bzw. fetalen Leberschäden infolge Übertritts noch wirksamer Dosen durch die Plazenta besteht.

13 Das Kind nach der Geburt

B. Schneeweiss

Jeder Geburtshelfer braucht Kenntnisse über die normale intra- und extrauterine Entwicklung sowie über die häufigsten Erkrankungen des Kindes bis zum Ende der frühen Neugeborenenperiode. In den letzten Jahren haben es Geburtshelfer und Kinderärzte in enger Zusammenarbeit geschafft, die perinatale Sterblichkeit merklich zu senken. Trotzdem sterben auch in medizinisch hochentwickelten Ländern etwa 50% der Kinder, welche die Säuglingsperiode nicht überleben, im Neugeborenenalter. Ferner behalten Kinder aus dieser Zeit bisweilen lebenslange Schäden bzw. Behinderungen zurück. Aufgabe der modernen Geburtshilfe muß es deshalb sein, eine weitere Senkung der kindlichen Mortalität wie auch ihrer Morbidität herbeizuführen.

Die Abb. 442 zeigt einige wichtige Begriffe im Ablauf während und nach einer Schwangerschaft aus mütterlicher und kindlicher Sicht.

Die WHO hat 1976 einige Definitionen empfohlen, an die wir uns im folgenden anlehnen werden.

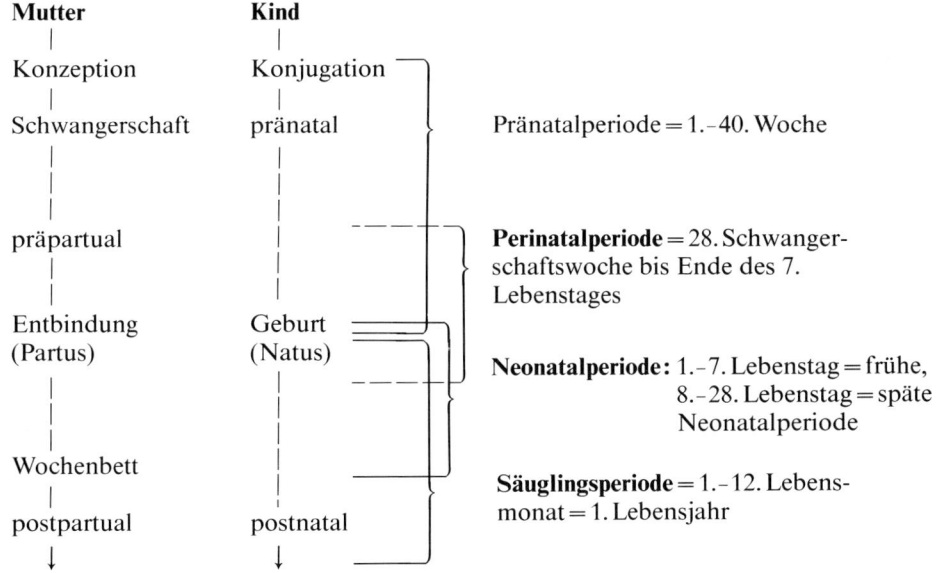

Abb. 442 Definitionen von Begriffen im Ablauf während und nach der Schwangerschaft aus mütterlicher und kindlicher Sicht.

13 Das Kind nach der Geburt

> Neugeborene sind Lebendgeborene!

Als Lebendgeborene (live birth) wird jede Frucht des Mutterleibes bezeichnet, die Lebenszeichen wie Atmung, Herzschlag, Nabelschnurpulsationen oder willkürliche Muskelbewegungen zeigt.

Achtung!! Diese Definition „Lebendgeborenes" berücksichtigt demnach nicht die Gestationszeit, das Geburtsgewicht und die Nabelschnurdurchtrennung!

Der Zustand und die Lebensaussichten eines Neugeborenen werden wesentlich von zwei Größen bestimmt: Gestationsalter und Geburtsgewicht.

Gestationsalter

Die Dauer der Gestation wird vom Tag der letzten normalen Menstruation berechnet. Das Gestationsalter wird in vollendeten Tagen oder vollendeten Wochen ausgedrückt.

Nach dem Gestationsalter können die Neugeborenen in drei Gruppen eingeteilt werden:

Vor dem Termin (pre-term) geboren
= Gestationsdauer weniger als 259 Tage bzw. „frühgeboren"
   weniger als 37 vollendete Wochen
zum Termin (term) geboren
= Gestationsdauer 259–293 Tage bzw. 37 vollendete
   bis weniger als 42 vollendete Wochen
nach dem Termin (post term) geboren
= Gestationsdauer 294 oder mehr Tage bzw. „übertragen"
   42 vollendete Wochen oder mehr.

Geburtsgewicht

Das erste Gewicht eines Neugeborenen, das nach seiner Geburt vor dem physiologischen Gewichtsabfall gemessen wird.

Nach dem Geburtsgewicht lassen sich die Neugeborenen wiederum in drei Gruppen einteilen:

untergewichtige Neugeborene = Geburtsgewicht weniger als 2500 g
normalgewichtige Neugeborene = Geburtsgewicht 2500–4500 g
übergewichtige Neugeborene = Geburtsgewicht mehr als 4500 g

Eine **Klassifizierung** der Neugeborenen erfolgt unter Berücksichtigung beider Größen – Gestationsalter und Geburtsgewicht (Abb. 443).

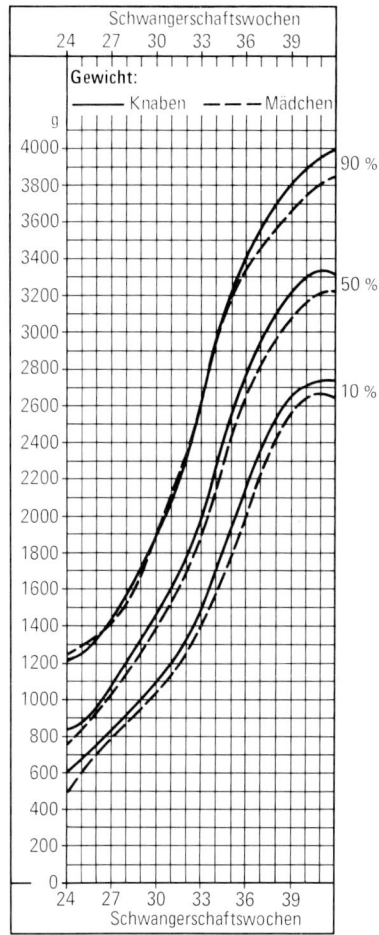

Abb. 443 Intrauterine Wachstumskurven von Knaben und Mädchen, 10. 50. und 90. Perzentile (nach LUBCHENCO 1963).

Durch Hinzunahme der Geburtslänge kann die Neugeborenenklassifizierung noch weiter unterteilt werden:

Klassifizierung des Neugeborenen als	Körpermaße (nach LUBCHENCO 1963)						geschätzte Häufigkeiten
	unter 10. Perzentile		10.–90. Perzentile		über 90. Perzentile		
	Gew.	Länge	Gew.	Länge	Gew.	Länge	
hypotroph	+		+				~ 7%
hypoplastisch	+	+					~ 1%
eutroph			+	+			~90%
hypertroph				+	+		~ 3%
hyperplastisch					+	+	~ 0,5%

Worin liegt der Wert einer solchen Neugeborenenklassifizierung?
Hiermit werden hauptsächlich zwei Ziele verfolgt:
- eine objektive Einschätzung der **Prognose** eines Neugeborenen, vor allem mit frühzeitiger Erkennung gefährdeter Kinder,
- eine exakte Auswertung der Ergebnisse der Perinatalmedizin mit **internationaler Vergleichbarkeit.**

Folgende drei Gruppen Neugeborener sind als primär gefährdet einzuschätzen und bedürfen der besonderen Aufmerksamkeit von Geburtshelfer und Kinderarzt (zunehmend in entsprechender Reihenfolge):

Eutrophes Frühgeborenes
syn.   preterm newborn AGA (appropriate for gestational age)
      premature infant AGA
      Frühgeborenes
Def.: Neugeborenes mit einem Gestationsalter von weniger als 37 vollendeten Wochen (IUN = intrauterine Normalentwicklung)

Hypotrophes Reifgeborenes
syn.   term newborn SGA (small (or light) for gestational age)
      mature infant SGA
      Mangelgeborenes
Def.: Neugeborenes, das trotz Gestationsalter von mindestens 37 vollendeten Wochen ein Untergewicht aufweist, d.h. unter der 10. Perzentile des Gewichts bei entsprechendem Gestationsalter liegt (IUM = intrauterine Mangelentwicklung).

Hypotrophes Frühgeborenes
syn.   preterm newborn SGA (small for gestational age)
      premature infant SGA
      Früh-Mangelgeborenes
Def.: Neugeborenes mit einem Geburtsgewicht unter der 10. Perzentile des entsprechenden (verkürzten) Gestationsalters von weniger als 37 vollendeten Wochen (IUM = intrauterine Mangelentwicklung).

Die Gefährdung (das Risiko) nimmt mit der Verkürzung der Gestationszeit (Prämaturität = Frühgeburt) und mit der intrauterinen Mangelentwicklung (IUM) zu.

Von allen untergewichtigen Neugeborenen sind die hypotrophen Frühgeborenen am meisten gefährdet.

Totgeborene sind Kinder mit einem Mindestgewicht von 1000 g ohne nachweisbare Lebenszeichen.

Ein Totgeborenes ist dadurch als tot zu erkennen, daß weder **Atmung, Herzschlag, Nabelschnurpulsationen,** willkürliche Muskelbewegungen noch andere Lebenszeichen festzustellen sind.

13.1 Das gesunde Kind nach der Geburt

Physiologische Grundlagen des Neugeborenenalters
Das Neugeborenenalter unterteilt man zweckmäßigerweise in eine

frühe (1. bis vollendeter 7. Lebenstag) und in eine
späte (8. bis vollendeter 28. Lebenstag) Neonatalperiode.

In dieser Zeit vollziehen sich die wesentlichen Anpassungsvorgänge an das extrauterine selbständige Leben. Wir können hierbei die unmittelbaren postnatalen lebenswichtigen Funktionen (Atmung, Kreislauf), die allmählich einsetzende biologische Adaptation (Thermoregulation, Verdauung, Immunabwehr) sowie schließlich die für die Persönlichkeitsentwicklung bedeutsame psychosoziale Gewöhnung (Mutter-Kind-Bindung, Verhaltensentwicklung) unterscheiden.

Die Aufnahme der **Atemfunktion** unmittelbar (im Mittel nach 6 Sekunden) nach der Geburt ermöglicht das selbständige Leben eines Neugeborenen. Ein Komplex auslösender Faktoren (Kälte- und Berührungsreize der Haut, blutchemische Veränderungen wie CO_2-Anreicherung, pH-Verschiebung usw.) setzt nach einigen flachen Atemzügen oder auch mit einer tiefen schnappenden Inspiration und nachfolgendem Schrei die ersten Atemzüge in Gang. **Physiologisch steht hierbei die (diskontinuierliche) Entfaltung der Alveolen und die pulmonale arterielle Vasodilatation im Vordergrund.** Die Atemfrequenz schwankt in den ersten Lebensstunden zwischen 30 und 60; häufig ist die Atmung über Tage noch unregelmäßig; In- und Exspirationsphasen sind gleichlang (Pendelatmung); in der Regel schnieft das Neugeborene etwas.

Die Umstellung des **Kreislaufs** erfolgt in den ersten Stunden (Tagen) nach der Geburt. Hierbei ist der **Druckabfall in der Lungenstrombahn** mit anschließender Trennung des Körper- vom Lungenkreislauf die wesentliche Ursache. Bis zum völligen Verschluß des Ductus arteriosus BOTALLI (fetale Verbindung zwischen Aorta und A. pulmonalis) können Wochen vergehen. Aus diesem Grund sind wechselnde Geräuschphänomene am Herzen eines gesunden Neugeborenen keine Seltenheit. Die Herzfrequenz liegt zwischen 120 und 160 Schlägen pro min.

Intakte Atem- und Kreislauffunktion garantieren bei normaler Hämoglobinkonzentration eine rosige Hautfarbe des Neugeborenen. Akren und Munddreieck sind jedoch in den ersten Lebenstagen oft noch etwas bläulich.

Für das selbständige Leben ist weiterhin die Fähigkeit zur Aufnahme von (Umwelt)Reizen sowie zur Reaktion verschiedener Organsysteme (Reflexerregbarkeit, Bewegungsapparat, Temperaturregulation, Verdauungsleistung, Immunabwehr) von Bedeutung.

> Ein gesundes Neugeborenes atmet allein, sieht rosig aus und bewegt sich spontan.

Im Unterschied zur Atmung benötigen die meisten anderen biologischen Funktionen für ihre Anpassung an das extrauterine Leben einige Wochen (bis Monate). So zeichnet sich ein

Neugeborenes durch eine gewisse **Labilität seiner Körpertemperatur** aus und muß unbedingt vor Wärmeverlusten geschützt werden. Die **Verdauungsleistung** paßt sich auf der Grundlage der nahrungsbedingten Induktion von Verdauungsenzymen erst allmählich an die oral/enterale Ernährung an. Und die **Immunabwehr** wird erst durch die postnatale (mikrobielle) Antigenüberflutung massiv stimuliert. Die wichtigsten biologischen Anpassungsvorgänge dauern länger als 7, oft mindestens 28 Tage, bei einzelnen Funktionen sogar Monate bis Jahre (Immunabwehr).

Hieraus erklärt sich die Zweckmäßigkeit einer Unterteilung der Neugeborenenzeit in eine frühe und späte Neonatalperiode.

Aus verhaltensbiologischen Forschungsergebnissen wurde in den letzten Jahren die große Bedeutung frühzeitiger **psychosozialer Verhaltensgewöhnungen** für die Persönlichkeitsentwicklung beim Menschen erkannt. Unter frühzeitig wird im allgemeinen die unmittelbare Zeit nach der Geburt verstanden.

Ärztliche und pflegerische Aufgaben bei der Erstversorgung eines Neugeborenen
Die ersten Maßnahmen, welche Arzt (oder Hebamme) unmittelbar nach der Geburt vorzunehmen haben, sind die folgenden:
- **Abnabeln** (s. S. 255),
- **Freimachen der Atemwege,**
- **Zustandsdiagnostik,**
- **Mutter-Kind-Kontakt und Wärmeschutz,**
- **Reinigungsbad, Nabelpflege, Augenprophylaxe,**
- **Reifebeurteilung,**
- **klinischer Status des Neugeborenen.**

Das **Freimachen der Atemwege durch Absaugen von Mund und Rachen, danach Nase und später auch Magen** ist zur Verhütung einer Aspiration besonders dann wichtig, wenn das Fruchtwasser mit Mekonium oder Blut vermengt ist. Das Absaugen kann man bereits **unmittelbar nach Durchtritt des Kopfes** beginnen, um für den ersten Atemzug einen freien Luftweg zu schaffen. Nach Ablauf der ersten 30 Minuten sollte die Sonde weiter bis in den Magen vorgeschoben werden – was blind leicht gelingt –, um eine Ösophagusatresie auszuschließen.

> Durch **Absaugen** Verhütung einer Aspiration – durch **Sondierung** Ausschluß einer Atresie des Ösophagus.

Die Einschätzung des Zustandes eines Neugeborenen wird 1, 5 bis 10 Minuten sowie im Bedarfsfall auch später nach seiner Geburt vorgenommen. Die 1-Minuten-Bewertung ist wichtig für das Handeln des Arztes (primäre Reanimation?), der 5- bzw. 10-Minuten-Wert läßt eine bedingte Aussage über die (frühkindliche) **Prognose** des Kindes zu.

Es werden klinisch leicht faßbare Symptome zur Beurteilung herangezogen und durch ein Punkteschema quantifiziert. International hat sich das Punktesystem nach APGAR durchgesetzt (Abb. 144).

13.1 Das gesunde Kind nach der Geburt 667

Punkteschema n. APGAR

Punkte	0	1	2
Herzfrequenz	fehlt	unter 100	über 100
Atmung	fehlt	langsam oder unregelmäßig	regelmäßig schreiend
Reaktion beim Absaugen	fehlt	Grimassieren	Husten Niesen
Hautfarbe	blaß-blau	Stamm rosig, Extr. blau	rosig
Muskeltonus	schlaff	reduziert	voller Beugetonus
			Summe

(bei optimal lebensfrischem Kind 10 Punkte, beim Totgeborenen 0 Punkte)

Hauptschema n. SALING

Punkte je	3	2	1	0
Nabelschnur	prall	–	mittelgradig gefüllt	schlaff
Hautfarbe am Stamm	rosig	blau	blaßblau	blaß
Tonus u. Bewegungen	sehr kräftig	gut	herabges.	fehlen
Atmung bis zu 1½ Min. p.p.	Schreiatmung	ungestört (einzelne oder keine Schreie)	gestört	fehlt

Gesamtpunkte: _____ (Beim optimal lebensfrischen Kind 12)

Nebenschema	Rechtz. = 1 Pkt.	Grenz-wert
Erster Atemzug: Min. Sek.		20 Sek.
Erster Schrei: Min. Sek.		1¼ Min.
Reglm. Atmg.: Min. Sek.		1½ Min.
Hautrötung: Min. Sek.		5¼ Min.

Punkte: _____ (Beim optimal lebensfrischen Kind 4)

Abb. 444 Punkteschema n. APGAR, Haupt- und Nebenschema zur Zustandsdiagnostik unmittelbar nach der Geburt (nach SALING)

668   13 Das Kind nach der Geburt

Wegen der fehlenden Beziehung des Parameters „Herzschlagfrequenz 1 min p. n." zum Zustand des Kindes schlug SALING ein für den täglichen Gebrauch besser geeignetes Bewertungsschema vor, den sog. „Zahlenstatus". Außerdem war die Beobachtung, daß bei schwerer deprimierten Kindern wegen der Reanimationsmaßnahmen die Herzschlagfrequenz und die Reflexe unzuverlässiger geprüft wurden, Anlaß zur Änderung des Bewertungsschemas.

Der Aufbau des Zahlenstatus, der aus Hauptschema, Nebenschema und den pH-Werten im Nabelschnurarterienblut besteht, geht aus den Abb. 444 hervor.

Azidität im Nabelschnurarterienblut
Einer der wichtigsten Befunde für die Zustandsdiagnostik beim Neugeborenen ist die Bestimmung der Azidität im Nabelschnurarterienblut (NApH akt). Die rein klinische Beurteilung nach Punkten gestattet keine ausreichende Diagnose der Hypoxiegefährdung. Die pH-Werte ermöglichen eine sehr viel bessere Differenzierung eines etwa vorhandenen Depressionszustandes.

Eine Gruppeneinteilung des APGAR-Schema, des Hauptschema nach SALING sowie der Azidität im Nabelschnurarterienblut ist aus Tab. 8 ersichtlich.

Tab. 8   Gruppeneinteilung des APGAR-Schema, Hauptschema nach SALING und pH-Wert im Nabelschnurarterienblut.

APGAR	SALING (Hauptschema)	Bezeichnung des klin. Zustandes	Zahlensymbol
9–10	9–12	optimal lebensfrisch	K V
7– 8	7– 8	noch lebensfrisch	K IV
5– 6	5– 6	leichter Depressionszustand	K III
3– 4	3– 4	mittelgradiger Depressionszustand	K II
0– 2	0– 2	schwerer Depressionszustand	K I

pH	Bezeichnung der Azidität	Zahlensymbol
≧ 7.30	Normazidität	A V
7.20–7.29	gering bis mittelgradig erhöhte Azidität	A IV
7.10–7.19	leichte bis mittelgradige Azidose	A III
7.00–7.09	fortgeschrittene Azidose	A II
< 7.00	schwere Azidose	A I

Beispiel: Der klinische Zustand eines Neugeborenen, der nach APGAR mit 3 Punkten oder nach SALING mit 3 Punkten bewertet wird, erfährt die Einordnung in Gruppe K II (K = klinisch). Da der pH-Wert im Nabelschnurarterienblut dieses Neugeborenen unseres Beispiels 7,15 beträgt, wird der biochemische Zustand mit A III (A = Azidität) bewertet. Der Zustand des Kindes kann dann umfassend mit K II/A III dokumentiert werden.

Die erste Einschätzung des kindlichen Zustandes entscheidet darüber, ob sofort ärztliche Maßnahmen wie Reanimation o. ä. eingeleitet werden müssen. Anderenfalls besteht die Möglichkeit, das Kind seiner Mutter zu zeigen und für kurze Zeit in Hautkontakt zu bringen. Hierbei ist allerdings darauf zu achten, daß das Kind **vor Wärmeverlust geschützt** wird (z. B. durch Infrarotbestrahlung; optimale Raumtemperatur für das Kind 30 °C, optimale Luftfeuchtigkeit 60%).

Im allgemeinen schließen sich nun weitere pflegerische und ärztliche Maßnahmen an wie Reinigungsbad, Nabelpflege und Augenprophylaxe, Reifebeurteilung und gründliche klinische Untersuchung.

Die Badewassertemperatur soll 37 °C betragen. Beim Reinigungsbad wird die Käseschmiere (Vernix caseosa) als Hautschutz belassen. Nach sorgfältigem Abtrocknen wird der Nabelschnurrest steril versorgt. Ein steriler Verband verbleibt für 6–12 Stunden. Anschließend wird die Nabelwunde offen versorgt, d.h. ohne Verband, nur mit Puder. Die **offene Nabelpflege** hat inzwischen allgemeine Anerkennung und Verbreitung gefunden.

Auch heute hat die 1884 von CREDÉ begründete **Augenprophylaxe gegen eine intranatale Gonorrhoe-Infektion** ihre Berechtigung. Sie wird mit Augentropfen beidseits durchgeführt: **1%ige Argentum nitricum aceticum-Lösung.**

Die **Reifebeurteilung** soll über kindliche Körpermerkmale und -funktionen Auskunft geben, die eine (vorsichtige) prognostische Einschätzung der Lebens- und Entwicklungschancen ermöglichen. Von den zahlreichen, teilweise sehr umfangreichen Reifebestimmungsmethoden können in diesem Rahmen nur einige prinzipielle Kriterien beschrieben werden. Die Reife eines Neugeborenen wird von der ausreichenden Gestationsdauer und einer hinreichenden Plazentafunktion bestimmt. Zuerst muß festgestellt werden:

> Gewicht und Länge sind die wichtigsten quantifizierbaren Reifezeichen eines Neugeborenen

Die sog. funktionellen Reifemerkmale wie Saug- und Schluckreflex, Atem-, Kreislauf-, Thermo- und andere Regulationsvorgänge sind wesentliche Bedingungen für die erfolgreiche Anpassung des Neugeborenen an das extrauterine Leben. Sie werden durch weitere morphologische Reifezeichen ergänzt, die im allgemeinen nach Punkten bewertet werden (quantitative Reifebestimmung mit Reifepunkten). Hierbei besteht ein direkter Zusammenhang zwischen optimaler Gestationszeit und Summe der Reifepunkte. **Wichtige morphologische Kriterien sind beispielsweise Ohrknorpel, Brustwarzen, Haut, Fingernägel, Lanugobehaarung usw.**

Durch eine **neurologische Untersuchung** kann die Reifebeurteilung eines Neugeborenen in ihrer Aussage weiter vertieft werden. Hierzu gehört die Untersuchung der verschiedenartigsten Reflexe, der Lage, Haltung und Stellung sowie weiterer Faktoren des Zentralnervensystems. Allerdings wird man die ersten 1 bis 2 Lebenstage abwarten müssen, bis eine einigermaßen zuverlässige Einschätzung eines neurologischen Status beim Neugeborenen möglich wird. **Eine ausführliche Reifebeurteilung wird stets Aufgabe eines erfahrenen Kinderarztes bzw. Neonatologen sein.**

Eine gründliche klinische Untersuchung des Neugeborenen hat in den ersten 24 Lebensstunden (**(U_1)** sowie mindestens noch einmal vor der Entlassung aus der Geburtshilflichen Abteilung **(U_2)** zu klären, daß keine erkennbaren Mißbildungen vorhanden sind und daß physiologische Verhältnisse vorliegen hinsichtlich

- **Zustand und Verhalten,**
- **Haut** (Farbe, Turgor, Ödem, Blutungen, Verletzungen, Angiome usw.),
- **Schädel und Sinnesorgane** (symmetrisch, Fontanellen, Augen, Ohren usw.),
- **Hals und Thorax** (Schlüsselbein, Schilddrüse, Einziehungen, Atemgeräusche, Herztöne usw.),
- **Bauch** (Tumor, Leber bis 2 cm, Milz eben tastbar, Nabel), Genitale, Femoralispulse,
- **Skelett** (Extremitäten, Wirbelsäule, Gelenke),
- **neurologischem Zustand** (Haltung, Spontanmotorik, Muskeltonus, Reflexverhalten, Reaktionen).

Der klinische Status eines Neugeborenen wird vom Erfahrenen systematisch und in aller Ruhe erhoben sowie sorgfältig dokumentiert.

Auch die **Plazentabeurteilung (Gewicht,** Morphologie makroskopisch, **Anzahl der Nabelarterien)** gehört zum Status.

Das empfohlene (Vorsorge)Untersuchungsprogramm am 1. Lebenstag **(U_1)** beinhaltet die beschriebene Zustandsdiagnostik (APGAR-Index), die Reifebeurteilung sowie den klinischen Status.

> **Ziel der U_1 ist die rechtzeitige Erkennung von Gefährdungen (Risiken), die sofort zu behandeln sind.**

Welches sind die häufigsten Risiken für Neugeborene, die der Arzt bei der U_1 vorrangig zu beachten hat?
- **Niedriges Geburtsgewicht** (<2500 g) (S. 675),
- **übermäßiges Geburtsgewicht,** besonders bei diabetischen Müttern (>4500 g) (S. 152),
- einige erkennbare **Mißbildungen,** die zur sofortigen Operation verpflichten (S. 682),
- **Störungen der Spontanatmung** (S. 699),
- **Geburtstraumen** (Frakturen) (S. 702),

- **Gefahr einer Infektion** (Fieber unmittelbar vor bzw. unter der Entbindung, grünes Fruchtwasser, vorzeitiger Blasensprung).

Das Untersuchungsprogramm U_2 wird zwischen dem 3. und 10. Lebenstag durchgeführt und hat im wesentlichen weitere **Mißbildungen, Auffälligkeiten der Atmung, der Herztätigkeit,** des **Muskeltonus** (floppy infant?), **Hautverfärbungen** (gelb, blau, blaß), die **Nahrungsaufnahme, Stuhlbeschaffenheit** sowie die **Hüftgelenke,** den **Nabel** und eine evtl. **Struma** zu beachten.

Ziel der U_2 ist die Ermittlung einer behandlungsbedürftigen Störung innerhalb eines planbaren Zeitraumes.

Laborsiebteste (Labor-Screening)

Zwischen den beiden Untersuchungen U_1 und U_2 werden bei jedem Neugeborenen obligatorische Laborsiebteste durchgeführt. Selbst die gründlichste klinische Untersuchung im Neugeborenenalter ermittelt nicht jedes gefährdete Kind. Beispielsweise manifestieren sich **angeborene Stoffwechselerkrankungen** klinisch häufig erst im Laufe des Säuglings- und Kleinkindalters. Sie gilt es aber so früh wie möglich zu erkennen, da einige von ihnen durch eine (rechtzeitige!) Therapie günstig beeinflußt werden können.

Ein Massensiebtest wird für ganze Bevölkerungs- oder Altersgruppen, also z. B. für alle Neugeborenen eingesetzt; er muß vor seiner praktischen Anwendung bestimmte Bedingungen erfüllen:
- die etwaige Häufigkeit sowie Schwere und Verlauf der gesuchten Störung müssen bekannt sein;
- es muß Aussicht auf eine erfolgreiche Behandlung bestehen;
- es sollten geeignete Methoden zur Kontrolle und Verifizierung der Siebtestbefunde sowie der Therapie vorhanden sein.

Ein Risikosiebtest wird nur für ausgewählte Populationen oder belastete Sippen eingesetzt, die auf Grund verschiedener Symptome auffällig geworden sind.

Nur die Durchführung von Massensiebtesten im Neugeborenenalter sichert die Erfassung von angeborenen Erkrankungen, die sich klinisch erst später manifestieren und irreversible Entwicklungsstörungen verursachen, und ermöglicht damit ihre rechtzeitige therapeutische Beeinflussung.

Ein Massensiebtest für Neugeborene sollte nach unserem jetzigen Wissensstand mindestens folgende Erkrankungen erfassen:

Erkrankung	Nachweis von	Testprinzip	Häufigkeit
Hypothyreose	Thyreoideastimulierendes Hormon (TSH) im Serum	radioimmunologischer Nachweis	1: 2500
Phenylketonurie	Phenylalanin im Blut am 5.-7. Lebenstag	Guthrie-Test	1: 10000
Histidinämie	Histidin im Blut am 5.-7. Lebenstag	Guthrie-Test	1: 15000- 20000
Galaktosämie	Galaktose-1-Phosphat-Uridyltransferase in Nabelschnurerythrozyten	Beutler-Test	1: 40000- 60000

Die Ernährung des gesunden Neugeborenen
- **Die natürliche Ernährung an der Mutterbrust**

Die Ernährung an der Brust (=**Stillen**) ist die einzige natürliche Ernährungsweise eines Säuglings. Sie ist für das Kind in jeder Beziehung optimal. Die wesentlichen Vorzüge des Stillens sind die folgenden und lassen sich wie folgt begründen:

Vorzüge des Stillens	Begründung
Zufuhr von ausschließlich arteigenen Nährstoffen	arteigenes Eiweiß bewahrt das Kind vor frühzeitiger **Allergisierung** und späteren **atopischen Krankheiten** (Ekzem); Mindestmengen von Nährstoffen (EW) reichen aus, weil sie optimal utilisiert werden.
Zufuhr von wichtigen Faktoren	
für die Verdauungsleistung **für den Baustoffwechsel**	reichlich Lipase verbessert die Fettverdauung; reichlich freie Aminosäuren, bes. Taurin, sowie reichlich ungesättigte, auch essentielle Fettsäuren als ZNS-Bausteine, reichlich Milchzucker als Sphingomyelinbestandteil;
für die Infektabwehr	reichlich Sekret-Immunoglobulin A mit Schutzfunktion vor Darminfektionen, reichlich Lymphozyten und Makrophagen als Abwehrzellen, reichlich Neuraminsäure, Lysozym, Baktozym, Laktoferrin mit antibakterieller Wirkung.

Frauenmilch enthält artgleiche Bau- und Abwehrstoffe und ist dadurch jeder anderen Säuglingsnahrung überlegen.

Vorzüge des Stillens	Begründung
Nahrung sofort trinkfertig.	Primäre Keimfreiheit und richtige (Körper)Temperatur.
Intensivierung des Mutter-Kind-Kontaktes.	Psycho-physische Einheit von Mutter und Kind verleiht der Mutter innere Sicherheit und dem Kind psychische Bindungskräfte.

Weitere Einzelheiten über die Laktation und das Stillen s. S. 623.

- Die **künstliche** Ernährung mit artfremder Milch

Die Einführung von Tiermilch (meist Kuhmilch) und ihre wissenschaftliche Fundierung hat in den vergangenen Jahrzehnten in einigen Industrieländern zu einer „Technisierung" der Säuglingsernährung geführt. Damit sind bekanntlich Vor- und Nachteile verbunden. Es werden heute hochwertige frauenmilchähnliche (humanisierte, **adaptierte**) Handelspräparate angeboten, die eine **zuverlässige Nährstoffzufuhr und Aufzucht eines Säuglings garantieren**. Auf der anderen Seite vermag die künstliche Säuglingsernährung die beschriebenen psychosozialen, physiologischen und immunologischen Vorzüge des Stillens nicht zu ersetzen.

Nur wenn es nicht möglich ist, das Kind zu stillen, sollte es „künstlich" ernährt werden.

Der allmähliche Nahrungsaufbau vollzieht sich bei der künstlichen Ernährung mit einer Berechnung der täglichen Milchmengen, etwa in der Form, wie es der Tab. 9 zu entnehmen ist.

Die Nahrungsmengen werden entsprechend den Gewichtsklassen der Kinder festgelegt und gesteigert. In der Regel erreicht die tägliche Milchmenge nach 8–10 Tagen ⅙ des Körpergewichts.

Tab. 9. Nahrungsaufbau eines gesunden Neugeborenen mit einem Geburtsgewicht zwischen 3000 und 3500 g.

Erste Milchmahlzeit zwischen 6. und 12. Lebensstunde	
2. Lebenstag 5 mal 15 ml Nahrung = 75 ml/24 Std.	
3. Lebenstag 5 mal 30 ml Nahrung = 150 ml/24 Std.	Zufütterung von Zucker-
4. Lebenstag 5 mal 45 ml Nahrung = 225 ml/24 Std.	tee oder 10% Glukose-
5. Lebenstag 5 mal 60 ml Nahrung = 300 ml/24 Std.	lösung ad libitum
6. Lebenstag 5 mal 75 ml Nahrung = 375 ml/24 Std.	
7. Lebenstag 5 mal 90 ml Nahrung = 450 ml/24 Std.	
8. Lebenstag 5 mal 105 ml Nahrung = 525 ml/24 Std.	
ab 9. Lebenstag 5 mal 120 ml Nahrung = 600 ml/24 Std.	
Damit hat die tägliche Milchmenge etwa ein Sechstel des Körpergewichts erreicht.	

13.2 Das gefährdete und kranke Kind nach der Geburt

In der klinischen Neugeborenenpathologie erweist es sich aus praktischen Erwägungen als zweckmäßig, nicht nur zwischen gefährdet und krank zu unterscheiden, sondern den Intensitätsgrad der Pflege-, Überwachungs- und Behandlungsbedürftigkeit eines Kindes zum Maßstab seines Zustandes zu nehmen. Man darf vermuten, daß 10-20% aller Neugeborenen krank oder gefährdet sind. Sie lassen sich in drei Gruppen unterteilen.

3 Schweregrade gefährdeter bzw. kranker Neugeborener:
- überwachungsbedürftige gefährdete Kinder,
- behandlungsbedürftige gefährdete oder kranke Kinder,
- intensivbetreuungsbedürftige schwerkranke oder vitalbedrohte Kinder.

Die **Hauptursachen** für die Gefährdungen oder Krankheiten im Neugeborenenalter sind die folgenden (mit der abgerundeten Häufigkeit auf 1000 Lebendgeborene):

Ursachen	Häufigkeit auf 1000
untergewichtige Neugeborene	60
Mißbildungen	30
Hypoxie i.w.S. (auch Blutungen)	20
regelwidrige Geburtslagen (mit Geburtstraumen)	10
Diabetes der Mutter	10
Infektion	5
Rh-Unverträglichkeit	1

Geburtshelfer und Kinderarzt können mit Aussicht auf Erfolg die Mortalität und Morbidität Neugeborener reduzieren, wenn sie sich um untergewichtige, hypoxische und infektionsgefährdete Kinder sowie um diabetische, Rh-negative und fiebernde Schwangere sowie um Gebärende mit regelwidrigen Geburtslagen und deren Neugeborene besonders intensiv bemühen.

Zu den wichtigsten Aufgaben eines Geburtshelfers gehört es, Gefährdungen bzw. Krankheiten von Neugeborenen rechtzeitig zu erkennen und daraus richtige Schlußfolgerungen zu ziehen. Welche Kenntnisse benötigt ein Geburtshelfer hierfür?

Wir meinen, daß er
- die **primäre Reanimation eines Neugeborenen** (S. 691) beherrschen,
- die **häufigsten Gefährdungen und Krankheiten** hinsichtlich ihrer Pathogenese und Diagnostik kennen und
- **klare Sofortentscheidungen über Verlegung und Transport** eines gefährdeten und kranken Neugeborenen treffen muß.

13.2 Das gefährdete und kranke Kind nach der Geburt

Aus diesem Grund werden folgende Gefährdungs- bzw. Krankheitsgruppen unter den genannten Gesichtspunkten besprochen:
- das **untergewichtige Neugeborene** unter Berücksichtigung der **Hyperbilirubinämie,**
- **Mißbildungen** unter Berücksichtigung der notwendigen Sofortmaßnahmen,
- **Sauerstoffmangelzustände** unter Berücksichtigung der Hirnblutung und des Atemnotsyndroms,
- **Geburtsverletzungen,**
- **perinatale bakterielle Infektionen** unter Berücksichtigung der Sepsis,
- **Transport** von Neugeborenen.

Das untergewichtige Neugeborene
syn. Kind mit niedrigem Geburtsgewicht, low birth-weight infant

Die perinatalen Gefährdungen und die postnatalen Anpassungsschwierigkeiten sind bei Kindern mit niedrigem Geburtsgewicht wesentlich größer als bei normalgewichtigen Neugeborenen. Ihre Häufigkeit liegt zwischen **5 und 15% aller Lebendgeborenen,** Zweidrittel davon sind „preterm". Ihre postnatale Sterblichkeit liegt mit 10–15% weit (etwa 15fach!) über dem durchschnittlichen Wert. **An der gesamten perinatalen Sterblichkeit sind untergewichtige Kinder mit etwa 70% beteiligt.**

Früher (WHO 1948) wurde jedes Kind, dessen Geburtsgewicht 2500 g und weniger betrug, als Frühgeborenes bezeichnet ohne Berücksichtigung der Reifemerkmale und der Tragzeit. **Seit 1972 (WHO) gilt das Kind mit niedrigem Geburtsgewicht als ein Sammelbegriff für alle Lebendgeborenen, deren Geburtsgewicht unter 2500 g liegt.**

Allgemein gilt:
Jedes Kind spiegelt bei der Geburt seinen intrauterinen Entwicklungsstand wider. Je früher ein Kind geboren wird, d.h., je niedriger sein Geburtsgewicht ist, desto höher ist das Risiko für sein Überleben und seine normale Entwicklung.

Wichtiger für die Praxis ist die zusätzliche Einbeziehung der realen intrauterinen Entwicklung, die nicht immer mit der Tragzeit korreliert. Sie läßt sich durch eine quantitative Reifebestimmung ermitteln. Bleibt sie gegenüber dem Gestationsalter zurück, sprechen wir von

intrauteriner Mangelentwicklung (IUM) oder

pränataler Dystrophie und nennen das Kind **Mangelgeborenes** oder small for date (SFD) oder small for gestational age baby (SAGA) oder hypotrophes Neugeborenes. Diese Kinder stellen gefährdete untergewichtige Neugeborene dar.

Noch stärker gefährdet sind die Neugeborenen, die untergewichtig geboren werden und sowohl eine zu kurze Tragzeit als auch darüber hinaus eine intrauterine Mangelentwicklung (pränatale Dystrophie) aufweisen. Sie sind demnach als

Früh-Mangelgeborene oder hypotrophe Frühgeborene zu bezeichnen.

> **Von allen untergewichtigen Neugeborenen sind die Früh-Mangelgeborenen am meisten gefährdet.**

Ursachen
Die Ursachen für das zu niedrige Geburtsgewicht können sehr verschieden sein. Für hypotrophe Neugeborene nimmt die Plazentainsuffizienz eine überragende Stellung ein.
   Leider gilt aber heute immer noch:

> Bei nahezu 50% aller untergewichtigen Neugeborenen, insbesondere der Frühgeborenen, bleibt unklar, warum sie zu früh geboren werden oder untergewichtig sind.

Zur Zeit wird eine intensive Erforschung der möglichen begünstigenden Faktoren für verkürzte Schwangerschaftsdauer (Prämaturität) und für pränatale Entwicklungsverzögerung (Dysmaturität) betrieben. Das Hauptziel dieser Untersuchungen ist eine Ursachenanalyse mit einer gezielten Überwachung der gefährdeten Schwangeren.
   Wir kennen **mütterliche Bedingungen, die offenbar eine Frühgeburt begünstigen.** Ein sicherer kausaler Zusammenhang ist zwar im Einzelfall meist nicht zu beweisen, überdurchschnittliches Zusammentreffen dieser Bedingungen mit der Frühgeburtlichkeit ist aber offenkundig.

Bei sehr vielen untergewichtigen und insbesondere frühgeborenen Kindern handelt es sich ursächlich um ein **multifaktorielles Geschehen, das wir bisher nur teilweise erfassen können.**
   Die Schlußfolgerung für die Praxis muß lauten:

> Nur eine multifaktorielle Betrachtungsweise verspricht Einblick in das Kausalitätsgefüge eines Untergewichtes bzw. einer Frühgeburt.

Vielerorts werden Bemühungen um die Erforschung und Verhütung der vermeidbaren Faktoren unternommen. Das Prämaturitäts- und Dysmaturitäts-Präventions-Programm (PDP) von SALING ist das Beispiel einer **umfassenden Ermittlung der Gefährdung durch Frühgeburt bzw. pränatale Dystrophie.** Sein Ziel ist möglichst die Verhütung dieser Gefährdung. Etwa 45% aller Schwangerschaften müssen nach diesem Programm als gefährdet angesehen werden. Durch Intensivierung der Betreuung dieser Schwangeren (PDP-Sprechstunde) soll die Häufigkeit der Untergewichtigkeit um 20% gesenkt werden können.

Gefährdung des untergewichtigen Neugeborenen
Man kann Gefährdungen während **(intranatal)** und nach der Geburt **(postnatal)** unterscheiden.

Gefährdung während der Geburt
Auch bei untergewichtigen Neugeborenen kommt es zu **Geburtstraumen**. Besonders anfällig sind diese unreifen Kinder gegenüber **Hypoxie** und **Azidose**.

> Untergewicht schützt nicht vor **Geburtstrauma**. Unreife begünstigt **Adaptationsstörungen**.

Gefährdung nach der Geburt
Grundlage hierfür ist die mangelhaft entwickelte funktionelle und morphologische Reife. Untergewichtige Neugeborene zeichnen sich durch **erschwerte und protrahierte Anpassungsvorgänge an das extrauterine Leben** aus, so daß die **Adaptationsstörungen** bei ihnen häufiger auftreten und schwerer verlaufen als bei reifgeborenen Kindern.

> Sämtliche neonatalen Anpassungskrankheiten treten bei untergewichtigen Kindern durchschnittlich häufiger auf und verlaufen schwerer.

Das gilt im einzelnen besonders für:

Sauerstoffmangelzustände (S. 691),
Hyperbilirubinämie (S. 675),
Blutungsneigung,
Hypoglykämie, Hypokalzämie.

Außerdem scheint die **Mißbildungsrate** überdurchschnittlich hoch (etwa 7%) zu sein.

Daraus ergeben sich Schlußfolgerungen für die Praxis, die sich folgendermaßen formulieren lassen:

> Untergewichtige Neugeborene bedürfen einer strengen Überwachung und Pflege, die nur in **Spezialabteilungen** gewährleistet sind.

Der größte Teil der optimal betreuten untergewichtigen Neugeborenen entwickelt sich zufriedenstellend und hat – auch wenn es sich um Frühgeborene handelt – spätestens im Kleinkindalter durchschnittliche körperliche und geistige Fähigkeiten erworben.

Bilirubinämie und Hyperbilirubinämie des (untergewichtigen) Neugeborenen

Der Hämoglobinabbau ist bei Neugeborenen eine reifende Funktion. Aus diesem Grund kommt es häufig zur idiopathischen Bilirubinämie, die sich besonders bei untergewichtigen Kindern zur pathologischen Hyperbilirubinämie (Abb. 445) steigern kann.

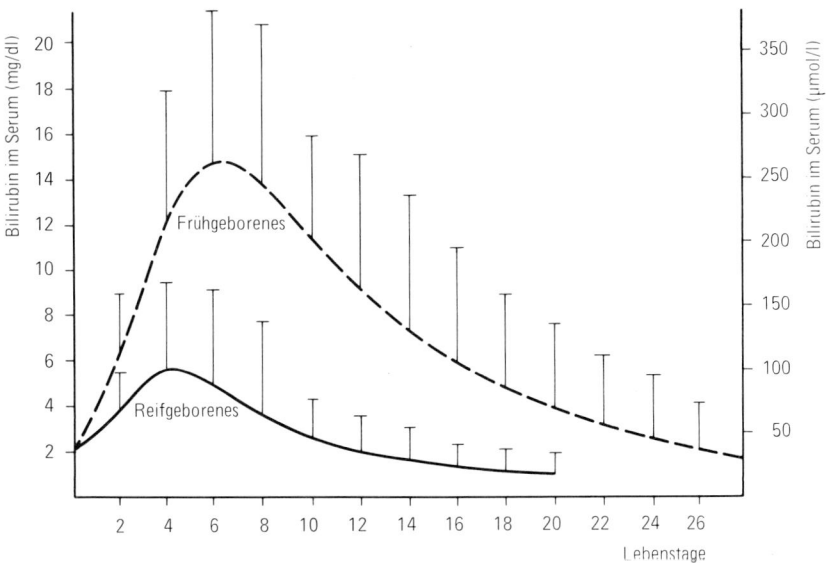

Abb. 445 Durchschnittlicher Bilirubinverlauf bei einem Reifgeborenen (——) und Frühgeborenen (-----).

> 50–80% aller Neugeborenen weisen eine Bilirubinämie auf, die bei Kindern mit niedrigem Geburtsgewicht zu höheren Werten tendiert.

Welches sind die **Ursachen für den physiologischen Ikterus** des Neugeborenen?
1. Im Neugeborenenalter fällt **vermehrt fetales Hämoglobin** an.
2. Das **Transportsystem** (Akzeptor-Proteine y und z), das Bilirubin in die Leberzelle einschleust, **arbeitet noch ungenügend**.
3. Die **Enzymsysteme** (UDP-Glukuronsäure-Transferasen), die das Bilirubin in der Leberzelle in das wasserlösliche Bilirubin-Diglukuronid umwandeln, **nehmen ihre Funktion erst im Laufe der ersten Lebenstage auf**.
4. Im Neugeborenendarm fehlt die Bakterienflora und ist die β-Glukuronidase-Aktivität erhöht. Daraus resultiert eine gesteigerte Rückresorption von Bilirubin aus dem Darm zurück ins Blut **(verstärkter enterohepatischer Kreislauf)**.

Für das Neugeborene ist es von entscheidender Bedeutung, zwischen **(physiologischer) Bilirubinämie** und **(pathologischer) Hyperbilirubinämie** zu unterscheiden. Das ist jedoch leichter gesagt als getan, denn es gibt bis heute kein sicheres Kriterium, das eine exakte Abgrenzung der physiologischen Bilirubinämie von einer behandlungsbedürftigen Hyperbilirubinämie gestattet.

Der erhöhte Serumbilirubinspiegel darf nicht als ein absolutes Maß, sondern nur als potentielle Gefahr für die Bilirubinintoxikation gewertet werden.

> Hyperbilirubinämie
> = wichtigstes Warnzeichen einer Bilirubinintoxikation

Beim Neugeborenen, insbesondere beim untergewichtigen unreifen Kind kann das freie (nicht an Albumin gebundene, nicht glukuronidierte, indirekte) Bilirubin relativ leicht durch die (unreife) Blut-Hirn-Schranke penetrieren und seine Affinität zum Nervengewebe entfalten. Die zytotoxische Wirkung des Bilirubins beruht auf einer Schädigung (Hemmung der oxidativen Phosphorylierung) der Mitochondrien. Sie konzentriert sich zwar auf die Nervenzellen, betrifft aber im Prinzip sämtliche Zellen des Organismus.

Auf dem pathologisch-anatomischen Hirnschnitt ist die Gelbfärbung der bilirubin-imbibierten Hirngebiete deutlich zu erkennen **(Kernikterus).**

Welche **klinischen Symptome** stehen bei einer Bilirubinenzephalopathie im Vordergrund?

Häufig beginnen die ersten klinischen Zeichen am 3.–4. Lebenstag mit einer zunehmenden Apathie und Trinkschwäche, Muskelhypotonie und schrillem Schreien. Allmählich treten Lähmungserscheinungen (z. B. Augenmuskel), Opisthotonushaltung und allgemeine Übererregbarkeit hinzu. Das Vollbild ist durch Temperaturlabilität mit Störung der Vitalfunktionen (Atmung, Kreislauf) gekennzeichnet. Selbst für den erfahrenen Arzt sind die Frühzeichen einer Bilirubinenzephalopathie klinisch oft nicht von „zentralen Symptomen" anderer Ursache (Hypoxie, Hirnblutung, Meningitis) zu unterscheiden.

Überlebt das Kind, ist ein sehr weites Spektrum der Spätfolgen bekannt, das von einer minimalen zerebralen Dysfunktion (Konzentrationsschwäche, Störung des abstrakten Denkens) bis zu schwersten Zerebralparesen reicht.

> **Klinische Verläufe einer Bilirubinenzephalopathie können sehr schwer (tödlich) oder sehr leicht (zerebrale Minimalschädigung) sein.**

In diesem Zusammenhang ist die Tatsache von großer Bedeutung, daß bestimmte **Faktoren die Entstehung und die Verlaufsschwere einer Bilirubinenzephalopathie verstärken** können, und dies relativ unabhängig vom jeweiligen Serumbilirubinspiegel.

Zu diesen Faktoren gehören in der Hauptsache
die **Unreife** des Organismus (ungenügende Entgiftung, insuffiziente Blut-Hirn-Schranke, hohe Bilirubinempfindlichkeit des ZNS) sowie
zusätzliche Schädigungen (**Hypoxie** und **Azidose,** Hypalbuminämie, Bilirubin verdrängende Medikamente, Infektionen u. a.).

> **Insbesondere Unreife und Sauerstoffmangel erhöhen die Gefahr einer Bilirubinenzephalopathie.**

13 Das Kind nach der Geburt

Bei extremer Unreife kann sogar ein physiologischer Ikterus zum Kernikterus führen. Daraus folgt, daß untergewichtige Neugeborene, besonders Früh-Mangelgeborene, durch Bilirubin in hohem Maße gefährdet sind.

Welche Möglichkeiten einer Prophylaxe und Therapie kennen wir heute? Als Prophylaxe kommt die **medikamentöse Enzyminduktion,** als Behandlung die **Fototherapie** und die **Austauschtransfusion** in Betracht.

- **Prophylaktische medikamentöse Enzyminduktion**

Prinzip: Innerhalb der ersten zwei Lebenstage wird „gefährdeten" Neugeborenen eine Kombination von Phenobarbital+Nikethamid verabfolgt und damit die Reifung der Bilirubin-entgiftenden Enzyme beschleunigt.

Nachteil: Mit diesen Arzneimittelgaben kommt es zu einer ungezielten generellen Induktion neonataler mikrosomaler Enzymsysteme.

Voraussetzung für eine medikamentöse Hyperbilirubinämie-Prophylaxe ist die Ermittlung von Hyperbilirubinämie-gefährdeten Neugeborenen in den ersten zwei Lebenstagen, d.h. vor Anstieg des Serumbilirubinspiegels auf pathologische Werte.

- **Fototherapie**

Unter Fototherapie versteht man die Bestrahlung eines ikterischen Neugeborenen mit sichtbarem Licht der Wellenlänge 410–530 nm („Blaulicht").

Wirkungsprinzip:

Die Lichtenergie führt zu einer Cis-trans-Isomerisierung des Bilirubinmoleküls in der Haut. Dadurch werden intramolekulare Wasserstoffbrückenbindungen gesprengt und das Bilirubinmolekül wasserlöslich, d.h. ohne zusätzliche Glukuronidierung ausscheidungsfähig.

Indikation zur Fototherapie:

Überschreitung einer kritischen Serumbilirubinkonzentration (Abb. 446).

Regeln für die Durchführung in Stichworten:
- vorwiegend als **Blaulicht** (mit Augenschutz!)
- **Bestrahlungsdauer möglichst kurz,** das bedeutet: Aufhören der kontinuierlichen Bestrahlung, wenn der gewünschte Bilirubinabfall eingetreten ist (4stündliche Kontrollen), anschließend intermittierende Bestrahlung (Wechsel von 1 Stunde Bestrahlung und 1 Stunde Pause, damit sich das Bilirubin wieder ansammeln kann),
- **bestrahlte Körperoberfläche möglichst groß** (ventrale bzw. dorsale Körperseite),
- **geringer Abstand zur Lichtquelle** (Temperaturkontrolle und Flüssigkeitszufuhr beachten!).

Durch zusätzliche Maßnahmen kann die Senkung des Serumbilirubinspiegels gefördert werden:
- Erhöhung der Albuminbindung durch Humanalbumingabe,
- Beseitigung von Bilirubin aus dem Darm durch orale Gabe von Glukose oder/und Anspülen zum Mekoniumabgang.

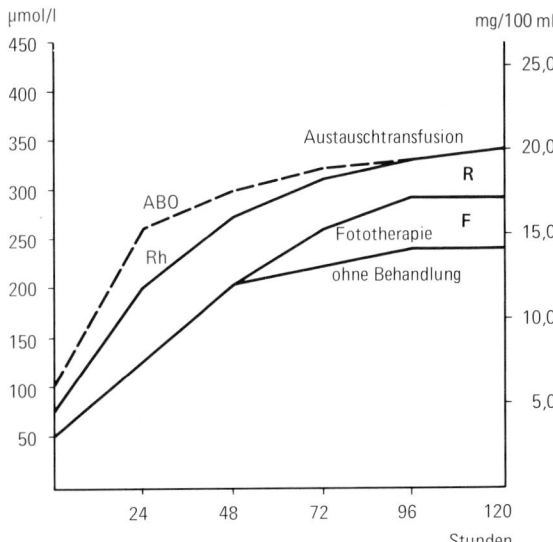

Abb. 446 Das universale Diagramm zur Behandlung der Hyperbilirubinämie Neugeborener. Abszisse: Alter post natum in Stunden. Ordinate: Bilirubinkonzentration im Serum. Rh: Grenze zur obligatorischen Austauschtransfusion bei Rh-Inkompatibilität. AB0: Grenze zur obligatorischen Austauschtransfusion bei AB0-Inkompatibilität. **R**: Zone der Fototherapie bei reifen Neugeborenen. **F**: Zone der Fototherapie bei Frühgeborenen (nach POLÁČEK).

Bei erfolgloser Fototherapie nicht zu lange mit einer Austauschtransfusion warten!

- **Austauschtransfusion**
Prinzip: Elimination von Bilirubin und von mütterlichen Antikörpern und sensibilisierten Erythrozyten (bei Blutgruppenunverträglichkeiten) sowie Zufuhr von frischen O_2-transportierenden Erythrozyten und von Bilirubin-transportierendem Albumin.

Indikation:

Ein Serumbilirubinspiegel oberhalb bestimmter Grenzwerte (Abb. 446) und der Verdacht auf eine beginnende Bilirubinenzephalopathie verpflichten zur Austauschtransfusion.

Regeln für die Durchführung:
Das Spenderblut muß (serologisch) verträglich und frisch (nicht älter als 3 Tage) sein. Die Spenderblutmenge beträgt in der Regel 150–200 ml/kg Körpergewicht. Meist wird in 20 ml-Schritten „ausgetauscht", nur bei untergewichtigen oder kreis-

lauflabilen Neugeborenen in kleineren Schritten. Die Dauer einer Austauschtransfusion sollte eine Stunde nicht unterschreiten und beträgt in der Regel zwei Stunden. Jedes Kind muß während einer Austauschtransfusion gut überwacht werden (Wärmezufuhr, EKG-Monitor, evtl. auch zentrale Venendruckmessung).

Als Empfehlung kann gelten:

Humanalbumin 20%ig: 5 ml/kg Körpergewicht dem Spenderblut beifügen. Vitamin K_1 (Konakion) 1 mg i.v. am Ende der Austauschtransfusion.

Mißbildungen

Einführung und Definition

In diesem Abschnitt sollen nur ausgewählte Mißbildungen besprochen werden. Bei den meisten ist die Ursache nicht zu klären. Es ist häufig nur zu vermuten, daß teils endogene, teils exogene pränatale Einflüsse ursächlich eine Rolle spielen. Familiäre Häufung spricht für Erblichkeit, Hinweise auf Schäden in der (Früh-)schwangerschaft machen letztere wahrscheinlich; auch Kombinationen sind möglich.

Unter dem Begriff „Mißbildung" faßt man i.w.S. jede Störung der pränatalen Entwicklung zusammen, die zu bleibenden morphologischen und (oder) funktio-

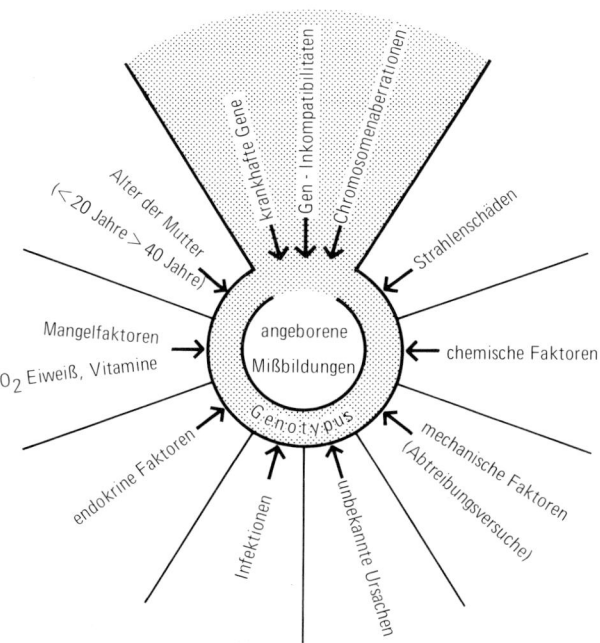

Abb. 447 Schema über die möglichen Ursachen von Mißbildungen (Modif. nach NACHTSHEIM). Endogene Faktoren und exogene Faktoren.

nellen Veränderungen führt. Nach dieser Definition müssen sowohl die genetisch bedingten Strukturveränderungen und Stoffwechselanomalien als auch die pränatal erworbenen Blastopathien (Fehlbildungen) oder Embryopathien (Organbildungsfehler) zu den Mißbildungen gezählt werden.

Die durchschnittliche **Häufigkeit** von Mißbildungen wird auf **2-3%** geschätzt. **In Ländern mit niedriger Säuglingssterblichkeit sind Mißbildungen die häufigste perinatale Todesursache.**

Aus praktischen Erwägungen sollte man bei Neugeborenen grundsätzlich zwei Arten von Mißbildungen unterscheiden:
1. Mißbildungen, die sofort nach der Geburt einer Behandlung zugeführt werden müssen, und
2. Mißbildungen ohne therapeutische Konsequenz in der Neugeborenenperiode.

In beiden Gruppen gibt es äußerlich erkennbare und nicht sichtbare Mißbildungen.

In diesem Rahmen interessieren hauptsächlich diejenigen Mißbildungen, die sofort nach der Geburt behandelt werden müssen. Der Geburtshelfer hat seine Aufmerksamkeit besonders auf die Erkennung von behandlungsbedürftigen Mißbildungen von Neugeborenen zu lenken.

Nach der Art des therapeutischen Vorgehens haben wir zwischen zwei sehr verschiedenen Gruppen zu unterscheiden, nämlich:

Mißbildungen mit notwendiger Frühoperation
und
Mißbildungen mit notwendiger konservativer Frühbehandlung.

Eine Frühoperation am 1. (oder 2.) Lebenstag muß bei folgenden Mißbildungen in Erwägung gezogen werden:
- **Atresien des Magen-Darm-Traktes**
- **Herz-Gefäß-Mißbildungen**
- **Spaltbildungen der Wirbelsäule und des Abdomens**

- **Atresien im Verdauungstrakt**

Jedes Hindernis im oberen fetalen Verdauungstrakt führt zu Störungen des Austausches von Fruchtwasser, es entsteht häufig ein Hydramnion.

Leitsymptom während der Schwangerschaft – **Hydramnion**

Aber keineswegs ist ein Hydramnion beweisend für eine Mißbildung (s. S. 420)!
Fehlen eines Hydramnions schließt eine Mißbildung nicht aus!
Jedes Passagehindernis im Verdauungstrakt führt zu Störungen der oralen Aufnahme von Flüssigkeit und Nahrung mit Erbrechen, das um so eher eintritt, je höher die Atresie sitzt.

> Leitsymptom während der Neugeborenenzeit – **Erbrechen**

Frühkomplikation der Ösophagusatresie
Die Ösophagusatresie muß unbedingt vor der ersten Mahlzeit operiert werden, denn die erste (Milch)mahlzeit führt unweigerlich zur Aspirationspneumonie.

> Dadurch verringern sich die Operations- und Lebenschancen schlagartig um mindestens 50%.

Die meisten Ösophagusatresien (80%) haben Verbindungen zum Bronchialbaum (**Ösophagotrachealfistel**).

Frühdiagnose der Ösophagusatresie
Die entscheidende Frage für den Geburtshelfer lautet also: Wie erkenne ich eine Ösophagusatresie so früh wie möglich, am besten sofort nach der Geburt?
  Absaugkatheter zum Absaugen des Magens und zur Prüfung des Reflexverhaltens in den Ösophagus vorschieben und auf Stop achten (zwischen 10 und 20 cm, Katheter kann sich aufrollen!).
  Vermehrte Salivation ist immer verdächtig auf Ösophagusatresie, besonders wenn sie mit Husten und Würgreiz auftritt.
  Bei geringstem Verdacht **Röntgenuntersuchung**. Wenn man einen lufthaltigen Ösophagusblindsack und das Fehlen der Magenluftblase feststellen kann, ist die Diagnose einer Ösophagusatresie eindeutig. Ösophagotrachealfisteln führen jedoch häufig zu uncharakteristischen Röntgenbildern. Eine Röntgenuntersuchung mit Kontrastmittel wird wegen der Aspirationsgefahr allgemein abgelehnt und dafür eine Untersuchung mit einer kontrastgebenden Sonde empfohlen.

Intestinalatresien
Dünndarmatresie kann an verschiedenen Stellen sitzen (Duodenum, Ileum u.a.). Dementsprechend tritt das Erbrechen rasch oder erst Stunden bis Tage nach der Nahrungsaufnahme („Sammeln der Nahrung") auf. Gallebeimengung im Erbrochenen spricht für Lokalisation kaudal von der Papilla VATERI (Einmündung des Ductus choledochus). Mekonium ist auffallend substanzarm und trocken (Hungerstuhl). Die Röntgenuntersuchung läßt typische Spiegelbildung oder Luftleere erkennen.
  Rektum- oder (und) Analatresie ist durch fehlende Mekoniumentleerung (normalerweise bis 36 Stunden postnatal) und tastbares Hindernis bei der rektalen Untersuchung oder der Unmöglichkeit, ein Fieberthermometer einzuführen, zu erkennen.

13.2 Das gefährdete und kranke Kind nach der Geburt

Sehr viel schwieriger als Atresien sind Stenosen zu diagnostizieren!

- **Angiokardiopathien** (AKP),
die im Neugeborenenalter operationsbedürftig sind.

Von großer praktischer Bedeutung ist die Erkennung einiger angeborener Herz-Gefäß-Mißbildungen (Angiokardiopathien) in den ersten Lebenstagen (bzw. -wochen). Jeder Verdacht auf eine angeborene Herz-Gefäß-Mißbildung muß bei bedrohlichem Verlauf im Interesse des Kindes **so rasch wie möglich diagnostisch geklärt** werden. Bei einigen Formen der AKP besteht nämlich Aussicht auf eine erfolgversprechende (operative und konservative) Therapie.

Diagnose

Die Diagnostik von AKP bei Neugeborenen unterscheidet sich ganz wesentlich von der bei älteren Kindern. Normalerweise vollzieht sich nämlich in den ersten Lebenstagen und -wochen die Umstellung des Kreislaufs unter recht mannigfaltigen Herzgeräuschphänomenen (z. B. Ductus ateriosus-Geräusch).

Die Herzauskultation führt bei Neugeborenen im Regelfall zu keiner verläßlichen diagnostischen Aussage.

Dafür gibt es aber wichtige Zeichen, die sehr frühzeitig wenigstens zu einem klinischen Verdacht auf eine AKP berechtigen.

Zyanose – respiratorische Insuffizienz – fehlende Femoralispulse sind die wesentlichen klinischen Zeichen, die im Neugeborenenalter auf Herz-Gefäß-Erkrankungen aufmerksam machen.

Mit einer sich rasch entwickelnden Zyanose wird man auf diejenigen primär zyanotischen AKP hingewiesen, die besonders dringlich diagnostiziert und teilweise auch operiert werden müssen (Transposition der großen Gefäße, hypoplastisches Links-Herz-Syndrom, hypoplastisches Rechts-Herz-Syndrom).

Jedes Neugeborene mit einer allgemeinen Zyanose, die sich unter O_2-Zufuhr nicht oder nur unwesentlich bessert, ist dringend auf eine AKP verdächtig. Die arterielle O_2-Spannung < 30 mm Hg $= 4$ kPa bei Luftatmung und < 35 mm Hg $= 4,6$ kPa bei O_2-Gabe bedeutet eine bedrohliche Hypoxie, die bei Verdacht auf AKP eine gründliche (auch instrumentelle) Herz-Kreislauf-Untersuchung rechtfertigt.

Mit der Feststellung fehlender oder abgeschwächter Femoralispulse muß an die Diagnose einer Aortenisthmusstenose gedacht werden.

Leitsätze für Früherkennung
Es besteht Verdacht auf AKP,
  wenn sich eine allgemeine Zyanose unter O_2-Zufuhr nicht bessert,
  wenn ein Neugeborenes Zeichen einer respiratorischen Insuffizienz (mit Lebervergrößerung) zeigt,
  wenn die Femoralispulse abgeschwächt oder nicht tastbar sind.
Bei Verdacht auf AKP werden bei dem Neugeborenen umgehend
  eine gründliche klinische Untersuchung,
  eine Röntgen-Thorax-Aufnahme in 2 Ebenen und
  ein EKG mit mindestens 3 Brustwandableitungen vorgenommen.
Jedes Neugeborene mit AKP und
  rasch einsetzender Zyanose,
  hypoxischen Anfällen bzw.
  Dekompensationszeichen (Digitalis!)
  wird schnellstens einem kardiologischen Zentrum zugeführt.

- **Spaltbildungen mit sichtbaren Vorwölbungen**

Spaltbildungen gehören zu den häufigsten Mißbildungen; einige von ihnen sollten einer Frühoperation zugeführt werden, nämlich diejenigen, bei denen es zu einer Vorwölbung innerer Körperteile mit erheblicher Infektionsgefahr gekommen ist.

Ein Beispiel für Spaltbildungen im Bereich der Wirbelsäule ist die **Meningozele**. Jede nicht sofort operierte offene Meningozele infiziert sich (Meningitis!).

Ein Beispiel für Spaltbildungen im Bereich der Bauchdecken ist die Omphalozele (= Nabelschnurbruch).

- **Skelett-Deformitäten**

Zu den Skelett-Deformitäten, die der Geburtshelfer richtig einschätzen und umgehend einem Orthopäden zuführen muß, gehören:

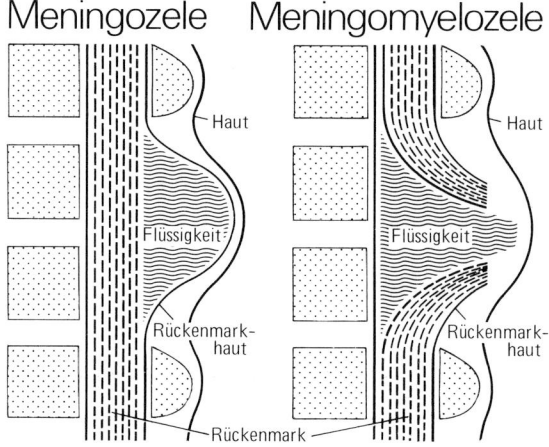

Abb. 448   Mißbildungen des Neuralrohres.

der muskuläre Schiefhals,
die angeborene Luxationshüfte,
die angeborene Knieluxation
das angeborene O-Bein sowie
einige Fußdeformitäten, insbesondere der Klumpfuß.

Der **muskuläre Schiefhals**
Dies ist eine fixierte Schiefhaltung des Kopfes mit Neigung zur kranken und Drehung zur gesunden Seite. Therapie: In der 1. Lebenswoche muß eine fixierte Lagerung in Korrekturstellung erfolgen. Der muskuläre Schiefhals ist relativ häufig. Er hat bei sachgerechter Behandlung in der Neugeborenenperiode eine gute Prognose.

Die **angeborene Luxationshüfte**
Es ist dies die Unterentwicklung des Hüftgelenks **(Dysplasie),** die sich durch einige charakteristische Merkmale auszeichnet.
Bei den Symptomen kann man zwischen Verdachts-, wahrscheinlichen und sicheren Zeichen unterscheiden. Jedes einzelne Zeichen muß bei einem sorgfältig erhobenen Status eines Neugeborenen geprüft werden.

Verdachtszeichen:
erbliche Belastung ($♀ : ♂ = 6:1$),
Steiß- oder Querlage,
andere Skelett-Deformitäten (Klumpfuß o. a.).

Wahrscheinliche Zeichen:
Spreizhemmung (Abduktionshemmung) und verminderte Strampelbewegungen,
Verziehung der Vulva- und Analfalten nach der kranken Seite;
höher stehende Oberschenkelhautfalten auf der kranken Seite,
Verkürzung des kranken Beines (BETTMANN-Zeichen).

Sichere Zeichen:
positives Aus- und Einrenkphänomen (ROSER-ORTOLANI) (Abb. 450),
tastbare leere Hüftpfanne.

> **Zu häufige Wiederholungen des ORTOLANI-Phänomens schädigen den Gelenkknorpel!**

Therapie: Spreizung bzw. Einrenkung.

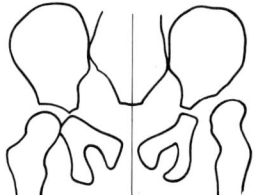
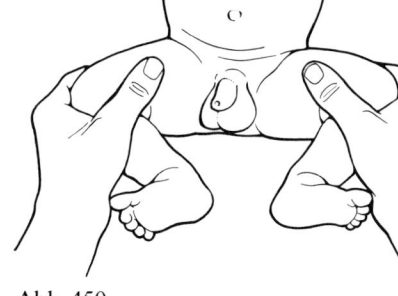

normale Verhältnisse | Merkmale einer Luxationshüfte
- steilgestellte, flache Pfanne
- Hypoplasie u. Abflachung des Femurkopfes sowie vermehrte Antetorsion u. Valgusstellung des Schenkelhalses
- Dislokation (Luxation) des Femurkopfes von der Hüftpfanne besteht meist primär nicht

zwischen der leichten Unterentwicklung und der kompletten Luxation lassen sich fließende Übergänge beobachten

Abb. 449   Abb. 450

Abb. 449 Typische (vorwiegend ultrasonographische und röntgendiagnostische) Merkmale der kongenitalen Luxationshüfte. Rechts sind die normalen Verhältnisse dargestellt.

Abb. 450 Aus- und Einrenkungsphänomen nach ROSER-ORTOLANI.

Die angeborene Knieluxation
Dies ist eine Übersteckung des Kniegelenks in unterschiedlichem Grade. Therapie: Am 1. Lebenstag muß eine Einrenkung und Gipsfixierung in Korrekturstellung erfolgen.

Angeborenes O-Bein
Hier handelt es sich um eine erhebliche Varuskrümmung im distalen Drittel des hypoplastischen Unterschenkels, die fast nur einseitig, sehr selten einmal doppelseitig beobachtet wird. Therapie: Sofortige Schienung, um eine Spontanfraktur mit Pseudarthrosenbildung zu verhüten.

● Fußdeformitäten
Klumpfuß (Pes equinovarus) ist eine kombinierte Fußdeformität mit den 3 Merkmalen (Abb. 451):
- Spitzfußstellung des Gesamtfußes
- Varus (Supinations)stellung des Hinterfußes
- Supinations-Adduktionsstellung des Vorfußes

Therapie: Am 1. Lebenstag manuelle Redression und Fixierung im Gipsverband; später evtl. operative Korrektur erforderlich. Merke: Der Klumpfuß darf nicht mit dem Kletterfuß (Pes supinatus) verwechselt werden. Hierbei handelt es

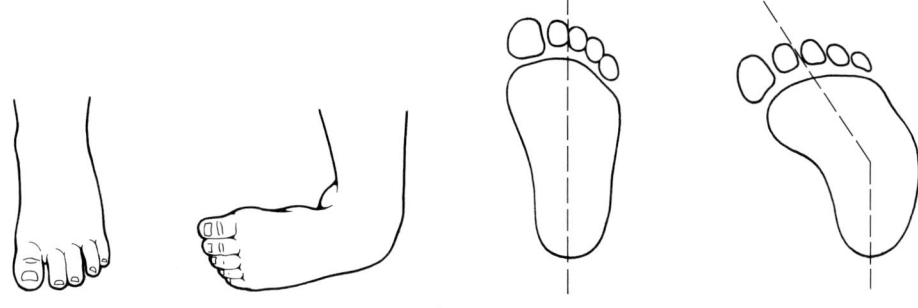

Abb. 451 Die typischen Merkmale des Klumpfußes.

Abb. 452 Der Sichelfuß (rechts) im Vergleich zum normalen Fuß (links).

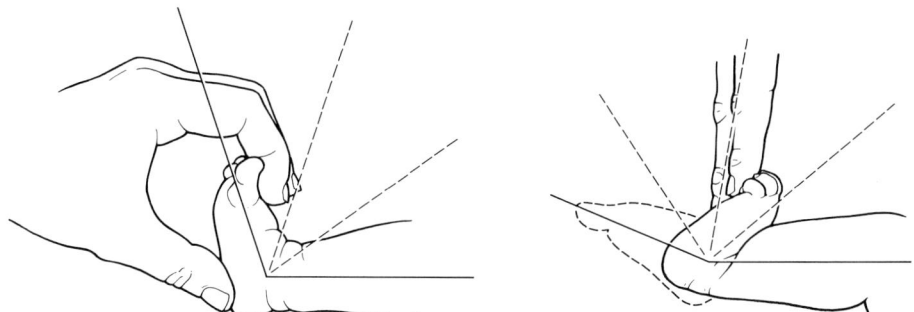

Abb. 453 Die Beweglichkeit des Hackenfußes (rechts) im Vergleich zu derjenigen des Normalfußes (links).

sich um eine angeborene lockere Supinations-Fehlhaltung bei anatomisch-funktionell normalem Säuglingsfuß, die keine Behandlung erfordert.

Sichelfuß (Pes adductus) ist eine Abwinkelung des Vorfußes nach medial (Abb. 452). Therapie: In der 1. Lebenswoche manuelle Redression und Fixierung mit elastischem oder Gipsverband.

Hackenfuß (Pes calcaneovalgus) oder Knick-Hackenfuß ist die Unmöglichkeit der Plantarflexion über die Rechtwinkelstellung hinaus (Abb. 453). Therapie: Ab der 1. Lebenswoche manuelle Redression und Bandagierung des Fußes (evtl. auch Gips).

Angeborener Plattfuß (Pes planus congenitus). Anstelle eines Fußgewölbes nach plantar konvex gerichtete Sohlenfläche („Tintenlöscher-Fuß") (Abb. 454). Therapie: Ab 1. Lebenstag etappenweise manuelle Redression und Gipsfixierung über mehrere Monate erforderlich. Später operative Korrektur notwendig.

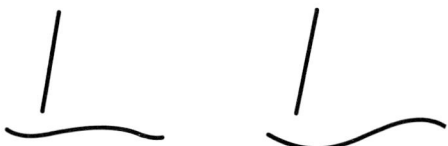

Abb. 454 Das Fußgewölbe beim Plattfuß im Vergleich zum normalen Fuß.

Operationstermine bei ausgewählten Mißbildungen und Erkrankungen im Kindesalter (nach HECKER 1975)

Organ	Operationstermin
Kopf und Hals	
branchiogene Zysten	nach dem 1. Lebensmonat
isolierte Lippenspalte	mit 3 Monaten
isolierte Gaumenspalte (weicher Gaumen)	mit 1½ Jahren
Lippen-Kiefer-Gaumen-Spalte	Verschluß der Lippe mit 3 Mon., Verschluß des weichen Gaumens mit 1½ Jahren, Verschluß des harten Gaumens mit 3 Jahren
Thorax	
Herz	Operation bereits im Säuglingsalter möglich; bei Verdacht auf Angiokardiopathie sofort Vorstellung in einem kardiologischen Zentrum
Lungenzysten	nach Diagnosestellung
Ösophagusatresie	sofort
Sternumspalte	sofort
Trichterbrust	ab 3. Lebensjahr
Abdomen	
Anal- und Rektumatresie	sofort
Duodenalatresie	sofort
Duodenalstenose	sofort
Gallengangsatresie	sofort
Hiatushernie	ab dem 3. Lebensmonat
Leistenhernie	ab dem 3. Lebensmonat, bei Einklemmung auch früher
Megacolon congenitum	nach Diagnosestellung
Nabelfistel, offener Ductus omphaloentericus	nach Diagnosestellung
Nabelhernie	falls keine Spontanrückbildung, nach dem 1. Lebensjahr
Nabelschnurbruch = Omphalozele	sofort
spastisch hypertrophische Pylorusstenose	nach 4–5 Tagen nicht zufriedenstellender konservativer Behandlung
Zwerchfellhernie	sofort
Urogenitaltrakt	
Blasenektropie	sofort
Blasenekstrophie	im 1. Lebensjahr
Epispadie	4.–6. Lebensjahr

Hydronephrose	nach Diagnosestellung
Hydrozele	falls keine Spontanrückbildung, nach dem 3. Lebensmonat, nur bei großer Spannung sofort
Hypospadie	Aufrichtungsoperation mit 1½ Jahren, Harnröhrenplastik mit 4-6 Jahren
Kryptorchismus	2. Lebensjahr
Megaureter	nach Diagnosestellung
narbige Phimose	sofort
Urethralklappe	sofort
Ureterabgangsstenose	nach Diagnosestellung
Vaginalatresie	nach Diagnosestellung
Zystenniere	sofort
Zentralnervensystem (Wirbelkanal)	
Meningomyelozele	in den ersten 24 Lebensstunden
Meningozele	nach Diagnosestellung
Haut	
Hämangiom	abwarten, Wachstum kontrollieren
Lymphangiom	je nach Lokalisation und Ausdehnung sofort
Dermoidzysten	sofort
Extremitäten	
amniotische Schnürringe	1.-3. Lebensjahr
Polydaktylie	nach dem 1. Lebensjahr
Syndaktylie, knöchern	1.-2. Lebensjahr
häutig	3. Lebensjahr

Sauerstoffmangelzustände

Ein Sauerstoffmangel entsteht

intrauterin,

wenn der Gasstoffwechsel zwischen Mutter und Kind durch besondere Ereignisse unter der Geburt gestört wird s. S. 272, oder

postnatal

(seltener) durch Beeinträchtigung kindlicher Organfunktionen, z. B. der Lungenfunktion.

Die wichtigsten intrauterinen Ursachen sind:

- **Plazentainsuffizienz:** Versagen der Plazentaleistung, z. B. bei Spätgestosen, Übertragung. Folge: Hypoxämie des Feten → intrauteriner Sauerstoffmangel.
- **Nabelschnurkomplikationen** = Störungen des Blutkreislaufes zwischen Kind und Plazenta,
- **unsachgemäße Verabfolgung von Wehenmitteln,** z. B. Erzeugung eines falschen Wehentypus! Steigerung des Uterusruhetonus,

- **lange Geburtsdauer,** besonders verlängerte Austreibungsperiode = zu lange Hirnkompression,
- **Placenta praevia** = zu geringes Sauerstoffangebot durch Blutverlust,
- **vorzeitige Lösung der Plazenta** = Anämie der Mutter, Verkleinerung der Plazentahaftfläche durch Ablösung, Dauerkontraktionen durch Blutung in den Uterus,
- **geburtshilfliche Operationen** = kindlicher Schock durch Gewalteinwirkung, z. B. schwere Zangenentbindungen.

Ein Sauerstoffmangel des Kindes, der intrauterin begonnen hat, liegt zum Zeitpunkt der Geburt meist in einem ausgeprägten Maße vor. Nicht selten kommen aber zu einem intrauterin entstandenen Sauerstoffmangel noch postnatale Faktoren hinzu.

Postnatale Ursachen sind:
- **Atemdepressionen** durch übermäßige Verabfolgung von **Narkotika, Spasmolytika** und **Analgetika.** Die intrauterin auf das Kind übergegangenen Narkotika usw. wirken sich erst **nach** der Geburt durch Störung der Lungenfunktion aus (alveoläre Hypoventilation bis zur Apnoe).
- **Störungen der Lungenentfaltung,** totale oder größere partielle Atelektasen,
- Größere Ausfälle von Lungenabschnitten durch **Aspiration** von mekoniumhaltigem Fruchtwasser,
- **Ausfall oder Störung der Funktion des Atemzentrums** bei Hirnblutung oder durch Unreife bei Frühgeborenen (zentral bedingte Apnoe oder Dyspnoe),
- Behinderung des Gasaustausches durch **Bildung hyaliner Membranen.**

O_2-Mangel und Azidose beeinträchtigen die Funktion des kardiorespiratorischen Systems, wodurch unbehandelt ein fataler Circulus vitiosus entsteht. Atemnot kann Ursache und Folge eines Sauerstoffmangels zugleich sein. Jeder perinatale Sauerstoffmangel führt zu Störungen der Hirnentwicklung, die irreversibel sind. Deshalb sind Sauerstoffmangelzustände ernst zu nehmen und müssen so schnell wie möglich beseitigt werden.

Klinische Erscheinungsbilder des Sauerstoffmangels

Die Erfahrung lehrt, daß ein klinisches Krankheitsbild in der unmittelbaren postnataler Phase (postnataler Depressionszustand) von einem zweiten, im weiteren Verlauf der Neugeborenenzeit auftretenden **(Atemnotsyndrom)** unterschieden werden muß.

Beiden Krankheitsverläufen gemeinsam ist die Atemnot, die es klinisch und paraklinisch zu beurteilen gilt.

Depressionszustand des Neugeborenen

Der Depressionszustand wird mit Hilfe der Zustandsdiagnostik des Kindes unmittelbar nach der Geburt festgestellt (s. S. 666) und in Schweregrade eingeteilt.

13.2 Das gefährdete und kranke Kind nach der Geburt 693

Mit **Laboruntersuchungen** läßt sich eine Differenzierung der Ursachen eines Depressionszustandes durchführen; so z.B. durch die pH-Bestimmung im Nabelschnurarterienblut oder aus dem Fersenblut des Neugeborenen. Der kapilläre pH korreliert nur bedingt mit dem arteriellen pH (Zentralisation des Kreislaufes, Auskühlung der Extremitäten).

Ein Depressionszustand des Neugeborenen erfordert eine sofortige Behandlung, die

primäre Reanimation:
- Absaugen,
- Sauerstofftherapie, evtl. Beatmung,
- Herzmassage
- parenterale Therapie

Absaugen
Ein **gründliches Freimachen der Atemwege** von Schleim, Blut, Fruchtwasser mit Mekonium oder Vernix ist eine unbedingte Voraussetzung für jede weitere Behandlung.

Mit einer einfachen Vorrichtung (Abb. 454) werden Mund- und Nasenhöhle, Rachen, Trachea und die beiden Hauptbronchien abgesaugt. Der eigentliche Absauge-Katheter sitzt einem dünnen Metallrohr auf. Das ermöglicht eine ungehinderte Sicht beim Einschieben und eine gute Führung der Katheterspitze.

Es gibt auch **Einmalmundabsauger** mit Schleimfalle, evtl. auch zur Verwendung mit einem Absauggerät (mit negativem Druck von etwa 200 cm H_2O!).

Das Einschieben des Katheters gelingt am sichersten mit Hilfe eines Laryngoskops (Abb. 455). Der **Trachealkatheterismus unter Leitung des Auges** hat sich heute gegenüber dem blinden digitalen Einführen eines Katheters durchgesetzt.

Es muß verlangt werden, daß jeder Geburtshelfer die Trachea schnell und sicher findet!

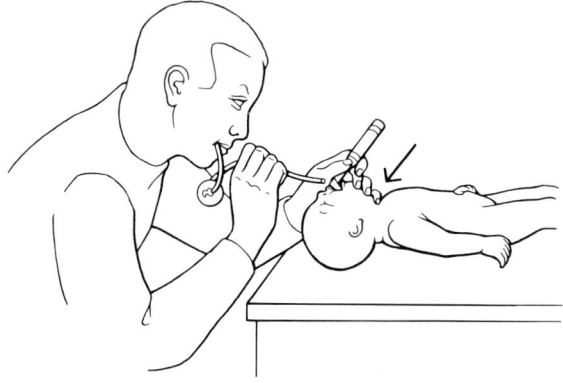

Abb. 455 Absaugen der oberen Luftwege unter Sicht.

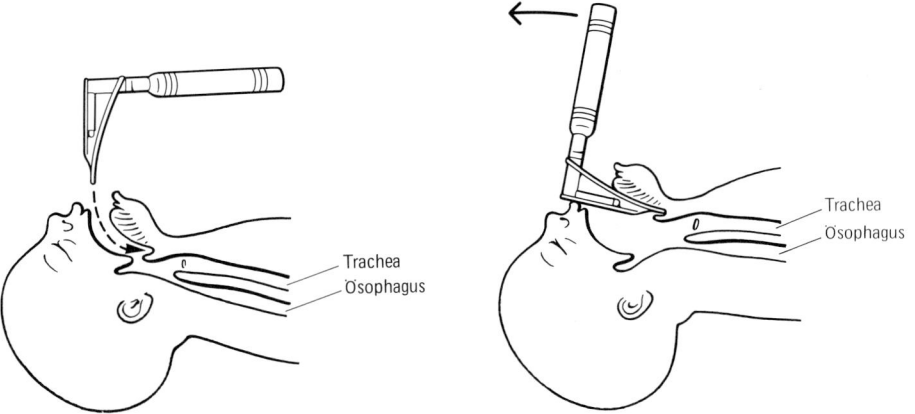

Abb. 456 Richtige Haltung des Laryngoskops vor dem Einführen.

Abb. 457 Richtiger Sitz des Laryngoskops.

Technik des Trachealkatheterismus mit dem Laryngoskop

Das Kind bringt man in **Rückenlage,** mit dem Köpfchen zum Geburtshelfer. Um eine direkte Sicht bis zum Kehlkopfeingang zu ermöglichen, muß der Kopf in **Deflexionshaltung** gebracht werden (Abb. 455). **Der Spatel wird mit der linken Hand geführt.** Er wird nach vollzogener Lagerung vorsichtig in die Mundhöhle eingeführt; hierzu wird der Griff etwa parallel zum kindlichen Körper gehalten (Abb. 456). **Mit dem Blatt der Zunge eng anliegend** läßt man den Spatel **bis zum tiefsten Punkt** der Zungenwurzel, also zwischen diese und die Epiglottis gleiten (Abb. 457). Bei diesem Vorgang muß der Spatelgriff aus der eben erwähnten waagerechten in eine fast senkrechte Stellung gebracht werden. Selbst geht man, der sich senkenden Blickachse folgend, am besten **in die Hocke.** Der richtige Sitz des Spatels wird nun durch **probeweises „Anwinkeln"** gefunden; hierzu lehnt man den **Spatelrücken gegen den Oberkiefer** und **hebelt den Griff leicht an.** Diese Hebelwirkung überträgt sich auf das vordere Spatelende und auf den tiefsten Punkt der Zungenwurzel. Beim Neugeborenen, besonders Frühgeborenen wird die Epiglottis auf den Laryngoskopspatel „aufgeladen", so daß der Kehlkopfeingang frei wird.

In einzelnen schwierigen Fällen kann empfohlen werden, den Kehlkopf **von außen her mit dem kleinen Finger** der spatelführenden linken Hand in den Sichtbereich hineinzudrücken (Pfeil Abb. 455). Bei guter Sicht des Kehlkopfeinganges erscheinen bei **hochgradig deprimierten Kindern die Stimmbänder in ihrer gelähmten Stellung (Kadaverstellung).** Zwischen den klaffenden Stimmbändern läßt sich der Katheter leicht einschieben. Gelegentlich stört dabei die Oberlippe des Kindes; sie kann mit dem Mittel- oder Ringfinger der rechten Hand beiseite gehalten werden.

Bei vorhandenen Reflexen keine Gewaltanwendung! Die Stimmbänder müssen **vorsichtig** mit dem keilförmigen Katheterende gespreizt werden. Ist **Spontanatmung** vorhanden, dann darf der Katheter nur bei einer **inspiratorischen Öffnung der Stimmritze eingeschoben** werden.

Mit der abgebildeten Absaugevorrichtung (Abb. 455) gelingt es bei reifen Neugeborenen, den Katheter bis in die **beiden Hauptbronchien** einzuschieben und auch dort abzusaugen. Hierzu wird die Konkavität des leicht gebogenen Katheters beim tieferen Einschieben einmal nach links und das andere Mal nach rechts gerichtet.

Ist eine **Beatmung erforderlich,** so wird der Absaugekatheter entfernt und, **ohne den La-**

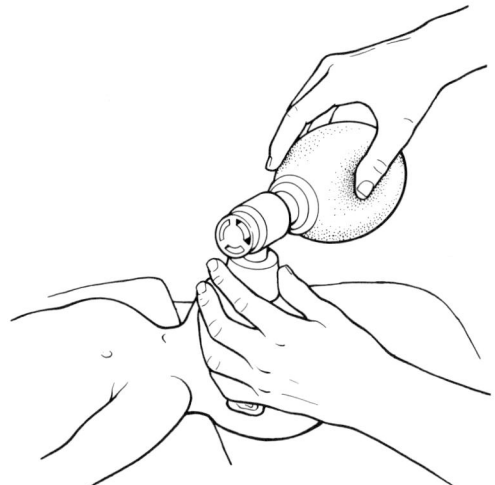

Abb. 458 Beatmung eines Kindes mit Gesichtsmaske und Baby-Ambu-Beutel.

ryngoskopsitz zu verändern, der **Beatmungstrachealkatheter eingeführt**. Während danach das Laryngoskop vorsichtig entfernt wird, muß der Beatmungskatheter dem Kehlkopfeingang **laufend leicht aufgedrückt** werden. **Gute Abdichtung! Kein Herausgleiten!**

Sauerstofftherapie
Jedem Neugeborenen, das nicht spontan ausreichend atmet, das zyanotisch oder anhaltend bradykard ist, muß Sauerstoff zugeführt werden über
- einen **Trichter**,
- eine **Gesichtsmaske**,
- einen **Trachealtubus**.

Als **Trichter** kann eine Gesichtsmaske verwandt werden, die über Mund und Nase gehalten wird; die Sauerstoffkonzentration der Einatmungsluft ist nicht kalkulierbar.

Gesichtsmasken aus weichem Gummi vom Typ Rendell-Baker (zwei verschiedene Größen) in Verbindung mit dem Baby-Ambu-Beutel (Abb. 458) oder dem Babylog der Fa. Draeger dicht auf das Gesicht drücken und mit einer Beatmungsfrequenz von 30–40/min mit reinem Sauerstoff beatmen, Beatmungsdruck meist 20 cm H_2O.

> **Weshalb soll mit reinem O_2 beatmet werden?**
> Reine O_2-Beatmung = höchste O_2-Spannung in den Alveolen = beschleunigte Diffusion in das Blut = schnellste Oxyhämoglobinbildung

Als **Trachealtubus** stehen verschiedene Tuben in verschiedenen Größen zur **orotrachealen** oder **nasotrachealen** Intubation zur Verfügung. Die Entscheidung des

Beatmungsweges hängt von dem Können des reanimierenden Arztes ab! Als Beatmungsdrucke sind während der Inspirationsphase 20 cm H_2O und in der Exspiration 4 cm H_2O zu verwenden, Beatmungsfrequenz 30-40/min, O_2 100%. Kontrolle des Atemgeräusches über beiden Thoraxseiten.

Herzmassage
Bei fehlender Herzaktion wird das Kind von vorn mit beiden Händen umfaßt, so daß beide Daumen das Sternum rhythmisch eindrücken können; Frequenz 60-100/min.

Parenterale Therapie
Die parenterale medikamentöse Therapie ist über einen Nabelvenenkatheter oder durch Punktion peripherer Venen mit einem Infusionsnadelsystem für Säuglinge (z. B. Butterfly) möglich. Für die primäre Reanimation im Kreißsaal sind vor allem zum **Azidoseausgleich** Natriumbikarbonat 8,4% (2 ml/kg Körpergewicht, stets verdünnt infundieren!) und zur **Volumensubstitution** humanes Albumin (5 ml/kg Körpergewicht) wichtig.

Zwei häufige Krankheitsbilder im Neugeborenenalter haben einen unmittelbaren Zusammenhang mit Sauerstoffmangel und sollen deshalb näher besprochen werden: die intrakranielle Blutung und das Atemnotsyndrom.

Intrakranielle Blutungen

Von lebenswichtiger Bedeutung für das Neugeborene sind alle Schäden, die das ZNS betreffen. In schweren Fällen handelt es sich meist um intrakranielle Blutungen. Wahrscheinlich führen jedoch auch viele andere Noxen (Hypoxie, Hirnödem) zu einem (vorübergehenden oder bleibenden) Hirnschaden des Kindes. Selbst nach Überwindung der vital bedrohlichen Phase können lebenslange Spätschäden zurückbleiben (motorisch behinderte, geistig behinderte, mehrfach behinderte Kinder).

Pathogenese der intrakraniellen Blutungen
Früher dachte man, ein mechanisches Geburtstrauma sei allein für die intrakranielle Blutung verantwortlich. Heute weiß man, daß die weitaus größere Zahl intrakranieller Blutungen nicht geburtstraumatisch zustande kommt.

Als Ursache von ZNS-Schäden sind Geburtstraumen und ihre mechanischen Folgen (intrakranielle Blutungen bei Durarissen) seltener anzuschuldigen als **Zirkulationsstörungen, hypoxische Gefäßschädigungen,** häufig in Verbindung mit **Azidose und intravasalen Gerinnungsstörungen,** die als eine Art Kette von pathogenen

13.2 Das gefährdete und kranke Kind nach der Geburt   697

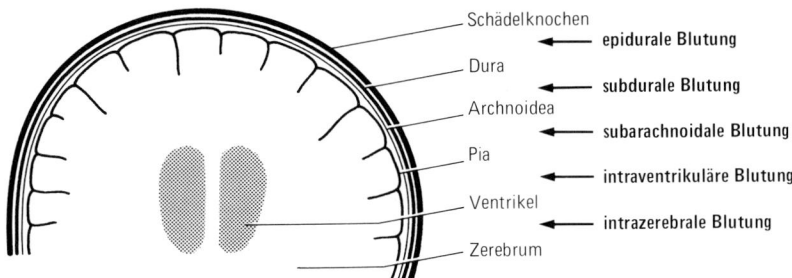

Abb. 459   Schema über die Lokalisation intrakranieller Blutungen (Hirnblutungen).

Faktoren wirksam werden. Auf diese Weise entstehen vorwiegend Subarachnoidal-, Vena terminalis- und Plexusblutungen. Lokalisation der intrakraniellen Blutungen (Abb. 459):
epidural,
subdural,
subarachnoidal,
intrazerebral,
intraventrikulär.

Diagnostik der intrakraniellen Blutungen
Das klinische Bild ist häufig schwer von einer Bilirubinenzephalopathie, einem Atemnotsyndrom oder einer Meningitis zu unterscheiden.
  Es finden sich klinische **Zeichen** wie:
Atemstörung (unregelmäßige Atmung mit langen Pausen, knorksendes Atemgeräusch),
Zyanose,
Schlaffheit,
Schläfrigkeit,
häufiges Gähnen,
klägliches Wimmern,
abgeschwächte Reflexe, auch Saugreflex.
  Außerdem können Erregbarkeitssteigerungen infolge Hirndruckes in den Vordergrund treten, wie:
Reflexsteigerung,
Krampfneigung – Krämpfe,
häufiges Spucken, Erbrechen,
schrilles („zerebrales") Schreien,
Opisthotonus (bei infratentorieller Blutung),
Vorwölbung der Fontanelle (bei supratentorieller Blutung).

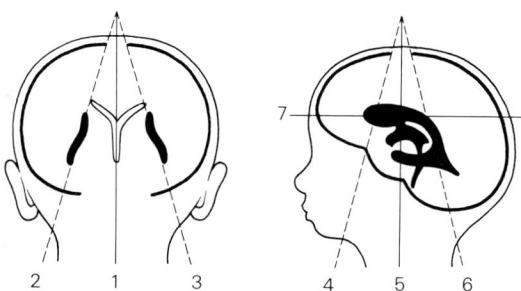

Abb. 460 Standardebenen zur transfontanellen Ultraschalluntersuchung des Neugeborenen, 1 = Sagittalebene, 2 = rechte Parasagittalebene, 3 = linke Parasagittalebene, 4 = vordere Koronarebene, 5 = mittlere Koronarebene, 6 = hintere Koronarebene, 7 = Axialebene.

Für den frühzeitigen Verdacht auf eine ZNS-Schädigung im Neugeborenenalter eignen sich folgende Zeichen: periorale Zyanose oder Blässe, stöhnende Atmung, Muskelhypotonie, Trinkschwäche.

Drei wichtige Hinweise für die **Differentialdiagnose** dieses schwerkranken Zustandes im Neugeborenenalter können gegeben werden:
1. Beginn und Verlauf lassen gewisse differentialdiagnostische Rückschlüsse zu:
   z. B. die mechanisch bedingte, geburtstraumatische ZNS-Schädigung beginnt bereits unmittelbar nach der Geburt;
   die nicht geburtstraumatisch, sondern hypoxische ZNS-Schädigung hat meist ihren Manifestationsgipfel erst am 2.–3. Lebenstag.
2. Die (vorsichtige, Druckschwankungen vermeidende, gegebenenfalls am liegenden Kind durchgeführte) Lumbalpunktion gestattet eine differentialdiagnostische Abgrenzung von einer Neugeborenensepsis bzw. bakteriellen Meningitis. Dies ist für die Soforttherapie entscheidend wichtig (Meningitis = Antibiotika!).
3. **Routinemäßig durchgeführte transfontanelle Ultraschalluntersuchungen** (Abb. 460) sowie Computertomographien zeigen, daß etwa 50% aller unreifen Neugeborenen mit einem Geburtsgewicht unter 1500 g mehr oder minder ausgedehnte zerebrale Blutungen aufweisen.
Bei der Ultraschalldiagnostik des Neugeborenengehirns werden vor allem die Ventrikelweite, Ventrikelform, der Plexus chorioideus, das periventrikuläre (subependymale) Hirnparenchym befundet. Bei den intrakraniellen Blutungen werden **vier Schweregrade** unterschieden:
   I: nur subependymale Blutung,
   II: subependymale Blutung + leichte intraventrikuläre Blutung,
   III: schwere intraventrikuläre Blutung (Ventrikeltamponade),
   IV: Ventrikelblutung + parenchymatöse Einblutung.
Während Blutungen der Grade I + II häufig folgenlos ausheilen, ist in den anderen Fällen die Entwicklung eines posthämorrhagischen Hydrozephalus möglich.

Therapie der intrakraniellen Blutung

Es gibt bisher nur (mehr oder weniger wirksame) symptomatische Maßnahmen. Je früher sie (am ehesten auf einer neonatologischen Intensivstation) eingesetzt werden, um so besser sind ihre Erfolgsaussichten.
1. Inkubatorpflege bei allen Problemkindern.
2. O_2-Zufuhr bei allen ateminsuffizienten Kindern.
3. Antikonvulsive Differentialtherapie bei allen krampfenden Neugeborenen:
   Glukose 20%ig langsam i. v. (bis 4 g);
   Calcium gluconicum 10% unter kontinuierlicher Herzauskultation 1(-3) ml/kg Körpergewicht extrem langsam i. v;
   Magnesiumsulfat 40%ig 0,1 ml/kg i. m;
   Pyridoxin (Vitamin B 6) 100 mg i. v. (wenn möglich unter EEG-Kontrolle);
   Antikonvulsiva: Diazepam (1-2 mg/kg), Phenobarbital (10-15 mg/kg).
4. Versuche einer hämostyptischen Behandlung mit PPSB-Fraktion, Fraktion I nach COHN, Vitamin K_1 (1 mg/kg KG i. m.).
5. Heparin i. v. (200-500 IE/kg/die) bei drohender oder nachgewiesener Verbrauchskoagulopathie ist umstritten.
6. Druckentlastende Maßnahmen: Versuch einer Hirnentwässerung (Glukokortikoide mindestens 5 mg·kg/die; 5 ml/kg KG 20% Humanalbumin, 1-2 mg/kg KG Furesemid); Fontanellenpunktion nur bei dringender Indikation (Hirndruckkrise).
7. Phenobarbitalprophylaxe.

Atemnotsyndrom (ANS)

Ein ANS [syn. (idiopathic) Respiratory Distress Syndrome (iRDS), Krankheit der hyalinen Membranen, Membransyndrom] entwickelt sich häufig als eine sog. sekundäre Depression nach intrauteriner (postnataler) Hypoxie. Fast immer handelt es sich um Unreifgeborene oder um Kinder diabetischer Mütter. Gefährdet sind weiterhin Kinder nach Sectio-Entbindung, Placenta praevia und mit Schockzeichen unmittelbar nach der Geburt.

Definition

Ein ANS kann aus klinisch funktioneller, aus morphologischer und aus röntgenologischer Sicht definiert werden. Klinisch sprechen wir von einem ANS, wenn das Neugeborene mindestens zwei der folgenden Atemnotzeichen aufweist:
   Beschleunigung der Atemfrequenz auf über 60/Min.,
   Zyanose bei Atmung gewöhnlicher Luft,
   Nasenflügeln,
   thorakale inspiratorische Einziehungen,
   exspiratorisches Stöhnen („Knorksen").
Morphologisch liegt ein ANS vor, wenn folgende Trias nachzuweisen ist:

Kongestion, d. h. Blutüberfüllung besonders der pulmonalen Kapillaren und Venen, häufig mit interstitiellem Ödem,
Atelektase, d. h. kollabiertes Alveolengewebe bei unterschiedlicher Entfaltung der mittleren und großen Bronchien (= Dystelektase),
⎫ im angloamerikanischen Sprachgebrauch: congestive pulmonary failure ⎬⎭

hyaline Membranen.
Die sog. hyalinen Membranen bestehen aus durchschnittlich 50 μm dicken, eosinophilen-angereicherten Plasmabestandteilen (haben also den Charakter von Pseudomembranen). Chemisch handelt es sich vorwiegend um komplexe Kohlenhydrat- und Eiweißverbindungen, Mukopolysaccharide, Muko- und Glykoproteine sowie Fettsäuren. Da die hyalinen Membranen das morphologische Charakteristikum des ANS darstellen, hat KEUTH 1965 den Namen **Membransyndrom** für diese Krankheit geprägt.

Röntgenologisch lassen sich ebenfalls charakteristische Veränderungen feststellen, die GIEDION in 4 Stadien einteilt:

Stadium I: feingranuläres Lungenmuster
Stadium II: I + über die Herzkontur hinausreichendes Aerobronchogramm
Stadium III: II + unscharfe oder partielle Auflösung der Herz- und Zwerchfellkonturen
Stadium IV: sog. „weiße" Lunge.

Ätiopathogenese des ANS
Ein ursächlicher Faktor ist besonders hervorzuheben, nämlich die Lungenunreife.

> Entscheidend für die Entstehung eines Atemnotsyndroms ist die Unreife des Lungengewebes.

Die Lungenunreife ist mit einem Mangel an oberflächenaktiven Substanzen (Anti-Atelektase-Faktor = surfactant, s. S. 17) verbunden. Damit wird die Entstehung von Atelektasen begünstigt. Natürlich ist auch die morphologische Alveolarepithelreifung eine Voraussetzung für die Lungenfunktion. Als pathogenetisch ebenfalls bedeutsam wird auch die **Konstriktion der Lungengefäße** angesehen, die offensichtlich von der perinatalen Depression bedingt wird und eine **verminderte Lungenperfusion** sowie eine **pulmonale Hypertension mit Rechts-Links-Shunt** zur Folge hat.

In diesem pathogenetischen Zusammenhang müssen wahrscheinlich auch die erhöhte Gefäßpermeabilität und die Entstehung der hyalinen Membranen als **extravasale Schockprodukte** angesehen werden.

Unklarheit besteht zur Zeit noch über die Frage, warum selbst nach ausgeprägter perinataler Depression oder bei sehr unreifen Kindern keineswegs immer ein

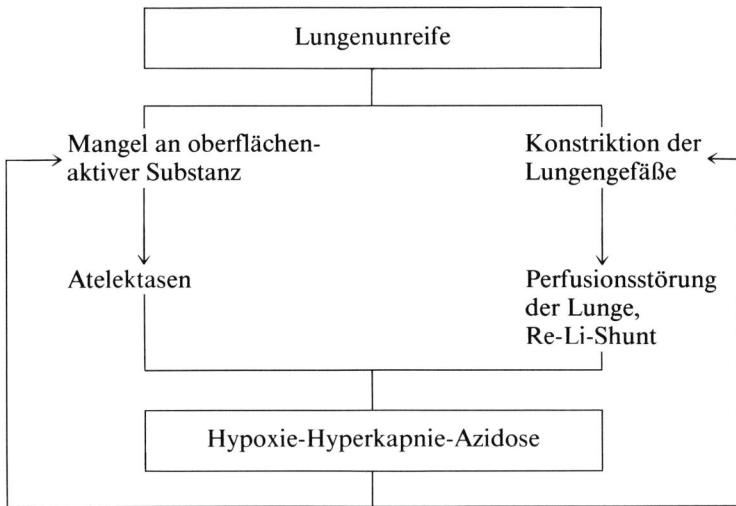

Abb. 461 Schema der Pathogenese des Atemnotsyndroms.

ANS auftritt, oder umgekehrt, warum bei relativ reifen Neugeborenen mit ANS eine vorausgegangene Asphyxie nicht immer erkennbar ist.

Abb. 461 zeigt noch einmal die wichtigsten ätiopathogenetischen Zusammenhänge (circulus vitiosus) eines ANS im vereinfachten Schema.

Das verpflichtet den Geburtshelfer sowohl zur intensiven Geburtsüberwachung mit dem Ziel der Verhütung von O_2-Mangel und Azidose beim Feten als auch in entsprechenden Fällen zur pränatalen Diagnose einer Lungenunreife (s. S. 90) und zu einer medikamentösen Lungenreifeförderung (s. S. 131).

Therapie
Die Behandlung eines ANS läßt sich am besten auf einer neonatologischen Intensivstation durchführen.
Prinzipien:
Sauerstoffzufuhr durch Atemhilfe, Beatmung u. a.; Infusionsbehandlung, Korrektur einer Azidose nur bei dringender Indikation.

Eine optimale O_2-Zufuhr macht eine Puffertherapie in der Regel überflüssig.

Prognose der Sauerstoffmangelzustände von Neugeborenen
Über die Prognose des ANS gibt es erste Literaturberichte, die auch Längsschnittstudien über mehrere Jahre kritisch ausgewertet haben. Sie gestatten eine erste kurze Einschätzung.

Die Prognose in bezug auf Überleben entscheiden vor allem die Unreife des Kindes (und damit der Lunge) sowie die perinatale Hypoxie des Kindes. Hierbei ist es wesentlich, ob bei den atemgestörten Neugeborenen innerhalb einer kurzen Zeit die Spontanatmung in Gang kommt. Nach TIZARD kann man die Prognose der Kinder deutlich trennen, wenn sie bis 15 Min. nach Geburt atmen →5% Todesfälle, nach 15 Min. nach Geburt noch beatmet werden müssen →55% Todesfälle.

Die Prognose in bezug auf Heilung wird ebenfalls wesentlich von dem Schweregrad des ANS im Neugeborenenalter und der Zeitdauer der Beatmungsnotwendigkeit bestimmt.

Als Spätschäden müssen **zerebrale Bewegungsstörungen** (z. B. infantile Zerebralparese), **geistige Entwicklungsstörungen** (Intelligenzminderungen), **Beeinträchtigungen der Sinnesorgane** (Hör- und Sehstörungen) sowie **psychosoziale Verhaltensauffälligkeiten** genannt werden.

Längsschnittuntersuchungen von Kindern mit einem ANS im Neugeborenenalter zeigen, daß die große Mehrheit der Überlebenden **ohne Defekte des ZNS** sind. Die bisher kleinen Untersuchungszahlen sprechen für eine Gesamthäufigkeit der Geschädigten in der Größenordnung zwischen 5 und 10% aller ANS-Neugeborenen. Häufigkeit und Verlauf des ANS sind in den letzten Jahren durch den gezielten Einsatz moderner Geburtsüberwachungs- und Intensivtherapiemethoden günstig beeinflußt worden.

Geburtsverletzungen

Geburtsbedingte Neugeborenenerkrankungen gehören nicht selten zu den vermeidbaren Störungen. Ihr Studium ist deshalb für einen Geburtshelfer wichtig. Sie werden unabhängig von Entbindungsart, Reife und Geburtsgewicht in **1,5-3% aller Entbindungen** beobachtet. Am häufigsten sind sie bei langdauernden komplizierten Geburten anzutreffen. Ätiologisch spielen nicht nur mechanische Faktoren, sondern auch Kreislaufstörungen, O_2-Mangel und Azidose eine bedeutende Rolle.

Nur die (seltenen) Hirnblutungen infolge Tentoriumriß entstehen (geburtstraumatisch) mechanisch, die Pathogenese der übrigen (häufigeren) Hirnblutungen ist multifaktoriell, wobei dem O_2-Mangel eine bedeutende Rolle zukommt (S.691).

Welche sind die **häufigsten Arten der Geburtsschäden?**

Die wichtigsten Geburtstraumen sind Blutungen, Frakturen und Nervenschädigungen. Sie können an verschiedenen Körperteilen beobachtet werden. Am häufigsten und am schwersten treten die Blutungen im Bereich des kindlichen Kopfes auf. Weniger bedrohlich sind die Geburtstraumen im Bereich der Extremitäten oder des Rumpfes.

- **Kephalhämatom** (mindestens 50% aller Geburtstraumen)
Blutungen außerhalb des knöchernen Schädels sind harmlos. Das Hämatom zwischen Periost und Schädelknochen resorbiert sich innerhalb weniger Wochen meist spontan.

Bisweilen verbirgt sich hinter einem Schädelhämatom eine Schädelfraktur. Sie ist im Röntgenbild zu erkennen und verpflichtet nur selten zu einer neurochirurgischen Intervention.

- **Geburtsschäden des Nervus facialis**
Die Unterscheidung in **zentrale** und **periphere** Lähmung ist wichtig, weil sie auf die Ursache schließen läßt.

zentrale Parese	periphere Parese
Lähmung der beiden unteren Äste, der obere Ast wird vom kontralateralen Nervenkern mit versorgt	Lähmung aller drei Äste

Eine Faszialisparese fällt besonders **beim schreienden Kind** auf, bei einem nicht schreienden Kind kann sie übersehen werden. Der Mundwinkel der gesunden Seite wird beim Schreien (nach unten) verzogen (Abb. 462).

Ursachen

zentrale Parese	periphere Parese
intrakranielle Blutung Meningo-Enzephalitis Kernaplasie MÖBIUS (hereditär mit Ptosis und Lähmung der gleichseitigen unteren Gesichtshälfte; häufig gleichzeitig Paresen anderer Hirnnerven; Schluckstörungen mit Aspirationsgefahr)	Kompression (meist gute Rückbildungstendenz)

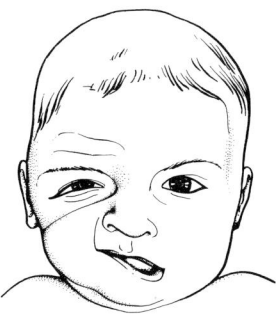

Abb. 462   Fazialislähmung links.

704   13 Das Kind nach der Geburt

● **Geburtsschäden im Bereich der Extremitäten**

Blutungen im Bereich der Extremitäten sind meist harmlos und beschränken sich auf Hämatome, Suggillationen, Suffusionen. Sie sind in der Regel mechanisch bedingt. Bei größerer Ausdehnung verstärkt sich unter Umständen der Neugeborenenikterus.

● **Frakturen**

Die wichtigsten Frakturen sind nach ihrer Häufigkeit
Klavikula-,
Humerus-,
Femur-Fraktur.
Bei gewissenhafter klinischer Untersuchung des Neugeborenen werden sie nicht übersehen. Während die Extremitätenfrakturen behandlungsbedürftig sind, trifft dies für den Schlüsselbeinbruch nicht zu. Geburtstraumatische Knochenbrüche, besonders des Schlüsselbeins, werden bisweilen übersehen bzw. erst nachträglich an der Kallusbildung erkannt. Sie haben eine gute Prognose.

● **Nervenschädigungen**

Als Nervenschädigungen im Bereich der Extremitäten sind die **Armplexuslähmungen** (Plexus brachialis) zu nennen. Sie treten am häufigsten nach vaginalen Operationen bei Beckenendlagen auf.

Häufiger tritt die **obere Plexuslähmung (ERB)** auf. Zervikalwurzel V und VI sind geschädigt. Schulter- und Unterarmbeugemuskeln sind gelähmt. Der befallene Arm hängt adduziert und innenrotiert herab, die Hand kann zum Greifreflex geschlossen werden (Abb. 463).

Seltener und prognostisch ungünstiger ist die **untere Plexuslähmung (KLUMPKE)**. Zervikalwurzeln VII und VIII sowie Thorakalwurzel I sind geschädigt. Außer

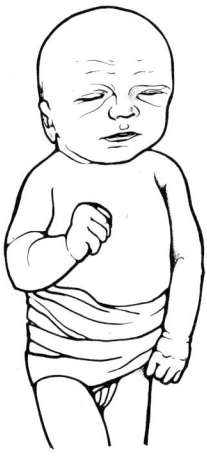

Abb. 463   Obere Armplexuslähmung (Typ ERB-DUCHENNE)

der Unterarmlähmung ist die Handmuskulatur beteiligt, so daß der Greifreflex nicht ausgelöst werden kann. Bei gleichzeitiger Schädigung des Ramus communicans sympathici entsteht der **HORNER-Symtomenkomplex** mit Enophthalmus, Miosis und Ptosis.

Die Aussicht auf eine erfolgreiche Therapie hängt von der Art der Nervenschädigung ab. Nervenzerreißungen sind meist nicht zu reparieren, eine Druckschädigung der Nerven führt in der Regel – allerdings oft erst nach Monaten – unter vorschriftsmäßiger Lagerung (Abduktion und Außenrotation des Oberarms bei rechtwinklig gebeugtem Unterarm, bei unterer Plexuslähmung zusätzlich noch Schienenfixation der Finger) und späterem Faradisieren zur vollständigen Wiederherstellung.

Perinatale bakterielle Infektionen

Von 1000 Lebendgeborenen werden durchschnittlich 2 von schweren bakteriellen Infektionen befallen. Besonders sind untergewichtige Neugeborene davon betroffen. Neugeboreneninfektionen sind in etwa 20% die Ursache der neonatalen Sterblichkeit.

Risikogruppen

Alle Neugeborenen haben eine mangelhaft ausgereifte Infektionsabwehr. **Untergewichtige und vorgeschädigte Neugeborene sind gegenüber bakteriellen Infektionen überaus anfällig.** Auch Kinder, die nach vorzeitigem Blasensprung oder bei fieberhafter Erkrankung der Mutter geboren werden, sind infektionsgefährdet. Besonders sorgfältig müssen Neugeborene beobachtet werden, deren **Geburtsanamnese** wie folgt belastet war:
- Fetale Tachykardie,
- Fieber der Mutter,
- vorzeitiger Blasensprung über 24 Std.,
- Geburtsdauer über 24 Std.,
- mekoniumhaltiges oder putrides Fruchtwasser.

Besonders gefährdet sind jedoch die Kinder auf modernen Intensivtherapie-Abteilungen, wo ein gefährliches Keimmilieu am Ort und in verschiedenen Instrumenten und Gerätschaften (Trachealtuben, Beatmungsgeräten, Kathetern u.a.) anzutreffen ist.

Die wichtigsten Erreger

Neugeborene in den ersten zwei Lebenstagen werden hauptsächlich durch gramnegative Bakterien (E. coli, Klebsiellen, Pseudomonas, neuerdings auch durch die fakultativ pathogenen Bakterien Serratia, Citrobacter, Erwinia, Herellia, Hafnia), vor allem auch durch grampositive B-Streptokokken gefährdet. Kinder gegen Ende der Neugeborenenperiode werden außer durch gramnegative auch durch grampositive Bakterien (Staphylokokken, Streptokokken, Pneumokokken) bedroht. Die Bedeutung der Anaerobier für Infektionen im Neugeborenenalter läßt sich bis heute noch nicht endgültig einschätzen.

Infektionsprophylaxe
Hier sind vor allem 4 Grundforderungen zu erheben:
1. Exakte Durchführung aller hygienischen Maßnahmen wie Händedesinfektion, Kittelwechsel, Wäsche- und Raumdesinfektion usw.,
2. Regelmäßige und gewissenhafte Sterilisation aller Gerätschaften, die bei einer Intensivtherapie nötig sind.

Jede Neugeborenenabteilung sollte eine gut durchdachte Hygieneordnung besitzen. Sie hat für eine Intensivstation eine ganz besondere Bedeutung. Geburtshelfer und Neonatologen sind gut beraten, wenn sie solche Hygieneordnung mit erfahrenen klinischen Mikrobiologen und Hygienikern zusammen erarbeiten.
3. Vermeidung unnötiger Antibiotikagaben, die einer Resistenzentwicklung, evtl. sogar einer R-Plasmidentwicklung Vorschub leisten.
4. Gründliche und regelmäßige Überwachung der Kinder auf erste Anzeichen einer Infektion.

Es besteht nämlich bei allen Neugeborenen infolge der Abwehrschwäche eine ausgesprochene Neigung zur Infektionsausbreitung, und das heißt bei bakteriellen Infektionen: Bakteriämie → Sepsis.

Verlaufsformen
Auch bei den perinatalen bakteriellen Infektionen lassen sich – wie bei allen neonatalen Infektion – zwei typische Verlaufsformen unterscheiden. Die eine beginnt bereits in den ersten (3) Lebenstagen **(early onset)**. Ihre Erreger stammen **vermutlich aus den Geburtswegen**. Die Letalität ist hoch und schwankt zwischen 20 und 50%. Dagegen beginnt die andere Form erst jenseits des 3. Lebenstages **(late onset)** oder wird sogar erst in der zweiten Lebenswoche manifest. Ursache dieses Verlaufes sind hauptsächlich **Kontaktinfektionen nach der Geburt** (Personen, Gegenstände). Ihre Letalität liegt niedriger und schwankt zwischen 10 und 20%. Die häufigsten pathogenen Bakterien der Neugeborenenperiode, E. coli und Streptokokken der Gruppe B, können beide Verlaufsformen verursachen. Man vermutet allerdings, daß sie häufiger early onset-Infektionen hervorrufen. Typische Vertreter von Erregern der late onset-Form sind Staphylococcus aureus und Pseudomonas aeruginosa (Hospitalkeime).

Neugeborenensepsis
Die Hinweise auf das Vorliegen einer Sepsis im Neugeborenenalter sind oft so diskret, daß sie leicht übersehen werden können, zumal die klassischen Zeichen einer bakteriellen Infektion meist völlig fehlen. **Trinkschwäche, Thermolabilität** und **allgemeine Muskelhypotonie** werden nicht selten als Unreife, weitere Symptome wie

13.2 Das gefährdete und kranke Kind nach der Geburt

Thrombozytopenie, Anämie, Leukozytopenie oder **Leukozytose, Ikterus** als Adaptationsstörung fehlgedeutet.

Folgende Befunde verdienen als Hinweiszeichen auf eine Neugeborenensepsis besondere Aufmerksamkeit:

- **klinische Zeichen**
- **paraklinische Befunde**

klinische Zeichen	paraklinische Befunde
Anämie	Leukozyten
Ikterus	Temperatur
Hepatosplenomegalie	Bilirubin, dir.
Abdomen gespannt	Gerinnungsstörungen
Oligurie	Thrombozyten
Hautblutungen	
Schockzeichen	
Trinkschwäche	
allg. Muskelhypotonie	
Krampfanfälle	
Berührungsempfindlichkeit	

Die Synopse verschiedener Zeichen lenkt auf den Verdacht einer Neugeborenensepsis

Beachte: In etwa 50% aller Neugeborenen mit Sepsis liegt gleichzeitig eine Organmanifestation (Meningitis, Pneumonie, Peritonitis) vor.

Laboruntersuchungen

Bei dem geringsten Verdacht auf Sepsis muß der Pädiater konsultiert und müssen beim Neugeborenen sofort bakteriologische und weitere Laboruntersuchungen eingeleitet werden:

1. **bakteriologisch**
   einmalig: Abstriche von Ohr (äußere Gehörgänge bds.)
   Leiste
   Nabel
   Magensaft
   Mekonium
   mehrfach: Blutkulturen
   Liquorkulturen
   Urinkulturen

2. **labordiagnostisch**
   einmalig: Immunglobuline im Serum
   mehrfach: Leukozyten
   Differentialblutbild
   Thrombozyten
   dir. Bilirubin im Serum
   C-reaktives Protein

13 Das Kind nach der Geburt

Therapie
Die **unverzügliche und gezielte Antibiotikatherapie** ist die Basis einer Sepsisbehandlung. Trotzdem ist die Prognose einer Sepsis im Neugeborenenalter auch heute noch unsicher einzuschätzen. Ganz wesentlich spielt der Allgemeinzustand (Unreife, Vorschädigung?) und der möglichst frühzeitige Beginn der Behandlung eine Rolle.

Im allgemeinen, auch auf Intensivpflegestationen, kommt man mit relativ wenigen Antibiotika aus. Der Behandlung mit einem oder höchstens zwei Antibiotika ist gegenüber einer großzügigen Kombination der Vorzug zu geben. Damit hält man sich weitere Medikamente in Reserve. Jede Antibiotikatherapie setzt ferner Kenntisse über die Besonderheiten der alterstypischen Pharmakodynamik, Nebenwirkungen, Kreuzresistenzen u. ä. Fragen voraus. Jede Antibiotikatherapie, besonders die im Neugeborenenalter, sollte sehr sorgfältig indiziert sein und wissenschaftlich fundiert durchgeführt werden.

Da meist ein blinder Therapiebeginn notwendig ist, sollte man auf Keim- und Antibiotika-Kataster dringen. Neuerdings versucht man, durch Endotoxinnachweis im Liquor (Limulustest) bzw. durch Nachweis bakterieller Antigene (ELISA) einen frühzeitigen Hinweis auf eine Bakteriämie (Sepsis) zu erhalten.

In der Regel kommen bei der Neugeborenensepsis folgende Chemotherapeutika zur Anwendung:

Mittel	mittl. Dosis
Penicilline	
Penicillin G	500 000 E/kg/die in 2–4 Dosen
Flucloxacillin	100 mg/kg/die in 2–4 Dosen
Ampicillin	200–300 mg/kg/die in 2–4 Dosen
Carbenicillin	400–800 mg/kg/die in 3–6 Dosen
Mezlocillin	200–300 mg/kg/die in 2–4 Dosen
Azlocillin	200–300 mg/kg/die in 2–4 Dosen
Aminoglykoside	
Gentamycin	5(–10) mg/kg/die in 2–4 Dosen
Sisomicin	5 mg/kg/die in 2–4 Dosen
Tombramycin	2(–5) mg/kg/die in 2–4 Dosen
Amikacin	5(–10) mg/kg/die in 2–4 Dosen
Colistin	100 000 E/kg/die in 2–4 Dosen = 3 mg/kg/die in 2–4 Dosen
Cephalosporine	50–150 mg/kg/die in 2–4 Dosen
Cefamandol,	
Cefuroxim	
Cefotaxim u.a.	
Co-Trimaxazol*	6 mg Trimethoprim/kg/die in 2–4 Dosen 30 mg Sulfonamid/kg/die in 2–4 Dosen

* nicht bei Neugeborenenikterus

Transport von Neugeborenen

Grundsätzlich muß betont werden, daß kranke oder gefährdete Neugeborene so wenig wie möglich transportiert werden dürfen. Jeder Transport birgt Gefahren wie Unterkühlung und Infektion in sich.

Trotzdem sind Transporte von Neugeborenen nötig, beispielsweise von kleinen Einrichtungen in Zentren mit personell und apparativ leistungsfähigen neonatologischen Intensivstationen.

Damit ein solcher Transport für das Neugeborene nicht zusätzliche Gefahren bringt, hat der verantwortungsvolle Geburtshelfer zwei Grundforderungen zu erfüllen:
1. Bei jeder Geburt muß ein in der primären Reanimation geübter Arzt anwesend sein, damit auch die überraschend auftretende Notsituation beherrscht werden kann. Das bedeutet für den Geburtshelfer, der allein für eine Gebärende verantwortlich ist:

> **Wer Geburtshilfe betreibt, muß das Neugeborene primär reanimieren können.**

2. Die **Transportbedingungen** für das Neugeborene müssen optimal gestaltet werden. Hierzu gehören:
   - Die unmittelbaren Folgen des Geburtsvorganges sollten überstanden sein (frühestens zwei gut überwachte Stunden nach Geburt);
   - der klinische Zustand sollte zufriedenstellend sein (Apgar-Index mindestens 7);
   - ausnahmsweise (in verzweifelten Situationen) darf ein Neugeborenes in bedrohlichem, nicht beherrschtem Zustand mit einem Apgar-Index unter 7 transportiert werden;
   - für den Transport muß eine geeignete Transporteinrichtung (Inkubator) zur Verfügung stehen (36 °C, O_2-Zufuhr);
   - der Transportweg darf nicht zu lang sein (höchstens 30 Min);
   - die Begleitperson (Arzt oder Schwester) muß in der Reanimation geübt sein.

Diese Voraussetzungen garantiert am besten ein gut organisierter Neugeborenen-Transportdienst.

Bei alledem gilt der Leitsatz:

> Die Chancen für ein gefährdetes oder krankes Neugeborenes vermindern sich durch jeden Transport.

Deshalb darf behauptet werden:

> Die Schwangere ist das „beste Transportmittel" des (intrauterinen) Kindes,

und deshalb muß gefordert werden:

Jede (Risiko)-Schwangere gehört in eine Klinik, in der optimale personelle und apparative Geburtsüberwachung möglich und eine optimale Betreuung des Neugeborenen gewährleistet sind.

Anhang

**Richtlinien des Bundesausschusses der Ärzte und Krankenkassen
über die ärztliche Betreuung während der Schwangerschaft
und nach der Entbindung (Mutterschafts-Richtlinien)
in der Neufassung vom 31. Oktober 1979
mit Änderungen vom 12. Dezember 1980
und vom 26. Februar 1982**

Die vom Bundesausschuß der Ärzte und Krankenkassen gemäß § 368 p Abs. 1 in Verbindung mit § 196 der Reichsversicherungsordnung (RVO) bzw. § 23 des Gesetzes über die Krankenversicherung der Landwirte (KVLG) beschlossenen Richtlinien dienen der Sicherung einer nach den Regeln der ärztlichen Kunst zweckmäßigen, ausreichenden und wirtschaftlichen ärztlichen Betreuung (§ 182 Abs. 2 RVO bzw. § 13 Abs. 2 KVLG und § 368 e RVO) der Versicherten und ihrer Angehörigen während der Schwangerschaft und nach der Entbindung. Die Kosten trägt die Versichertengemeinschaft. Zum Zwecke der sinnvollen Verwendung der Gemeinschaftsmittel sollen die folgenden Richtlinien beachtet werden.

Allgemeines
1. Durch die ärztliche Betreuung während der Schwangerschaft und nach der Entbindung sollen mögliche Gefahren für Leben und Gesundheit von Mutter und Kind abgewendet sowie Gesundheitsstörungen rechtzeitig erkannt und der Behandlung zugeführt werden. Vorrangiges Ziel der ärztlichen Schwangerenvorsorge ist die frühzeitige Erkennung von Risikoschwangerschaften und Risikogeburten.
2. Zur notwendigen Aufklärung über den Wert dieser den Erkenntnissen der medizinischen Wissenschaft entsprechenden ärztlichen Betreuung während der Schwangerschaft und nach der Entbindung sollen Ärzte, Krankenkassen und Hebammen zusammenwirken.
3. Die an der kassenärztlichen Versorgung teilnehmenden Ärzte treffen ihre Maßnahmen der ärztlichen Betreuung während der Schwangerschaft und nach der Entbindung nach pflichtgemäßem Ermessen innerhalb des durch Gesetz bestimmten Rahmens. Die Ärzte sollten diese Richtlinien beachten, um den Versicherten und ihren Angehörigen eine nach den Regeln der ärztlichen Kunst zweckmäßige und ausreichende ärztliche Betreuung während der Schwangerschaft und nach der Entbindung unter Vermeidung entbehrlicher Kosten zukommen zu lassen.
4. Die Maßnahmen nach diesen Richtlinien dürfen nur diejenigen Ärzte ausführen, welche die vorgesehenen Leistungen aufgrund ihrer Kenntnisse und Erfahrungen erbringen können, nach der ärztlichen Berufsordnung dazu berechtigt sind und über die erforderlichen Einrichtungen verfügen. Sofern ein Arzt Maßnahmen nach Abschnitt A 5 sowie Einzelmaßnahmen nach Abschnitt B, C und D nicht selbst ausführen kann, sollen diese von solchen Ärzten ausgeführt werden, die über die entsprechenden Kenntnisse und Einrichtungen verfügen.
5. Die an der kassenärztlichen Versorgung teilnehmenden Ärzte haben darauf hinzuwirken, daß für sie tätig werdende Vertreter diese Richtlinien kennen und beachten.
6. Es sollen nur Maßnahmen angewendet werden, deren diagnostischer und vorbeugender Wert ausreichend gesichert ist; eine Erprobung auf Kosten der Versichertengemeinschaft ist unzulässig.

7. Ärztliche Betreuung im Sinne der §§ 196 RVO und 23 KVLG sind solche Maßnahmen, welche der Überwachung des Gesundheitszustandes der Schwangeren bzw. Wöchnerinnen dienen, soweit sie nicht ärztliche Behandlung im Sinne der §§ 182 RVO und 13 KVLG darstellen. Im einzelnen gehören zu der Betreuung:
   a) Untersuchungen zum Zwecke der Feststellung der Schwangerschaft sowie Untersuchungen und Beratungen während der Schwangerschaft (s. Abschnitt A)
   b) Frühzeitige Erkennung und besondere Überwachung von Risikoschwangerschaften – amnioskopische und kardiotokographische Untersuchungen, Ultraschalldiagnostik, Fruchtwasseruntersuchungen usw. – (s. Abschnitt B)
   c) Serologische Untersuchungen auf Infektionen wie Lues, Röteln sowie bei begründetem Verdacht auf Toxoplasmose oder andere latente Infektionen und blutgruppenserologische Untersuchungen während der Schwangerschaft (s. Abschnitt C).
   d) Blutgruppenserologische Untersuchungen nach Geburt oder Fehlgeburt und Anti-D-Immunglobulin-Prophylaxe (s. Abschnitt D)
   e) Untersuchungen und Beratungen der Wöchnerin (s. Abschnitt F)
   f) Medikamentöse Maßnahmen und Verordnungen von Verband- und Heilmitteln (s. Abschnitt G)
   g) Aufzeichnungen und Bescheinigungen (s. Abschnitt H).

A.
Feststellung der Schwangerschaft, Untersuchungen und Beratungen sowie sonstige Maßnahmen während der Schwangerschaft

1. Die Feststellung der Schwangerschaft soll in der Regel durch die bimanuelle Untersuchung erfolgen. Ein immunochemischer Schwangerschaftsnachweis soll nur bei medizinischer Indikation durchgeführt werden.
   Nach Feststellung der Schwangerschaft soll die Schwangere in ausreichendem Maße ärztlich untersucht und beraten werden.
2. Die erste Untersuchung nach Feststellung der Schwangerschaft sollte möglichst frühzeitig erfolgen. Sie umfaßt:
   a) Die Familienanamnese,
      die Eigenanamnese,
      die Schwangerschaftsanamnese,
      die Arbeits- und Sozialanamnese;
   b) Die Allgemeinuntersuchung,
      die gynäkologische Untersuchung
      und weitere diagnostische Maßnahmen:
      Blutdruckmessung,
      Feststellung des Körpergewichts,
      Untersuchung des Mittelstrahlurins auf Eiweiß, Zucker und Sediment, ggf. bakteriologische Untersuchungen (z.B. bei auffälliger Anamnese, Blutdruckerhöhung, Sedimentbefund),
      Hämoglobinbestimmung und – je nach dem Ergebnis dieser Bestimmung (bei weniger als 11,2 g pro 100 ml = 70% Hb) – Zählung der Erythrozyten.
3. Ergeben sich im Rahmen der Mutterschaftsvorsorge Anhaltspunkte für ein genetisch bedingtes Risiko, so ist der Arzt gehalten, die Schwangere über die Möglichkeiten einer humangenetischen Beratung und/oder humangenetischen Untersuchung aufzuklären.
4. Die nachfolgenden Untersuchungen sollen – unabhängig von der Behandlung von Beschwerden und Krankheitserscheinungen – im allgemeinen im Abstand von 4 Wochen stattfinden und umfassen:

Gewichtskontrolle,
Blutdruckmessung,
Untersuchung des Mittelstrahlurins auf Eiweiß, Zucker und Sediment, ggf. bakteriologische Untersuchungen (z. B. bei auffälliger Anamnese, Blutdruckerhöhung, Sedimentbefund),
Hämoglobinbestimmung – im Regelfall ab 6. Monat, falls bei Erstuntersuchung normal –; je nach dem Ergebnis dieser Bestimmung (bei weniger als 11,2 g je 100 ml = 70% Hb) Zählung der Erythrozyten,
Kontrolle des Standes der Gebärmutter,
Kontrolle der kindlichen Herzaktionen,
Feststellung der Lage des Kindes.
In den letzten zwei Schwangerschaftsmonaten sind im allgemeinen je zwei Untersuchungen angezeigt.

5. Es sollen zwei Ultraschalluntersuchungen (Sonographie) zur Beurteilung der Schwangerschaft (Entwicklung der Schwangerschaft, intrauteriner Sitz der Schwangerschaft, Abortivei, Kindslage, Mehrlinge, Placentasitz usw.) durchgeführt werden; diese Untersuchungen sollen möglichst in der 16. bis 20. Schwangerschaftswoche und in der 32. bis 36. Schwangerschaftswoche erfolgen. Über diesen Rahmen hinaus sind weitere Ultraschalluntersuchungen nur nach Abschnitt B 4 berechtigt.

6. Untersuchungen nach Nr. 4 können aufgrund einer ärztlichen Anordnung im Einzelfall auch von einer Hebamme im Umfang ihrer beruflichen Befugnisse (Gewichtskontrolle, Blutdruckmessung, Urinuntersuchung auf Eiweiß und Zucker, Kontrolle des Standes der Gebärmutter, Feststellung der Lage, Stellung und Haltung des Kindes, Kontrolle der kindlichen Herztöne sowie allgemeine Beratung der Schwangeren) durchgeführt und im Mutterpaß dokumentiert werden. Eine derartige Anordnung sollte der Arzt nur treffen, sofern für diese Aufgabe eine Hebamme zur Verfügung steht und aus medizinischer Sicht keine Bedenken gegen eine solche Beauftragung der Hebamme bestehen. Die Delegierung der Untersuchung an die Hebamme entbindet den Arzt nicht von der Verpflichtung zur Untersuchung des Urinsediments.

B.
Erkennung und besondere Überwachung der Risikoschwangerschaften und Risikogeburten

1. Risikoschwangerschaften sind Schwangerschaften, bei denen aufgrund der Vorgeschichte oder erhobener Befunde mit einem erhöhten Risiko für Leben und Gesundheit von Mutter oder Kind zu rechnen ist. Dazu zählen insbesondere:
   I. Nach Anamnese
   a) Schwere Allgemeinerkrankungen der Mutter (Niere, Leber, erhebliche Adipositas usw.)
   b) Zustand nach Sterilitätsbehandlung, wiederholten Aborten oder Frühgeburten
   c) Totgeborenes oder geschädigtes Kind
   d) Vorausgegangene Entbindungen von Kindern über 4000 g Gewicht, hypotrophen Kindern (small for date babies), Mehrlingen
   e) Zustand nach Uterusoperationen (z. B. Sectio, Myom, Fehlbildung)
   f) Komplikationen bei vorangegangenen Entbindungen (z. B. Placenta praevia, vorzeitige Lösung der Placenta, Rißverletzungen, Atonie oder sonstige Nachgeburtsblutungen, Gerinnungsstörungen, Krämpfe, Thromboembolie)
   g) Erstgebärende unter 16 oder über 34 Jahre
   h) Mehrgebärende über 40 Jahre, Vielgebärende mit mehr als 4 Kindern (Gefahren: Genetische Defekte, sog. Placentainsuffizienz, geburtsmechanische Komplikationen).

II. Nach Befund (jetzige Schwangerschaft)
  a) EPH-Gestose (d. h. Blutdruck 140/90 oder mehr, Eiweißausscheidung 1‰ bzw. 1 g/24 Std. oder mehr, Oedeme oder Gewichtszunahme von mehr als 500 g je Woche im letzten Trimenon); Pyelonephritis (Keimzahlen über 100 000 im Mittelstrahlurin)
  b) Anämie unter 10 g/100 ml (g%)
  c) Diabetes mellitus
  d) Uterine Blutung
  e) Blutgruppen-Inkompatibilität (Früherkennung und Prophylaxe des Morbus haemolyticus fetalis bzw. neonatorum)
  f) Diskrepanz zwischen Uterus- bzw. Kindsgröße und Schwangerschaftsdauer (z. B. fraglicher Geburtstermin, retardiertes Wachstum, Riesenkind, Gemini, Molenbildung, Hydramnion, Myom)
  g) Drohende Frühgeburt (vorzeitige Wehen, Zervixinsuffizienz)
  h) Mehrlinge; pathologische Kindslagen
  i) Überschreitung des Geburtstermins bzw. Unklarheit über den Termin.

2. Risikoschwangerschaften werden zu Risikogeburten. Weiter ist bei folgenden Befunden mit einem erhöhten Risiko unter der Geburt zu rechnen:
  a) Frühgeburt
  b) Placenta praevia, vorzeitige Placentalösung
  c) Jede Art von Mißverhältnis Kind/Geburtswege.

3. Bei Risikoschwangerschaften können häufigere als vierwöchentliche Untersuchungen (bis zur 32. Woche) bzw. häufigere als zweiwöchentliche Untersuchungen (in den letzten 8 Schwangerschaftswochen) angezeigt sein.

4. Bei Risikoschwangerschaften können neben den üblichen Untersuchungen noch folgende in Frage kommen:
  a) Ultraschalluntersuchungen (Sonographie)
     (Über Abschnitt A 5 hinausgehende Ultraschalluntersuchungen sind nur nach Maßgabe des Indikationskataloges nach Anlage 1 der Richtlinien angezeigt)
  b) Kardiotokographische Untersuchungen (CTG)
     (Kardiotokographische Untersuchungen können in der Schwangerenvorsorge nicht routinemäßig durchgeführt werden. Sie sind nur nach Maßgabe des Indikationskataloges nach Anlage 2 der Richtlinien angezeigt)
  c) Amnioskopien
  d) Fruchtwasseruntersuchungen nach Gewinnung des Fruchtwassers durch Amniozentese
  e) Hormonanalysen bei Verdacht auf Placenta-Insuffizienz (z. B. Oestrogenbestimmungen im Urin oder Plasma)

5. Von der Erkennung eines Risikomerkmals ab soll ein Arzt die Betreuung einer Schwangeren nur dann weiterführen, wenn er die Untersuchungen nach Nr. 4 a) bis d) erbringen oder veranlassen und die sich daraus ergebenden Maßnahmen durchführen kann. Anderenfalls soll er die Schwangere einem Arzt überweisen, der über solche Möglichkeiten verfügt.

6. Der betreuende Arzt soll die Schwangere bei der Wahl der Entbindungsklinik unter dem Gesichtspunkt beraten, daß die Klinik über die nötigen personellen und apparativen Möglichkeiten zur Betreuung von Risikogeburten und/oder Risikokindern verfügt. Er soll die Risikoschwangere rechzeitig, spätestens vier Wochen vor der zu erwartenden Geburt, in der Entbindungsklinik vorstellen, damit diese die erhobenen Befunde so früh wie möglich vorliegen hat.

C.
Serologische Untersuchungen und Maßnahmen während der Schwangerschaft

1. Bei jeder Schwangeren sollte in einem möglichst frühen Zeitpunkt aus einer Blutprobe
   a) Der TPHA (Treponema-pallida-Hämagglutinationstest) als Lues-Suchreaktion (LSR),
   b) der Röteln-Hämagglutinationshemmungstest (Röteln-HAH),
   c) die Bestimmung der Blutgruppe und des Rh-Faktors D (Bl-Rh),
   d) ein Antikörper-Suchtest (AK),
   durchgeführt werden.

Zu a):
Ist die Lues Suchreaktion positiv, so sollen aus derselben Blutprobe die üblichen serologischen Untersuchungen auf Lues durchgeführt werden.

Zu b):
Der Röteln-HAH soll bei jeder Schwangeren durchgeführt werden, sofern ein Befund, der auf Immunität schließen läßt, nicht vorgelegt werden kann. Wird der Nachweis einer Röteln-Schutzimpfung vorgelegt, so soll ein Röteln-HAH nur bei Verdacht auf Röteln-Kontakt oder eine frische Röteln-Infektion durchgeführt werden.

Immunität und damit Schutz gegen Röteln-Embryopathie ist anzunehmen, wenn spezifische Antikörper nachgewiesen werden. Dieser Nachweis gilt ohne zusätzliche Untersuchungen als erbracht, wenn der HAH-Titer mindestens 1:32 beträgt. Bei niedrigeren HAH-Titern ist die Spezifität des Antikörpernachweises durch eine andere geeignete und staatlich zugelassene* Methode (z. B. HIG = Haemolysis-in-Gel-Test) zu sichern. Bestätigt diese Untersuchung die Spezifität des Ergebnisses der Erstuntersuchung, so kann auch dann Immunität angenommen werden.
Wenn ein Hinweis für einen Röteln-Kontakt oder für eine frische Röteln-Infektion gegeben ist, sind weitere Untersuchungen erforderlich (Kontrolle des Titerverlaufs und/oder Nachweis röteln-spezifischer IgM-Antikörper). Solche Untersuchungen sind nicht notwendig, wenn innerhalb von 11 Tagen nach erwiesenem oder vermutetem Röteln-Kontakt spezifische Antikörper nachgewiesen wurden.
Wird bei einer Schwangeren ohne Immunschutz oder mit ungeklärtem Immunstatus-Röteln-Kontakt nachgewiesen oder vermutet, so sollte zur Vermeidung einer Röteln-Embryopathie der Schwangeren unverzüglich Röteln-Immunglobulin injiziert werden. Die Behandlung mit Röteln-Immunglobulin ist aber nur sinnvoll bis zu 7 Tagen nach der Exposition.
Eine aktive Schutzimpfung gegen Röteln ist während der Schwangerschaft kontraindiziert.

Zu c):
Ergibt sich die Blutgruppe 0, so soll bei der im Rahmen der AB0-Bestimmung notwendigen Kontrolle der Serum-Eigenschaften auf Hämolysine geachtet werden. Der einsendende Arzt soll auf einen positiven Hämolysinbefund schriftlich aufmerksam gemacht werden. Weitere Untersuchungen zur Erkennung der AB0-Unverträglichkeit sind nicht indiziert – ausgenommen bei Verdacht auf bereits abgelaufene AB0-Unverträglichkeit (Anamnese, frühere AK-Befunde).
Ist bei Rh-(D-)negativen Blutproben das Merkmal C und/oder E vorhanden (positive Reaktion mit dem als zweiten Anti-D-Serum mitzuführenden Testserum Anti-CDE), so muß auf D^u untersucht werden.

---
* Zulassung durch das Bundesamt für Sera und Impfstoffe (Paul-Ehrlich-Institut), Frankfurt.

Wird D^u nachgewiesen, so ist dieser Befund durch Feststellung des gesamten Rh-Untergruppen-Bildes zu sichern.

Die Bestimmung der Blutgruppe und des Rh-Faktors entfällt, wenn entsprechende Untersuchungsergebnisse bereits vorliegen und von einem Arzt bescheinigt wurden.

Zu d):

Der Antikörpersuchtest wird mittels des indirekten Antiglobulintestes gegen zwei Test-Blutmuster mit den Antigenen D, C, c, E, e, Kell, Fy und S durchgeführt. Bei Nachweis von Antikörpern sollen möglichst aus derselben Blutprobe deren Spezifität und Titerhöhe bestimmt werden.

Gegebenenfalls muß in solchen Fällen auch das Blut des Kindesvaters und die Bestimmung weiterer Blutgruppen-Antigene der Mutter in die Untersuchung einbezogen werden. Eine schriftliche Erläuterung der Befunde an den überweisenden Arzt kann sich dabei als notwendig erweisen.

2. Ein weiterer Antikörper-Suchtest soll im 7. bis 8. Schwangerschaftsmonat (25.-32. Schwangerschaftswoche) erfolgen. Bei positivem Antikörpersuchtest ist wie zu 1. d) zu verfahren.

D.
Blutgruppenserologische Untersuchungen nach Geburt oder Fehlgeburt und Anti-D-Immunglobulin-Prophylaxe

1. Bei jedem Kind einer Rh-negativen Mutter ist unmittelbar nach der Geburt der Rh-Faktor D unter Beachtung der Ergebnisse des direkten Coombstestes zu bestimmen. Ist dieser Rh-Faktor positiv, so ist aus derselben Blutprobe auch die Blutgruppe des Kindes zu bestimmen. Ist das Neugeborene Rh-positiv und sind bei der Rh-negativen Mutter keine oder erst am Tage der Geburt schwache Antikörper gefunden worden, so soll der Wöchnerin innerhalb von 72 Stunden post partum Anti-D-Immunglobulin injiziert werden, um einen schnellen Abbau der insbesondere während der Geburt in den mütterlichen Kreislauf übergetretenen fetalen Rh-positiven Erythrozyten zu bewirken und die Bildung von Antikörpern zu verhindern.

2. Rh-negativen Frauen mit Fehlgeburt bzw. Schwangerschaftsabbruch sollte so bald wie möglich, jedoch innerhalb 72 Stunden post partum Anti-D-Immunglobulin injiziert werden. Entsprechende blutgruppenserologische Untersuchungen sind erforderlichenfalls durchzuführen.

E.
Voraussetzungen für die Durchführung serologischer Untersuchungen

Die serologischen Untersuchungen nach den Abschnitten C und D sollen nur von solchen Ärzten durchgeführt werden, die über die entsprechenden Kenntnisse und Einrichtungen verfügen. Dieselben Voraussetzungen gelten für Untersuchungen in Instituten.

F.
Untersuchungen und Beratungen der Wöchnerin

1. Eine Untersuchung soll innerhalb der ersten Woche nach der Entbindung vorgenommen werden. Dabei soll das Hämoglobin bestimmt werden.
2. Eine weitere Untersuchung soll etwa 6 Wochen, spätestens jedoch 8 Wochen nach der Entbindung durchgeführt werden. Die Untersuchung umfaßt:
   Allgemeinuntersuchung
      (falls erforderlich einschließlich Hb-Bestimmung),
   Feststellung des gynäkologischen Befundes,
   Blutdruckmessung,
   Untersuchung des Mittelstrahlurins auf Eiweiß, Zucker und Sediment, ggf. bakteriologische Untersuchungen (z. B. bei auffälliger Anamnese, Blutdruckerhöhung, Sedimentbefund) sowie Beratung der Mutter.

G.
Medikamentöse Maßnahmen und Verordnung von Verband- und Heilmitteln

Medikamentöse Maßnahmen sowie die Verordnung von Verband- und Heilmitteln sind im Rahmen der Mutterschaftsvorsorge nur zulässig zur Behandlung von Beschwerden, die schwangerschaftsbedingt sind, aber noch keinen Krankheitswert haben. Vorbeugende medikamentöse Maßnahmen sind nur dann angezeigt, wenn sie nach den Regeln der ärztlichen Kunst im Einzelfall notwendig sind, um ernstliche Gefahren von Mutter und Kind abzuwenden.

H.
Aufzeichnungen und Bescheinigungen

1. Nach Feststellung der Schwangerschaft stellt der Arzt der Schwangeren einen Mutterpaß aus, sofern sie nicht bereits einen Paß dieses Musters besitzt.
2. Das Ergebnis der Untersuchungen im Rahmen der ärztlichen Betreuung während der Schwangerschaft und nach der Entbindung trägt der die Betreuung durchführende Arzt in den Mutterpaß ein. Das Ergebnis der blutgruppenserologischen Untersuchungen und ggf. des Röteln-HAH-Tests wird von dem diese Untersuchungen durchführenden Arzt (Serologen) in den Mutterpaß eingetragen und unterzeichnet. Dafür ist der Mutterpaß der Blutprobe beizulegen.
3. Die Befunde der ärztlichen Betreuung und der blutgruppenserologischen Untersuchungen hält der Arzt für seine Patientenkartei fest und stellt sie bei evtl. Arztwechsel dem anderen Arzt auf dessen Anforderung zur Verfügung, sofern die Schwangere dem zustimmt.
4. Blutgruppenbefunde werden, wenn im Mutterpaß kein Raum für Eintragungen mehr zur Verfügung steht, bei einer weiteren Schwangerschaft in den neuen Mutterpaß übertragen. Die Richtigkeit der Übertragung ist ärztlich zu bescheinigen.

I.
Inkrafttreten

Die Richtlinien in der geänderten Fassung treten am Tage nach der Bekanntmachung im Bundesanzeiger in Kraft.*

Köln, den 31. Oktober 1979

Bundesausschuß der Ärzte
und Krankenkassen
Der Vorsitzende
Dr. Donnerhack

Anlage 1
zu den Mutterschaftsrichtlinien (Abschnitt B 4a)

Indikationen zur Ultraschalluntersuchung in der Schwangerschaft (Sonographie)

Über die regelmäßig durchzuführenden Ultraschalluntersuchungen in der 16. bis 20. Schwangerschaftswoche und in der 32. bis 36. Schwangerschaftswoche hinaus können unter den nachfolgend aufgeführten Voraussetzungen weitere Ultraschalluntersuchungen angezeigt sein, sofern der Befund durch andere klinische Untersuchungsmethoden nicht zu klären ist und eine der nachfolgend aufgeführten Indikationen vorliegt:

A. **I. Trimenon**
   1. Verdacht auf gestörte intrauterine Frühschwangerschaft (z. B. bei liegendem IUP, Uterus myomatosus, Adnextumor, uterine Blutung)
   2. Nachweis einer intrauterinen Schwangerschaft bei zwingendem Verdacht auf extrauterine Schwangerschaft (EU)
   3. Diskrepanz zwischen Uterusgröße und Gestationsalter
   4. Schwangerschaftsgefährdende Unfälle und Verletzungen sowie Intoxikationen

B. **II. Trimenon**
   5. Als notwendige Ergänzung zu anderen diagnostischen Maßnahmen (z. B. Amniozentese)
   6. bei Verdacht auf intrauterinen Fruchttod

C. **III. Trimenon**
   7. Rh-Inkompatibilität (Placenta-Diagnostik)
   8. Verdacht auf intrauterine Retardierung (z. B. EPH-Gestose)
   9. Verdacht auf Hydramnion
   10. Diabetes mellitus
   11. Drohende Frühgeburt (vorzeitige Wehen, Zervixinsuffizienz)
   12. Lageanomalien (nur nach Durchführung der zweiten Routineuntersuchung)

D. **Unabhängig vom Schwangerschaftszeitraum**
   13. Uterine Blutung.

---

* Die Änderung vom 26. Februar 1982 (s. Teil C Nr. 1 Zu b)* ist am 13. Juli 1982 im Bundesanzeiger veröffentlich worden.

Anlage 2
zu den Mutterschaftsrichtlinien (Abschnitt B 4 b)

Indikationen zur Kardiotokographie (CTG) während der Schwangerschaft
Die Kardiotokographie ist im Rahmen der Schwangerenvorsorge nur angezeigt, wenn eine der nachfolgend aufgeführten Indikationen vorliegt:

A. Indikationen zur erstmaligen CTG (ab der 28. SSW)
   a) Auskultatorisch festgestellte Herztonalterationen
   b) Verdacht auf vorzeitige Wehentätigkeit

B. Indikationen zur CTG-Wiederholung
CTG-Alterationen
   a) Anhaltende Tachykardie ($>160/$Min)
   b) Bradykardie ($<100/$Minute)
   c) Dezeleration(en) (auch wiederholter Dip null)
   d) Hypooszillation, Anoszillation
   e) Unklarer Kardiotokogramm-Befund bei Verdacht auf vorzeitige Wehentätigkeit
   f) Mehrlinge
   g) Intrauteriner Fruchttod bei früherer Schwangerschaft
   h) Verdacht auf Placenta-Insuffizienz nach klinischem oder biochemischem Befund
   i) Verdacht auf Übertragung
   j) Uterine Blutung
Medikamentöse Wehenhemmung

Sachregister

Abdomen, akutes, Schwangerschaft 123
Abdominalelektrokardiotachographie 72
Abdominalgravidität 552
Abnabelung, Zeitpunkt 255
Abort, beginnender 531, 538
-, Definition 531
-, Desensibilisierung 147
-, Differentialdiagnose 536
-, drohender 539
-, -, Befund 539
-, -, Behandlung 540
-, -, Prognose 540
-, -, Ultraschalldiagnostik 539
-, einzeitiger 535
-, fieberhafter 542
-, -, komplizierter 542
-, -, unkomplizierter 542
-, habitueller 540
-, -, Behandlung 541
-, -, Definition 540
-, -, Ursachen 540
-, infizierter 543
-, Klinik 537
-, Mechanismus 534
-, septischer 543
-, -, Verlauf 544
-, Untersuchung 536
-, Ursachen 531, 532
-, -, mütterliche 533
-, verhaltener 541
-, -, Diagnostik 541
-, -, Komplikationen 542
-, Verlauf 534
-, zweizeitig 535
Abortus completus 535
- -, Behandlung 537
- -, Kennzeichen 537
- habitualis 540
- imminens 539
- incipiens 538
- -, Vorgehen 539
- incompletus 535, 538
Abrasio, Tubenschwangerschaft 558
Abruptio, Desensibilisierung 147
Abruptio placentae 573
Absaugen 693
Abstillen, medikamentöse Maßnahmen 627
-, physikalische Maßnahmen 626
-, primäres 626
-, sekundäres 626

Abszeß, parametraner, Puerperalinfektion 637
-, retromammärer 653
-, subareolärer 652
Action-Line, Fruchtwasserspektrophotometrie 146
Adipositas, Berechnung 69
Adnexitis, puerperale 633
-, -, Therapie 635
Afibrinogenämie 577
After, Unterscheidung zum Mund 317
Ahlfeldsches Zeichen 260, 263
Akme, Wehen 190
Akzeleration, Definition 73
-, sporadische 75
-, wehenabhängig 235
-, wehenunabhängig 235
Alkohol, Frühgeburt 131
Alkoholsyndrom, embryofetales 150
-, -, Häufigkeit 150
-, -, Pathogenese 150
-, -, Symptome 150
Alpha-Methyl-Dopa, Präklampsie 105
Alter, mütterliches, pränatale Diagnostik 92
-, väterliches, pränatale Diagnostik 92
Alvarez-Kontraktionen 127
Amnionhöhle, Embryologie 4
Amnioninfektionssyndrom 133, 268
-, klinische Warnzeichen 134
Amnioskopie 78
-, Indikationen 79
-, klinische Konsequenzen 79
-, Komplikationen 80
-, Placenta praevia 570
-, respiratorische Plazentafunktion 70
-, Terminüberschreitung 138
Amniozentese, genetische, Indikationen 92
-, transabdominale 90
Anämie, Morbus haemolyticus 143
-, Neugeborenensepsis 707
Angiokardiopathien 685
Anlegen, Neugeborenes 624
Ansageblutung, Placenta praevia 566
Anti-Atelektase-Faktor, Physiologie 18
Antibiotikaprophylaxe, vorzeitiger Blasensprung 135
Antibiotikatherapie, Neugeborenensepsis 708
Antihypertonika, Eklampsie 107
-, Präklampsie 104
Antikörper, Blutgruppenunverträglichkeit 68
-, Schwangerenbetreuung 68

Antikörperbildung, mütterliche 140
Antisepsis, vaginale 134, 135
Aortenkompression, Atonie 596
Apgar-Schema 667
Apoplexia uteri 576
Appendizitis, Dislokation 123
-, Schwangerschaft 123
Arm, hochgeschlagen 378
Armlösung 377
-, klassische 349, 355
Armplexuslähmung 704
Armvorfall 416
-, Querlage 390
Armvorliegen 416
Assimilation, langes Becken 448
Assimilationsbecken 448
-, Kreuzbeinform 450
Asynklitismus 206
Atembewegungen, Fet 18
Atemdepression, postnataler Sauerstoffmangel 692
Atemminutenvolumen 21
Atemnotsyndrom 692
-, Ätiologie 700
-, Definition 699
-, Schema 701
-, Therapie 701
Atemtechnik, Austreibungsperiode 241
-, Eröffnungsperiode 241
Atmung, Schwangerschaft 21
Atonie, Behandlungsprogramm 594
-, Uterus 592
Auskultation, Herztöne 54, 224
Austauschtransfusion, Durchführung 681
-, Hyperbilirubinämie 681
-, postnatale 149
Austreibungsperiode, Dauer 270
-, Leitung 243
-, Temperatur 246
Austreibungswehen 191
Austrittsmechanismus, Kopf 208, 212
Aziditätssteigerung, maternogene 230
-, -, Häufigkeit 231
-, metabolische 231
Azidose, Definition 228
-, intrauterine 272
-, metabolische 272
-, -, Ursachen 274
-, primär metabolische 272
-, respiratorische 272, 274
Azidoseausgleich, Neugeborenes 696

Bakteriurie, Schwangerschaft 67
Ballotement, Beckenendlage 329
Bandlsche Furche 192, 463
Bardenheuersche Inzision 657
Basalfrequenz, Definition 72

Basalplatte, Plazenta 8
Basaltemperaturanstieg, Geburtstermin 35
Basaltonus, Tokometrie 191
Base-excess, Fetalblutanalyse 229
Beat to beat, Kardiotokographie 72
Becken, allgemein verengtes 426, 435
-, - -, Asynklitismus 432
-, - -, Geburtsmechanismus 427
Becken, enges 423
-, -, Armvorfall 438
-, -, Blasenhals 439
-, -, Diagnostik 423
-, -, diagnostische Hauptsätze 424
-, -, Form 426
-, -, Geburtsdauer 439
-, -, Geburtsleitung 441
-, -, Geburtstrauma 441
-, -, Komplikationen 437
-, -, Lagerung 443
-, -, Muttermundslippe 439
-, -, Nabelschnurvorfall 438
-, -, Schnittentbindung 442, 447
-, -, Wehenmittel 444
-, -, Wehenschwäche 438
-, gerad verengtes 429
-, - -, Geburtsmechanismus 431
-, - -, Kennzeichen 430
-, Knochenkanal 181
-, langes 447
-, -, Ätiologie 448
-, -, Einteilung 449
-, -, Geburtsmechanismus 451
-, -, Klinik 453
-, Michaelissche Raute 38
-, plattes 429, 436
-, -, Lagerung 444
-, schräg verengtes 436
-, spondylolisthetisches 429
Beckenachse 186
Beckenausgang, Definition 184
Beckenausgangsebene 186
Beckenausgangsraum 185
Beckenaustastung 60, 62
Beckenbodenmuskulatur 187
Beckeneingangsraum 181
Beckenendlage, Ätiologie 341
-, äußere Untersuchung 328
-, Crista sacralis 331
-, Definition 328
-, Differentialdiagnose 323
-, Einteilung 328
-, Geburtsleitung 345
-, Geburtsmechanismus 333, 340
-, Gefahren 341
-, Häufigkeit 53, 328
-, Hauptkennzeichen 332
-, Herztöne 57

, Manualhilfen 348
, Schnittentbindung 347
, -, Indikationen 348
, Ultraschalldiagnostik 86
-, vaginale Entbindung 345
-, vaginale Untersuchung 330
Beckenenge, Definition 184
Beckenführungslinie 186
Beckenhöhle 184
Beckenmessung, enges Becken 60
Beckenmitte, Definition 184
Beckenringlockerung 649
Beckenuntersuchung, äußere 58
Beckenvenenthrombose, Ätiologie 659
-, Definition 658
-, Klinik 659
-, Therapie 660
Beginn, Zeichnungsblutung 195
Beta-HCG 88
Betamimetika, Abort 540
-, Frühgeburt 129
Bettruhe, Abort 540
Bewegung, stopfende 358
Biegungsdiffizillimum 208
-, hintere Hinterhauptslage 295
Biegungsfazillimum 208
-, Beckenendlage 334
-, hintere Hinterhauptslage 295
Bilirubinenzephalopathie 679
Blaseneröffnung, Amnioskop 283
-, Geburtseinleitung 282
-, Technik 282, 283
Blasenmole 545
-, Behandlung 548
-, Definition 545
-, Histologie 546
-, invasive 549
-, Klinik 546
Blasensprung, Arten 239
-, vorzeitiger 132
-, -, Beckenendlage 342
-, -, Diagnose 132
-, -, enges Becken 437
-, -, Geburtseinleitung 282
-, -, Häufigkeit 132
-, -, klinisches Vorgehen 134
Blastozyste, Embryologie 3
Blutdruck, diastolischer, Präeklampsie 101
-, Schwangerschaft 20
Blutdrucksteigerung, Präeklampsie 101
Blutgruppe, Konstellation, unverträgliche 141
-, Schwangerschaft 68
-, Unverträglichkeit 140
Blutstillung, Plazentahaftstelle 258
Bluttransfusion, intrauterine 148
Blutung, anovulatorische 615
-, Frühschwangerschaft, Differentialdiagnose 33

-, funktionelle, Wochenbett 645
-, Geburt 530
-, intrakranielle 696
-, -, Beckenendlage 342
-, -, Diagnostik 797
-, -, Differentialdiagnose 699
-, -, Einteilung 697
-, -, Gradeinteilung 698
-, -, Pathogenese 696
-, -, Therapie 699
-, Schwangerschaft 530
-, -, Differentialdiagnose 567
-, -, Vorgehen 568
-, Wochenbett, Therapie 647
Blutungsprophylaxe, medikamentöse 259
Blutvolumen, intervillöses 8
-, plazentares 8
Brachtscher Handgriff 349, 350
Bradykardie, Definition 72
-, Fetalblutanalyse 229, 233
-, subpartal 232
-, terminale 233
Braxton-Hicks-Kontraktionen 127
Braxton-Hicks-Wendung 503, 515
Brechreiz, Schwangerschaftszeichen 22
Brustentzündung, Wochenbett 652

Cholera, Schwangerschaft, Impfung 173
Chorangiom 267
Chorion frondosum 6
- laeve 6
- villosum 6
Chorionbiopsie 93
Chorionepitheliom 550
-, Symptome 550
Chorionepitheliose 549
-, Therapie 551
Choriongonadotropin 10
-, Schwangerschaftsüberwachung 87
-, Serum 11
-, Urin 11
Chorionkarzinom 550
-, Therapie 551
Chorionthyreotropin 10
Chromosomenaberration, intrauterine Mangelentwicklung 136
Chromosomenanomalie, Abort 532
-, pränatale Diagnostik 92
Circumferentia fronto-occipitalis 178
- mento-occipitalis 178
- suboccipitobregmatica 178
Conjugata diagonalis 63
- externa 58
- vera 182
- -, Bestimmung 63
- - obstetrica 63
- -, Verkürzung 62

Couvelaire-Syndrom 576
Credésche Prophylaxe 669
Credéscher Handgriff 262, 589, 590
CTG siehe Kardiotokographie

Dammnaht 478
Dammrisse, Definition 477
-, Einteilung 478
-, Häufigkeit 478
-, Nachbehandlung 480
-, Naht 478
Dammschutz, Episiotomie 252
-, Technik 250
-, Vorbereitung 250
Darmatresie 683
Dauerkontraktion, Wochenbett 606
Defibrinierungssyndrom 577
Deflektionslagen 302
-, Einteilung 304
Dekapitation 519
De Leescher Handgriff, Höhenstandsdiagnostik 220
De Leescher Spiegelhandgriff 360
Depressionszustand 692
Desensibilisierung 147
Dezeleration, Definition 73
-, Fetalblutanalyse 229
-, frühe, subpartale 233
-, Herzfrequenzregulation 71
-, späte, Fetalblutanalyse 235
-, variable, Einteilung 233
-, -, Fetalblutanalyse 235
-, -, subpartal 233
-, -, Wehenhemmung 235
-, -, Zusatzkriterien 234
Dezidua, Schichteinteilung 6
DHEAS, Östrogensynthese 14
Diabetes mellitus, anamnestische Belastung 32
- -, Belastungstest 120
- -, Diät 122
- -, Erblichkeit 118
- -, Geburtseinleitung 282
- -, Insulintherapie 122
- -, Klassifikation nach White 121
- -, latenter, Definition 117
- -, manifester, Definition 117
- -, Risikoschwangerschaft 69
- -, Schwangerenbetreuung 120
- -, Schwangerschaft 118
- -, Schwangerschaftsende 118
- -, Schwangerschaftskomplikationen 119
- -, Schwangerschaftsmitte 118
- -, Spätschäden 119, 152
- -, Stadien 117
- -, Stoffwechselkontrolle 121
- -, Therapie 122
- -, Überwachung 122

Diaphragma pelvis 187
- urogenitale 187
Diazoxide, Präeklampsie 105
Diffusion, Plazenta 9
Diphtherie, Schwangerschaft, Impfung 173
Distancia cristarum 58
- spinarum 58
- trochanterica 58
Distraktion, Uterus 192
Distraneurin, Eklampsie 109
Diuretika, Eklampsie 107
-, Präeklampsie 105
Douglaspunktion, Tubenschwangerschaft 558
Drehung, äußere, Kopf 208, 214
Dreimännerhandgriff 381
Ductus arteriosus, Physiologie 18
Ductus venosus, Physiologie 19
Duncansche Plazentalösung 257
Duodenalatresie, Operationstermin 690
Durchmesser, Beckeneingangsraum 183
Durchtrittsmechanismus, Kopf 206, 211
Dyspnoe, Schwangerschaft 21

Eihäute, Inspektion 264, 267
-, Verfärbung 268
Einheit, feto-plazentare 11
Eileiterschwangerschaft 551
Einstellung, Definition 50, 53
Eintrittsmechanismus, Kopf 205, 210
Eiweißzufuhr, Präeklampsie 104
Eklampsie, antihypertone Therapie 107
-, antikonvulsive Therapie 106
-, Diuretika 107
-, drohende, Definition 103
-, Ernährung 111
-, Häufigkeit 103
-, Intubation 110
-, konservative Therapie 112
-, Krampfunterbrechung 109
-, Muskelrelaxierung 110
-, Pathogenese 99
-, Prognose 104
-, Sauerstoffzufuhr 109
-, Sektioindikation 112
-, Symptome 98
-, zentraler Venendruck 111
Ektoderm, Embryologie 4
Elektrokardiotokographie 71
Embryofetopathia diabetica, Pathogenese 151
- -, Plazentaveränderungen 151
Embryologie, Grundlagen 3
Embryonalentwicklung 16
Embryopathia rubeolosa 156
Embryopathie, diabetogene 152
-, diagnostische Methoden 155
-, Spezifität 154
Embryotomie 521

Sachregister

Emesis gravidarum 94
Endocarditis septica, Puerperalsepsis 640
Endometritis, Blutung 645
–, puerperalis 631
– –, Blutung 648
– –, Symptome 631, 632
– –, Therapie 632
–, septische 633
Endosalpingitis 633
Endotoxinschock 543
–, Prophylaxe 544
–, therapeutische Grundregeln 545
–, Symptome 544
Enges Becken, Michaelissche Raute 39
Entoderm, Embryologie 4
Entspannung, Psychoprophylaxe 240
Entspannungsübung, autogenes Training 241
Entwicklung, fetale 16
Enzyminduktion, medikamentöse 680
EPH-Gestose 96
Episiotomie, Arten 473
–, Dammnaht 476
–, Definition 472
–, Indikationen 473
–, Scheidennaht 476
Episiotomiewunde, Naht 475
Erbrechen, morgendliches 22
–, Schwangerschaft 94
Erbsche Lähmung 704
Ermüdungswehenschwäche 277
Eröffnungsperiode, Dauer 270
–, Geburtsleitung 236
Eröffnungswehen 191
–, Kennzeichen 236
–, Wirkung 236
Erstgebärende, Geburtsdauer 270
–, Portioeröffnung 237
–, Unterscheidung zur Mehrgebärenden 64
Erstversorgung, Neugeborenes 666
Erwachsenendiabetes 118
Erythema neonatorum 256
Erythroblastämie, diabetogene 152
Extraktion, ganze 363
–, manuelle 363
– –, Schwierigkeiten 377
– –, totes Kind 376
– –, Vorbedingungen 363
–, vordere Hüftbeuge 374
–, vordere Hüfte 373
–, vorderer Fuß 373
Extrauteringravidität 551
–, Definition 551
–, Desensibilisierung 147

Farnkrauttest, vorzeitiger Blasensprung 133
Fazialislähmung 703
FBA siehe Fetalblutanalyse

Fehlbildungen, intrauterine Mangelentwicklung 136
Fehlgeburt siehe Abort
Fet, Atembewegung 18
–, dysmaturer 153
–, Herzfrequenzregulation 71
–, Kreislauf 18
–, pH-Messung 228
Fetalblutanalyse 226
–, Fehlermöglichkeiten 227
–, Gefahren 228
–, Indikationen 229
–, Konsequenzen 230
–, Wiederholung 230
Fetalblutentnahme, endoskopische 226
–, Spekulum 227
Fetopathie, diabetogene 152
Fibrinogenmangel, vorzeitige Lösung 578
Fibrinolyse, Hemmung 581
Fieber, Tachykardie 235
Fingerspreizprobe, Wendung 506
Fontanelle, große 179
–, Kennzeichen 179, 180
–, kleine 179
–, Unterscheidung 180
Foramen ovale, Physiologie 18
Fototherapie 680
–, Durchführung 680
–, Indikation 680
–, Wirkungsprinzip 680
Frankenhäuserscher Plexus, Geburtsbeginn 194
Frauenmilch, Zusammensetzung 613
Fritzscher Handgriff 598
Fritzsche Lagerung 264, 265
Fruchthöhlendurchmesser, Frühschwangerschaft 82
Fruchttod, intrauteriner 400
–, –, Diagnose 400
–, –, Fibrinogenmangel 402
–, –, Gerinnungsstörung 402
–, –, Vorgehen 402
–, –, Plazentainsuffizienz 400
–, –, röntgenologische Zeichen 401
–, –, Ursachen 400
Fruchtwasser, Austausch 15
–, blutiges, Absorptionsmaximum 145
–, Eiweißgehalt 16
–, Farbe, Geburt 225
–, Glukose 16
–, Harnstoffkonzentration 16
–, Höhle, Physiologie 15
–, Menge, Schwangerschaft 16
–, –, Ultraschalldiagnostik 86
–, pH 16
–, Spektrophotometrie, Extinktionskurve 146
–, –, Indikation 68
–, –, Morbus haemolyticus 145

Fruchtwasser, Urinausscheidung 15
Frühabnabelung 255
Frühgeborenes, eutrophes 664
-, hypotrophes 664
Frühgeburt, Ätiologie 125
-, Alkohol 131
-, Betamimetika 129
-, Definition 125
-, Diagnostik 127
-, Häufigkeit 125
-, Kalziumantagonisten 128
-, Leitung 132
-, Lungenreifediagnostik 92
-, Magnesium 131
-, medikamentöse Wehenhemmung 129
-, Pathophysiologie 125
-, PDP-Liste 126
-, Prostaglandinantagonisten 131
-, Risikofaktoren 125, 126
-, Risikoschwangerschaft 69
-, Therapie 128
-, Ruhigstellung 128
-, Vermeidung 125, 128
-, Zerklage 131
-, Zervixveränderungen 127
Frühgeburtsgefährdung, Schwangerenbetreuung 60
Frühschwangerschaft, Diagnose 22
-, gestörte, HCG-Werte 89
Frühsyphilis, Symptome 167
Frühtief, Herzfrequenzregulation 71
Fundusstand, Schwangerschaft 41
-, Wochenbett 261, 617
Furchung, Embryologie 3
Fuß, Deformitäten 688
-, Unterscheidung zur Hand 331
-, vorderer, herunterholen 370
-, -, -, -, Pinardscher Handgriff 371
Fußlage, Definition 328
-, manuelle Extraktion 364
-, unvollkommene, Extraktion 368
-, vollkommene, Extraktion 369

Galaktogenese 612
Galaktokinese 613
Galaktopoese 613
Gallengangsatresie, Operationstermin 690
Gaumenspalte, Operationstermin 690
Gaussche Wackelportio 27
Gebärunfähige Lagen 284
Geburt, Aufnahmeuntersuchung 199
-, Beginn 196
-, gewaltfreie 241
-, langdauernde 270
-, normale 177
-, programmierte 282
-, überstürzte 271

-, Vorbereitung 197
-, Vorboten 194
Geburtsbeginn 194
-, Vorwehen 195
Geburtsdauer 270
-, Zwillinge 405
Geburtseinleitung 282
-, Indikation 282
-, Oxytozininfusion 282
-, Technik 282
-, Wehenmittel 279
Geburtsgeschwulst 246
Geburtsgewicht 662
Geburtshindernisse, Geburtsstillstand 284
Geburtskanal 181
Geburtsleitung, Eröffnungsperiode 236
Geburtsmechanismus, Beckenendlage 334
Geburtsobjekt, Maße 177
Geburtsreife, Portiobefund 61
Geburtsreifebestimmung, vaginale Untersuchung 60
Geburtsreifepunkte 61
Geburtsschmerz, Bekämpfung 240
Geburtsstillstand 284
-, Beckenboden 284
-, -, Konsequenzen 284
-, Beckeneingang 284
-, Beckenmitte 284
Geburtsschaden, Frakturen 704
-, Nervenschädigungen 704
Geburtstermin, Basaltemperatur 35
-, Kindsbewegungen 36
-, klassische Bestimmung 34
-, Konzeptionstag 34
Geburtstrauma, Beckenendlage 342
Geburtsverletzungen, Arten 702
Geburtsweg 181
Gefäßspasmus, Präklampsie 101
Gelbfieber, Impfung, Schwangerschaft 173
Geradstand, hoher, Behandlung 292
-, -, Definition 290
-, -, Diagnose 291
-, -, Ursachen 291
Gerinnung, intravaskuläre, disseminierte, Puerperalsepsis 641
Gerinnungsstörung, Atonie 595
-, vorzeitige Lösung 577, 578
-, -, -, Behandlung 581
Gesamtwiderstand, peripherer 20
Gesichtslage, Ätiologie 320
-, Austrittsmechanismus 318
-, Befund 316
-, Behandlung 321
-, Definition 315
-, Differentialdiagnose 317
-, Geburtsmechanismus 317
-, Herztöne 57

Sachregister

–, mentoposteriore 320
–, Zangenextraktion 322
Gestagene, Plazenta 10
Gestationsalter 662
Gestose, Einteilung 102
Gewebsschäden, Präeklampsie 101
Gewicht, Reifezeichen 256
Gewichtskontrolle, Schwangerschaft 67
Gewichtszunahme, Schwangerschaft 67
Glukosurie, Schwangerschaft 21
Glykohämoglobin 122
Glykolyse, Sauerstoff-Sparschaltung 272
Gonadotropin, Physiologie 12
Gonorrhoe 169
Gravida, Definition 32
Gravidarium, Schwangerschaftsalter 37
Gravindex-Test 88
Grippe, Schwangerschaft, Impfung 173

Hämatom, retroplazentares 257
–, –, vorzeitige Lösung 574
Hämoglobinbestimmung, Schwangerenuntersuchung 66
Hängebauch 39
Haftstiel, Embryologie 4
Hakenfuß 689
Haltung, Definition 50, 53
Hamiltonscher Handgriff, Atonie 597
Hand, Unterscheidung zum Fuß 331
Handgriff, gedoppelter 513
Harnverhaltung, Wochenbett 619
Harnwegsinfektion, Schwangerschaft 67
Haut, Reifezeichen 256
HCG siehe Choriongonadotropin
HCG-Bestimmung, Abort 540
–, Tubenschwangerschaft 557
Hegarsche Zeichen 26
Heiligenschein, intrauteriner Fruchttod 401
Hepatitis, A 162
– B 163
–, Hyperimmunglobulin 164
–, Infektionsrisiko 163
– non A non B 163
–, Schwangerschaft, Impfung 173
Hepatosplenomegalie, Neugeborenensepsis 707
Herpes genitalis 160
– labialis 160
– simplex, Diagnose 160
– –, Neugeborenes 161
– –, Prophylaxe 162
– –, Therapieversuch 172
– –, Virusnachweis 161
– –, Virusserologie 161
– –, zytologischer Abstrich 161
Herumlaufen, Vorteile 238
Herz, Mißbildung, Operationstermin 690
Herzfrequenzmuster, kurzfristige 72

–, langfristige 72
–, mittelfristige 73
–, subpartal 232
–, Wehenmittel 279
Herzfrequenzregulation, Pathophysiologie 71
Herzfrequenzsteigerung, Mutter 20
Herzkrankheit, Geburtsleitung 114
–, Schwangerschaft 113
–, Schwangerschaft, Klassifizierung 114
Herzmassage, Neugeborenes 696
Herztöne, Auskultation 54, 56, 224
–, Eintrittseffekt 225
–, kindliche, Auskultation 55
–, Punctum maximum 57
–, Warnsignale 225
Hinterdammgriff 253
Hinterhauptslage, Geburtsmechanismus 216
–, hintere 293
–, –, Austreibungsperiode 297
–, –, Befund 293
–, –, Behandlung 298
–, –, Definition 293
–, –, Geburtsverlauf 294
–, –, Herztöne 57
–, –, Vakuumextraktion 302
–, –, Zangenentbindung 299
–, vordere, Häufigkeit 54
Hinterscheitelbeineinstellung, enges Becken 433
–, Geburtsstillstand 435
Hoden, Reifezeichen 256
Höhendiagnose, Kopf 216
Höhenstand, Kopf 216
–, –, äußere Untersuchung 217, 218, 219
–, –, vaginale Untersuchung 220
–, –, Übersicht 218
–, Leopoldsche Handgriffe 48
Höhenstandsdiagnostik, Deflektionslagen 223
–, de Leescher Handgriff 220
–, Kopfgeschwulst 222
–, Schwarzenbachscher Handgriff 219
Hoffmeiersche Impression 419
Holzapfelsches Zeichen 25
Holzuterus, vorzeitige Lösung 576
Hormonbestimmung, nutritorische Plazentafunktion 70
–, Schwangerschaft 87
Hornerscher Symptomenkomplex 705
HPL siehe Plazentalaktogen
HSV-2-Virus 160
Hüftbreite 180
Hüftentwicklung 255
Hüftumfang 180
Hüllenmesoderm, Embryologie 4
Hydralazine, Präeklampsie 105
Hydramnion, Ätiologie 421
–, Befunde 420
–, Definition 16, 420

Hydramnion, Diabetes mellitus 119
-, Differentialdiagnose 421
-, Geburtsverlauf 422
-, Therapie 422
Hydrops, Fet 144
-, Plazenta 144
Hydrozephalus 545
-, Ätiologie 545
-, antenatale Behandlung 458
-, ausgeprägter, Behandlung 457
-, -, Geburtsverlauf 456
-, Definition 454
- externus 454
-, Geburtsstillstand 284
- internus 454
-, Kennzeichen 455
-, mäßiger, Behandlung 458
-, Ultraschalldiagnostik 455
Hyperaktivität, Wehenformen 276, 277
Hyperbilirubinämie, Morbus haemolyticus 143
-, Neugeborenes 679
-, Poláceksche Kurven 149
-, Ursachen 678
Hyperemesis gravidarum 94
- -, Symptome 94
- -, Therapie 95
Hypertonalum, Präeklampsie 105
Hypertonie, Wehenformen 276, 278
Hypofibrinogenämie 577
Hypoglykämie, Diabetes mellitus 153
Hypotonie, arterielle, Schwangerschaft 66
Hypoxie, Bradykardie 233

Immunglobulin, Hepatitisprophylaxe 164
Impfungen, Schwangerschaft 173
Implantation, Physiologie 3
Implantationstrophoblast, Physiologie 3
Imprägnation, Physiologie 3
Indikation, operative Entbindung 469
-, Vakuumextraktion 469
-, Zange 469
Infektion, bakterielle 705
-, bakterielle, Erreger 705
-, -, Infektionsprophylaxe 706
-, -, Risikogruppen 705
-, intrauterine Mangelentwicklung 136
-, perinatale, Verlaufsformen 706
-, pränatale 153
-, -, Infektionsmodus 154
-, pränatale Wege 153
-, -, Zeitpunkt 153
-, puerperale Ausbreitung 628
-, -, Blutweg 629
-, -, endogen 629
-, -, exogen 629
-, -, lokale 628
-, -, Lymphweg 628

-, -, Schleimhautweg 628
Infektionsprophylaxe, perinatale Infektion 706
Insertio velamentosa 268, 581
- -, Behandlung 583
- -, Diagnose 582
- -, Gefahren 582
Interspinalebene, Definition 186
Interspinallinie, Höhenstandsdiagnostik 221
Intervillöses Kapillarsystem, Plazenta 7
Intestinalatresien, Frühdiagnose 684
Inversio uteri 263
- -, Reposition 263
Inzision, radiäre, Mastitis 656

Jugendlichendiabetes 118

Kanalbecken 450
-, Kennzeichen 451
Kantenschmerz 632
Kardiotokographie, antepartuale, Indikationen 73
-, -, klinische Konsequenzen 77
-, Bewertung 75
-, Geburtseinleitung 282
-, Indikationen 231
-, intermittierende 232
-, lückenlose 232
-, mit Belastung 77
-, ohne Belastung 75, 76
-, respiratorische Plazentafunktion 70
-, Schwangerschaft 71
-, semiquantitativer Score 74
-, Terminüberschreitung 138
Kegelkugelhandgriff 293
Keimblattbildung, Embryologie 4
Kephalhämatom 249, 703
Kernikterus 679
Kind, Normmaße 177
Kindbettfieber 628
Kindsbewegungen, Geburtstermin 36
Klitorisriß 481
Klumpfuß 688
Klumpkesche Lähmung 704
Knie, Geburtskanal 186
Kniebeugenbelastungstest 77
Knielage, Definition 328
-, Extraktion 369
Knieluxation, angeborene 688
Knochenkanal, Becken 181
Knochensalat, intrauteriner Fruchttod 401
Knochenzange, Boer 527
Kohabitation, Physiologie 3
Kohlendioxyd, Partialdruck 21
Kolostrum 613
Kolporrhexis 459
Konditionierung, positive 242
Konjugation, Physiologie 3

Kontraktion, Uterus 192
Kontraktionsring, Uterus 192
-, Uterusruptur 463
Kontraktionstätigkeit 127
Konzeption, Physiologie 3
Kopf, Austrittsmechanismus 208, 212
-, Durchtrittsmechanismus 206, 211
-, Ebenen 178
-, Eintrittsmechanismus 205, 210
-, Längsdurchmesser 177
-, nachfolgender, Zange 363
-, operative Trennung vom Rumpf 519
-, Querdurchmesser 178, 179
-, Rückdrehung 208
-, Umfänge 178
-, Verformbarkeit, enges Becken 446
Kopfblutgeschwulst 249
Kopfentwicklung, Schwierigkeiten 378
Kopfgeschwulst 246, 249
-, Konfiguration des Kopfes 247
-, Scheitelbeine 247
-, Vorderhauptslage 305
Kopfhaare, Reifezeichen 256
Kopflagen, regelwidrige 285, 326
-, -, Häufigkeit 54
Kopfstände, regelwidrige 285
Korpuszeichen, Frühschwangerschaft 24
Kotyledonen, Plazenta 8
Kranioklast 525
Kraniotraxie 522
-, Ausführung 525
-, Schulterentwicklung 528
-, Vorbedingungen 525
Kranz-Naht 179
Kreislauf, fetaler 18
Kreislaufumstellung 665
Kristellerscher Handgriff 253
Küstnersches Zeichen 260, 262

Labhardtsches Zeichen 23
Labienriß 481
Laborscreening, Neugeborenes 671
Lackmuspapier, vorzeitiger Blasensprung 133
Länge, Neugeborenes 256
Längslage, Häufigkeit 53
Lage, Definition 50, 52
-, dorsoposteriore, Deflektionslage 304
-, geburtsunmögliche 284, 459
Lagerung, Dezelerationen 230
-, Indikation 238
-, Preßwehen 244
-, tiefer Querstand 288
Lagerungsregeln, allgemeine 238
Lagewechsel, Dezelerationen 233
Laktation 612
Laktationsamenorrhoe 615
Laktationshemmer, Mastitis puerperalis 655

Laktationshyperinvolution 613
Laktogenese 612
Lambda-Naht 179
Langes Becken, Michaelissche Raute 39
Langhanssche Zellschicht, Embryologie 4
Lanugohaare, Reifezeichen 256
Laparoskopie, Tubenschwangerschaft 558
Leibessenkung, Schwangerschaft 43
Leibesumfang, Meßtechnik 45
-, Schwangerschaft 41
Leitungsanästhesie, Schmerzlinderung 242
Leopoldsche Handgriffe, 1. Handgriff 46
- -, 2. Handgriff 46
- -, 3. Handgriff 47
- -, 4. Handgriff 49
- -, Kopfgefühl 48
Leukozytopenie, Neugeborenensepsis 707
Leukozytose, Neugeborenensepsis 707
Levatorentrichter 187
Lezithin-Sphingomyelin-Ratio, Lungenreifediagnostik 91
Lezithinkonzentration, Fruchtwasser 91
Liepmannscher Kegelkugelhandgriff 293
Ligamentum cardinale 193
Linea fusca, Schwangerschaftszeichen 22
Linea terminalis 181
- -, Beckenaustastung 63
Lippen-Kiefer-Gaumen-Spalte, Operationstermin 690
Listeriose 164
-, mütterliche Erkrankung 165
-, Neugeborenes, Verlauf 165
Litzmannsche Obliquität 433
Lividität, Scheide 23
Lochia alba 611
- flava 611
- fusca 611
- rubra 611
Lochialstauung 632
Lochien 611
-, übelriechend 631
Lochienkontrolle, Wochenbett 618
Lochiometra 632
Lösung, manuelle, Plazenta 589
-, -, Schwierigkeiten 592
-, Plazenta 591
-, vorzeitige 573
-, -, Behandlung 579
-, -, Blasensprengung 579
-, -, Blutungsquelle 574
-, -, Definition 573
-, -, Differentialdiagnostik 576
-, -, Fibrinogenmangel 578
-, -, Gerinnungsstörung 577
-, -, -, Behandlung 581
-, -, -, Ursachen 578
-, -, Holzuterus 576

Lösung, vorzeitige, Hysterektomie 579
-, -, intrauteriner Sauerstoffmangel 692
-, -, Kardiotokogramm 576
-, -, Schockbehandlung 580
-, -, Symptome 575
-, -, Ultraschalluntersuchung 576
-, -, Ursachen 573
Lösungsblutung, physiologische 257
-, verstärkte 587
Lösungsmechanismus, Plazenta 256
Lösungszeichen, Plazenta 260
Lövsetsche Armlösung 349, 354
Lues connata 166
- -, Therapie 168
Lunge, Embryonalentwicklung 17
Lungenreifediagnostik 90
-, Indikation 92
Lungenreifeförderung, Placenta praevia 569
-, pränatale 131
Lungentuberkulose, Abbruch 114
-, Behandlung 115
-, Schutzimpfung 115
-, Wochenbett 115
Lungenunreife, Atemnotsyndrom 700
Luxationshüfte, angeborene 687
-, Klinik 687
Lymphangitis, Mastitis puerperalis 654

Magnesium, Frühgeburt 131
-, Therapie, Eklampsie 106
-, -, Präeklampsie 106
Mahlzeiten, Neugeborenes, Häufigkeit 624
Makrosomie, diabetogene 152
Mammogenese 612
Mangelentwickeltes 675
Mangelentwicklung, intrauterine 135
-, -, Ätiologie 136
-, -, Diagnostik 136
-, -, Prognose 137
-, -, Spätmorbidität 137
-, -, Symptome 137
-, -, Therapie 137
Mangelernährung, mütterliche, intrauterine Mangelentwicklung 136
Mangelgeborenes 675
Manualhilfen, Beginn 349
-, Brachtscher Handgriff 350
-, Kristellerscher Handgriff 349
-, Müllersche Armlösung 349, 352
Masern, Schwangerschaft, Impfung 173
Mastitis, Abstillen 658
-, puerperale 652
-, -, Antibiotika, antibiotische Behandlung 655
-, -, Erreger 652
-, -, chirurgische Therapie 656
-, -, Infektionswege 652, 653
-, -, intrakanalikuläre Aszension 654

-, -, Inzision 656
-, -, parenchymatöse 654
-, -, Prophylaxe 658
-, -, resorptive Therapie 656
-, -, Symptome 654
-, -, Therapie 654
Mazerationszeichen 401
Mehrgebärende, Geburtsdauer 270
-, Portioeröffnung 237
-, Unterscheidung zur Erstgebärenden 64
Mekonium, Fruchtwasser 225
-, -, Absorptionsmaximum 145
Mekoniumabgang, intrauteriner 274
Membransyndrom, Lungenreifediagnostik 91
Meningomyelozele, Operationstermin 691
Meningozele 686
Mesoderm, Embryologie 4
Michaelissche Raute, Definition 38
- -, Meßanleitung 58
Milch, Zusammensetzung 614
Milcheinschuß 613
Milchsäurekonzentration, Azididitätssteigerung 231
Minderdurchblutung, uterine, pH 230
Mißbildung, Operationstermine 690
-, Diagnostik, Ultraschall 86
-, Ursachen 682
Missed abortion 541
Mißverhältnis, langes Becken 452
Mitpressen, Vorbedingungen 244
Mittelecho, Ultraschalldiagnostik 86
Mittelstrahlurin, Schwangerschaft 67
Molen, Einteilung 533
Morbus haemolyticus, Definition 140
- -, Fruchtwasserspektrophotometrie 145
- -, Hydrops 144
- -, Pathogenese 140
- -, praktisches Vorgehen 148
- -, Risikoschwangerschaft 69
- -, Serodiagnostik 145
- -, Therapie 148
- -, Verlauf 143
Morula, Embryologie 3
Müllersche Armlösung 349, 352
Mund, Unterscheidung zum After 317
Musculus bulbocavernosus 188
- ischiocavernosus 188
- sphincter ani, Anatomie 188
- transversus perinei superficialis 188
Muskelhypotonie, Neugeborenensepsis 706
Muttermund, Tastbefunde 205
Mutterschaftsrichtlinien 711
-, Vorsorgeuntersuchungen 30
Myometritis puerperalis 635

Nabel, Reifezeichen 256
Nabelschnur, abreißen 263

-, Ansatz 269
-, Arterienblut, pH-Bestimmung 668
-, Blut, IgM-Untersuchung 155
-, Geräusch 54
-, -, Erklärung 55
-, Inspektion 265
-, Knoten 269
-, Komplikation, pH 230
-, Vorfall 411
-, -, Beckenendlage 342
-, -, Behandlung 414
-, -, Prophylaxe 413
-, Vorliegen 410
-, Zug 259
Nachblutung, atonische 592
Nachgeburtsperiode, generelle Prophylaxe 585
-, Gerinnungsstörung 598
-, gezielte Prophylaxe 585
-, Hypofibrinogenämie 584
-, Leitung 256
-, medikamentöse Prophylaxe 585
-, Prophylaxe, Indikationen 586
-, verstärkte Blutungen 584
-, -, -, Differentialdiagnose 584
Nachgeburtswehen 191, 258
Nachtastung, unvollständige Plazenta 593
Nachwehen 191, 606
Nägel, Reifezeichen 256
Naegelesche Obliquität 206
- -, enges Becken 432
Naegelesche Regel 34
- -, erweiterte 34
Naegelesche Vorderscheitelbeineinstellung, enges Becken 433
Narbenruptur 461, 466
Nebenplazenta, Blutung Nachgeburtsperiode 593
Neonatalperiode, Definition 661
Nepresol, Präeklampsie 105
Nervus facialis, Geburtsschäden 703
Neugeborenes 659
-, Angiokardiopathien 685
-, Atemfunktion 665
-, Azidoseausgleich 696
-, Basisuntersuchung 622
-, Beatmung 694
-, Ernährung 672
-, Erstversorgung 666
-, Gewichtsabnahme 625
-, Immunabwehr 666
-, Klassifizierung 662
-, krank, Schweregrad 674
-, künstliche Ernährung 673
-, Listeriose, Symptomatik 165
-, Nahrungsaufbau 673
-, neurologische Untersuchung 669
-, normalgewichtiges 662

-, Operationstermine 690
-, physiologische Grundlagen 665
-, posthämorrhagischer Schock 564
-, Reifebeurteilung 669
-, Sepsis, Diagnose 706
-, -, Laboruntersuchungen 707
-, -, Therapie 708
-, Stillen 672
-, Tagestrinkmengen 625
- Transport 709
-, übergewichtiges 662
-, untergewichtig 662, 675
-, -, Bilirubinämie 674
-, -, Gefährdung 676
-, Volumensubstitution 696
-, Vorsorgeuntersuchung 670
- Wärmeverlust 669
Neuralrohrdefekte, AFP-Screening 93
Nidation, Embryologie 3
Noblesches Zeichen 26
Non-Streß-Test 75
Normokardie, Definition 72

Obstipation, Wochenbett 620
Ösophagusatresie, Früherkennung 666, 684
Östradiol 14
Östriol, Fet 15
-, freies 14, 89
-, Plasma 14
-, Schwangerschaftsüberwachung 87
Östrogene, Plazenta 10
-, Urin 14
Oligohydramnion, Definition 16
Omphalozele, Operationstermin 690
Operation, abdominale Schnittentbindung 469
-, geburtshilfliche 469
-, -, Indikationen 469, 470
-, -, intrauteriner Sauerstoffmangel 692
-, -, Voraussetzungen 470
-, -, Vorbereitungen 471
-, zerstückelnde 519
Operationstermine, Mißbildungen 690
Organogenese 16
Ortholanisches Zeichen 687
Osianderches Zeichen 27
Oszillation, Definition 73
Oszillationsamplitude 236
Oszillationsfrequenz 236
Oszillationstypen, Kardiotokographie 74
Ovarialabszeß 634
Ovarialfunktion, Wochenbett 614
-, Wiederaufnahme 614
Ovarialgravidität 552
Ovulation, Physiologie 3
Oxytozin, Anwendung 278
-, Atonie 595
-, Belastungstest 77

Oxytozin, Geburtsbeginn 194
-, intravenöse Infusion 280
-, Nachgeburtsperiode 586
-, Rezeptoren, Geburtsbeginn 194

Parallelebenen 186
Parametritis, puerperale 635, 636
-, -, Therapie 637
Parathyphus, Schwangerschaft, Impfung 173
Parität, Definition 32
PDA siehe Periduralanästhesie
Pelveoperitonitis, puerperale Infektion 634
Perforation, Ausführung 523
-, Indikationen 522
-, Kopf 521
-, nachfolgender Kopf 529
-, Vorbedingungen 522
Perforatorium, Smellie 523
Periduralanästhesie, Indikation 242
-, Kontraindikation 242
-, lumbale 242
Perinatalperiode, Definition 661
Peritonitis, diffuse 644
-, -, Therapie 645
-, puerperale 643
Pethidin, Schmerzlinderung 242
Pfeilnaht, Anatomie 179
-, Befunde 216
-, Drehung, Geburt 209
Pfropfgestose 102
pH-Messung, Fet 228
-, metabolischer Wert 229
-, pH qu 40 229
Phase, hämotrophe, Embryologie 4
-, histiotrophe, Embryologie 4
Phonokardiotachographie 71
Pinardscher Handgriff 371
Pinardsches Herztonrohr 55
Pinardsches Zeichen 27
Piskačeksches Zeichen 26
Placenta accreta 588
- adhaerens 588
- increta 588
- praevia, Ätiologie 564
- -, Amnioskopie 570
- -, Definition 562
- -, Diagnostik 568
- -, Differentialdiagnose 566
- -, Einteilung 565
- -, Gefahren 563, 567
- -, Grade 564, 565
- -, Häufigkeit 564
- -, Klinik 564
- -, Nachgeburtsperiode 572
- -, Sektioindikation 570
- -, Symptome 566
- -, vaginale Untersuchung 570

-, -, vaginales Vorgehen 571
-, -, Vorkommen 564
Planum fronto-occipitale 178
- mento-occipitale 178
- suboccipito-bregmaticum 178
Plattes Becken, Michaelissche Raute 39
Plattfuß, angeborener 689
Plazenta, Ablösung 257
-, -, Modus Duncan 257
-, -, Modus Schulze 257
-, Aufgaben 8
-, Austauschorgan 8
-, Bau 7
-, Diffusion 9
-, endokrines Organ 10
-, Funktion 7
-, -, nutritorische, Überwachung 70
-, -, respiratorische, Überwachung 70
-, Haftstelle, Blutstillung 258
-, -, Wundheilungsvorgänge 610
-, Inspektion 265
-, Insuffizienz, Fruchttod 400
-, -, intrauterine Mangelentwicklung 136
-, -, pH 230
-, -, Plazentalaktogen 89
-, -, Zeiteinteilung 136
-, Laktogen 10, 12
-, -, Physiologie 12
-, -, Schwangerschaftsüberwachung 87
-, -, Serum 12
-, Lösung, Dezidua 8
-, -, gestörte 588
-, -, laterale 258
-, -, Mechanismus 256
-, -, Schicht 257
-, -, verzögerte 262
-, -, -, Vorgehen 262
-, -, Zeichen 260
-, -, zentrale 258
-, Oberfläche 6
-, Periode, Leitung 256
-, Polyp, Wochenbett 646
-, Prüfung 266
-, Rest, Wochenbett 646
-, unvollständige 266
-, vorzeitige Lösung, Zwillinge 405
Plexuslähmung, obere 704
- untere 704
Polihydramnion, Definition 16
Poliomyelitis-Impfung, Schwangerschaft 173
Pollakisurie, Frühschwangerschaft 22
Polyglobulie, Schwangere 20
Portio, Eröffnung 237
-, Tastbefunde 204
Postnatales pH-Tief 273
Postplazentarperiode 264
Prädiabetes, Definition 117

Sachregister

Präeklampsie 96
-, Behandlung 104
-, Einteilung 102
-, Häufigkeit 103
-, Pathogenese 99
-, Symptome 97
-, Überwachung 108
-, zentraler Venendruck 106
Präexistente Krankheiten, Schwangerenbetreuung 37
Prämaturitäts-Dysmaturitäts-Präventionsliste 126
Pränatalperiode, Definition 661
Prager Handgriff, umgekehrter 383
Pregnandiol, Urin 13
Pregnostikontest 87
Presinol, Präeklampsie 105
Preßwehen 191
-, Auslösung 243
-, Mitpressen 244, 245
-, Wirkung 243
Primärzotten, Plazenta 5
Progesteron, Physiologie 13
-, Serum 13
Promontorium, Beckenaustastung 62
-, doppeltes 449
-, langes Becken 452
Prostaglandine, Anwendung 278
-, Atonie 595
-, Belastungstest 77
-, Blasenmole 548
-, intramurale Gabe 539
-, intravenös 281
-, intrazervikal 281
Pschyrembelsches Zeichen 27
Psychoprophylaxe 240
Ptyalismus gravidarum 96
Pudendusanästhesie 243
Puerperalfieber 628
-, Ausbreitung 628
-, Erreger 629
-, Klinik 630
Puerperalgeschwür 631
Puerperalsepsis 637
-, Chemotherapie 642
-, chirurgische Therapie 643
-, Definition 638
-, foudroyante 640
-, Gerinnungsstörung 641
-, Geschichtliches 630
-, Symptome 640
-, Therapie 642
Pyelonephritis gravidarum 115, 119
- -, Ätiologie 115
- -, Formen 115
- -, Gefahren 116
- -, Infektionserreger 116

- -, Therapie 116
Pyosalpinx puerperalis 634

Querlage, Achselhöhle 393
-, Ätiologie 385
-, Armvorfall 390
-, Behandlung 397
-, Einteilung 385
-, Geburt, Verlauf 387
-, Gefahrenphase 390
-, Häufigkeit 53
-, Herztöne 57
-, Indikation, Schnittentbindung 398
-, Katastrophenfall 394
-, Kennzeichen 389
-, Lagebestimmung 391
-, Mortalität 386
-, Nabelschnurvorfall 391, 396
-, Prognose 385
-, Rücken, Bestimmung 392
-, Schultereinkeilung 390
-, Selbstentwicklung 386
-, Überwachung 397
-, vaginale Entbindung 398
-, - -, Geburtsleitung 399
-, verschleppte 395
-, Wendung 400
Querstand, tiefer 285
-, -, Ätiologie 287
-, -, Befund 286
-, -, Behandlung 287
-, -, Definition 285
-, -, Lagerung 288
-, -, Vakuumextraktion 290
-, -, Zangenentbindung 288

Randmesoderm, Embryologie 4
Randsinusblutung 567
Reanimation, intrauterine 230
-, primäre 674, 693
Reifezeichen, Neugeborenes 256
Reifgeborenes, hypotrophes 664
Reizwehen 607
Resorptionstrophoblast, Embryologie 4
Resorptionszotten, Plazenta 5
Rhesus, Antikörper 140
-, Immunisierung 141
-, Inkompatibilität, Häufigkeit 142
-, Konstellation, Prophylaxe 147
-, Unverträglichkeit, Geburtseinleitung 282
Richtungsbezeichnungen 182
Risikoschwangerschaft, Definition 69
-, Selektion 30
Rißblutung 599
Rittgenscher Handgriff 253
Roederersche Einstellung, enges Becken 428
Rötelnembryopathie, Immunglobulininjektion 158

Rötelninfektion, pränatale 156
-, -, Häufigkeit 156
-, -, Symptomatologie 156
Röteln-Syndrom, erweitertes 157
-, -, Pathogenese 157
-, -, Prophylaxe 157
Rückbildungsvorgänge 605
-, Genitalorgane 605
Rückdrehung, Kopf 214
Rumpfentwicklung 255
Ruptur, virulente 460

Säuglingsperiode, Definition 661
Sauerstoffbindungsvermögen, fetales Blut 10
Sauerstoffkapazität, fetales Blut 10
Sauerstoffmangel, Beckenendlage 342
-, -, Ablauf 275
-, -, Ursachen 691
-, intrauterin 272, 691
-, Klinik 692
-, Prognose 701
Sauerstoff-Sparschaltung 272, 273
Sauerstofftherapie, Gesichtsmaske 695
-, Trachealtubus 695
-, Trichter 695
Saugakt, Physiologie 623
Scanzonische Zange 302
Schädellage, Armvorfall 417
-, Häufigkeit 53
Schädelnähte 179
Schambogenwinkel, Abformung 64
Schamlippen, Reifezeichen 256
Schaukellagerung, hoher Gradstand 292
Schaumtest, Lungenreifediagnostik 91
Scheiden-Damm-Schnitt 481
Scheidenzeichen, Frühschwangerschaft 23
Scheitel-Steiß-Länge, Frühschwangerschaft 83
Schiebeschmerz, Portio 556
Schiefhals, muskulärer 687
Schmerzlinderung, medikamentöse 242
Schnittentbindung, Beckenendlage, Indikationen 348
-, Gesichtslage 321
-, Stirnlage 315
Schock, posthämorrhagischer 564
-, septischer 543
-, -, Erreger 543
-, -, Häufigkeit 543
-, -, Mortalität 543
-, -, Pathogenese 543
Schoßfugenrandebene 186
Schrödersches Zeichen 260
Schuchardtscher Schnitt 481
Schulter, Entwicklung 254
Schulterbreite 180
Schultereinkeilung, Querlage 390
Schulterentwicklung, hintere Schulter 255

Schulterumfang 180
Schulzesche Plazentalösung 257
Schwangere, Gewichtszunahme 20
Schwangerenbetreuung, Anamnese 31
Schwangerengymnastik, Indikation 241
-, Ziel 241
Schwangerenuntersuchung, erste 65
Schwangerschaft, Diagnose 22
-, Flüssigkeitshaushalt 20
-, Fundusstand 41
-, Harnwegserweiterung 21
-, Herz-Kreislauf-Funktion 20
-, Impfungen 173
-, Leibessenkung 43
-, Leibesumfang 41
-, Mutter 19
-, Nierenfunktion 21
-, Ödeme 41
-, Pigmentierungen 41
-, Streifen 40
-, Symphysen-Fundusabstand 44
-, Varizen 41
Schwangerschaftsabbruch, gesetzliche Vorschriften 531
Schwangerschaftsanämie, Risikoschwangerschaft 69
Schwangerschaftsdatenscheibe 37
Schwangerschaftsdauer, post conceptionem 32
-, post menstruationem 33
Schwangerschaftshydrämie 20
Schwangerschaftspigmentierung 41
Schwangerschaftsstreifen 22, 40
Schwangerschaftstest, Geburtstermin 36
-, immunologischer 87
Schwangerschaftswehen 190
Schwangerschaftszeichen, klinische 22
-, sichere 22
-, unsichere 22
-, wahrscheinliche 22
Schwarzenbachscher Handgriff 219
Sedativa, Präeklampsie 105
Sektio, abdominale, Gesichtslage 321
-, -, Stirnlage 315
Sektio-Alarm, Bradykardie 233
Sekundärzotten, Plazenta 5
Selheimsche Armlösung 377
Senkwehen 190
Sepsisherd, primärer 638
-, sekundärer 639
Serologie, Schwangerschaft 68
Serumoxytozinase, Geburtsbeginn 194
Sichelfuß 689
Sieboldtsche Schere 519
Siegemundin, gedoppelter Handgriff 513
Skelettdeformitäten 686
Sofortabnabelung 255
Spätabnabelung 255

Spätgestose 96
-, Einteilung 102
-, essentielle 102
-, Früherkennung 103
-, Organschäden 113
-, Pathogenese 99
-, Risikoschwangerschaft 69
Spättiefs, Herzfrequenzregulation 71
Spaldingsches Zeichen, intrauteriner Fruchttod 401
Spaltbildungen 686
-, offene, AFP-Screening 93
Spannungsgestose 100
Spasmolytika, Anwendung 281
Spektrophotometrie, Extinktionskurven 146
Spekulumentbindung 253
Spekulumuntersuchung, Frühschwangerschaft 28
Spina ischiadica, Finden 223
Spinae ossis ischii, Beckenaustastung 63
Spitzbauch 39
Spontanruptur 461
Steiß-Fuß-Lage, Extraktion 369
Steißhaken 375
Steißlage, Definition 328
-, Geburtsmechanismus 333
-, reine, Extraktion 370
-, Zange 375
Stellung, Definition 50, 52
Steroidhormone, Plazenta 11
Stillen 623
-, Empfängnis 615
-, Menstruationsblutung 615
-, nach Bedarf 625
Stillhindernisse 626
Stillschwierigkeiten 625
Stilltechnik 623
Stillwehen 607
Stirnlage, Befund 313
-, Behandlung 314
-, Definition 312
-, Geburtsmechanismus 314
-, Herztöne 57
-, Häufigkeit 313
-, nasopostiore 315
-, Vakuumextraktion 315
Stirnnaht 179
Stock-Tuch Zeichen 27
Stoffwechselerkrankung, angeborene, Laborscreening 671
-, pränatale Diagnostik 92
Stoffwechsellage, diabetische, Schwangerschaft 118
Stoffwechselmembran, Plazenta 6
Strecklagen 302
Sturzgeburt 271
Subinvolutio uteri 631

Surfactant, Physiologie 18
Symphysen-Fundus-Abstand 44
- Meßtechnik 45
Symphysenruptur 649
Symphysenschaden 648
-, Definition 649
-, Häufigkeit 649
-, Symptome 650
-, Therapie 651
Symphysiotomie 363
Synklitismus 206
Synzytiotrophoblast, Embryologie 4
Syphilis, Abortursache 534
-, angeborene 166
-, -, Labordiagnostik 168
-, -, Symptomatologie 166
-, -, vorgeburtliche Diagnose 167

Tachykardie, Definition 72
-, Fieber 235
-, subpartal 235
Tachysystolie, Dystokie 277
Tagestrinkmengen 625
Telemetrie, Kardiotokographie 232
Tentoriumriß, Beckenendlage 342
Terminüberschreitung, Definition 137
-, Gefahren 138
-, Intensivüberwachung 138
-, Risikoschwangerschaft 69
-, Ursachen 138
-, Vorgehen 138
-, Zervixreifung 139
Tertiärzotten, Plazenta 5
Tetanus, Schwangerschaft, Impfung 173
Thrombozytopenie, Neugeborenensepsis 707
Thyphus, Schwangerschaft, Impfung 173
Tief, Definition 73
-, Herzfrequenzregulation 71
Tokographie, externe 190
-, interne 190
-, Technik 72
Tokolyse, äußere Wendung 344
-, Dezelerationen 233
-, Lungenreifediagnostik 92
-, Placenta praevia 568
-, prophylaktische 128
-, Sauerstoffmangel 230
-, Wehenpathologie 280
Tokometrie, externe 127
Tollwut, Impfung, Schwangerschaft 173
Torch-Komplex 155
Totgeborenes, Definition 665
Touchieren, Frühschwangerschaft 28
Toxoplasmose, Epidemiologie 169
-, Hydrozephalus 454
-, Pathogenese 170
-, pränatale, Labordiagnostik 171

Toxoplasmose, Symptomatologie 170
Trachealkatheterismus, Laryngoskop 694
Traumen, Abortursachen 534
Trichterbecken 436
Trophoblast, Embryologie 3
Tubarabort, Befund 560
-, Leitsymptome 559
Tubaria 551
Tubarruptur, Behandlung 562
-, Leitsymptome 561
Tubeneckenplazenta, gestörte Plazentalösung 588
Tubenschwangerschaft 551
-, Ätiologie 552
-, HCG-Bestimmung 557
-, Laparoskopie 558
-, Leitsymptome 557
-, Pathologie 553
-, Vorgehen 558
Tuberkulose, Schwangerschaft, Impfung 173
Typ-I-Diabetes 118
Typ-II-Diabetes 118

Übelkeit, Schwangerschaft 94
-, Schwangerschaftszeichen 22
Überdehnungsruptur 459, 460
Übergangsbecken 449
-, Kennzeichen 449
Übergangsmilch 613
Übergangswirbel, langes Becken 448
-, lumbosakraler 449
Übertragung, Definition 137
-, echte 137
-, Geburtseinleitung 282
-, rechnerische 138
-, Risikoschwangerschaft 69
Übertragungszeichen, Sauerstoff-Sparschaltung 274
Ultraschall, Fruchtschädigung 81
-, Indikationen 81
Ultraschalldiagnostik, biparietaler Durchmesser 84, 85
-, Differentialdiagnostik des Abortes 84
-, Extrauteringravidität 84
-, Fruchthöhlendurchmesser 82
-, Frühschwangerschaft 82
-, Größenbestimmung 85
-, Hydrozephalus 455
-, Mißbildungsdiagnostik 86
-, nutritorische Plazentafunktion 70
-, Scheitel-Steiß-Länge 83
-, Thoraxdurchmesser 84, 85
-, time-motion-Technik 80
-, transfontanelle 698
-, Tubenschwangerschaft 557
Ultraschallkardiotachographie 72

Untersuchung, bimanuelle, Frühschwangerschaft 28
-, innere 202
-, rektale 203
-, vaginale 203
-, -, Befunde 204
-, -, Placenta praevia 570
-, -, Schwangerschaft 60
Urinuntersuchung, Schwangerschaft 66
Uteringeräusche 54
-, Erklärung 55
Uterotonika, Wehenmittel 281
Uterus, aktiver Abschnitt 191
-, Auflockerung, Frühschwangerschaft 25
-, Größenzunahme 25
-, Konsistenz, Frühschwangerschaft 25
-, passiver Abschnitt 191
-, Schwangerschaftsveränderungen 19
-, Verankerungssystem 193
Uterusabszeß, puerperaler 636
Uterusfundus, Wochenbett 609
Uterusruptur 459
-, drohende 462
-, -, Vorgehen 464
-, -, Zeichen 463
-, eingetretene, Behandlung 468
-, -, Gefahren 465
-, -, Vorgehen 467
-, -, Zeichen 466
-, Einteilung 459
-, Häufigkeit 459
-, inkomplette 461
-, komplette 461
-, operatives Vorgehen 465
-, stille 466
-, traumatische 461
-, virulente 460, 464
-, Warnsignale 462
Uteruszeichen, Frühschwangerschaft 24

Vakuumextraktion 498
-, Gefahren 501
-, hintere Hinterhauptslage 302
-, Instrumentarium 498
-, Stirnlage 315
-, Technik 500
-, tiefer Querstand 290
-, Unterschiede zur Zangenextraktion 501
-, Vorbedingungen 499
-, Vorderhauptslage 312
Vasa aberrantia, Eihautprüfung 267
- -, Plazentaprüfung 268
Variables Tief, Herzfrequenzregulation 71
Veit-Smelliescher Handgriff 349, 359
- -, umgekehrter 381
Vena-Cava-Kompressionssyndrom 20
Verbrauchskoagulopathie 577

Verbrauchskoagulopathie, Nachgeburtsperiode 598
Virushepatitis 162
Vitaminmangel, Abortursache 534
Volumensubstitution, Neugeborenes 696
Vorderhauptslage, Ätiologie 305
-, Austreibungsperiode 307
-, Austrittsmechanismus 306
-, Befund 305
-, Behandlung 309
-, Damm 308
-, Definition 305
-, Differentialdiagnose 308
-, Geburtsverlauf 306
-, Herztöne 57
-, Vakuumextraktion 312
-, Zangenentbindung 309
Vorsorgeuntersuchung, Mutterschaftsrichtlinien 30
-, Schwangerschaft, Häufigkeit 30
Vorwehen 190
-, Geburtsbeginn 195

Wachstumskurven, intrauterine 663
Warnblutung, Placenta praevia 566
Wasserkopf 454
Warzenpflege 624
Wehen, Arten 190
Wehen, Dauer 190
-, Formen, pathologische 276
-, -, -, Behandlung 278
-, Frequenz 190
-, Hemmung, Alkohol 131
-, -, Betamimetika 129
-, -, Dezelerationen 233
-, -, Magnesium 131
-, -, Wehenpathologie 280
-, Kalender 127
-, Messung 127
-, Mittel 278
-, -, Atonie 594, 595
-, -, Nachgeburtsperiode 586
-, Palpation 189
-, Pause 190
-, Registrierung 190
-, Schwäche 276
-, -, primäre 277
-, -, sekundäre 277
-, -, Zwillinge 405
-, Stärke 190
-, Tätigkeit, Frequenz 127
-, -, normale 276
-, -, vorzeitige 127
Weichteilkanal, Anatomie 186
Weichteilschwierigkeiten, Beckenendlage 342
Wendehals, intrauteriner Fruchttod 401
Wendung 502

-, äußere 344
-, -, Querlage 504
-, -, Zwillinge 408
-, kombinierte, Ausführung 507
-, -, falsche Hand 512
-, -, falscher Fuß 512
-, -, innere Hand 508
-, -, Kopflage, Ausführung 516
-, Kopflage 503
-, Kopflage, kombinierte 515
-, prophylaktische, Beckenendlage 344
-, Querlage 503
-, -, innere 505
-, -, kombinierte 505
-, totes Kind 506
-, Zeitpunkt 507
Wendungsschlinge 376, 514
Wiegand-Martin-von Winckelscher Handgriff 381
Wintersche Armlösung 377
Wirbelsäule, Spaltbildung, Hydrozephalus 455
Wochenbett, Aufstehen 621
-, Beratung 622
-, Blutungen 645
-, -, funktionelle 648
-, -, Therapie 647
-, Entlassungsuntersuchung 622
-, Fundusstand 617
-, Gebärmutterstellung 608
-, Gymnastik 621
-, Harnentleerung 619
-, Infektionsausbreitung 628
-, Klinik 616
-, Mastdarmentleerung 620
-, Mastitis 652
-, normales 605
-, Ovarialfunktion 614
-, pathologisches 628
-, Puls 616
-, Temperatur 616
-, Uterus 608
-, Wundheilungsvorgänge 609
-, Zervix 608
Wochenbettfieber 628
Wochenbettwehen 606
-, Wirkungen 607

Zange, Instrument 483
-, Steiß 375
Zangemeisterscher Handgriff 425
Zangenextraktion, Aufgabe 483
-, Drehpunkte 492
-, Gefahren 496
-, Gesichtslage 322
-, Grundregeln 485, 491
-, hintere Hinterhauptslage 299
Zangenoperation, Instrumente 482

Zangenoperation, nachfolgender Kopf 363
-, Prognose 496
-, schrägstehender Kopf 493
-, Stirnlage 315
-, tiefer Querstand 288
-, Unterschiede zur Vakuumextraktion 501
-, Vorbedingung 484
-, Vorderhauptslage 309
-, Zugrichtung 491
Zerklage, Frühgeburt 131
-, prophylaktische 128
Zervikalkanal, Wochenbett 608
Zervix, Reifung 195
-, -, vorzeitige 60, 127
Zervixinsuffizienz, Risikoschwangerschaft 69
Zervixriß 600
-, Definition 600
-, Diagnose 600
-, Naht 601
-, Symptome 600
-, Vorkommen 600
Zirkulationsstörung, utero-plazentare 232
Zottenentwicklung 5
Zustandsdiagnostik 667

Zweifingerwendung 503, 515
Zwerchfellhernie, Operationstermin 690
Zwillinge, Austreibungsperiode 404
-, Differentialdiagnose 403
-, Eiigkeit 409
-, Eröffnungsperiode 404
-, Frühgeburt 405
-, Geburtsdauer 405
-, Geburtsleitung 406
-, Geburtsverlauf 404
-, Häufigkeit 403
-, Komplikationen des Geburtsverlaufs 405
-, Lage 403
-, Nachgeburtsperiode 408
-, operative Geburtsbeendigung 408
-, Verdachtszeichen 403
-, Verhakung 406
-, vorzeitige Lösung 405
-, Wehenschwäche 405
Zytomegalie, Häufigkeit 158
-, Symptomatologie 159
-, Therapie 165
-, virologischer Nachweis 159
Zytotrophoblast, Embryologie 4

E. J. Haeberle
Die Sexualität des Menschen

Handbuch und Atlas · 2., erweiterte Auflage

21,5 x 27,8 cm. XII, 607 Seiten. 295 Abbildungen. 7 Tabellen. 1985.

Broschiert **DM 59,–** ISBN 3 11 010694 9
Gebunden **DM 88,–** ISBN 3 11 010693 0

Die Sexologie – nach wie vor ein Stiefkind der Medizin – wird in diesem reichbebilderten Handbuch unter folgenden Aspekten behandelt:

Physiologische und psychologische Grundlagen · Formen und Varianten menschlicher Sexualität · Sexuelle Funktionsstörungen · Sexualität und Partnerschaft – Ehe, Familie, Emanzipation · Sexualität und Gesellschaft – Konformität und Abweichung in Geschichte, Kunst und Recht.

Eine reichhaltige photographische Dokumentation erlaubt auch auf visuellem Wege den Zugang zum vielgestaltigen Inhalt: Die Sexualität des Menschen.

Die **2. Auflage** wurde vom Autor in einem Anhang aktualisiert und dabei um folgende wichtige Kapitel erweitert:

- AIDS – „Aufgegriffenes" Immun-Defekt-Syndrom
- Audiovisuelle Hilfsmittel in der Sexualtherapie
- Die Gräfenberg-Zone („G-Spot")
- Sexualwissenschaft: Neuere Entwicklungen
- Sexuelle Menschenrechte
- Sexualwissenschaftliche Testfragen.

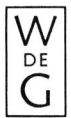

de Gruyter

Gudrun Späth
Vergiftungen und akute Arzneimittel-Überdosierungen

2., völlig überarbeitete und erweiterte Auflage

16,5 x 23,5 cm. XX, 665 Seiten. Mit zahlreichen Abbildungen und 4 Falttafeln. 1982. Gebunden **DM 128,–** ISBN 3 11 008970 X

Vergiftungen – insbesondere akute Arzneimittel-Überdosierungen – bilden einen immer wesentlicheren Bereich internistischer Notfalltherapie. Ein ständig sich wandelndes Spektrum toxischer Substanzen macht aktuelle und praxisorientierte Informationen über Sofortmaßnahmen, gezielte Entgiftung und mögliche Spätkomplikationen dringend erforderlich.

Für die unterschiedlichen Anwendungsbereiche in der Praxis, in der Notfallversorgung, in der Vergiftungsberatung und in der klinisch-intensivmedizinischen Therapie werden in diesem Buch in einem ersten Abschnitt klinische Sofortmaßnahmen und besonders häufige Vergiftungen übersichtsartig dargestellt. Ein zweiter Teil ist klinisch relevanten Behandlungsmaßnahmen und der Antidottherapie gewidmet; ein dritter Teil erörtert einzelne Vergiftungen nach ihrer Pathophysiologie, dem Wirkungsmechanismus der toxischen Substanz und gibt ausführliche Hinweise zur therapeutischen Strategie. Ein umfangreicher tabellarischer Anhang mit Leitsymptomen, Dosierungsschemata für Notfallmedikationen und ein Schlagwortverzeichnis erlauben einen raschen, an den Erfordernissen des klinischen Alltags orientierten Zugriff.

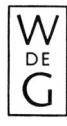

de Gruyter